New
衛生薬学

神戸薬科大学教授　　神戸学院大学教授
岡野登志夫　　山﨑　裕康
編　集

東京　廣川書店　発行

執筆者一覧（五十音順）

足立　昌子	神戸薬科大学特別教授
岡野登志夫	神戸薬科大学教授
岡本　正志	神戸学院大学教授
紀氏　健雄	神戸学院大学名誉教授
志野木正樹	神戸薬科大学特別教授
高橋　隆幸	神戸学院大学講師
田中　慶一	大阪大学名誉教授
津川　尚子	神戸薬科大学准教授
中川　公恵	神戸薬科大学准教授
関　　庚 善	大阪大谷大学教授
山﨑　裕康	神戸学院大学教授
渡部　一仁	摂南大学名誉教授

ま　え　が　き

新たな薬学教育制度がスタートして4年になる．教育年限が4年から6年に延長されたのは，近年の医療技術や医薬品の創製・適用における科学技術の急速な進展の中で，医療過誤の防止や医薬品の適正使用にかかわる高度な医療人としての薬剤師を大学が育成し，社会に送り出すためである．そのためには，その目的に相応しい教育環境の整備と教育内容の充実が図られなければならない．

日本薬学会が薬学教育全体の視野から作成した薬学教育モデル・コアカリキュラムは，全国の薬学生が薬学の基本的な知識，技能，態度を学ぶためのいわば羅針盤のようなものである．一方，薬剤師養成教育に視点を向けると，学生が病院・薬局実務実習へ参加するための共用試験（CBT や OSCE）および薬剤師国家試験の勉強のために欠かせない教育カリキュラムといえる．このため，全国の薬学部・薬科大学ではこのモデル・コアカリキュラムに準拠しつつ，独自のカリキュラムに基づいた教育が行われている．平成22年度より，いよいよ新制度による長期実務実習が始まる．この節目となる時期に，これまでの教育内容・方法と学生の理解・達成度を具に検証し，より適切で質の高い薬学教育へと進化していく必要がある．

本書の前身である旧著「衛生薬学」は，それまでの他の教科書と同様に科学的な知識，技術に軸足を置いて，学生が健康や環境に関する諸問題を理解できるよう執筆されていた．このため，健康維持，疾病予防，食の安全，環境保全など社会ともっとも深い関わりをもつ衛生化学・公衆衛生学上の諸問題を，学生が「人の健康と環境」の観点から学ぶという工夫に欠けていた．この反省を踏まえて，今回，新進気鋭の若手教育・研究者を加えた総勢12名の執筆者により，薬学教育モデル・コアカリキュラムに沿って内容を全面的に改訂し，書名も「New 衛生薬学」と改めて出版することにした．

本書は，薬学教育モデル・コアカリキュラム「健康と環境」および薬剤師国家試験出題基準「(2004年：平成 16)」衛生薬学分野の基礎的事項をすべて内容に網羅して記述されている．また，旧著「衛生薬学」の特色の一つであった栄養・食品衛生分野の手厚い説明は，ますます一次予防の重要性が叫ばれる今日において，健康の専門家である薬剤師が身に付けるべき知識としてその記述の深みが一層増した．保健統計，疫学，環境衛生，毒性学の分野では，この時点で入手しえる最新の統計資料を採用し，現行の環境基準および法制度を紹介することに傾注した．

本書が，医療の担い手として活躍が期待され，臨床現場で問題発見・解決能力を発揮しうる質の高い薬剤師の養成，さらに疾病に対する一次予防としての「健康と環境」のスペシャリストの養成に貢献できることを願っている．

終わりに，本書の発行に際して，ご協力いただきました神戸薬科大学八田容子氏，㈱廣川書店取締役営業企画担当島田俊二氏，編集課長荻原弘子氏をはじめ，編集部の関係各位に深く感謝を申し上げます．

2009年10月

編　者　岡野　登志夫
山﨑　裕康

目　次

◇1．健　康

◇ 2. 環　境

第Ⅱ部　生活環境と健康　483

薬学教育モデル・コアカリキュラムのＳＢＯ（到達目標）

SBO No.	内　　容	対応する章・項
SBO1	栄養素（三大栄養素，ビタミン，ミネラル）を列挙し，それぞれの役割について説明できる．	1.1，1.2，1.3 1.4，1.5，1.6 1.7，1.8
SBO2	各栄養素の消化，吸収，代謝のプロセスを概説できる．	
SBO3	脂質の体内運搬における血漿リポタンパク質の栄養学的意義を説明できる．	1.4
SBO4	食品中のタンパク質の栄養的な価値（栄養価）を説明できる．	1.5
SBO5	エネルギー代謝に関わる基礎代謝量，呼吸商，エネルギー所要量の意味を説明できる．	1.9
SBO6	栄養素の栄養所要量の意義について説明できる．	1.10
SBO7	日本における栄養摂取の現状と問題点について説明できる．	1.10，1.13
SBO8	栄養素の過不足による主な疾病を列挙し，説明できる．	1.10
SBO9	食品が腐敗する機構について説明できる．	2.1
SBO10	油脂が変敗する機構を説明し，油脂の変質試験を実行できる．（知識・技能）	2.2
SBO11	食品の褐変を引き起こす主な反応とその機構を説明できる．	2.4
SBO12	食品の変質を防ぐ方法（保存法）を説明できる．	2.5
SBO13	食品成分由来の発がん物質を列挙し，その生成機構を説明できる．	2.6
SBO14	代表的な食品添加物を用途別に列挙し，それらの働きを説明できる．	2.7
SBO15	食品添加物の法的規制と問題点について説明できる．	2.7，2.8
SBO16	主な食品添加物の試験法を実施できる．（技能）	2.7
SBO17	代表的な保健機能食品を列挙し，その特徴を説明できる．	1.11
SBO18	遺伝子組換え食品の現状を説明し，その問題点について討議する．（知識・態度）	1.12
SBO19	食中毒の種類を列挙し，発生状況を説明できる．	3.1
SBO20	代表的な細菌性・ウィルス性食中毒を列挙し，それらの原因となる微生物の性質，症状，原因食品および予防方法について説明できる．	3.2，3.3，3.7
SBO21	食中毒の原因となる自然毒を列挙し，その原因，作用機構，症状の特徴を説明できる．	3.4，3.5
SBO22	代表的なマイコトキシンを列挙し，それによる健康障害について概説できる．	2.6，3.5
SBO23	化学物質（重金属，残留農薬など）による食品汚染の具体例を挙げ，人の健康に及ぼす影響を説明できる．	3.6
SBO24	集団の健康と疾病の現状を把握するうえでの人口統計の意義を概説できる．	4.1
SBO25	人口静態と人口動態について説明できる．	4.2
SBO26	国勢調査の目的と意義を説明できる．	4.2
SBO27	死亡に関するさまざまな指標の定義と意義について説明できる．	4.2

SBO28	人口の将来予測に必要な指標を列挙し，その意義について説明できる．	4.2
SBO29	死因別死亡率の変遷について説明できる．	4.3
SBO30	日本における人口の推移と将来予測について説明できる．	4.2
SBO31	高齢化と少子化によりもたらされる問題点を列挙し，討議する．(知識・態度)	4.2,11.1,11.2
SBO32	疾病の予防における疫学の役割を説明できる．	5.1
SBO33	疫学の三要因（病因・環境要因・宿主要因）について説明できる．	5.2
SBO34	疫学の種類（記述疫学・分析疫学など）とその方法について説明できる．	5.3，5.4
SBO35	患者・対照研究の方法の概要を説明し，オッズ比を計算できる．(知識・技能)	5.5
SBO36	要因・対照研究（コホート研究）の方法の概要を説明し，相対危険度，寄与危険度を計算できる．(知識・技能)	5.5
SBO37	医薬品の作用・副作用の調査における疫学的手法の有用性を概説できる．	
SBO38	疫学データを解釈するうえでの注意点を列挙できる．	5.6
SBO39	健康と疾病の概念の変遷と，その理由を説明できる．	6.1
SBO40	世界保健機構（WHO）の役割について概説できる．	6.1
SBO41	疾病の予防について，一次，二次，三次予防という言葉を用いて説明できる．	7.1, 10.1～10.3 12.1～12.5
SBO42	疾病の予防における予防接種の意義について説明できる．	7.2
SBO43	新生児マススクリーニングの意義について説明し，代表的な検査項目を列挙できる．	7.3
SBO44	疾病の予防における薬剤師の役割について討議する．(態度)	7.4，12.4
SBO45	現代における感染症（日和見感染，院内感染，国際感染症など）の特徴について説明できる．	8.1，8.2
SBO46	新興感染症および再興感染症について代表的な例をあげて説明できる．	8.3
SBO47	一，二，三類感染症および代表的な四類感染症を列挙し，分類の根拠を説明できる．	8.4
SBO48	母子感染する疾患を列挙し，その予防対策について説明できる．	8.5
SBO49	性行為感染症を列挙し，その予防対策と治療について説明できる．	8.6
SBO50	予防接種法と結核予防法の定める定期予防接種の種類をあげ，接種時期などを説明できる．	8.7
SBO51	生活習慣病の種類とその動向について説明できる．	9.1，9.2
SBO52	生活習慣病のリスク要因を列挙できる．	9.3
SBO53	食生活と喫煙などの生活習慣と疾病のかかわりについて説明できる．	9.3
SBO54	主な職業病を列挙し，その原因と症状を説明できる．	13.1～13.6
SBO55	代表的な有害化学物質の吸収，分布，代謝，排泄の基本的なプロセスについて説明できる．	16.1
SBO56	第Ⅰ相反応がかかわる代謝，代謝的活性化について概説できる．	16.2
SBO57	第Ⅱ相反応がかかわる代謝，代謝的活性化について概説できる．	16.2

SBO58	発がん性物質などの代謝的活性化の機構を列挙し，その反応機構を説明できる．	16.3，16.4
SBO59	変異原性試験（Ames 試験など）の原理を説明し，実施できる．（知識・技能）	16.4
SBO60	発がんのイニシエーションとプロモーションについて概説できる．	16.4
SBO61	代表的ながん遺伝子とがん抑制遺伝子をあげ，それらの異常とがん化との関連を説明できる．	16.4
SBO62	化学物質の毒性を評価するための主な試験法を列挙し，概説できる．	16.5
SBO63	肝臓，腎臓，神経などに特異的に毒性を示す主な化学物質を列挙できる．	16.3
SBO64	重金属，農薬，PCB，ダイオキシンなどの代表的な有害化学物質の急性毒性，慢性毒性の特徴について説明できる．	16.3
SBO65	重金属や活性酸素による障害を防ぐための生体防御因子について具体例をあげて説明できる．	16.3
SBO66	毒性試験の結果を評価するのに必要な用量－反応関係，閾値，無毒性量（NOAEL）などについて概説できる．	16.5
SBO67	化学物質の安全摂取量（１日許容摂取量など）について説明できる．	16.5
SBO68	有害化学物質による人体影響を防ぐための法的規制（化審法など）を説明できる．	16.5
SBO69	内分泌撹乱化学物質（環境ホルモン）が人の健康に及ぼす影響を説明し，その予防策を提案する．（態度）	16.3
SBO70	代表的な中毒原因物質の解毒処置法を説明できる．	16.6
SBO71	化学物質の中毒量，作用器官，中毒症状，救急処置法，解毒法を検索することができる．（技能）	16.6
SBO72	人に影響を与える電離放射線の種類を列挙できる．	17.1
SBO73	電離放射線被曝における線量と生体損傷の関係を体外被曝と体内被曝に分けて説明できる．	17.1
SBO74	電離放射線および放射性核種の標的臓器・組織をあげ，その感受性の差異を説明できる．	17.1
SBO75	電離放射線の生体影響に変化を及ぼす因子（酸素効果など）について説明できる．	17.1
SBO76	電離放射線を防御する方法について概説できる．	17.1
SBO77	電離放射線の医療への応用について概説できる．	
SBO78	非電離放射線の種類を列挙できる．	17.2
SBO79	紫外線の種類を列挙し，その特徴と生体に及ぼす影響について説明できる．	17.2
SBO80	赤外線の種類を列挙し，その特徴と生体に及ぼす影響について説明できる．	17.2
SBO81	地球環境の成り立ちについて概説できる．	18.1
SBO82	生態系の構成員を列挙し，その特徴と相互関係を説明できる．	18.2
SBO83	人の健康と環境の関係を人が生態系の一員であることをふまえて討議する．（態度）	18.2，18.3
SBO84	地球規模の環境問題の成因，人に与える影響ついて説明できる．	18.2, 23.1~3

SBO85	食物連鎖を介した化学物質の生物濃縮について具体例を挙げて説明できる.	18.2
SBO86	化学物質の環境内動態と人の健康への影響について例をあげて説明できる.	18.3
SBO87	環境中に存在する主な放射線核種（天然，人工）をあげ，人の健康への影響について説明できる.	17.1
SBO88	原水の種類をあげ，特徴を説明できる.	19.1
SBO89	水の浄化法について説明できる.	19.1
SBO90	水の塩素処理の原理と問題点について説明できる.	19.1
SBO91	水道水の水質基準の主な項目を列挙し，測定できる.（知識・技能）	19.1
SBO92	下水処理および排水処理の主な方法について説明できる.	19.2
SBO93	水質汚濁の主な指標を水域ごとに列挙し，その意味を説明できる.	19.2
SBO94	DO，BOD，COD を測定できる.（技能）	19.2
SBO95	富栄養化の原因とそれによってもたらされる問題点を挙げ，対策を説明できる.	19.2
SBO96	空気の成分を説明できる.	21.1
SBO97	主な大気汚染物質を列挙し，その推移と発生源について説明できる.	20.1
SBO98	主な大気汚染物質の濃度を測定し，健康影響について説明できる.（知識・技能）	20.1
SBO99	大気汚染に影響する気象要因（逆転層など）を概説できる.	20.1
SBO100	室内環境を評価するための代表的な指標を列挙し，測定できる.（知識・技能）	21.1
SBO101	室内環境と健康との関係について説明できる.	21.1
SBO102	室内環境の保全のために配慮すべき事項について説明できる.	21.1
SBO103	シックハウス症候群について概説できる.	21.1
SBO104	廃棄物の種類を列挙できる.	22.1
SBO105	廃棄物処理の問題点を列挙し，その対策を説明できる.	22.1
SBO106	医療廃棄物を安全に廃棄，処理する.（技能・態度）	22.1
SBO107	マニフェスト制度について説明できる.	22.1
SBO108	PRTR 法について概説できる.	22.1
SBO109	典型七公害とその現状，および四大公害について説明できる.	19.2,
SBO110	環境基本法の理念を説明できる.	20.1
SBO111	大気汚染を防止するための法規制について説明できる.	20.1
SBO112	水質汚濁を防止するための法規制について説明できる.	19.2

1．健 康

第Ⅰ部
栄養と健康

第1章
栄養素

生物は，体外から必要な物質を取り入れ利用して成長，繁殖，体組織の修復や機能維持，身体活動を行っている．**栄養** nutrition とは，このように必要な物質を取り入れ，不要なものを体外に排出して，生体を健全に維持するすべての過程をいう．そのために体外から取り入れる必要のある物質が**栄養素** nutrients, 栄養素をとるために摂取するものが**食物** food, その材料が**食品** foodstuffs である．

近年，日本では，がん，心疾患，脳血管疾患の3疾患による死亡割合が6割を超え，高血圧症や痛風，糖尿病などの代謝性疾患の患者が増えている．これらは生活習慣に根ざしたもので，食生活と深く関わる．栄養素の消化吸収，体内での役割や代謝，供給源である食品の特徴や成分組成に関する知識は，安全に適正量の栄養素を摂取し健康の維持増進を図る上で重要である．

1.1　生体と栄養

人体は，水分55〜60%，タンパク質15〜18%，脂質15〜20%，無機質（ミネラルともいう）5〜6%の構成で，元素組成でいえば，C，H，O，Nの4元素が全体の95%以上を占める軽量構造体である．体成分は**動的平衡** dynamic equilibrium の状態にあり，老廃物を体外に出し，不足分をタンパク質（アミノ酸），脂質，糖質，無機質およびビタミンの5種類の栄養素の消化管からの吸収と**代謝** metabolism で補充して**恒常性** homeostasis を保っている．

食品（食物）成分と栄養素，その代謝と機能の関係は，図1-1のように概括できる．糖質，脂質，タンパク質は，必要量が多くエネルギー源になるので**三大栄養素**（熱量素）と呼ばれる．ただ，タンパク質と脂質は主要な体構成成分で多様な生理作用を担うのに対し，糖質は主にエネルギー源として使われ，体の構成成分としては量的に少ない．脂肪は動物の主要なエネルギー貯蔵体である．可塑性・流動性があり，水に溶けず体液の浸透圧に影響しないので，ほとんど無制限に貯蔵されうる．糖質やタンパク質も過剰に摂取すると脂肪に変えられて皮下や腹腔内の脂肪組織に貯蔵される．しかし，脂肪から糖質を新生することはできない．生体で使われるエネルギーの大部分は，TCA回路での好気的代謝で獲得されるが，脂肪酸のβ–酸化で生じるアセチル-CoAからクエン酸への代謝に必要なTCA中間体のオキサロ酢酸は，糖質やタンパク質からしか生成しない．糖質摂取が不足すると，脂肪燃焼のために，TCA回路中間体となりうる糖原性アミノ酸が消費され，結果としてタンパク質の分解やアセチル-CoA の過剰蓄積によるケトン体生成が起こる．

ヒトでは 20 数種の無機質が必要である．カルシウム，リン，カリウム，硫黄，ナトリウム，塩素は，骨格や体液に比較的多く含まれ，含量はいずれも体重量の 0.1%を超える．他の無機質は，微量しか必要とせず，**微量元素** trace elements とも呼ばれる．多くは骨格や体液電解質として含まれ，浸透圧・pH 調節，酵素の補因子，膜電位維持，物質の経膜輸送，神経伝達，細胞内情報伝達など，多様な生理機能に関わる．また，ビタミンは，生合成できない有機化合物で，ヒトでは 13 種である．脂溶性ビタミン 4 種，水溶性ビタミン 9 種で，いずれも補酵素やタンパク質の補欠分子族，あるいは情報伝達因子として働く．最も必要量の多いビタミン C でも 100 mg/日もあればよく，微量栄養素である．しかしながら，無機質やビタミンは，特定の生理機能や代謝に関わっており，他の栄養素で代替できない．不足すると欠乏症が現れる必須栄養素である．

栄養素は消化吸収されて体内で働くものであるが，消化されない食物成分である食物繊維 dietary fiber も整腸作用や血中コレステロール上昇抑制効果がある．大腸がんや循環器疾患，糖尿病などの予防効果を期待できるため，栄養素とみなしている．

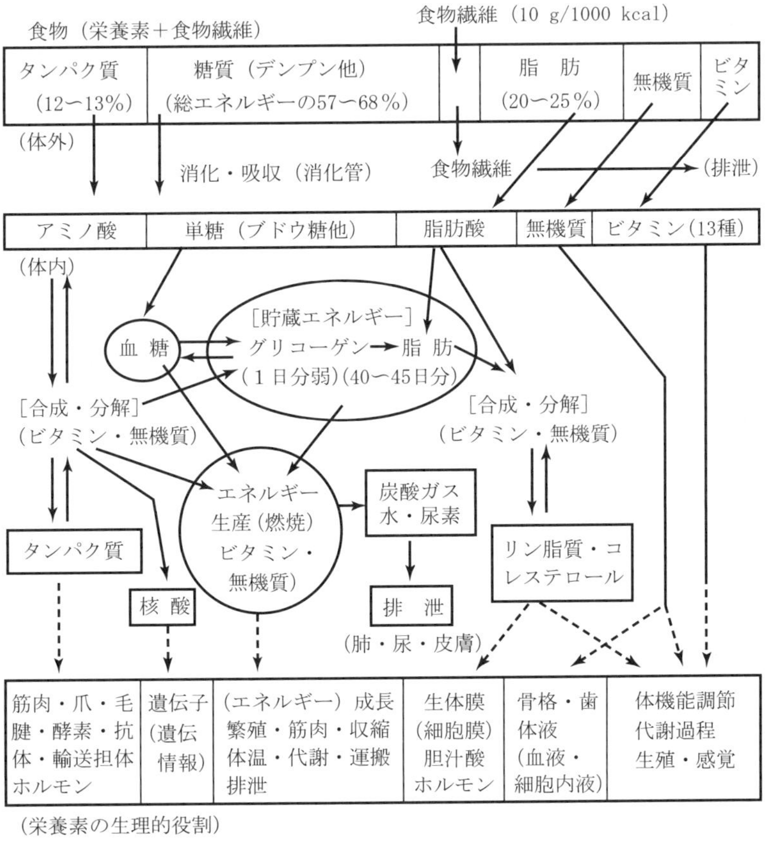

図 1-1　食品成分，栄養素の体内での役割

1.2　消化器系と消化・吸収

我々は，消化器系で食物を摂取・消化し，栄養素を吸収している．**消化器系** digestive system は，口腔に始まり，食道，胃，小腸，大腸，そして肛門で終わる約 9 m の消化管と，消化液を分泌する唾液腺と膵臓，胆嚢，胆汁をつくり栄養素を処理する肝臓とからなる．胃および腸管壁は，内層（粘膜と粘膜下組織），中層（筋肉層：粘膜側に輪状筋とその外側に縦走筋），外層（漿膜）の 3 層からなり，粘膜には消化腺，粘液腺が分布する．

口腔 mouth には，舌下腺 sublingual glands，耳下腺 parotid glands および顎下腺 submaxillary glands の 3 対の大唾液腺が開口する．食物は，口腔で唾液と歯，舌による咀嚼で酵素消化を受けやすい柔らかい食塊となり，α-アミラーゼ（プチアリン）によるデンプンの消化が始まる．

食道 esophagus は，食塊を嚥下作用によって胃へ送る長さ約 25 cm の導管で粘膜面に粘液腺（ムチンを含む）が分布するが消化酵素は含まない．

胃 stomach は，食道との接続部の噴門から十二指腸への出口，幽門までの内容量約 1.5 L の袋状臓器で胃底部および胃体部に胃腺が多数分布する．胃腺は，主細胞，壁細胞（傍細胞）および副細胞からなり別々の胃液成分を分泌する．

胃に到達した食塊は，大量に分泌される胃液と激しい蠕動運動とで流動性の高い糜汁（ビジュウ，薄いかゆ状の汁）に変えられ，また，胃酸により殺菌される．食塊が pH 4 以下になるまでは唾液アミラーゼによるデンプンの消化が続き，酸性になるとペプシンによるタンパク質のプロテオース，ペプトンへの消化が始まる．また，脂肪も酸性域に最適 pH を有する胃液リパーゼの作用を受ける．酸性になった糜汁は規則的な間隔で少量ずつ十二指腸へ送られる．

小腸 small intestine は，全長 5～6 m，直径 4～5cm の細長い管で，上部から**十二指腸** duodenum（約 25 cm），**空腸** jejunum（全長の 2/5），**回腸** ileum（全長の 3/5）からなる．回腸下端には回盲括約筋（回盲弁）があり大腸につながる．部分構造を図 1-2 に示したが，管腔内の粘膜上皮は輪状の襞(ひだ)となっており，その表面にはたくさんの絨毛がある．**絨毛** villi は，長さ 0.4～1 mm，太さ 0.1×0.25 mm の小突起物で一層の上皮細胞（吸収細胞）でおおわれ，内部には毛細血管とリンパ管（中心乳糜管）が入り込んでいる．また，上皮細胞表面には数百本の**微絨毛** microvilli（刷子縁 brush border ともいう）が密集して生えており栄養素の吸収表面積（全体で 120 m^2 程度にもなる）を広げている．絨毛間の陥没部には腸腺が分布する．粘膜上皮の下に発達した 2 層の平滑筋（輪状筋と縦走筋）が蠕動運動や分節運動，振子運動を行って消化液と糜汁の混合と消化管内容物の下方へのゆっくりした移動を助ける．十二指腸には，十二指腸腺（ブルンネル腺），腸腺（リーベルキューン腺）のほか，中間部に膵管と総胆管とが合流・開口している．これらの分泌液はいずれも弱アルカリ性で，胃から送られてきた糜汁は速やかに中和され，中性域に至適 pH をもつ膵液および腸液中の酵素による消化を助ける．

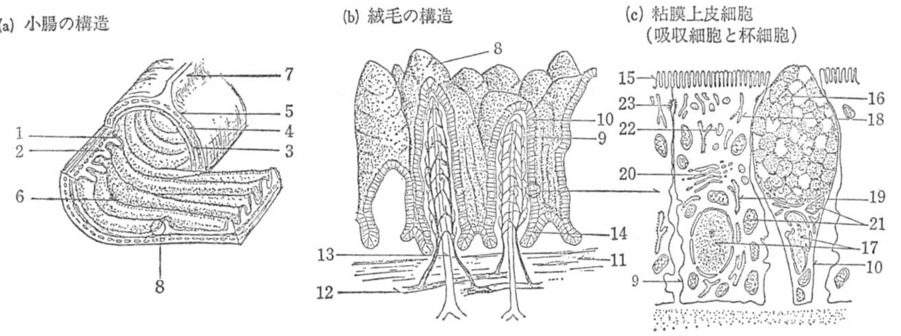

1：粘膜上皮，2：粘膜下層，3：輪状筋，4：縦走筋，5：漿膜，6：輪状ヒダ，7：腸間膜，
8：絨毛，9：吸収上皮細胞，10：杯細胞(粘液分泌細胞)，11：粘膜筋板，12：毛細血管，
13：リンパ管(中心乳糜管)，14：陰窩(腸腺)，15：微絨毛，16：粘液顆粒，17：核，
18：滑面小胞体，19：粗面小胞体，20：ゴルジ装置，21：ミトコンドリア，22：脂肪粒，
23：結合複合体

（濱　堯夫 編：現代薬学シリーズ 2，機能生化学，p. 64，朝倉書店より引用）

図 1-2　小腸粘膜の構造

小腸での消化は，膵液酵素によるデンプンやデキストリンからマルトースとタンパク質やペプトンからオリゴペプチドまでの**管腔内消化** intracanal digestion（消化管中心部での大まかな消化）と，これら消化物を微絨毛表面に結合する酵素によって粘膜上皮から吸収できる小分子にまで加水分解する**膜消化** membrane digestion の過程に分けられる．単糖やアミノ酸は，腸内細菌にとって利用されやすい形であるので，腸内細菌が入り込みにくく，また，（不動水相 unstirred water layer と呼ばれる）水の流動性が乏しい微絨毛周辺部で行われる膜消化は栄養素を効率良く吸収する上で大事な過程である．

脂質の消化も十二指腸で本格化する．胆汁やレシチンで糜汁の乳化がさらに進行し，リパーゼやエステラーゼ，ホスホリパーゼ A_2 などの膵液酵素の作用で，脂肪酸，2-モノアシルグリセロール，コレステロール，リゾホスファチドなどに加水分解され，微小なミセルを形成して微絨毛周辺部に異動し，大部分は単分子状態となり単純拡散あるいはタンパク質の介在で吸収される．

ほとんどの栄養素の吸収は，十二指腸および空腸部分で完了し，回腸部ではビタミン B_{12} など特殊な栄養素の吸収や胆汁酸の回収が行われる．

大腸 large intestine は，約 1.7 m，直径 5ー7 cm のやや太い管で上部から**盲腸** cecum，**上行結腸** ascending colon，**横行結腸** transverse colon，**下行結腸** discending colon，**S 状結腸** sigmoid colon，**直腸** rectum と続き**肛門** anus に至る．大腸の粘膜上皮には輪状襞や絨毛はない．食後に起こる胃-回腸反射によって開いた回盲弁から流れ込んだ内容物は，盲腸および上行結腸に貯められ，消化液として分泌された大量の水分と Na^+，K^+ などの回収，発達した**腸内細菌叢** intestinal flora による未消化物質の分解などにより糞便の形成が行われる．

消化管の働きは，①神経系，②食物による消化管壁への刺激，③消化管ホルモンの 3 系統の調節を受ける．美味しい物の連想や視覚，味覚，臭覚刺激は条件反射的に自律神経系の副交感神経刺激で唾液や胃液の分泌と胃の蠕動運動を促進する．交感神経刺激はこれらに対して抑制的に働く．神経系を通した消化器系の機能調節は消化初期に働くが，持続時間は短い．食塊による胃粘膜壁刺激は，化学受容器を通した自律神経刺激と胃G細胞から血中へのガストリン分泌を促進し，胃の蠕動運動や胃液分泌を長時間にわたって高める．十二指腸に糜汁が移行しだすと，酸による粘膜刺激で小腸S細胞から血中にセクレチンが分泌され，弱アルカリ性の膵液や腸液の分泌が促進される．また，脂肪や脂肪酸が小腸に達すると小腸I細胞からコレシストキニン（パンクレオザイミンともいう）やK細胞からGIP，H細胞からVIPの分泌が促進される．これらは胃の消化活動を抑制し，糜汁の胃滞留時間を延長する．したがって，十二指腸で本格的に始まる脂肪の消化に時間的余裕ができることになる．消化管ホルモンには，ソマトスタチンのように消化吸収作用全般に抑制的に働くものもあり，その生理的意義がよく理解されていないものが多い．主な消化液と消化管ホルモンの作用は表1-1および表1-2に掲げた．

表 1-1　消化管の外分泌液（消化液）の分泌部位，性状と作用

部位及び分泌腺	成分，性状及び作用
［口腔］唾液：無色透明，pH6～7，1～1.5 L/日	
耳下腺（漿液腺）	α-アミラーゼ（プチアリン）
舌下腺（粘液腺）	粘液（ムチンを含む，粘膜保護，食塊の粘滑化）
顎下腺（混合腺）	α-アミラーゼ及びムチン
［胃］胃液：無色透明，pH1.5～2，1.5～2.5 L/日	
胃腺　主細胞	ペプシノーゲン（ペプシンのチモーゲン），リパーゼ
壁細胞（傍細胞）	胃酸（約0.5%塩酸，殺菌作用，ペプシンの生成，タンパク質の変性），キャッスル内因子（ビタミンB_{12}結合タンパク質）
副細胞	粘液（ムチンを含む，ペプシンから胃粘膜保護）
［小腸］腸液：無色，　pH7～8.5，1.5～3 L/日	
十二指腸腺（ブルンネル腺）	ムチン，$NaHCO_3$など．消化酵素はない．酸性糜汁の中和．
腸腺（リーベルキューン腺，小腸全域）	エンテロキナーゼ，マルターゼ，ラクターゼ，スクラーゼ，トレハラーゼ，アミノペプチダーゼ，オリゴペプチダーゼ，ジペプチダーゼなど（主に膜消化酵素）．
［膵臓］膵液：無色透明，pH8.2～8.5，0.7～1 L/日	
	α-アミラーゼ（アミロプシン），トリプシン，キモトリプシン，エラスターゼ，カルボキシペプチダーゼ，ホスファターゼ，リパーゼ（ステアプシン），コレステロールエステラーゼ，RNA及びDNAヌクレアーゼなど（主に管腔消化酵素）．Na^+，K^+，Cl，HCO_3^-など．
［肝臓・胆嚢］胆汁：黄～茶褐色，pH7～7.5，0.5～0.8 L/日	
	胆汁酸塩，リン脂質，コレステロール，Na^+，K^+，Cl，HCO_3^-など．消化酵素はない．脂質成分を乳化し消化を助ける．

（注）胆汁は肝臓の実質細胞で作られ，胆嚢で濃縮，貯蔵される．消化管ホルモンの作用などで分泌される．胆汁酸は，4種のコレステロール代謝産物：コール酸，ケノデオキシコール酸（肝で作られた一次胆汁酸），デオキシコール酸及びリトコール酸（腸内細菌の作用で生成した二次胆汁酸）のタウリン及びグリシン抱合体からなる．胆汁の分泌障害は，脂肪性下痢を起す．

表 1-2　主要な消化管ホルモンの分泌部位と作用

消化管ホルモン	分泌細胞	作　用
ガストリン	胃幽門前庭部G細胞 （摂食刺激で）	胃酸およびペプシン分泌促進，食道下部括約筋の収縮，幽門前庭部運動亢進
コレシストキニン （パンクレオザイミン）	十二指腸，空腸I細胞 （脂肪刺激で）	膵液（酵素）分泌促進，胆嚢収縮（胆汁分泌促進），十二指腸液および腸液の分泌促進，幽門括約部を収縮して胃から十二指腸への食塊排出抑制
セクレチン	十二指腸，空腸S細胞 （酸による刺激で）	膵液（水，HCO_3^-）分泌促進，ペプシン分泌抑制，十二指腸液および腸液分泌促進，胃平滑筋運動抑制
GIP（gastric inhibitory peptide）	空腸K 細胞	ペプシンおよび胃酸分泌抑制，胃平滑筋収縮抑制，インスリン分泌促進（グルコース依存性）
VIP（vasoactive intestinal peptide）	小腸，大腸H 細胞	ペプシンおよび胃酸分泌抑制，消化管平滑筋弛緩，腸液分泌促進，膵液（水，HCO_3^-）分泌促進
ソマトスタチン	胃，膵臓ら島δ細胞 十二指腸，視床下部	成長ホルモン分泌抑制因子， 各種消化管ホルモン分泌抑制

（注）消化管ホルモンは，胃および小腸の腺細胞でつくられ，食物摂取や消化物の刺激で血液中に分泌され，消化器系に作用して消化管運動機能および消化液分泌を調節するホルモンの総称.

1.3　糖　質

糖質 glucide は，カルボニル基をもつ多価アルコールと関連化合物で，多くは $C_m(H_2O)_n$ の組成式をもち，食品成分としては，**炭水化物** carbohydrate から繊維 fiber を除いたものである．消化できない食物繊維 dietary fiber も多くは炭水化物であるが，リグニンのような糖質以外の高分子化合物も含まれ，栄養素としての働きや意義も異なるので，本書では，食物繊維は別項で取り扱う．

糖質は，ムコ多糖，糖タンパク質，糖脂質などとして生体の構成にも使われているが，生体に必要な糖質はすべて体内でグルコース glucose から生合成できるので，必須栄養素ではない．しかし，脳や神経組織はエネルギーをグルコースに依存しており，筋肉組織もグルコースの供給なしには脂肪を効率よく利用できない．糖質の利用エネルギーは 4 kcal/g（Atwater の係数）と少ないが，生体の消費するエネルギーの 6 割前後をまかなっており，糖質はエネルギー源として最も重要な栄養素である．これは，TCA 回路の円滑な回転に必要なオキサロ酢酸が主にグルコースから生じるためである．グルコースは，常時，血糖として循環しており，不足すると貧血や脱力感，また，長期的には TCA 中間体供給のためのタンパク質崩壊や脂肪酸の代謝不全によるケトン体 ketone body 蓄積のおそれがある．グルコースは，肝や筋肉組織にグリコーゲンとして 300〜350 g が貯えられているが，1 日の消費エネルギーの 6 割程度でしかない．したがって，糖質は，毎日摂取することが望ましい．必要量等の詳細は，食事摂取基準の項で述べる．

1.3.1 糖質の分類と化学構造

糖質は，アルデヒドまたはケトン（カルボニル）基を有する多価アルコール類とその類縁化合物で，基本構造単位は**単糖**である．単糖 2 分子がグリコシド結合したものを**二糖**，3〜10 分子程度結合（重合）したものを**オリゴ糖**（少糖），多数結合したものを**多糖**と呼ぶ．単糖や二糖は，水によく溶け還元性を示すものが多いが，多糖は還元性を示さない．多糖は酸や酵素で加水分解すると単糖に戻る．

単糖 monosaccharide は，炭素数によって 3，4，5，6……炭糖と呼ぶ．アルデヒド基を含むアルドース aldose 系列とケトン基を含むケトース ketose 系列とに大別できるが，両者は図 1-3 のグルコースとフルクトースの構造式（フィッシャーの投影式 Fischer's projection formula）から明らかなように互いに構造異性体の関係にある．3 炭糖アルドース及び 4 炭糖ケトース以上ではカルボニル炭素と末端炭素とに挟まれた炭素原子は，いずれも**不斉炭素原子** asymmetric carbon atom（図 1-3 に＊で示す）で，理論上，炭素数 n 個のアルドースでは 2^{n-2} 個，ケトースでは 2^{n-3} 個の立体異性体（旋光性があり光学異性体）が存在する．また，カルボニル基から最も離れた不斉炭素原子（＊＊で示す）につく OH 基が L−グリセルアルデヒドと同じく左側にくるものを L 体，逆を D 体とする．D，L は，Dextrorotatory および Levorotatory に由来するが，必ずしも旋光方向と一致しない．例えば，D−グルコースは右旋性，D−フルクトースは左旋性である．D 体と L 体とは鏡像異性体の関係にある．なお，天然の単糖は，一般に D 体である．

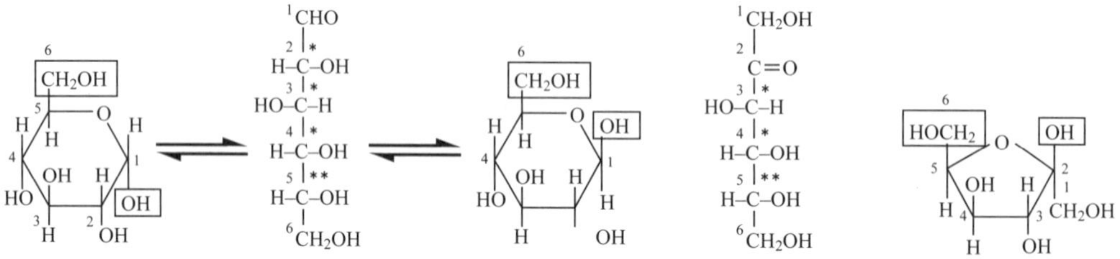

α−D−グルコピラノース（α−アノマー）　D−グルコース（Fischer の投影式）　β−D−グルコピラノース（β−アノマー）　D−フルクトース（Fischerの投影式）　β−D−フルクトフラノース（β−アノマー）

図 1-3　グルコースおよびフルクトースのアノマー体の化学構造

□は，α，βを決定する基の位置関係を示す．

4 炭糖アルドースと 5 炭糖以上の単糖は，溶液中でカルボニル炭素が分子内の 4 または 5 位 OH 基と脱水縮合し，5 員環（フラノース環）または 6 員環（ピラノース環）構造をとる．この時，カルボニル炭素は，不斉炭素原子（アノマー炭素原子 anomeric carbon atom と呼ぶ）となり，2 種の立体異性体すなわち**ジアステレオマー** diastereomer ができる．一方を ***α*−アノマー** α−anomer（アノマー炭素の OH 基が最も離れた不斉炭素原子の大きい方の置換基とトランス配置にある場合），他方を ***β*−アノマー** β−anomer と呼ぶ（図 1-3）．両者は異なった比旋光度をもち，性状も異なるが，溶液中では相互に変化し，平衡状態では，その存在比率に応じた比旋光度に変化（**変旋光**

mutarotation という）する．例えば，α–D–グルコピラノース glucopyranose の比旋光度は 112.2°，β–D–グルコピラノースは 18.7°，平衡に達すると 52.7°（右旋性）を示す．フルクトースでも同様なことが起こる．アノマー炭素につく OH 基が結合に使われると構造の相互変化は起こらなくなる．例えば，デンプンはグルコースの α–アノマー，セルロースは β–アノマーの重合体で，両者が相互に変化することはない．

栄養・食品と特に関係の深い糖質には，次のようなものがある．5 炭糖以上の化学構造は，ハースの投影式 Haworth's projection formula で示した．

1）単糖　monosaccharide

a. 3 炭糖　triose，4 炭糖　tetrose

グリセルアルデヒドは不斉炭素原子 1 個を含み，立体異性体の基準にされている．D–グリセルアルデヒドおよびジヒドロキシアセトンは最も簡単な単糖で，解糖中間体として働く．4 炭糖の D–エリトロースは，ペントース–リン酸回路中間体として働く（図 1-4）．

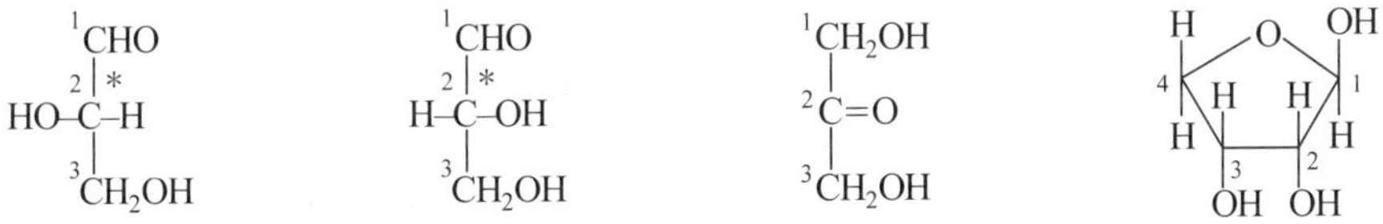

L–グリセルアルデヒド L–glyceraldehyde　D–グリセルアルデヒド D–glyceraldehyde　ジヒドロキシアセトン dihydroxyacetone　D–エリトロース D–erythrose

図 1-4　代表的な 3，4 炭糖の化学構造

b. 5 炭糖　pentose

D–リボース（RNA 構成糖）と D–2–デオキシ–リボース（DNA 構成糖），D–キシロース（糖尿病患者用甘味料）はアルドース，D–キシルロース（キシリトールの酸化生成物，ペントース–リン酸回路中間体）と D–リブロース（ペントース–リン酸回路中間体）はケトースである（図 1-5）．

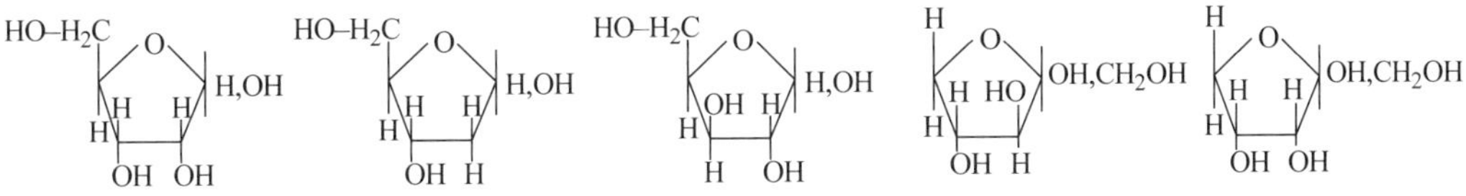

D–リボース D–ribose　D–2–デオキシリボース D–2–deoxyribose　D–キシロース D–xylose　D–キシルロース D–xylulose　D–リブロース D–ribulose

図 1-5　代表的な 5 炭糖の化学構造

c. 6 炭糖　hexose

D–グルコースはマルトース，ラクトース，スクロース，デンプン，グリコーゲン，デキストランなどの構成糖，D−ガラクトースはラクトース，寒天，セレブロシドなどの構成糖，D−マンノースは糖タンパク質の糖鎖やマンナン，グルコマンナンの構成糖で，いずれもアルドースである．D−フルクトース（＝果糖）はスクロースやイヌリン，レバンの構成糖で，ケトースである．（図1-6）

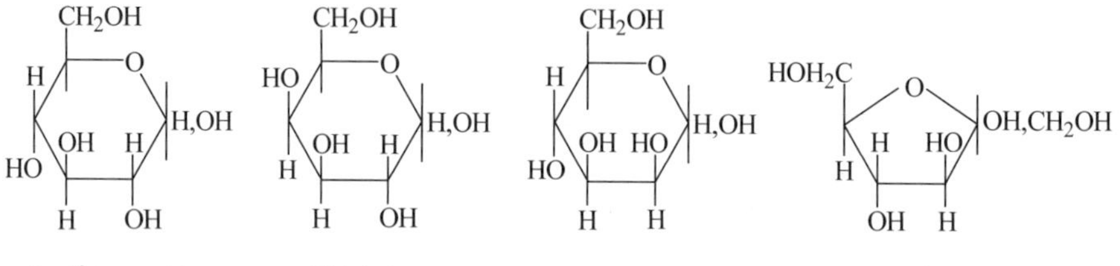

D−グルコース D−glucose　D−ガラクトース D−galactose　D−マンノース D−mannose　D−フルクトース D−fructose

図 1-6　代表的な 6 炭糖の化学構造

2）単糖の誘導体

a. ウロン酸 uronic acid，**アミノ糖** aminosugar

アルドースおよびケトースの末端の−CH_2OH がカルボン酸に酸化されたものをウロン酸と呼ぶ．グルクロン酸はグルコースのウロン酸で，N−アセチル−D−グルコサミンと共に，関節液などに多いヒアルロン酸の構成成分となる．UDP−グルクロン酸は，肝のグルクロン酸抱合（ビリルビンやステロイド代謝物，薬毒物を抱合体として排泄）に関与する．D−ガラクツロン酸は，ペクチンや植物粘質物の構成成分である．アミノ糖は，単糖の２位 OH が NH_2 に置換されたもので，グルコースのアミノ糖はグルコサミン glucosamine，そのアミノ基がアセチル化されると N−アセチル−D−グルコサミンになる．ともにプロテオグリカン，糖タンパク質，糖脂質，ムコ多糖の構成糖として動植物・微生物に広く分布する．なお，糖タンパク質，糖脂質には，ガラクトサミン（ガラクトースのアミノ糖），マンノサミン（マンノースのアミノ糖）などを含むものもある（図 1-7）．

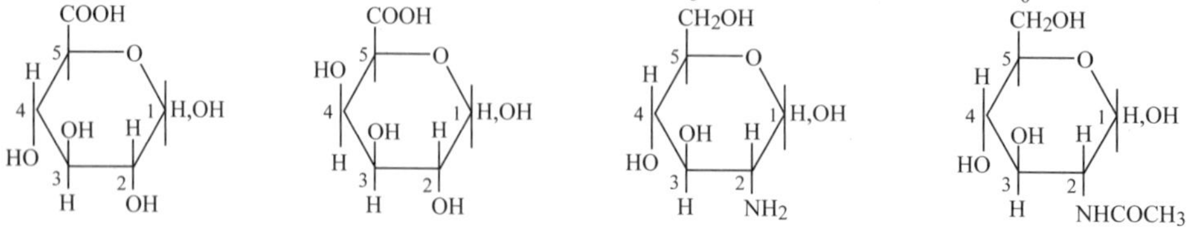

D−グルクロン酸 D−glucuronic acid　D−ガラクツロン酸 D−galacturonic acid　D−グルコサミン D−glucosamine　N−アセチル−D−グルコサミン N−acetyl−D−glucosamine

図 1-7　代表的なウロン酸，アミノ糖の化学構造

b. 糖アルコール sugar alcohol

糖のカルボニル基が OH 基になった多価アルコールを糖アルコールと呼ぶ．グリセロール（＝

グリセリン）は脂肪やリン脂質の構成成分となっており，また，50%液は浣腸薬として使われる．キシリトールはキシロース，グルシトール（＝ソルビトール）はグルコース及びフルクトースの還元で，マンニトールはマンノースの還元で生じる糖アルコールである．いずれも保水性がよく甘味があるので食品加工に利用される．ガラクチトールはガラクトースの糖アルコールで，ガラクトース血症による白内障の原因物質である．（図 1-8）

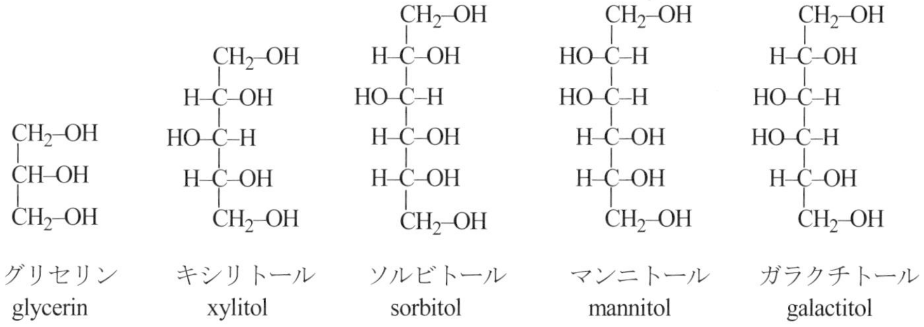

図 1-8　代表的な糖アルコールの化学構造

3）二糖　disaccharide

単糖 2 分子がグリコシド結合したものを二糖と呼ぶ．植物には貯蔵糖質として含まれるが，動物では，乳汁のラクトース（乳糖）を除けば，それ自身が特別の生理的役割をもつものはない．

マルトース（麦芽糖）は，グルコース 2 分子が α1→4グリコシド結合した二糖で還元性がある．アミラーゼによるデンプンの消化で生成する．ラクトース（乳糖）は，グルコースとガラクトースとがβ-1,4-グリコシド結合した二糖で還元性がある．牛乳，母乳の主糖質である．乳糖のアルカリ異性化（グルコース残基がフラクトース残基へ異性化）でえられるラクチュロースは，消化されないが，さわやかな甘味があり，ビフィズス菌増殖効果があるので整腸目的で利用される．

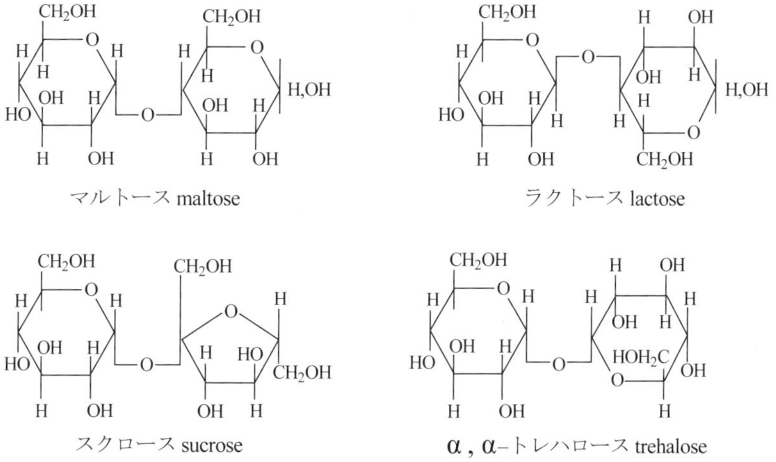

図 1-9　代表的な二糖の化学構造

スクロース（ショ糖）は，グルコースとフルクトースとがアノマー炭素同士で（α1→β2）グリコシド結合した二糖で還元性がない．サトウキビ，テンサイに含まれ，砂糖の主成分で日常生活ではデンプンに次いで摂取量が多い．スクロースの加水分解物（グルコースとフルクトースの 1:1 混合物）は，強い甘味があり**転化糖** invertose と呼ばれる．（図 1-9）

トレハロースは，グルコース 2 分子がアノマー炭素同士で（α1→α1）グリコシド結合した糖で還元性がない．微生物や昆虫，藻類に含まれる糖であるが，穏やかな甘味と保水性，デンプンの老化防止効果があるため食品加工に利用される．

4）オリゴ糖　oligosaccharide

単糖がグリコシド結合によって 3～10 分子程度重合したものをオリゴ糖（少糖：二糖もオリゴ糖であるが，最近は三糖以上とすることが多い．）と呼ぶ．動物では，デンプンの消化過程で生じるデキストリン（後述）を除けば，生理的意味を持つオリゴ糖は存在しない．最近，フラクトオリゴ糖，ガラクトオリゴ糖など，植物原料から人為的に作られたオリゴ糖が機能性食品成分として用いられているが，これらについては，食物繊維の項を参照されたい．

5）多糖　polysaccharide

a．グルコースを構成糖とする多糖

i）デンプン　starch

植物のエネルギー貯蔵体で，α-D-グルコースの代表的ホモ多糖である．多くはアミロースとアミロペクチンの 2 種の多糖からなる（図 1-10）．アミロースは，グルコースが α1→4グリコシド結合で重合した直鎖状多糖（平均重合度 1000，らせん構造をとる）で，60～70℃の温水に溶け，ヨードデンプン反応で青色を呈する．アミロペクチンは，アミロースがおよそ 25 残基ごとに α1→6 グリコシド結合で分枝した構造をもつ分子量 15～400×10^6 の巨大分子である．60ー70℃の温水に不溶で，ヨードデンプン反応で赤紫色を呈する．アミロペクチン含量が多いと粘り気が強い．アミロペクチン含量比は，うるち米など，通常のデンプンでは 70ー80％であるが，餅米ではほぼ 100％を占める．デンプンは，水を加えて加熱すると結晶（ミセル）構造が壊れ，糊状の α-デンプンになる（糊化という）．これを放置すると徐々に元のミセル状のβ-デンプンに戻る（老化という）．α-デンプンは酵素作用を受けやすく，消化されやすい．

ii）デキストリン　dextrin

デンプンの酵素的消化物（図 1-13）で，α-アミラーゼ消化による重合度 5ー8 の α-限界デキストリン（オリゴ糖）と，β-アミラーゼによる β-限界デキストリン（高分子の多糖）とがある．

iii）グリコーゲン　glycogen

動物の貯蔵多糖で，あらゆる細胞に存在する．人の肝臓，筋肉には，合せて 350 g 前後存在する．分子量 1ー10×10^6．アミロペクチンと同様な構造をもつが，α1→6グリコシド結合による分枝（平均重合度 12～18 の α1→4結合糖鎖）の頻度（3ー4 個ごと）が著しく高い．結晶化せず，

水にはゲル化して溶ける．ヨードデンプン反応で褐色を呈する．

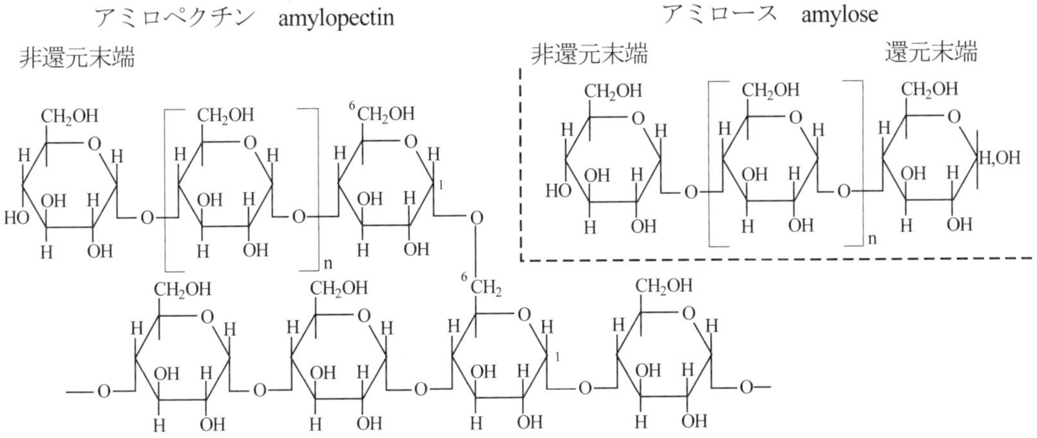

図 1-10　アミロース及びアミロペクチンの基本構造

iv）デキストラン　dextran

乳酸菌の生産するホモ多糖で，α−グルコースが α1→6グリコシド結合した直鎖状重合体である．血漿増量薬として用いられる．

v）セルロース　cellulose

β−D-グルコースが β1→4 グリコシド結合した直鎖状多糖（β−アノマーの多糖，図 1-11）である．地球上で最も多いホモ多糖で，植物の木部などを構成し，紙，綿布などの原料となる．ヒトは消化できない．食物繊維である．

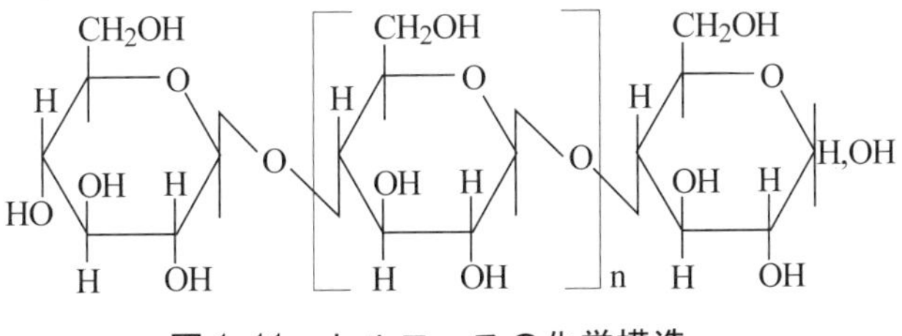

図 1-11　セルロースの化学構造

b. グルコース以外の単糖を構成糖とする多糖

i）マンナン　mannan

D−マンノースの多糖の総称で，球根には β1→4 グリコシド結合重合体（植物マンナン）が多い．コンニャクマンナン（グルコマンナン）は，マンノースとグルコース（3 : 2）を含むヘテロ多糖である．ヒトは消化できない．食物繊維である．

ii）ペクチン　pectin

D−ガラクツロン酸の α1→4 グリコシド結合重合体をペクチン酸，そのメチルエステルを含むものをペクチンと呼ぶ．水溶性のゲル状多糖で果物などに多い．糊料，保水剤などとしてジャムなどの食品加工に使用される．良質の食物繊維である．

iii）イヌリン　inulin

フルクトースが β2→1 グリコシド結合したホモ多糖（β-2,1-フルクタン）で，分子量は 3〜5kDa，キクイモ，ダリアなどの球根に多い．人では消化されない．他にフルクトースが β2→6 グリコシド結合したレバン levan（β-2,6-フルクタン）が細菌やイネ科植物に見出される．

iv）キチン　chitin

N−アセチルグルコサミンが β1→4 グリコシド結合したホモ多糖（図 1-12）で，カニ，エビなど，甲殻類の甲殻の主成分である．N-アセチルグルコサミンのアセチル基をはずした多糖は，**キトサン** chitosan と呼ばれる．いずれも人では消化吸収されず，食物繊維になる．

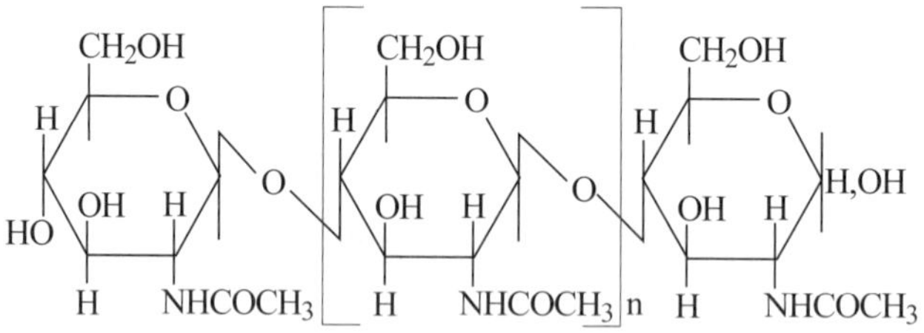

図 1-12　キチンの化学構造

v）アルギン酸　alginic acid

褐藻類の細胞壁成分で D−マンヌロン酸を主とした多糖．アイスクリーム，シャーベット，シロップなどの粘稠な食品の安定化に使われる．消化されず，良質の食物繊維である．

1.3.2　糖質の消化・吸収

日常摂取している主な糖質は，デンプンと二糖のスクロース，ラクトースおよびマルトースである．いずれも単糖にまで消化されて小腸粘膜から吸収され，門脈を経て肝臓に運ばれる．血糖として全身に供給され，主にエネルギーとして消費される．グリコーゲンとして肝や筋肉，余剰は肝や脂肪組織で脂肪に変えられる．

1）管腔内消化 intraluminal digestion

食物は，消化管の広い部分で消化酵素によって大まかな消化を受ける．この過程は**管腔内消化**と呼ばれる．デンプンは，唾液および膵液の α−アミラーゼの作用を受ける（図 1-13）．α−アミラーゼは，endo **型酵素**で，任意の位置で α1→4 結合を加水分解するが，α1→6 結合には作用しない．唾液アミラーゼは，食塊が胃に入って pH 4 以下になるまで働くので，デンプンの半分近くを消化する．残りは小腸で膵液アミラーゼによって消化される．アミロースは大部分がマルトース，一部がマルトトリオースに，また，アミロペクチンは，α1→6 結合を中心にグルコース残基 5〜8 個からなるデキストリン（α–限界デキストリン）とマルトトリオース，マルトースになる．これらの消化物はさらに膜消化を受けて単糖になる．デンプンは，90%以上が消化吸収される．大腸に達するものは 6〜10%程度で，腸内細菌に利用される．

麦芽や微生物には **exo 型酵素**の β–アミラーゼが存在する．非還元末端からマルトース単位で消化する酵素で，α1→6 結合部分を越えて消化できないため，アミロペクチンは枝分れ部位から還元末端までを含む巨大分子の β–限界デキストリンを生じる．

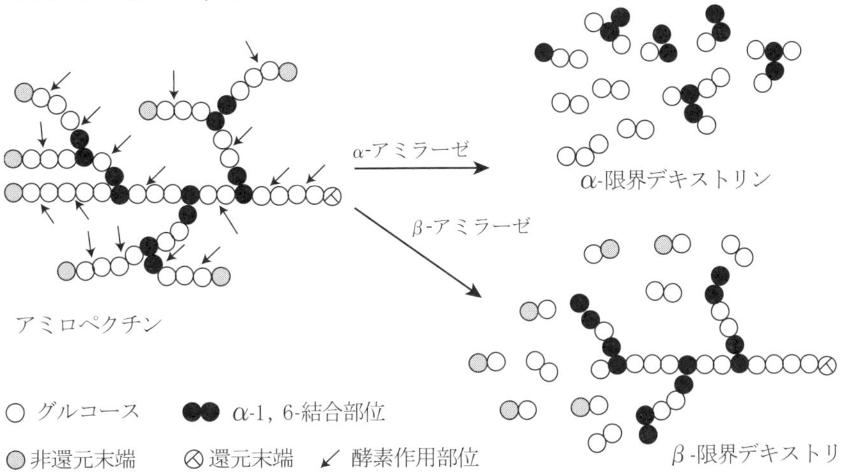

図 1-13　アミラーゼによるアミロペクチンの消化過程

2）膜消化 membrane digestion

管腔内消化を受けて生成したオリゴ糖や二糖は，微絨毛表面に結合した酵素の作用で単糖になり吸収される．この過程は，**膜消化**と呼ばれる．デキストリンの α–1,6–結合は，微絨毛表面に結合したオリゴ–1,6–グルコシダーゼ（イソマルターゼ）によって切断される．生成物の α1→4 結合したオリゴ糖やマルトトリオース，マルトースは，マルターゼの作用でグルコースになる．二糖のスクロース，ラクトース，トレハロースもそれぞれ微絨毛表面に結合するスクラーゼ（インベルターゼ），トレハラーゼ，ラクターゼによって単糖にまで消化される（図 1-14）．日本人成人には，ラクターゼ欠損者が多いが，ラクターゼを欠くと，未消化のラクトースが腸内細菌の異常増殖を引き起こす．高齢者が牛乳摂取でしばしば腹部膨満感や下痢を起こすのはこのためである．

3）粘膜の吸収細胞による単糖の吸収

消化で生成した単糖は，小腸粘膜の吸収細胞によって吸収される（図 1-15）．グルコース及びガラクトースは **Na^+依存性グルコース輸送体** sodium-dependent glucose transporter 1（=sodium–glucose cotransporter，SGLT 1，番号は発見順），またフルクトースは**促進性グルコース輸送体** facilitated glucose transporter 5（GLUT 5）による．担体なしの単純拡散による吸収はわずかである．

デキストリン —(オリゴー1,6-グルコシダーゼ)→ α-1,4-結合したオリゴ糖，マルトース，グルコース

マルトース，マルトトリオース —(マルダーゼ（α-1,4-結合切断）)→ グルコース

スクロース —(スクラーゼ（インベルターゼ）)→ グルコース ＋ フルクトース

ラクトース —(ラクターゼ（β-ガラクトシダーゼ）)→ グルコース ＋ ガラクトース

トレハロース —(トレハラーゼ)→ グルコース

図 1-14　オリゴ糖の消化酵素と消化産物

SGLT は，アミノ酸残基 670 前後，N 末端，C 末端とも形質膜の外側に出た 14 回膜貫通型タンパク質で数種のアイソフォームが存在し，濃度勾配に逆らった輸送が可能である．

小腸粘膜細胞の微絨毛先端部に分布する SGLT 1 は，Na^+ 2 個とグルコース 1 個を共輸送する．粘膜細胞の Na^+濃度は，基底面（漿膜側）に存在する Na^+，K^+−ATPase による血中への Na^+汲み出しによって低く保たれているので，SGLT 1 に結合した Na^+は電気化学的な勾配によって細胞内に移行・解離する．Na^+が解離するとグルコースも SGLT 1 と結合できなくなり細胞内に遊離することになる．したがって，正確に言えば，Na^+，K^+−ATPase による Na^+の能動輸送 active transport に依存する 2 次的な能動輸送 secondary active transport で，グルコースは濃度勾配に逆らって吸収される．SGLT 1 は，ガラクトースやマンノースも同様に輸送する．SGLT 1 は，水分吸収にも関与しており，欠損した場合は，グルコースやガラクトースが吸収されないだけでなく，水分が吸収されず下痢を引き起す．腎尿細管に存在する SGLT 2 は，グルコースしか輸送できない．母乳の乳糖（グルコース＋ガラクトース）を摂取・吸収する消化管と血糖（グルコース）を回収するだけの腎近位尿細管で，SGLT の基質特異性に違いがあることは面白い．

GLUT はアミノ酸残基 500 前後，N 末端，C 末端とも細胞内に置く 12 回膜貫通型タンパク質で，促進拡散によって単糖を運ぶ可逆輸送体である．現在，12 種のアイソフォームが知られている．GLUT1 は，ほとんどすべての組織に見出されるが，肝には他に GLUT2 および GLUT3，骨格筋や心筋，脂肪組織には GLUT4，小腸には GLUT2 及び GLUT5 が存在する．小腸粘膜細胞の GLUT 5 は，フルクトースに特異的で，グルコースなど，他の単糖は輸送しない．濃度勾配に逆らった輸送は出来ないが，フルクトースは粘膜細胞や血液中に殆んどないので，腸管からの吸収に支障はない．粘膜細胞内に入った単糖は，細胞の漿膜側に分布する GLUT 2 によって門脈血中に放出される．GLUT 2 は，基質特異性の低い輸送担体で，グルコース，ガラクトース，フルクトース，マンノースなど，多くの単糖を輸送する．

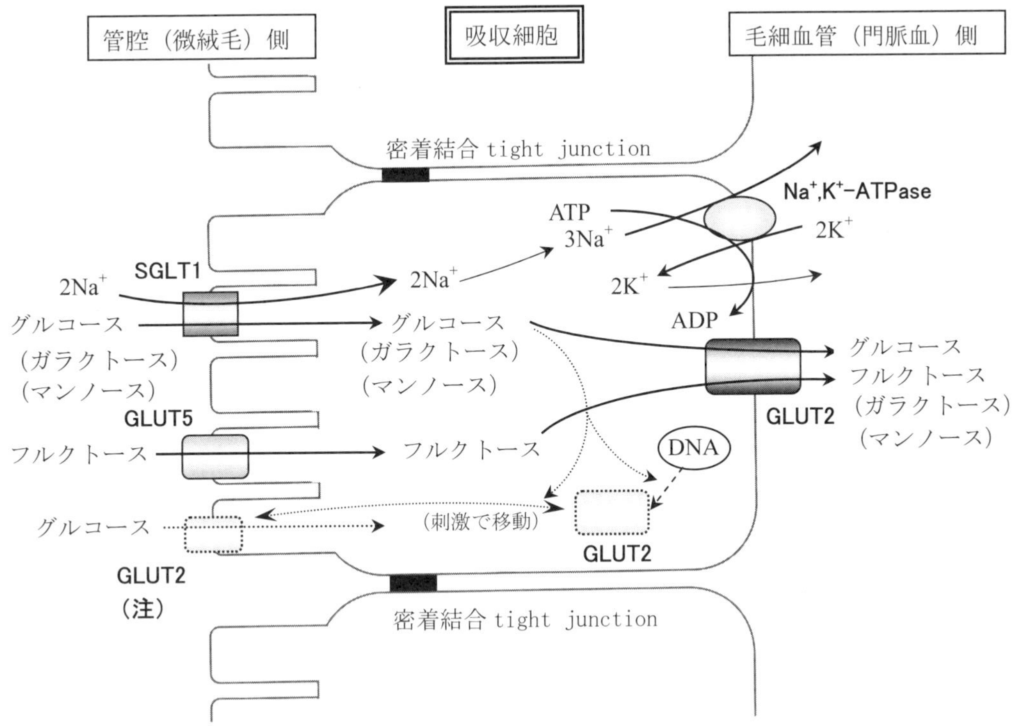

図 1-15　小腸粘膜の吸収細胞における単糖の吸収機構

（点線部分は確定したものではない）

（注）近年，食後，糖の吸収が高まることに関して，「糖の消化・吸収が進み，粘膜細胞内のグルコース濃度が上昇すると，それが引き金になって細胞内シグナル伝達を介した GLUT2 の合成と微絨毛部への移行を促進し，単糖の吸収が加速される」（点線で示した経路）との説（Kellett GL *et al*（2005）Diabetes, 54, 3056-3062）が出ている．

1.3.3　糖質の代謝

グルコースは，細胞の主要なエネルギー源である．グルコースを中心とした代謝系の概要は，図 1-16 に示したが，細胞質での（嫌気的）解糖とペントース-リン酸回路，グリコーゲン合成，ミトコンドリアでの好気的代謝（TCA 回路）に分けられる．

1）解糖系および TCA 回路

解糖系 glycolytic pathway は，細胞質に存在し，グルコースを乳酸 2 分子と ATP 2 分子に代謝する．エネルギー生成量は少ないが，①酸素を必要としないこと，②血糖（グルコース）がいつでも利用できる状態にあること，③グリセルアルデヒド 3-P の酸化に必要な NAD^+ の確保に役立つこと，④乳酸がグルコース再生原料であることを考えると，重要なエネルギー生産系である．動物の活動エネルギーは，主に ATP として供給されるが，細胞内の ATP は数 mM 程度で，数秒間の運動を支えるのが精一杯である．したがって，解糖系は緊急時に，これを補うエネルギー供給機構としての意義が大きい．

酸素の供給が十分な状態では，解糖系で生成したピルビン酸はミトコンドリアに運ばれ，**TCA 回路** tricarboxylic acid cycle で完全酸化される．この際，ピルビン酸は，ピルビン酸デヒドロゲナーゼによって酸化的脱炭酸を受けアセチル–CoA になるが，同時にピルビン酸カルボキシラーゼ

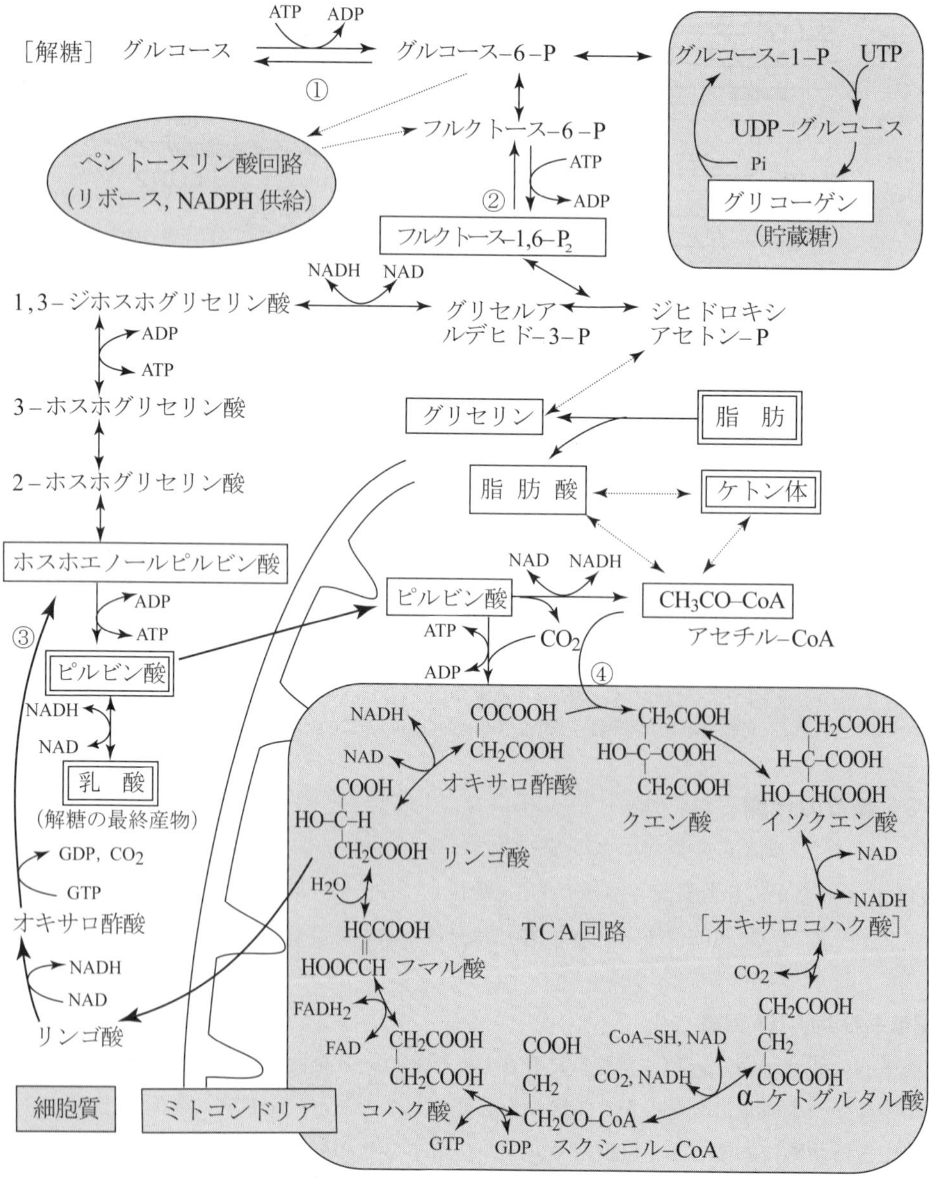

図 1-16　グルコース関連代謝系

による炭酸固定でオキサロ酢酸にもなる．しかも，後者の酵素はアセチル−CoA の増加で活性化される．糖質がエネルギー源として優れているのは，TCA 回路を円滑に回転させるのに必要なオキサロ酢酸を自給できる点にある．脂肪酸のβ−酸化やケト原性アミノ酸異化では，オキサロ酢酸を自給できないので，生じたアセチル−CoA は TCA 回路で円滑に酸化されず蓄積されてケトン体の生成に向かう．それ故，脂肪は糖質の供給がないと十分に利用できない．

細胞質 NADH がリンゴ酸−アスパラギン酸シャトルでミトコンドリア内に輸送される肝や心筋では，NADH の経膜輸送によるエネルギー損失がないので，グルコース完全酸化に伴うエネルギー生成量は，$FADH_2$＝1.5ATP，NADH＝2.5ATP，GTP＝ATP で換算でき，**32ATP** になる．

（解糖系）グルコース（$C_6H_{12}O_6$）→ 2 乳酸（$C_3H_6O_3$）： 2ATP

（好気的代謝）$C_6H_{12}O_6$→ $6CO_2$ ＋ $6H_2O$ ：32ATP

内訳： ① グルコース→2 ピルビン酸（細胞質：解糖）：2NADH＋2ATP（＝7ATP）

② ［ピルビン酸→アセチル−CoA：NADH（ミトコンドリア）］×2＝5ATP

③ ［アセチル−CoA→$2CO_2$（TCA サイクル）：3NADH＋$FADH_2$＋GTP］×2＝20ATP

細胞質で生成した NADH をグリセロール-リン酸シャトルによってミトコンドリアに運んでいる骨格筋では，細胞質 NADH は $FADH_2$ と等価で 1.5ATP にしかならないため，**30ATP** となる．2ATP 分のエネルギーを浪費しているように見えるが，ミトコンドリア内の NADH/NAD^+比に影響されずに ATP を作ることが出来るので，緊急に大量のエネルギーを必要とすることのある骨格筋には都合が良い．

2）解糖，糖新生によるエネルギー生産調節

細胞のエネルギー生産は ATP レベルによって支配される．ATP が減少し ADP，AMP が増加すると，解糖系と TCA 回路が活発になり，ATP が充足されると逆にこれらの代謝系が抑制され，**糖新生** glyconeogenesis が促進される．エネルギー充足度の指標として，**エネルギー充足率**＝([ADP]＋2[ATP]) /2([AMP]＋[ADP]＋[ATP]) がある．AMP だけになると 0，ATP だけになると 1 になり，脳や心筋での実測では，この値が 0.85 程度で ATP の生産と消費がつり合うといわれる．

解糖と糖新生の多くの反応（図 1-16 参照）は可逆的であるが，① グルコースとグルコース 6−リン酸（以下，リン酸を−P と略記），②フルクトース 6−P とフルクトース 1,6−ビスリン酸，③ホスホエノールピルビン酸とピルビン酸，の 3 反応は解糖と糖新生で別の酵素によって触媒される．特に②および ③ の酵素は細胞内 ATP レベルによる調節を受ける．解糖において②はホスホフルクトキナーゼ，③はピルビン酸キナーゼによって触媒されるが，いずれも ATP の増加で抑制され，AMP，ADP の増加で活性化される．一方，糖新生で ②の反応を触媒するフルクトースビスホスファターゼは，AMP で抑制される．糖新生の③ の段階は解糖と全く別経路になる．ピルビン酸は，オキサロ酢酸（ミトコンドリア膜を通過できない）を経てリンゴ酸となり細胞質に運ばれる．この過程は，1,3-ジホスホグリセリン酸からグリセルアルデヒド 3-リン酸への還元に必要なエネルギー（NADH）を細胞質に運び出す役割も担っているのである．細胞質で，リンゴ酸は再びオ

キサロ酢酸（と NADH）に戻り，ホスホエノールピルビン酸カルボキシキナーゼでホスホエノールピルビン酸に再生される．オキサロ酢酸からクエン酸への酵素，クエン酸シンターゼは ATP で阻害されるので，細胞内 ATP レベルが十分であれば，オキサロ酢酸は糖新生へ向かうことになる．①の段階は，組織の役割と関連する．解糖に必要なヘキソキナーゼ（グルコースの 6−リン酸化酵素．肝ではグルコキナーゼも働く）はすべての組織に存在するが，逆反応に関与するグルコース 6−ホスファターゼは，細胞内グルコース代謝には不必要な酵素で，血糖供給臓器の肝や腎には存在するが，血糖消費組織の筋肉や脂肪組織には存在しない．

3）ペントース - リン酸回路

ペントース−リン酸回路 pentose−phosphate cycle（図 1-17）は細胞質に存在する．脂肪酸やコレステロール合成に必要な NADPH および核酸合成に必要なリボース 5−P の生産と，食物や核酸由来の 5 炭糖の異化に携わる代謝系である．この系で，グルコース 6−P からリボース 5−P への代謝，さらに完全酸化時の反応は次式のようになる．NADPH を 2.5ATP 相当とすると，グルコース 6−P の完全酸化で 30 ATP が生成する計算になり，解糖−TCA 回路の好気的代謝に近い効率でエネルギーが捕捉されていることになる．

グルコース 6−P ＋ 2 $NADP^+$ → リボース−5P ＋ 2 NADPH ＋ CO_2 ＋ 2 H^+

グルコース 6−P ＋ 12 $NADP^+$ ＋ 7 H_2O → 6 CO_2 ＋ 12 NADPH ＋ 12 H^+ ＋ Pi

ペントース−リン酸回路は，脂肪合成の盛んな組織で発達しており，肝臓ではグルコース代謝の 30〜50%を占める．また，脂肪組織，乳腺，精巣，副腎皮質や白血球，ミトコンドリアをもたない赤血球も高い活性をもつ．

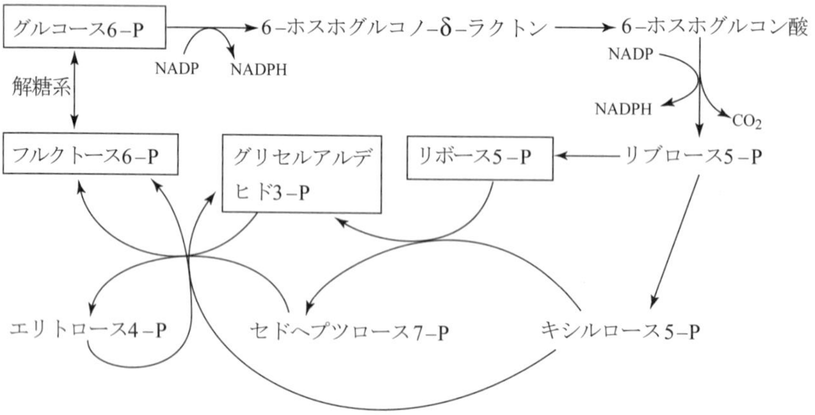

図 1−17　ペントース−リン酸回路

4）グリコーゲン代謝

過剰のグルコース 6−P は，ホスホグルコムターゼの作用でグルコース 1−P，さらに UTP と反応して UDP−グルコースとなり，グリコーゲンシンターゼ（α−1,4 結合の形成）およびアミロ−1,6−

トランスグリコシダーゼ（α–1,6 結合の分枝形成）によってα–1,6 結合による枝分かれの多いグリコーゲンに合成される（図 1-16 参照）．逆に，肝細胞ではグルコース，筋肉細胞ではグルコース 1–P 濃度が下がると，グリコーゲンホスホリラーゼが活性化されてグリコーゲンからグルコース 1–P への加リン酸分解が起こり，グリコーゲン利用が始まる．

グルコースは，代謝的にみて最も都合の良いエネルギー源であるが，細胞内浸透圧を高めることが問題である．グリコーゲンは，分子量 10^6～10^7 の巨大分子で，グルコースと違い浸透圧が高くならない利点がある．しかもグリコーゲン（図 1-18）は，グルコース残基が数個ごとに分枝を繰り返す房状構造をもち，非還元末端がグリコーゲン分子の表面をおおう形になっている．グリコーゲンホスホリラーゼやグリコーゲンシンターゼは，アドレナリンなどのホルモン調節を受ける酵素（次頁参照）であるが，非還元末端に作用する酵素である．グリコーゲンは多数の酵素が同時に作用して，グルコース単位を迅速に結合あるいは遊離するのに都合のよい構造で，食間や急激な運動時の血糖供給に適したグルコース貯蔵体といえる．

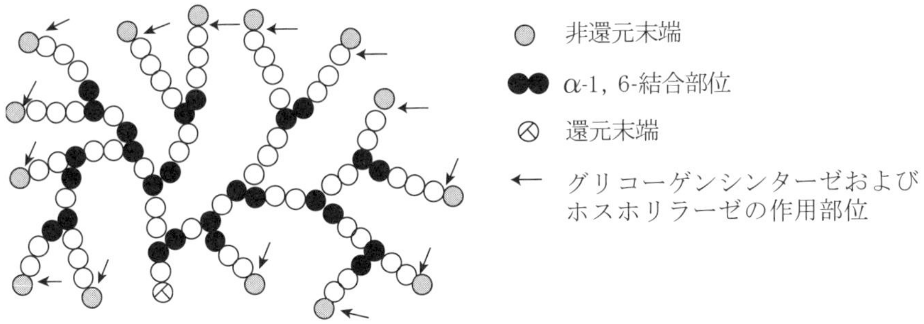

図 1-18　グリコーゲンの構造およびグリコーゲン合成・分解酵素の作用部位

5）グルコース以外の単糖の代謝

細胞内の糖代謝系は，すでに述べたようにグルコースを中心に設計されており，消化・吸収された他の単糖は，グルコース代謝の中間体に変えられ代謝される．

a）ガラクトースの代謝

ガラクトキナーゼの作用でリン酸化されてガラクトース 1-P，さらにガラクトース 1-P ウリジルトランスフェラーゼによる交換反応でガラクトース 1-P ＋ UDP-グルコース → UDP-ガラクトース ＋ グルコース 1-P，ついで UDP-グルコース 4-エピメラーゼによって UDP-グルコースに異性化され，グリコーゲン代謝経路に入る．ガラクトキナーゼやガラクトース 1-P ウリジルトランスフェラーゼが遺伝的に欠損するとガラクトース血症（p.26 参照）を引き起す．

b）フルクトースの代謝

ケトヘキソキナーゼの作用でリン酸化されてフルクトース 1-P，さらにフルクトースビスリン酸アルドラーゼでジヒドロキシアセトン-P ＋ グリセルアルデヒドに分割され，後者はさらにグリセルアルデヒド 3-P にリン酸化後，解糖系に入る．

c）マンノースの代謝

ヘキソキナーゼの作用でリン酸化されてマンノース 6-P，さらにマンノース 6-P イソメラーゼでフルクトース 6-P に異性化されて解糖系に入る．

1.3.4 血糖の役割と調節

血液中のグルコースを**血糖** blood glucose と呼ぶ．脳や神経系，赤血球の活動エネルギーは血糖に完全に依存しており，筋肉の活動も嫌気的状態下では血糖に依存する．また，脂肪組織も血糖を脂肪合成に必要なグリセロール 3-リン酸の原料にしており，体の各組織の活動は多かれ少なかれ血糖に頼っている．血糖は，正常者では 70〜110 mg/dL の範囲（空腹時）にホルモン作用によって維持されている．急激な低血糖は，脱力や頻脈，痙攣，昏睡を引き起こす．また，血糖が 160〜180mg/dL を超えると腎尿細管での再吸収能力を超えて尿糖が出るようになる．

1）ホルモンによる血糖調節

血糖供給臓器は肝臓と腎臓であるが，肝は最大の臓器であり，血糖も肝からのグルコース供給量によって調節されていると考えてよい．筋肉は 200 g 前後のグリコーゲンを貯蔵するが，グルコース-6-ホスファターゼを欠くので，グルコースを血中に放出できない．肝からの血糖放出は，アドレナリン（エピネフリン），グルカゴン，糖質コルチコイド，ACTH，甲状腺ホルモンなどによって促進され，インスリンによって抑制される．グルカゴンは，血中グルコース濃度低下が刺激になってランゲルハンス島α細胞から，また，アドレナリンは交感神経刺激を受けて副腎髄質から分泌され短期的調節を行う．両者は図 1-19 に示したように**アデニル酸シクラーゼカスケード** adenylate cyclase cascade を活性化してグルコース分泌を促す．何段階も経てグルコース放出に至るが，各段階で幾何級数的に増幅されるので，単一酵素によるよりもグルコースの放出は速い．アドレナリンやグルカゴンが細胞表面の受容体に結合すると，3 量体 G タンパク質の活性化を通してアデニレート・シクラーゼが活性化され cAMP が生成する．cAMP はプロテインキナーゼ A を活性化し，以下段階的に酵素のリン酸化が起こり，最終的にグリコーゲンホスホリラーゼの活性化とグリコーゲンシンターゼの不活性化が起こり，グリコーゲンからグルコース 1−P が遊離する．さらにホスホグルコムターゼによってグルコース 6−P に変えられる．肝ではグルコース 6−ホスファターゼの作用でグルコースとなり分泌される．

筋肉では，グルコース 6−ホスファターゼを欠くので解糖に向かう．ホスホリラーゼは，肝ではグルコース，筋肉ではグルコース 6−P によってアロステリック阻害をうける．肝のグルコース分泌は GLUT2 を通しての促進拡散によるので，血糖値が上昇すると止まる．細胞内に溜まったグルコースがホスホリラーゼをアロステリック阻害するのでグリコーゲンの分解も止まる．そしてホスホジエステラーゼによる cAMP の分解，プロテインホスファターゼによる酵素タンパクの脱リン酸化で元の状態に戻る．

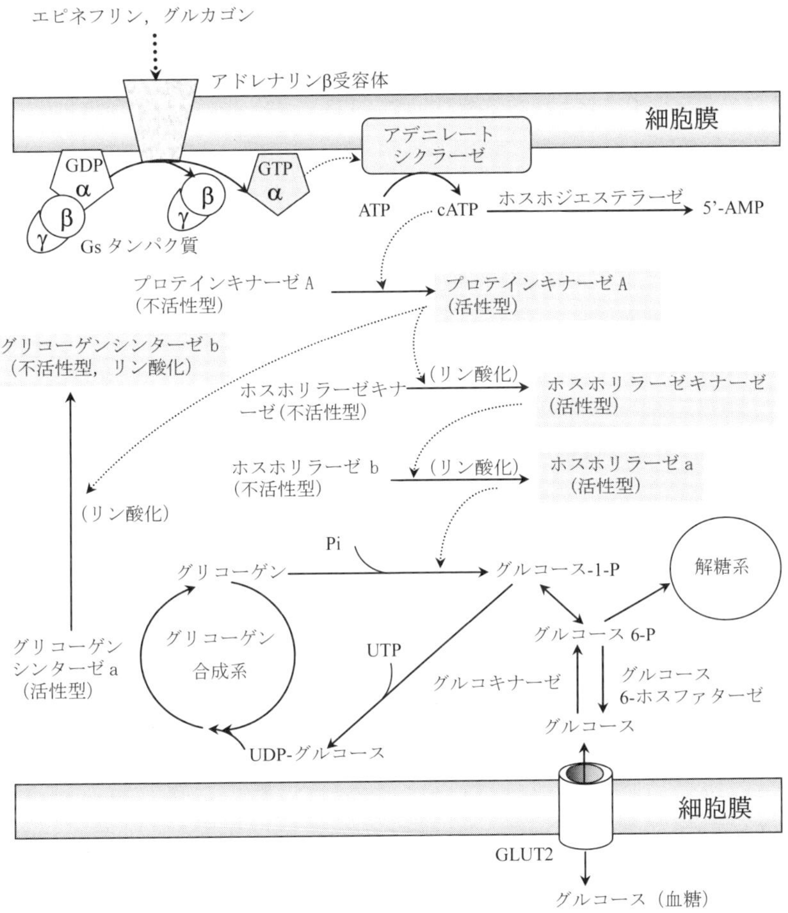

図 1-19　肝細胞の血糖分泌機構（アデニル酸シクラーゼカスケード）

血糖を下げるホルモンはインスリンだけである．インスリンは，膵臓のランゲルハンス島のβ細胞でつくられるペプチドホルモンで，血中のグルコースやアミノ酸（アルギニン，リシンなど）の上昇で分泌される．インスリンは，肝の糖新生抑制とグリコーゲン合成促進によってグルコース分泌を抑制する．また，グルコース利用組織での糖の取込みと利用（筋肉ではグリコーゲンおよびタンパク質合成，脂肪組織では脂肪合成）を促進する．これらの組織細胞のインスリン受容体は，膜 1 回貫通型受容体チロシンキナーゼの 2 量体で，細胞外にインスリン結合部位，細胞内にチロシンキナーゼ活性部位をもつ．インスリンが結合すると自己リン酸化によって内在するチロシンキナーゼが活性化し，IRS-1（insulin receptor substrate-1，分子量 185,000．現在 1〜6 のアイソフォームが見出されている）など，いくつかの細胞内タンパク質のチロシン残基がリン酸化されて Ras，Rab などの低分子量 G タンパク質が活性化されて細胞外からのグルコース取り込みやタンパク質合成，グリコーゲン合成，細胞増殖などが始まる（図 1-20）．

筋肉細胞や脂肪細胞による血中グルコースの取り込みは GLUT4 によって行われる．GLUT4 は通常，細胞内部に貯蔵されており，インスリンの受容体への結合が引き金になって細胞表面へ移動する．その機構としては，次のような変化が示唆されている．IRS−1 がリン酸化され，それに結合したホスファチジルイノシトール 3-キナーゼ（PI3 キナーゼ）がリン酸化されて活性化すると，PIP_3（ホスファチジルイノシトール 3,4,5-三リン酸）が生産される．PIP_3 は，PDK（3-phosphoinositide-dependent kinase）を活性化し，それによってプロテインキナーゼ B（protein kinase B : PKB，セリン/スレオニンキナーゼともいう）の一種 Akt（=Akt/PKB）が活性化される．GLUT4 の移動に関与する Rab の働きを抑えるタンパク質 AS160（ある種の低分子量 G タンパク質に対する GTPase）が最近見出されたが，Akt は AS160 をリン酸化して不活性化する．結果として GTP と結合した活性な Rab が増加し GLUT4 の細胞膜への移行，血液からのグルコース取込みが促進される．細胞に取り込まれたグルコースは，ヘキソキナーゼの作用でグルコース 6-P になり，解糖系やグリコーゲン合成系に入る．

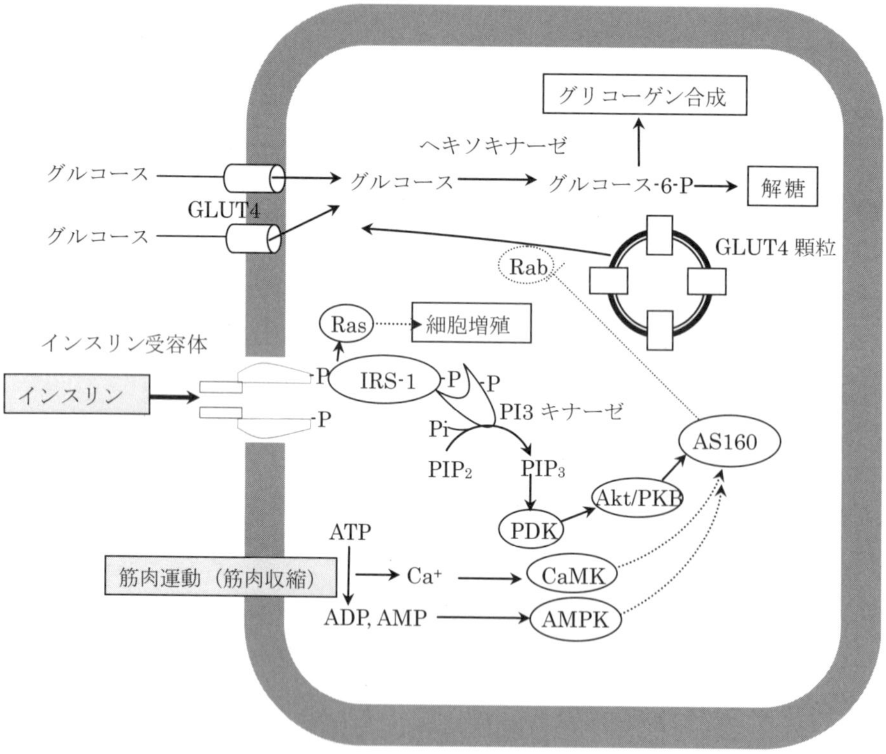

図 1-20　インスリン及び運動による筋肉細胞内へのグルコース取り込み促進機構

PI3：ホスファチジルイノシトール 3-キナーゼ，PIP_2：ホスファチジルイノシトール-4,5-二リン酸 PIP_3：ホスファチジルイノシトール-3,4,5-三リン酸，PDK：ホスホイノシチド依存性キナーゼ，Akt/PKB：Akt と呼ばれる一種のプロテインキナーゼ B（セリン/トレオニンキナーゼ），CaMK：カルモジュリンキナーゼ，AMPK：AMP 依存性プロテインキナーゼ，AS160：低分子量 G タンパク質 Rab に対する GTPase 活性を持つタンパク質（分子量 160kDa の Akt Substance の意で，Akt によるリン酸化で活性化）．点線のシグナル伝達経路は，まだ確定したものではない．

GLUT4の細胞膜への移動は，筋肉運動でも起こる．運動は，筋肉細胞内のCa^{2+}濃度上昇やATP消費によるAMP増加を引き起すが，Ca^{2+}はカルモジュリンキナーゼやPKC（protein kinase C）の活性化を引き起す．また，AMPの蓄積はAMPキナーゼ（2ADP ←→ ATP＋AMPの反応を触媒）の活性化を引き起す．まだ詳細は不明だが，これらのキナーゼの活性化がインスリンからのシグナル伝達とは全く独立にAS160を不活性化するとされている．インスリン感受性の低下したⅡ型糖尿病は，PI3 キナーゼなどのリン酸化酵素の障害が原因とされているので，運動療法は有効な治療法になる．

肝臓では，細胞内に取り込まれたグルコースはグルコキナーゼによってグルコース6–Pに変えられ，糖代謝系に入る．GLUT2によるグルコースの輸送は，促進拡散で可逆的であるので，血糖値が下がれば血液から細胞への移行は止まり，血糖需要が高まれば，アドレナリンやグルカゴンの作用で肝細胞でのグルコース 濃度が高まり血中への放出が増加する．

2）血糖とコリ回路，アラニン回路

体組織は，活動エネルギーのかなりの部分を血糖に依存している．筋肉や赤血球に取り込まれたグルコースの多くは完全酸化されず，乳酸として血液に戻され，肝に帰ってグルコースに再生される（図 1-21）．肝から供給されたグルコースが肝外組織でエネルギーを提供し乳酸となって肝に戻る循環は，発見者に因んで**コリ回路** Cori cycle（乳酸回路ともいう）と呼ぶ．また，一部はアラニンとして戻るが，これは**グルコース–アラニン回路** glucose–alanine cycle（単にアラニン回路ともいう）と呼ぶ．ピルビン酸を乳酸でなくアラニンに変えることは，肝外組織で生じた余剰窒素を肝臓に運ぶ意義がある．肝は，アラニンをピルビン酸に戻し糖新生するとともに窒素を再利用あるいは尿素回路で尿素に代謝する．

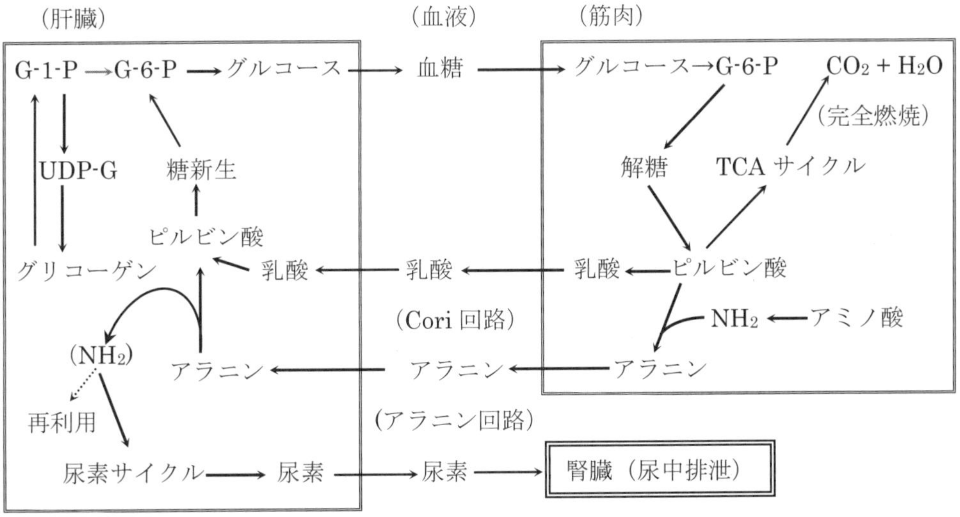

図 1-21　肝臓と筋肉組織間のエネルギー需給関係

1.3.5　糖の代謝異常

糖質代謝酵素欠損による種々の代謝異常が知られているが，卑近なものとして次のようなものがある．

1）糖尿病　diabetes mellitus

正常者（空腹時血糖値 110 mg/dL 以下，75 g 経口グルコース負荷 2 時間値 140 mg/dL 以下）は糖摂取で一時的に血糖上昇があっても 2 時間以内に正常範囲に戻る．糖尿病患者では，高血糖（空腹時血糖値 126 mg/dL 以上，経口グルコース負荷 2 時間値 200 mg/dL 以上）を示し，口渇，多飲，多尿，全身倦怠感，体重減少，糖尿，タンパク質崩壊，ケトン血症などが現れる．筋肉や脂肪組織への糖の取込みにはインスリンが必要で，これら組織でのインスリン感受性（受容体，糖輸送担体など）の低下や膵臓ランゲルハンス島β細胞のインスリン分泌不全による血糖利用障害で起こる．糖尿病には，インスリン依存型（Ⅰ型：若年性．自己免疫疾患で，生活習慣と無関係に主として小児期から発症）とインスリン非依存型（Ⅱ型：成人型．生活習慣が大きく関係する）がある．Ⅱ型糖尿病は，疫学的に高栄養や砂糖消費量と相関し，中高年者や肥満者に現われやすい．日本人糖尿病患者の 90%以上を占める．骨格筋でのグルコース取込みがインスリンで十分促進されないためで，GLUT4 の細胞内部から形質膜への移行を調節するインスリン受容体からのシグナル伝達過程の機能異常が示唆されている．Ⅱ型糖尿病の治療には，食事（カロリー制限）や運動療法（運動は ATP/ADP 比を下げ，インスリンと異なる機構で GLUT4 の形質膜への移行調節を促す）が有効である．糖尿病は，慢性疾患として軽視されがちであるが，平成 19 年の国民健康・栄養調査では，糖尿病が強く疑われる人（ヘモグロビン A1c 値 6.1%以上）740 万人，糖尿病の可能性が否定できない人（同 5.6%以上）1,620 万人，合せて 2,210 万人に達している．糖尿病は，脳卒中や虚血性心疾患の危険因子であり，合併症の糖尿病性腎症は，透析導入の第一原因になっている．また，糖尿病性網膜症による視覚障害も年間 3000 人を越えている．

2）ガラクトース血症　galactosemia

ガラクトース 1–P ウリジルトランスフェラーゼまたはガラクトキナーゼ欠損による先天性障害で，ガラクトースをグルコースに転換できないため，ガラクトース及びその還元体のガラクチトールが体内に蓄積するために起こる．前者ではガラクトース 1-P 蓄積による細胞毒性で，嘔吐，下痢，黄疸，知能障害，またガラクチトール蓄積による白内障などを起こす．後者の場合は，ガラクチトール蓄積による白内障だけで障害は致命的でない．UDP–ガラクトースは UDP–グルコースから生合成できるので，早期に発見すれば，ガラクトース制限食（乳糖からショ糖への切り替え）により障害克服が可能である．染色体性劣性遺伝で，日本では 4 万人に 1 人程度の発生頻度である．早期発見のため，新生児マススクリーニングが行なわれている．

3）グリコーゲン貯蔵病（糖原病）

グリコーゲン代謝に関与する種々の酵素の先天的異常は，組織へのグリコーゲン沈着により臓器の肥大，血糖調節異常，筋肉の活動不全などを引き起こし，多くは乳幼児のうちに死亡する．肝・腎グルコース 6-ホスファターゼ，筋・肝ホスホリラーゼ，筋ホスホフルクトキナーゼ，肝ホスホリラーゼキナーゼなどの遺伝的欠損によるものが知られている．

1.4 脂　質

脂質 lipid は，水に不溶で，エーテル，クロロホルムなどの有機溶媒に可溶な生体成分の総称である．脂肪酸，脂肪，リン脂質，コレステロール，脂溶性ビタミン，ロウ，テルペノイドなどが含まれる．貯蔵脂肪やリン脂質などとして体重の 15〜20%を占める．

摂取する脂質のほとんどは脂肪である．脂肪は脂肪酸のグリセロールエステルで，糖質，タンパク質（4 kcal/g）の 2 倍強の利用エネルギー（Atwater の係数：9 kcal/g）を含む．デンプン結晶と違って軽量で柔軟性があり，俊敏な動きを必要とする動物に適したエネルギー貯蔵体である．また，皮下や腹腔内脂肪組織の貯蔵脂肪は，組織・臓器の保護，断熱による体温の維持などにも役立っている．複合脂質やコレステロールは，生体膜の主要構成成分で，細胞や核，ミトコンドリア，ゴルジ体など，代謝・機能分離のための隔壁（生体膜）になっている．また，オータコイドや細胞内シグナル分子として細胞機能の制御・統合にかかわる．

脂肪酸には，飽和脂肪酸と不飽和脂肪酸とがある．飽和脂肪酸は動物で代謝されやすいが，融点が高く，それを含む脂肪も固化しやすい．不飽和脂肪酸は，常温では液体で，プロスタグランジンなどの合成原料となるリノール酸やアラキドン酸，α−リノレン酸は，栄養上摂取する必要のある必須栄養素である．脂肪酸の摂取割合は，体内脂質構成に影響を与え，栄養上重要である．

1.4.1 脂質の分類と化学構造

脂質は，脂肪酸，単純脂質，複合脂質などに分けられる．

1）脂肪酸　fatty acid

生体に見出される主な脂肪酸は，表 1-3 に掲げた．炭素数によって短鎖（C_2〜C_6），中鎖（C_8〜C_{10}），長鎖（C_{12}〜）脂肪酸に分けられる．一般に偶数個の炭素からなり，量的には C_{16}〜C_{18} のものが最も多い．また，単結合のみを含む**飽和脂肪酸** saturated fatty acid とシス型二重結合を含む**不飽和脂肪酸** unsaturated fatty acid とがある．二重結合 1 個のものを**一価不飽和脂肪酸** monounsaturated fatty acid，2 個以上を**多価不飽和脂肪酸** polyunsaturated fatty acid と呼ぶ．二重結合は規則的で，$-CH=CH-CH_2-CH=CH-$ のように，必ずメチレン（$-CH_2-$）を挟んで炭素 3 個ごとに入る．

例えば，α−リノレン酸（図 1-22）は，炭素数 18 個，カルボキシル炭素から数えて，9，12，15（ω-3, 6, 9.　n-3,6,9 とも記す）の位置に二重結合 3 個（$\Delta^{9,12,15}-C_{18}$ と表記）を含む．なお，二重結合の入った脂肪酸（および油脂）は，対応した飽和脂肪酸（及び油脂）に比べ融点が低く，また酸化を受けやすい特徴がある．

表 1-3　脂肪酸の種類と化学構造

脂肪酸名			炭素数	化学構造
a.　飽和脂肪酸				
酪酸	butyric acid		C_4	$CH_3(CH_2)_2COOH$
カプロン酸	caproic acid		C_6	$CH_3(CH_2)_4COOH$
カプリル酸	caprylic acid		C_8	$CH_3(CH_2)_6COOH$
カプリン酸	capric acid		C_{10}	$CH_3(CH_2)_8COOH$
ラウリン酸	lauric acid		C_{12}	$CH_3(CH_2)_{10}COOH$
ミリスチン酸	myristic acid		C_{14}	$CH_3(CH_2)_{12}COOH$
パルミチン酸	palmitic acid		C_{16}	$CH_3(CH_2)_{14}COOH$
ステアリン酸	stearic acid		C_{18}	$CH_3(CH_2)_{16}COOH$
b.　不飽和脂肪酸		(系列)	(炭素数, 2重結合)	
オレイン酸	oleic acid	n-9	$C_{18:1}$	$CH_3(CH_2)_7CH{=}CH(CH_2)_7COOH$
リノール酸	linoleic acid	n-6	$C_{18:2}$	$CH_3(CH_2)_4(CH{=}CHCH_2)_2(CH_2)_6COOH$
α−リノレン酸	α−linolenic acid	n-3	$C_{18:3}$	$CH_3CH_2(CH{=}CHCH_2)_3(CH_2)_6COOH$
γ−リノレン酸	γ−linolenic acid	n-6	$C_{18:3}$	$CH_3(CH_2)_4(CH{=}CHCH_2)_3(CH_2)_3COOH$
アラキドン酸	arachidonic acid	n-6	$C_{20:4}$	$CH_3(CH_2)_4(CH{=}CHCH_2)_4(CH_2)_2COOH$
エイコサペンタエン酸	eicosapentaenic acid	n-3	$C_{20:5}$	$CH_3CH_2(CH{=}CHCH_2)_5(CH_2)_2COOH$
ドコサヘキサエン酸	docosahexaenic acid	n-3	$C_{22:6}$	$CH_3CH_2(CH{=}CHCH_2)_6CH_2COOH$
c.　オキシ酸（水酸基を含む脂肪酸）				
セレブロン酸	cerebronic acid		C_{24}	$CH_3(CH_2)_{21}CH(OH)COOH$
リシノール酸	ricinoleic acid		$C_{18:1}$	$CH_3(CH_2)_5CH(OH)CH_2CH{=}CH(CH_2)_7COOH$

［注］C_4~C_{14} の飽和脂肪酸はバターやヤシ油に，また，C_{16}~C_{18} のものは動植物油に広く分布する．オレイン酸は，オリーブ油，ナタネ油，牛・馬脂などに，リノール酸はサフラワー油，綿実油，大豆油，α-リノレン酸はナタネ油，大豆油などに多い．アラキドン酸，エイコサペンタエン酸(＝イコサペンタエン酸，EPA)，ドコサヘキサエン酸（DHA）はマイワシ，サバ，ブリ，ハマチなど，背の青い魚介類に多く含まれる．

A. α-リノレン酸（3個のシス型二重結合を含む）

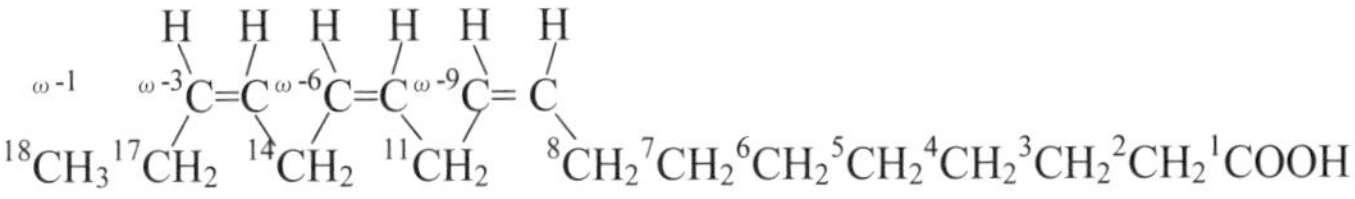

B. トランス型二重結合

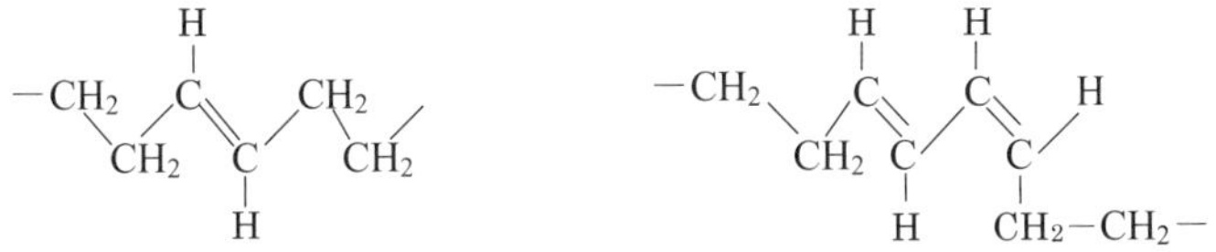

a.　トランス型二重結合　　b.　共役型二重結合

図 1-22　脂肪酸のシス型及びトランス型二重結合

不飽和脂肪酸には，二重結合がω末端メチルから3番目の炭素に入る**ω-3系列**（n-3系列ともいうが, nは通常, カルボキシル基を基点とした番号を表すので混同しやすい. α-リノレン酸他), 6番目から始まるω-6系列（n-6系列ともいう．リノール酸他）と9番目から始まるω-9系列（n-9系列ともいう．オレイン酸他）のものがある．体内で1つの系列の脂肪酸を他の系列の脂肪酸に代謝することはできない．リノール酸とα-リノレン酸，合成が十分でないアラキドン酸（リノール酸からγ-リノレン酸を経て生合成）は栄養的に摂取が必要な必須脂肪酸である．これらの不飽和脂肪酸は, 生体膜リン脂質の2位のアシル基として存在し, ホスホリパーゼA_2の作用で遊離し, プロスタグランジン類の生合成原料となる．水酸基の入ったものは**ヒドロキシ脂肪酸**という．セレブロン酸は2位にOH基をもつ飽和脂肪酸で，神経のセレブロシド中に見出される．リシノール酸は，オレイン酸の12位にOH基が入ったヒドロキシ脂肪酸でヒマシ油構成脂肪酸の90%を占める．

なお，天然の脂肪酸は一般にシス型二重結合を含むが，マーガリンやショートニングなど加工油脂は，植物油の水素添加や脱臭過程で二重結合がトランス型に変化した**トランス脂肪酸** trans fatty acidsを含む（図1-22 B a)．また，乳製品や牛肉も反芻胃の細菌によって異性化されたトランス脂肪酸を含む．トランス脂肪酸は多量摂取すると，血中LDLコレステロール濃度が増加し，HDL コレステロール濃度が減少して冠動脈性心疾患の発症リスクが高まると言われている．WHO/FAD合同専門家会議(2003）では，トランス脂肪酸摂取量（国際食品規格（コーデックス）委員会の定義では，共役二重結合を持つ脂肪酸は除く）を総摂取エネルギーの 1%未満とすべきと勧告している．食品安全委員会の推計によると，現在の日本の平均摂取量は0.7%（1.56g/日）程度である．

2）単純脂質　simple lipid

a. 中性脂肪　neutral fat

脂肪酸とグリセロール glycerol（グリセリン glycerin）とのエステルを中性脂肪（単に脂肪）と

いう．モノ-，ジ-およびトリ-アシルグリセロールが存在する（図 1-23）．トリアシルグリセロール（トリグリセリド）は，生体のエネルギー貯蔵体で動植物油脂の主成分である．なお，グリセロールの両端の炭素原子は立体配置が異なる．それ故，中央の炭素に付く OH 基を左手前，H 原子を右手前としたときに上部にくる C を sn-1（stereochemical numbering 1），下部に来る C を sn-3 として区別して呼ぶ．具体的に云えば，L-グリセロール 3-リン酸と L-グリセロール 1-リン酸は別の物質である．脂肪は，KOH でけん化 saponification するとグリセロールと脂肪酸の K 塩となり水に溶ける．

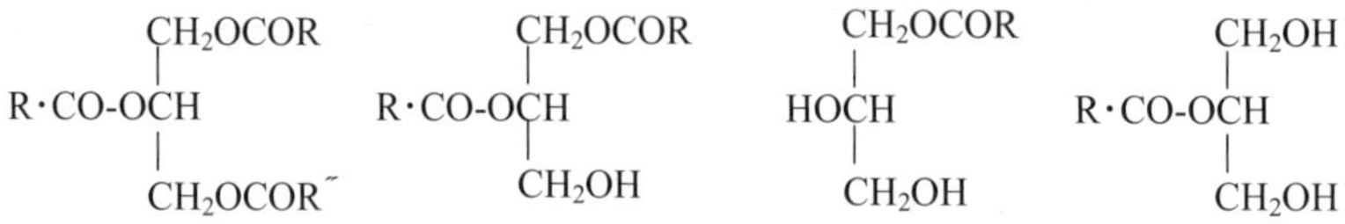

トリアシル-グリセロール　1,2-ジアシル-グリセロール　1-モノアシル-グリセロール　2-モノアシル-グリセロール

図 1-23　中性脂肪の化学構造

b. ロウ　wax

ロウ R−COOR·は，高級アルコールの脂肪酸エステルで，鯨ロウ，蜜ロウなどが知られるが，一般に毒性が強く食用に適さない．コレステロールや脂溶性ビタミンの脂肪酸エステルも構造的にはロウの 1 種である．

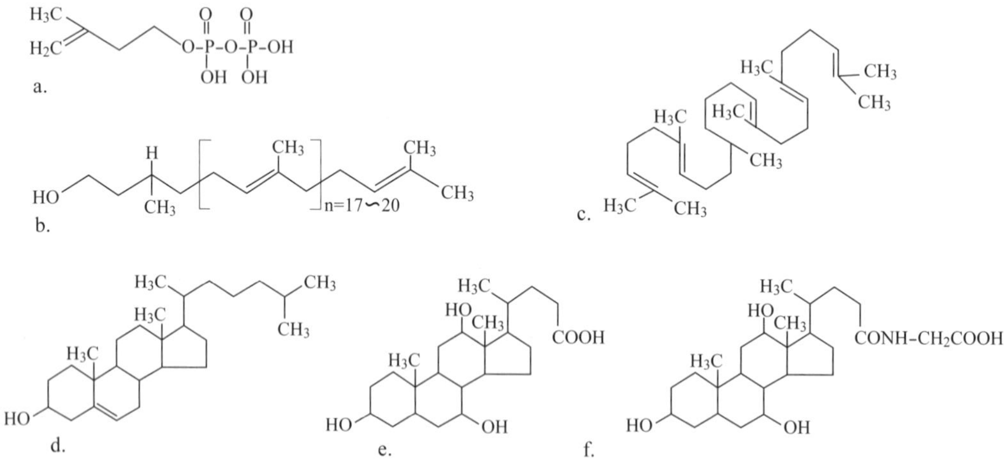

図1-24　主なテルペン関連化合物

a. イソペンテニルピロリン酸 isopentenyl–pyrophosphate　b. ドリコール dolichol
c. スクアレン squalene　d. コレステロール cholesterol　e. コール酸 cholic acid
f. グリココール酸 glycocholic acid

c. テルペン　terpene およびステロイド　steroid

メバロン酸からイソペンテニルピロリン酸を経て合成されるイソプレン単位の重合体をイソプ

レノイドあるいはテルペンと呼ぶ（図 1-24）．スクアレンやドリコール，脂溶性ビタミンは 1 種のテルペンである．スクアレンから生成するコレステロールとその関連化合物は，特にステロイドと呼ばれ，ステロイドホルモン，胆汁酸，ビタミン D など，生理的に重要なものが多い．化学的には，脂質に入り，けん化しても水に溶けず不けん化物である．

3）複合脂質　complex lipid

脂肪酸とアルコール以外に，リン酸，糖，有機塩基などを構造中に含む脂質で，主として細胞膜などの生体膜構造成分として存在する．

a．グリセロリン脂質　glycerophospholipid

グリセロールを含むリン脂質で，ホスファチジン酸（1,2−ジアシルグリセロール 3−リン酸）のリン酸の X 部位にコリンやエタノールアミン，イノシトールなどの有機化合物が結合した複合脂質である（表 1-4）．リン酸は必ずグリセロールの sn-3 に付加され，sn-1 には飽和脂肪酸，sn-2 にはリノール酸 やアラキドン酸などの不飽和脂肪酸がエステル結合したものが多い．

表 1-4　主要なグリセロリン脂質の化学構造と作用

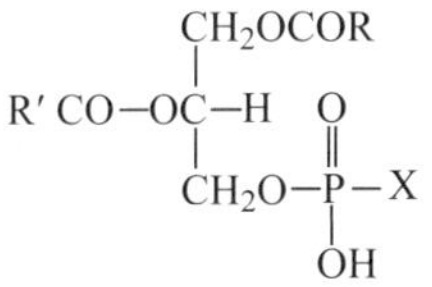

ホスファチジン酸　phosphatidic acid（X = H）

構造（ホスファチジン酸誘導体）	作用，起源など
ホスファチジルコリン phosphatidylcholine（レシチン lecithin ともいう）＊ $X=-OCH_2CH_2N^+(CH_3)_3$	動植物に存在．哺乳動物では生体膜リン脂質の約半分を占める．両親媒性で，乳化剤として使用される．卵黄・大豆に多い．
ホスファチジルエタノールアミン phosphatidylethanolamine（ケファリン cephalin） $X=-OCH_2CH_2NH_2$	弱酸性で，レシチンに次いで多い生体膜構成リン脂質．脳や神経組織に多い．
ホスファチジルセリン phosphatidylserine $X=-OCH_2CH(NH_2)-COOH$	アミノ酸のセリンを含み，動植物に広く分布する．動物では脳や神経組織に多い．赤血球膜リン脂質の10〜20%を占める．
ホスファチジルイノシトール phosphatidylinositol 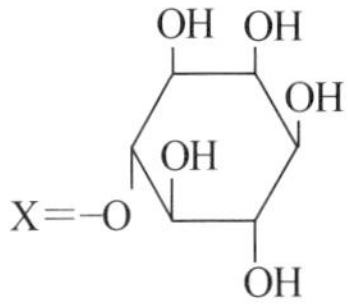	myo−イノシトールを含むリン脂質．動物では，全リン脂質の2〜13%で量的には少ない．ホスファチジルイノシトール4,5二リン酸はホルモンなどの細胞シグナル伝達（IP_3の遊離）に関与する．

＊レシチンの 1 位または 2 位のアシル基が外れたもの（2-アシル体は不安定で 1 位に転移し易い）は，リゾレシチン（リゾホスファチジルコリン）と呼ばれ，両親媒性で強い溶血作用がある．

血小板活性化因子 platelet activating factor（PAF，1−アルキル 2−アセチルグリセロ 3−ホスホコリン，図 1-25）は，sn-1 にアルキル基がエーテル結合し，sn-2 にアセチル基が結合したグリセロリン脂質である．マクロファージや好中球，血管内皮細胞が刺激に応じて産生する．細胞膜表面の PAF 受容体を介して血小板や好中球，マクロファージ，血管平滑筋細胞を活性化する．降圧作用，血管透過性亢進作用などがあり，アレルギー，炎症などの進展にかかわる．

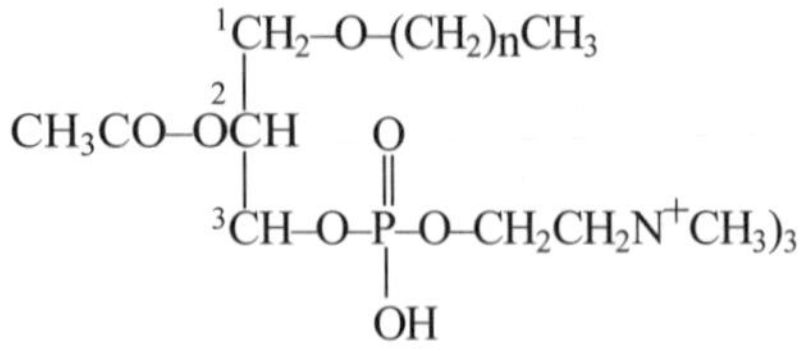

図 1-25 PAF の化学構造

b. スフィンゴ脂質 sphingolipid

アルコールとしてスフィンゴシンの N−アシル体（セラミドという）を含む複合脂質である（表 1-5）．スフィンゴシンは，小胞体でセリンとパルミトイル CoA から合成される．①コリンやエタノールアミンがリン酸基を介して結合したスフィンゴリン脂質と ② 糖残基が結合したスフィンゴ糖脂質とがある．動物組織，特に神経組織に多い．植物にはない．スフィンゴリン脂質は細胞の情報伝達，また，スフィンゴ糖脂質は細胞表面での抗原性や細胞間認識に関与する．

表 1-5 主なスフィンゴ脂質の化学構造

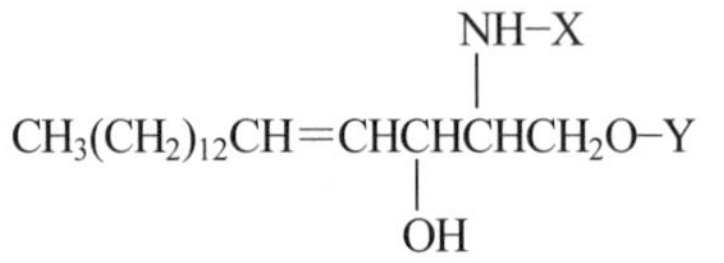

スフィンゴ脂質の基本構造

スフィンゴシン sphingosine	X=−H	Y=−H
セラミド ceramide	X=−CO−R_1	Y=−H
スフィンゴミエリン sphingomyelin	X=−CO−R_1	Y=−PO_2H−$OCH_2CH_2N^+(CH_3)_3$
ガラクトセレブロシド galactocerebroside	X=−CO−R_1	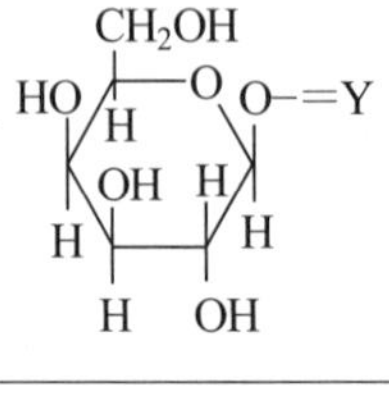

ガラクトセレブロシド（＝β–D–ガラクトシルセラミド）は，ガラクトースが結合したスフィンゴ糖脂質で，単にセレブロシド cerebroside とも呼ばれる．スフィンゴ糖脂質には，この他にアミノ糖やN–アセチル–シアル酸を含むガングリオシドなどがある．いずれも脳や神経組織に多いが，その生理的意義はよくわかっていない．

1.4.2 脂肪の消化・吸収

脂肪は，一部（10-30%）は胃液の酸性リパーゼにより，残りの大部分は十二指腸で膵液リパーゼの作用（図 1-26）によって消化される．**胃液リパーゼ**は，胃底腺主細胞から分泌されるアミノ酸残基 379 個のタンパク質で，pH2.0～7.5（最適 pH3～6）の広い酸性域でよく働き，脂肪の sn-3 位のエステルに作用して 1,2-ジアシルグリセロールと脂肪酸に加水分解する．生成した 1,2-ジアシルグリセロールや脂肪酸は，胃の激しい蠕動運動と共に脂質成分の乳化（糜汁(びじゅう) chyme の形成）を助ける．成人では膵液リパーゼが脂肪消化の主体であるが，膵分泌機能の未成熟な乳幼児では胃リパーゼは脂肪分解の重要な酵素である．

胃で糜汁となった食物は，徐々に十二脂腸に送り込まれ，胆汁および膵液（表 1-1）と混合される．胆汁は，消化酵素を含まないが，弱塩基性で胆汁酸塩を含む．膵液も弱塩基性で，リパーゼ（ステアプシン）のほか，ホスホリパーゼ A_2，コレステロールエステラーゼなどの脂質消化酵素を含む．ホスホリパーゼ A_2 は胆汁や食物中のリン脂質をリゾリン脂質にする．胃からの酸性糜汁は，これらによって中和され，脂質は胆汁酸塩やリゾリン脂質の作用で乳化され，内部に脂肪やコレステロールエステル，脂溶性ビタミンなどを含み，胆汁酸塩やリン脂質，コレステロール，脂肪酸，一部脂肪などからなる単分子層を外皮とする親水性ミセルになる．また，膵液中のコリパーゼ colipase（分子量 11 kD．リパーゼ活性化因子）がミセルとリパーゼとの親和性を高め脂肪消化を助ける．膵リパーゼは，脂肪の 1 位および 3 位エステル結合を特異的に加水分解する酵素で，生成物は大部分 2–モノアシルグリセロール（70%前後）と脂肪酸とになる．消化の進んだミセルが十二指腸下部や空腸の微絨毛表面の不動水相に接すると脂肪酸や2-モノアシルグリセロールは単分子状態になって単純拡散（長鎖脂肪酸の多くは，脂肪酸結合タンパク質と結合）で小腸粘膜細胞に吸収される．また，2-モノアシルグリセロールの一部はイソメラーゼの作用で 1–アシルグリセロール，さらにリパーゼの作用でグリセロールになり吸収される．粘膜細胞に入った脂肪酸は脂肪酸結合タンパク質と結合したまま小胞体に運ばれアシル–CoA となる．そこで 2–モノアシルグリセロールに付加されて脂肪に再合成される．グリセロールの一部はグリセロールキナーゼによってグリセロール 3-リン酸に変えられ脂肪合成に利用され，残りは門脈血へ移行する．C_{12} 以下の短－中鎖脂肪酸もグルセロールと同様，門脈経由で肝臓に運ばれる．

コレステロールエステルは，コレステロールエステラーゼで遊離型となって微絨毛部のスカベンジャー受容体と結合して細胞内に入り，**コレステロール輸送タンパク質**（Niemann Pick C1-Like 1，NPC1L1 と呼ぶタンパク質）と結合，エステル化およびキロミクロン生成部位に運ばれる．高脂血症治療薬のエゼミチブ ezemitibe（腸肝循環によりグルクロニド抱合体になるとさらに阻害作用が強くなる）は，NPC1L1 及びスカベンジャー受容体（SR-BI および CD36）を選択的に阻害しコレステロールの取り込みを抑える．植物ステロールもこれらのタンパク質と結合して吸収されるが，ABC トランスポーター（ABCG5/ABCG8 の２量体）によって選択的に細胞外に排出され，血中にはほとんど見られない．

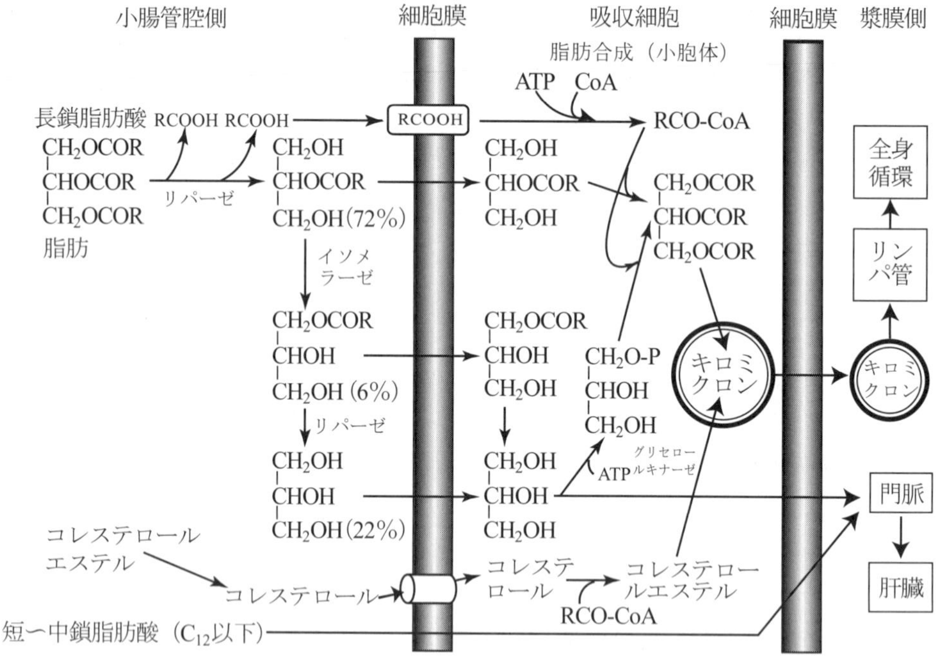

RCOOH：脂肪酸結合タンパク質 fatty acid binding protein と結合した脂肪酸

（図）：コレステロールトランスポーターcholesterol transporter（コレステロールの吸収細胞への取り込みには，スカベンジャー受容体の SB-R1 あるいは CD36 と Nieman-Pick C1-like 1(NPC1L1）と呼ばれるタンパク質が関与する．NPC1L1 は，細胞外に N 末端，細胞質に C 末端をもつ 1332 アミノ酸残基からなる 13 回膜貫通型タンパク質で HMG-CoA レダクターゼと相同性を有する．

図 1-26　脂質の小腸粘膜からの吸収過程

吸収され再構成された中性脂肪やコレステロールエステル，脂溶性ビタミンなど，脂溶性物質は粗面小胞体でアポ B-48 の関与で作られる**キロミクロン** chylomicron（**CM**）に組み込まれ，乳糜（にゅうび）chyle（小腸のリンパ系で作られるミルク状の液体）に分散してリンパ管（乳糜管）から胸管を経て全身循環に入る．消化管に分泌された胆汁酸塩の 95%前後は，回腸下部で吸収され，再び肝に戻って利用される．

1.4.3 脂質の代謝

血液中の脂肪は血糖とともに重要なエネルギー源で，小腸での脂肪吸収，肝での脂肪合成，脂肪組織の貯蔵脂肪によって維持され，筋肉組織など末梢組織で利用されている．

1）脂質エネルギーの循環と利用

脂質エネルギーは，小腸から吸収された脂肪の他，肝から① 脂肪と② ケトン体，脂肪組織から③脂肪酸，の３つの形で血中に供給されている．小腸で吸収された脂肪はキロミクロン，肝臓で作られた脂肪は**超低密度リポタンパク質** very low density lipoprotein（VLDL）によって運ばれる．

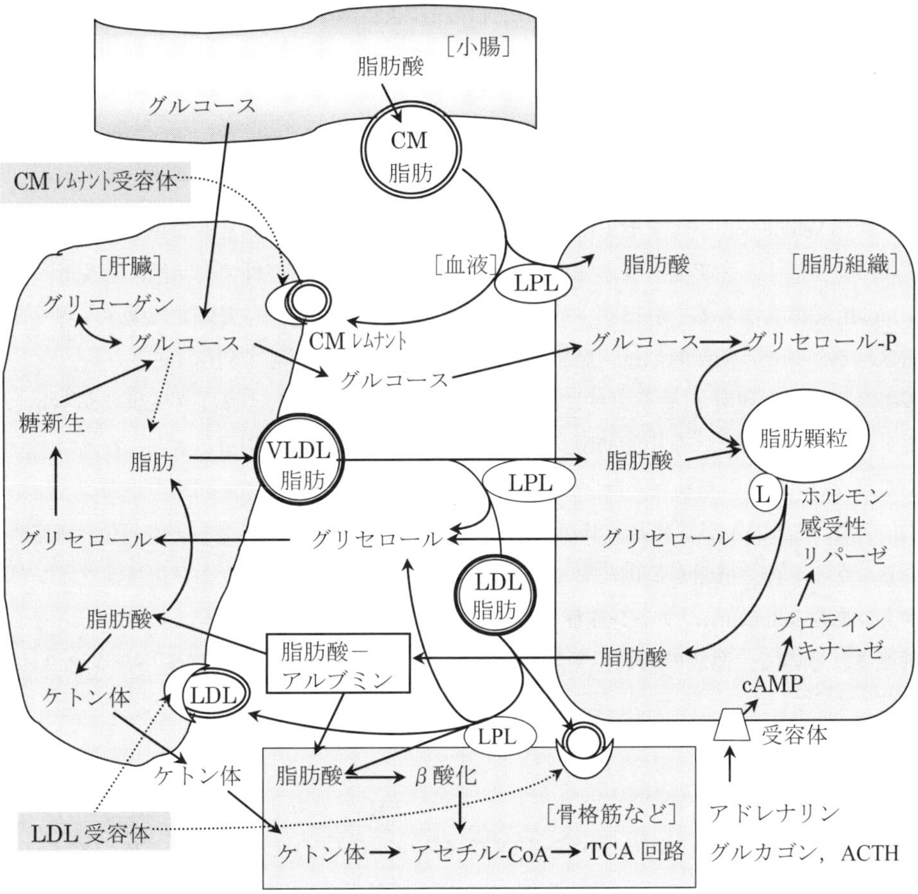

図 1-27　脂肪エネルギーの循環と代謝

LPL：リポプロテインリパーゼ，CM：キロミクロン，L：ホルモン感受性リパーゼ

これら血漿リポタンパク質中の脂肪は，エネルギー供給が十分な状態では，脂肪組織の毛細血管内皮のリポタンパク質リパーゼ lipoprotein lipase（LPL）が活性化され，加水分解で生じた脂肪酸は脂肪細胞に取込まれ，貯蔵脂肪に変えられる．エネルギー供給が不十分だと，肝，心，骨格

筋など，他組織の毛細血管内皮のLPLの活性が高まり，これら組織で利用される．脂肪酸が外れて生じたグリセロールは，これら組織には取込まれず肝臓に運ばれて脂肪合成や糖新生に再利用される．グリセロールが脂肪合成に利用されるには，グリセロール3-Pにリン酸化される必要があるが，反応に必要なグリセロールキナーゼは，肝，腎，小腸にしか存在しないためである．脂肪組織は，脂肪合成に必要なグリセロール3-リン酸をグルコースから合成している．

脂肪組織の貯蔵脂肪は，必要に応じて脂肪酸とグリセロールに分解されて血中に放出される．脂肪細胞のリパーゼは，ホルモン感受性で，アドレナリンやグルカゴンが受容体に結合すると，cAMP依存性プロテインキナーゼによるリン酸化を受けて活性化する．脂肪分解で血中に放出された脂肪酸は，アルブミンと結合（界面活性作用による障害が避けられる）して運ばれ，筋肉組織などで細胞膜の脂肪酸結合タンパク質と結合して取り込まれ利用される．グリセロールは，血漿に溶けて肝に運ばれる（図1-27）．

2）ケトン体の代謝

ケトン体 ketone body（①**アセト酢酸**とその酵素的還元による②**3–ヒドロキシ酪酸**および非酵素的脱炭酸で生成する③**アセトン**の総称）は，肝で脂肪酸やケト原性アミノ酸から生じ，血中に常時1 mg/dL程度含まれる．肝はケトン体を代謝できないが，筋肉や腎臓ではエネルギー源として利用される．また，飢餓時には，脳組織などもエネルギー源として利用する．

体のエネルギー利用では，基本的に血糖維持が優先されるので，エネルギー供給が不足したり，需要が増加した場合は，血中脂肪酸レベルが上昇し組織の脂肪酸利用が盛んになる．しかし糖尿病や飢餓など，組織の糖利用が制限されると，脂肪酸代謝亢進とTCA回路の停滞でミトコンドリア内にアセチル–CoAが蓄積し，肝などでは図1-28に示した反応でケトン体となり細胞外に放出される．ケトン体生成量が筋肉や腎での処理能力を超えると，血液および尿排泄ケトン体が増加し**ケトン血症** ketonemia，**ケトン尿症** ketonuria になる．また，ケトン体は Na^+ や K^+ とともに尿中に排泄されるので，血液の酸性化や電解質異常，脱水症状を伴うケトアシドーシス ketoacidosis を併発しやすい．

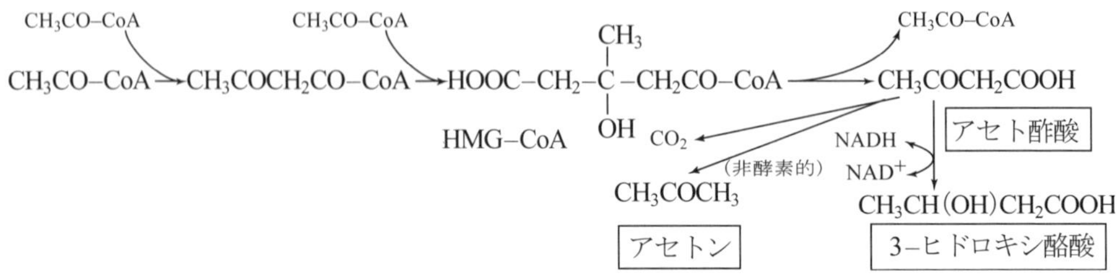

図1-28　ミトコンドリアでのケトン体の生成

3）血漿リポタンパク質　plasma lipoprotein

血漿中には，リポタンパク質（図 1-28）として，CM，VLDL のほか，これらより密度の大きい中間密度リポタンパク質（intermediate density lipoprotein，IDL），低密度リポタンパク質（low density lipoprotein，LDL），高密度リポタンパク質（high density lipoprotein，HDL）が含まれる．VLDL, LDL および HDL が血漿の常在成分で，CM や IDL は食後に一時的にみられる成分である．これらの血漿リポタンパク質は，リン脂質，遊離コレステロール，アポリポタンパク質（単にアポタンパク質とも呼ぶ）などからなる単層の外皮に脂肪，コレステロールエステル，脂溶性ビタミンなどの疎水性分子が包み込まれた構造で，密度と粒子サイズが異なるので，密度勾配超遠心法やアガロース電気泳動法によって分離される．アポリポタンパク質は，脂肪やコレステロールの転送，受容体との結合に必要な構造成分である．

各リポタンパク質の起源と組成や役割を表 1-6 および図 1-29 に示す．CM は，腸管から吸収された脂肪とコレステロールの輸送体で小腸粘膜細胞で作られる．全体の 90%前後を脂肪が占め，密度が最も小さいが，粒子サイズは最も大きく，アポタンパク質 B-48 を含む．脂肪組織や心臓，筋肉など，末梢組織に脂肪を提供して **CM レムナント** chylomicron remnant になり，レムナント受容体を介したエンドサイトーシスによって肝に取込まれ消滅する．VLDL は，肝細胞で作られた

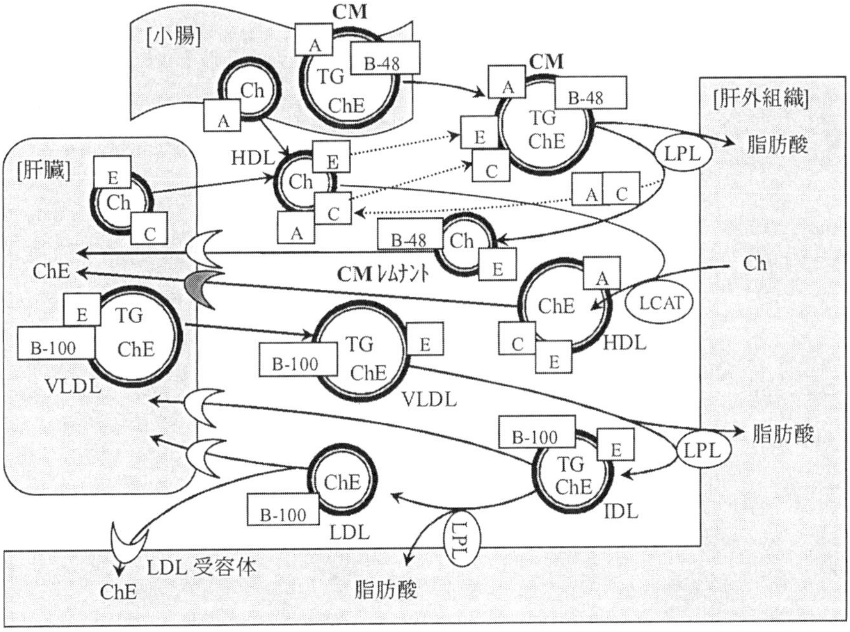

□アポタンパク質，◡受容体（◡LDL－，◡レムナント－，◡HDL－），◎リポタンパク質，CM：キロミクロン，Ch：コレステロール，ChE：コレステロールエステル，TG：脂肪，LPL：リポタンパク質リパーゼ，LCAT：レシチン-コレステロールアシルトランスフェラーゼ，実線（⟶）はリポタンパク質や脂質の動き，点線（┈┈➤）はアポタンパク質の移動を示す．

図 1-29　血漿リポタンパク質の機能と相互の関連

脂肪とコレステロールエステルの末梢組織への輸送体で，アポタンパク質 B-100 を含む．末梢組織に脂肪を提供して密度を増し IDL，さらに LDL に変化していく．LDL は相対的にコレステロール含量（70%以上がエステル型，残りは遊離型）の高いリポタンパク質で，量的に血漿総コレステロールの 2/3 以上を占める．LDL に変換されなかった IDL は，最終的に肝細胞の LDL 受容体に結合しエンドサイトーシスによって細胞内に取込まれる．このとき，B-100 が受容体を認識する．

家族性高コレステロール血症患者では，LDL 受容体の減少や異常が認められている．HDL は，小腸粘膜細胞および肝細胞で作られ，アポタンパク質 A，C，E を含む．末梢組織からコレステロールを引き抜き，**レシチンコレステロールアシルトランスフェラーゼ** lecithin cholesterol acyltransferase（LCAT）によってエステル化して取込み，肝に移送するほか，アポタンパク質 C，E を CM に転送する．LDL コレステロールが高いことは，肝から末端組織へのコレステロール移送量が多いことを意味する．また，LDL が変性するとスカベンジャー受容体をもつマクロファージなどに取込まれ，泡沫細胞化してアテローム性動脈硬化の原因になる．逆に HDL コレステロールが高いことは，末梢組織から肝へのコレステロール回収が良好であることを示す．言い換えれば，HDL 含量の低下は動脈硬化の危険信号となる．

表 1-6　ヒト血漿リポタンパク質の組成と起源

画　分	キロミクロン	VLDL	IDL	LDL	HDL
比重	<0.95	0.95～1.006	1.006～1.019	1.019～1.063	1.063～1.210
直径(nm)	90～1000	30～90	25～30	20～25	5～20
起源	小腸	肝臓	VLDL	VLDL	肝，小腸
タンパク質	1～2%	7～10%	11%	21%	33～57%
アポタンパク質	B-48	B-100	B-100	B-100	－
（注 1）	A-Ⅰ，A-Ⅱ	－	－	－	A-Ⅰ，A-Ⅱ
	E	E	E	－	E
	C-Ⅰ～C-Ⅲ	C-Ⅰ～C-Ⅲ	－	－	C-Ⅰ～C-Ⅲ
総脂質（注 2）	98～99%	90～93%	89%	79%	55%
脂肪	88%	56%	29%	13%	13～16%
脂肪酸	－	1%	1%	1%	3%
遊離コレステロール	1%	8%	9%	10%	6～10%
コレステロールエステル	3%	15%	34%	48%	30%
リン脂質	8%	20%	26%	28%	43～46%

（注 1）主なアポタンパク質の役割

A-Ⅰ：LCAT の活性化，HDL 受容体のリガンド．B-48：小腸からのキロミクロン分泌に関与．B-100：肝臓からの VLDL 分泌に関与．LDL 受容体にたいするリガンドとなる．C-Ⅰ：LDL 受容体への結合およびコレステロールエステル転送を阻害する．C-Ⅱ：リポタンパク質リパーゼの活性化因子．C-Ⅲ：リポタンパク質リパーゼに抑制的に働き脂肪代謝を調節．過剰発現すると血中脂肪含量が高まる．E：CM レムナント受容体および LDL 受容体に結合する際のリガンド．

（注 2）脂肪など，総脂質に含まれる各成分は，総脂質に対する％で表してある．

4）脂肪酸のβ酸化　β-oxidation

脂肪酸の酸化（図 1-30）はミトコンドリアとペルオキシソームで行われる．ペルオキシソームは，ミトコンドリアで代謝されにくい C_{20} を超える長鎖脂肪酸を中心に代謝する．細胞質の脂肪酸はミトコンドリア外膜上でアシル-CoA シンテターゼにより ATP 2 分子相当のエネルギーを消費してアシル-CoA に活性化され外膜を通過する．さらに外膜のカルニチンアシルトランスフェラーゼ I によって o-アシルカルニチンに変えられ内膜に移動する．

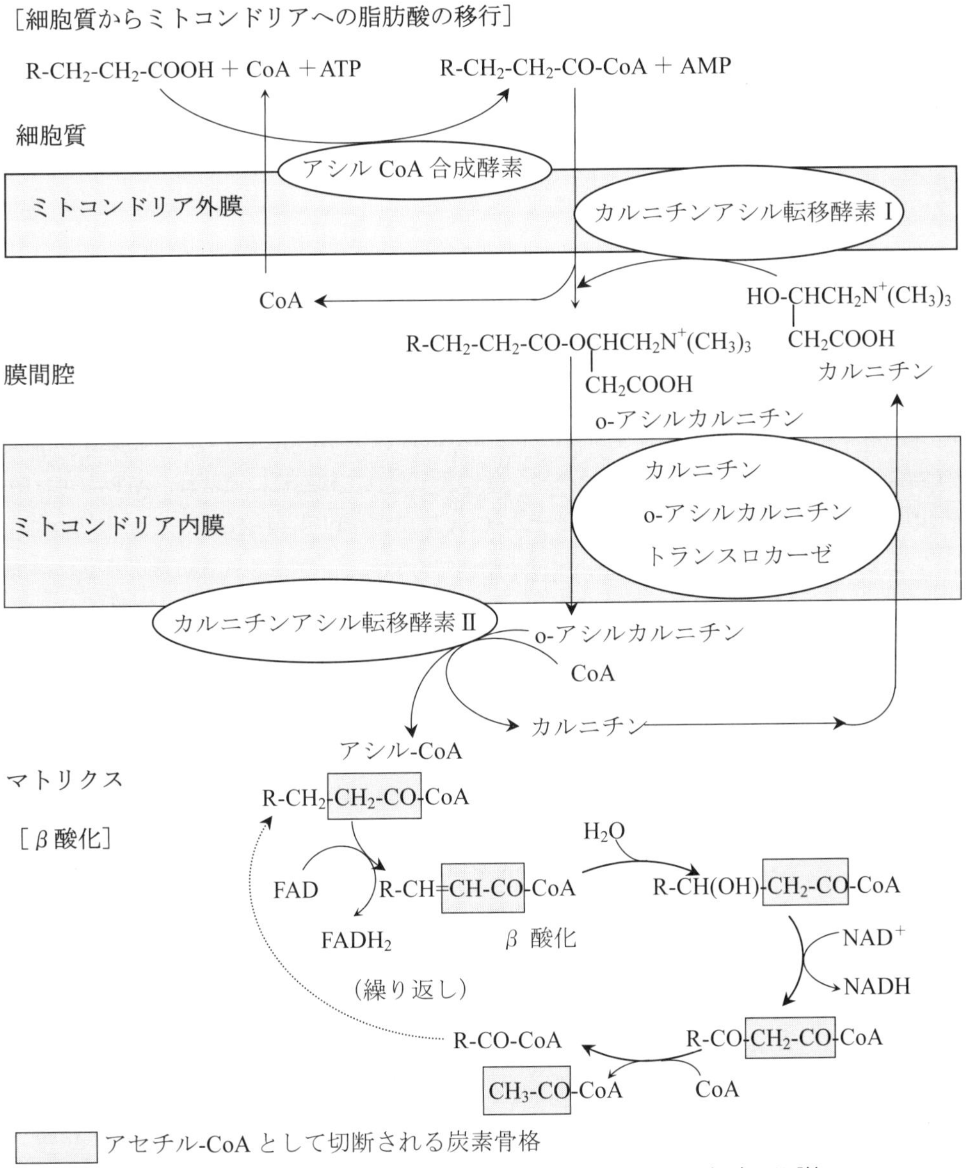

図 1-30　脂肪酸のミトコンドリアへの移行並びに代謝

そこで，ミトコンドリア内膜のトランスロカーゼによってカルニチンと交換にマトリクス側に輸送され，内膜に結合したカルニチンアシルトランスフェラーゼⅡによって再びアシル CoA に戻されマトリクスのβ酸化系に入る．β酸化過程の 1 回転で，アシル–CoA 1 分子からアセチル–CoA, $FADH_2$，NADH の各 1 分子が生成し，炭素数 2 個だけ短いアシル–CoA となる．C_{18} 脂肪酸であれば，β酸化の繰り返しにより $9CH_3CO$–CoA＋$8FADH_2$＋8NADH となる．アセチル–CoA は，TCA 回路で完全酸化されると 10ATP となるので，生成エネルギーは，10ATP×9＋1.5ATP×8＋2.5ATP×8–2ATP＝120ATP となる．奇数個炭素の脂肪酸もβ酸化を受けるが，最終的に生じたプロピオニル CoA は，ビオチン酵素のプロピオニル CoA カルボキシラーゼの作用でメチルマロニル CoA, さらに B_{12} 酵素のメチルマロニル CoA イソメラーゼの作用（p.80 参照）でスクシニル CoA となり TCA 回路に入る．不飽和脂肪酸もβ酸化を受ける．ただし，二重結合の cis から trans への異性化には，イソメラーゼが関与する．

5）脂肪酸および脂肪の合成

アセチル–CoA からパルミチン酸までの合成は細胞質で行われる．アシルキャリアプロテイン acyl carrier protein（ACP）・脂肪酸合成酵素複合体上でアセチル–CoA を出発物質とし，これにアセチル–CoA に炭酸固定で生成したマロニル–CoA を付加する形で合成される（図 1–31）．したがって脂肪酸の炭素数は偶数個となる．なお，アセチル–CoA は TCA 回路で作られ，細胞質にはない．ミトコンドリア内のアセチル–CoA はクエン酸に変えられて細胞質に運ばれ，ATP-クエン酸リアーゼの作用を受けてオキサロ酢酸とアセチル–CoA に戻され利用される．

パルミチン酸からの炭素鎖の延長や不飽和化は小胞体で行われる．アシル–CoA とグリセロールリン酸とからホスファチジン酸を経て脂肪やリン脂質の合成，セラミドの合成も小胞体で行われる．脂肪合成活性は，肝，小腸，脂肪組織で高いが，肝はグルコースやアミノ酸，グリセロールからの *de novo* の合成，小腸は吸収した脂肪の再構成，脂肪組織は血漿リポタンパク質から受け取った脂肪酸とグルコース（から合成したグリセロールリン酸）とからの脂肪合成が主である．

6）コレステロールの代謝

体内のコレステロールの大半は，アセチル–CoA を原料として生合成される（図 1-32）．アセチル–CoA からメバロン酸までは細胞質，後の過程は小胞体で合成される．コレステロール合成量の多い臓器は肝臓と小腸，腎臓である．残りの半分弱は，食事に由来する．

HMG–CoA をメバロン酸に還元する HMG–CoA レダクターゼはコレステロール合成の律速酵素で，酵素の特異的な阻害剤（ロバスタチンなど）は高コレステロール血症治療薬として使われる．

コレステロールは，肝臓でコール酸およびケノデオキシコール酸（**一次胆汁酸**．コレステロールの最終代謝産物）に代謝され，グリシンまたはタウリン抱合体となり胆汁とともに十二指腸へ排泄される．排泄胆汁酸の 95%以上は回腸から再吸収され，「腸肝循環 enterohepatic circulation」する．この過程で腸内細菌による脱抱合と還元を受けてコール酸の一部はデオキシコール酸，ケノデオキシコール酸の一部はリトコール酸（腸内細菌の作用で生成するので**二次胆汁酸**という）になる．

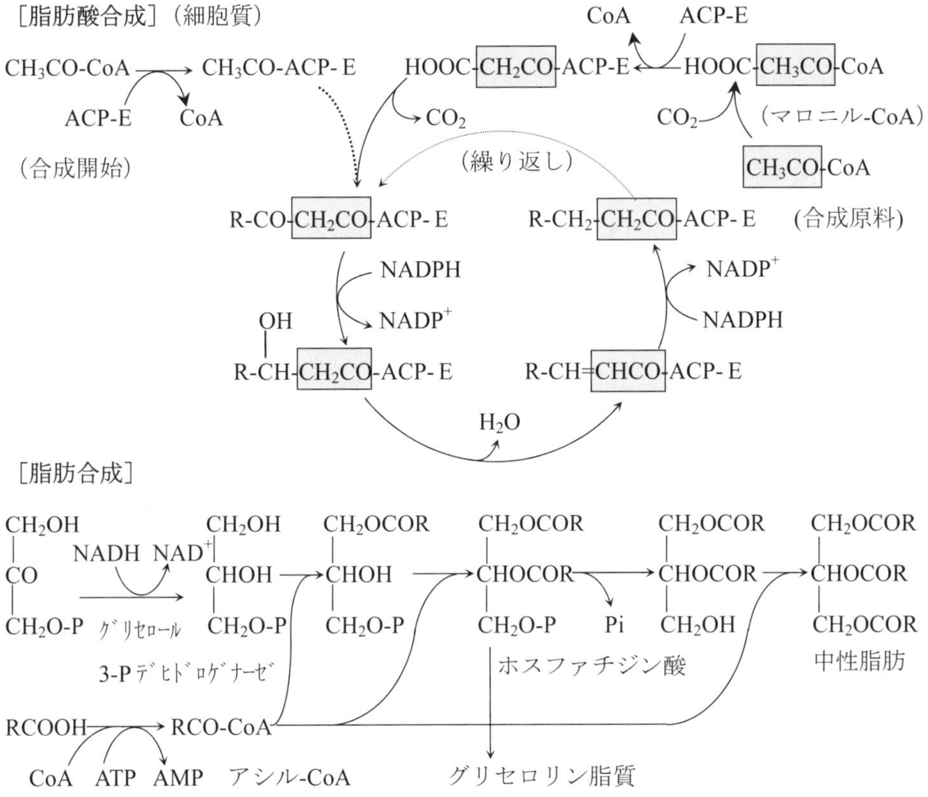

ACP-E：脂肪酸合成酵素（脂肪合成に必要な 7 種の酵素活性を持つ単一ペプチドで，ホモ 2 量体として存在する．アシルキャリアプロテイン ACP も酵素タンパクの一部として存在）

合成部位：脂肪酸合成及びグリセロール 3-P の合成は細胞質，それ以降のホスファチジン酸や脂肪，リン脂質の合成は小胞体膜で行なわれる．

図 1–31　脂肪酸及び脂肪の合成経路

したがって胆汁は 4 種の胆汁酸を含む．コレステロールは副腎皮質ホルモン（コルチゾール，アルドステロンなど），男性ホルモン（テストステロン），女性ホルモン（エストロゲン，プロゲステロン）などのステロイドホルモンの合成にも利用される．なお，ビタミン D は，コレステロール前駆体である 7–デヒドロコレステロールから紫外線による光化学反応で生じるが，体内でコレステロールから酵素的に作られることはない（p.72 参照）．

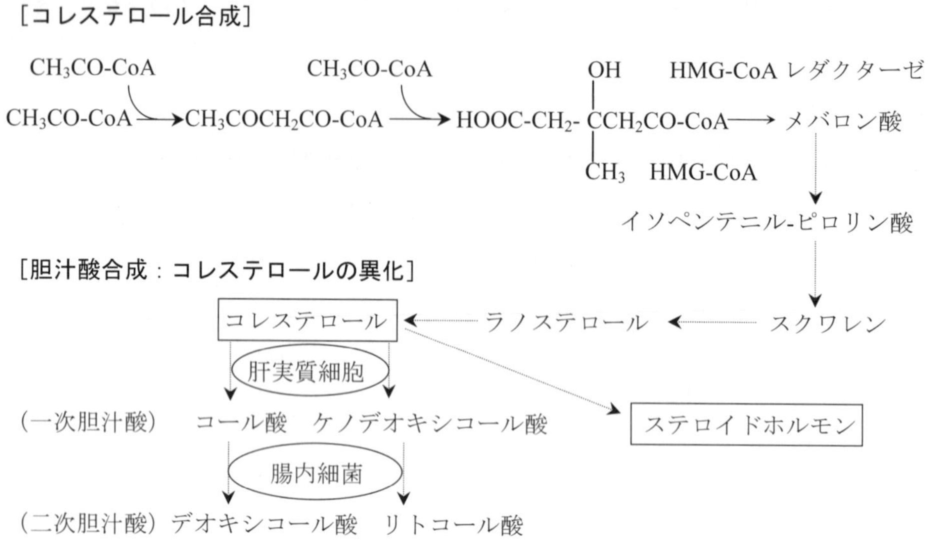

図 1-32　コレステロールの合成と異化

7）必須脂肪酸とエイコサノイド　eicosanoid

動物は C_{16} あるいは C_{18} 脂肪酸の 9 位より CH_3 末端（ω-末端）側に不飽和結合を導入する酵素をもたないので，ω-末端から 3 番目炭素に二重結合の入ったω−3 系列（脂肪酸の項参照）や 6 番目に入ったω−6 系列の脂肪酸を生合成できない．したがって，ω−6 系列のリノール酸，アラキドン酸（生合成可能だが，充分量できない）とω−3 系列のα−リノレン酸は必須脂肪酸である．これらの多価不飽和脂肪酸は，生体膜リン脂質の 2 位アシルエステルとして組み込まれており，ホスホリパーゼ A_2 の作用で遊離して，生理活性物質のプロスタノイド prostanoids やリポキシン lipoxins，ロイコトリエン leucotrienes 類の合成原料となる．

これらの生理活性物質はアラキドン酸から生成することが最初に見出されたので，エイコサノイド eicosanoid と呼ばれる．エピネフリンやブラジキニンなどの刺激で各組織の特定細胞で生産され周辺細胞に種々な生理作用を示す**オータコイド** autacoid（局所ホルモン）である．例えば，プロスタグランジン E_2（PGE_2）は気管支拡張や血圧降下，子宮収縮，プロスタグランジン I_2（プロスタサイクリン）は血小板凝集阻害（トロンボキサン A_2 と拮抗）や動脈弛緩，血圧降下，トロンボキサン A_2 は血小板凝集や動脈収縮，ロイコトリエンは炎症などに関与，というように多様な作用を示す．アスピリンやインドメタシンの薬理作用は，シクロオキシゲナーゼの阻害による．

リノール酸（ω−6 系列）やα−リノレン酸（ω−3 系列）を体外から摂取すれば，図 1-33 に示したような経路でエイコサノイドになる．最近，ω−3 系列とω−6 系脂肪酸からは異なった生理活性のエイコサノイドができることがわかって，第 1～3 の 3 グループに分けられている．エイコサペンタエン酸（EPA）から生成する PGE_3 や TXA_3 はリン脂質からのアラキドン酸の遊離を抑えて

PGE_2やTXA_2の生成を阻害する．またPGI_3はPGI_2同様の強い抗血小板凝集作用を有するが，TXA_3はTXA_2より血小板凝集作用が弱い．言い換えれば，EPAが多いと血小板凝集や動脈の緊張は起こりにくくなる．したがってω−3系列とω−6系列の適切な摂取割合は動脈硬化や心筋梗塞を防ぐ上で重要と思われる．また，ドコサヘキサエン酸（DHA）は網膜，脳灰白質などに高濃度に含まれ，網膜色素変性患者ではDHA濃度が低いといわれる．多価不飽和脂肪酸の生理作用は，まだあまり明らかでないが，α-リノレン酸から生合成できるEPAやDHAもアラキドン酸同様，摂取を心掛けた方がよい脂肪酸といえる．

［ω-6 系脂肪酸の代謝］

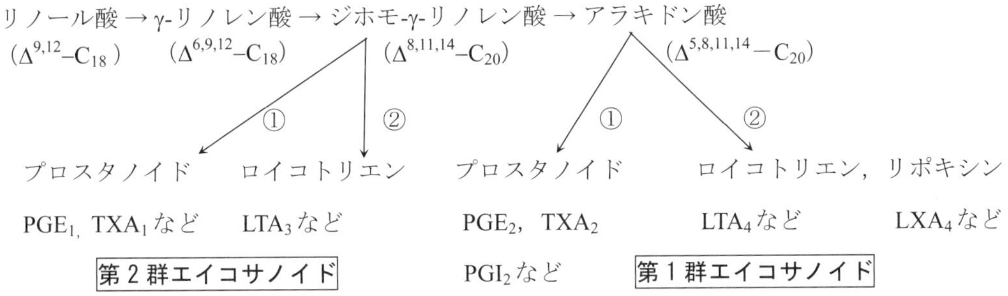

［ω-3 系脂肪酸の代謝］

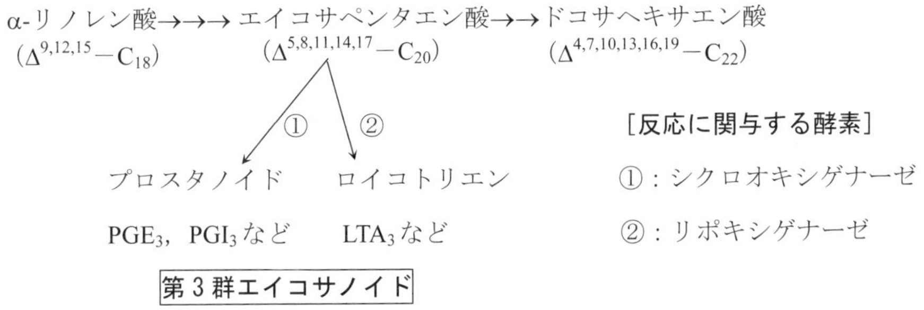

図 1-33　ω-3 及びω-6 系列脂肪酸の代謝

1.4.4　生体膜と細胞内情報伝達

1）生体膜　biomembrane

細胞膜やミトコンドリアなどの細胞内構造を形づくっている膜は生体膜と呼ばれる．疎水基（炭化水素基）を内側，親水基（リン酸および有機塩基）を外側にして向き合ったリン脂質の二重層にタンパク質（酵素，受容体，チャネルプロテインなど），コレステロールなどがはめ込まれた構造をもつ．生体膜の構造モデルとして，シンガー － ニコルソンの流動モザイクモデルを図1-34に示す．

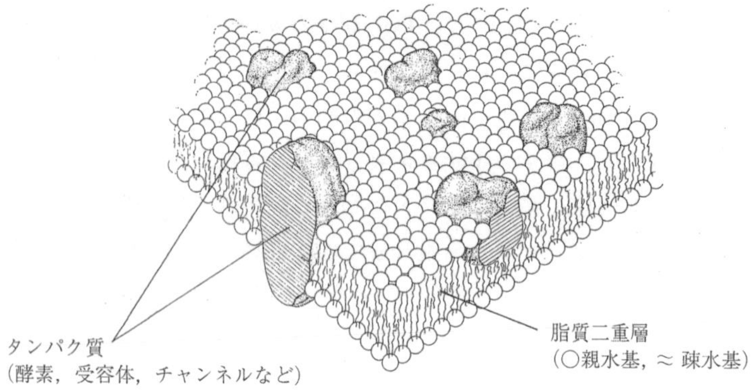

図 1-34　Singer と Nicolson の生体膜の流動モザイクモデル

(Singer, S. J., Nicolson, G. L. (1972) Science 175, 720)

膜の種類によって異なるが，リン脂質としてはレシチン，ホスファチジルエタノールアミンが含量的に多い．ホスファチジルセリン，ホスファチジルイノシトール，スフィンゴミエリンなども含まれる．コレステロールは膜の流動性を抑えて構造を強化する．なお，構成リン脂質は，単なる構造成分ではなく，受容体を通しての情報伝達に深くかかわっていることが明らかになりつつある．

2）細胞内情報伝達とリン脂質

生体膜リン脂質のアラキドン酸が情報因子として働くことはすでに述べたが，生体膜に組み込まれたホスファチジルイノシトール–4,5–二リン酸 phosphatidylinositol–4,5–bisphosphate（PIP_2）も細胞内情報伝達に関与する．受容体へのホルモンの結合によって活性化される PIP_2 特異的なホスホリパーゼ C によって，PIP_2 が加水分解されると，ジアシルグリセロール（DAG）とイノシトール–1,4,5–三リン酸（IP_3）が生じる．IP_3 は細胞内の Ca^{2+} 貯蔵部位からの Ca^{2+} 遊離を促す．遊離した Ca^{2+} と DAG はプロテインキナーゼ C やカルモジュリン依存性プロテインキナーゼを活性化し，タンパク質のリン酸化によって細胞内機能を調節する（図 1-66 参照）．また，インスリンによってホスファチジルイノシトール 3-キナーゼが活性化されると，PIP_2 から PI(3,4,5) P_3 が生成し，メディエーターとなって PI(3,4,5) P_3 依存性キナーゼ（PDK）が活性化される．（図 1-20 参照）このキナーゼが下流のタンパク質（Akt/PKB）をリン酸化し，グルコースの取り込み，糖新生の抑制，脂肪分解の抑制など，多彩な生理作用を引き起す．そのほか，リゾホスファチジン酸，スフィンゴリン脂質なども細胞内情報伝達のメディエーターとして働いていることが明らかになりつつある．なお，リン脂質のエステル結合の加水分解に関与するホスホリパーゼには A_1，A_2，C，D がある．A_1 は 1 位のエステル結合，A_2 は 2 位のエステル結合，C はグリセロールとリン酸の結合，D はリン酸と有機塩基の間の結合を加水分解する（図 1-35）．ホスホリパーゼの多くは，上に述べたように，細胞の情報伝達に関与する．

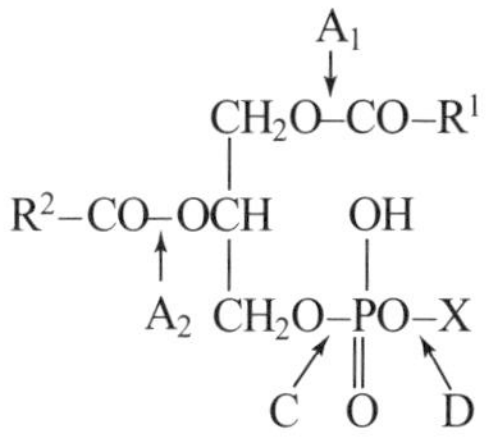

X＝有機塩基（コリン，エタノールアミンなど）

図 1-35　ホスホリパーゼの作用部位

1.4.5　脂質の代謝異常

1）脂質異常症 dyslipidemia

血漿のコレステロールやトリアシルグリセロールなどが高くなる病態が主で、高脂血症 hyperlipidemia と呼ばれてきたが，動脈硬化学会の 2007 年版ガイドラインでは，低くなる病態も含め、表記のように呼ぶことを提言している．遺伝性あるいは家族性の原発性のものと食生活の乱れや運動不足，糖尿病，甲状腺機能低下症などに伴う二次性のものとがあるが，冠動脈硬化や末梢血管の疾患発症の原因となる．

a）診断基準

i）高 LDL コレステロール血症:　LDL コレステロール　140 mg/dL 以上

ii）低 HDL コレステロール血症:HDL コレステロール　40 mg/dL 未満

iii）高トリグリセリド血症：血液中のトリグリセリド　150 mg/dL 以上

b）脂質異常症の種類

i）I 型：血中キロミクロン（トリアシルグリセロール）が高く，リポタンパク質リパーゼ欠損あるいはアポ C-II の機能不全によるといわれる．高グリセリド血症 hypertriglyceridemia とも言う．

ii）IIa 型:LDL（コレステロール）が高く，LDL 受容体の欠陥あるいはアポ B-100 のリガンド領域の変異による．II b 型:LDL（コレステロール）とともに，VLDL（トリアシルグリセロール）が増加する．II a，II b は，いわゆる高コレステロール血症 hypercholesterolemia で，アテローム性動脈硬化症，冠状動脈硬化症の危険性が高い。

iii）III型：リポタンパク質電気泳動でブロード β バンドが現れる．β-VLDL（トリアシルグリセロールだけでなくコレステロールにも富む），IDL の増加．アテローム性動脈硬化症を生じる．

iv）IV 型:VLDL（トリアシルグリセロール）の増加．肝におけるトリアシルグリセロール合成および VLDL 分泌の亢進によるといわれる．コレステロールも VLDL 増加とともに増加する．肥満やII型糖尿病，アルコール中毒症に伴うことが多い．

v）V 型：肥満，糖尿病，慢性膵炎などに伴って現れることが多く，キロミクロン，VLDL 両者が高い．リポプロテインリパーゼあるいはアポ C-II の欠損が原因と思われる．

vi）低リポタンパク血症　hypolipidemia：トリアシルグリセロール転送クンパク質の欠損のため，キロミクロン，VLDL あるいは LDL が生成されない．遺伝病で，血漿アシルグリセロールが低く，肝及び小腸にアシルグリセロールを蓄積する．

iv）および v）は二次性脂質異常であることが多い．

2）**動脈硬化症**　atherosclerosis

動脈壁が肥厚し硬化した状態を動脈硬化といい，これによって引き起こされる様々な病態を動脈硬化症という．酸化変性した LDL をマクロファージが捕食（取込み）し泡沫細胞化して血管壁の内皮細胞下基質に入り込み，動脈壁に LDL 成分である多量のコレステロールやリン脂質，タンパク質が蓄積して粥状（じゅくじょう）変性を引き起こすアテローム性動脈硬化症と言われるものが多い．高脂血症，糖尿病などに伴って現れやすく，大動脈，冠動脈，脳動脈などでよく起こる．血圧が高くなると脳卒中を起こす危険が高い細動脈硬化症は，血管壁の老化により細動脈が硬化するもので，脂質異常と直接の関係はない．

3）**肥満症**　obesity

脂肪組織に脂肪が過剰に貯えられた状態で，単純性肥満は，糖尿病，痛風，高血圧症などの生活習慣病にかかる率が高く，統計的に短命である．体格指数 Body Mass lndex （BMI）=体重（kg）÷身長（m）^{2}が 25 を超すと肥満とみなす．エネルギー摂取過多が根本原因で，適切な食事基準を守り，運動によるエネルギー消費増を図ることが，最も合理的な治療法である．

肥満は，わが国で予防対策を進めているメタボリック・シンドローム（内臓脂肪症候群）の主症状である．メタボリック・シンドローム診断基準は，男性腹囲 85cm 以上，女性 90cm 以上で，次の３項目の内，２項目以上が該当する者である．①血中脂質：中性脂肪値 150mg/dL 以上（高トリグリセライド血症），HDL コレステロール値 40mg/dL 未満（低 HDL コレステロール血症），②血圧:収縮期血圧値 130mmHg 以上,拡張期血圧値 85mmHg 以上.③空腹時血糖値 110mg/dL 以上.

1.5　タンパク質

タンパク質 protein は，人体重量の 15ー18%を占め，体組織の主要な構成成分であるだけでなく，生体の機能調節や活動の中心となって働き，生命そのものともいえる成分である．タンパク質は日々，アミノ酸 amino acid からの合成・分解を繰り返して恒常性を保っているが，一部は生理活性物質への代謝や異化で消耗する．タンパク質は，グリコーゲンや脂肪のような特別な貯蔵型成分をもたないので，この消耗分を毎日，アミノ酸として補充する必要がある．補充が十分でない状態では，筋肉や血漿タンパク質の減少を引き起こす．逆に過剰摂取は，脂肪として蓄積されることになる．

タンパク質を構成するアミノ酸は20種類で，生物に共通しているが，ヒトではその内の9種類が栄養上摂取することが不可欠な必須アミノ酸である．アミノ酸は，タンパク質の合成原料となるだけでなく，アドレナリンやセロトニン，ヒスタミンのような生理活性アミンや核酸塩基などの有機窒素化合物の原料としても使われる．また，炭素骨格はエネルギー源（タンパク質の Atwater の係数 4 kcal/g）となる．その際，炭素骨格の違いにより，解糖や TCA 回路中間体となって代謝されるもの（糖原性アミノ酸）と脂肪酸の代謝系に入るもの（ケト原性アミノ酸）とがある．

1.5.1 タンパク質・アミノ酸の分類，化学構造，性質

1）アミノ酸 amino acid

タンパク質合成原料となるアミノ酸は，α–アミノ酸19種類とイミノ酸（プロリン）1種で，不斉炭素原子を含まないグリシンを除いて，いずれもL–アミノ酸である．タンパク質には，このほかにヒドロキシプロリンのようなタンパク質翻訳後修飾で生じたアミノ酸も含まれる．タンパク質を構成するアミノ酸の化学構造と主要な作用は，表 1-7 に示す．アミノ酸は，生理活性物質の構成成分や代謝中間体としても働く．例えば，セリンはリン脂質，グルタミン酸は葉酸，β–アラニンはパントテン酸の構成成分となっている．尿素回路中間体のオルニチン ornithine やシトルリン citrulline，神経刺激伝達物質のγ–アミノ酪酸γ–aminobutyric acid もアミノ酸の1種である．

2）非タンパク質由来の生理活性ペプチド

アミノ酸は，生理活性ペプチド（タンパク質合成とは異なる酵素系で生成）としても働く．

グルタチオン glutathione（GSH）は，グルタミン酸，システイン，グリシンからなるトリペプチドで，グルタチオンパーオキシダーゼ触媒の水素供与体として生体の抗酸化系に働く（図1-36）．また，タンパク質のジスルフィド結合形成にも関与する．

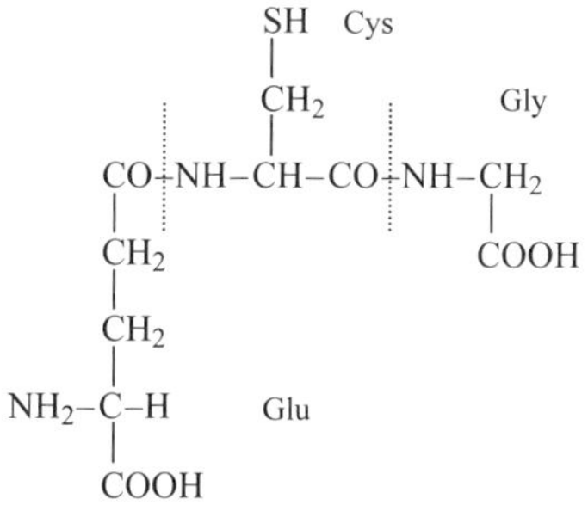

図 1-36　グルタチオンの化学構造

甲状腺刺激ホルモン放出ホルモン thyrotropin releasing hormone（TRH, pyroglutamyl–histidyl–prolinamide）や下垂体後葉ホルモンのオキシトシン oxytocin（9アミノ酸残基），バソプレッシン vasopressin（9アミノ酸残基）などもその例である．

表 1-7　タンパク質を構成するアミノ酸の種類と化学構造，関連機能

アミノ酸	化学構造	関連事項
［中性アミノ酸］ a. 脂肪族アミノ酸 グリシン Glycine, Gly（G）	H_2N-CH_2-COOH	コラーゲンに多い（35%）．プリン塩基，グルタチオン，δ–アミノレブリン酸の合成原料．グリシン抱合．
アラニン Alanine, Ala（A）	CH_3-CH-COOH | NH_2	コラーゲン（11%）やケラチンに多い．アラニンサイクル．
バリン Valine, Val（V）	CH_3CH-CH-COOH | | CH_3 NH_2	必須アミノ酸．疎水性分枝鎖アミノ酸．
ロイシン Leucine, Leu（L）	CH_3CHCH_2-CH-COOH | | CH_3 NH_2	必須アミノ酸． 疎水性分枝鎖アミノ酸．
イソロイシン Isoleucine, Ile（I）	$CH_3$$CH_2$CH-CH-COOH | | CH_3 NH_2	必須アミノ酸．疎水性分枝鎖アミノ酸．4種の立体異性体がある．
b. ヒドロキシアミノ酸		
セリン Serine, Ser（S）	HO-CH_2-CH-COOH | NH_2	ホスファチジルセリンの構成成分．タンパク質のリン酸化および糖鎖結合部位．セリン酵素の活性中心．
トレオニン Threonine, Thr（T）	CH_3CH-CH-COOH | | OH NH_2	必須アミノ酸．タンパク質のリン酸化部位．4種の立体異性体がある．
c. 含硫アミノ酸 システイン Cysteine, Cys（C）	HS-CH_2-CH-COOH | NH_2	タンパク質の–SS–結合，タウリン合成原料（タウリン抱合）．SH酵素の活性中心
メチオニン Methionine, Met（M）	CH_3-S-$CH_2$$CH_2$-CH-COOH | NH_2	必須アミノ酸．メチル供与体（S–アデノシルメチオニン），システインの合成．タンパク質合成の開始因子
d. 芳香族アミノ酸 フェニルアラニン Phenylalanine, Phe（F）	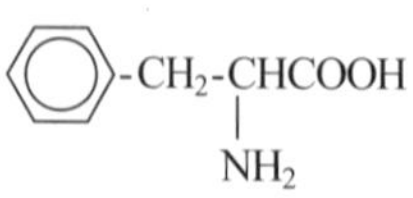	必須アミノ酸．フェニルアラニン→チロシン→ドーパ→ノルエピネフリン→エピネフリン合成原料．フェニルケトン尿症（チロシンへの変換酵素障害）．
チロシン Tyrosine, Tyr（Y）	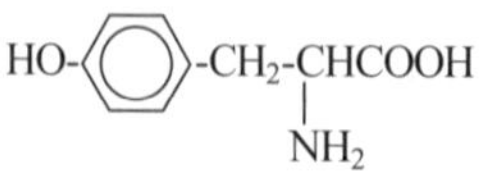	フェニルアラニンから生成．チロシンキナーゼリン酸化部位．ミロン反応．キサントプロテイン反応陽性．
トリプトファン Tryptophan, Trp（W）	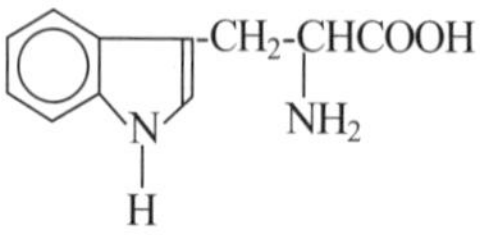	必須アミノ酸． セロトニン，NAD(P)$^+$の合成原料

表 1-7　つづき

アミノ酸	化学構造	関連事項
e. 複素環アミノ酸		
プロリン Proline, Pro（P）	CH_2–CH-COOH |　　| CH_2 NH ＼ ／ CH_2	グルタミン酸から生成．コラーゲンに多く（12%），一部はヒドロキシプロリンに変化．ニンヒドリンで黄色．
ヒドロキシプロリン Hydroxyproline	CH_2–CH-COOH |　　| HO-CH NH ＼ ／ CH_2	プロリンの翻訳後水酸化されて生成．コラーゲンに多い（9%）．ニンヒドリンで黄色．
f. 酸性アミノ酸の酸アミド		
アスパラギン Asparagine , Asn（N）	$H_2NCO\text{-}CH_2CH\text{-}COOH$ | NH_2	タンパク質の糖鎖結合部位．
グルタミン Glutamine, Gln（Q）	$H_2NCO\text{-}CH_2CH_2CH\text{-}COOH$ | NH_2	グルタミン酸のγ–酸アミド．
［酸性アミノ酸］		
アスパラギン酸 Aspartic acid, Asp（D）	$HOOC\text{-}CH_2CH\text{-}COOH$ | NH_2	オキサロ酢酸から生成．プリン，ピリミジン塩基合成原料．尿素回路の窒素供与体（アルギニノコハク酸）．
グルタミン酸 Glutamic acid, Glu（E）	$HOOC\text{-}CH_2CH_2CH\text{-}COOH$ | NH_2	α–ケトグルタル酸から生成. 脱炭酸でγ–アミノ酪酸（GABA，神経刺激伝達物質）．プロリン合成原料．葉酸の構成成分．L 体の Na 塩は調味料．
γ–カルボキシグルタミン酸 γ–carboxy-glutamic acid	$HOOC\text{-}CH\text{-}CH_2CH\text{-}COOH$ |　　　| HOOC　NH_2	プロトロンビンなど，Ca^{2+} 結合性タンパク質に見出される．翻訳後ビタミン K による炭酸固定で生成．
［塩基性アミノ酸］		
アルギニン Arginine, Arg（R）	$H_2N\text{-}C\text{-}NH\text{-}(CH_2)_3CH\text{-}COOH$ ‖　　　| NH　　NH_2	尿素回路中間体．塩基性タンパクのプロタミンに多い．坂口反応陽性（赤色）．
リシン Lysine, Lys（K）	$H_2N\text{-}(CH_2)_4\text{-}CH\text{-}COOH$ | NH_2	必須アミノ酸．プトレッシン，スペルミン合成原料．ヒドロキシリシン残基となり，タンパク質糖鎖結合部位やエラスチンなどの架橋構造となる．
ヒドロキシリシン Hydroxylysine	$H_2N\text{-}CH_2CH(CH_2)_2\text{-}CH\text{-}COOH$ |　　　| HO　　NH_2	コラーゲンに含まれる．リシンの翻訳後，水酸化で生成．
ヒスチジン Histidine, His（H）	$CH{=}C\text{-}CH_2\text{-}CH\text{-}COOH$ |　|　　| N　NH　NH_2 ＼／	必須アミノ酸．脱炭酸でヒスタミン（毛細血管拡張，平滑筋収縮）．パウリ反応陽性（赤褐色）．

3）代表的タンパク質

タンパク質は，多数のアミノ酸がペプチド結合によって重合した高分子化合物である．体内で体構成成分，触媒（酵素），情報（ホルモン），防衛（免疫），運搬，機械的運動，エネルギー源など，多種多様な機能をになっている．

a. 球状タンパク質

アルブミン：水，希酸，希アルカリに溶け50%飽和硫酸アンモニウムで沈殿しない球状タンパク質の総称．血漿アルブミンは，肝で合成される585アミノ酸残基のタンパク質で，血漿タンパク質の約60%を占め脂肪酸のほか，カルシウム，銅，多くの薬物と結合し，運搬体として働く．

グロブリン：アルブミンに近いが，50%飽和硫酸アンモニウムで沈殿する球状タンパク質の総称．血漿に含まれる免疫グロブリンなどがある．

プロタミン，ヒストン：アルギニン含量の高い塩基性タンパク質で，核酸と結合して核タンパク質を構成する．

カゼイン：乳タンパク質の主体となるリンタンパク質で，乳児のための栄養源である．乳中ではCa^{2+}と結合しミセルをつくって分散，乳白色を呈する．

アビジン：卵白中の糖タンパク質．ビオチン4分子と強固に結合する性質があり，生卵のとり過ぎはビオチン欠乏を起こす．

b. 繊維状タンパク質

ケラチン：表皮，爪，毛の主要タンパク質．システイン含料が高く，−S−S−結合に富む．

コラーゲン：動物の結合組織（細胞外マトリクス）の主要タンパク質で，プロリン，ヒドロキシプロリン，グリシン，ヒドロキシリシン，リシンなどが多く，トリプトファン，チロシンをほとんど含まない．ゼラチンは，その加熱変生物である．

エラスチン：動脈や腱，皮膚など伸展性に富む組織の構造タンパク質．グリシン，ヒドロキシプロリンに富む．ヒドロキシリシン側鎖の縮合により形成されたデスモシンによる架橋構造を含む．エラスターゼで消化される．

4）アミノ酸・タンパク質の性質

分子内に塩基性基と酸性基をもつ両性電解質であるので，等電点（分子内の＋電荷と−電荷が等しくなるpH）より酸性では陽イオン，アルカリ性では陰イオンとして行動する．等電点では最も難溶となり，タンパク質では沈殿（等電点沈殿）するものが多い．

タンパク質の多くは，熱，重金属，酸，アルカリ，有機溶媒などで高次構造を破壊されて変性する．しかし，硫酸アンモニウムのような電解質では表面電荷が中和されて沈殿（「塩析」という）するが，変性はしない．また，タンパク質は，尿素やグアニジンで処理すると水素結合が切れて高次構造が破壊され，サブユニット構造をもつものは，サブユニットに分かれ，ランダムコイルに近い状態になる．このような変性タンパク質は，尿素などの変性剤の除去によって部分的に再生が可能である．

電気泳動にかけると，アミノ酸やタンパク質の陽イオンは陰極，陰イオンは陽極へ移動する．等電点 pH では電気的に中性になるので，移動せず原点に留まる．また，イオン交換クロマトグラフィーでは，陽イオンは陽イオン交換樹脂に吸着し陰イオンより溶出が遅れる．陰イオン交換樹脂では逆になる．アミノ酸自動分析装置はこの原理を利用している．

5）タンパク質の修飾とアミノ酸残基の役割

タンパク質のアミノ酸残基は，酵素的に修飾されたり，種々の物質と結合して，タンパク質が特定の生理機能を発揮するのを助けている．たとえば，①セリン，トレオニン，チロシン残基の OH 基はプロテインキナーゼによるリン酸化部位，②アスパラギン残基の酸アミド部位やセリンおよびスレオニン残基の OH 基は，糖鎖結合部位，③リシン残基のε-NH_2基は補酵素（補欠分子族：ビオチン，PAL-P，リポ酸，レチナールなど）結合部位となる．

1.5.2　タンパク質の消化・吸収

タンパク質は胃液のペプシン，次いで十二指腸に入って膵液のトリプシン，キモトリプシン，カルボキシペプチダーゼによってオリゴペプチドにまで管腔消化され，さらに腸管粘膜上皮細胞表面の微絨毛に結合した酵素による膜消化を受けて主としてアミノ酸の状態で吸収される．

1）胃での消化

胃腺には主細胞，副細胞，壁細胞があり，ペプシン pepsin は主細胞から不活性なペプシノーゲン pepsinogen の形で分泌され，副細胞から分泌される胃酸（0.5%程度の HCl）によって N 末端側の一部ペプチドが切れて活性化される．また，生成したペプシン自身もペプシノーゲンをペプシンに変える作用がある．壁細胞からは粘液物質ムチンが分泌される．ペプシンは，最適 pH 1～2 の endo 型プロテアーゼ（エンドペプチダーゼ）で，特異性は低いが，フェニルアラニン，チロシン，ロイシン，メチオニンなどの疎水性アミノ酸部位を比較的よく加水分解する（表 1-8）．その結果，タンパク質は大きなペプチドのプロテオース，さらにオリゴペプチドのペプトンへと消化される．なお，乳児の胃液には凝乳酵素レンニン rennin（＝キモシン chymosin）が存在し，乳中のカゼインのペプチド鎖を切断してパラカゼインに変えてペプシンによる消化を助ける．

2）小腸での消化と吸収

胃からの酸性の糜汁は，十二指腸に流れ込むと，アルカリ性の胆汁と膵液によって中和され，同時に膵液および腸液酵素によって消化を受ける．膵液は，タンパク分解酵素としてトリプシンとともにキモトリプシン，エラスターゼ，カルボキシペプチダーゼなどを含む．これらはいずれも**チモーゲン** zymogen（酵素前駆体）の形で分泌される．

トリプシノーゲンが十二指腸に分泌されると，腸液中のエンテロキナーゼ（エンテロペプチダーゼ）によってトリプシンに活性化される．

表 1-8　タンパク質消化酵素とその作用部位

膵液酵素（管腔消化酵素） チモーゲン		活性型酵素	作用部位
トリプシノーゲン	→	トリプシン	塩基性アミノ酸（Arg，Lys）のC末端側
キモトリプシノーゲン	→	キモトリプシン	芳香族アミノ酸（Phe，Tyr）のC末端側
プロエラスターゼ	→	エラスターゼ	脂肪族アミノ酸（Ala，Leu，Ile）のC末端側
プロカルボキシペプチダーゼ	→	カルボキシペプチダーゼ	C末端アミノ酸
腸液酵素（膜消化酵素）			作用部位
アミノペプチダーゼ			ペプチドのN末端から1個ずつアミノ酸を切断
ジペプチダーゼ			ジペプチドをアミノ酸に加水分解

次いで，トリプシンが，キモトリプシノーゲンをキモトリプシン，プロエラスターゼをエラスターゼ，プロカルボキシペプチダーゼをカルボキシペプチダーゼにそれぞれ活性化する．これらの酵素作用で小さくなったオリゴペプチドは微絨毛表面に結合したアミノペプチダーゼ（オリゴペプチダーゼ)やジペプチダーゼによる膜消化によってアミノ酸にまで加水分解され吸収される．一部はオリゴペプチドのまま粘膜（吸収）細胞に入り，そこでオリゴペプチダーゼによってアミノ酸に加水分解される．

アミノ酸やオリゴペプチドの小腸粘膜細胞内への取込みには，種々の輸送タンパク質が介在する．Na^+との共輸送（二次的能動輸送）あるいは対向輸送，あるいはアミノ酸のみを輸送するものなどが見出されている．主要な輸送担体タンパク質としては，① 中性アミノ酸（Ala, Phe, Leu, Ile，Met，Val など）用，② 塩基性アミノ酸（Lys，Arg など）用，③酸性アミノ酸（Asp，Glu）用，④プロリン，ヒドロキシプロリン，グリシン用，⑤β-アラニン，タウリン用が知られている．粘膜細胞に入ったアミノ酸は門脈血を経て肝臓に運ばれ，タンパク質合成や糖新生，脂肪合成などに利用される．

1.5.3 アミノ酸の代謝

肝臓に入ったアミノ酸は血流に入って各組織に運ばれ，タンパク質のほか，生理活性物質や脂肪合成，糖新生（糖原性アミノ酸）に使われ，また，エネルギー源になる．

普通，1日 350 g 前後のタンパク質が新しく入れ替わっており，アミノ酸は繰り返し再利用されるが，その内の 1/4 近くは生理活性物質になったり，アミノ酸バランスの関係で異化される．異化 catabolism の過程では，まず，大部分のアミノ酸はアミノトランスフェラーゼ aminotransferase（＝トランスアミナーゼ transaminase）によるアミノ基転移反応（図 1-37）によって，また一部のアミノ酸は酸化的あるいは非酸化的脱アミノ反応によってケト酸（炭素骨格）となる．次いでケト酸は個々の代謝系を経て，解糖や TCA 回路中間体，あるいはアセト酢酸やアセチル-CoA などの脂肪酸代謝中間体になる．

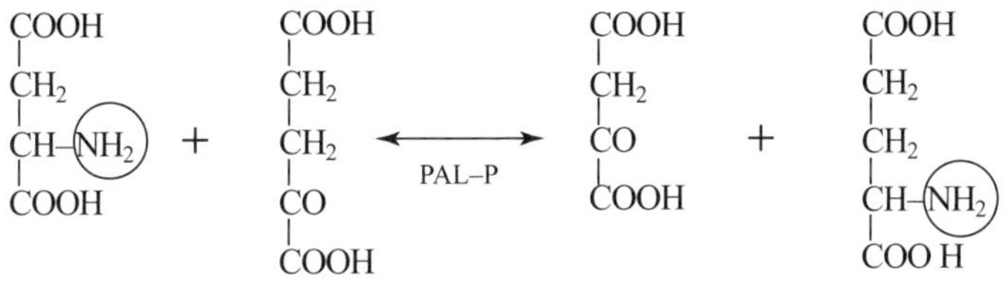

図 1-37　アミノ基転移反応（アスパラギン酸）

1）アミノ基の代謝

アミノトランスフェラーゼは 1 組のアミノ酸とケト酸の間のアミノ基の転移を触媒する酵素で，ケト酸としては，ピルビン酸，オキサロ酢酸，ケトグルタル酸が利用され，アラニン，アスパラギン酸，グルタミン酸を生じる．グルタミン酸は，グルタミンシンターゼの作用でグルタミンになることで，さらにアンモニア 1 分子を固定しうる．筋肉では，代謝されたアミノ酸窒素は，最終的にアラニンやグルタミンとして血中に出される．腸管および腎臓は，グルタミンを取込み，アラニンを血中に放出する．多くの組織から血中に出されたアラニンは肝に取込まれ処理される．

肝は，特に高いアスパラギン酸アミノトランスフェラーゼ aspartate aminotransferase（AST）およびアラニンアミノトランスフェラーゼ alanine aminotransferase（ALT）活性をもつ．この両酵素は，リシン，ヒスチジン，プロリンを除くほとんどのアミノ酸とケトグルタル酸とのアミノ基転移を触媒する．結果として，肝ではアミノ酸窒素はグルタミン酸の形に集約される．なお，両酵素は細胞質酵素であるので，肝障害や心筋梗塞では細胞外に流出し血清中の活性が上昇する．

肝はアミノ酸窒素の終末処理工場で，グルタミン酸は，グルタミン酸デヒドロゲナーゼによる酸化的脱アミノ反応によってケトグルタル酸とアンモニアに分解される．生じたアンモニアはカルバモイル-リン酸シンセターゼによってカルバモイル-リン酸，さらに尿素回路によって尿素に代謝される．グルタミン酸デヒドロゲナーゼは，ミトコンドリアのマトリクスに存在する酵素で，反応は可逆的であるが，反応定数はグルタミン酸生成に片寄っている．このことは重要で，尿素回路の代謝活性とのバランスで，毒性の強いアンモニアが増えると，グルタミン酸生成に向かい，それでも処理できないときは，グルタミンシンセターゼの作用でさらにアンモニア 1 分子と反応して毒性のないグルタミンになる．グルタミンはグルタミナーゼによってグルタミン酸に戻る．グルタミン酸とグルタミン酸デヒドロゲナーゼは，肝におけるアミノ酸窒素をプールし異化と再利用の調節機構としての役割を果たしている．

肝でのグルタミン酸から尿素までのアミノ酸窒素の代謝経路は図 1-38 に示した．尿素回路は，細胞質とミトコンドリアにまたがっており，ミトコンドリアから 1 分子のアンモニアと二酸化炭素，細胞質から 1 分子のアミノ基を結合して尿素を生成する．

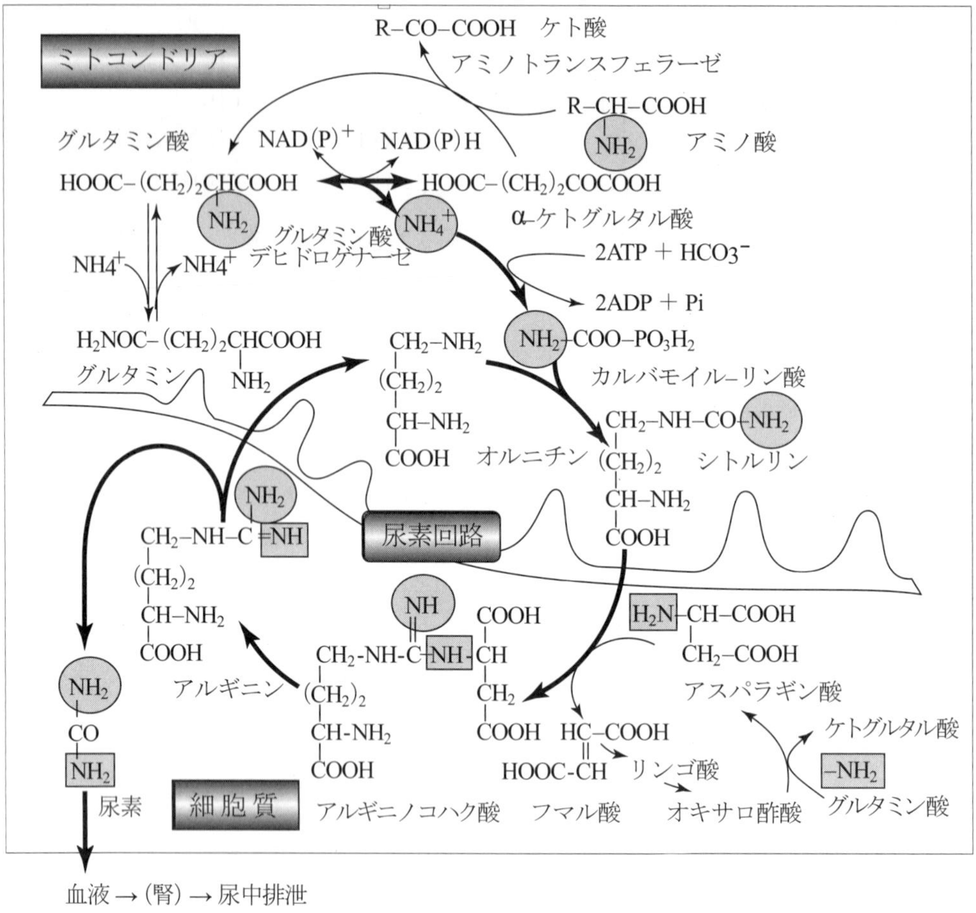

図 1-38　肝におけるアミノ酸窒素の代謝と尿素回路

2）炭素骨格の代謝

アミノ酸には，図 1-39 のように，その炭素骨格の構造によって，解糖および TCA 回路中間体になるものと，アセチル–CoA またはアセトアセチル–CoA になるものとがある．前者は糖新生原料になりうるので**糖原性アミノ酸** glycogenic amino acid，後者は糖合成原料にはなりえず脂肪酸もしくはケトン体原料となるので**ケト原性アミノ酸** ketogenic amino acid と呼ぶ．ここで注意すべきは，完全なケト原性アミノ酸はリシンとロイシンだけということである．他のケト原性アミノ酸は，炭素骨格の一部がケト原性の代謝を受け，残りの部分は糖原性の代謝系に入る．したがって，糖原性・ケト原性アミノ酸と呼ぶべきものである．

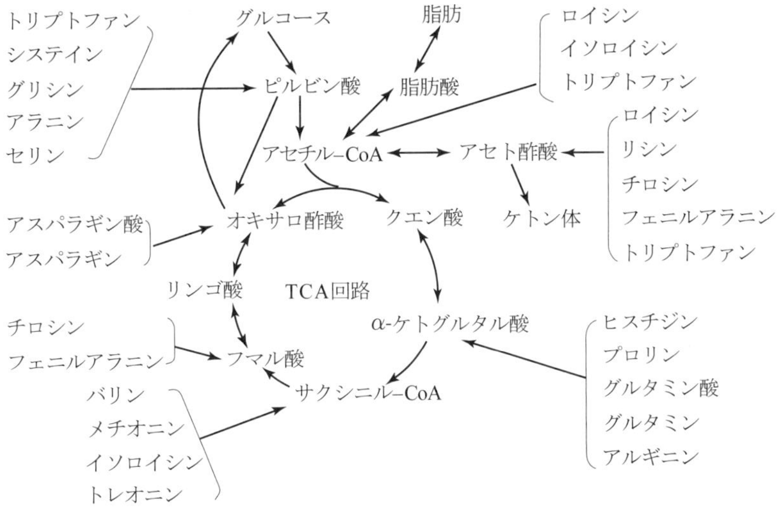

図 1-39　糖原性アミノ酸及びケト原性アミノ酸の炭素骨格の代謝経路

1.5.4 タンパク質の栄養価とその評価方法

a. タンパク質の栄養価

タンパク質の栄養価は，消化・吸収の効率にも影響されるが，必須アミノ酸（不可欠アミノ酸）が欠ければ欠乏症が現れるので，アミノ酸組成，特に必須アミノ酸含量に左右される．必須アミノ酸は，生合成できないか，出来ても十分でないアミノ酸である．人間では，バリン，ロイシン，イソロイシン，トレオニン，メチオニン，フェニルアラニン，トリプトファン，リシン，ヒスチジンの 9 種である．シスチンおよびチロシンの摂取はそれぞれメチオニンおよびフェニルアラニンの節約効果がある．タンパク質に不足している必須アミノ酸またはそれを含むタンパク質を補うことは，タンパク質の栄養価を改善する効果（補足効果）がある．たとえば，小麦粉に対するリシンの添加，動物性と植物性タンパク質（たとえばパンとチーズ）を併せて摂ることは，不足する必須アミノ酸が補われ栄養価が向上する．逆に特定のアミノ酸の大過剰摂取もアミノ酸バランスを損ない好ましくない．例えば，ロイシンやバリンの取り過ぎはタンパク質合成に使われるトリプトファン量が増えるため，トリプトファンから生合成されるナイアシンの不足を招くことがある．良質なタンパク質や FAO などが策定した必須アミノ酸組成（表 1-9）がタンパク質の栄養評価の基準（**アミノ酸評点パターン**）に利用されている．

タンパク質の栄養価の評価には，動物実験による測定（生物価，タンパク質正味利用効率）と，タンパク質の必須アミノ酸含量を基準となるタンパク質の必須アミノ酸組成あるいは WHO のアミノ酸評点パターン（表 1-9）と比較する方法とがある．必須アミノ酸含量が極端に少ないような場合を除けば，両法の結果は比較的よく一致する（表 1-10）．

表 1-9　必須アミノ酸の推定必要量（mg/g タンパク質窒素）

アミノ酸	鶏卵	人乳	FAO/WHO (1973 年)	FAO/WHO/UNU(2-5 歳用, 1985 年)	WHO/FAO/UNU(2007 年)[1]	
					mg/kg体重/日	mg/g タンパク質[2)]
ヒスチジン				120	10	15
イソロイシン	330	320	250	180	20	30
ロイシン	530	610	440	410	39	59
リシン	440	420	340	360	30	45
メチオニン＋シスチン	380	220	220	160	15	22
メチオニン	−	−	−	−	10	16
シスチン	−	−	−	−	4	6
フェニルアラニン＋チロシン	560	580	380	390	25	38
トレオニン	290	270	250	210	15	23
トリプトファン	100	100	60	70	4	6
バリン	410	370	310	220	26	39
総必須アミノ酸	3,040	2,890	2,250	2,120	184	277

[1)] WHO Technical Report Series 935: P rotein and amino acid requirements in human nutrition. [2)]単位が mg/g タンパク質であるので，平均窒素含量を 16%として窒素係数 6.25 を各数値にかけると mg/g タンパク質窒素単位の必要量になる．

表 1-10　食品タンパク質の栄養価

食　品	卵　価	人乳価	アミノ酸価	生物価*
全卵	100	90 (Leu)	100	94 [94]
牛乳	64 (Met)	88 (Trp)	100	90 [74]
牛肉	80 (Met)	80 (Met)	100	76 [67]
豚ヒレ肉	80 (Met)	90 (Leu)	100	−
精白米	75 (Lys)	60 (Lys)	65 (Lys)	64 [74]
小麦粉	50 (Lys)	50 (Lys)	44 (Lys)	52 [41]
大豆	70 (Met)	85 (Met)	86 (Met)	75 [65]
ほうれん草	53 (Met)	72 (Met)	50 (Met)	−

（ ）内は，第 1 制限アミノ酸．＊幼弱白ネズミによる実験．［ ］内は成人．

b. タンパク質栄養価の評価方法

i)　生物価　biological value，タンパク質正味利用率　net protein utilization

良質のタンパク質ほど体内によく保留され，異化・排泄される量が少なくなる．タンパク質（アミノ酸）代謝は窒素代謝を伴うので，タンパク質の体内保留量は，窒素出納（窒素の摂取，吸収，排泄量の収支）の測定で知ることができる．体内保留窒素量の吸収窒素量および摂取窒素量に対する割合をそれぞれ生物価およびタンパク質正味利用率と呼んでいる．後者は，食品中のタンパク質について，消化吸収率を考慮した値である．

$$\text{生物価} = \frac{\text{体内保留窒素量}}{\text{吸収窒素量}} \times 100$$

吸収窒素量 ＝
摂取窒素量 −（糞便中窒素量 − 糞便中の代謝性窒素量）

$$\text{タンパク質正味利用率} = \frac{\text{体内保留窒素量}}{\text{摂取窒素量}} \times 100$$

体内保留窒素量 ＝
吸収窒素量 −（尿中窒素量 − 尿中の代謝性窒素量）

ii) 化学的評価法

①ケミカルスコア　chemical score

1965 年 FAO/WHO 共同専門委員会の推奨した方法で，食品タンパク質の必須アミノ酸合計量（E）に対する各必須アミノ酸（A）の比率（A/E 比）を用いて鶏卵（卵価）または母乳（人乳価）の A/E と比較する．栄養価は，最も値の低い必須アミノ酸の％で表す．なお，ケミカルスコアでは，必ず全窒素量 T に対する総必須アミノ酸の比（E/T）を付記することになっている．

$$\text{卵価（人乳価）} = \frac{\text{第 1 制限アミノ酸の A/E}}{\text{鶏卵（人乳）の A/E}} \times 100$$

②アミノ酸スコア　amino acid score

1973 年 FAO/WHO 合同特別専門委員会は暫定的アミノ酸パターン（タンパク質窒素 g 当たりの各必須アミノ酸必要量 mg，表 1-9 参照）を策定し，これを基準として，食品タンパク質の第 1 制限アミノ酸（基準アミノ酸に対する割合が最も低いアミノ酸）を求め，その割合（％）で栄養価を表すことを推奨した．2007 年 WHO/FAO/UNU 報告では，「タンパク質窒素 g 当たり」に代えて「タンパク質 g 当たり」の値を用いている．

$$\text{アミノ酸スコア} = \frac{\text{第 1 制限アミノ酸量 mg}}{\text{基準アミノ酸パターンの対応アミノ酸量 mg}} \times 100$$

なお，最近は上述の値をタンパク質正味利用率で補正したタンパク質消化吸収率補正アミノ酸スコア（protein digestibility corrected amino acid score，PDCAAS）が主に用いられている．PDCAAS は，タンパク質の栄養評価法として 1991 年 FAO/ WHO 専門家会議で提案されたもので，2007 年 WHO/FAO/UNU 報告も採用している．ただ，多くのタンパク質の正味利用率は 90%前後であることを考えると，従来のアミノ酸スコアでも実用上，大きな問題はないように思う．

1.5.5 アミノ酸代謝異常

先天的なアミノ酸代謝欠損症が知られているが，その多くは精神発達障害など重篤な障害をもたらす．フェニルケトン尿症，ホモシスチン尿症，メイプルシロップ尿症については，早期発見，早期治療を目的に新生児マススクリーニング検査が行われている．

1）フェニルケトン尿症　phenylketonuria

フェニルアラニンからチロシンへの代謝に必要なフェニルアラニンヒドロキシラーゼの障害による．フェニルアラニン，フェニルピルビン酸，フェニル乳酸が血中に大量に蓄積し尿中に出る．生後，数週間で発症し手当てが遅れると知恵遅れとなる．高濃度フェニルアラニンがチロシンから L−DOPA 生成に働くチロシナーゼを阻害するためといわれる．新生児マススクリーニング検査による発見頻度は，1/80,000 程度で，低フェニルアラニン食が予防に有効である．

2）メイプルシロップ尿症　maple syrup urine disease

尿のメイプルシロップ臭が特徴で，血中の分枝鎖アミノ酸およびそのケト酸が増加し，放置すれば脳障害によって普通 1 年以内に死亡する．**分枝鎖ケトン尿症** branched chain ketonuria ともいう．ロイシンやイソロイシン，バリンのα−ケト酸デカルボキシラーゼ活性の欠損ないしは低下による．ロイシンやイソロイシン，バリンの摂取量調節で救える．発見頻度は，1/250,000 程度．

3）ホモシスチン尿症　homocystinuria

シスタチオニンβ−シンターゼなど，メチオニンからホモシステインを経てシスタチオニン（システイン合成中間体）への代謝酵素の欠損ないし障害で起こり，尿中に大量のホモシスチンが排泄される．知能障害，けいれん発作，水晶体脱臼，血栓症などがみられる．生後すぐに低メチオニン，高シスチン食を与えれば，病的変化を予防できる．発見頻度は，1/170,000 程度．

4）アルカプトン尿症　alcaptonuria

ホモゲンチジン酸と，その代謝産物のキノン化合物の尿中への大量排泄のため，尿を空気中に放置すると黒化が起こる．チロシン代謝の過程で芳香環開裂に必要なホモゲンチジン酸オキシダーゼの欠損による．色素沈着，関節炎などが起こる．

5）ハートナップ病　Hartnup disease

腎および小腸上皮における中性アミノ酸吸収障害のため，尿中に中性アミノ酸が大量に排泄される．このため，トリプトファン不足によるニコチン酸欠乏で，発疹，精神神経障害など，ペラグラ様症状を呈する．ニコチン酸投与で改善する．

6）　白皮症　albinism

劣性遺伝や突然変異で，チロシナーゼの欠損あるいは不活性のため，メラニン色素を生成できない代謝異常．体毛や皮膚は白く，瞳孔は毛細血管の透過により赤色を呈する．ほとんどの場合，網膜色素上皮における色素欠乏のため，光受容が不十分で，視覚障害を伴う．また，日光（特に紫外線）による皮膚損傷や皮膚がんのリスクが高い．非進行性で，他は正常者と変わらない．

7）高リシン血症，高グリシン血症，高ヒドロキシプロリン血症

アミノ酸代謝の障害による疾病で，いずれも精神身体発育障害が認められている．

8）高アンモニア血症　hyperammonemia

アミノ酸代謝で生じるアンモニアは，主に肝で尿素に代謝され排泄されるが，肝機能が低下す

ると血中にあふれる．血中のアンモニア濃度は平均 100 mg/dL 程度であるが，門脈血は，腸内細菌ウレアーゼによって生じたアンモニアを含むため，約 350 mg/dL と高い．肝硬変のような肝機能障害では血管の肝外短絡によって門脈血が直接全身循環に流れ込むようになる．そのため，高アンモニア血症となり，（肝性）昏睡を起こしやすい．グルタミンシンテターゼは肝や脳に多く，脳ではこの酵素によるグルタミン生成がアンモニア解毒のほとんど唯一の手段である．アンモニア毒性の原因は，アンモニア解毒への利用のためこれら組織でのα-ケトグルタル酸の不足を引き起こし，TCA 回路，ATP 生産の低下が起こるためとされているが，定説はない．

9）**痛風**　gout

血中尿酸が異常に増加すると関節滑液や組織内に尿酸結晶が析出し激痛を伴う痛風（過尿酸血症）を引き起こす. 血中には 4ー5 mg/dL の尿酸が存在するが, 尿酸は水に対する溶解度が 7 mg/dL 程度で，血中濃度がこれを上回る状態が長く続くと痛風が起こる．尿酸はプリン塩基の最終代謝産物で，アデニン，グアニンから生じるキサンチンのキサンチンオキシダーゼによる酸化で生成し尿中に排泄される．痛風には尿酸の過剰生産型と排泄低下型があるが，前者はプリン体増加につながる高栄養摂取が原因のようである．核酸は，ホスホリボシルピロリン酸にアミノ酸窒素を付加して合成されるので，高タンパク，高エネルギー摂取はペントース-リン酸回路を活性化（脂肪合成に必要な NADPH 合成のため）し，ホスホリボシルピロリン酸生成を高め，豊富なアミノ酸窒素の存在と相まって核酸の代謝回転を高めるためともいわれるが，明らかでない．

1.6　無機質（灰分，ミネラル）と水分

人体の構成元素は, O（65%）, C（18%）, H（10%）, N（3%）, Ca（2%）, P（1.1%）, K（0.35%）, S（0.25%），Na（0.15%），Cl（0.15%），Mg（0.05%）の順（質量%）で多い．初めの 4 元素 O，C，H，N は主にタンパク質，脂質，糖質などの有機化合物および水として含まれ，通常，無機質には含めない．無機イオンとして存在する元素栄養素としては Ca が最も多い成分である．これら 11 元素は 1 日摂取量が 100 mg を超え，常量元素とでもいうべきもので，このほかに微量元素として，Fe（0.004%），Mn（0.0003%），Cu（0.00015%），I（0.00004%）＞Mo，Se，Cr，Zn，Co，F，Ni，V，･･･などが見出される．

無機質 mineral は，人体の構成成分の 5ー6%，水分は 55ー60%を占める．無機質は，骨格の主要成分であるが，体液（表 1-11）にも一定量含まれ，体液の浸透圧や pH 調節に関わり，また，活動電位の維持，物質の経膜輸送，情報の伝達，代謝中間体の構成成分，酵素の補因子など，細胞の活動にさまざまな形で関与している．水分は，物質輸送や代謝の媒体であり，体温の調節に関わる．エネルギー源とはなりえないが，ビタミン同様，個々の無機質（元素）はいずれも他では代替できない必須の栄養素である．しかし，過剰摂取は中毒を示すものが多い．無機質の食事摂取基準については，p.107 および巻末表を参照されたい．

表 1-11　体液の電解質含量(mEq/L)

電解質	細胞外液（血漿）	（組織間液）	細胞内液
Na^{+}	142	145	10
K^{+}	5	4	140
Mg^{2+}	3	1.3	35
Ca^{2+}	5	3.5	0
Cl^{-}	103	115.6	4
HCO_3^{-}	24	29	10
HPO_4^{2-}	2	2.5	75
SO_4^{2-}	1	6.7 (SO₄²⁻・有機酸・タンパク質の合計)	2
有機酸	10		94 (有機酸・タンパク質の合計)
タンパク質	15		
（体水分分布）	10 %	25 %	65 %

1.6.1 無機質

1）カルシウム　calcium (Ca)

カルシウムは，生体で最も多い金属元素で体重の約 2%（約 1.2 kg/60 kg）を占め，その 99%は骨と歯に存在し，体液中の量は 10 g 以下である．カルシウムが腸管から効率良く吸収されるには小腸粘膜上皮の吸収細胞中のカルシウム結合タンパク質が必要で，その生合成を誘導するビタミン D が不足すると吸収が損われる．また，食餌中のリン酸との割合が吸収に影響し，カルシウム：リン酸の比が 1：2〜2：1 の範囲を超えると吸収が著しく悪くなる．シュウ酸，フィチン酸など，カルシウムと不溶性の塩をつくるものもカルシウムの吸収を妨げる．

［**生理作用**］　カルシウムは骨，歯の主要な構成成分で，その 80%はリン酸塩，残りは炭酸塩として存在する．また，血漿中に 9〜11 mg/dL，脳脊髄液に 5〜6 mg/dL，筋肉に約 8 mg/dL の割合で含まれる．血漿カルシウム濃度は，血液凝固，筋肉収縮などに関与しており，ホルモンにより厳密に調節・維持されている．血漿カルシウム濃度が低下すると，副甲状腺ホルモン（＝上皮小体ホルモン．パラソルモン parathormone，PTH ともいう）が分泌され腎でのビタミン D のカルシトリオール calcitriol への活性化が起こる．これによって骨からのカルシウム動員，腸管からのカルシウム吸収促進，腎からのカルシウム排泄抑制（腎尿細管でのカルシウム再吸収促進）で血漿カルシウム濃度が上昇する．カルシウム濃度が上限を超えると，PTH の分泌および D の活性化が抑えられ，これらと作用が拮抗するカルシトニンが甲状腺 C 細胞から分泌されカルシウムの骨からの動員および腎での再吸収が抑制される．

カルシウムは，プロトロンビンなどの血液凝固因子の γ-カルボキシグルタミン酸残基と結合し，活性化させて血液凝固を誘導する．筋収縮もカルシウムの細胞内貯蔵部位からの放出と細胞外からの流入によって誘導される．アセチルコリン受容体などから G タンパクを介する細胞応答においても細胞内シグナル伝達因子（プロテインキナーゼ C や Ca-カルモジュリンキナーゼの活性化など）として働いている．

［**過剰症・欠乏症**］　過剰摂取は，泌尿器系結石，ミルクアルカリ症候群，無機質吸収抑制などの可能性がある．また，欠乏すると，くる病（成長期），骨軟化症（成人）が現れる．

2）リン　phosphorus（P）

リンは，人体に約600 g/60 kg含まれ，その85%は骨格（大部分はリン酸カルシウムの形で存在），10%が筋肉に存在する．血清中リン濃度は0.8〜1.6 mmol/dLである．HPO_4^{2-}は細胞内液の主要な陰イオンでpHと浸透圧を調節している．また，核酸，リン脂質，チアミンピロリン酸やピリドキサール-5′-リン酸などの補酵素，解糖などの代謝中間体の構成成分となっている．また，タンパク質のリン酸化・脱リン酸化による代謝調節（プロテインキナーゼが関与）や情報伝達（受容体チロシンキナーゼ，MAPキナーゼなど）に関わっている．リンの吸収・排泄は，カルシウム代謝と密接に関連しており，血漿リン酸濃度と尿リン排泄量は副甲状腺ホルモン（PTH）によって調節されている．

3）ナトリウム　sodium（Na）

ナトリウムは，人体に60〜65 g含まれ，多くはCl^-やHCO_3^-と会合している．

［**生理作用**］Na^+は，細胞外液の主要な陽イオンで，細胞内外で数十倍の濃度差がある．この状態が，水分代謝（細胞外液量の調節），pH（酸–塩基平衡），浸透圧，刺激伝達や物質の経膜輸送，膜電位の維持などに役立っている．胆汁，膵液に重炭酸塩の形で多量に含まれ，胃酸の中和，グルコース，アミノ酸の腸管吸収促進に働く．Na^+は，グルコースやアミノ酸，Cl^-や$H_2PO_4^-$などとの共輸送で腸管粘膜細胞に入り漿膜側のNa^+，K^+-ATPaseによって血液中に移行するので，よく吸収される．Na^+は，汗，糞便にも排泄されるが，90%以上は腎から排泄され，レニン–アンジオテンシン–アルドステロン系やバソプレッシン，心房性ナトリウム利尿性ペプチドなどのホルモンによる調節を受ける．アルドステロンは，腎の遠位尿細管主細胞のNa^+，K^+-ATPaseを刺激してNa^+の再吸収とK^+，H^+の排泄を促進してNa^+の体外排泄を抑制する．

［**過剰症・欠乏症**］Na^+不足は消化液分泌減退，浮腫，食欲減退，筋脱力感などを起こす．過剰では細胞からの水分脱出による機能低下が起こる．また，慢性的な高食塩摂取は，高浸透圧による胃粘膜細胞壁の破壊により発がん物質の作用を促進して胃がん，また，体液量の増加により高血圧症，脳卒中の原因になる．減塩は，これらの一次予防に寄与する．

4）カリウム　potassium（K）

カリウムは，人体に約150 g含まれる．体内の陽イオンとして最も多く，$H_2PO_4^-$やHCO_3^-と会合して存在する．

［**生理作用**］K^+は，細胞内液の主要な陽イオンで，細胞外液はその1/30〜1/40程度で，細胞内外で大きな濃度差がある．細胞外Na^+同様，細胞内pHや浸透圧，刺激伝達，膜電位の維持などに働いている．

［**過剰症・欠乏症**］腎機能が低下している場合やアンジオテンシンII受容体遮断薬を服用している場合には高カリウム血症（5 mmol/L 以上）を起こすことがある．高カリウム血症は，膜電位を低下させ，神経線維，心筋および筋細胞の興奮性を高め，急激な場合には心停止が起こる．

逆にカリウム欠乏は膜電位の過分極を引き起こし，神経線維，心筋および筋細胞の興奮性を低下させ，神経や筋肉の被刺激性減退，脱力感，頻脈，不整脈などがみられる．重篤な低カリウム血症では，不整脈，麻痺，代謝性アルカローシス，尿の濃縮力低下などで死亡する危険がある．嘔吐や下痢，緩下薬の乱用，降圧利尿薬の服用，糖尿病や腎不全などはカリウム欠乏を引き起こすおそれがある．

5）マグネシウム　magnesium（Mg）

マグネシウムは，人体に約 25 g 含まれる．その 60％前後はリン酸塩，炭酸塩として骨に存在し，骨はマグネシウム貯蔵庫の役割を果たしている．残りの Mg^{2+} は軟組織に分布し，細胞内液の 2 番目に多い陽イオン（筋肉で，21 mg％含まれ，7 mg％の Ca^{2+} より多い）である．特にミトコンドリアに多く，タンパク質，DNA（非ヒストン部のリン酸基）との結合のほか，ATP と結合して ATP を安定化させている．植物では葉緑素クロロフィルの構成成分となっている．

［**生理作用**］ATP を必要とする多くの酵素（ヘキソキナーゼなどのリン酸化酵素，ピルビン酸カルボキシラーゼなどのビオチン酵素など）の反応の補助因子として働く．Mg^{2+} は，Ca^{2+} がイオンチャンネルを通って細胞内に流入するのを抑える働きがあり，カルシウム摂取量との割合（心疾患予防のためにはカルシウム : マグネシウム＝2 : 1 の比が適当）が重要といわれる．欠乏すると，低カルシウム血漿，筋肉の痙れん，不整脈や神経疾患などが現れ，精神的抑うつ症や不安感を起こし，また，虚血性心疾患で死亡する危険性が高くなる．

6）鉄　iron（Fe）

鉄は，人体に 2ー3.5 g 存在し，68％がヘモグロビン，4％がミオグロビンに含まれる．残りの大部分は**フェリチン** ferritin（分子量 460 kD のタンパク質アポフェリチン 1 分子が 2000 個の Fe^{3+} と結合したもの）として存在する．食物の鉄はほとんど Fe^{3+} として存在し，胃酸とビタミン C 及び微絨毛のフェリレダクターゼによって Fe^{2+} に還元されて小腸上部で 2 価メタルイオントランスポーター（DMT1）に結合して吸収される．Fe^{3+} は吸収されにくいが，ヘム鉄はエンドサイトーシスにより効率よく吸収される．吸収された Fe^{2+} は，フェロオキシダーゼ ferroxidase（＝**セルロプラスミン** ceruloplasmin，132 kD の青色タンパク質で 8 原子の Cu を含む酵素）で Fe^{3+} に再酸化され，**トランスフェリン** transferrin と結合して血中を運搬される．肝，脾臓，骨髄などにフェリチン（全体の 27％）として貯蔵される．Fe^{2+} は脂質過酸化を誘導するので，体内で必要外の鉄を Fe^{3+} として保持することは合理的である．

［**生理作用**］ヘモグロビン，ミオグロビンの補欠分子族ヘム（Fe^{2+}）として酸素の運搬・貯蔵に関与する．カタラーゼ（Fe^{3+} を含む），ペルオキシダーゼ（Fe^{2+} または Fe^{3+} を含む），シトクロム類

（Fe^{2+} ←→ Fe^{3+}の相互変化で電子伝達作用を発揮する），ミトコンドリア呼吸鎖の非ヘム鉄タンパク質などの構成成分となっている．余談だが，CO はヘモグロビンの Fe^{2+}との親和性が強く，O_2運搬を阻害することが一酸化炭素中毒の原因である．Fe^{2+}が Fe^{3+}に酸化されたメトヘモグロビン，メトミオグロビンも O_2結合能が低い．硝酸塩を多量に含む牧草が家畜にメトヘモグロビン血症を起こすのは，このためである．

［**過剰症・欠乏症**］長期過剰摂取は鉄沈着症発生の危険があり，また鉄欠乏は小赤血球性低血色素性貧血を引き起こす．

7）銅　copper（Cu）

銅は，人体に約 100 mg 含まれる．食物中の Cu^{2+}は，メタロレダクターゼによって Cu^{+}に還元され，小腸粘膜上皮の微絨毛に存在する銅トランスポーターと結合して吸収され，門脈を経由して肝臓に運ばれる．肝臓からはセルロプラスミンと結合して血中に放出される．過剰の銅は，胆汁中に排泄され，腸肝循環する．尿中への銅排泄は吸収された銅の 5%以下で極めて少ない．

［**生理作用**］モノアミンオキシダーゼ，シトクロムオキシダーゼ，アスコルビン酸オキシダーゼ，スーパーオキシドジスムターゼ，フェロオキシダーゼ（セルロプラスミン，青色タンパク質で血漿中の銅の 90〜95%を含む），チロシナーゼ，リシルオキシダーゼなどの構成成分となっている．

乳児の成長，生体の防御機構，骨強度，赤血球および白血球細胞の成熟，鉄輸送，コレステロールや糖代謝，心筋収縮，脳の発達に必要とされる．軟体動物の血色素ヘモシアニン hemocyanin（青色）は，鉄の代わりに銅を含む．

先天的な銅代謝障害として，肝，脳，角膜などに過剰の銅が蓄積される**ウイルソン病** Wilson disease と，銅の腸管吸収障害の**メンケス症候群** Menkes syndromes（ねじれ毛症候群ともいう）がある．ウイルソン病は，フェロオキシダーゼ合成あるいは胆汁への銅排泄の障害が原因の一種の銅過剰症と考えられ，肝硬変，脳基底核変性による精神神経症状などが現れる．メンケス症候群では，肝・脳などの組織の銅含量や血漿セルロプラスミン値が低下し，ねじれ毛や毛髪・皮膚の色素異常がみられる．ねじれ毛は，ケラチン，コラーゲン，エラスチンなどの架橋構造の生成に必要なリシルオキシダーゼの低下，毛髪や皮膚色素の異常はチロシナーゼの低下が原因である．

［**欠乏症・過剰症**］　過剰摂取は，悪心，嘔吐，腎機能障害，肝硬変などを起こす．欠乏時には，鉄不反応性貧血（鉄輸送異常による小赤血球性低血色素性貧血），白血球減少，特に好中球減少，骨異常が現れる．また，経腸栄養による栄養管理時には，欠乏で未熟児，タンパク栄養障害，難治性下痢などがみられる．

8）ヨウ素　iodine（I）

ヨウ素は，人体には約 13 mg 含まれ，その殆どは甲状腺に存在する．ヨウ素イオンとして胃および小腸から吸収され，血液循環を経て甲状腺に取り込まれる．ヨウ素は，世界的に不足しやすい無機質であるが，海藻に多いので，海産物摂取の多い日本では不足よりむしろ過剰摂取による障害がみられる．ヨウ素の摂取機会の少ない大陸内陸部では欠乏を防ぐためヨウ素強化食塩が使用されている．

［**生理作用**］甲状腺ホルモンのチロキシン thyroxine，3,3',5−トリヨードチロニン tri-iodothyronine の構成成分となっている．甲状腺から分泌されるのは，ほとんどがチロキシンで，血中ではチロキシン結合タンパク質と結合して存在する．トリヨードチロニンが活性型で，血中チロキシンは標的組織のチロキシンデイオディナーゼ thyroxine deiodinase（セレン酵素）によって脱ヨウ素化を受けトリヨードチロニンになる（図 1-40）．

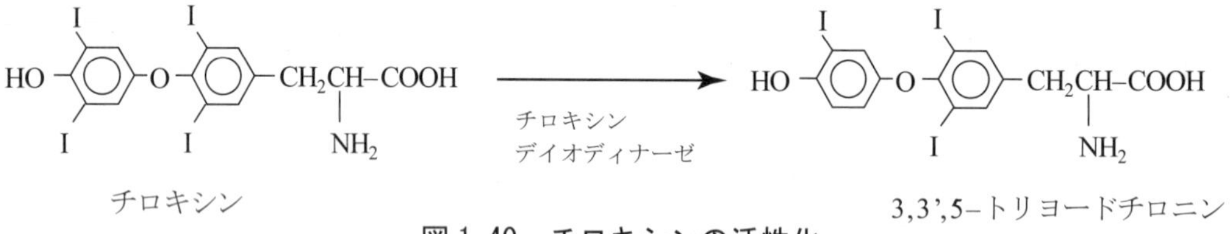

図 1-40　チロキシンの活性化

［**過剰症・欠乏症**］過剰摂取は，甲状腺機能低下症，甲状腺腫，甲状腺中毒症，ヨウ素欠乏時には，甲状腺の代償性肥大を起こし，甲状腺腫，甲状腺機能亢進症 hypothyroidism となる．末梢代謝，筋力，発熱が低下し，組織への脂質・ムコ多糖類の蓄積，浮腫，徐脈などがみられ，精神的肉体的活動性の低下，粘液水腫 myxedema が起こる．また，母体のヨウ素欠乏は出産児のクレチン病 cretinism（出生児の甲状腺機能低下症で，知能および身体発育の低下）を引き起こす．

9）亜鉛　zinc（Zn）

亜鉛は人体に約 2 g 含まれ，骨，歯，筋肉，肝，腎に多い．亜鉛は，小腸上部から吸収され門脈経由で肝に運ばれる．メタロチオネイン metallothionein（Zn, Cd, Hg, Cu などで誘導される金属結合タンパク質で細胞質に局在）などのタンパク質と結合して貯蔵される．血中ではトランスフェリン，アルブミンと結合して運ばれる．亜鉛は，腸管粘膜の剥離，膵液の分泌などに伴って便中に排泄され，尿中排泄は便中排泄の 10 分の 1 以下である．

［**生理作用**］アルカリホスファターゼ，アルドラーゼ，カルボキシペプチダーゼ，グルタミン酸デヒドロゲナーゼ，炭酸脱水酵素（炭酸デヒドラターゼ），アルコールデヒドロゲナーゼ，スーパーオキシドジスムターゼなどの酵素の構成成分．膵臓のインスリン貯蔵，遺伝子発現，味蕾の正常維持にも必要である．

［**過剰症・欠乏症**］亜鉛欠乏は，発育不全，紅斑，鱗屑を伴う皮膚炎，傷創治癒障害，味覚障害，免疫能低下などをきたす．過剰摂取では，嘔吐，腹痛，下血などがみられ，スーパーオキシドジスムターゼ活性の低下，貧血などが見られる．また，銅の吸収阻害による銅欠乏を引き起こす．

10）モリブデン　molybdenum（Mo）

モリブデンは，腸管吸収のよい無機質で，肝臓と腎臓に多く含まれる．全血中に 5nmol/L 含まれ，血漿ではα-マクログロブリンと結合して輸送される．尿中排泄量は，摂取量に依存しており，排泄によって体内量の恒常性が維持されているようである．

［**生理作用**］モリブデンは，キサンチンオキシダーゼ，アルデヒドオキシダーゼ（R−CHO＋ H_2O $\longleftrightarrow$ R−COOH＋$2H^+$＋$2e^-$），亜硫酸オキシダーゼ（SO_3^{2-}＋H_2O $\longleftrightarrow$ SO_4^{2-}＋$2H^+$＋ $2e^-$）の3酵素の補酵素である．モリブデン−コファクター molybdenum−cofactor（図 1-41）と呼ばれるモリブデンとプテリン体（モリブドプテリン molybdopterin と呼ぶ）との錯体の形で含まれ，Mo^{4+}とMo^{6+}との酸化還元変化によって基質との電子授受を行っている．ヒトでのモリブデン−コファクターの先天的欠損は，上述の3酵素活性の低下があり，出生後すぐから重篤な痙攣がみられ，眼球の異常，精神運動遅滞，脳萎縮などの脳障害が出る．

［**欠乏症**］モリブデン酵素の活性低下によると思われるが，血中メチオニン，尿中チオ硫酸塩の増加，血漿尿酸，尿中尿酸，尿中硫酸が減少する．

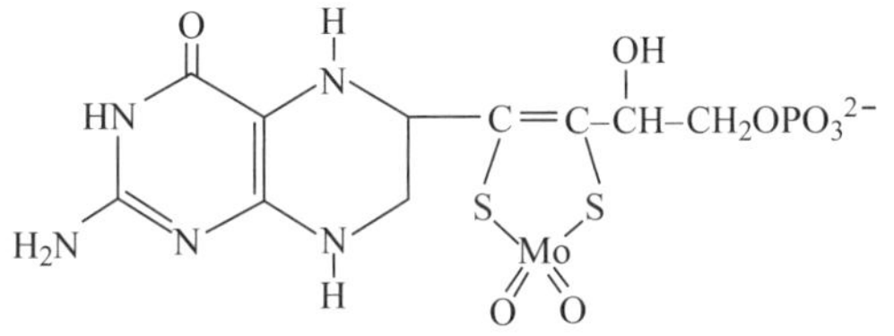

図 1-41 モリブデン-コファクターの化学構造

（Johnson, J. L., et al.（1993）Adv. Exp. Med. Biol. 338, 373–378より）

11）マンガン manganese（Mn）

マンガンは，人体に 12 mg 前後含まれる．Mn^{2+}として小腸全域で吸収され，吸収細胞で Mn^{3+}となって門脈経由で肝臓に運ばれる．胆汁および膵液経由で消化管に排泄され，尿中にはほとんど出ない．

［**生理作用**］ミトコンドリアに多く，Mn-スーパーオキシドジスムターゼ，ピルビン酸カルボキシラーゼの構成成分で，ピルビン酸が酵素の活性中心に結合するのに必要である．また，アルギナーゼ，アルカリホスファターゼなどの活性化に必要といわれる．また，メバロン酸のリン酸化，スクワレン合成に必要である．

［**過剰症・欠乏症**］特異的な欠乏症は知られていないが，不足すると骨形成，糖代謝，脂質代謝，運動機能などが損われる．食事によるマンガン過剰症は認められていないが，マンガンに暴露されている職場での運動失調，パーキンソン病など，深刻な神経症や脳障害などが見られる．

12）セレン selenium（Se）

セレンは，哺乳動物で20種近い酵素・タンパク質の触媒部位を構成していることが知られている．セレン分布は地域的偏りがあり，不足地域では栄養的に重要な無機質である．

［**生理作用**］セレンは，セレノシステイン selenocystein（HSe−$CH_2CH(NH_2)$）COOH）としてセレン酵素の①グルタチオン・ペルオキシダーゼ，②チオレドキシン・レダクターゼおよび③チロキシン・デイオディナーゼの活性中心に含まれる．前2者は，生体の過酸化障害に対する防御酵素で，グルタチオン・ペルオキシダーゼは，過酸化水素の分解や脂肪酸ペルオキシドのヒドロキシ酸への還元，チオレドキシン・レダクターゼは，タンパク質ジスルフィドの還元に働く．また，チオレドキシン・レダクターゼは，リボヌクレオシド二リン酸からデオキシリボヌクレオシド二リン酸への還元も触媒する．チロキシン・デイオディナーゼは，甲状腺ホルモンの活性化・代謝に必要（p.64 参照）である．

［**過剰症・欠乏症**］過剰摂取では，疲労感，焦燥感，毛髪脱落，胃腸障害が見られる．疫学的には，低セレン状態は狭心症，心筋梗塞などの心筋疾患の危険性がある．静脈栄養でセレン欠乏による心筋症が報告されており，中国の風土病，克山病 keshan disease（ケシャン病．心筋症の1種）もセレン欠乏が原因といわれている．

13）**クロム** cromium（Cr）

自然界に存在するクロムの殆どは，3価クロムで食物中の10〜20%が腸管から吸収される．血中では，クロムの60〜70%はアルブミン，残りの一部はトランスフェリンと結合して運ばれ，赤血球には分布しない．吸収されたクロムの主排泄経路は尿である．

［**生理作用**］3価クロムはクロム結合性オリゴペクチト，クロモデュリン chromodulin と結合して，インスリンと結合した受容体チロシンキナーゼをさらに活性化してインスリン作用を増強するとされているが作用機構はまだ明らかでない．しかし，動物では，Cr^{3+}が欠乏すると耐糖能が低下し，グルコース，脂質，タンパク質代謝が障害される．

［**過剰症・欠乏症**］静脈栄養でのクロム欠乏は，インスリン不応性の耐糖能の低下を起こし，糖尿病状態になる．3 価クロムは，吸収率が低いこともあってはっきりした過剰症は知られていない．Cr^{6+}は人為的な起源と考えてよいが，Cr^{3+}に比べ，細胞内に取り込まれ易く，毒性が強い．皮膚，粘膜障害を起こすので，Cr^{6+}は有害物質（排水基準 0.5mg/L 以下）に指定されている．慢性的な吸入は肺癌を引き起こす．

14）**塩素** chlorine（Cl）

塩素は，細胞外液の主要な陰イオンで，細胞外液の pH，浸透圧調節に関与する．細胞内液濃度は低い．また，胃酸（塩酸濃度 0.2〜0.5%），食細胞の殺菌作用（HOCl）などとしても使われる．胃腺の壁細胞 parietal cell での胃酸生成機構は図 1-42 に示した．Cl^-は，HCO_3^-と交換で壁細胞に入り，H^+，K^+−ATPase による胃内腔への H^+の分泌に伴ってイオンチャンネルを通って胃内腔に移行する．食塩としてナトリウムとともに摂取されており，通常の生活で欠乏することはない．

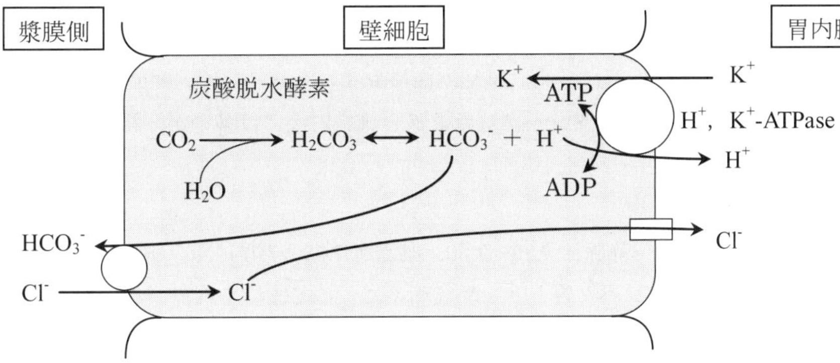

図 1-42　胃腺壁細胞における塩酸分泌機構

15）フッ素　florine（F）

フッ素は，フルオロアパタイト fluoroapatite$[Ca_3(PO_4)_2]_3 \cdot CaF_2$として歯のエナメル質の形成・強化に必要とされる．成長期の過剰摂取は斑状歯を引き起こす．

16）コバルト　cobalt（Co）

コバルトはビタミン B_{12}（コバラミン）の構成成分である．また，グリシルグリシンジペプチダーゼの構成成分となっている．

1.6.2 水　分

水分（体液）は，体重の 60%前後（新生児では 80%，高齢者では 55%に近く，年齢とともに減少）を占め，全体の 65%は細胞内，10%が血液，25%が組織間に分布する．水分は，食物の消化吸収，代謝物の溶解，運搬，反応，排泄の溶媒として働く．また，大きな気化熱を必要とし，発汗による体温調節にかかわる．

1）水分の出納

水分の 1 日摂取量は，飲料水（1,000 mL），食物（1,000 mL），代謝水（栄養素の代謝で生じる水分 300 mL）の合計 2,300 mL，排泄量は，尿（1,400 mL），不感蒸泄（体表面から自然に失われる水分 800 mL：呼気 300 mL，皮膚 500 mL），糞便（100 mL）の合計 2,300 mL 程度である．なお，消化液，粘液，胆汁などとして大量に消化管に分泌された水分は，栄養素の吸収に伴って小腸，大腸から吸収される．例えば，Na^+依存型グルコーストランスポーターGLST1（p.16 参照）は，グルコース 1 分子の輸送と同時に約 250 分子の水を細胞内に取り込む．

2）体液の電解質組成

体液は種々な物質を溶かしており，浸透圧やpH，電解質バランスは水分代謝やガス代謝，細胞機能にかかわっており，生理的に重要な意味をもっている．体液組成は表 1-11（p.60）に示した．Na^+，HCO_3^-，Cl^-は細胞外液に多く，細胞内液に少ない．逆に，K^+，Mg^{2+}，HPO_4^{2-}は，細胞内液に多く，細胞外液に少ない．タンパク質は血液と細胞内液には多いが，組織間液には少ない．

3）体液の pH，緩衝系

体液の pH は 7.4 前後（静脈血 7.36～7.40，動脈血 7.38～7.42）で，細胞外液では主として炭酸緩衝系，細胞内液ではタンパク質とリン酸緩衝系によって維持されている．pH は，組織でのガス交換，酵素の作用，タンパク質や核酸などの生体成分の機能，電解質バランスの維持に重要である．血液の pH は，肺呼吸と腎排泄によって調節されているが，pH が酸性に傾くアシドーシスは，糖尿病や（ガス交換が不十分となる）肺疾患，心疾患などで起こる．

1.7 ビタミン

ビタミン vitamin は，代謝や機能の調節に必要な有機化合物であるが，生合成できないか生成量が不十分なため，体外から摂取しなければならない微量の必須栄養素である．化学的性状から，脂溶性ビタミンと水溶性ビタミンに大別される．ヒトが必要とするビタミンは脂溶性ビタミン 4 種（ビタミン A，D，E，K）と水溶性ビタミン 9 種（ビタミン C と B 群ビタミン：ビタミン B_1，B_2，B_6，B_{12}，ナイアシン，パントテン酸，葉酸およびビオチン）の合計 13 種類である．

ビタミンは，多くは補酵素や機能性タンパク質の補欠分子族として働くが，ホルモンや情報因子として働くものもあり，生体内での作用は多様である．ミトコンドリアの電子伝達体のユビキノンやケト酸代謝の補欠分子族となるリポ酸などは，必要量を生合成できるが，ビタミンと似た役割を果たしているので，ビタミン様作用物質と呼ばれる．

1.7.1 脂溶性ビタミン

脂溶性ビタミンは，いずれも水に溶けず石油エーテル，クロロホルムなどの有機溶媒に溶ける非極性，疎水性の化合物である．腸管吸収は，ほかの脂溶性化合物と同様で脂肪との共存で促進される．吸収後は小腸粘膜細胞でキロミクロンに組み込まれ，リンパ系を経て全身循環に入る．脂溶性ビタミンは肝臓などに貯蔵される．ビタミン A や D の過剰摂取は過剰症を引き起こす．

1）ビタミン A

［**化学名**］レチノール retinol．淡水魚にはデヒドロレチノール dehydroretinol が含まれる．両者を区別する場合には，レチノールをビタミン A_1，デヒドロレチノールをビタミン A_2 と呼ぶ．ビタミン A_2 は，A_1 の 1/3 程度の活性である．A は，肝ではオレイン酸やパルミチン酸エステルとして

存在する．

［**化学構造および性質**］レチノール（図 1-43）は，淡黄色結晶（mp. 63～64℃）で，紫外部 325 nm に吸収極大をもつ．空気酸化，酸，熱，光に不安定であるが，アルカリには比較的安定で，天然物からの抽出時，アルカリけん化を適用できる．水に不溶で，有機溶媒によく溶ける．

［**吸収・代謝**］ビタミン A は胆汁酸で乳化され，エステル型は加水分解され，レチノールとして小腸粘膜細胞から吸収される．そこで再び脂肪酸エステルに変えられカイロミクロンに組み込まれる．大部分は肝臓の脂肪貯蔵細胞に貯蔵される．肝貯蔵 A エステルは，需要に応じて all-trans-レチノールに加水分解され結合タンパク質 retinol binding protein と結合して血中に分泌され，甲状腺ホルモン結合タンパク質トランスチレチン transthyretin と複合体をつくって循環する．ビタミン A の吸収は，胆汁酸分泌で促進される．

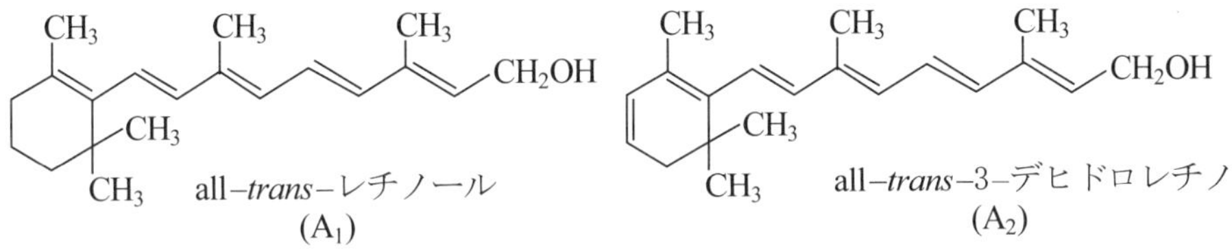

図 1-43　ビタミン A の化学構造

［**生理作用**］ビタミン A は，① 光受容機構（視覚作用），②上皮組織の正常維持，③成長および④生殖，などに関与する．①においては，レチノールの酸化体 11-*cis*-レチナール 11-*cis*-retinal（図 1-44）が活性型で，眼の網膜の桿体細胞中の視物質ロドプシン rhodopsin（紅色タンパク質）および錐体細胞中の視物質イオドプシン iodopsin の構成成分となっている．②～④における作用はレチノイン酸によるものと思われる．レチノールは，レチノイン酸 retinoic acid（図 1-44）に酸化され，核内に存在するレチノイン酸受容体 retinoic acid receptor（RAR と RXR の 2 種があり，前者には all-*trans*-または 9-*cis*-レチノイン酸，後者はレチノイド受容体と呼ばれ，9-*cis*-レチノイン酸に特異的）と結合して標的 DNA のホルモン応答配列 hormone response element と結合し，遺伝子発現を制御して細胞の増殖，分化を誘導することが明らかにされている．なお，レチノイン酸は，体内でレチナールおよびレチノールへ還元できないので，A 欠乏による視覚および生殖障害を回復し得ない．

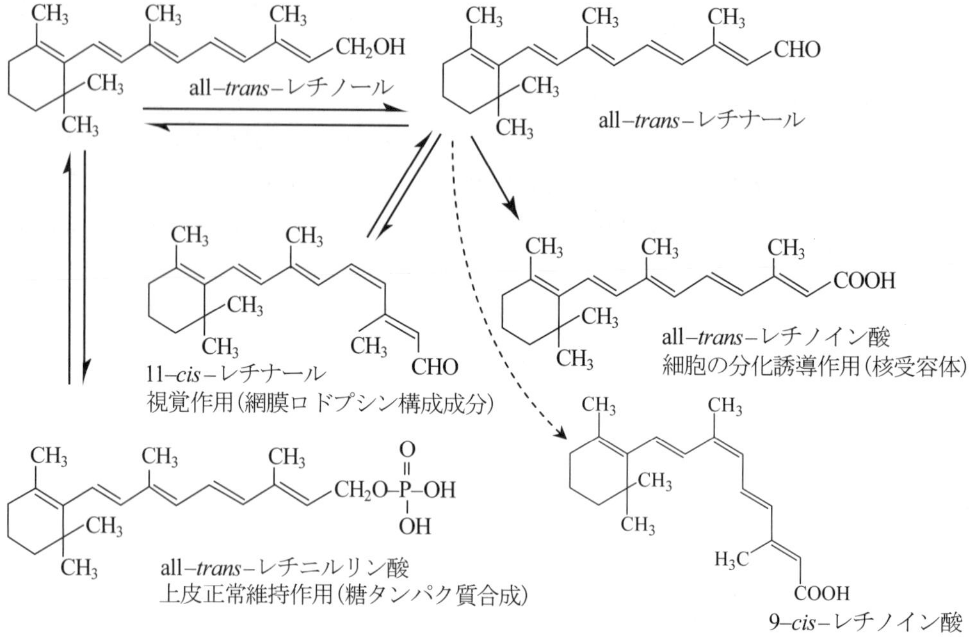

図 1-44　ビタミン A 関連化合物の化学構造

眼の光受容機構について少し詳しく述べると，図 1-45 のようになる．ロドプシンは，オプシン opsin（アポタンパク質）と 11−*cis*−レチナールとからなる桿体細胞外節ディスクの脂質膜に組み込まれた膜 7 回貫通型受容体である．11−*cis*−レチナールは末端アルデヒド基でオプシンのリジン残基のε−アミノ基とシッフ塩基を形成して結合している．細胞の内節には Na^+,K^+−ATPase があり，Na^+を細胞外に汲み出しているので，外節の Na^+イオンチャンネルから流入した Na^+が内節に向けて移動するために暗電流が流れている．ロドプシンが光子 photon を受けると，結合している 11−*cis*−レチナールが all−*trans*−レチナールになるため構造変化を起こしてメタロドプシン metarhodopsin になる．メタロドプシンは，トランスデューシン transducin（3 量体 Gi タンパク質）のα−サブユニットを GDP 型から GTP 結合型にする．それによって活性化したトランスデューシン（の GTP 結合型α−サブユニット）は，ホスホジエステラーゼを活性化する．活性化したホスホジエステラーゼは，細胞外節の Na^+イオンチャンネルの開放に必要な cGMP を加水分解して閉鎖するので，Na^+の流れ（暗電流）が止まり過分極が起こる．この過分極状態がシナプスによって感知され視神経刺激となる．

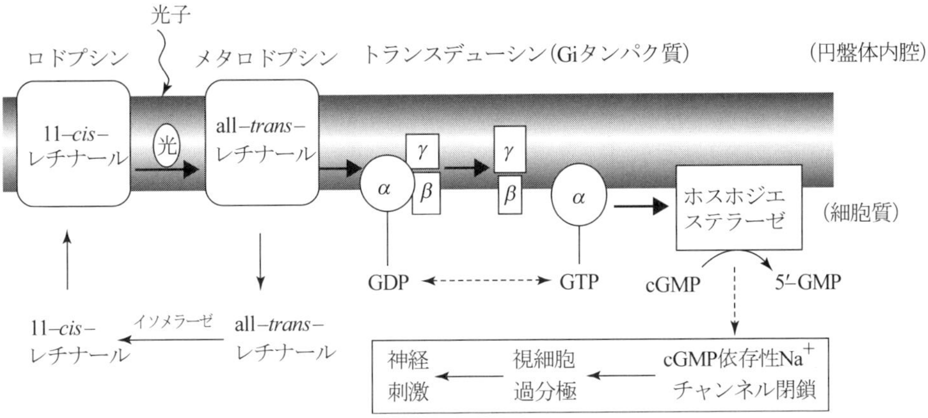

図 1-45　網膜の視細胞の光受容機構

［**プロビタミン A**］植物色素のα-カロテン, β-カロテン（図 1-46）など, レチノール構造をもつ化合物は, 小腸および肝で酵素（カロテノイド 15,15′-ジオキシゲナーゼ）によって切断されレチナールを経てビタミン A に転換されるので, プロビタミン A（ビタミン A 前駆体）である. β-カロテンは, 腸管からの吸収が悪く, ビタミン A への転換率も 50%程度であるので, A 効力はレチノールの 1/6（12 μg β-カロテン＝1 μg レチノール）程度である. ただし, カロテン類は, 油脂が共存すると胆汁酸の分泌促進のため腸管吸収が良くなる.

［**A 効力**］ 1μgRE（レチノール当量）＝1 μg レチノール＝12 μgβ-カロテン＝24μg α-カロテン

［**過剰症・欠乏症**］過剰症の臨床症状は頭痛が特徴で, 急性中毒では, 脳脊髄液圧の上昇, 頭痛, 悪心・嘔吐がみられる. 慢性では, 頭蓋内圧亢進症, 皮膚の剥落, 肝障害, 四肢痛など. なお, 妊婦の過剰摂取は,水頭症, 口蓋裂などの奇形発生頻度が高くなるので, 妊婦 3 ヵ月以内に 1 日 5,000 単位以上を投与することは禁忌である。欠乏すると, 夜盲症, 乾燥性眼炎, 皮膚の乾燥・角化, 成長の停止など.

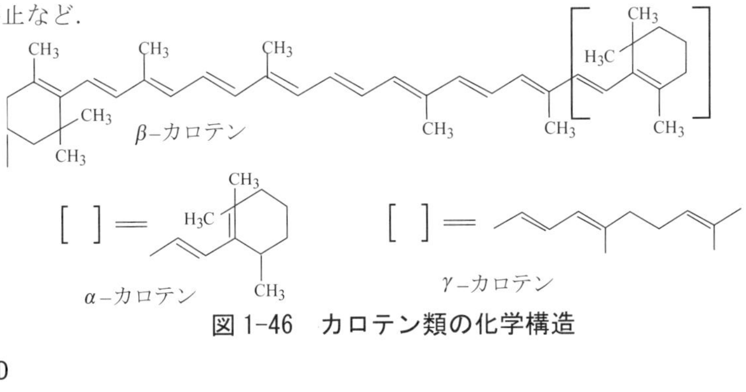

図 1-46　カロテン類の化学構造

2） ビタミン D

［**化学名**］ビタミン D_2（化学名：エルゴカルシフェロール ergocalciferol. 菌類）とビタミン D_3（化学名：コレカルシフェロール cholecalciferol. 動物起源）が存在する. なお, ビタミン D_1は, ビタミン D_2とルミステロールの混合物であった.

［**化学構造および性質**］ビタミンDは，いずれも無色無臭の結晶で，ステロイドB環が開裂した構造を有する（図 1-47）．熱，酸，空気酸化，光に不安定であるが，アルカリには比較的安定である．水に不溶で，有機溶媒に溶ける．

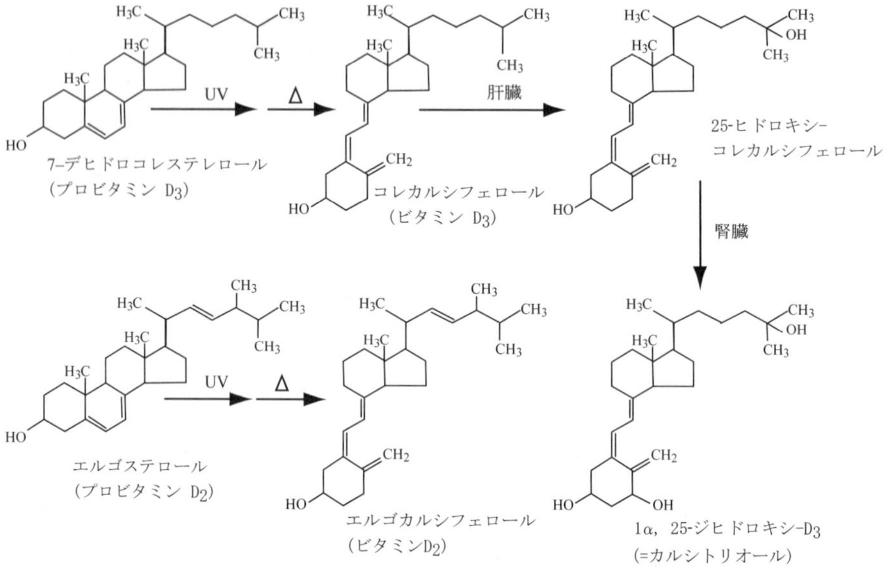

図 1-47　ビタミンD関連化合物の構造と作用

［**生理作用**］ビタミン D_3 は，肝で 25–ヒドロキシ–D_3（25–OH–D_3），さらに腎で 1α,25–ジヒドロキシ–D_3（1α,25–$(OH)_2$–D_3．カルシトリオール calcitriol ともいう）に順次，酵素的に水酸化され，血漿カルシウム維持，Ca^{2+}（およびリン酸イオン）の腸管吸収および腎尿細管での再吸収，および骨形成を促進する．ビタミン D_2 も同じ位置が水酸化される．腸管から吸収されたビタミン D の大半は肝で 25–OH–D に水酸化される．D および 25–OH–D はビタミン D 結合タンパク質（vitamin D - binding protein : DBP）（分子量 51 kDa の糖タンパク質，以前にトランスカルシフェリン transcalciferin といわれた）と結合して血中を循環している．血漿 Ca^{2+}濃度は 10 mg/dL に比較的厳密に維持されている．血漿 Ca^{2+}濃度が低下すると，副甲状腺ホルモンが分泌され，腎での 25–OH–D から 1α,25–$(OH)_2$–D への活性化が起こる．1α,25–$(OH)_2$–D は血中に分泌され，標的組織の腸管，腎臓および骨組織に作用して血中カルシウム濃度を高める．小腸や腎尿細管では，1α,25–$(OH)_2$–D は細胞の核内レセプターに結合して Ca 結合タンパク質（カルビンディン calbindin-D という）合成を促して Ca^{2+}吸収を促進する．骨組織では，1α,25–$(OH)_2$–D は骨塩を溶解して血中への Ca^{2+}動員を促進する．血漿中 Ca^{2+}濃度が上昇すると，副甲状腺ホルモン分泌が抑制され，代わりに甲状腺 C 細胞からカルシトニンが分泌され，骨からの Ca^{2+}動員が抑制される．結果として過剰の Ca^{2+}の骨への沈着が促進される．なお，D_3 と D_2 の生理活性は，ヒトにおいてほぼ等しい．

［**プロビタミン D**］7–デヒドロコレステロール（メバロン酸，スクワレンを経て動物体内で生合

成．卵黄，魚類肝に多い）およびエルゴステロール（シイタケなどの菌類由来）は，プロビタミンDで，それぞれ紫外線（UVの波長295 nmが最適）によりビタミンD_3およびD_2に転換する．7–デヒドロコレステロールは，紫外線照射により皮膚組織でD_3に転換するが，エルゴステロールはほとんど吸収されないので，体内でD_2への転換は疑問視されている．

［**欠乏症**］ 小児ではくる病，成人では骨軟化症．高齢者では骨粗しょう症，骨折の危険がある．

［**過剰症**］ 高カルシウム血症，腎障害，食欲不振，嘔吐，軟組織の石灰化などが見られる．

3）ビタミンE

［**化学名**］ イソプレノイド側鎖に3個の二重結合の入ったトコトリエノール tocotrienol（化学名）型と飽和されたトコフェロール tocopherol（化学名）型とがある．また，それぞれのクロマン環に入るメチル基の数と位置によりα–，β–，γ–およびδ–体の4種の同族体（図1-48）が存在する．

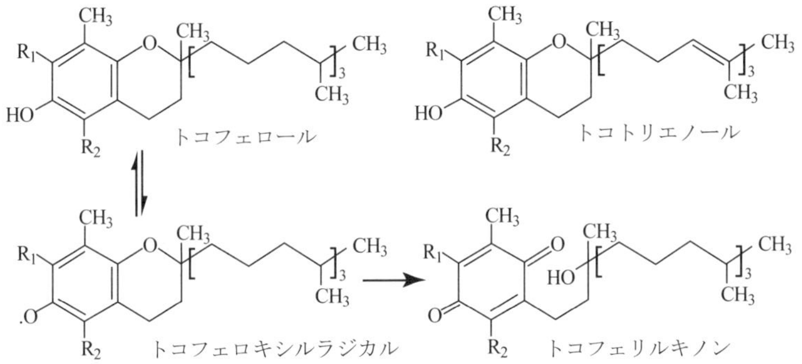

図 1-48 ビタミンE関連化合物の構造と作用

α–トコフェロール $R_1=R_2=CH_3$	α–トコトリエノール $R_1=R_2=CH_3$
β–トコフェロール $R_1=H$ $R_2=CH_3$	β–トコトリエノール $R_1=H$ $R_2=CH_3$
γ–トコフェロール $R_1=CH_3$ $R_2=H$	γ–トコトリエノール $R_1=CH_3$ $R_2=H$
δ–トコフェロール $R_1=R_2=H$	δ–トコトリエノール $R_1=R_2=H$

［**化学構造および性質**］ビタミンEは，いずれも無色ー淡黄色の油状物質である．光，アルカリ，空気酸化に不安定である．トコフェロールは，容易に酸化されてトコフェロキシルラジカル，さらにはトコフェリルキノン体になる．水に不溶で，有機溶媒によく溶ける．なお，医薬品などには，より安定な酢酸エステルやパルミチン酸エステルが用いられる．

［**消化・吸収・代謝**］ ビタミンEは，他の脂質類と共に乳化され，小腸上〜中部で吸収され，キロミクロンに取込まれ，リンパ管を経て血液循環に入り多くは肝に貯えられる．肝からはVLDLとして血中に分泌され，LDLとなり，LDL受容体を介して各組織細胞内に取込まれる．植物に多いδ–トコフェロールなどのビタミンE同族体も腸管から吸収されるが，肝で結合タンパク質と結合するα–トコフェロール以外の同族体は再び胆汁とともに排泄され，体内に長く留まらない．したがって，生体ビタミンEの90%以上がα–トコフェロールである．α–トコフェロールは代謝が早く，静注すると20ー39%は尿中，70ー80%は糞便中（胆管経由）に排泄される．

［生理作用］生体膜の抗酸化剤として，ペルオキシラジカルやヒドロキシルラジカルを消去して脂質の過酸化防止に働く．化学的な抗酸化作用はδ−体が最も強いが，生体でのビタミンE活性はα−＞β−＞γ−＞δ−の順で，α−トコフェロールが最も強い．これは，肝に存在するα−トコフェロール結合タンパク質がα−トコフェロールと選択的に結合するためであり，結合しないδ−体は排泄されやすいと考えられている．α−トコフェロールを選択する機構が肝に存在することは，抗酸化剤として以外の役割を示唆するが，明らかでない．

［欠乏症］未熟児の溶血性貧血，脂肪吸収障害に伴う小脳失調などの神経症状が知られている．動物実験では，不妊，筋萎縮，赤血球溶血，貧血などが現れる．

4）ビタミンK

［化学名］ビタミンKには，ナフトキノン骨格に側鎖としてフィチル基の入ったビタミンK_1（化学名：フィロキノン phylloquinone．無臭の黄ー橙黄色の粘性液体で植物起源）とイソプレン単位の数（4〜14）の異なるビタミンK_2（化学名：メナキノン−n menaquinone−n．無臭の黄色結晶で微生物起源）とが存在する．生体に多いのは menaquinone−4 である．

［化学構造および性質］ビタミンK（図1-49）は，光，アルカリに不安定で，水には溶けない．有機溶媒にはよく溶ける．

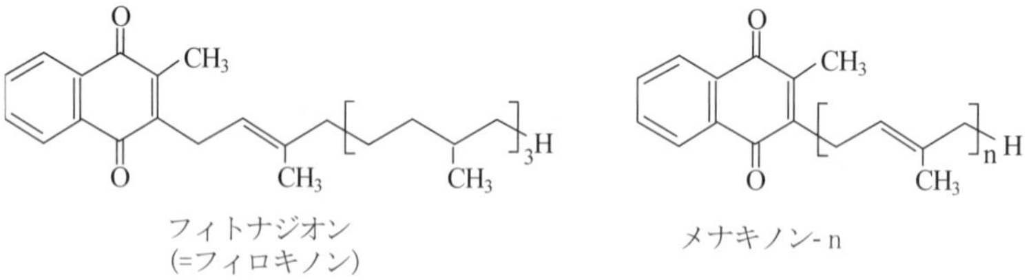

図1-49　ビタミンKの化学構造

［生理作用］ビタミンKの作用は，血液凝固因子の活性化，骨形成の促進，動脈硬化の抑制に関係する．K依存性のプロトロンビンなどの血液凝固因子や骨のオステオカルシン osteocalcin（ヒドロキシアパタイト［$3Ca(PO_4)_2 \cdot Ca(OH)_2$］と親和性が高く骨形成に関与）は，いずれも$Ca^{2+}$との結合に必要なγ−カルボキシグルタミン酸（Gla）残基を含む Gla タンパク質である．これらは，mRNAからタンパク質翻訳後の修飾で，グルタミン酸残基のいくつかが Gla 残基に変化するためであるが，ビタミンKは，このγ−カルボキシル化過程に関与する（図1-50）．ビタミンKは，まず NAD(P)H を補酵素とするKレダクターゼによってヒドロキノン体に還元される．そこで，K依存性カルボキシラーゼによるプロトロンビン前駆タンパク質のグルタミン酸残基のγ−カルボキシル化（炭酸固定反応）のエネルギー供与体として働く．結果としてKヒドロキノン体はエポキシド体になり，K−エポキシドレダクターゼの作用を受けてKに戻ってサイクルが一巡する．ジクマロールやワルファリンは，K−エポキシドレダクターゼおよびK−レダクターゼを阻害する．ビタミンK_1とK_2の生物活性はほぼ等しい．なお，最近，これらの同族体がプレニルトランスフェ

ラーゼ（小胞体に存在）によってメナキノン-4に変えられ，核内受容体 - 遺伝子発現を介して骨代謝等に関与することが明らかにされた．

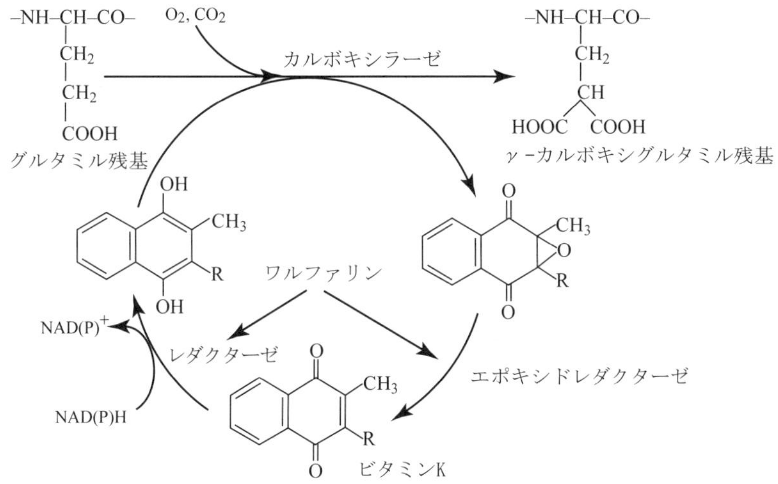

図 1-50　ビタミンKによるグルタミン酸残基のγ - カルボキシル化の反応機構

［**欠乏症・過剰症**］ビタミンKが欠乏すると，血液凝固遅滞，出血などを起こす．新生児では，①ビタミンKの胎盤通過性が悪いこと，②腸内細菌叢の発達していないこと，③経口摂取量の少ないこと，④肝のビタミンK利用が未熟なこと，などが原因で，ビタミンK不足による一過性の出血症が起こる．抗生物質投与は，腸内細菌によるビタミン K_2 合成とビタミンKエポキシド還元酵素活性を阻害してビタミンK作用の低下を引き起こすため，ビタミンK欠乏を起こすことがある．ビタミンKは，骨塩沈着に必要なオステオカルシンなどのGlaタンパク質の生成に必要で，高齢者のビタミンK不足と骨粗しょう症との因果関係が指摘されている．

過剰症は知られていない．ただ，血栓症や梗塞症など，血液凝固の起こりやすい疾患では，ビタミンKの過剰摂取は禁忌とされている．実際問題として，ワルファリン服用時には，ビタミン K_7 含量の高い納豆などの摂取を禁じる必要がある．

1.7.2 水溶性ビタミン

水溶性ビタミンは，いずれも水には溶けるが有機溶媒には溶けない極性，親水性の化合物である．すべて酵素反応に関与し，補酵素または酵素の補欠分子族として働く．

1）ビタミン B_1

［**化学名**］チアミン thiamine. 脚気予防因子 antiberiberi factor として発見され，古くはアノイリン aneurin とも呼んだ．

［**化学構造および性質**］ビタミン B_1（図 1-51）は，白色結晶で，ピリミジン環とチアゾール環が

メチレンによって連結した構造をもち，塩酸塩や硝酸塩は水によく溶ける．アルカリ性では，チアゾール環が開いてチオール型になる．チオール型 B_1 は不安定であるが，SH 化合物とのジスルフィド誘導体やカルボン酸とのチオエステル誘導体は安定で親油性があり，吸収・体内貯留性に優れ，しかも体内では B_1 に戻るので，医薬品として用いられている．酸性では加熱にも比較的安定である．$NaHSO_3$ やアノイリナーゼ aneurinase（＝thiaminase．*Bacillus* 属細菌や淡水魚に存在）でピリミジン部とチアゾール部とに切断される．また，アルカリ性 $K_3Fe(CN)_6$ や BrCN＋NaOH で処理すると青色蛍光を有する黄色化合物チオクロム thiochrome に変化する．チオクロムは，iso-ブタノールで抽出され強い青色蛍光を示すので，ビタミン B_1 の定量に利用されている．

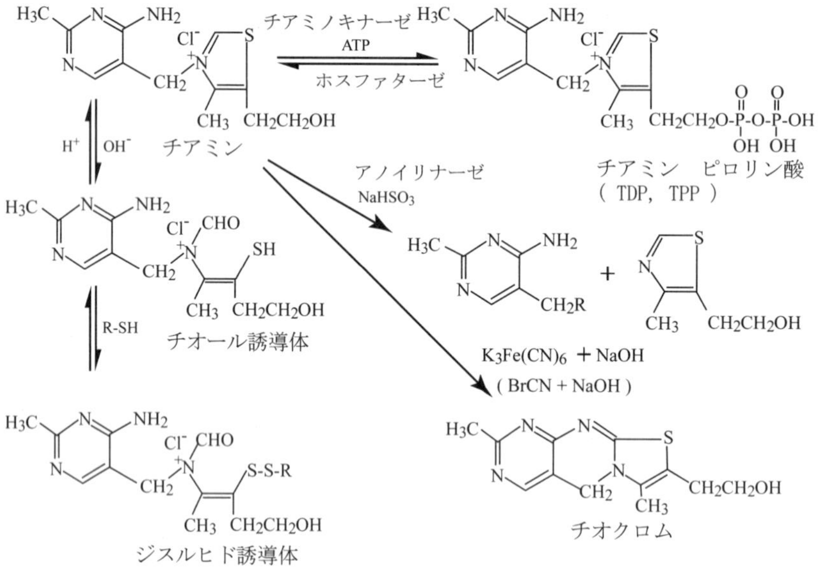

図 1-51　ビタミン B_1 関連化合物の化学構造と相互変化

［**消化・吸収**］食品に含まれる補酵素型の B_1 は，消化管で酵素分解され，遊離のチアミンとして吸収される．摂取された B_1 は，ほとんど尿中に排泄される．

［**生理作用**］チアミンピロリン酸エステル thiamine-pyrophosphate（TPP）として糖代謝，特にケト酸（ピルビン酸やα-ケトグルタール酸）の脱炭酸反応に関与する．ピルビン酸デヒドロゲナーゼ，α-ケトグルタール酸デヒドロゲナーゼ（脱炭酸反応）およびペントース-リン酸経路のトランスケトラーゼ（カルボニル基転移反応）の補酵素となる．ピルビン酸デヒドロゲナーゼの作用機作を図 1-52 に示したが，補酵素として働くときの活性部位は，チアゾール環の 2 位炭素である．ピリミジン環のアミノ基が水酸基になったオキシチアミンは B_1 拮抗物質となる．

［**欠乏症**］脚気（全身倦怠，四肢の知覚障害，歩行障害，浮腫，心悸亢進，心拡大など．多発性神経炎，末梢神経の異常による），ウェルニッケ-コルサコフ症候群（中枢神経系の障害による歩行運動失調，意識障害，健忘症，眼球運動麻痺など．アルコール多飲者に多発）．ビタミン B_1 欠

乏症は，日本やアジアの米食地帯で，かつてよく見られた栄養障害である．

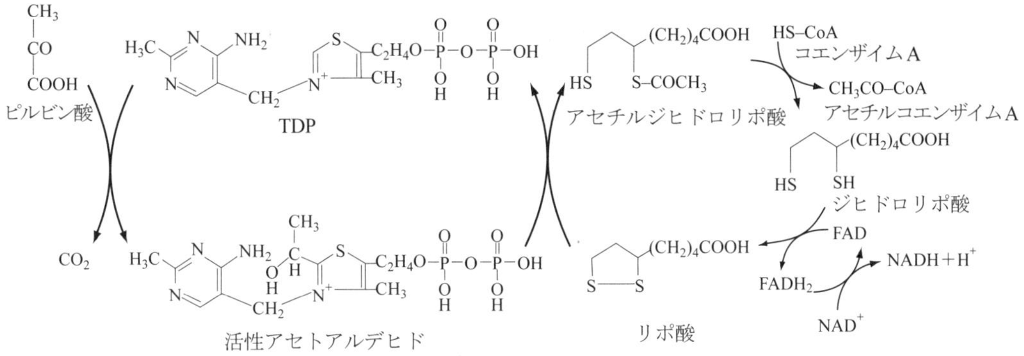

図 1-52 ピルビン酸デヒドロゲナーゼ複合体の反応機構

2）ビタミン B_2

［**化学名**］リボフラビン riboflavin

［**化学構造および性質**］リボフラビンは，イソアロキサチン骨格とリビチル基（糖鎖）とからなる構造（図 1-53）をもつ．黄色ー橙黄色結晶（局方収載）で苦味がある．有機溶媒に不溶，水に難溶であるが，酢酸には比較的よく溶け安定である．また，溶性サッカリンを加えると複合体をつくってよく溶ける．水溶液は，鮮やかな黄色で黄緑色蛍光がある．ハイドロサルファイトナトリウムで還元脱色され，無色無蛍光のジヒドロリボフラビンになる（局方確認試験）．光増感作用があり，光分解を起こしやすい．

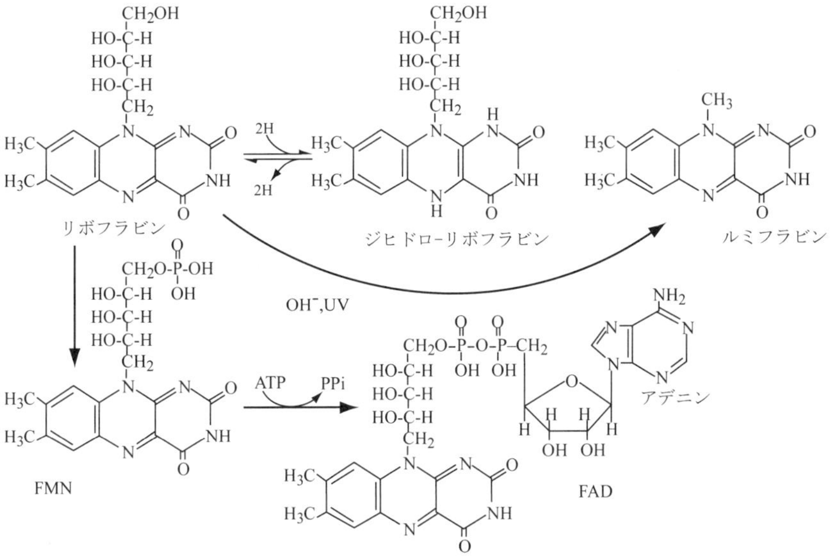

図 1-53　ビタミン B_2 関連化合物の化学構造と反応

アルカリ性で紫外線を照射すると，定量的にリビチル基の一部が切れてルミフラビン lumiflavin になる．ルミフラビンは，強い黄緑色蛍光を有し，水に難溶でクロロホルムによく溶ける．この原理はビタミン B_2 の定量（ルミフラビン蛍光法）に利用されている．日本薬局方には，水に溶けやすいリン酸リボフラビンナトリウム（黄色ー橙黄色結晶）が収載されている．

［**消化・吸収**］食品に含まれる補酵素型の B_2 は，消化管で酵素分解され，遊離のリボフラビンとして吸収される．摂取された B_2 は，ほとんど尿中に排泄される．

［**生理作用**］フラビンアデニンモノヌクレオチド flavin adenine mononucleotide（FMN），フラビンアデニンジヌクレオチド flavin adenine dinucleotide（FAD）としてコハク酸デヒドロゲナーゼ〔FAD〕，ピルビン酸デヒドロゲナーゼ複合体〔FAD〕，D−アミノ酸オキシダーゼ（FMN），ミトコンドリア呼吸鎖の NADH−オキシダーゼなど，多くの酸化還元酵素の補酵素として働く．補酵素としての活性中心は，化学的酸化還元と同様で，イソアロキサチン環の 2 個の 3 級アミンで，2 個の水素原子の授受を行う．

$$\text{コハク酸} + \text{FAD} \xleftrightarrow{\text{コハク酸デヒドロゲナーゼ}} \text{フマル酸} + \text{FADH}_2$$

［**欠乏症**］口唇炎，口内炎，舌炎など（上皮の抵抗性低下）．テトラサイクリンなどの抗生物質やクロロプロマジンなどの向精神薬，経口避妊薬などの連用は，B_2 欠乏を起こすことがある．

3）ビタミン B_6

［**化学名**］ピリジン環 4 位置換基がヒドロキシメチル基のものは，ピリドキシン pyridoxine（ピリドキソール pyridoxol ともいう），アルデヒド基のものは，ピリドキサール pyridoxal，アミノメチル基のものは，ピリドキサミン pyridoxamine と呼ぶ．また，これらの 5′ −リン酸エステルも天然に存在しビタミン B_6 活性がある（図 1-54）．

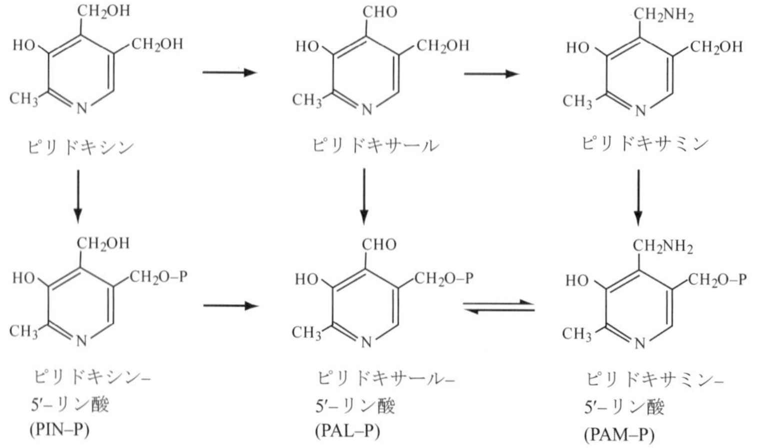

図 1-54　ビタミン B_6 関連化合物の化学構造と相互関係

［**化学構造および性質**］ビタミンB_6は光には不安定であるが，熱，酸，アルカリ，空気酸化には比較的安定である．塩酸ピリドキシン（薬局方収載）は，無臭の白色ー微黄色の結晶性粉末で，苦味および酸味がある．塩酸ピリドキシン溶液は，$FeCl_3$で橙褐色を呈し，塩酸で黄色に変化する（フェノール性水酸基の反応，局方確認試験）．

［**消化・吸収**］ 多くの食品に含まれるピリドキサール5'−リン酸とピリドキサミン5'−リン酸は，ホスファターゼなどの作用を受けてピリドキサールとピリドキサミンに加水分解され，空腸より単純拡散によって吸収され，そのまま門脈血に入り，肝に運ばれリン酸エステルに変えられる．

［**生理作用**］ピリドキサール5'−リン酸（PAL−P）として多くのアミノ酸代謝酵素（アミノ基転移酵素：アスパラギン酸アミノトランスフェラーゼ，アラニンアミノトランスフェラーゼなど，脱炭酸酵素：グルタミン酸デカルボキシラーゼなど）の補酵素として働く．補酵素としての活性部位は，アルデヒド基である．ピリドキシンは体内で酵素的に活性型のピリドキサール 5'−リン酸に転換される．したがって，ピリドキシン，ピリドキサール，ピリドキサミンおよびこれらのリン酸エステルは，食物として摂取した場合，同等のB_6活性がある．

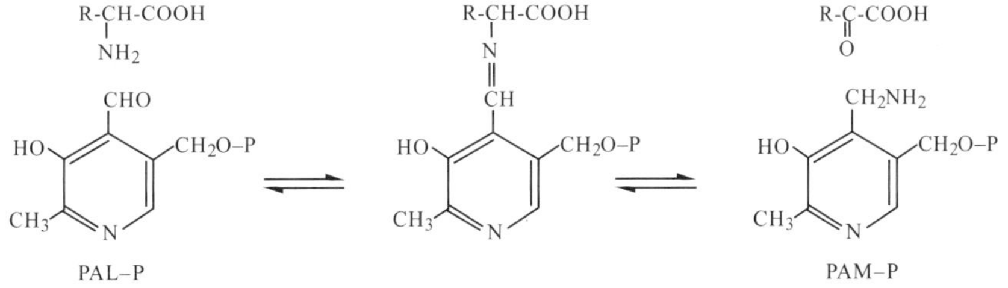

図1-55　ビタミンB_6補酵素によるアミノ基転移反応機作

①アスパラギン酸アミノトランスフェラーゼ（AST）によるアミノ基転移反応

$$HOOC{-}CH_2CO{-}COOH \quad + \quad HOOC{-}CH_2CH_2CH(NH_2){-}COOH \longleftrightarrow$$
$$HOOC{-}CH_2CH(NH_2){-}COOH \quad + \quad HOOC{-}CH_2CH_2CO{-}COOH$$

②グルタミン酸デカルボキシラーゼによる脱炭酸反応

$$HOOC{-}CH_2CH_2CH(NH_2){-}COOH \longrightarrow HOOC{-}CH_2CH_2CH_2{-}NH_2 \quad + \quad CO_2$$

グルタミン酸　　　　　　　　　　γ−アミノ酪酸（GABA）

［**欠乏症・過剰症**］悪性貧血（B_{12}，葉酸欠乏による貧血とは異なる），神経障害．食品に広く含まれており，腸内細菌も合成するので，通常は欠乏しない．イソニコチン酸ヒドラジド（INAH，イソニアジド），ペニシラミン，サイクロセリンなどの服用はB_6欠乏を引き起こすことがある．長期のビタミンB_6大量摂取は，手足の痺れ，知覚異常などの末梢神経障害などの危険性がある．

4）ビタミンB_{12}

［**化学名**］　狭義にはシアノコバラミン cyanocobalamin（局方収載）を指す．シアノコバラミンは天然からの抽出精製時の人工産物で，体内には5−アデノシルコバラミン5−adenosylcobalamin（補酵素型 B_{12} とも呼ぶ），メチルコバラミン methylcobalamin およびヒドロキシコバラミン hydroxycobalamin の形で存在しており，ビタミンB_{12}活性をもつ化合物の総称としては，コバラミン cobalamin という呼び方が使われている．

［**化学構造および性質**］ビタミン B_{12} は，ポルフィリン環と類似構造のコリン環を有し，コバルト（Co^{3+}）を含む錯化合物で深赤色結晶である．水にやや溶け難く，エーテル，クロロホルムにはほとんど溶けない．シアノコバラミンの化学構造は，図 1-56 に示した．5−アデノシルコバラミン，メチルコバラミン，ヒドロキシコバラミンは，それぞれ配位子として CN の代わりに 5−アデノシル基，メチル基，ヒドロキシ基が入った化合物である．

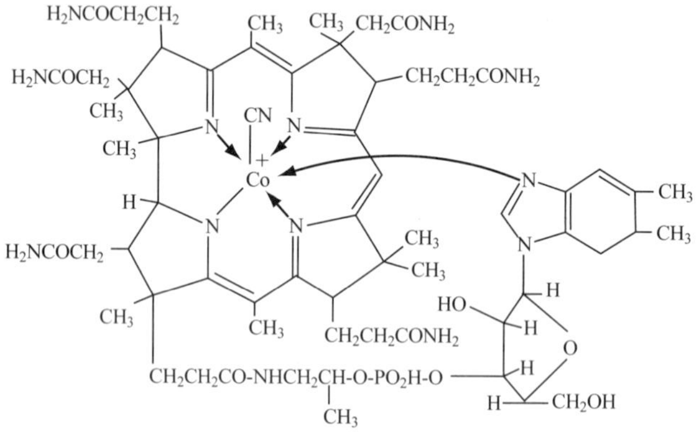

図 1-56　ビタミンB_{12}（シアノコバラミン）の化学構造

［**消化・吸収**］ビタミン B_{12} は，多くは食物中のタンパク質と結合している．胃で胃酸や消化酵素の作用でタンパク質から遊離され，胃腺壁細胞由来のキャッスル内因子 Castle intrinsic factor（単に内因子という場合が多い）と結合する．この状態で Ca^{2+}存在下，回腸下部の微絨毛に分布するレセプターに結合し，粘膜上皮細胞に吸収される．そこで上皮細胞でつくられた結合タンパク質トランスコバラミンに結合して門脈血中に入り，肝や B_{12} を必要とする末梢組織に運ばれ，レセプターに結合して細胞内に取込まれる．

［**生理作用**］5−アデノシルコバラミンは，異性化反応（メチルマロニル−CoA ムターゼなど），メチルコバラミンはメチル基転移反応に補酵素として働く．メチルマロニル−CoA ムターゼは，分枝鎖アミノ酸や奇数個炭素脂肪酸代謝で生じるメチルマロニル−CoA をサクシニル−CoA に異性化する酵素（次式）で，ビタミン B_{12} が欠乏すると尿中にメチルマロン酸が多量に排泄される．

CH_3−CH(COOH)CO−S−CoA ⟶ HOOC−CH_2CH_2CO−S−CoA ⟶ TCA 回路
メチルマロニル−CoA　　　　　サクシニル−CoA

［**欠乏症**］ 巨赤芽球性貧血（赤血球の成熟障害）．巨赤芽球性貧血は，葉酸欠乏によっても現れる．ビタミンB_{12}は，葉酸とともにメチオニンや核酸合成のメチル基（C_1単位）転移に関与する．B_{12}欠乏では，N_5-メチルテトラヒドロ葉酸のメチル転移によるテトラヒドロ葉酸への転換が阻害されるため，核酸合成が障害されるといわれる．神経症状として触覚，疼覚，温覚，振動覚などの異常が現れることもある．胃腺からの内因子の分泌に問題がある萎縮性胃炎の高齢者や胃を切除したヒトは欠乏しやすくなる．

5）ナイアシン niacin

［**化学名**］ナイアシンは，補酵素ニコチンアミドアデニンジヌクレオチド（リン酸）nicotinamide adenine dinucleotide（phosphate）［$NAD(P)^+$］前駆体となるニコチン酸 nicotinic acid およびニコチンアミド nicotinamide を合わせた呼称である．ナイアシンは，ビタミン PP（ペラグラ予防因子）として見出されたが，現在は，化学名ナイアシンが一般に受け入れられている．

［**化学構造および性質**］ニコチン酸およびニコチンアミドは，ともにピリジン環をもつ無臭の白色結晶（局方収載）で，熱，光，空気酸化，アルカリ，酸に対し安定である．水に溶け（ニコチンアミドは，ニコチン酸よりよく溶ける），エーテルには不溶である．ナイアシン関連化合物の化学構造と $NAD(P)^+$生合成経路については，図 1-57 に示した．NAD^+，$NADP^+$は 340 nm に吸収極大をもつが，還元型の NADH および NADPH はもたない．したがって，これらの補酵素が関与する酵素の反応速度を，$NAD(P)^+$あるいは NAD(P) H の 340 nm での吸光度変化で測定できる．

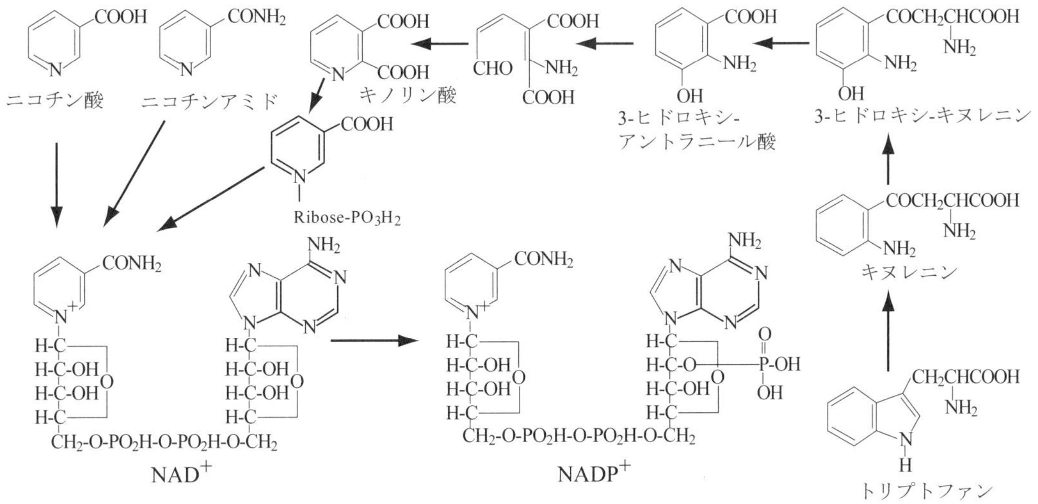

図 1-57　ナイアシン関連化合物の構造と代謝

［**生理作用**］NAD^+，$NADP^+$としてアルコールデヒドロゲナーゼ（NAD^+），乳酸デヒドロゲナーゼ（NAD^+），グルタミン酸デヒドロゲナーゼ（NAD^+），グルコースオキシダーゼ（$NADP^+$）などの酸化還元酵素の補酵素として働く．乳酸デヒドロゲナーゼは解糖系の末端酵素で，次の可逆反応を触媒する．$NAD(P)^+$の活性部位は，ピリジン環で，4級アンモニウムの3級アミンへの変化と4位炭素で水素2原子の授受を行う．

$$CH_3CH(OH)COOH + NAD^+ \longleftrightarrow CH_3CO{-}COOH + NADH + H^+$$

乳酸　　　　　　　　　　　　ピルビン酸

また，NAD^+は，細胞内の機能タンパク質のADP−リボシル化の基質として使われる．例えば，ポリADP−リボース合成酵素は，核に局在しており，核内の機能タンパク質をポリ（ADP−リボシル）化することによってDNAの修復，合成，細胞分化などに関与する．

$NAD(P)^+$は，図1-57に示したように体内でトリプトファンからキヌレニンを経て合成される補酵素で，トリプトファンを十分摂取すれば，ナイアシン欠乏は回避できる．トリプトファンから$NAD(P)^+$への転換率（重量比）は，ナイアシンの1/60である．ニコチン酸，ニコチンアミドおよびトリプトファンを合わせたナイアシン活性は，ナイアシン当量 niacin equivalent（NE）で表され，次のように求められる．

NE ＝ ニコチン酸（mg） ＋　ニコチンアミド（mg） ＋　1/60 トリプトファン（mg）

［**欠乏症**］ペラグラ．難治性の下痢，光感受性皮膚炎（日光に露出する部分に発赤が現れる），精神神経障害（痴呆）を特徴とする疾病で，かつてトウモロコシ消費の多い地中海沿岸や中南米に多発した．トウモロコシにトリプトファン含量が少ないためのナイアシン欠乏である．

6）パントテン酸 pantothenic acid

［**化学名**］パントテン酸．

［**化学構造および性質**］パントテン酸（図1-58）は，*d*−パントイン酸 pantoic acid とβ−アラニンとが酸アミド結合した化合物で，*d*−体がビタミンとしての活性体である．

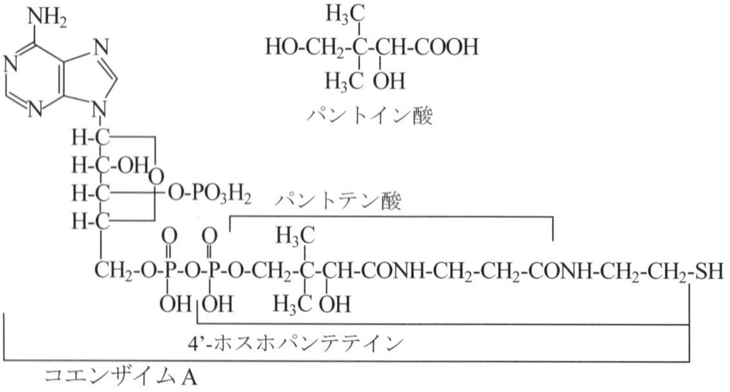

図1-58　パントテン酸関連化合物の化学構造

淡黄色シロップ状で結晶化しないので，パントテン酸カルシウム（無臭の白色粉末，局方収載）として使用される．酸，アルカリ，熱，光に不安定である．カルシウム塩は水によく溶ける．

［**生理作用**］パントテン酸は，糖質，脂質代謝に必要なビタミンである．コエンザイムA coenzyme A（CoA）としてアシル基の活性化ならびに転移反応に関与する．また 4-ホスホパンテテイン 4-phosphopantetheine として，脂肪酸合成に必要なアシルキャリア-タンパク質 acyl carrier protein の補欠分子族の構成成分となっている．

［**欠乏症**］アセチルコリンやステロイドホルモン生成能の低下，脂質代謝障害，副腎の障害などがみられる．動植物性食品に広く含まれているので，通常の食生活で欠乏することはない．

7）葉　酸　folic acid

［**化学名**］葉酸.

［**化学構造および性質**］葉酸は，プテリジン骨格に *p*−アミノ安息香酸，さらにグルタミン酸が 1 ー複数個 γ−カルボキシル基でペプチド結合した化合物である（図 1-59）．グルタミン酸残基が 1 個のプテロイルモノグルタミン酸 pteroylmonoglutamate（局方収載）は，黄色ー橙黄色結晶性粉末で，臭いはない．光，空気酸化に不安定で，水には酸性およびアルカリ性でよく溶けるが，中性では難溶である．生体にはグルタミン酸残基が複数個のプテロイルポリ−γ−グルタミン酸 pteroylpoly−γ−glutamate 型のものが多い．

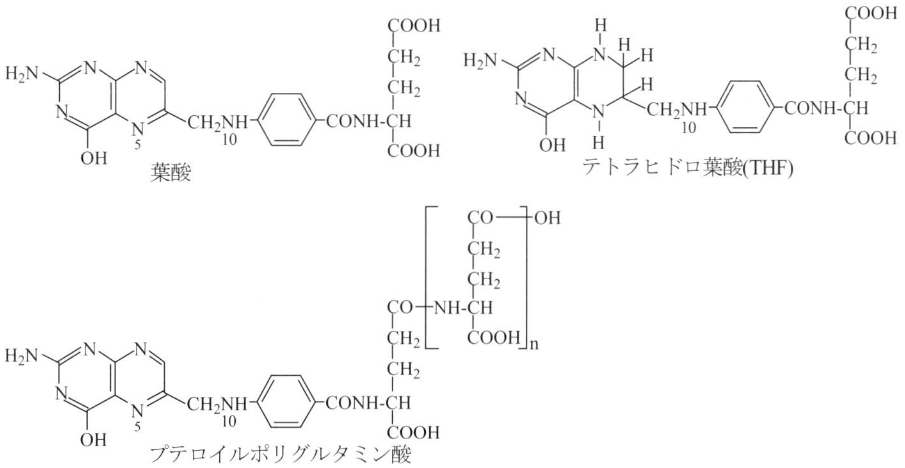

図 1-59　葉酸及びテトラヒドロ葉酸の化学構造

［**消化・吸収**］食物中の葉酸は，ほとんどがプテロイルポリ−γ−グルタミン酸型である．空腸上部の微絨毛に存在するγ−グルタミルヒドロラーゼ（コンジュガーゼともいう）の作用でモノグルタミン酸型に分解され吸収される．粘膜細胞内に取り込まれた葉酸は，速やかに 5−メチルテトラヒドロ葉酸 5−methyltetrahydrofolic acid（5−メチル−THF）となり，大部分はアルブミンなどの血漿タ

ンパク質と結合して門脈経由で肝臓や末梢組織に運ばれる．肝では，脱メチル化してテトラヒドロ葉酸 tetrahydrofolic acid（THF）に戻り，プテロイルポリ-γ-グルタミルシンテターゼによりポリグルタミル化され，再び 5-メチル化されて 5-メチル-THF として貯蔵される．

［**生理作用**］ 葉酸は，5,6,7,8-テトラヒドロ葉酸としてメチレン，ホルミル，メチルなどの C_1 単位の転移酵素の補酵素で，アミノ酸代謝や核酸塩基の生合成に関与する．5 位および 10 位 N が作用部位（活性中心）になる．

［**欠乏症**］巨赤芽球性貧血（赤血球の成熟障害）．通常の食生活で欠乏することはないが，妊娠中の女性は欠乏しやすいといわれる．

メトトレキサート（白血病に適用，局方収載）やアミノプテリンは葉酸と構造類似のため，葉酸代謝を拮抗阻害する（図 1-60）．経口避妊薬は，小腸のγ-グルタミルヒドロラーゼを阻害し葉酸の腸管吸収を阻害する．チオアザプリン，フェノバルビタールなども葉酸の吸収や作用を阻害する．スルファミンは，葉酸構造中の *p*-アミノ安息香酸と構造が類似するため，微生物が葉酸原料ととり違えて葉酸を合成できなくなることが抗菌作用機構である．ヒトは葉酸を生合成できないが，プテリジン構造部分は GTP から合成できる．例えば，フェニルアラニンからチロシンへの代謝に必要なフェニルアラニン-4-モノオキシゲナーゼの補酵素テトラヒドロビオプテリンを生合成しており，生合成過程の先天的障害はフェニルケトン尿症（前述）を引き起こす．

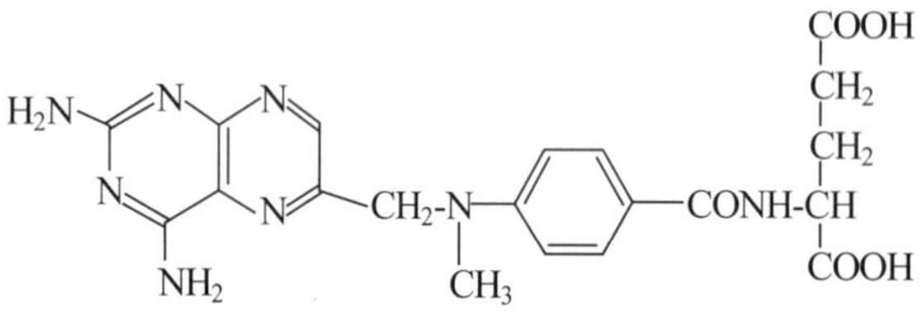

メトトレキサート(アミノプテリン: N-CH$_3$ → NH)

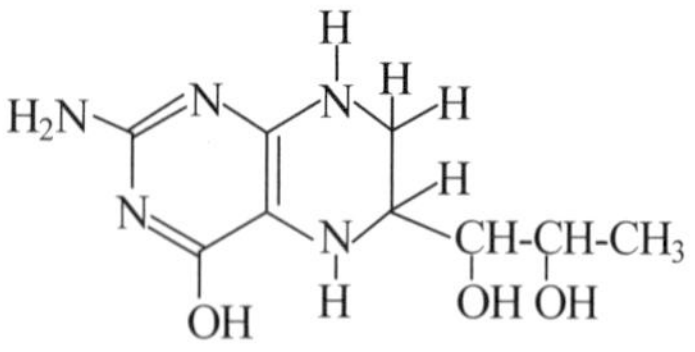

テトラヒドロビオプテリン

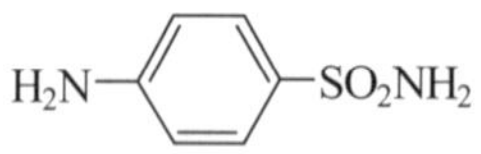

スルファミン

図 1-60　葉酸関連化合物の化学構造

8) ビオチン biotin

［**化学名**］ビオチン．ビタミン H とも呼ぶ．

［**化学構造および性質**］ビオチン（図 1-61）は，ビタミン B_1 と同様，硫黄を含む化合物で，常温で無色針状結晶である．一種のカルボン酸で，熱水や希アルカリには溶けるが，水や酸には溶けにくい．有機溶媒には一般に溶けない．水溶液は安定である．

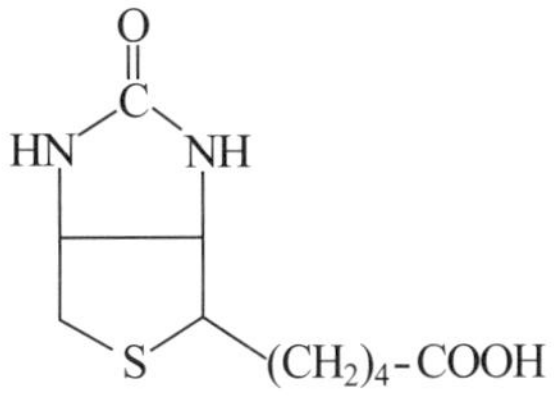

図 1-61　ビオチンの化学構造

［**生理作用**］ビオチンは，① ピルビン酸カルボキシラーゼ，②アセチル–CoA カルボキシラーゼ，③プロピオニル–CoA カルボキシラーゼなどの補欠分子族（アポタンパク質のリシン残基とシッフ塩基を形成して結合）としてカルボキシル化反応（炭酸固定反応）に関与する．① は糖代謝においてアセチル–CoA が TCA 回路に入るのに必要なオキサロ酢酸を供給する．② はアセチル CoA を脂肪酸に変えるのに必要な酵素である．③は分枝鎖アミノ酸や奇数個炭素の脂肪酸から生じるプロピオン酸を代謝するのに必要である．

① ピルビン酸カルボキシラーゼ

$$\underset{\text{ピルビン酸}}{CH_3COCOOH} + ATP + CO_2 + H_2O \longrightarrow \underset{\text{オキサロ酢酸}}{HOOC\text{−}CH_2COCOOH} + ADP + Pi$$

②アセチル–CoA カルボキシラーゼ

$$\underset{\text{アセチル−CoA}}{CH_3CO\text{−}CoA} + ATP + CO_2 + H_2O \longrightarrow \underset{\text{マロニル−CoA}}{HOOC\text{−}CH_2\text{−}CO\text{−}CoA} + ADP + Pi$$

③ プロピオニル–CoA カルボキシラーゼ

$$\underset{\text{プロピオニル−CoA}}{CH_3CH_2\text{−}CO\text{−}CoA} + ATP + HCO_3^- + H_2O \longrightarrow \underset{\text{メチルマロニル−CoA}}{CH_3\overset{\overset{COOH}{|}}{C}H\text{−}CO\text{−}CoA} + ADP + Pi$$

［**欠乏症**］皮膚炎，脱毛，貧血，神経障害など．ビオチンは，食品に広く含まれ，また，腸内細菌によっても合成されるので，通常，欠乏しない．卵白に含まれる**アビジン** avidin（4 つのサブユニットからなる分子量約 68 kD の塩基性糖タンパク質）はビオチン 4 分子と強く結合する性質があり，生卵を多食すると，このためビオチンの腸管吸収が妨げられ，ビオチン欠乏を起こす．アビジンは加熱で失活してビオチンとの結合能力を失う．

9）ビタミン C

［**化学名**］ L–アスコルビン酸 L–ascorbic acid．酸化型のデヒドロアスコルビン酸と酸化還元によって相互に変化しうる．

［**化学構造および性質**］L–アスコルビン酸は，糖誘導体で，唯一，構造内に窒素原子を含まない水溶性ビタミンである．無臭の無色結晶で，熱，光，空気酸化に不安定，水にはよく溶ける．水溶液は酸性を示し酸味がある．エタノール以外の有機溶媒には溶けない．還元性があり，ヨウ素，過マンガン酸カリウム液，2,6–ジクロロフェノールインドフェノール液を還元脱色する．また，

金属イオン（Fe^{3+}→Fe^{2+}，Cu^{2+}→Cu^{+}など）を還元する．酸化型のデヒドロアスコルビン酸 dehydroascorbic acid（酸化型ビタミンC）は，酸ではなく中性の非電解質である．不安定な化合物で，容易にラクトン環が開いて 2,3−ジケト−L−グロン酸に分解する．L−アスコルビン酸の異性体エリソルビン酸（C活性なし）は食品の酸化防止に用いられる．ビタミンC関連化合物の化学構造は図 1-62 に示した．

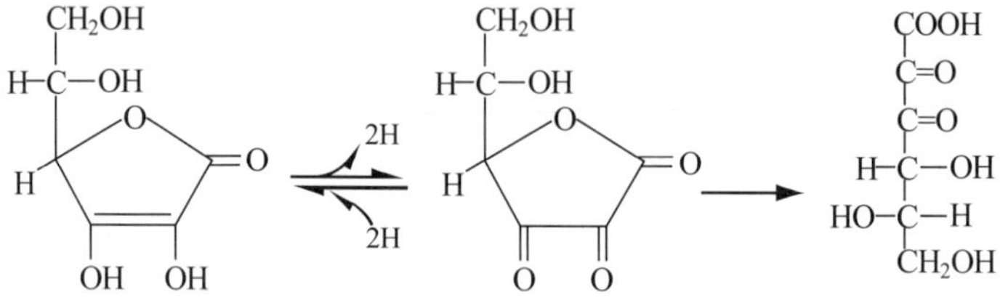

図 1-62　ビタミンC関連化合物の化学構造

［**生理作用**］ビタミンCは，①コラーゲンのプロリンおよびリシン残基の水酸化，②チロシンからドーパミン，ノルアドレナリン合成過程の水酸化，③コレステロールから 7α−ヒドロキシコレステロールへの水酸化，④ γ−ブチロベタインからカルニチンの合成，などの酸素添加酵素 oxygenase による水酸化反応に関与する．

①コラーゲンのプロリン残基の水酸化反応

L−プロリン残基 ＋ オキサロ酢酸 ＋ O_2 ⟶

4−ヒドロキシ−L−プロリン残基 ＋ コハク酸 ＋ CO_2

②ドーパミンからノルアドレナリンの合成反応

ドーパミン ＋ 2 アスコルビン酸 ＋ O_2 ⟶

ノルアドレナリン ＋ 2 モノデヒドロアスコルビン酸 ＋ H_2O

抗酸化（還元）作用を有し，ニトロソアミンの生成抑制，鉄の吸収促進，がん予防効果などが期待される．運動，喫煙，ストレス，多量のアルコール摂取，経口避妊薬などは，ビタミンCの消耗を高める．デヒドロアスコルビン酸は，体内で酵素的還元でアスコルビン酸に戻りビタミンC活性があるが，2,3−ジケト−L−グロン酸は，体内でアスコルビン酸に戻らないので，ビタミンC活性はない．ほとんどの動物は，L−アスコルビン酸を 6 炭糖（正確には UDP−グルコース）から生合成できるが，ヒト，サル，モルモット，フルーツ・バットは，アスコルビン酸合成の最終段階の酵素 L−グロノ−γ−ラクトンオキシダーゼを欠損しており，生合成できない（図 1-63）．

［**欠乏症・過剰症**］欠乏すると壊血病（歯茎，皮下出血）になる．結合組織に多いコラーゲンのプロリン残基がヒドロキシプロリン残基へ転換されず，組織が脆弱化するためと考えられる．ビ

タミンCの大量摂取で，シュウ酸結石の危険性や肝でのアスコルビン酸異化の亢進が示唆されているが，過剰症は確認されていない．

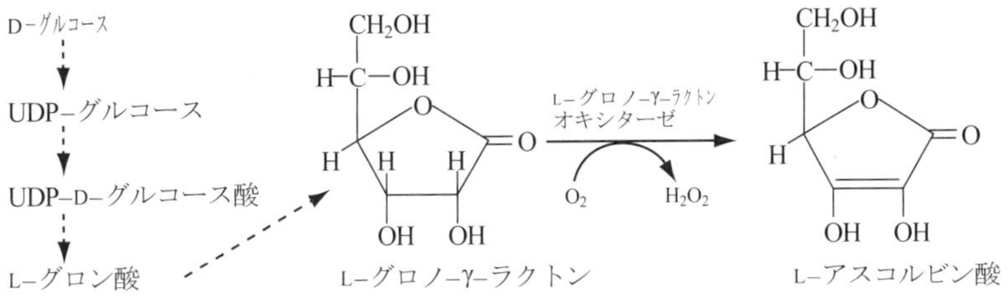

図 1-63　D-グルコースから L-アスコルビン酸への代謝

1.7.3 ビタミン様作用物質

1）ユビキノン ubiquinone

ユビキノン（＝コエンザイム Q，coenzyme Q）には，側鎖のイソプレノイド単位の数の異なる同族体がある．

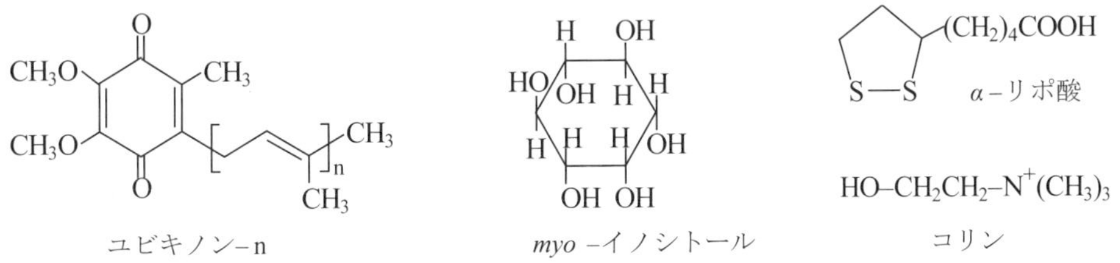

図 1-64　ビタミン様作用物質の化学構造

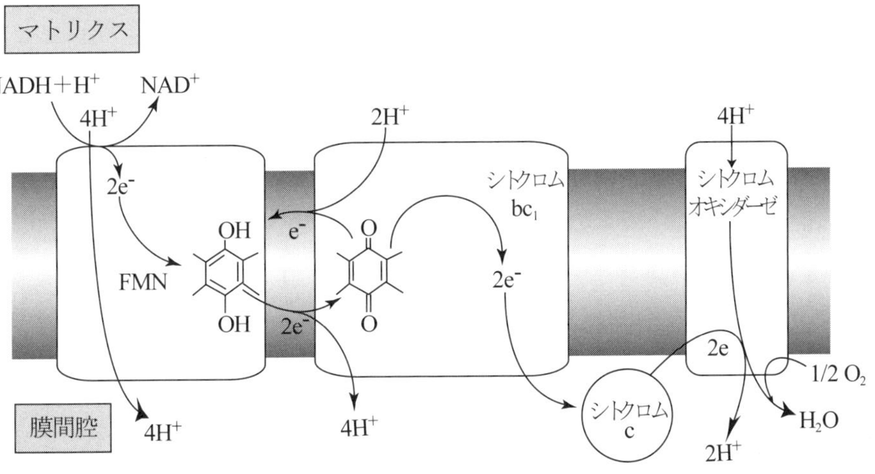

図 1-65 電子伝達系でのユビキノンの役割

化学構造式は，図 1-64 に示したが，生体に含まれる主要な同族体は n＝6〜10 のユビキノン−6〜ユビキノン−10 で，ヒトではユビキノン−10 が使われている．ユビキノン−6〜−10 は，いずれも黄色結晶である．有機溶媒にはよく溶けるが，水には溶けない．ユビキノンは，ミトコンドリア内膜に存在する呼吸鎖の必須電子伝達因子で，フラビンタンパク質のデヒドロゲナーゼ類とシトクロム系との間の電子伝達と，それに伴うプロトンのマトリクス側から膜間腔への移送を行って ATP 合成に必要なプロトン勾配形成に関与する（図 1-65）．また，近年，生体抗酸化剤として働くことが指摘されている．

2）*myo* −イノシトール myo-inositol

myo-イノシトールは，無色の結晶である．構造式は図 1-64 に示した．リン脂質の構成成分として重要である．例えば，受容体に連動して活性化されるホスホリパーゼ C は，図 1-66 に示すように，生体膜リン脂質のホスファチジルイノシトール−4,5−二リン酸をジアシルグリセロール（DG）とイノシトール−1,4,5−三リン酸（IP_3）に加水分解する．遊離した IP_3 は細胞内のカルシウム貯蔵部位から Ca^{2+} の遊離を引き起こす．かくして生じた DG と Ca^{2+} はプロテインキナーゼ C を活性化することによって細胞内代謝を調節する情報伝達因子として働く．またホスファチジルイノシトール 3,4,5-三リン酸（PIP_3）も PDK（3-phosphoinositide-dependent kinase）の活性化因子として細胞内シグナル伝達に関与する（p.24 参照）．動物の脂肪肝を防ぐ抗脂肪肝因子である．

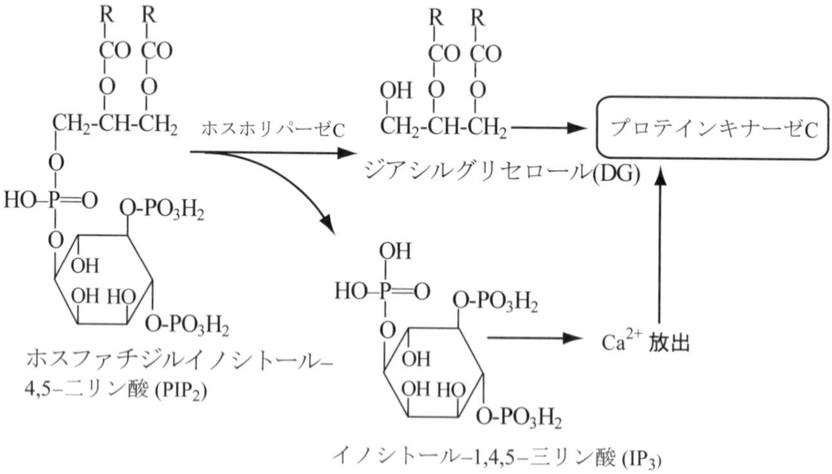

図 1-66　イノシトールーリン酸カスケード

3）コリン choline

塩化コリンは潮解性の無色結晶である．構造式は図 1-64 に示した．レシチンなどのリン脂質，神経刺激伝達物質アセチルコリンの構成成分である．動物の脂肪肝を防ぐ抗脂肪肝因子である．

4） α - リポ酸 α-lipoic acid

α-リポ酸は，淡黄色結晶である．構造式は図 1-64 に示した．チアミン，リボフラビン，ニコチン酸，パントテン酸とともに，ピルビン酸デヒドロゲナーゼ，α-ケトグルタル酸デヒドロゲナーゼ複合体のアシル基転移酵素の補欠分子族として働く（図 1-52 参照）．

1.8 食物繊維 dietary fiber

食物繊維は，ヒトの消化酵素で消化されない食品中の難消化性成分の総体である．主要成分は，植物の細胞壁や細胞質に含まれるセルロースやヘミセルロース，ペクチン（ガラクツロナン），動物甲殻のキチン（N-アセチルグルコサミン重合体），植物ガム（ポリウロニド），粘質物（グルコマンナン），海草多糖（アルギン酸，寒天）などの炭水化物とリグニンである．リグニンは，細胞壁構造成分として含まれる芳香族炭化水素重合体であるが，やはり，ヒトの消化酵素で消化されない成分である．食物繊維は，**不溶性食物繊維** insoluble dietary factor（IDF）と**水溶性食物繊維** soluble dietary factor（SDF）とに分けられる．IDF にはセルロース，ヘミセルロースの一部，不溶性ペクチン，リグニンなど，SDF には水溶性ペクチン，ヘミセルロースの一部，粘質多糖，難消化性オリゴ糖などが含まれる．難消化性オリゴ糖としては，デンプンのアミラーゼ消化によるイソマルトオリゴ糖，砂糖にフルクトースを酵素的に付加したフラクトオリゴ糖，乳糖にガラクトースを酵素的に付加したガラクトオリゴ糖，乳糖・砂糖混合物にフラクトースを酵素的に付加した乳糖果糖オリゴ糖など，植物原料から人為的に作られるものがある．砂糖の代替甘味効果があり，う歯予防，整腸作用，ビフィズス菌などの腸内細菌の増殖促進などを期待した機能性食品として利用されている．

1） 生理作用

食物繊維は，消化されないので，ほかの栄養素と違って体内に吸収されて利用されることはないが，腸管を通過する間に消化吸収機能や腸内細菌叢 intestinal flora に作用し，健康上，望ましい影響を与える．食物繊維の消化吸収機能に対する作用としては，①栄養素の消化吸収の低下（糖質，コレステロール，脂肪，胆汁酸の消化吸収の抑制ないし遅延），②エネルギー摂取量の低下（食物摂取量当たりのエネルギー含量の減少），③整腸作用（糞便容量の増加，腸管通過時間の短縮），④腸内細菌叢の改善（腸内細菌により分解され細菌の栄養となる），などが上げられる．

その結果，血中コレステロールの増加抑制ないし減少，便秘の改善，肥満の抑制，さらには，高脂血症，大腸憩室症，虚血性心疾患，大腸がん，糖尿病などの生活習慣病の予防や症状改善などの効果が期待されている．摂取基準については p.106 を参照されたい．

2） 食品

コンニャク，野菜，海草類などに多く含まれる．食品中の食物繊維含量は表 1-12 に示した．

表 1-12　わが国の代表的な食品中の食物繊維含量

食品名	可溶性	不溶性	総量 (g/100 g)	食品名	可溶性	不溶性	総量 (g/100 g)
玄米	1.0	2.4	3.4	かんぴょう（乾）	6.8	23.3	30.1
精白米	0.0	0.8	0.8	たけのこ（生）	0.2	3.0	3.2
めし（精白米）	0.0	0.4	0.4	れんこん（生）	0.2	2.3	2.5
玄麦（国産，普通）	0.5	9.8	10.3	めきゃべつ（生）	0.3	4.9	5.2
強力粉	1.2	1.5	2.7	ごぼう	4.0	4.5	8.5
食パン	0.4	1.9	2.3	にんじん	0.5	1.9	2.4
そば（生）	1.0	1.7	2.7	わけぎ（生）	0.2	3.6	3.8
板こんにゃく	0.1	2.1	2.2	ほしがき	3.8	12.4	16.2
さつまいも（生）	0.5	1.2	1.7	キウイフルーツ	0.5	2.4	2.9
じゃがいも（生）・	0.1	1.0	1.1	りんご	0.3	1.0	1.3
落花生（いり）	0.3	6.9	7.2	バナナ	0.1	1.6	1.7
あずき（ゆで）	0.8	11.0	11.8	あまのり（干し）	－	－	29.1
グリーンピース（生）	0.8	6.8	7.6	寒天	－	－	80.9
だいず（ゆで）	0.9	6.1	7.0	ひじき（干し）	－	－	43.0
おから	0.3	9.5	9.8	わかめ（水もどし）	－	－	5.6
だいずもやし	0.7	2.7	3.4	くきわかめ（生）	－	－	3.0
				しいたけ（干し）	2.1	40.4	42.5
				まつたけ（生）	0.3	4.4	4.7

（日本食品食物繊維成分表，科学技術庁資源調査会，1992）

1.9　エネルギー代謝

体成分の合成・分解，体温維持，各臓器組織の活動維持，血液循環など，身体の様々な活動や成長は，食物から得た糖質，脂質，タンパク質の化学エネルギーに依存している．体は，栄養素を酵素的に酸化し，発生するエネルギーを NAD(P) H や $FADH_2$，ATP といった高エネルギー化合物の形で集め利用している．その結果として，栄養素は二酸化炭素と水となり排泄される．また，取り出されたエネルギーは様々な身体活動に使われ，最終的に熱として体外に放散される．言い換えれば，体内でのエネルギー代謝（energy metabolism）は，燃焼と変わりない．それ故，体内での糖質，脂質，タンパク質の燃焼（消費）の状態は，熱の発生と酸素の消費，炭酸ガスの発生量によって知ることができる．3 大栄養素の過剰摂取や片寄った摂取は，肥満や多くの生活習慣病のリスクを高めるので，体内での利用状態を正確に把握することは，栄養上極めて重要である．

1.9.1　栄養素のエネルギー

1）エネルギーの単位

わが国ではキロカロリー(kcal）をエネルギーの単位として用いている．FAO/WHO 専門委員会は，ジュール(J）を用いることを勧告しているが，キロカロリーは一般によく知られた単位であり，栄養指導の現場での混乱を避けるため，そのまま使用されている．1 kcal（＝1,000 cal＝4.186 kJ）は，1 気圧下で純水 1 L を 14.5℃から 15.5℃へ 1℃上昇させるに要するエネルギー量と定義される．

2）食品の利用エネルギーとアトウォーター係数

食品の燃焼エネルギー（化学エネルギー）は，爆発熱量計（Bomb calorimeter）を用いて直接測ることができる．各種食品の燃焼熱を測定し，加重平均すると，糖質 4.1 kcal/g，タンパク質 4.35 kcal/g（但し，尿素分 1.21 kcal/ g を除く），脂質 9.45 kcal/g となる．しかし，実際には消化吸収過程での損失を伴う．それ故，米国の生理学者 Atwater は，食品の利用エネルギー量を，消化吸収による損失を加味して，糖質 4 kcal/g，タンパク質 4 kcal/g，脂質 9 kcal/g とした．これは，**アトウォーターの係数**(Atwater's coefficient）と呼ばれ，食品中の利用エネルギー量を求める際の換算係数として広く使われてきた．しかし，個々の食品中の糖質，タンパク質，脂質成分の違いを考慮して，五訂日本食品標準成分表では，多くの食品について異なった換算係数を導入している．

1.9.2　代謝エネルギーの測定法

エネルギー代謝の測定法には，直接熱量測定法と間接熱量測定法とがある．

1）直接熱量測定法

被験者を断熱された小部屋（寝起きできる 6 畳程度の広さ）に入れ，呼吸によって消費した酸素量と排出した炭酸ガス量，水及び発散した熱量を直接測定する方法（Atwater-Rose-Benedict 法）と二重標識水法がある．二重標識水法は，無害な水素及び酸素の安定同位元素（^{2}H 及び ^{18}O）を多く含む水を飲ませると，1～2 週間かけて体外に排泄されるので，その尿中排泄量を経時的に測定してエネルギー消費量を推定する方法である．身体活動が激しいほど酸素消費量が多くなり，体内の ^{18}O の減少が早くなることに基づく．直接熱量測定法は比較的正確な値が得られるが，装置（ヒューマンカロリメーターなど）が大掛かりであったり，測定費用が高額であったりで限られた施設でしか実施できない欠点がある．また，1 日単位の長時間の測定には良いが，短時間の変化を知るには不向きである．

2）間接熱量測定法

体内において生産されるエネルギー量と，呼気中の酸素の消費量，炭酸ガスの増加量との間には一定の関係がある．また，タンパク質が代謝されると，窒素分は尿中に排泄される．この関係を利用して呼気分析（呼吸商の測定）と尿中窒素排泄量の測定によって代謝エネルギーを知る方法である．方法の概略を以下に説明する．

a. 呼吸商（respiratory quotient，RQ）

呼吸によって排泄された炭酸ガスと消費された酸素との容積比（CO_2/O_2 のモル比）を呼吸商という．呼気は，ダグラスバッグ（Douglas' bag）を用いて集め分析する．最近は，呼吸時の酸素，炭酸ガス量を直接測定できる携帯型代謝測定装置も開発されている．

呼吸商は，栄養素によってほぼ一定しており，糖質 1.0，タンパク質 0.80，脂質 0.71 値が使われる．例えば，糖質のグルコースは解糖，ペントース回路及び TCA 回路を経て $C_6H_{12}O_6 + 6O_2 = 6CO_2 + 6H_2O$ のように完全酸化されるので，反応式から $RQ = 6CO_2/6O_2 = 1.0$（容積は $CO_2 = O_2$ であるから）となる．また，脂肪のトリパルミチンは，$2C_{51}H_{98}O_6 + 145O_2 \rightarrow 102CO_2 + 98H_2O$ のように燃焼するので，$RQ = 102CO_2/145O_2 = 0.703$ となる．呼吸商は，糖質の消費割合が高くなるほど高くなり，脂質の消費割合が増えると逆に低くなる．しかし，脂質，タンパク質，糖質のグラム当たりの酸素消費量（L/g）は，それぞれ 2.0，0.95，0.75 で，逆に脂質が最も大きい．

b. 間接熱量測定法による代謝エネルギーの測定

体内でタンパク質が消費されると，窒素分は尿素，クレアチニンなどとして尿中に排泄される．また，タンパク質（窒素として 1g）の燃焼による酸素消費量は 5.923L/gN，炭酸ガス発生量は 4.754L/gN である（それ故，タンパク質の $RQ = 4.754/5.923 = 0.803$ となる）．タンパク質燃焼に由来するものを差し引いた気体量は脂質と糖質の燃焼に基づくものである．したがって，尿中排泄窒素量(g)，酸素消費量(L) 及び炭酸ガス排泄量(L) の測定によって，体内での糖質，脂質，タンパク質，それぞれの燃焼量（代謝量）と発生熱量（エネルギー量）が以下のようにして計算できる．

① タンパク質の消費量及び発生熱量

タンパク質消費量は，尿中排泄 N × 6.25（＝窒素係数）で求められる．また，体内タンパク質の燃焼熱は消化吸収を考慮しなくてよいので，4.35kcal/g である．だから，発生熱（エネルギー）量は，タンパク質の消費量(g) × 4.35 kcal/g で算定できる．下の［例題］では，燃焼したタンパク量は，$10 \times 6.25 = 62.5$ g，発生した熱量は，$62.5 \times 4.35 = 272$ kcal となる．

② 非タンパク呼吸商

糖質，脂肪の消費量は，実測 O_2 消費量及び CO_2 排泄量からタンパク質燃焼に伴う O_2 消費量と CO_2 排泄量を差し引いて計算した非タンパク呼吸商から求められる．

$$\text{非タンパク呼吸商} = \frac{\text{実測 } CO_2 - \text{タンパク質燃焼で発生した } CO_2(\text{尿中排泄N} \times 4.754)}{\text{実測 } O_2 - \text{タンパク燃焼で消費された } O_2(\text{尿中排泄N} \times 5.923)}$$

糖質，脂質の燃焼割合及び酸素 1 L 当たりの発生熱量は，表 1-13 によって非タンパク呼吸商から求められる．

［例題］実測した 1 日の O_2 消費量を 459.23L，CO_2 排泄量を 391.54L，尿中窒素排泄量を 10 g とすると，タンパク質燃焼に要する O_2 量は，$5.923 \times 10 = 59.23$L，発生する CO_2 量は $4.754 \times 10 = 47.54$L となり，

$$\text{非タンパク呼吸商} = \frac{391.54 - 47.54}{459.23 - 59.23} = \frac{344}{400} = 0.86$$

③ 糖質及び脂質からのエネルギー発生量

非タンパク呼吸商 0.86 に基づいて，表 1-13 より糖質と脂質から 4.875×400＝1,950 kcal のエネルギー量が発生し，その 54.1%は糖質，残りの 45.9%は脂質によることがわかる．

i）燃焼した糖質量は，1,950×0.541÷4.1＝257 g

ii）燃焼した脂質量は，1,950×0.459÷9.45＝95 g

表 1-13 Zuntz-Schumberg-Lusk の換算表

非タンパク呼吸商	発生エネルギー（kcal/L O_2）	燃焼糖質	燃焼脂質	非タンパク呼吸商	発生エネルギー（kcal/L O_2）	燃焼糖質	燃焼脂質
0.707	4.686	0 %	100 %	0.86	4.875	54.1 %	45.9 %
0.71	4.690	1.1	98.9	0.87	4.887	57.5	42.5
0.72	4.702	4.8	95.2	0.88	4.899	60.8	39.2
0.73	4.717	8.4	91.6	0.89	4.911	64.2	35.8
0.74	4.727	12.0	88.0	0.90	4.924	67.5	32.5
0.75	4.730	15.6	84.4	0.91	4.936	70.8	29.2
0.76	4.751	19.2	80.8	0.92	4.948	74.1	25.9
0.77	4.764	22.8	77.2	0.93	4.961	77.4	22.6
0.78	4.776	25.2	74.8	0.94	4.973	80.7	19.3
0.79	4.780	29.9	70.1	0.95	4.985	84.0	16.0
0.80	4.801	33.4	66.6	0.96	4.995	87.2	12.8
0.81	4.813	36.9	63.1	0.97	5.010	90.4	9.6
0.82	4.825	40.3	59.7	0.98	5.022	93.6	6.4
0.83	4.838	43.8	56.2	0.99	5.035	96.8	3.2
0.84	4.850	47.2	52.8	1.00	5.047	100	0
0.85	4.862	50.7	49.3				

④ 総エネルギー代謝量：①で得たタンパク質 62.5g からのエネルギー発生量 272 kcal と③で得られた糖質・脂質エネルギー量とを合計すると，272 ＋ 1950 ＝ 2,222 kcal となる．

c.　換算式による算定方法

O_2 消費量（L），CO_2 生成量(L）及び尿中窒素排泄量(g）がわかれば，次の計算式（Weir の式）によってもエネルギー消費量を算出できる．

エネルギー消費量(kcal）＝3.941×O_2 消費量+ 1.106×CO_2 発生量－2.17×尿中窒素

前述の［例題］の測定値を代入すると，

エネルギー消費量 ＝ 3.941×459.23 ＋ 1.106×391.54 － 2.17×10 ＝ 2,221.1 kcal

となり，呼吸商から求められた値とよく一致する．

なお，労作時のエネルギーは殆ど糖質と脂質で賄われ，タンパク質の消費は少ない．しかもタンパク質の呼吸商は糖質と脂質の中間にあるので，タンパク質消費を無視して，消費 O_2 1L 当り約 5 kcal のエネルギー（上の例では，459.23×5＝2,296 kcal）が生成すると計算して大差ない．

1.9.3　エネルギー必要量及び算定方法

1）基礎代謝及び安静時エネルギー消費量

呼吸，血液循環，内臓の活動，体温維持など，生命維持に最小限必要なエネルギー代謝を**基礎代謝**（basal metabolism）という．基礎代謝量は，体外に熱以外の形でエネルギーを失う機械的仕事や消化吸収の影響を避けるため，「夕食として軽い食事を摂取した後，何も口にせず，12-15 時間経過した翌朝空腹時，快適環境（20℃）下で安静仰臥・覚醒状態」で測定される．基礎代謝量は，体格（体表面積(体重）↑），年齢（若＞老），性別（男＞女），ホルモン（甲状腺ホルモン↑），気温（低↑），労働状態（重労働↑），発熱（1℃↑で 13 %上昇）などによって影響される．

日常生活では，空腹・仰臥した状態より座位あるいは立位で食事や筋肉の適度の緊張を伴う生活時間の方が長い．食後 2 時間以上経過し，座位または椅子に座って安静な状態で測定されるエネルギー消費量は，**安静時エネルギー消費量**（resting energy expenditure）あるいは安静時代謝量と呼ばれる．安静時エネルギー消費量は，食事によって必然的に亢進するエネルギー代謝量（特異動的作用）及び座位に伴う筋肉の適度な緊張に必要なエネルギー量を基礎代謝量に追加したものである．安静時の人（体重 70kg）のエネルギー消費量は，骨格筋（28kg）22%，肝臓（1.8kg）21%，脳（1.4kg）20%，心臓（0.3kg）9%，腎臓（0.3kg）8%，脂肪組織（15kg）4%，その他（23.2kg）16%の割合と言われ，肝臓や脳，骨格筋のエネルギー消費が 6 割余りを占める．第 6 次改訂日本人の栄養所要量－食事摂取基準－では，基礎代謝（＝睡眠時代謝）＝安静時エネルギー消費量×0.8 としている．ただ，空腹時に測れば，食事によるエネルギー代謝亢進（10%）は関係ないので，基礎代謝量＝安静時エネルギー代謝量×0.9 程度となる．

単位時間（分）当たりで，総エネルギー消費量から安静時エネルギー消費量を差し引くと，身体活動（労作）のために余分に使われたエネルギー量が求められる．これを基礎代謝量で除したものを**エネルギー代謝率** relative metabolic rate（RMR）と呼び，活動強度を比較したり，種々の労作に使われたエネルギーを積算するのに用いられてきた．しかし，2005 年版の日本人の食事摂取基準以降は，推定エネルギー必要量などの算出に総エネルギー消費量を基礎代謝量で除した**身体活動レベル** physical activity level（PAL）を用いている．

2）基礎代謝基準値

基礎代謝量は，体表面からの熱の放散量に左右されるので，体表面積や体重に比例する．それゆえ，年齢別・性別の 1 日当りの体重 kg 当り基礎代謝量（基礎代謝基準値 kcal/kg 体重/日，表 1-14）を求めておけば，個々人の基礎代謝量は，体重 kg から算出できる．

しかし，エネルギー代謝量は体質に基づく個人差が大きいので，集団の平均値に基づく基礎代謝基準値から求めた値は，個人の目安と考えるべきである．なお，基礎代謝基準値は，男性が女性より高く，また，年齢別では，1～2 歳で最も高く，年齢が高くなるほど低くなる．高齢者の基礎代謝量が低いのは，骨格筋量が減少するためである．

表 1-14　性・年齢階級別基礎代謝基準値と基礎代謝量

年齢（歳）	男性			女性		
	基礎代謝基準値（kcal/kg/日）	基準体重（kg）	基礎代謝量（kcal/日）	基礎代謝基準値（kcal/kg/日）	基準体重（kg）	基礎代謝量（kcal/日）
1～2	61.0	11.7	710	59.7	11.0	660
3～5	54.8	16.2	890	52.2	16.2	850
6～7	44.3	22.0	980	41.9	22.0	920
8～9	40.8	27.5	1,120	38.3	27.2	1,040
10～11	37.4	35.5	1,330	34.8	34.5	1,200
12～14	31.0	48.0	1,490	29.6	46.0	1,360
15～17	27.0	58.4	1,580	25.3	50.6	1,280
18～29	24.0	63.0	1,510	22.1	50.6	1,120
30～49	22.3	68.5	1,530	21.7	53.0	1.150
50～69	21.5	65.0	1,400	20.7	53.6	1,110
70 以上	21.5	59.7	1,280	20.7	49.0	1,010

（注）基礎代謝基準値は，基準体位において推定値と実測値が一致するように決定されているので，基準から大きく外れた体位では，誤差が大きくなる．

3）特異動的作用（食事誘発性熱産生）

食物の摂取・消化・吸収に伴って必然的におこるエネルギー代謝の亢進のことを特異動的作用 specific dynamic action（SDA）あるいは**食事誘発性熱産生** diet-induced thermogenesis（DIT）いう．タンパク質 30％，糖質・脂質 4～5％である．平均して摂取量の約 10％と見なされる．SDA は従来，エネルギー所要量を算定する際，基礎代謝，身体活動に必要なエネルギーとは別項として加算してきたが，第 6 次改定栄養所要量以降，食事も日常の生活活動の一部と見なすようになった．

4）エネルギー必要量の算定方法

個人の 1 日当りのエネルギー必要量は，成長の有無，スポーツや肉体労働，事務作業など，身体活動の強度によって異なる．身体活動時のエネルギー必要量は，その活動をするとき，基礎代謝量の何倍のエネルギーを要するかを表す単位時間当りの Activity factor（Af）に，その活動に要した時間（分）をかければ計算できる．これを 1 日 24 時間について積算すれば，1 日の総エネルギー消費量，また要した時間（24 時間＝1,440 分）で割れば，1 日平均の身体活動レベル（PAL），基礎代謝量にこの PAL をかければ，エネルギー必要量が求まる。しかし，個人のエネルギー必要量を一々定めることはできないので，食事摂取基準では，代わりに「**推定エネルギー必要量**」（定義：「当該年齢，性別の基準体格で，健康状態を損なわない身体活動の人において，エネルギー出納が 0 となる確率が最も高いと推定される習慣的なエネルギー摂取量の 1 日当たりの平均値」を定めている．身体活動レベルおよび 1 日の推定エネルギー必要量は，次式で求められる．

身体活動レベル（1 日の平均値）＝$\Sigma Af \cdot T/1{,}440$ 分

Af：単位時間当たりの総エネルギー量÷基礎代謝量（≒$RMR^1+1.2$）

T：各種生活動作の時間（分）

[1]エネルギー代謝率（p.94 参照）

推定エネルギー必要量（kcal/日）＝基礎代謝量×身体活動レベル（＋エネルギー蓄積量[2]）

[2]成人では，エネルギー蓄積量を考慮しない．エネルギー摂取量と消費量が釣り合うことが望ましい．

従来，エネルギー必要量（A）は，基礎代謝量（B），生活活動に伴う増加分（Bx. xは生活活動指数）及び特異動的作用による損失分（A/10）の総和（A＝B＋Bx＋A/10）として求めてきたが，国際的整合性の視点から，特異動的作用も身体活動の一部とみなし，前述のように改められた。さらに日本人の食事摂取基準(2010 年版）では，実際の身体活動レベルを表すのに *Af* の代わりにメッツ MET（metabolic equivalent，複数形は METs）値（活動時の単位時間当たりの総エネルギー消費量÷安静時エネルギー代謝量）を用いている．*Af*≒MET 値×1.1 の関係が成り立つ．同じ身体活動であっても，消費されるエネルギーは，体重の違いによって大きく異なる．それゆえ，活動の強度を表す統一的な単位として体重に影響されないメッツ値，また，活動の量を表す単位として，メッツ・時（＝エクササイズ，EX という単位を使うこともある）が導入された．1メッツは，「安静時の酸素消費量 3.5mL/kg/min に相当する強度」と定義される．エネルギー消費量(kcal）＝1.05×メッツ×hr×体重 kg の換算式が成り立つ．例えば，体重 60kg の男性が 1 時間，卓球（4 メッツ）を行うと，1.05×4 メッツ×1hr×60kg＝252 kcal となる．

5）日常生活の身体活動レベル

日常生活における種々な作業の身体活動レベルを表 1-15 に示す．身体活動レベルとエネルギーの摂取基準については，日本人の食事摂取基準のところで述べる．

表 1-15　身体活動の分類例

身体活動の分類（メッツ値の範囲）	身体活動の例
睡眠（0.9）	睡眠
座位または立位の静的な活動（1.0～1.9）	テレビ・読書･電話・会話など（座位または立位），食事，運転，デスクワーク，縫物，入浴（座位），動物の世話（座位，軽度）
ゆっくりした歩行や家事などの低強度の活動（2.0～2.9）	ゆっくりした歩行，身支度，炊事，洗濯，料理や食材の準備，片付け（歩行），植物への水やり，軽い掃除，コピー，ストレッチング，ヨガ，キャッチボール，ギター・ピアノなどの楽器演奏
長時間持続可能な運動・労働など中強度の活動（普通歩行を含む）（3.0～5.9）	ふつうの歩行～速歩，床掃除，荷造り，自転車（ふつうの速さ），大工仕事，車の荷物の積み下ろし，苗木の植栽，階段を下りる，子供と遊ぶ，動物の世話（歩く/走る，ややきつい），ギター：ロック（立位），体操，バレーボール，ボーリング，バトミントン
頻繁に休みが必要な運動・労働など高強度の活動（6.0 以上）	家財道具の移動・運搬，雪かき，階段を上る，山登り，エアロビクス，ランニング，テニス，サッカー，水泳，縄跳び，スキー，スケート，柔道，空手

1.10　日本人の食事摂取基準および栄養摂取状況

1.10.1　食事摂取基準策定の基礎

在来の栄養所要量は，集団を対象とし，栄養素欠乏を解消して健康維持・増進を目的として策定されてきた．しかしながら，栄養素欠乏が解消され，摂取過剰による慢性の非感染症が増大してくるようになってきた現在，欠乏症，過剰症から遠ざかり，よりよい栄養状態を維持し，健康の増進，生活習慣病予防のために指標となる栄養素摂取量が必要とされる．厚生労働省は，このような現状認識に立って，健康の維持・増進，生活習慣病の予防を目的として，健康な個人または集団のエネルギー及び各栄養素の摂取量の基準，すなわち食事摂取基準を示した「日本人の食事摂取基準（2005年版）」を2004年10月に策定した．また，2009年5月には，このような策定方針を踏襲して「日本人の食事摂取基準（2010年版）」（2010年4月～2015年3月までの5年間使用）を公表した．

日本人の食事摂取基準（2010年版）Dietary Reference Intakes for Japanese, 2010は，栄養素摂取量の多少が生活習慣病の予防に関与する場合があること，真に望ましい摂取量は個人やその活動状況によって異なり確率論的な考え方が必要であることを踏まえ，また，各種の栄養関連業務に活用することを念頭において，科学的根拠に基づき，①エネルギーについては推定エネルギー必要量，②健康の維持・増進に不可欠で摂取量が定量的に明らかにされている栄養素34種類については推定平均必要量，推奨量，目安量，耐容上限量，目標量の5種類の指標を使って適切な摂取量を提示したものである．また，ライフステージ「乳児・小児」，「妊婦・授乳婦」，「高齢者」についても基本的な考え方をまとめている．本書の食事摂取基準は，2010年版に基づく．策定されていない指標欄は省略した．また，薬剤師の本務でない給食管理に関する部分も省略した．指標欄内の「－」は，人に適用できるだけの科学的根拠が不十分なため策定されていないことを，「+0」，「+0.0」は付加の必要のないことを示すことに留意されたい．

1）摂取基準策定の基礎事項

a．エネルギーの指標

成人では，健康で体重変化がない状態がエネルギー摂取量と消費量の釣り合った最も望ましいエネルギー摂取状態といえる．これをエネルギー必要量と呼ぶ．しかし，個々人のエネルギー必要量を正確に把握できないので，多くの測定報告から必要量を推定して**推定エネルギー必要量**（estimated energy requirement：EER）として示している．図1-67は，この関係を示したものである．縦軸は，個人の場合は不足または過剰が生じる確率，集団の場合は不足または過剰の者の割合を示す．過剰および不足のリスクが最も小さくなる摂取量が推定エネルギー摂取量である．平易に言えば，推定エネルギー必要量付近を摂取していれば，現在の体重を維持できる確率が最も高く，習慣的な摂取量がこの値から大きくなるほど過剰摂取，逆に小さくなるほど摂取不足となる確率が増す.推定エネルギー必要量と基礎代謝量,身体活動レベルは次式のような関係になる.

推定エネルギー必要量(kcal/日)＝基礎代謝量(kcal/日)×身体活動レベル

身体活動レベル＝1日当りの総エネルギー消費量(kcal)÷1日当りの基礎代謝量(kcal)

基礎代謝量(kcal/日)＝基礎代謝基準値(kcal/kg 体重/日)×基準体重(kg)

b. 栄養素摂取の指標

栄養素の摂取不足を防ぐ指標として使われてきた栄養所要量という表現はなくなり,「推定平均必要量」,それだけで不十分な場合には「推奨量」(従来の栄養所要量に該当する),これらが算定できない場合には「目安量」,また,過剰摂取による健康障害を防ぐ摂取上限量として「耐容上限量」を用いている.これらの量的関係は図1-68に示した.

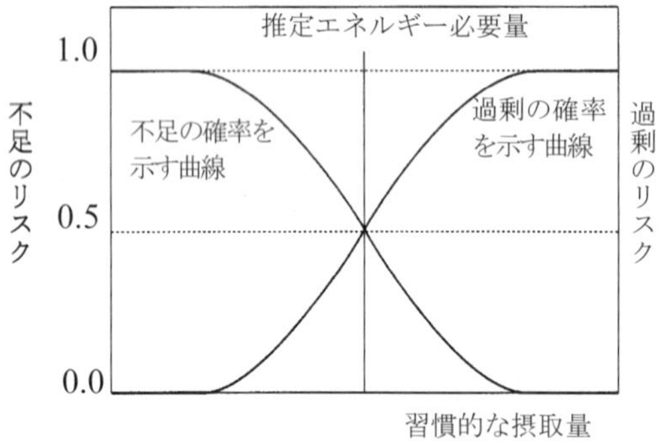

図1-67 推定エネルギー必要量を理解するための概念図

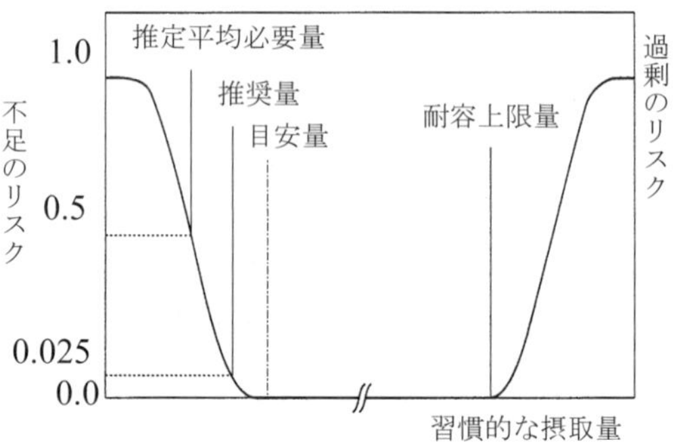

図1-68 食事摂取基準の各指標(推定平均必要量,推奨量,目安量,耐容上限量)を理解するための概念図

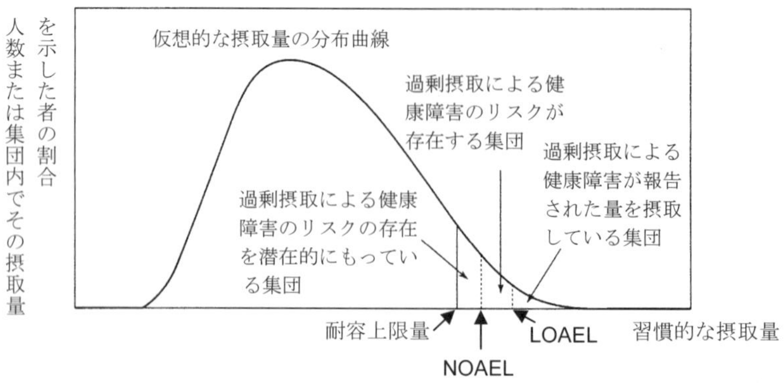

図1-69 過剰摂取による健康障害のリスクをもっている集団を理解するための概念図

縦軸は,個人の場合は不足または過剰によって健康障害が生じる確率を,集団の場合は不足状態にある者または過剰摂取によって健康障害を生じる者の割合を示す.目安量以上～耐容上限量

の範囲の摂取では不足によるリスクも過剰による健康障害を生じるリスクも0に近く，耐容上限量以上を摂取した場合には健康障害を生じる潜在的なリスクが存在する．

耐容上限量と健康障害非発現量（NOAEL）および最低健康障害発現量（LOAEL）との関係を参考までに図1-69に示す．さらに，これらとは別の概念になるが，生活習慣病の予防に役立つと考えられる栄養素の適切な摂取量を「目標量」として定めている．なお，これらの指標は，1日当たりで表現しているが，多くの栄養素の摂取基準はおおむね1ヶ月程度の期間で適合しておれば問題ない．

i）**推定平均必要量** estimated average requirement：EAR

ある対象集団において測定された必要量の分布に基づき算定された母集団の必要量の平均値の推定値で，当該性・年齢階級に属する人の50%が必要量を満たす（不足の確率50%）と推定される摂取量である．（健康の維持・増進，欠乏症予防の指標）

ii）**推奨量** recommended dietary allowance：RDA

ある対象集団において測定された必要量の分布に基づき，母集団に属するほとんどの人（97〜98%．不足の確率2.5%）が充足していると推定される摂取量である．理論的には，「推定必要量の平均値＋標準偏差×2倍）」で，推定平均必要量×推奨量算定係数（＝1＋変動係数の2倍）により算定する．（推定平均必要量に個人差による安全性を加味した指標．従来の**栄養所要量**）

（注）変動係数(%) ＝(標準偏差÷平均値) ×100.

iii）**目安量** adequate intake：AI

十分な科学的根拠がないため，推定平均必要量・推奨量が算定できない場合に，特定の集団において，ある一定の栄養状態を維持するのに十分な量を目安量とした．（推定平均必要量，推奨量が設定できないときに限って算定される指標）

iv）**耐容上限量**tolerable upper intake level：UL

健康障害を起こすおそれがないとみなされる習慣的な摂取量の上限値である．(習慣的な過剰摂取による健康障害予防のための指標．食事で一時的に超えることは問題でない）

v）**目標量** tentative dietary goal for preventing life-style related diseases：DG

生活習慣病の一次予防のために現在の日本人が当面の目標とすべき摂取量である．循環器疾患（高血圧，一部の脂質異常症，脳卒中，心筋梗塞），がん（特に胃がん）の一次予防に限り，脂質（脂肪酸），コレステロール，炭水化物，食物繊維，ナトリウム（食塩），カリウムについて策定されている．

2）年齢の区分ならびに区分別体位基準値

食事摂取基準のための年齢区分と基準体位は表 1-16 に示した．年齢 0〜11 ヶ月を乳児，1〜17 歳を小児，18 歳以上を成人とする．高齢者を成人から分けて考える必要がある場合には，70 歳以上を高齢者とする．食事摂取基準は，これらを各年齢階層内の基準体位，すなわち最も典型的な体位を対象に策定されている．

表 1-16　年齢区分および基準体位

性別		男性		女性	
年齢		基準身長(cm)	基準体重(kg)	基準身長(cm)	基準体重(kg)
乳児(月)	0～5	61.5	6.4	60.0	5.9
	6～11	71.5	8.8	69.9	8.2
	6～8	69.7	8.5	68.1	7.8
	9～11	73.2	9.1	71.6	8.5
小児(歳)	1～2	85.0	11.7	84.0	11.0
	3～5	103.4	16.2	103.2	16.2
	6～7	120.0	22.0	118.6	22.0
	8～9	130.0	27.5	130.2	27.2
	10～11	142.9	35.5	141.4	34.5
	12～14	159.6	48.0	155.0	46.0
	15～17	170.0	58.4	157.0	50.6
成人(歳)	18～29	171.4	63.3	158.0	50.6
	30～49	170.5	68.5	158.0	53.0
	50～69	165.7	65.0	153.0	53.6
高齢者(歳)	70 以上	161.0	59.7	147.5	49.0

3)　食事摂取状態の評価と活用上の留意点

エネルギーの過不足は，体重の増減に端的に表れるので，**体格指数** body mass index（BMI）が評価・判定の指標になる．BMI＝体重(kg)÷[身長(m)]^{2}の適正範囲は 18.5～25 であるので，BMI が適切な範囲にある成人では，エネルギー摂取量＝エネルギー消費量であること，すなわち体重に変化のないことが最も望ましいエネルギー摂取状態になる．25 以上では「過剰」，18.5 未満であれば「不足」と判断し，適正範囲に体重が維持されるようなエネルギー摂取量を心がけることが望ましいといえる．身長 165cm の人であれば，60kg 前後が理想体重で，体重 51～68kg の範囲であれば，健康上問題ない．

栄養素の摂取量については，推定平均必要量，推奨量あるいは目安量と比較して，実際の摂取量が少ない場合にはこれら指標に近づけるように摂取計画を立てる．上回る場合には，現状の摂取量を維持し，耐容上限量を超えている場合には，超えないように摂取量を速やかに減らすように努めることが大事である．

食事摂取基準を適用する対象は，健康な個人並びに集団である．何らかの疾患を持つ有病者の場合は，疾患と関係しない栄養素の摂取量については摂取基準に従うことが望ましいが，疾患と関連する栄養素については治療ガイドラインなどの栄養管理指針を中心に用いることが望ましい．

1.10.2 エネルギーおよび各栄養素の食事摂取基準

1) エネルギーの摂取基準

エネルギーの役割は，成人では基礎代謝と身体活動の維持，成長期の乳児・小児では，それに加えて自己の成長に必要な組織形成である．成人では，エネルギー必要量はエネルギー消費量と等しい．言い換えれば体重の変化のない状態が望ましい．消費されなかったエネルギーは脂肪組織等に蓄積されて肥満となり，多くの生活習慣病の原因となる．成長期ではエネルギー必要量はエネルギー消費量と成長に必要なエネルギー蓄積量の合計になる．成長期の性別・年齢階層の必要量に見合っていなければ，必要以上の体重の増加や減少を導き健全な発育をそこなう．妊婦・授乳婦においては，胎児の発育あるいは泌乳量に相当するエネルギーの付加が必要である．

a. 身体活動レベル（PAL）による区分

身体活動レベル（強度）は，エネルギー消費量の大きな変動要因である．また，計算の基礎となる基礎代謝基準値は年齢階級によって異なる．摂取基準では，普通の生活を送る日本人の身体活動レベルを年齢階級毎にⅠ（低い），Ⅱ（ふつう），Ⅲ（高い）の3段階に区分し，表1-17のように設定している．なお，体重差による混乱を避けるため，2010年版から個々の身体活動の強度は「身体活動時の総エネルギー消費量が安静時エネルギー消費量の何倍になるか」を示すメッツ値で示すように改められた．基礎代謝量は，空腹時の座位安静時代謝量より約10%低いので，身体活動レベル（PAL）は，メッツ値×1.1で換算できる．日常生活における個々の身体活動のメッツ値による分類例は，表1-15に示した．活動内容と活動時間の代表例は，表1-18のようである．

表1-17　年齢階級別にみた身体活動レベルの群分け（男女共通）

身体活動レベル	レベルⅠ（低い）	レベルⅡ（ふつう）	レベルⅢ（高い）
1～2（歳）	―	1.35	―
3～5（歳）	―	1.45	―
6～7（歳）	1.35	1.55	1.75
8～9（歳）	1.40	1.60	1.80
10～11（歳）	1,45	1.65	1.85
12～14（歳）	1.45	1.65	1.85
15～17（歳）	1.55	1.75	1.95
18～29（歳）	1.50	1.75	2.00
30～49（歳）	1.50	1.75	2.00
50～69（歳）	1.50	1.75	2.00
70以上（歳）	1.45	1.70	1.95

表 1-18　身体活動レベル別にみた活動内容と活動時間の代表例（15～69 歳）

		Ⅰ（低い）	Ⅱ（ふつう）	Ⅲ（高い）
身体活動レベル[1]		1.50 （1.40～1.60）	1.75 （1.60～1.90）	2.00 （1.90～2.20）
日常生活の内容		生活の大部分が座位で，静的な活動が中心の場合	座位中心の仕事だが，職場内での移動や立位での作業・接客等，あるいは通勤・買い物・家事，軽いスポーツ等のいずれかを含む場合	移動や立位の多い仕事への従事者．あるいは，スポーツなど余暇に活発な運動習慣を持っている場合
個々の活動の分類（時間/日）	睡眠　(0.9)[2]	7～8 (hr)	7～8 (hr)	7 (hr)
	座位または立位の静的な活動 (1.5 : 1.0～1.9)[2]	12～13	11～12	10
	ゆっくりした歩行やかじなど低強度の活動 (2.5 : 2.0～2.9)[2]	3～4	4	4～5
	長時間持続可能な運動・労働など中強度の活動（普通歩行を含む）(4.5 : 3.0～5.9)[2]	0～1	1	1～2
	頻繁に休みが必要な運動・労働など高強度の活動 (7.0 : 6.0 以上)[2]	0	0	0～1

[1]代表値．（　）内はおよその範囲．[2]（　）内はメッツ値（代表値: 下限～上限）．

b. 成長，妊娠，授乳に伴うエネルギー増加量（エネルギー蓄積量）

17 歳までの成長期では，次式に示したように組織合成と組織増加に必要なエネルギー（蓄積量）を余分に摂取する必要がある．

推定エネルギー必要量(kcal/日）＝総エネルギー消費量(kcal/日）＋エネルギー蓄積量(kcal/日）

成長期の性・年齢別エネルギー蓄積量は，表 1-19 に掲げた．妊婦の場合は，次式によるエネルギー付加量を妊娠前の総エネルギー消費量に加える．

妊婦のエネルギー付加量(kcal/日）
＝妊娠による総消費エネルギーの変化量(kcal/日）＋エネルギー蓄積量(kcal/日）

授乳婦の推定エネルギー必要量は，次式で求めた付加量を妊娠前の総エネルギー消費量に加える．

授乳婦のエネルギー付加量(kcal/日）
＝母乳のエネルギー量(kcal/日）－出産後の体重減少分のエネルギー量(kcal/日）

表 1-19　成長に伴う組織増加分のエネルギー（エネルギー蓄積量）

性別	男性				女性			
年齢（歳）	基準体重(kg)	体重増加量(kg/年)	組織増加分		基準体重(kg)	体重増加量(kg/年)	組織増加分	
			エネルギー密度[1] (kcal/g)	エネルギー蓄積量[2] (kcal/日)			エネルギー密度[1] (kcal/g)	エネルギー蓄積量[2] (kcal/日)
0～5 (月)	6.4	9.5	4.4	120	5.9	8.7	5.0	120
6～8（月）	8.5	3.4	1.5	15	7.8	3.4	1.8	15
9～11 (月)	9.1	2.4	2.7	15	8.5	2.5	2.3	15
1～2	11.7	2.1	3.5	20	11.0	2.1	2.4	15
3～5	16.2	2.2	1.5	10	16.2	2.2	2.0	10
6～7	22.0	2.5	2.1	15	22.0	2.5	2.8	20
8～9	27.5	3.4	2.5	25	27.2	3.1	3.2	25
10～11	35.5	4.5	3.0	35	34.5	4.1	2.6	30
12～14	48.0	4.2	1.5	20	46.0	3.1	3.0	25
15～17	58.4	2.0	1.9	10	50.6	0.8	4.7	10

[1] 組織増加分のエネルギー密度は，アメリカ/カナダの食事摂取基準より計算．

[2] 組織増加分のエネルギー蓄積量は，体積増加量とエネルギー密度の積として求めた．

c. 食事摂取基準（推定エネルギー必要量）

性別，年齢区分別，身体活動レベル別の食事摂取基準（2010 年版）は巻末表 1-1 に示した．17 歳までの推定エネルギー必要量は，成長に伴うエネルギー蓄積量を含む．妊婦，授乳婦の推定エネルギー必要量は，通常の女性の推定エネルギー必要量に別掲の付加量を加算する．

2) タンパク質の食事摂取基準

a. タンパク質

タンパク質は，骨格，筋肉，皮膚など，体の構成に不可欠であり，また，酵素，受容体，ホルモン，抗体，物質輸送体，細胞内シグナル伝達因子など，多様な生体機能に関与する．また，種々な生理活性物質の原料となり，エネルギーとしても使われる．

タンパク質の欠乏症は，飢餓などでエネルギー欠乏と同時に起こる場合が多いが，**クワシオルコル** kwashiorkor と呼ばれる．筋肉の萎縮（タンパク質の崩壊）と血漿タンパク質の減少を引き起こし，活動が緩慢になり，体重減少，皮膚や毛髪の変化，脂肪肝，浮腫がみられる．小児では，成長不良とともに精神発達が遅れる．

過剰摂取は尿中カルシウム排泄量増加を引き起こし，骨粗しょう症の危険性がある．また，腎血流量や糸球体ろ過速度が高まり，尿中 pH が低下するので腎障害の危険性が指摘されている．米国 Food and National Board は，骨折予防のため摂取比率を Ca（mg）：タンパク質（g）＝20：1 としているが，タンパク質摂取を抑えるのでなく，Ca 摂取量を増やすべきとの考えもある．

タンパク質の必要量は，必須アミノ酸含量だけでなく，他の栄養素の摂取量や精神的・肉体的ストレス，身体活動・運動，温度などの環境因子，疾病など，個人差によって変動する．現在，アミノ酸構成から見た摂取タンパク質の質には問題がないので，他の栄養素の充足を前提に，良質のタンパク質の窒素平衡維持量 0.65g/kg 体重/日（104mg 窒素/kg/日）に日常食の混合タンパク質の消化吸収率 90%をかけて推定平均必要量としている．また，個人差を考慮して推奨量算定係数 1.25 をかけて推奨量を策定している．成長期，妊婦・授乳婦は，体タンパク質蓄積量等を考慮する必要があり，付加量を定めている．タンパク質の食事摂取基準は，巻末表 1-1 に示した．

推定平均必要量(g/kg 体重/日）＝窒素平衡維持量(g/kg 体重/日）÷消化率＝0.65÷0.90＝0.72

推定平均必要量(g/日）＝推定平均必要量(g/kg 体重/日）×基準体重(kg)

推奨量(g/日）＝推定平均必要量(g/日）×1.25

b. 必須アミノ酸

タンパク質の栄養価が構成アミノ酸組成，特に必須アミノ酸の含量によって大きく変化することは，「タンパク質の栄養価とその評価法（p.55)」で述べたので省略する．アミノ酸必要量は，^{13}C 標識アミノ酸を用い，呼気への $^{13}CO_2$ 排泄量から算定できる．2007 年，WHO/FAO/UNU がこの方法により算定した成人の必須アミノ酸 9 種の推定平均必要量は，表 1-9 に示してある．

3) 脂質の食事摂取基準

a. 脂質

脂質（主に脂肪）の摂取量は，糖質摂取量と裏腹の関係にあり，脂肪摂取量が少ない場合，ω−6 系やω−3 系不飽和脂肪酸の摂取減と炭水化物摂取増により，食後血糖値，血中中性脂肪値を増加させ，HDL-コレステロール値を減少させる．長期にこの状態が続くと脳出血と冠動脈性心疾患のリスクが高まる．食品成分構成から見て，低脂肪食はタンパク質摂取量の低下を招き，脂溶性ビタミンの吸収も悪くする．脂肪の最低必要量は，必須脂肪酸欠乏症予防の観点からエネルギー摂取量のおよそ 13%と見積もられ，15%以下では脳出血の増加，平均余命の短縮が報告されている．また，脂肪エネルギー比と血中 HDL-コレステロール，中性脂肪濃度等との関係の回帰分析では 20%以上がよいと報告されている．

また，過剰摂取は，総エネルギー摂取量を押し上げ，肥満の原因になる他，耐糖能異常や高脂血症が増加し，乳がん，大腸がんによる死亡率の増加が懸念される．また，付随してコレステロール摂取量が増加し，LDL-コレステロールが増加する．摂取脂質エネルギー比率が 30%を超える欧米では，心疾患死亡率が高い．これらの点を考慮して，生活習慣病予防の観点から，脂肪摂取の目標量は総エネルギーの 20%（20%E）以上，30%（30%E）未満（30 歳以上は 25%E 未満）としている．推定平均必要量，推奨量，耐容上限量を算定できるだけの科学的根拠がないので，目安量と目標量（巻末表 1-1）だけを定めている．

b. 脂肪酸

i) 飽和脂肪酸は，摂取量が少ないと脳出血罹患リスクが増加する．逆に多いと LDL-コレステロールが増加し，インスリン抵抗性を生じて，肥満，動脈硬化，虚血性心疾患（狭心症，心筋梗塞），糖尿病罹患リスクが増加するので目標量（下限，上限）が設定された（巻末表 1-2）.

ii）一価不飽和脂肪酸は，体内で合成可能な脂肪酸で，摂取量の 90%近くはオレイン酸である．多価不飽和脂肪酸ほどではないが，HDL-コレステロールの減少や LDL-コレステロールの増加を抑える効果がある．また，過剰摂取すれば，肥満や冠動脈疾患のリスクもあるが，他の脂肪酸摂取量の目標量が守られれば，過剰摂取は起こらないので，目安量や目標量は設定されていない.

iii）ω-6 系脂肪酸は，プロスタグランディン類やロイコトリエン類の原料となる重要な脂肪酸で，欠乏すると欠乏症が現れる．植物油脂に豊富に含まれ，日本人は 98%前後をリノール酸として摂取している．完全静脈栄養の患者でもない限り，欠乏は考えられない．しかし，多量摂取による喘息やがん発症リスクが指摘されているので，目標量（上限）を定めている（巻末表 1-2）

iv）ω-3 系脂肪酸は必須脂肪酸で，血中中性脂肪値の低下，不整脈の発生防止，血管内皮細胞の機能改善，血栓生成防止などの生理作用があり，生活習慣病の循環器疾患の予防効果を期待できる．ただ，これらの効果を期待するとき，α-リノレン酸を十分摂取すれば十分なのか，EPA や DHA も摂る必要があるかははっきりしない．現状では，日本人はω-3 脂肪酸の 60%近くをα-リノレン酸で摂取しており，EPA，DHA と合せ，目標量（下限）以上摂取すればよい（巻末表 1-2）．ω-6 系脂肪酸に比べて摂取量が少ないので，目標量（上限）は設定されていないが，前立腺がんのリスクが高くなる可能性があるので，過度の摂取は避けた方がよい.

以上，生活習慣病予防のためには，少なくとも飽和脂肪酸 5%E，一価不飽和脂肪酸 6%E，ω−6 系脂肪酸 5%E，ω−3 系列脂肪酸 1%E 程度の摂取が一つの目安になる.

4）炭水化物・食物繊維

a. 炭水化物

炭水化物の栄養上の主要な役割は，エネルギー源となることであるが，また，体構成成分の合成原料としても使われる．ムコ多糖や糖タンパク質のほか，糖代謝中間体はアミノ酸の炭素骨格として使われる．グリセルアルデヒド 3−P はセリン，グリシン，ピルビン酸はアラニン，オキサロ酢酸はアスパラギン酸やアスパラギン，α−ケトグルタル酸はグルタミン酸やグルタミン，プロリン合成に利用される．また，アセチル−CoA を経て脂肪酸やコレステロールにも代謝される．一方，グリセロール（脂肪構成成分）や糖原性アミノ酸の炭素骨格は，糖新生の原料となる．したがって炭水化物の必要量は，脂質やタンパク質の摂取量に大きく左右される．しかし，脳や神経組織のようなエネルギー源を専らグルコースに依存する組織も存在することから，炭水化物の必要量は，少なくとも 100g/日と推定される．タンパク質の推奨量を摂取し，脂質を目標量の範囲で摂取するとして，体重維持に必要な推定エネルギー必要量の不足分を炭水化物でまかなうとすれば，グルコース必要量を満たし，推定エネルギー必要量を充足する炭水化物の食事摂取基準（巻末表 1-1）が策定される．通常の生活（成人）では，エネルギーは，脂肪 20〜25%，タンパク質 13〜15%，糖質 60〜65%（糖質 300〜350 g）の摂取比が望ましい．また，成長期や妊産婦，高い身体活動レベルでエネルギー需要が多い場合は，胃への負担を避けるため，エネルギー含量の高い脂肪摂取量を増やすのがよい．

b．食物繊維

食物繊維の多くは，炭水化物であるが，人の消化管で消化されず，エネルギーとならない．しかし，摂取不足が便秘や生活習慣病の発症に関連するため，良好な排便効果を期待できる量として男性 19g/日以上，女性 17g/日以上が 18 歳以上の目標量として策定されている．

c．アルコール

アルコール（エタノール）は，7.1 kcal/g のエネルギーを含み，エネルギー源の一部と見なしてよい．アルコールのエネルギー利用効率は 60〜70%と推定される．しかし，エネルギー源として特に摂る必要のないものであるので，食事摂取基準は策定していない．

5） ビタミン

ヒトが必要とする 13 種のビタミンすべてについて食事摂取基準が策定され，また，過剰摂取による健康障害が指摘されている 6 種（A，D，E，ナイアシン，ビタミン B_6 および葉酸）については耐容上限量が設定されている．

a．脂溶性ビタミン

ビタミン A，D，E，K の食事摂取基準は，巻末表 1-3 に掲げた．ビタミン A は，過剰摂取すると，多くはレチノイン酸によるものと考えられるが，急性毒性として脳脊髄液圧の上昇による頭痛，慢性毒性として頭蓋内圧亢進のほか，皮膚の剥離，脱毛，筋肉痛などが起こる．また，妊婦の場合，胎児の奇形が報告されている．なお，プロビタミン A の過剰摂取による障害は知られていない．ビタミン D は，過剰摂取すると，高カルシウム血症，腎障害，軟組織の石灰化などが起こる．ビタミン E の過剰摂取による障害の報告は少ないが，低出生体重児にα-トコフェロールを補充投与した場合に出血傾向が上昇する．以上のような理由で，これらのビタミンについては耐容上限量が策定されている．ビタミン K については，耐容上限量が策定されていない．メナジオン(K_3）の過剰摂取で肝障害が起こることが知られているが，通常摂取されているフィロキノンとメナキノンは大量摂取しても毒性が認められていないためである．

b．水溶性ビタミン

水溶性ビタミンの食事摂取基準は，巻末表 1-4〜1-6 に掲げた．ナイアシンは，臨床での大量投与で消化不良，下痢，便秘，肝障害などが報告されている．ピリドキシン(B_6）の大量摂取は，感覚性ニューロパシーをおこすことが観察されている．葉酸（プテロイルモノグルタミン酸）は，核酸合成に必要なビタミンであり，神経管閉鎖障害の発症および再発を予防するために受胎前後の女性への投与が勧められているが，大量摂取すると，神経障害，発熱，蕁麻疹，紅斑，そう痒症などが現れ，また，チミジレートシンターゼなどのジヒドロおよびテトラヒドロ葉酸関連の酵素の活性を阻害することが知られている．以上のような理由で，ナイアシン，ビタミン B_6，葉酸には耐容上限量が策定されている．ビタミン B_1，パントテン酸，ビタミン C については，大量投与で悪影響があったとの報告も見られるが，十分な資料がなく，策定が見送られた．その他の水溶性ビタミンについては，過剰摂取による明確な悪影響は認められていない．

6) ミネラル

ミネラルは，主に骨格のほか，体液に分布し，浸透圧，酸塩基平衡，細胞膜電位の維持，神経伝達，物質の経膜輸送，代謝調節など，多様な生理作用に関与する．いずれも金属及びハロゲン族（第17族）の元素であるので，体内で合成できるものではなく，不足すれば欠乏症が現れ，代謝・解毒され難いので過剰摂取すれば過剰症が現れると考えるべきものである．ミネラルは，適切な量摂取する必要のある必須栄養素である．食事摂取基準（巻末表1-7～1-11）は，ナトリウム，カリウム，カルシウム，マグネシウム，リン，鉄，亜鉛，銅，マンガン，ヨウ素，セレン，クロム，モリブデンの13種のミネラルについて摂取量の指標（推定平均必要量/推奨量ないしは目安量）が策定されている．さらに耐容上限量を確定するだけの資料の揃わなかったクロムを除き，他の12元素については，耐容上限量が策定されている．

ナトリウム（食塩）摂取量の増加は，高血圧や胃がん発症と正の相関関係があり，逆に高血圧予防のためには，カリウムの一定量以上の摂取が望ましいので，高血圧の一次予防を積極的に進める観点から，ナトリウムとカリウムについては，目標量が策定されている．

7) ライフステージと食事摂取基準

食生活は，生涯にわたって健康の維持・増進に最も深く関わる重要な問題である．特に発育期の乳児・小児の栄養状態は，成人後の健康状態にも大きな影響を持つ．また，妊婦・授乳婦の栄養状態は，母体だけでなく，胎児・乳児の発育にも影響する．高齢者では，加齢による体機能の衰えに伴う栄養素需要の変化や長い間の生活習慣に伴う体機能異常（生活習慣病）ないしはそのリスクの高い者が多い．2010年版の日本人の食事摂取基準は，これらの点にも多くの検討を加えた上で，食事摂取基準に盛り込んでいる．食事摂取基準の年齢区分の0～5歳（乳児・小児），70歳以上（高齢者），妊婦・授乳婦の摂取基準や付加量は，そういう点を考慮した値であることを念頭において利用したい．

1.10.3 健康づくりのための運動基準

1998年に「21世紀における国民健康づくり運動（健康日本21）」が策定され，それを積極的に推進するための法的基盤として健康増進法が制定され，様々な健康づくり対策が進められている．中でも死亡原因の6割（がん30.1%，虚血性心疾患16.0%，脳血管疾患12.3%，糖尿病1.3%，高血圧性疾患0.6%）を占める生活習慣病予防は，健康の維持・増進のための最重要課題である．虚血性心疾患や脳血管疾患，また，これらの誘因となっている肥満症，高血圧症，高脂血症は，エネルギー摂取量の過剰および身体活動量の減少と深く関連しており，全身持久力が一定水準以上の者は，これらの疾患への罹患率が低いことが明らかになっている．日本人の食事摂取基準では，生活習慣病の一次予防を意識した摂取基準が策定されているが，消費エネルギー量は，同じ体重でも筋肉組織と脂肪組織との割合によって大きく変わる．継続して適度の運動を行うことは，筋肉の発達を促して脂肪の蓄積を防ぎ，生活習慣病の予防に有効である．そこで，健康を維持するために望ましい運動量の目安として策定された厚生労働省「健康づくりのための運動基準2006」～身体活動・運動・体力～（2006年8月報告）について紹介しておく．

1） 健康の維持・増進に必要な身体活動・運動量の基準

身体活動には，日常生活や仕事に伴って身体を動かす，いわゆる「生活活動」と体力の維持・向上を目的として計画的・意図的に実施する「運動」とがある．両者は少し活動内容が違い，身体活動に一定量の運動を含むようにすることが大事である．「健康づくりの運動基準」では，65歳まで年齢，性別による区別を設けず，次のような身体活動・運動量の基準を定めている．

［**身体活動量**］23メッツ・時/週（強度が3メッツ以上の活発な身体活動が対象）

［**運動量**］4メッツ・時/週（範囲：2メッツ・時/週～10メッツ・時/週）[1]

[1]23メッツ・時/週の活発な身体活動のうち，4メッツ・時/週は活発な運動を行なうこと．

運動量として4メッツ・時/週は，国民健康・栄養調査における運動習慣者（速歩1回30分以上，週2回，一年以上継続）に相当し，現状では国民の2/3は，この基準に達していない．生活習慣病予防効果が明らかな最低値であるが，当面の目標としては妥当といえる．

運動習慣が全くない人は，2メッツ・時/週に，運動量が基準値以下の人は基準値を，基準値より運動量が多い人は，さらに10メッツ・時/週を目指すように努力する．10メッツ・時/週以上の運動量になると，食事摂取量を変えなくても確実に1ヶ月に1～2%の内臓脂肪が減少し，結果として生活習慣病（メタボリックシンドローム）の発症リスクが低くなると期待される．腹囲の1 cm減少は，体重1 kg（約7,000 kcal相当）の減少に相当する．（単位メッツMET及び消費エネルギー計算法については，p.96を参照）

23メッツ・時の消費エネルギーは，体重60kgの人では1.05×23×60≒1,450 kcal，体重70kgの人では1,700 kcalになる．また，4メッツでは体重60kgの人の運動による消費エネルギーは，1.05×4×60≒250 kcalになる．1メッツ・時は，体重60kgの人で63kcal，70kgの人で74kcalになり，体重相当（kg→kcal）のエネルギー消費量と考えれば覚えやすい．

［**最大酸素摂取量の基準値と範囲**］全身持久力の評価は，最大酸素摂取量（mL/kg/分）によることが適当とされる．健康を維持するために必要な最大酸素摂取量の基準値および範囲は，生活習慣病の危険因子との関係から表1-20のように策定されている．この範囲は，生活習慣病予防効果の現れる最大酸素摂取量の最低値（少なくとも1つの研究で効果が明らかになった下限値）の範囲を示す．これらの値は，日本人の最大酸素摂取量の平均値よりやや低い値である．身体活動力と体力の低い人でも容易に取り組める基準値といえる．最大酸素摂取量がこの範囲よりも低い人は，まず，この範囲に入ることを目標とする必要がある．基準値を超える人も，体力向上による生活習慣病予防の効果が確実になるように取り組むことが望ましい．

表 1-20　健康維持のための最大酸素摂取量の基準値（mL/kg/分）

基準		20代	30代	40代	50代	60代
男性	基準値	40	38	37	34	33
	範囲	33～47	31～45	30～45	26～45	25～41
女性	基準値	33	32	31	29	28
	範囲	27～38	27～36	26～33	26～32	26～30

［**筋力**］筋力が平均値より高い人は，死亡リスクが低くなる傾向にあるので，筋力を現在の各年代の平均値より上に保つようにする．骨粗しょう症・骨折の予防の観点からも一定の筋力を持つことは重要である．

2）健康づくりのための身体活動の基準に該当する３メッツ以上の生活活動および運動

健康づくりの運動としては，安全で，最大酸素摂取量を維持ないしは増加させることができる有酸素運動が適当である．有酸素運動は，運動中呼吸により酸素をとり込みながらエネルギーを発生させて行う運動である．全身持久力をつけるには，最大酸素摂取量の40%以上の強度の運動が必要とされている．また，70%を超すと健康障害の危険を伴う．そのため，各個人の最大酸素摂取量の 50%の強度が健康づくりのための推奨運動強度とされる．「健康づくりのための運動基準2006」から身体活動量および運動量の基準値計算に含まれる3メッツ以上の活動の一覧を巻末表1-12にあげておく．

3）健康づくりのために運動を行う際の注意事項

①健康づくりのためには，運動強度が強すぎても，また，運動時間が長過ぎても良くない．過度の運動は，かえって健康を害することがあるので，注意が必要である．また，運動の前後に筋や関節をほぐす準備運動・整理運動を行なう．

②疾病のある者，生活習慣病の危険因子を持つ者及び日常の身体活動強度が著しく低い者が，健康づくりのために運動を行う場合には，医師の指導下で行なうことが必要である．

③健康人も，強度の高い運動を行う場合には，医学的検査により運動による危険が生じる可能性の少ないことを確認してから行うことが望ましい．

1.10.4 日本人の栄養摂取状況

厚生労働省の国民健康・栄養調査（以下，単に調査と呼ぶ）による国民1人当たりの栄養素等摂取量（総数，1日当たりの平均）の年次推移は，巻末表1-13の通りである．

1）エネルギー摂取量

総エネルギー摂取量の平均値の年次推移は，男女とも減少傾向にあり，摂取基準を下回る層が年々増えてきている可能性がある．一方，表に示していないが，2007年調査で脂肪エネルギー比率（%E）が30%以上の者の割合が20歳以上の男性で約2割，女性で3割ある．また，40～74歳で見ると，男性の2人に1人，女性の5人に1人がメタボリックシンドロームが疑われる者または予備軍である．これは，肉類や牛乳・乳製品の摂取増に伴う動物性油脂の増加と運動不足が原因である．動物性油脂が脂質摂取量の半分を占めるが，これ以上増えると，血中コレステロール値の抑制，動脈硬化予防の点から好ましくない．現在の三大栄養素の摂取割合は，上述の点を除けば，生活習慣病予防の観点から好ましい状態にある．

2）脂肪摂取量

植物性油脂と動物性油脂は脂肪酸構成が異なり，動物性油脂摂取増加はω-6系脂肪酸摂取量の不足と同時にコレステロール摂取増になるので，50%を超えないことが望ましい．2007年調査では，脂肪エネルギー摂取比率は26%，その50%を動物性脂肪が占める．30歳以上の目標量（上限）が30%未満であること，脂肪エネルギー比率が30%を超えるものが20歳以上の男性で2割，女性で3割あることを考えると，動物性脂肪の摂取量はもう少し減らす必要がある．また，獣肉摂取量の一部をω−3系脂肪酸含量の高い魚類（サバなど，特に背の青い魚）を摂取し，脂肪エネルギー比率として飽和脂肪酸5%，一価不飽和脂肪酸6%，ω−6系脂肪酸5%，ω−3系列脂肪酸1%程度の摂取を心がけることが生活習慣病予防のために望ましい．

3）タンパク質

現在の日本人のタンパク質摂取状況をみると，70 g/日で充足しており，不足する必須アミノ酸は存在しない．植物性タンパク質にはリシン，トレオニンが少なく，動物性タンパク質が35%以下になるとアミノ酸スコアが100を切る．動物性タンパク質摂取が多いと，動物性脂質の過剰摂取を招くおそれがある．現状で強いて言えば，動物性タンパク質比率が54%とやや高い．動物性タンパク質比率を40−50%の範囲に保つことが，飽和脂肪酸やコレステロールの過剰摂取を避け，タンパク質の質を確保する上で望ましい．

4）炭水化物・食物繊維

炭水化物の摂取量は，264g/日，総エネルギー比59.3%で，現状では全く問題がない．炭水化物の摂取量が十分であることは，タンパク質の節約や体脂肪蓄積の低減などの点から好ましいが，摂取量が75%を超すと，タンパク質や脂肪，その他の不可欠栄養素の適切な摂取が物理的に難しくなり，また，高中性脂肪血症を引き起こす危険性がある．成長期や妊産婦，高い身体活動レベルでエネルギー需要が多い場合は，エネルギー含量の高い脂肪摂取量を目標量の範囲内で増やすのがよい．

食物繊維の摂取量は，2007 年調査で 14.6g/日である．目標量に比べてかなり少ない．生活習慣病予防の観点から努めて摂取する必要のある栄養素である．

5） ビタミン

現状では，ビタミンの摂取量で，推定平均必要量を下回るものはないが，推奨量と比べるとビタミン A と B_2 はやや低い．

6） ミネラル

a．ナトリウム Na（食塩）

食塩摂取の目標量は，9g/日未満（平均必要量 6 g/日）である．日本人の総平均摂取量は年々減少してきているが，現在 10.6g/日で，まだ減塩の必要がある．減塩は，高血圧予防だけでなく，カリウム排泄抑制，左室肥大の改善，骨粗しょう症や腎結石予防の点からもよい．

b. カリウム K

成人の目安量は 2.5g/日，目標量は 2.8g/日である．現在，総平均摂取量は約 2.3g/日で低い．K 摂取量と高血圧の頻度との間には負の相関が認められ，摂取量の増加は脳卒中死亡率を低くする効果がある．高血圧予防の観点からは，摂取増をはかることが望ましい．特に Na : K＝2 : 1 以下の摂取比が適正といわれており, Na 摂取量が多い場合, K 摂取量を相応に増やすことが望ましい．

c. カルシウム Ca

Ca 吸収率は，乳児期，思春期初期，妊娠中には高いが，青年期以降は段々低下する．特に女性ではその傾向が著しい．現在の総平均摂取量は，約 531mg/日で，推奨量よりかなり低く，特に高齢者や閉経後の女性では，Ca 不足による骨粗しょう症が問題となっている．Ca は，20 代までにしっかり摂取して体に蓄積しておくことが必要なミネラルで，栄養機能食品制度の対象にもなっているが，意識して摂取増に努める必要がある．

d. マグネシウム Mg

成人男性の推奨量は 350mg/日程度，女性では 280mg/日であるが，総平均摂取量は 247 mg/日弱である．摂取増を心掛ける必要のあるミネラルの 1 つで，栄養機能食品の対象になっている．

e. リン P

現在，1,000mg/日程度を摂取しており，充足している．食品添加物として各種リン酸塩が食品加工に使われており，むしろ摂取過多の方が問題である．血中リン濃度が高くなると副甲状腺機能が亢進し正常値維持に働くが，持続的に高リン濃度が続くと腎機能が低下し，PTH 応答性が低下するので注意を要する．耐容上限量が 3,000mg/日で，目安量との開きが少ないので注意を要するミネラルである．

f. 鉄 Fe

総平均摂取量は現在，7.9mg/日である．月経のある女性では生理出血による損失を補う必要があり，現状より20～30%多く摂ることが推奨されている．栄養機能食品の対象無機質の1つである．

g. 亜鉛 Zn

総平均摂取量は8.2mg/日で，推定平均必要量に比べても不足している．摂取増を心掛ける必要のあるミネラルで，栄養機能食品の対象になっている．

h. 銅 Cu

現状では，1.16mg/日程度を摂取して推奨量を上回っており，問題はない．

i. ヨウ素 I，マンガン Mn，モリブデン Mo，セレン Se，クロム Cr

通常の食事をしている限り，日本では不足する可能性はない．いずれも国民健康・栄養調査の対象になっていない．ヨウ素は，海産物摂取量の多い日本では，不足よりむしろ過剰摂取を避ける必要があり，耐容上限量を3mg/日としている．

1.11 食品成分

食品成分組成を知ってバランスよく栄養素を摂取する努力が疾病を予防し健康の維持・増進を図る上で重要である．我が国では，食品の栄養素含量について「日本食品標準成分表」が刊行されている．また，国民が個人の健康維持に必要な食品成分の選択・摂取を容易にするため，ビタミンやミネラルなどの「栄養成分表示」や，血中コレステロール，血圧などの是正に役立つと期待できることを示す「特定保健用食品」等の表示制度がある．

1.11.1 日本食品標準成分表

わが国では，昭和25年以来，国民が日常摂取する食品の成分に関する基礎データを関係各方面に提供する目的で「日本食品標準成分表」が刊行されている．文部科学省科学技術・学術審議会・資源調査分科会が作成しているもので，現在「五訂増補日本食品標準成分表」(2005年1月）が公表されている．食品の標準的なサンプルについて一般的な分析法のうちより精度の高い方法を統一的に用いて得られた分析値で，食品の平均的成分値を示したものである．成分表は，学校や病院の給食管理，食事制限，治療食等の栄養指導の面から一般家庭における日常生活面まで広く使われている．なお，日常生活で配慮を要する必須栄養素のビタミンやミネラル類が豊富に含まれる食品（食品100g当たりの含量）については巻末表1-14に示した．

食品は，1. 穀類，2. いも及びでん粉類，3. 砂糖及び甘味類，4. 豆類，5. 種実類，6. 野菜類，7. 果実類，8. きのこ類，9. 藻類，10. 魚介類，11. 肉類，12. 卵類，13. 乳類，14. 油脂類，15. 菓子類，16. し好飲料類，17. 調味料及び香辛料類，18. 調理加工食品類の18食品群に分けられ，各食品について，廃棄率，可食部100g当たりのエネルギー，水分，タンパク質，脂質，炭水化物，灰分，無機質（ナトリウム，カリウム，カルシウム，マグネシウム，リン，鉄，亜鉛，銅，マンガン），ビタミン（レチノール，カロテン，レチノール当量，D，E，K，B_1，B_2，ナイアシン，B_6，B_{12}，葉酸，パントテン酸，C），脂肪酸（飽和，一価不飽和，多価不飽和），コレステロール，食物繊維（水溶性，不溶性，総量），食塩相当量の各含量が表示されている．収載食品は1,878品目にのぼる．

［成分表の主な食品群の栄養的特徴］

1）穀類：糖質50～70%，タンパク質4～10%，脂質1～3%，無機質1～2%，繊維0.2～2%を含む．
2）いも及びでん粉類：糖質10～20%（いも類），70～80%（でん粉類），タンパク質1～2%，脂質0.2～0.5%，無機質0.1～1%．ビタミンCを比較的多く含む．
3）豆類：糖質10～20%，タンパク質5～20%，脂質1～3%，無機質1～2%，繊維0.5～5%を含む．ビタミンB_1，B_2，ナイアシンを比較的多く含む．
4）野菜類：糖質，タンパク質，脂質（エネルギー源）が少ない．カロテン，ビタミンC，繊維を多く含むものが多い．
5）果実：糖質10～20%，タンパク質0.5～2%，脂質0.1～0.5%，無機質0.1～0.5%，繊維0.1～2%を含む．カロテンやビタミンCなどを比較的多く含む．
6）魚介類：タンパク質が10～20%と多く，脂質1～3%，糖質は殆ど含まない．無機質1～2%でカルシウムに富む．ビタミンA，D，ナイアシンを比較的多く含む．ω-3系の多価不飽和脂肪酸エイコサペンタエン酸，ドコサヘキサエン酸を多く含むものがある．
7）肉類：タンパク質10～20%，脂質10～30%，無機質1～2%で，糖質は殆ど含まない．タンパク質は，必須アミノ酸組成がよく栄養価が高い．ナイアシンを比較的多く含む．脂肪は，飽和脂肪酸の含量が多い．
8）卵類：タンパク質10～15%，脂質10～15%，無機質1%程度を含み，糖質は殆どない．ビタミンAを比較的多く含む．タンパク質は良質で栄養価が高い．
9）乳類：糖質（乳糖）3～5%，タンパク質2～5%，脂質2～3%，無機質0.1～2%を含む．タンパク質は良質で栄養価が高い．カルシウムを比較的多く含み，ビタミンA，B_2なども含む．

1.11.2 特別用途食品及び保健機能食品

特別用途食品とは，健康増進法（旧栄養改善法）の第12条で規定する「販売に供する食品につき，乳児用，幼児用，妊産婦用，病者用，高齢者用等の用途に適する旨の表示」が厚生労働大臣によって許可された食品であるが，平成3年(1991年)，これに「食生活において特定の保健の目的で摂取する者に対し，その摂取により当該保健の目的が期待できる旨の表示」を許可された「**特定保健用食品**」が加えられた．さらに平成 12 年(2000 年）11 月，食品衛生調査会栄養補助食品等分科会報告は，ビタミンやミネラルの含量が一定の規格基準を満たして栄養補給に役立つ食品を「**栄養機能食品**」として販売できるようにし，特定保健用食品と栄養機能食品とを併せて「**保健機能食品**」として制度化し平成 13 年(2001 年）4 月に施行した．

医薬品	食　　品		
医薬品（医薬部外品を含む）	保健機能食品		一般食品（いわゆる健康食品を含む）
	特定保健用食品（個別許可型・規格基準型）	栄養機能食品（規格基準型）	

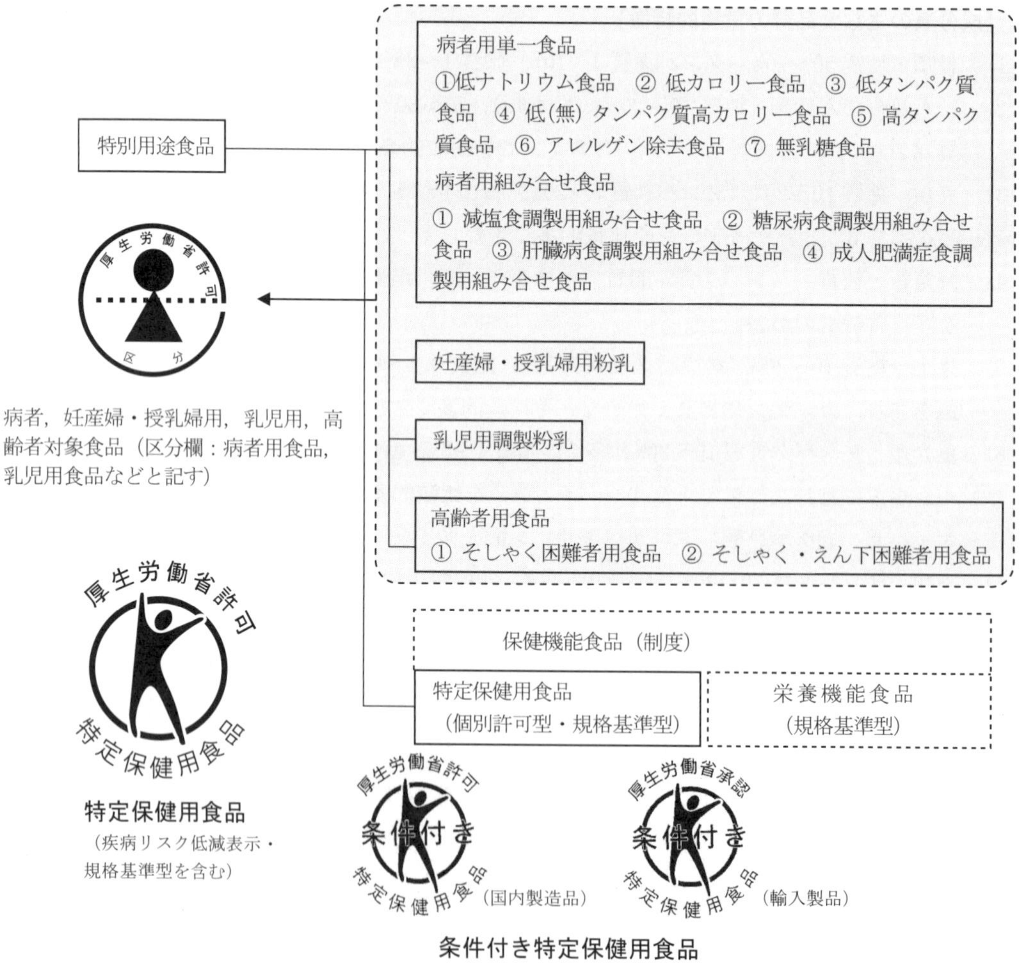

［注］“厚生労働省許可”は国内製造品，国外からの輸入品は“厚生労働省承認”となる．

図 1-70　厚生労働省が表示を許可している食品の分類と許可証票

特定保健用食品は，医薬品ではないので効能効果（症状疾病の改善）を表示できないが，一般食品と比べて特定の機能が期待できるので，例えば，「この食品はカルシウムを多く含み，将来の骨粗しょう症のリスクを減らすかもしれません」などの**疾病リスク低減表示**ができるものもある．特別用途食品の分類は，図 1-70 のようになる．

特定保健用食品のうち，「個別許可型」とは厚生労働省及び食品安全委員会の審査を経て，個別に許可された食品，「規格基準型」とはこれまで特定保健用食品としての許可実績が十分あるなどの科学的根拠が蓄積されており，規格基準が定められている食品，「**条件付き特定保健用食品**」とは有効性の科学的根拠は乏しいが，一定の有効性が確認され，限定的な科学的根拠である旨の表示を条件として許可された食品をいう．

1）特定保健用食品（個別許可型）

身体の生理学的機能等に影響を与える保健機能成分を含んだ食品であって，健康の維持増進および特定の保健の用途に資するもので，錠剤やカプセルの形態など必ずしも食品の形態を必要としない．特定保健用食品を「トクホ」と呼ぶことも多い．

コレステロール低下や肥満防止など，特定の生理作用を期待した食品が国民の健康志向でブームになり，食品衛生の面からも問題となった．厚生労働省は，高齢化社会の到来に伴う生活習慣病の増大，医療費負担の増加への対応として，生体機能に対する有効成分の働きが学問的に明らかにされ，安全で食生活の改善，健康の維持増進に役立つと期待される，いわゆる「機能性食品」を積極的に健康づくりに取り入れる目的で，平成 3 年（1991 年），健康増進法（旧栄養改善法）第 12 条に基づいて厚生労働大臣の許可を受ければ，特定保健用食品として特定保健目的に役立つことを強調表示して販売できるようにした．特定保健用食品に表示すべき事項として，①保健機能食品（特定保健用食品）である旨，②許可または承認を受けた表示内容，③栄養成分及び熱量，④原材料の名称，⑤内容量，⑥ 1 日当たりの摂取目安量，⑦摂取の方法と摂取する上での注意事項，⑧調理または保存方法に関する注意事項などが義務付けられている．

さらに，特定保健用食品の販売許可を得るためには，食品メーカーが食品の製造方法，特定栄養成分の試験方法，その成績書などを添えて保健所に申請することになっている．

［許可要件］

①食生活の改善，健康の維持増進に役立つと期待されること
②食品または有効成分の働きが学問的に明らかであること
③食品または有効成分の適切な摂取量を学問的に決められること
④食品または有効成分が食経験などから安全であること
⑤有効成分について物理化学的性状，効果試験方法，定性・定量法が分かっていること
⑥その食品が同種の食品に比べ栄養素組成が著しく違わないこと
⑦日常的に食べられること
⑧専ら医薬品として使われるものでないこと

[特定保健用食品の許可状況]

現在，868品目（平成21年（2009年）6月26日現在）の特定保健用食品（表1-16）が許可されている．

表1-24 特定保健用食品の保健用途の主な作用と有効成分

期待される作用	有効成分	食品
整腸作用	オリゴ糖，食物繊維，生菌類	乳酸菌飲料，ヨーグルトなど
コレステロール低下作用	食物繊維， 大豆タンパク質	清涼飲料，ハンバーグなど
カルシウム吸収促進作用	カゼインホスホペプチド，クエン酸リンゴ酸カルシウム	豆腐，清涼飲料
鉄吸収促進作用	ヘム鉄	清涼飲料
虫歯予防作用	オリゴ糖，糖アルコールなどの代替甘味料	チョコレート，ガム
う蝕エナメル質再石灰化作用	カゼインリン酸ペプチドおよび非結晶性リン酸カルシウムの複合体	ガム
血圧抑制作用	オリゴペプチド，配糖体	清涼飲料，乳酸菌飲料
血糖上昇抑制作用	食物繊維，アルブミン	清涼飲料，粉末スープ
血中および体脂肪抑制作用	ジアシルグリセロール，植物ステロール，タンパク分解物	食用油脂

2）栄養機能食品（規格基準型）

栄養機能食品（規格基準型）は高齢化や食生活の乱れなどにより，通常の食生活を行うことが困難な場合などに不足しがちな栄養成分の補給・補完に資する食品であり，栄養素の機能の表示をして販売される食品である．栄養機能食品を販売するためには，1日あたりの摂取目安量に含まれる当該栄養成分量が厚生労働省によって定められた上限値と下限値の範囲内にあることが必要とされるが，規格基準に適合すれば許可申請や届出等は不要である（健康増進法第31条）．さらに，栄養機能表示（たとえば，「亜鉛は味覚を正常に保つのに必要な栄養素です」「カルシウムは骨や歯の形成に必要な栄養素です」「ビタミンB_2は皮膚の粘膜の健康維持を助ける栄養素です」など）だけでなく，注意喚起（たとえば，「多量摂取により疾病が治癒したり，より健康が増進するものではありません」「1日の摂取目安量を守ってください」「乳幼児・小児は摂取を避けてください」など）も表示することが義務付けられている．平成21年（2009年）7月現在，表1-25に示すようにビタミン12種類（β-カロテンはビタミンAとして）とミネラル5種類に規格基準が定められている．

表 1-25　栄養機能食品の規格基準

栄養成分	1日あたりの摂取目安量 に含まれる栄養成分量	
	下限値	上限値
亜　鉛	2.10 mg	15 mg
カルシウム	210 mg	600 mg
鉄	2.25 mg	10 mg
銅	0.18 mg	6 mg
マグネシウム	75 mg	300 mg
ナイアシン	3.3 mg	60 mg
パントテン酸	1.65 mg	30 mg
ビオチン	14 μg	500 μg
ビタミンA	135 μg (450IU) **	600 μg(2,000IU)
β-カロテン*	1,620 μg	7,200 μg
ビタミンB_1	0.30 mg	25 mg
ビタミンB_2	0.33 mg	12 mg
ビタミンB_6	0.30 mg	10 mg
ビタミンB_{12}	0.60 μg	60 μg
ビタミンC	24 mg	1,000 mg
ビタミンD	1.50 μg (60IU)	5.0 μg (200IU)
ビタミンE	2.4 mg	150 mg
葉酸	60 μg	200 μg

* β-カロテン×1/12 = ビタミンA　　** IU:国際単位

3)　いわゆる健康食品の問題

特定保健用食品は，いわゆる健康食品の誇大広告，不当な高価格，不良品による弊害や健康被害等に鑑み，科学的根拠のあるものに対して保健機能食品としての公的な枠をはめ，表示によって国民に正しい情報を提供して，健康の維持・増進や安全性の面から食品選択を容易にした制度である．しかし，東京都が平成 12 年(2000 年) 10 月に発表した調査結果（試売期間：平成 12 年（2000 年）5 月 15 日～6 月 2 日）では，市場に出回っている健康食品 81 品目中 65 品目（80.2%）に薬事法等の法令違反およびその疑いがあった．薬事法違反が 54.3%，旧：栄養改善法（現：健康増進法）違反が 54.1%に上っている．また，1 つの製品が 2 つ以上の法令に抵触するケースが 50.6%に上っている．特にダイエットや美容効果を標榜する食品に多い．このほかに行政的には「無承認無許可医薬品」に分類されているため，調査結果には入っていないが，食欲抑制薬，下剤，勃起不全薬，ステロイドホルモンなど医薬品成分や類似の薬効を持った物質を添加した製品（健康食品）がしばしば摘発されている．

食品の選択・摂取は個人の嗜好によるので，“いわゆる健康食品”の規制は難しい面がある．特定保健用食品や栄養成分表示など，国民への食品知識の普及の必要性がある．

表 1-26　表示・広告に法令違反のある事例

法令	表示・広告の違反事例
薬事法	「しわが目立たなくなった」,「ネールケア」,「体の中から潤い，しっとり肌を獲得」,「便秘,貧血予防に効果的」,「血圧が気になる方」,「女性ホルモンに似た作用がある」,「お腹の腸をきれいに掃除」等
食品衛生法	製造者氏名・製造所所在地記載がない，添加物名が不適正（例：天然ビタミン C)，添加物の用途が記載されていない　等
健康増進法	表示項目が不足している，強調表示の基準を遵守していない，栄養表示の記載場所が不適切，特定保健用食品に紛らわしい表示がある (例:整腸作用を高める働きがある)
景品表示法	「究極のダイエット食品」,「飲むだけでやせられる」,「食べた食品のカロリーをカットします」,「らくやせダイエット」等優良誤認を与える表示
訪問販売法	誇大広告（例：最新ダイエット，画期的新配合，ダイエットの救世主)，代金の支払時期等の掲載場所が不適切，返品特約がない，商品等の引渡し時期等の記載がない.

東京都衛生局：いわゆる健康食品の表示調査（平成 12 年(2000 年）第 1 回）報告から引用

1.11.3　食品の栄養表示制度とアレルギー物質を含む表示制度

健康増進法第 17 条第の規定に基づき，国民の栄養摂取状況からみてその欠乏や過剰な摂取が国民の健康の保持増進に影響を与えているとして，販売に供する食品で厚生労働省令で定めた含量基準を充たしたものについては，その補給，また，適切な摂取ができる旨の表示が平成 10 年 (1998 年）4 月からできるようになった．たとえば，脂質含量が 100ml 当たり 3g 以下（～1.5g 以上）に低減された牛乳であれば，低脂肪牛乳等の表示，逆にビタミンCなどが基準以上含まれれば，（ビタミン C)「入り」とか「強化」，あるいは「豊富な-」，「高-」（ビタミン C）などの表示をして販売できる．ただし，表示事項として，当該食品 100g，100ml，1 食分，1 包装などの食品単位当りの，①エネルギー，タンパク質，脂質，糖質及びナトリウムの量，②表示栄養成分（上述の牛乳であれば，脂質）の量，及び当該の他の食品と比べて低減された量（または割合）を容器包装の見やすい場所に記載する必要がある．また，JAS 法では生鮮食品の販売者には生鮮食品の名称と原産地の表示を義務付けている．

特定のアレルギー体質をもつ国民の健康被害の発生を防止するために，アレルギー物質を含む食品のうち，とくに発生数，重篤度から勘案して「えび」,「かに」,「小麦」「そば」,「卵」,「乳」，及び「落花生」の 7 品目を食品衛生法で「特定原材料」に指定している．これらを含む加工食品は含量にかかわらず当該特定原材料を含む旨記載しなければならない（食品衛生法施行規則第 21 条).

また,「あわび」,「いか」,「いくら」,「オレンジ」,「キウイフルーツ」,「牛肉」,「くるみ」,「さけ」,「さば」,「大豆」,「鶏肉」,「バナナ」,「豚肉」,「まつたけ」,「もも」,「やまいも」,「りんご」,「ゼラチン」の 18 品目についても，アレルギー体質を持つ国民に一定の頻度で健康被害が認められていることから，これらを原材料として含む加工食品についても可能な限り表示するように推奨している．

表 1-27　補給ができる旨の表示について遵守すべき基準値一覧

栄養成分	第１欄 高い旨の表示をする場合は，次の基準値以上であること		第２欄 含む旨又は強化された旨の表示をする場合は，次の基準値以上であること	
	食品 100g 当たり （）内は，一般に飲用に供する液状の食品 100mL 当たりの場合	100kcal 当たり	食品 100g 当たり （）内は，一般に飲用に供する液状の食品 100mL 当たりの場合	100kcal 当たり
食物繊維	6g （3g）	3g	3g （1.5g）	1.5g
タンパク質	15g （7.5g）	7.5g	7.5g （3.8 g）	3.8 g
カルシウム	210mg （105mg）	70mg	105mg （53mg）	35mg
鉄	2,25mg （1.13mg）	0.75mg	1.13mg（0.56mg）	0.38mg
亜鉛	2.10mg (1.05mg)	0.70mg	1.05mg（0.53mg）	0.35mg
銅	0.18mg（0.09mg）	0.06mg	0.09 mg（0.05mg）	0.03mg
マグネシウム	75mg（38mg）	25mg	38mg（19mg）	13mg
ナイアシン	3.3mg （1.7mg）	1.1mg	1.7mg（0.8mg）	0.6mg
パントテン酸	1.65mg（0.83mg）	0.55mg	0.83mg (0.41mg)	0.28mg
ビオチン	14μg（6.8μg）	4.5μg	6.8μg（3.4μg）	2.3μg
ビタミン B_1	0.30mg（0.15mg）	0.10mg	0.15mg（0.08mg）	0.05mg
ビタミン B_2	0.33mg（0.17mg）	0.11mg	0.17mg（0.08mg）	0.06mg
ビタミン B_6	0.30mg（0.15mg）	0.10mg	0.15mg（0.08mg）	0.05mg
ビタミン B_{12}	0.60μg(0.30μg)	0.20μg	0.30μg（0.15μg）	0.10μg
ビタミン C	24mg（12mg）	8mg	12mg （6mg）	4mg
ビタミン A	135μg（68μg）	45μg	68μg（34μg）	23μg
ビタミン D	1.50μg（0.75μg）	0.50μg	0.75μg（0.38μg）	0.25μg
ビタミン E	2.4mg（1.2mg）	0.8mg	1.2mg（0.6mg）	0.4mg
葉酸	60μg （30μg）	20μg	30μg（15μg）	10μg

1.12 遺伝子組換え食品

遺伝子組換え食品とは，遺伝子組換え技術によってつくられた通常の交配では出現してこない害虫抵抗性，ウイルス抵抗性，除草剤耐性などの性質をもった遺伝子組換え作物を原料とした食品のことである．近年，遺伝子組換え食品の開発や実用化が国際的に急速に拡がっており，我が国では平成 13 年（2001 年）4 月から安全性審査を受けていない遺伝子組換え食品は，輸入や販売等が法的に禁止されるようになった．平成 23 年（2011 年）9 月 6 日現在，安全性審査の手続きを経た遺伝子組換え食品は 167 品目（表 1-28）及び添加物（α-アミラーゼ，キモシン，プルラナーゼ，リパーゼ，リボフラビン，グルコアミラーゼ）は 14 品目にのぼる．

表 1-28　安全性審査の手続きを経た遺伝子組み換え食品

農　作　物	性　　質	品　目
じゃがいも	害虫抵抗性，ウイルス抵抗性	８品目
大　豆	除草剤耐性，高オレイン酸形質	９品目
てん菜	除草剤耐性	３品目
とうもろこし	害虫抵抗性，除草剤耐性，高リシン形質	１０２品目
なたね	除草剤耐性，雄性不稔性，稔性回復性	１８品目
わ　た	除草剤耐性，害虫抵抗性	２４品目
アルファルファ	除草剤耐性	３品目

高オレイン酸形質；オレイン酸を多量に産生する性質
高リシン形質　；リシンを多量に産生する性質
雄性不稔性　　；植物の雄性器官に異常があるために，受粉，受精や種子形成ができない性質
稔性回復性　　：雄性不稔遺伝子を不活性化する性質で，雄性不稔性が次代にまで及ばないようにすること．

1)　遺伝子組換え食品の表示と安全性審査

遺伝子組換え食品の表示は，現在食品衛生法と JAS 法の 2 つの法律に基づいて行われている．表示義務の対象となるのは，大豆，とうもろこし，ばれいしょ（じゃがいも），なたね，綿実（わた），アルファルファ，てん菜の７種類の遺伝子組換え農作物及びこれらを原材料とする加工品で，原材料の上位 3 位以内で，かつ，全重量の 5%以上を占めるものに表示義務が課せられている．平成 18 年（2006 年）11 月現在，32 食品群の加工食品が義務表示の対象となっている．これらの食品には「遺伝子組換えである」旨，または「遺伝子組換え不分別である」旨の表示しなければならない（義務表示）．不分別とは，遺伝子組換えしたものとそうではないものを分別していない農作物またはその加工品をいう．

さらに，上記の７種類の農作物及びそれらを原材料とする加工品のうち，遺伝子組換えを行っていないものについては，任意で「遺伝子組換えでない」旨の表示はできる（任意表示）が，7 種類以外の農作物（たとえば米や小麦など）及びそれらの加工品については，その表示はできない．

平成 15 年（2003 年）7 月には食品安全基本法が施行され，内閣府に食品安全委員会が発足し，遺伝子組換え食品の安全性審査は食品安全委員会の意見を聴いて行うことになっている．遺伝子組換え食品の安全性審査では，厚生労働省の「組換え DNA 技術応用食品・添加物の安全性審査基準」に基づいて科学的に実施されており，１）組み込まれた遺伝子が作るタンパク質が消化管内で容易に分解されること，２）有害なまたはアレルギーを起こすタンパク質が作られていないこと，３）新たに組込まれる遺伝子が安全であること，などを審査することになっている．

表 1-29　義務表示の対象となっている加工食品

加工食品	原材料となる農作物
(1)　豆腐類及び油揚げ	大　豆
(2)　凍豆腐，おから及びゆば	大　豆
(3)　納豆	大　豆
(4)　豆乳類	大　豆
(5)　みそ	大　豆
(6)　大豆煮豆	大　豆
(7)　大豆缶詰及び大豆瓶詰	大　豆
(8)　きな粉	大　豆
(9)　大豆いり豆	大　豆
(10)　(1) から(9) までに掲げるものを主な原材料とするもの	大　豆
(11)　大豆（調理用）を主な原材料とするもの	大　豆
(12)　大豆粉を主な原材料とするもの	大　豆
(13)　大豆タンパクを主な原材料とするもの	大　豆
(14)　枝豆を主な原材料とするもの	枝　豆
(15)　大豆もやしを主な原材料とするもの	大豆もやし
(16)　コーンスナック菓子	とうもろこし
(17)　コーンスターチ	とうもろこし
(18)　ポップコーン	とうもろこし
(19)　冷凍とうもろこし	とうもろこし
(20)　とうもろこし缶詰及びとうもろこし瓶詰	とうもろこし
(21)　コーンフラワーを主な原材料とするもの	とうもろこし
(22)　コーングリッツを主な原材料とするもの（コーンフレークを除く）	とうもろこし
(23)　とうもろこし（調理用）を主な原材料とするもの	とうもろこし
(24)　(16) から(20) までに掲げるものを主な原料とするもの	とうもろこし
(25)　ポテトスナック菓子	ばれいしょ
(26)　乾燥ばれいしょ	ばれいしょ
(27)　冷凍ばれいしょ	ばれいしょ
(28)　ばれいしょでん粉	ばれいしょ
(29)　(25) から(28) までに掲げるものを主な原材料とするもの	ばれいしょ
(30)　ばれいしょ（調理用）を主な原材料とするもの	ばれいしょ
(31)　アルファルファを主な原材料とするもの	アルファルファ
(32)　てん菜（調理用）を主な原材料とするもの	てん菜

1.13 日本人の食品摂取の現状

日本人の食品摂取量の変化を表 1-30 に示した．穀類の米の摂取量が年々減少している．一方，動物性食品の魚介類，鳥獣肉類，乳・乳製品と油脂の摂取量が増加して来ている．糖質摂取の低下とタンパク質，脂質摂取量の増加で，糖質・タンパク質・脂質エネルギー比が欧米型に移行しつつあることが伺える．近年の生活習慣病の増加は，このような食品摂取状況の変化が下地となっていることに注意を払う必要がある．

表 1-30　日本人の食品摂取量年次推移　（単位 g/ 1 人 1 日）

食品群	年次	1985	1990	1995	1998	2000	2005	2006
穀物	米	216.1	197.9	167.9	164.8	160.4	343.9	344.8
	大麦・雑穀	1.5	2.2	2.5	2.2	2.1	8.8	9.3
	小麦	91.3	84.8	93.7	90.9	94.3	99.3	95.7
種実類		1.4	1.4	2.1	2.1	1.9	1.9	2.1
いも類	さつま芋	10.7	10.3	10.8	10.3	9.3	7.2	7.2
	じゃが芋	25.6	28.2	30.3	30.6	30.5	28.5	29.2
	その他の芋類・加工品	26.9	26.7	27.8	30.6	24.9	23.5	25.6
砂糖類		11.2	10.6	9.9	9.5	9.3	7.0	7.1
菓子類		22.8	20.3	26.8	24.3	22.2	25.3	26.0
油脂類		17.7	17.6	17.3	16.0	16.4	10.4	10.2
豆類	大豆製品	64.3	66.2	68.0	69.9	68.4	57.7	55.0
	その他豆類加工品	2.3	2.3	2.0	2.6	1.9	1.5	1.3
動物性食品	魚介類	90.0	95.3	96.9	95.9	92.0	84.0	80.2
	鳥獣肉類	71.7	71.2	82.3	77.5	78.2	80.2	80.4
	卵類	40.3	42.3	42.1	40.5	39.7	34.2	36.0
	乳・乳製品	116.7	130.1	144.5	132.9	127.6	125.1	125.3
野菜	緑黄色野菜	73.9	77.2	94.0	87.9	95.9	94.4	95.6
	その他の野菜・乾物・漬物	187.8	162.8	184.4	172.7	180.1	185.3	192.1
果物類		140.6	124.8	133.0	115.5	117.4	125.7	107.5
海草類		5.6	6.1	5.3	6.0	5.5	14.3	12.8

（資料　厚生労働省　国民栄養調査）

1)　食品摂取の目安としての「六つの基礎食品群」

日常生活では，個々の食品の栄養成分を調べて摂取することは煩雑である．そこで，日常摂取している食品を似通った栄養素を含む基礎食品群に分けて，その組み合せによってバランスのとれた栄養摂取が出来るように 3 色食品群，六つの基礎食品群，4 つの食品群などが考案されている．以下に厚生労働省が国民の栄養知識の向上を図るための栄養教育の教材として各都道府県知事等に昭和 56(1981) 年に通知した「六つの基礎食品群」を示す．各群それぞれから毎日，食品を摂取することによって栄養バランスが取れるように工夫されている．

[六つの基礎食品群]

第 1 類「魚，肉，卵，大豆」

良質たん白質の給源となり，毎日の食事で主菜となる．副次的にとれる栄養素として，脂肪，カルシウム，鉄，ビタミンA，ビタミンB_1，ビタミンB_2があり，これらの給源としても大きな役割を果す．

第 2 類「牛乳，乳製品，骨ごと食べられる魚」

牛乳，乳製品は，比較的多種の栄養成分を含むが，とくにカルシウムの給源として重要である．

そのほか，良質タンパク質，ビタミンB_2の給源としての役割も大きい．小魚類は，タンパク質，カルシウムを多く含み，また，鉄，ビタミンB_2の給源ともなる．

第3類「緑黄色野菜」

主としてカロテンの給源となる野菜であるが，ビタミンC及びカルシウム，鉄，ビタミンB_2の給源としても大きな役割を占める．なお，この類に分類される野菜は原則として，その100 g中にカロテンとして600μg以上含有されるものである．

第4類「その他の野菜，果物」

主としてビタミンCの給源として重要である．そのほか，カルシウム，ビタミンB_1，ビタミンB_2の給源としての役割も大きく，第3類以外の野菜及び果実類が含まれる．

第5類「米，パン，めん，いも」

糖質性エネルギー源となる食品である．この類に分類されるものとしては，大麦や小麦などの穀類とその加工品及び砂糖類，菓子類などがある．なお，いも類は，糖質のほかに，ビタミンB_1，ビタミンCなども比較的多く含まれる．

第6類「油脂」

脂肪性エネルギー源となる食品で，大豆油，米油などの植物油及びマーガリン並びにバター，ラードなどの動物脂及びマヨネーズ，ドレッシングなどの多脂性食品が含まれる．

1.14　食品成分分析法

食品成分の分析法は，日本薬学会編　衛生試験法・注解（2005年版，金原出版）等に記載されているので，ここでは主要成分の測定原理を中心に概略を述べる．

1.14.1　炭水化物の分析法

1）炭水化物，糖質，水分，灰分の定量

食品中の炭水化物（差し引き炭水化物）は，「試料－(粗タンパク質，粗脂肪，灰分，水分)」で求められる．（粗）糖質は，「炭水化物から繊維を差し引いたもの」であるが，5訂日本食品標準成分表では炭水化物含量のみが収載され，糖質，繊維は削除された．

（粗）繊維（セルロース，リグニンなど）は，希硫酸及び希アルカリで加水分解されず，アルコール及びエーテルに不溶または難溶な（灰分を除く）有機成分である．

水分は，重量既知の試料を磁性の秤量皿に取り，98～110°C前後（食品によって加熱温度は若干変わる）で恒量になるまで乾燥し，その時の乾燥減量を測定して求める．

灰分は，重量既知の試料を灰化容器に入れ，600°C以上で，数時間加熱して残留している灰分が恒量になったところで重量を測定して求める．

2）還元糖の定量（ソモギ法）

還元糖とアルカリ性の銅試薬（$CuSO_4$, Na_2HPO_4, 酒石酸カリウム・ナトリウム, Na_2SO_4, KIO_3, NaOHの混液）とを反応させて生じたCu_2O（フェーリング反応）を含む溶液に，硫酸酸性のKI溶液を加える．KIは酸性で銅試薬中のKIO_3と反応し一定量のヨウ素（I_2）を生じるが，I_2は直ちにCu_2Oと反応する．未反応のI_2量をチオ硫酸ナトリウム（$Na_2S_2O_3$）液で滴定して求める．別に空試験を行い，本試験との差からヨウ素を消費したCu_2O量，すなわち還元糖量を逆算する．

［反応過程］

1）$Cu^{2+} \xrightarrow{\text{還元糖}} Cu^{+} \xrightarrow{OH^{-}} Cu_2O\downarrow$（加熱）

2）$KIO_3 + 5KI + 3H_2SO_4 \longrightarrow 3I_2 + 3K_2SO_4 + 3H_2O$

3）$2Cu^{+} + I_2 \longrightarrow 2Cu^{2+} + 2I^{-}$

4）$I_2 + 2Na_2S_2O_3 \longrightarrow 2NaI + Na_2S_4O_6$（指示薬：デンプン試液）

［計算方法］

還元糖の量 ＝（空試験の$Na_2S_2O_3$滴定量 − 本試験の$Na_2S_2O_3$滴定量）× 還元糖の係数

3）ショ糖・デンプンの定量法

これらは，還元糖ではないが，塩酸等でグルコース（還元糖）に加水分解して定量できる．ただし，加水分解によって付加された水分子分の重量補正のため，ショ糖の場合は0.95，デンプンの場合は0.9を測定値に乗じて補正する必要がある．

4）食物繊維の定量法

酵素－重量法（プロスキー変法）：食品試料を乾燥粉末にし，脂質の多い場合は石油エーテル抽出後，水溶液中にけん濁状態で熱安定α-アミラーゼ，プロテアーゼ，アミログルコシダーゼを順次作用させる．消化後の反応液に4倍量のエタノールを加えて放置し食物繊維を沈殿させ，ろ別する．得られた食物繊維を乾燥後，重量を測定し，次いでその中の残存タンパク質及び灰分量をそれぞれセケルダール法及び灰化法（525°C，5時間灰化）で測定し，乾燥後重量から差し引いて食物繊維含量とする．

1.14.2　脂質試験法

1）脂質

脂質は，有機溶媒に溶ける食品中の有機化合物の総称である．中性脂肪のほかに，リン脂質，ステロイド，ロウ，炭化水素，脂溶性ビタミンなどを含む．脂質（粗脂肪）は，一般には，ソックスレー脂肪抽出器（図1-71）に，重量を計った乾燥試料を入れ，ジエチルエーテル抽出する．抽出液のエーテルを蒸発させ，残留物の重量を計り，試料重量当たりの含量で表す．デンプンが多く脂肪の少ない穀類等では，試料を塩酸分解後，レーリッヒ管に入れ，ジエチルエーテル・石油エーテル（1:1）で抽出する．そこで，抽出溶媒をできるだけ留去後，100～105°C で恒量になるまで乾燥して残留物の重量を測り粗脂肪とする．

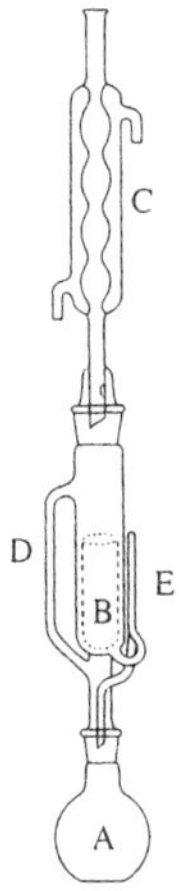

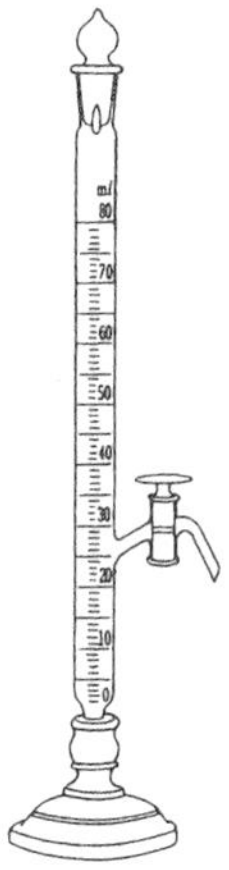

図 1-71　ソックスレー脂肪抽出器およびレーリッヒ管

A：フラスコ（溶剤および沸騰石を入れる）
B：抽出管（乾燥した試料を円筒ろ紙に入れ，脱脂綿で覆い，この部分におさめる）
C：冷却器
D：Aで沸騰したジエチルエーテル蒸気の上昇通路
E：サイホン（浸出液がE管の最上端の高さまでたまると，液は自動的にAに流下する）

2）脂肪酸の定量法

脂肪酸は，ナトリウムメトキシドでエステル化後，ガスクロマトグラフィで分析する．保持時間は高沸点の脂肪酸ほど長い．内部標準として試料に含まれない脂肪酸のエステルを用いる．

衛生試験法では，食品中の脂肪をクロロホルム・メタノール（2:1）で抽出，脱水乾燥後，ベンゼンに溶かし，ナトリウムメトキシドのメタノール溶液を加えて脂肪酸メチルエステルにする．内部標準としては，ペンタデカン酸メチルのヘキサン溶液を用いる．標準脂肪酸溶液には，パルミチン酸，ステアリン酸，オレイン酸，リノール酸などのメチルエステルを適宜，ヘキサンに溶かして用いる．

3）コレステロールの定量法

試料に内部標準の 5α-コレスタンを加え，KOH・エタノール溶液中でけん化し，石油エーテルで抽出する．抽出液を水でよく洗浄後，Na_2SO_4 で脱水乾燥し，減圧濃縮し n-ヘキサンに溶かしガスクロマトグラフィーで分析する．コレステロール量は，内部標準の 5α-コレスタンに対する比率から算出する．

4）油脂の化学試験

［けん化価］

けん化価とは，油脂 1g をけん化（遊離脂肪酸中和並びにエステル加水分解）するのに要する KOH の mg 数のことをいう．油脂構成脂肪酸の平均分子量の目安となる．数値が大きいことは，脂肪酸分子量が小さいことを表す．通常，油脂の酸価（後述）は極めて低いので，エステル価と殆ど等しい．C_{18}のステアリン酸，オレイン酸，リノール酸の多い植物油では 190 前後，C_{14}のミリスチン酸を多く含むヤシ油は 250 前後になる．油脂が酸敗すると，短鎖脂肪酸の増加で高くなる．

測定法 : 試料油脂 W g を 25ml の 0.5N-KOH に溶かして 100°C, 30 分，けん化後，過剰の 0.5N-KOH を，フェノールフタレインを指示薬とし，0.5N-HCl で滴定する．

けん化価＝28.05 × (b－a) ／ W

0.5N-HCl 消費量: 本試験 a mL，空試験 b mL とする．

［水酸基価］

水酸基価とは, 油脂 1g をアセチル化する時, 水酸基と結合した酢酸を中和するのに要する KOH の mg 数のことをいう．

油脂に含まれるモノ及びジグリセロール，高級アルコール，ステロール，ヒドロキシ酸などの量の指標となる．普通の食用油脂の値は非常に小さいが，リシノール酸を含むヒマシ油は 170 前後を示す．

［ヨウ素価］

ヨウ素価とは，油脂 100g に吸収されるハロゲン量をヨウ素の g 数で表したものをいう．
ハロゲン溶液として臭化ヨウ素 IBr（ハヌス法）と塩化ヨウ素 ICl（ウィース法）を用いる 2 法がある. ハロゲン溶液の調製が容易で長期の保存に耐えるハヌス法がよく用いられる. ヨウ素価は，二重結合へのハロゲンの付加反応を利用したもので，脂肪の不飽和度の指標になり，油脂の分類（表 1-31 参照）にも使われる．脂質過酸化（酸敗）がおこると二重結合が破壊されヨウ素価が低下するので，脂質過酸化の指標ともなる．

$$\text{-CH=CH-} + \text{IBr} \longrightarrow \text{-}\underset{\text{I}}{\text{CH}}\text{-}\underset{\text{Br}}{\text{CH}}\text{-}$$

測定法 : 油脂 W g をクロロホルムに溶かし，一定過剰の IBr 試液を加え，密栓してよく混和し遮光して 30 分反応させる. 次いで KI 試液を加えて未反応 IBr からヨウ素を遊離させ, 0.1N $Na_2S_2O_3$ で滴定する．

ヨウ素価 (g/100g) ＝ 1.269 × (b－a) × F／W

0.1N-$Na_2S_2O_3$（力価 F）消費量: 油脂を含む本試験 a mL，空試験の場合 b mL

表 1-31 ヨウ素価による油脂の分類

油脂の分類	ヨウ素価	油　脂
不乾性油（変質しにくい）	ヨウ素価 90 以下	オリーブ油，ヤシ油，椿油，ヒマシ油，ラッカセイ油
半乾性油（多くの食用油）	ヨウ素価 90−130	ゴマ油，ナタネ油，綿実油，米ぬか油，トウモロコシ油
乾性油（酸化重合して皮膜を作りやすい）	ヨウ素価 130 以上	大豆油，アマニ油，桐油，大麻油
固体脂	不乾性油	ヤシ油，牛脂，豚脂，乳脂（バター）

植物油は，ヤシ油を除けば，一般に不飽和脂肪酸が多く，室温で液体(油）で，変敗し易い．また，魚油以外の動物脂は，飽和脂肪酸含量が高く，不乾性油に相当するが，室温で固体であるので固（体）脂と呼んでいる．

［不けん化物］

不けん化物は，油脂けん化後，エーテルで抽出される成分（高級アルコール，脂溶性ビタミン，ステロール，炭化水素，樹脂，カロテノイド色素など）の油脂量に対する％で表す．ただし，エーテル抽出成分には，長鎖脂肪酸が混入してくるので，酸価の要領で滴定して混入量を求め，それを差し引いた値で計算する．不けん化物は，植物油では一般に少ないが，海産動物油では極端に多いものがある．不けん化物中のステロールの種類によって，動物油や植物油かを判断することができる．

5）油脂の変質試験

［酸価］

酸価とは，油脂 1g に含まれる遊離脂肪酸の中和に要する KOH の mg 数のことをいう．未精製の油脂は，遊離脂肪酸を含むが，食用油製造工程で除かれるので，新鮮な油脂の酸価は殆どゼロである．油脂が古くなると不飽和脂肪酸の酸化分解で，遊離脂肪酸が増加し酸価が高くなる．
測定法：試料油脂 W g をエーテル・エタノール混液に溶かし，フェノールフタレインを指示薬とし，0.1N KOH（a mL）で滴定する．

酸価＝（a × 5.611）／W　　a: 0.1N-KOH の mL 数．W: 試料の g 数

［過酸化物価］

過酸化物価とは，油脂 1 kg によって KI から遊離する I_2 のミリ当量数のことをいう．油脂中のヒドロパーオキシド（R-OOH）がヨウ素イオンと次のように反応し，ヨウ素を遊離することを利用したものである．

$$ROOH + 2I^- + 2H^+ \longrightarrow R\text{-}OH + I_2 + H_2O$$

ヒドロパーオキシドは，油脂過酸化の第一段階の生成物で，脂質過酸化初期には上昇する．過酸化が過度に進行すると，ヒドロキシドはアルデヒド，ケトン，カルボン酸等に分解したり重合し

たりするため減少する．

測定法：試料 W g を酢酸・クロロホルム混液に溶かし，KI を加えて 10 分放置して遊離する I_2 をデンプンを指示薬とし 0.01N-$Na_2S_2O_3$ で滴定する．

過酸化物価（meq/kg）＝ (a－b) × F × 10/W

0.01N-$Na_2S_2O_3$ 消費量（力価 F）：油脂を含む本試験 a mL，空試験 b mL

［カルボニル価］

カルボニル価とは，油脂に 2,4-ジニトロフェニルヒドラジン・ベンゼン溶液を加え，生成したジニトロフェニルヒドラゾン量を 440nm で比色定量し，油脂 1g 当りの吸光度で表わしたものである．

カルボニル価は，ヒドロペルキシドの分解で生じる第二次生成物であるアルデヒド，ケトン，不揮発性のケト酸などの含量を表わす．酸化が進行する程高くなる．

［チオバルビツール酸試験］

油脂試料を酸性条件で加熱して遊離する成分とチオバルビツール酸（TBA）とを反応させて生じる赤色色素を n-ブタノールで抽出し 532nm で比色定量する．分子吸光係数を 156,000 として吸光度から赤色色素の含量（μmol 数）を計算し，油脂 1g 当たりのμmol 数で表す．マロンジアルデヒド，アルケナール，アルカジエナールが反応する．

1.14.3 アミノ酸，タンパク質の分析法

1）アミノ酸，タンパク質の呈色反応

［ニンヒドリン（ninhydrin）反応］

殆どのアミノ酸は，還元剤の存在下でニンヒドリンと反応して青紫色を呈す．ただし，イミノ酸のプロリン，ヒドロキシプロリンは黄色を呈す．

［ビューレット（biuret）反応］

タンパク質は，アルカリ性で硫酸銅溶液を加えると，水酸化銅とタンパク質のペプチド結合とがキレートして青色～赤色を呈す．アミノ酸は，呈色しない．尿素の加熱で生じるビューレット（H_2N-CO-NH-NH_2）の呈色反応である．

［ミロン（Millon）反応］

チロシンを含む試料溶液に硫酸第 2 水銀溶液を加えて加熱し，冷後 1%の亜硫酸ナトリウム液 1 滴を加えて加熱すると赤色を呈する．フェノール性水酸基の反応で，サリチル酸なども呈色する．

［キサントプロテイン（Xanthoprotein）反応］

タンパク質溶液に少量の濃硝酸を加えて加熱すると黄色を呈する．冷後アンモニア水を加えてアルカリ性にすると橙色に変わる．タンパク質のチロシンやフェニルアラニン，トリプトファンなどの芳香族アミノ酸残基のニトロ化による呈色である．

［坂口反応］

アルギニンを含む溶液を強アルカリ性とし，α-ナフトール・エタノール溶液と次亜塩素酸ナト

リウム液を加えると赤色を呈する．アルギニンのグアニジル基に特有の鋭敏な反応である．

2）タンパク質の定量法

トリプトファン，チロシンを含むタンパク質は吸収極大 280nm の紫外部吸収で含量を測定できる．また，生化学的にはビューレット反応を利用したビューレット法，これにフォーリンのフェノール試薬との反応（チロシン，トリプトファン，システイン残基が反応）を組み合わせたローリー法などの比色定量法が利用される．食品中のタンパク質には変性したものが多いため，セミミクロケルダール法が用いられる．

a．分光光学的な定量

①トリプトファン及びチロシンを含むタンパク質は，波長 280nm に吸収極大を持つので，この波長で測定できる．カラムクロマトグラフィによるタンパク質の分離などに利用できる．

②ビューレット反応（ペプチド結合の反応）を利用したビューレット法及び，これにフォーリンのフェノール試薬による反応（チロシン，トリプトファン，シスチン残基の反応）を組み合せたローリー（Lowry）法で青色を呈するので，比色定量できる．ローリー（Lowry）法は，鋭敏な定量法で，生化学領域の研究では，汎用されている方法である．

b．セミミクロケルダール（semimicro-Kjeldahl）法

分解フラスコ中に，試料（窒素含量 2～3mg），分解促進剤｛$CuSO_4$（分解の触媒）：K_2SO_4（H_2SO_4 の沸点を高める）＝1：4｝1g 及び濃硫酸を加えて煮沸分解し，有機窒素を NH_3(硫酸アンモニウム）に変える．ついで，その分解フラスコをケルダール蒸留装置（図 1-72）に装着し，濃 NaOH を加えて分解液をアルカリ性とし，遊離したアンモニアを水蒸気蒸留して捕集液（一定過剰量の 0.05N-H_2SO_4）中に吸収させ，余剰の H_2SO_4 量を 0.05N-NaOH でブランスウィック試液を指示薬（終末点：赤紫→緑）として滴定する．対照として空試験を行う．

窒素含量及びタンパク質量の計算：

本試験及び空試験それぞれの 0.05N-NaOH 量を a mL 及び b mL とすると，

窒素含量（mg）＝0.7005 ×（b－a）

粗タンパク質量（mg）＝窒素含量×窒素係数（通常 6.25）

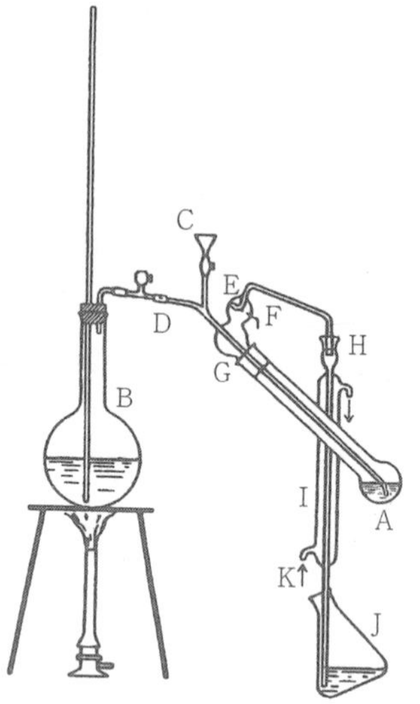

図 1-72　セミミクロケルダール装置

A：分解フラスコ（口径30 mm，首部の長さ160 mm，球部の容量100 mL）
B：水蒸気発生器（容量1 L，導通管Dとの間にT字管を入れ，それぞれゴム管で連結し，T字管にはピンチコックを付ける）
C：小漏斗（ゴム管でDに連結し，途中ピンチコックを付ける）
D：水蒸気導通管
E：しぶき止めで球部の直径30 mm
F：小孔がある
G，H：すり合わせ
I：冷却器（外管200 mm，内管350 mm，内管の先端の口径約5 mm）
J：吸収用フラスコ（容量約200 mL）
K：冷却水

1.14.4　ビタミンの定量法

1）ビタミンA，D，Eの定量法

試料をアルカリけん化（加水分解）後，石油エーテル抽出して分析試料とし，液体クロマトグラフィ（HPLC）で分離定量する．検出器としては，ビタミンAは蛍光検出器（励起波長340nm，蛍光波長460nm），ビタミンDはUV検出器(254nm)，ビタミンEは蛍光検出器(励起波長298nm，蛍光波長325nm）が適当である．分解を避けるため，操作は光を避けて行う必要がある．

2）ビタミンC定量法

a.　総ビタミンC量の定量

試料のメタリン酸溶液に2,6-ジクロロフェノールインドフェノールを微かにバラ色が残る程度に加え，還元型のL-アスコルビン酸をデヒドロアスコルビン酸に酸化してから，2,4-ジニトロフェニルヒドラジン（カルボニル試薬），次いで硫酸を加える．デヒドロアスコルビン酸と反応して赤色のオサゾン（図1-73）を生成するので，酢酸エチルで抽出し高速液体クロマトグラフィーで分析する．検出には可視検出器（波長 495nm）を用いる．ただし，C 活性のない 2,3-ジケト-L-グロン酸も反応する欠点がある．2,6-ジクロロフェノールインドフェノールによる処理を行わなければ，酸化型のみの定量ができる．

b.　還元型ビタミン C の定量

試料のメタリン酸溶液を高速液体クロマトグラフィーにかけ，UV 検出器（波長 254nm）を用いて分析する．クロマトグラフィーの条件によって，ビタミン C 活性の殆どない食品添加物のエリソルビン酸の分離定量も可能である．簡便で，感度，精度も a.の方法と同程度であるが，妨害物の多い試料では，a.の方法によらなければならない．

2,6-ジクロロフェノールインドフェノール（弱アルカリ性で青緑色）は，L-アスコルビン酸と定量的に反応して還元脱色されるので，その脱色量からアスコルビン酸量を逆算する比色定量法もある．しかし，多くの還元剤でも脱色されるので，特異性が低く，組成の単純な試料でないと利用できない．

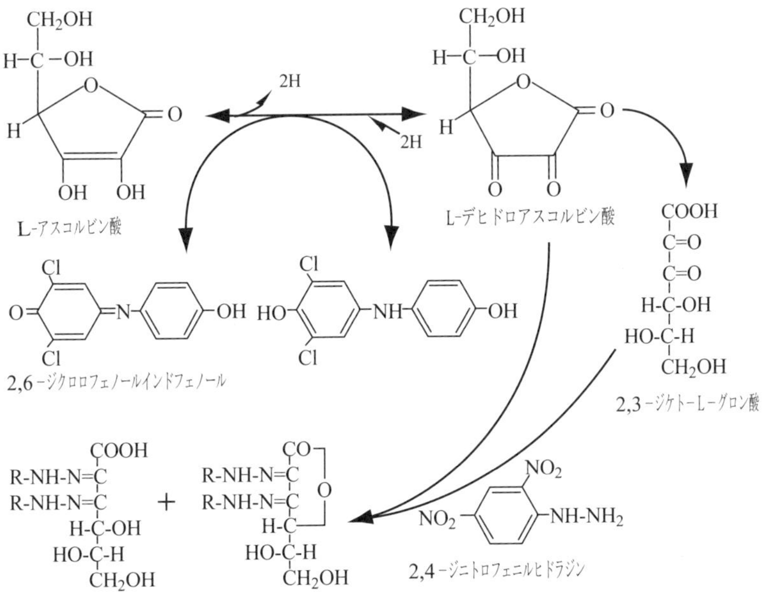

図 1-73　ビタミン C と 2,6-ジクロロフェノールインドフェノールおよび 2,4-ジニトロフェニルヒドラジンとの反応

3）ビタミン B_1 の定量法

チオクロム蛍光法：チアミンを，アルカリ性フェリシアン化カリウム（又は BrCN と NaOH）を加えて酸化し，生成したチオクロム（図 1-51 参照）を iso-ブタノールで抽出する．上層の iso-ブタノール層を分取し，無水硫酸ナトリウムで脱水後，紫外線（365nm）照射で現れる青（紫）色蛍光を測定する．チアミンピロリン酸エステル及びチオール型 B_1 誘導体はそのままでは iso-ブ

タノールで抽出されず定量できないので，タカジアスターゼ等で前処理する必要がある．衛生試験法では，抽出したB_1を高速液体クロマトグラフィーで分離後，チオクロムに変え，蛍光検出器（励起波長 375nm，蛍光波長 450nm）で検出定量する方法を採用している．

4）ビタミンB_2の定量法

ビタミンB_2及びその誘導体は黄緑色蛍光を持つので，試料から温水抽出して高速液体クロマトグラフィーにかけ，蛍光検出器（励起波長 375nm，蛍光波長 450nm）を用いて検出定量する．B_2，FMN，FAD を分離定量できる．また，試料中の FMN，FAD を予め酸加水分解してB_2にしておけば，総ビタミンB_2量を定量できる．ビタミンB_2は，光分解し易い化合物であるので，遮光して操作を行う必要がある．

ビタミンB_2はアルカリ性で光分解すると，黄緑色蛍光を持つルミフラビンに分解する（図 1-53 参照）．これをクロロホルム抽出し蛍光強度（励起波長 375nm，蛍光波長 450nm）を測定することによっても定量できる．ルミフラビン蛍光法と呼ばれ，簡便な方法である．

第2章 食品の品質と管理

2.1 腐敗

保存中に食品本来の品質や栄養価値が低下することを食品の**変質** spoilage といい，食生活を安全で豊かにする上で注意すべき問題である．

食品は，保存中に温度や光，酸素，酵素など，さまざまな要因によって変質するが，食品衛生面からは，特に微生物による変質が問題である．病原微生物や食中毒細菌を除く腐敗細菌の増殖により，食品が食用に適さない状態に変質することを，腐敗・変敗と呼ぶ．**腐敗** putrefaction は，厳密には，特にアミノ酸・タンパク質の酵素的分解を中心とした変化である．**変敗** deterioration は，糖質・脂質の分解を中心とした変化で，酸の生成をみるので**酸敗** rancidity とも呼ばれる．食品の腐敗と変敗は，同時に進行することが多く，厳密な区別は困難で，通俗的には両者をいっしょにして腐敗といっている．また，同じ微生物による変化でも，食品加工やヒトに有用な成分を生産する場合は**発酵** fermentation と呼ぶ．しかし，酒の酸敗と食酢の醸造は，微生物による同じ代謝変化であるが，前者は腐敗，後者は発酵である．納豆の製造を発酵とみるか腐敗とみるかのように，多分にヒトの側からみた主観的，嗜好的判断といえる場合も多い．酵母や真菌類の生育は，食品の有害な変質が少ないが，腐敗細菌による腐敗は，悪臭，変色など，食品の品質を損なうだけでなく，アミン類などの有害物質の生成で健康障害の原因となる．

2.1.1 腐敗細菌

腐敗の原因菌は，食品の種類によって異なるが，主なものはグラム陰性桿菌の *Pseudomonas* 属，*Achromobacter* 属，*Flavobacterium* 属，*Proteus* 属，*Serratia* 属，グラム陽性桿菌の *Bacillus* 属，*Clostridium* 属などである．*Pseudomonas* 属（*Ps. aeruginosa* など）は，タンパク質，脂質の分解性が強く，アンモニアなどの腐敗産物の生産力が強い．低温でもよく増殖し，魚介類，食肉やその加工品，牛乳，卵，野菜など，多くの食品の腐敗の原因となっている．*Achromobacter* 属や *Flavobacterium* 属は，*Pseudomonas* 属より腐敗活性は弱いが，多くの生鮮食品に存在し腐敗の原因になる．*Proteus* 属も低温で増殖し，魚介類や食肉腐敗の代表的原因菌である．*Serratia* 属は，強いタンパク質分解力を有し，赤色色素を生産する．タンパク食品の悪臭を伴う腐敗，塩蔵品や魚肉ねり製品の赤変の原因菌である．*Bacillus* 属（*B. cereus* など）は，増殖力が旺盛で耐熱性芽胞を形成する．食品表面の特有のしわ，粘液の生産，着色，納豆様臭気の原因菌であるが，食品の破壊は案外少ない．*Clostridium* 属は，嫌気性の耐熱性芽胞形成菌であるが，タンパク質分解性の強いもの，糖類を分解して悪臭の酪酸を生産するものがある．酵母やカビも食品中で増殖するが，腐敗菌のように食品を不可食化することは少ない．

2.1.2　腐敗の諸条件

1）温度

増殖可能な温度は，微生物の種類によって異なり，腐敗菌の多くは，生育の最適温度が 25～40℃の中温菌である．炊飯器や冷蔵庫での保温は，これらの温度範囲外に食品温度を保つことで腐敗を抑えるのに有効である．しかし，10～20℃でよく生育する好冷細菌，45～60℃で生育する好熱細菌などもあり，腐敗を完全に抑えるものではない．

2）pH

大部分の腐敗細菌は，中性域の pH ではよく増殖するが，pH 5.5 以下になると生育が著しく悪くなる．

3）水分活性

食品中の水分は，食品成分に配位した**結合水** bound water と，純水同様に挙動する**自由水** free water とに分けられるが，微生物の生育は，食品中の自由水の分量が少なくなるほど悪くなる．同一温度での純水の水蒸気圧 P_0 に対する，食品を入れた密閉容器内の水蒸気圧 P の比率（食品中の自由水の割合）を**水分活性** water activity（A_w）と呼び，以下の式で表される．

$$\text{水分活性 } A_w = P/P_0 = \text{RH}/100 \qquad (\text{RH：相対湿度})$$

表 2-1　食品の水分活性

食　品	水分活性，A_w
野菜，果物，魚介類，食肉類，魚肉加工品	0.95＜
パン	0.93
ハム，ソーセージ	0.9
シラス干し，ようかん	0.87
イワシ生干し，イカ塩辛	0.8
オレンジマーマレード，蜂蜜	0.75
小麦粉，乾燥穀類	0.61
煮干し	0.57～0.58
ビスケット	0.33
チョコレート	0.32

表 2-2　微生物の生育に必要な最低水分活性

微生物	必要な最低水分活性
大部分の細菌	0.90～0.92
大部分の酵母	0.865～0.94
ブドウ球菌	0.84～0.92
好塩細菌	0.75
大部分の糸状菌	0.70～0.80
乾燥性糸状菌	0.60～0.70

A_wは自由水の割合が減るほど低くなるので，食品中の自由水の分量の尺度，いい換えれば，腐敗しやすさの目安となる．大部分の細菌の生育下限は，水分活性A_wが0.9程度である．酵母やカビ，好塩細菌は，さらに低い水分活性でも生育しうるが，ほとんどすべての微生物が0.6以下では生育できない（表2–1，表2–2）．

2.1.3　食品成分の腐敗による変化

腐敗過程は，食品の種類や増殖する細菌により一様ではないが，生菌数の増加につれて食品成分の分解が進み，色調や光沢，粘度など，外観の変化と異臭の原因となるアンモニアやアミン，有機酸，硫化物などの生成が起こる．

1）アンモニアの生成（脱アミノ反応）

アンモニアは，最も普遍的な腐敗生産物で，アミノ酸から脱アミノ反応で生成するが，特に微生物の生育環境，すなわち食品が中性ないしアルカリ性のとき生じやすい．細菌による脱アミノ過程には，酸化的，還元的，加水分解的および不飽和化的反応の経路がある（図2-1）．

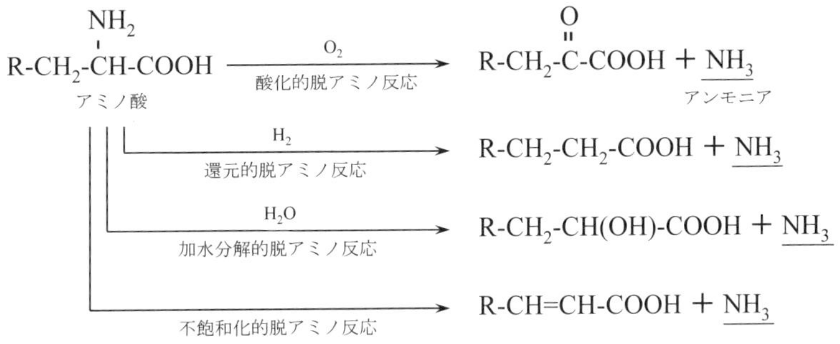

図2-1　アミノ酸の脱アミノ反応

2）アミン類の生成（脱炭酸反応）

食品が酸性のときには，細菌の脱炭酸酵素decarboxylaseによるアミノ酸からアミンへの変化が起こりやすい（図2-2）．

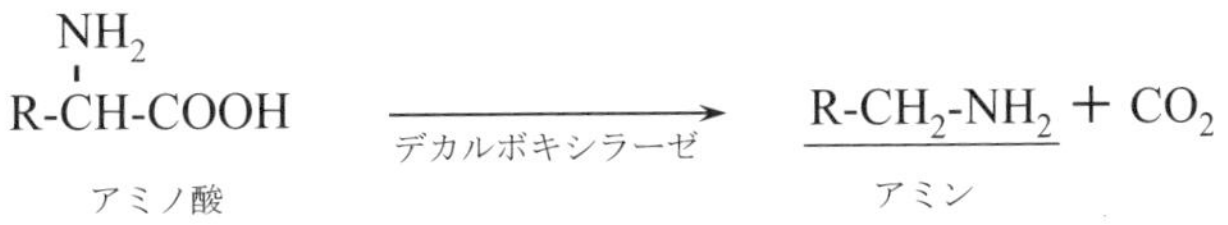

図2-2　アミノ酸の脱炭酸反応

アミン類には，神経刺激や向精神作用など，生理作用の強いものがあり，古くはプトマイン（肉類の腐敗で生じる死体毒）食中毒の原因物質とされた．腐敗で生じるおもなアミン類を表 2-3 に示した．

チラミン tyramine はチロシン，カダベリン cadaverine はリシン，ヒスタミン histamine はヒスチジン，トリプタミン tryptamine はトリプトファン，アグマチン agmatine はアルギニン，プトレシン putrescine はグルタミン酸からオルニチンを経て生じる．魚介類の腐敗過程で生じるヒスタミンやチラミンは，アレルギー様食中毒（顔面紅潮，じん麻疹，悪寒，発熱など）の主原因である．また，カダベリンやプトレシンは，腐敗臭の原因物質である．

アミン類は，体内に入るとモノアミン酸化酵素 monoamine oxidase によって $R\text{-}CH_2\text{-}NH_2 + H_2O + O_2 \rightarrow R\text{-}CHO + H_2O_2 + NH_3$ のように代謝され，アルデヒドは，さらにカルボン酸へと代謝されるので，作用が一過性で重篤なことは少ない．ただし，モノアミンオキシダーゼ阻害剤を服用している場合には，チラミンなどによって激しい頭痛や血圧上昇，心悸亢進などが現れることがある．

表 2-3　アミノ酸の脱炭酸反応で生じるおもな腐敗アミン類

アミノ酸	腐敗アミン
チロシン	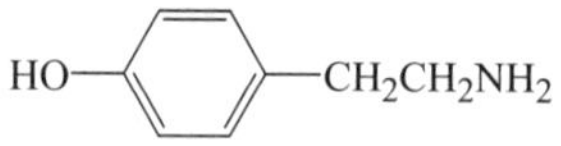 チラミン Tyramine
リシン	$H_2N\text{-}(CH_2)_5\text{-}NH_2$ カダベリン Cadaverine
ヒスチジン	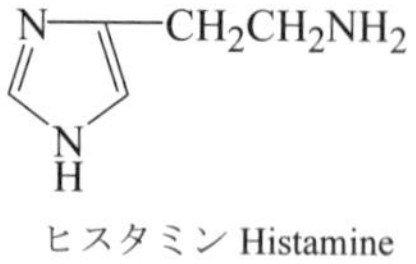 ヒスタミン Histamine
トリプトファン	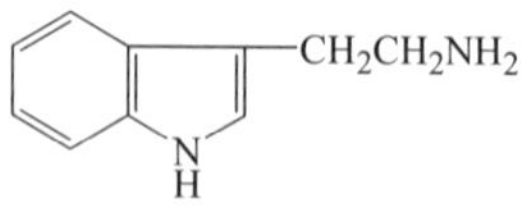 トリプタミン Tryptamine
アルギニン	$H_2N\text{-}C(=NH)\text{-}NH\text{-}(CH_2)_4\text{-}NH_2$ アグマチン Agmatine
グルタミン酸	$H_2N\text{-}(CH_2)_4\text{-}NH_2$ プトレシン Putrescine

3）硫化物の生成

含硫アミノ酸のシステインやメチオニンは，分解されるとアンモニアのほか，硫化水素（H_2S），メルカプタン（R−SH）などの揮発性硫黄化合物を生じ，臭気や変色（黒変）によって食品の品質低下を招く．例えば，システインは，多くの細菌や酵母のもつシステインデスルフヒドラーゼ cystein desulfhydrase によって分解されると，アンモニア，硫化水素，ピルビン酸が生じる．また，メチオニンは，メチオニンγ-リアーゼ methionine γ-lyase によって分解されると，アンモニア，メタンチオール，α-ケト酪酸が生じる（図 2−3）．

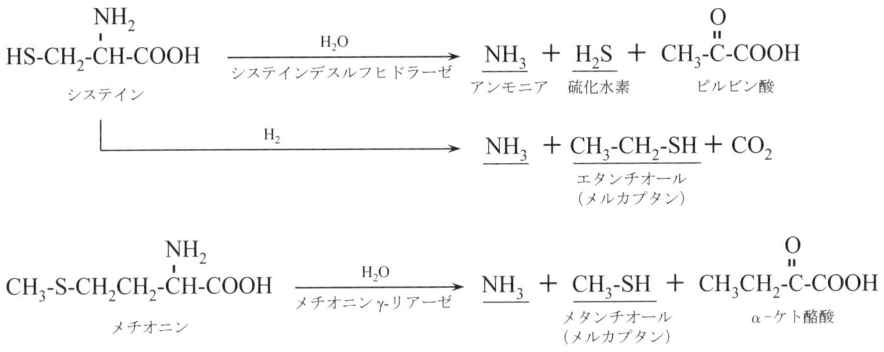

図 2−3　含硫アミノ酸の分解

4）トリメチルアミンの生成

トリメチルアミンオキシド trimethylamine oxide（TMAO）は，特に海産の魚介類に多く含まれ（淡水魚にはきわめて少ない），腐敗細菌のトリメチルアミンオキシド還元酵素の作用を受けると，揮発性のトリメチルアミン trimethylamine（TMA）が生じる（図 2-4）．TMA は魚介類の腐敗臭の原因物質である．TMAO 還元酵素は，*Pseudomonas* 属や *Flavobacterium* 属，大腸菌など，多くの腐敗細菌で適応的に生産される．

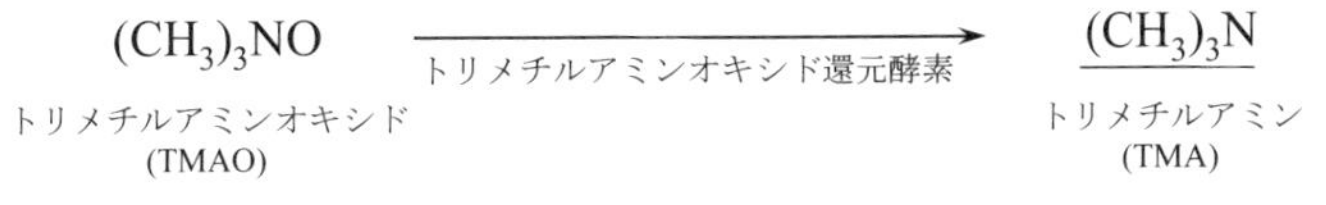

図 2−4　トリメチルアミンの生成

5）その他の腐敗生成物

トリプトファンは，細菌の酵素トリプトファナーゼ tryptophanase の作用を受けると，無色結晶のスカトール skatole やインドール indole に代謝される（図 2-5）．これらは，腐敗食品の糞便様悪臭の原因物質である．

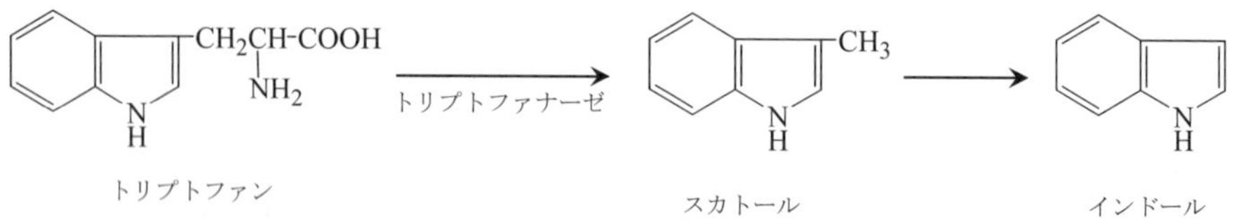

図 2-5　腐敗細菌によるトリプトファンの悪臭代謝産物の生成

2.1.4　腐敗の識別

初期腐敗の識別は，衛生面から重要である．生菌数や成分変化の測定，臭いや色調変化の感覚的試験が初期腐敗の識別に役立つ．

1）生菌数の測定

市販の日常食品の細菌（生菌）数は，グラム（g）当たり 1×10^3〜1×10^4 個，多い時でも 1×10^6〜1×10^7 個で，1×10^8 個/g に達すると一応，初期腐敗に入ったとみてよい．

2）感覚的試験

細菌増殖によって起こる腐敗臭，性状変化（糸を引く，汁が濁る，固体の軟化，味の変化など）は，かなり腐敗初期でも判定できるが，個人差があり，やや客観性に乏しい．

3）化学的方法

魚介類や肉類など，タンパク質の多い食品は，鮮度低下に伴ってアンモニアやトリメチルアミンなどの揮発性窒素(揮発性塩基窒素 volatile basic nitrogen)が生成する．揮発性窒素量 30 mg/100g，あるいは，トリメチルアミン量 4〜6 mg/100g で初期腐敗と判定する．

ヒスタミンは，不揮発性腐敗アミンのひとつであり，生成しても外観の変化や悪臭を伴わない．しかしながら，ヒスタミンは，アレルギー様食中毒の主体で，魚の鮮度低下が顕著でない比較的早い時期にすでに多量に生産されていることが多いため，腐敗判定の指標として使われる．ヒスタミン量 300〜1,000mg/100g でアレルギー様食中毒発生の危険がある．食品によっては，ヒスタミン量 100 mg/100 g で食中毒が出た例もあるが，これは他の腐敗アミン（カダベリンなど）の共存が原因である．サンマ味りん干しでは，ヒスタミン量 200 mg/100 g で要注意とされる．衛生試験法（2005 年版）には，ヒスタミン，カダベリン，チラミン，プトレシンなどの不揮発性腐敗アミンを，高速液体クロマトグラフィー（HPLC）で同時に一斉定量する方法が収載されている．

2.2　油脂の変敗

2.2.1　油脂の変敗

油脂の変敗には，光，熱，酸素，金属，水分や微生物が関係する．油脂の長期間の保存や調理での使用は，次第に風味，色，粘度を変化させ，栄養価の低下と有害成分の生成を引き起こす．

油脂中のトリアシルグリセロールは，水分の存在下で加水分解され，酸価が上昇する．これは加熱で促進される．トリアシルグリセロールの加水分解は，微生物が産生する加水分解酵素によっても引き起こされる．さらに油脂が高度不飽和脂肪酸を含む場合には，酸素による酸化が容易に進み，**過酸化脂質** lipid peroxide（脂質過酸化物ともいう）を生成する．これを**脂質過酸化** lipid peroxidation と呼ぶ．生じた過酸化脂質はさらに分解し，種々のカルボニル化合物（アルデヒド類やケトン類）を生成する．これが不快臭や毒性発現の原因になる．金属（特に遷移金属）は，過酸化脂質の生成や分解を促進する．さらに油脂は酸化重合して二量体，三量体，環状化合物を生成し，次第に粘度が増加する．

生成した過酸化脂質やその重合体は，カルボニル化合物と同様に毒性が強く，消化器や肝臓などの臓器に対する障害の原因になる．過酸化脂質は，また，細胞内の膜構造の破壊やリポフスチン（タンパク質と過酸化脂質の重合した不溶性物質）の蓄積，核酸やタンパク質の酸化，LDL 変性などを引き起こす．脂質過酸化は，老化，発がん，動脈硬化など，生活習慣病の一因でもある．

2.2.2　油脂の自動酸化

油脂を空気中に放置しておくと，酸素と反応して過酸化脂質（脂質ペルオキシド）を生じる．これを**自動酸化** autoxidation という．特に，二重結合を多く含む高度不飽和脂肪酸で起こりやすい．自動酸化は，開始反応，連鎖反応，停止反応の３段階からなり，生体内でも起こりうる．また，自動酸化は，微量の金属，光，熱で促進される（図 2-6）．

1）開始反応

高度不飽和脂肪酸（LH）の２つの二重結合に挟まれたメチレン基（−CH=CH−<u>CH$_2$</u>−CH=CH−）を**活性メチレン**といい，通常のメチレン基に比べて 50〜50,000 倍の活性があり，容易に水素原子１個を失って脂質ラジカル（L・）になる．脂質過酸化反応は，この活性メチレンからの水素の引き抜き反応で開始する．この反応には，**光（特に紫外線）**，**電離放射線**や，スーパーオキシド（$O_2^{\cdot-}$），過酸化水素（H_2O_2），ヒドロキシラジカル（·OH），ヒドロペルオキシラジカル（·OOH）などの**活性酸素** reactive oxygen radical が関与する．生体内では，代謝や筋肉活動などで，$O_2^{\cdot-}$や H_2O_2 などの活性酸素が生成するが，これらは活性メチレンから水素を引き抜く作用が弱い．しかしながら，H_2O_2 は，遷移金属イオン（M^{n+}）によって１電子還元されてヒドロキシラジカル（·OH）を生じる（Haber-Weiss（ハーバー・ワイス）反応：$H_2O_2 + M^{n+} \rightarrow \underline{\cdot OH} + OH^- + M^{(n+1)+}$）．この反応に関与する遷移金属イオンが，特に Fe^{2+}の場合を Fenton（フェントン）反応という．このようにして生成した·OH は強力な酸化剤であり，容易に高度不飽和脂肪酸の活性メチレンから水素を引き抜くこと ができる．$O_2^{\cdot-}$はスーパーオキシドジスムターゼ（SOD）で H_2O_2に代謝される．

$$LH \rightarrow L\cdot + H\cdot$$

2）連鎖反応

水素の引き抜き反応で生じた脂質ラジカルは，２つの二重結合の共役化（共役二重結合）と酸素分子の付加によって脂質ペルオキシラジカル（LOO・）になる．脂質ペルオキシラジカルは，別の高度不飽和脂肪酸の活性メチレンから水素を引き抜き，それ自身は比較的安定な脂質ペルオキシド（過酸化脂質とか脂質過酸化物とも呼ぶ）（LOOH）になる．脂質ペルオキシラジカルによって水素を引き抜かれた高度不飽和脂肪酸は，新たな脂質ラジカルになる．これは 2つの二重結合の共役化と酸素の付加によって脂質ペルオキシラジカルになり，さらに別の高度不飽和脂肪酸の活性メチレンから水素を引き抜く．金属イオンが存在すると，脂質ペルオキシドは分解して脂質ペルオキシラジカルになり，再び連鎖反応に加わる．この反応が連鎖的に続くため，脂質ペルオキシドの生成は，この段階で 急激に増加する．

$$L\cdot + O_2 \rightarrow LOO\cdot$$

$$LOO\cdot + LH \rightarrow LOOH + L\cdot$$

3）停止反応

脂質ペルオキシラジカルと脂質ラジカル，あるいは同種のラジカル同士が出会うと，ラジカルは消失して連鎖反応が停止する．一方，連鎖反応で生成した脂質ペルオキシドは次第にカルボニル化合物（アルデヒド類やケトン類）へと分解される．

$$LOO\cdot + L\cdot \rightarrow LOOL$$

$$L\cdot + L\cdot \rightarrow LL$$

$$LOO\cdot + LOO\cdot \rightarrow LOOL + O_2$$

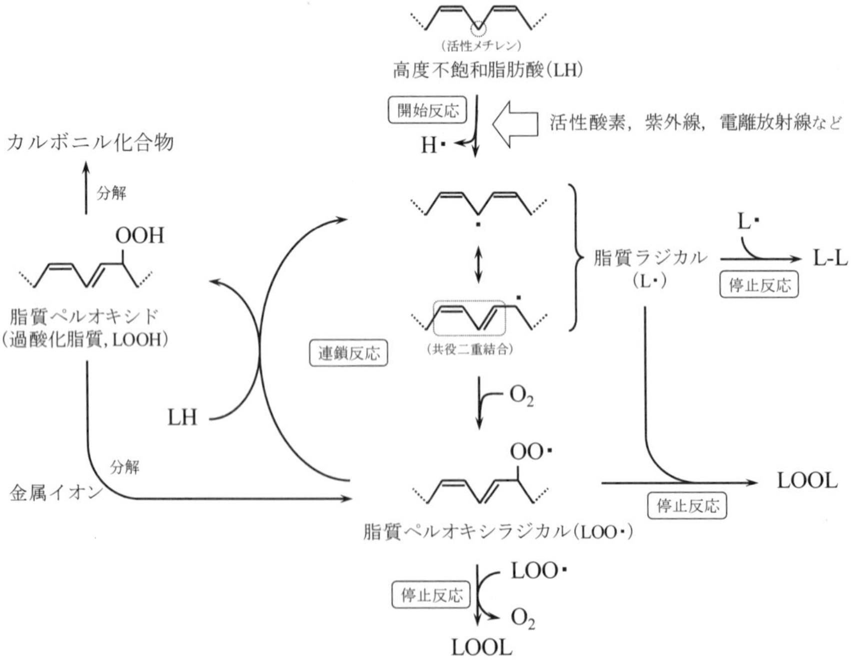

図 2-6　油脂の自動酸化

2.2.3　抗酸化物質と抗酸化酵素

活性酸素を消去してその作用を減弱させる物質を**抗酸化物質** antioxidants と呼ぶ．また，そのような作用をもつ酵素を**抗酸化酵素** antioxidant enzymes と呼ぶ．生体は，脂質過酸化を防ぐために，様々な抗酸化物質や抗酸化酵素をもつ．

1）抗酸化物質

生体内では，アスコルビン酸，還元型グルタチオン（GSH），α-トコフェロール，還元型コエンザイムQ（ユビキノール）などが抗酸化剤として機能している．これらは脂質過酸化反応を引き起こす活性酸素種と反応してそれらを直接消去したり，種々の抗酸化酵素の基質になって抗酸化作用を発揮する．中でも，α-トコフェロールとユビキノールは強い脂溶性のため，おもに生体膜内に存在し，そこで脂質ペルオキシラジカル（LOO・）や脂質ラジカル（L・）を消去する．よって，これらはすぐれた連鎖反応停止剤 chain-breaking antioxidants でもある．

2）抗酸化酵素と反応機作

スーパーオキシドジスムターゼとカタラーゼは，それぞれ $O_2^{\cdot-}$ と H_2O_2 を消去する．グルタチオンペルオキシダーゼとグルタチオン S-トランスフェラーゼは，GSH を基質にして過酸化脂質を還元する．グルタチオンレダクターゼは，これら酵素反応や活性酸素種の直接的な消去で生じた酸化型グルタチオン（GSSG）を GSH に還元し，再び抗酸化反応に利用できるようにする．

a）スーパーオキシドジスムターゼ

$$2\,O_2^{\cdot-} + 2\,H^+ \rightarrow H_2O_2 + O_2$$

b）カタラーゼ

$$2\,H_2O_2 \rightarrow 2\,H_2O + O_2$$

c）グルタチオンペルオキシダーゼ

$$\mathrm{LOOH} + 2\,\mathrm{GSH} \rightarrow \mathrm{LOH} + H_2O + \mathrm{GSSG}$$

d）グルタチオン S-トランスフェラーゼ

$$\mathrm{LOOH} + 2\,\mathrm{GSH} \rightarrow \mathrm{LOH} + H_2O + \mathrm{GSSG}$$

e）グルタチオンレダクターゼ

$$\mathrm{GSSG} + \mathrm{NADPH} + H^+ \rightarrow 2\,\mathrm{GSH} + \mathrm{NADP}^+$$

2.3　油脂の変質試験

油脂の変敗の程度を評価する方法として，感覚的試験（味，色，におい，粘度），物理的試験（比重，融点，凝固点，屈折率），変質試験があり，油脂の品質管理に利用される．

不飽和脂肪酸を含む油脂の酸化に伴い，過酸化脂質が増加する．さらに，この過酸化脂質（脂質ペルオキシド）が分解し，アルデヒド類やケトン類のようなカルボニル化合物や短鎖の遊離有機酸が生じて不快臭を発する．油脂の変質試験では，これら生成物を，直接的あるいは間接的に測定して変質の程度を評価する．衛生試験法（2010 年版）には，油脂の変質試験として，酸価，過酸化物価，カルボニル価，チオバルビツール酸試験の各測定法が収載されている．また，高度不飽和脂肪酸を含む油脂が酸化されると二重結合が破壊されるので，そのような油脂ではヨウ素価（1.14.2 脂質試験法参照）からも油脂の変敗の程度を知ることができる．

1）酸価 acid value（AV）

酸価とは，油脂 1 g に含まれる遊離脂肪酸（R–COOH）の中和に要する KOH の mg 数のことをいう．

$$R\text{–}COOH + KOH \rightarrow R\text{–}COOK + H_2O$$

未精製の油脂は遊離脂肪酸を含むが，食用油製造工程で除かれるので，新鮮な油脂の酸価はほとんどゼロである．油脂が古くなると，トリアシルグリセロールの加水分解や不飽和脂肪酸の酸化分解で遊離脂肪酸が増加し，酸価が高くなる．

〔測定法〕

試料油脂 5～10 g をエタノール・ジエチルエーテル（1：1）混液 100mL に溶かし，フェノールフタレイン試液を指示薬として，30 秒間持続する淡赤色を呈するまで 0.1 mol/L KOH 溶液で滴定する．

$$酸価 = (a \times 5.611) \times f / W$$

a ：滴定に要した 0.1 mol/L KOH 溶液量（mL）

f ：0.1 mol/L KOH 溶液のファクター（力価）

W ：試料採取量（g）

2）過酸化物価 peroxide value（POV）

過酸化物価とは，油脂 1 kg によって KI から遊離する I_2 のミリ当量数のことをいう．油脂中の過酸化脂質（LOOH）がヨウ化物イオンと次のように反応し，ヨウ素を遊離することを利用したものである．過酸化物価は，この遊離したヨウ素を定量する．

$$LOOH + 2\,I^- + 2\,H^+ \rightarrow LOH + \underline{I_2} + H_2O$$

脂質過酸化初期には，過酸化脂質の生成と蓄積が起こるため，過酸化物価は上昇する．脂質過酸化が過度に進行すると，過酸化脂質は重合したり，アルデヒド類やケトン類などのカルボニル化合物に分解したりするため，過酸化物価は減少に転じる．

〔測定法〕

試料油脂約 1 g を共栓三角フラスコに精密にはかりとり，酢酸・クロロホルム（3 : 2）混液 25mL を加えて溶かす（必要があればわずかに加温）．フラスコ内を N_2 ガスで置換し，飽和 KI 溶液 1mL を加えてよく振り混ぜる．暗所で 10 分間放置後，水 30mL を加えて激しく振り混ぜ，遊離した I_2 をデンプン溶液（1mL）を指示薬とし 0.01 mol/L $Na_2S_2O_3$ 溶液で滴定する．これとは別に空試験を行う．

過酸化物価（meq/kg）＝（$a-b$）× f × 10／W

a　：試料の滴定に要した 0.01 mol/L $Na_2S_2O_3$ 溶液量（mL）

b　：空試験の滴定に要した 0.01 mol/L $Na_2S_2O_3$ 溶液量（mL）

f　：0.01 mol/L $Na_2S_2O_3$ 溶液のファクター（力価）

W：試料採取量（g）

3）カルボニル価

油脂が変敗すると，過酸化脂質の分解で生じるアルデヒド類，ケトン類，不揮発性のケト酸などの第二次生成物（カルボニル化合物）が増加する．カルボニル価では，油脂の酸化に伴って生成したカルボニル化合物を，2,4–ジニトロフェニルヒドラジンと反応させたときに生じるジニトロフェニルヒドラゾンのアルカリ性下での呈色度を測定する（図 2-7）．カルボニル価は，生じたジニトロフェニルヒドラゾンを 440 nm で比色定量し，油脂 1 g 当たりの吸光度で表す．

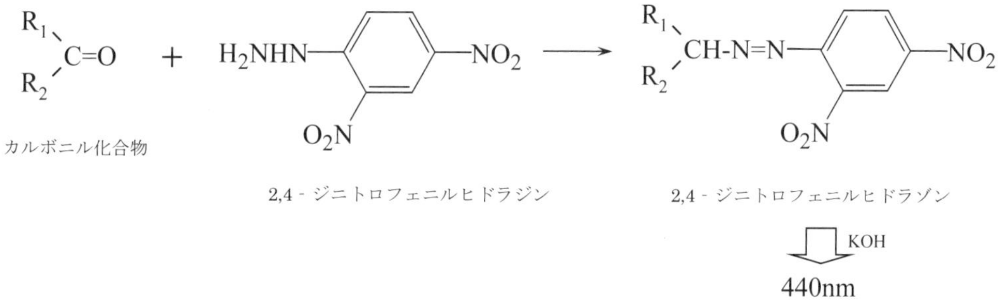

図 2-7　カルボニル化合物と 2, 4–ジニトロフェニルヒドラジンとの反応

〔測定法〕

試料油脂約 10〜100mg を精密にはかりとり，ベンゼン 10mL を用いて 50mL のメスフラスコ内に流し込む．次に 4%トリクロロ酢酸・ベンゼン溶液 4mL，0.05% 2,4-ジニトロフェニルヒドラジン・ベンゼン溶液 5mL を加え，緩く栓をして 60℃の水浴中で 30 分間加温する．放冷後，4% KOH・エタノール溶液 10mL を加えて呈色させ，メスフラスコの標線まで精製エタノールを加えて，約 30 分後に 440nm の吸光度を測定する．これとは別に空試験を行う．

カルボニル価 ＝（A-A_0）× 1,000／w

A　：試料の吸光度

A_0：空試験の吸光度

w　：試料採取量（mg）

4）チオバルビツール酸試験

古い油脂をチオバルビツール酸（TBA）と共に酸性条件で加熱すると，油脂の酸化で生じたマロンアルデヒドや過酸化脂質の加熱分解産物であるアルデヒド類（アルケナールやアルカジエナールなど）が反応して赤色色素が生じる（図 2-8）．チオバルビツール酸試験では，生じた赤色色素を 532 nm で比色定量し，油脂 1 g から生成する赤色色素量をμmol 数で表す．

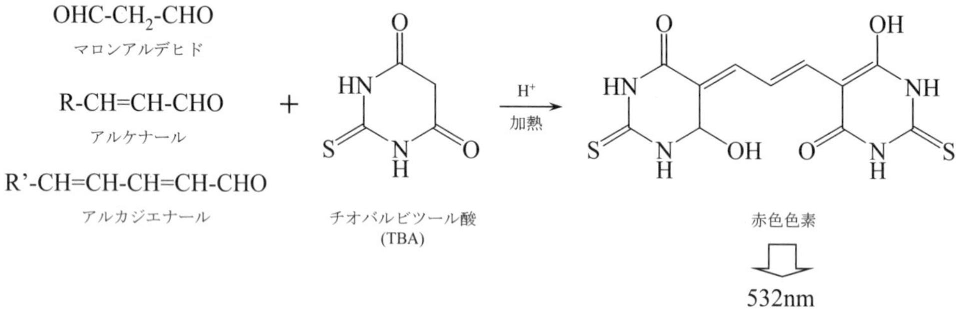

図 2-8　チオバルビツール酸（TBA）反応

〔測定法〕

試料油脂約 150mg を精密にはかりとり，8.1%ドデシル硫酸ナトリウム溶液 10mL を加えて懸濁し，酢酸緩衝液（pH3.5）75mL，0.8%ジブチルヒドロキシトルエンの酢酸溶液 2.5mL を加えたのち，水を加えて 100mL とし，激しく振り混ぜて均一な乳濁液を作成する．これを試験溶液とする．

次に試験溶液 2mL をネジロ試験管にとり，5℃に冷却後，冷やした 0.6% TBA 溶液 2mL を加え，栓をしてよく振り混ぜたのち，沸騰水浴中で 60 分間加熱する．冷後，水 1mL，1-ブタノール・ピリジン（15：1）混液 5mL を加えて激しく振り混ぜ，遠心（1,300×g，20 分間）上清中の赤色色素を 532nm の吸光度で測定する．また，これとは別に空試験を行う．

試料 1g から生成する赤色色素量（μmol）＝（A-A_0）× 5.8 × 10^6 × 50／（w×156,000*）

A　：試料の吸光度

A_0：空試験の吸光度

w　：試料採取量（mg）

*赤色色素の分子吸光係数

これら油脂の変質試験法の測定値と，脂質の過酸化との関係を図 2-9 に示した．油脂の変敗では，最初に油脂中のトリアシルグリセロールの加水分解や不飽和脂肪酸の酸化分解で遊離脂肪酸が増加するため，AV は上昇する．また，不飽和脂肪酸を含む油脂では，過酸化脂質の生成と蓄積が起こるため，脂質過酸化初期には POV も上昇するが，その一方で，生成した過酸化脂質は，重合したり，金属イオンなどによりアルデヒド類やケトン類などのカルボニル化合物へと分解されたりするため，その後，減少に転じる．このようにして，過酸化脂質は，次第にカルボニル化合物へと分解されるため，カルボニル価やチオバルビツール酸試験値は，油脂の変敗に伴い上昇することになる．さらに，油脂の化学試験法の１つであるヨウ素価は，脂質の不飽和度の指標であることから，脂質過酸化反応の進行の度合いをも示す．油脂が変敗すると不飽和結合（二重結合）が減少するため，ヨウ素価は次第に減少する．

また，油脂の酸敗を防ぐ目的で添加される酸化防止剤（抗酸化物質）は，脂質過酸化反応の開始に働く活性酸素や種々のラジカルの捕捉に働く。酸化防止剤の添加は POV が立ち上がるまでの時間（誘導期）を延長する（図 2-10）．

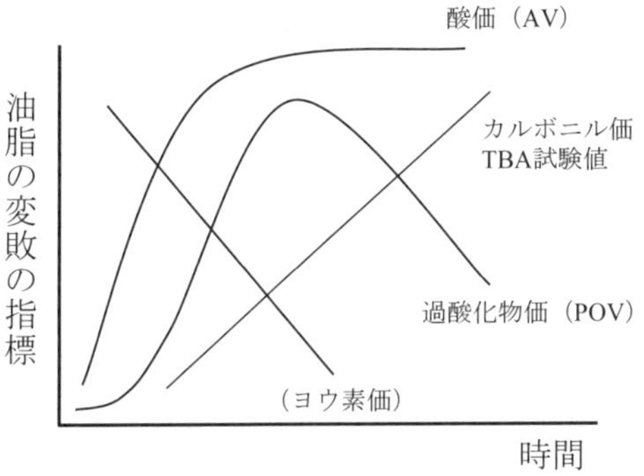

図 2-9　油脂の変敗の進行と各変質試験の値との関係

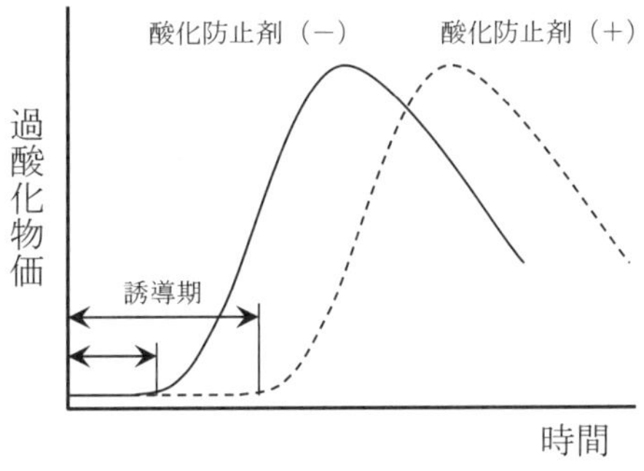

図 2-10　過酸化物価におよぼす酸化防止剤の影響

2.4　褐変

食品は，調理，加工，保存する過程で褐色に変化する場合がある．これを**褐変** browning という．酵素反応による場合と非酵素的反応による場合がある．

2.4.1　酵素的褐変反応

植物組織中にはチロシン，ドパ（ジヒドロキシフェニルアラニン），カテコール，カテキン，クロロゲン酸などのポリフェノール化合物が含まれる．これらがポリフェノールオキシダーゼ（チロシナーゼ）の作用によって連続的に酸化されオルトキノン体（*o*-キノン体）の生成を経て，最終的に褐色のメラニン色素を生成する（図 2-11）．りんご，桃，バナナ，ジャガイモの皮をむいたまま放置したときなど，野菜，果実などが調理や保存によって次第に褐色を呈するようになるのはこのためである．酵素的褐変反応を防ぐには，調理後すみやかに水や食塩水に浸し，空気中の酸素との接触を極力避けるようにする．食塩はチロシナーゼの酸化作用を抑制する働きがある．

褐変現象は一般的には食品の劣化とみなせるが，この現象を積極的に利用した食品もある．紅茶は茶葉に含まれるカテキンやガロカテキンを人工的にポリフェノールオキシダーゼで酸化させ，赤色の色素であるテアフラビンを生成させたものである．

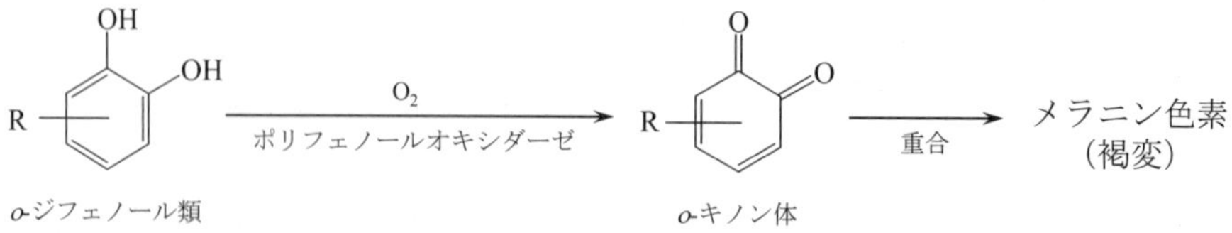

図 2-11　*o*-ジフェノール類の酵素的褐変反応

2.4.2　非酵素的褐変反応

1）メイラード反応

食品中に含まれるカルボニル化合物とアミノ化合物が非酵素的に反応して褐色物質メラノイジンを生成する．これを**メイラード反応** Maillard reaction，あるいはアミノカルボニル反応という．食品中のカルボニル化合物の代表的なものは還元糖であり，リボース，アラビノース，キシロースなどのペントースは，ガラクトース，マンノース，グルコースなどのヘキソースに比べて褐変を起こしやすい．一方，アミノ化合物としては，アミノ酸，ペプチド，タンパク質中の遊離アミノ基が主に反応に関与する．図 2-12 にグルコースとアミノ化合物の反応を例に示す．この反応で，グルコースの 1 位のカルボニル基（＞C=O）は，アミノ化合物（$R\text{-}NH_2$）のアミノ基との間でシッフ塩基を生成し，アマドリ転移 Amadori rearrangement を起こしてケトアミン（アマドリ化合物）を生成する．さらにα-ジカルボニル化合物の生成とその重合を経て，褐色のメラノイジンを生成する．

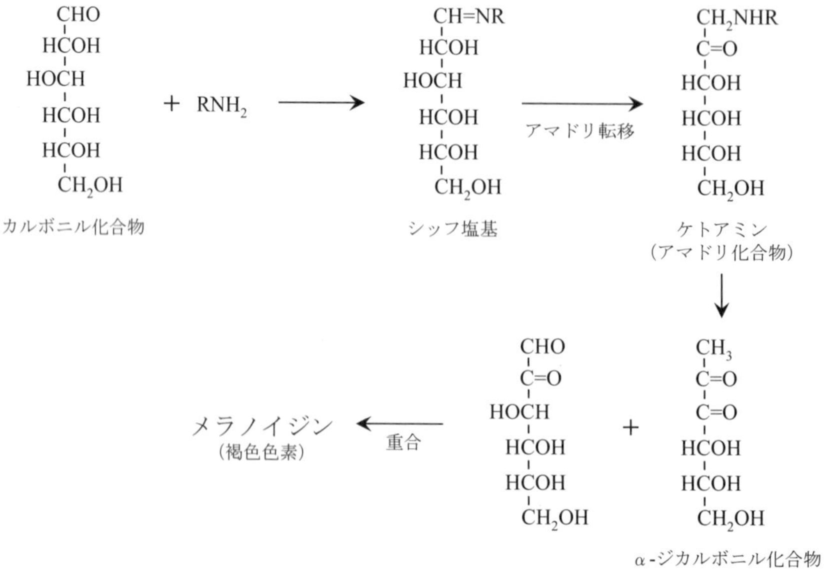

図 2-12　グルコースとアミノ化合物のメイラード反応

炭水化物（糖類）とアスパラギンを多く含むジャガイモを高温加熱して，フライドポテトやポテトチップスにすると，メイラード反応で神経毒や発がん性を持つ**アクリルアミド**が生成する．また，生体内において，糖尿病患者の赤血球中で高値（6.5%以上）を示す**ヘモグロビン** $\mathbf{A_{1C}}$ （HbA_{1C}）は，βヘモグロビンのN末端アミノ酸（バリン）のアミノ基と，グルコースの1位のカルボニル基との間のメイラード反応で生じたもので，生理的条件下では，血中グルコース濃度に依存して非常にゆっくり進行する．赤血球の寿命はおよそ120日であるため，血中 HbA_{1C} 値は過去数ヶ月の血糖値の平均を反映し，糖尿病の診断（正常人で1～3%）や糖尿病患者の過去の平均血糖レベルを推定するのに用いられる．

メイラード反応による褐変現象を利用するおもな食品としては，みそ，醤油，キャラメル，パンやケーキの焼き面がある．メイラード反応の速度は，カルボニル化合物やアミノ化合物の種類や濃度のみならず，温度，pH，金属の関与によっても影響を受ける．一般に，加熱，アルカリ性の条件，鉄や銅イオンの存在で反応は進行しやすくなり，逆に，これらの影響を避けることにより褐変を防ぐことができる．通常，褐変現象は芳香物質の生成を伴う場合が多く，蒲焼きやコーヒーなどはこの反応を利用して嗜好性を高めた食品といえる．

2）ストレッカー分解

酵素反応やメイラード反応によって生成したα-キノン体やα-ジカルボニル化合物は，加熱時，さらにアミノ酸と反応し**ストレッカー分解** Strecker degradation を起こして，アルデヒド類やピラジン pyrazine 類を生成する（図2-13）．パン，ビーフステーキ，蒲焼などの褐変した食品が芳香（フレーバー）を放つのは，これらの化合物の生成による．

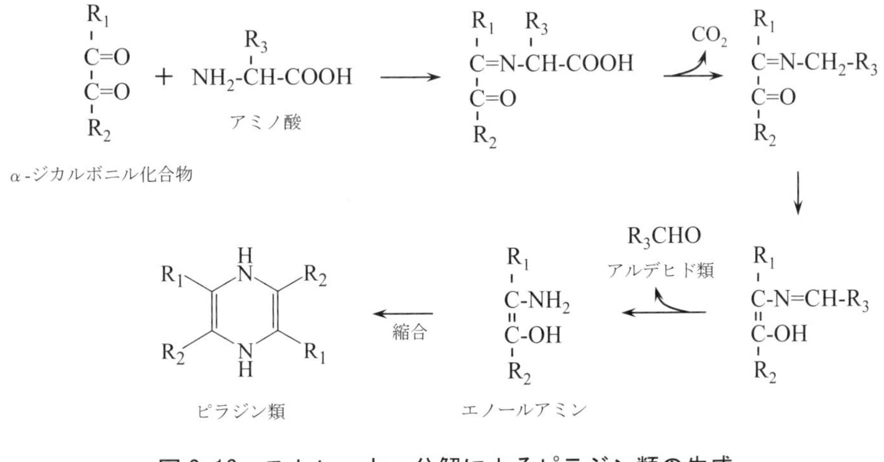

図2-13　ストレッカー分解によるピラジン類の生成

2.5　食品の保存

2.5.1　食品保存の目的

食品を自然に放置すると腐敗，変敗が始まり，著しく商品価値を低下させるだけでなく，人体にとって有害な物質が生成し，食品衛生上非常に大きな問題になる．さらに栄養価の低下も起こり，この面でもヒトにとって不都合である．食品を腐敗，変敗させることなく保存することは，経済的な面からも，食品衛生の面からも，さらに栄養学的な面からも非常に大事なことである．端的にいえばこれらが食品保存の目的といえるであろう．

ヒトは，はるか昔から乾燥法や，塩漬け，砂糖漬け，酢漬けなどの方法で食品を保存することを行ってきた．近代社会ではこれらの方法ばかりでなく，冷蔵法，冷凍法，缶詰め法など，もっと合理的な方法で食品を保存する方法を開発した．

前節で述べたように，食品の腐敗，変敗は微生物の繁殖によるか，または酸化によって起こる．酸化の場合は，包装を完全にして酸素との接触を防ぐことでかなり防げる．特に最近のようにビニール包装が発達した時代では，これはかなり容易である．しかし，微生物の繁殖による食品の分解の防止はそれほど簡単ではない．従来より食品の保存の中心は，いかにして微生物の繁殖によりもたらされる腐敗，変敗を防ぐかということにしぼられてきた．以下に主な食品保存法の概略を述べる．

2.5.2　食品保存法

1）冷蔵法，冷凍法

微生物が繁殖するためには，十分な栄養，十分な水分，さらに適度の温度（最適温度は 15～37℃）が必要である．食品から栄養素を除去することは不可能なので，微生物の繁殖を抑えるためには水分を少なくするか，または微生物の繁殖に不適当な温度に保って食品を保存することが望ましい．前者は次項以下で述べる乾燥法，漬物法などであり，後者は冷蔵法，冷凍法などである．

一般に微生物の繁殖は，低温下において緩慢になるか停止する．低温で微生物が死滅することはない．そこで冷蔵法，冷凍法は，食品の腐敗を防止するだけでなく，食中毒菌の増殖を防ぐために最も手軽な食品保存法として広く利用されている．普通 0～10℃で食品を凍結させずに保存する方法を**冷蔵法**といい，食品を−15℃以下で凍結して保存する方法を**冷凍法**という．

冷蔵法では，微生物の活動は停止することなく緩慢となるだけなので，冷蔵庫の過信は禁物である．例えば，5℃で保存した生ガキの細菌数が，保存開始期では 1 mL 当たりで 1,600 個であったのに，24 日後には 166 万個となったというようなことが常に起こるからである．特に夏期で外気の温度が高いとき，数回の冷蔵庫の開閉で，庫内は知らぬ間に 15℃くらいに上昇して微生物の増殖に適した温度になっていたということは常に起こっているので注意を要する．

一方，冷凍法では−10℃以下に急速冷凍する方法が盛んに採用されている．一応この温度では微生物の活動は停止し，半永久的に食品が保存できる．最近コールドチェーンと呼ばれる流通過程が採用されている．これは生産地において食品をただちに水につけてひきあげ，冷却して氷衣を作らせて冷凍食品とし，−10℃以下の温度で消費者の手許まで輸送し，ここで解氷して調理に使用するシステムである．この方法により食品は栄養価をほとんどそこなうことなく消費者の手に渡り，しかも，腐敗菌や食中毒菌の活動を停止させるため，衛生的な状態で食品を供給できるようになった．しかし，ここで注意すべきことは，これら冷蔵，冷凍した食品は，常温にもどすと微生物はただちに繁殖し，冷蔵，冷凍前の状態よりもはるかに腐敗しやすいということである．この点十分な注意が必要である．

2）乾燥法

食品から水分を除去し，水分活性を下げることで微生物の繁殖を抑えて食品を保存する方法を**乾燥法**という．普通細菌類は，食品中の水分が 50%以下となると増殖は停止する．しかし，カビ類は 50%以下となっても増殖するので，やはり過信は禁物である．**自然乾燥法**（天日乾燥など），**加熱乾燥法**，**減圧乾燥法**，**凍結乾燥法**などが利用されている．

3）漬物法

漬物法のうち，**塩蔵法**（塩漬け）と**糖蔵法**（砂糖漬け）は一種の脱水法である．食品を高濃度の食塩水，砂糖水などの中に漬けると，細胞中の水分が浸透圧により外部に流出し，脱水状態となり，水分活性が下がって微生物の繁殖が抑えられる．味噌漬けも同じ原理である．

塩漬け法において，カビや酵母は細菌類と比較して食塩耐性がやや高く，さらに細菌類の中には好塩菌のように，20%以上の塩分濃度で生育できるものもあるので注意が必要である．

また，微生物の繁殖には，それぞれ適した pH（最適 pH）がある．大部分の腐敗細菌は，pH6～7 の中性域でよく繁殖する．カビや酵母は pH4～5 でよく繁殖する．**酢漬け法**では食酢を加え，食品の pH を低くすることで微生物の繁殖を抑える．

4）加熱法

加熱によって微生物を死滅させたのち，びん詰めや缶詰めなどの方法で食品を密封して保存食品を作る．一般微生物は 70℃，30 分間の加熱で死滅するが，有芽胞菌の芽胞はこの条件では死滅せず，120℃，20 分間程度の加熱が必要である．

加熱殺菌条件としては，62～65℃で 30 分間処理する**低温殺菌法**と，120℃以上で 1～3 秒間処理する**高温殺菌法**がある．どちらの方法を用いるかは，殺菌効果と加熱処理による食品の品質低下との兼ね合いになる．普通，びん詰め食品では，75℃，30 分間位の加熱殺菌法が適用され，缶詰め食品は 100℃以上の加熱で殺菌したのち密封する．牛乳の殺菌には，低温殺菌法（63℃，30 分間）や**超高温殺菌法**（130℃，2 秒間）が用いられる．さらに高温で長時間処理（135～150℃，2～4 秒間）したロングライフ牛乳は，開封しない限り常温で 2 ヶ月程度の保存が可能である．

5）紫外線照射法，放射線照射法

紫外線照射法と**放射線照射法**は，紫外線や放射線で微生物を殺菌したのち包装して保存食品を作る方法である．**紫外線照射法**では，260nm 付近の短波長（UVC 領域）の紫外線を用いる．この波長の紫外線は，微生物の DNA に損傷を与えることで強い殺菌効果を持つが，透過力が弱いため，食品の表面付近の殺菌に限られる．**放射線照射法**では，コバルト（^{59}Co）の放射性同位体である ^{60}Co の崩壊時に放射される β 線を用いる．また，^{60}Co から放射される γ 線は透過力が強いので，食品照射のあらゆる目的（殺菌，殺虫，発芽抑制）に利用することができるが，わが国ではジャガイモの発芽防止にのみ照射が許可されている．

6）くん煙法

くん煙法は，ハム，鮭，ベーコンなどに用いられる方法で，食品を一度塩蔵したのち，サクラ，クヌギ，ナラなどの薪材を不完全燃焼させたときに発生する煙でくん煙すると，くん煙中のホルムアルデヒド，ギ酸，酢酸，フルフラールなどが肉質に吸収されて微生物を殺菌し，保存効果を高める．また，くん煙特有の風味が加わり，嗜好性を高める効果もある．

7）真空保存法

食品を入れた容器あるいは通気性のない袋（真空パック）内の空気を抜き，真空状態で密封保存する方法を**真空保存法**という．この方法は，生育に酸素を必要とする好気性微生物の繁殖を防ぐのに有効な方法であるが，ボツリヌス菌など一部の嫌気性微生物は繁殖の可能性があるので注意が必要である．また，油脂類や他の食品成分の酸化変性を防ぐ手段としても有用である．

8）食品添加物の利用

殺菌料，保存料，防カビ剤などを食品に添加して微生物の繁殖を抑える方法もある．また，酸化防止剤は，油脂類の酸化や他の食品成分の酸化を防ぐために用いられる．これらの使用についてはは 2.7 節の食品添加物の項で詳細に述べる．

2.6　食品成分由来の発がん物質

食品成分由来の発がん物質は，食品に元来含まれているもの，調理・保存の過程で生成するもの，食品に添加された化学物質（食品添加物など）によるもの，食品に混入した微生物が産生するもの（毒素など）など様々である．これらの多くは，**原発がん物質** procarcinogen として摂取され，肝臓の薬物代謝酵素（シトクロム P450）で**究極発がん物質** ultimate carcinogen に代謝されて発がん作用を有する，いわゆる，**二次発がん物質** secondary carcinogen である．

2.6.1　食品成分から生成する発がん物質

1）N-ニトロソ化合物

食品中の第二級アミンは，胃内で亜硝酸と反応して発がん性を持つ**N-ニトロソ化合物**を生じる（図 2-14, 2-15）．亜硝酸は，野菜類（白菜や大根）に含まれる硝酸塩や，食肉製品の発色剤として用いられる亜硝酸ナトリウムに由来し，口腔内の細菌で還元され生じる．また，第二級アミンは肉や魚に由来する．

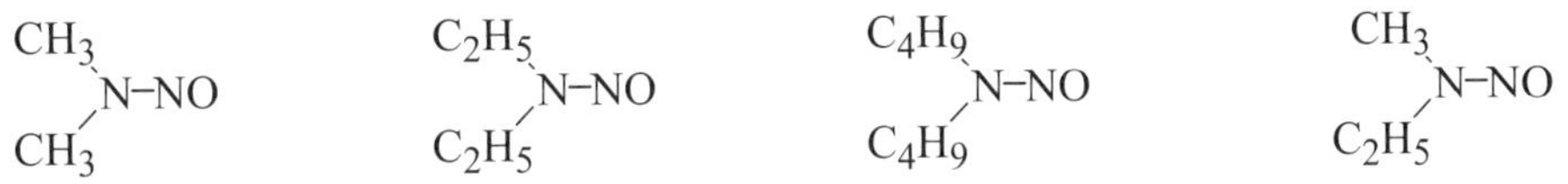

ジメチルニトロソアミン　ジエチルニトロソアミン　ジ-*n*-ブチルニトロソアミン　エチルメチルニトロソアミン

図 2-14　おもなN-ニトロソ化合物

魚介類に多く含まれるジメチルアミンは，発色剤の亜硝酸ナトリウムと反応して，発がん性のあるジメチルニトロソアミンになることが指摘されている．ジメチルニトロソアミンの発がん作用は，肝臓の薬物代謝酵素シトクロム P450 で代謝されたのち，非酵素的にホルムアルデヒドがはずれて生成したジアゾメタンによる（図 2-15）．中国河南省安陽市，林県，広東省汕頭市周辺では，食道がんや胃がんの患者が多いが，これはこの地域の漬物などの食品中に含まれる N-ニトロソ化合物が関係していると考えられている．

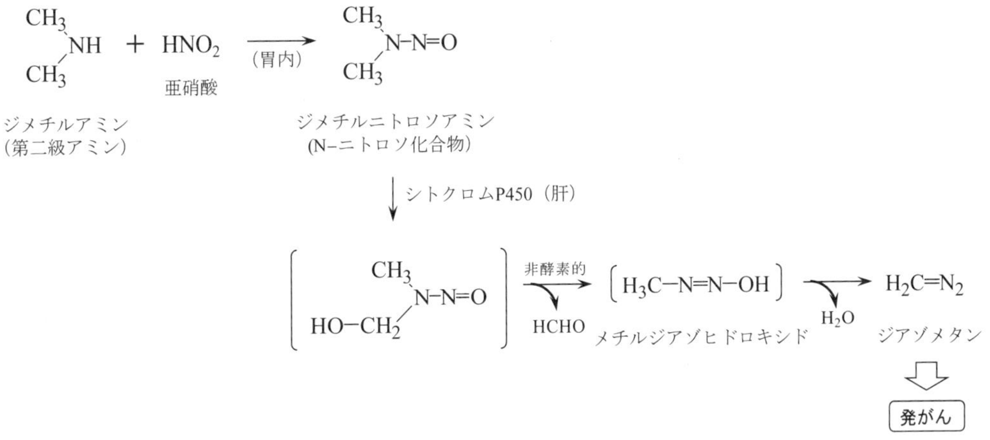

図 2-15　N-ニトロソ化合物の生成と代謝・活性化

2）複素環アミン類

肉や魚の焼け焦げた部分には，種々の発がん物質が存在する．これらの多くは共通して１つ以上の窒素原子を持つ環状化合物（**複素環アミン** heterocyclic amine）であり，食品中のアミノ酸やタンパク質に由来する．アミノ酸のトリプトファンからは，Trp-P-1 や Trp-P-2 が，グルタミン酸からは，Glu-P-1 や Glu-P-2 が生じる．タンパク質からは，IQ，MeIQ，MeIQx，AαC，MeAαC，PhIP などが生じる．これらはいずれも二次発がん物質であり，生体内で代謝されて発がん性を持つ．

表 2-4　食品成分の加熱分解で生成するおもな発がん物質（複素環アミン類）

食品成分	加熱分解で生成する発がん物質		備考
トリプトファン	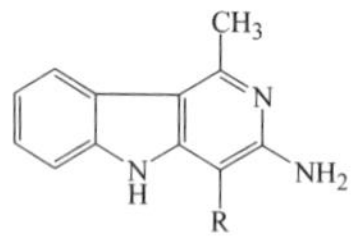	Trp-P-1：R=CH_3 Trp-P-2：R=H	pyridoindole誘導体 丸干しイワシ，牛肉，卵油の加熱で生成
グルタミン酸	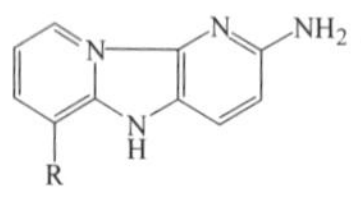	Glu-P-1：R=CH_3 Glu-P-2：R=H	dipyridoimidazole誘導体 ソース，卵油，スルメの加熱で生成
タンパク質	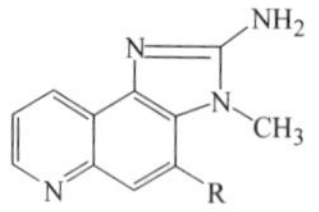	IQ　：R=H MeIQ：R=CH_3	imidazoquinoline誘導体 牛肉，丸干しイワシ，サケの加熱で生成
	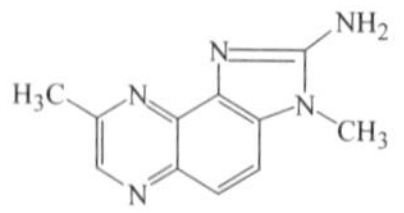	MeIQx	imidazoquinoxaline誘導体 牛肉，魚肉の加熱で生成
	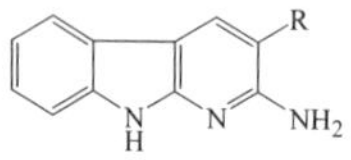	AαC　：R=H MeAαC：R=CH_3	pyridoindole誘導体 牛肉，大豆グロブリン，シイタケの加熱で生成
	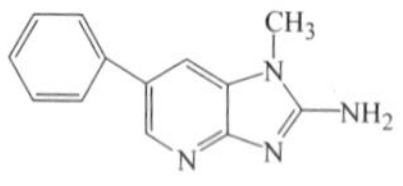	PhIP	牛肉の加熱で生成

3）その他の食品成分由来の発がん物質

肉や魚の焼け焦げた部分には，多環芳香族炭化水素のベンゾ[*a*]ピレンも存在する．詳しい代謝経路と発がん機構は他章に譲るが，ベンゾ[*a*]ピレンは，肝臓の薬物代謝酵素シトクロム P450（CYP1A1）で代謝され，7,8 位炭素間のエポキシド形成（ベンゾ[*a*]ピレン-7,8-エポキシド）と，引き続く加水分解酵素の働きによりベンゾ[*a*]ピレン-7,8-ジヒドロジオールになる．これがシトクロム P450（CYP1A1）で再度代謝され，発がん性を持つベンゾ[*a*]ピレン-7,8-ジヒドロジオール-9,10-エポキシドになる．ベンゾ[*a*]ピレンは，コールタール，タバコの煙，自動車（特にディーゼルエンジン車）の排ガス中にも存在する．また，ジャガイモからポテトチップスやフライドポテトなどを作るときにメイラード反応で生じるアクリルアミドも，発がん性を持つ（2.4.2 参照）．

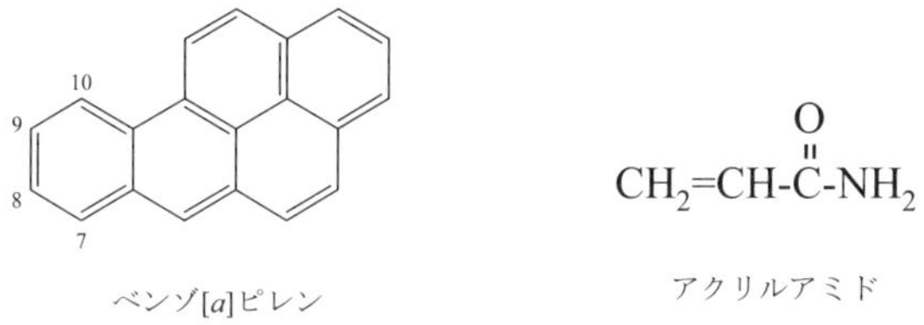

図 2-16　ベンゾ[*a*]ピレンとアクリルアミドの構造式

2.6.2　植物に含まれる発がん物質

植物の中にはその固有成分として発がん物質を持つものがある．通常，わが国では，生のままで長期間にわたって多食する習慣がほとんどなく，また，調理前に水に晒したり加熱したりすることで，そのような成分を除去・分解できるので，発がん（慢性中毒）が問題になることはほとんどないが，稀に急性中毒が見られる．常用される国や地域では，発がんのリスクが高い．

1）サイカシン

サイカシン cycasin は，西太平洋諸島や九州南部から沖縄地方に自生するソテツの種子に含まれる配糖体で，肝がんや大腸がんを引き起こす．これは，サイカシンが腸内細菌のβ-グルコシダーゼで加水分解され，そのアグリコンであるメチルアゾキシメタノールから非酵素的にホルムアルデヒドがはずれて生成したジアゾメタンによる（図 2-17）．食用の際には，ソテツの種子をよく水に晒してサイカシンを除くか，あるいは十分加熱して分解する．

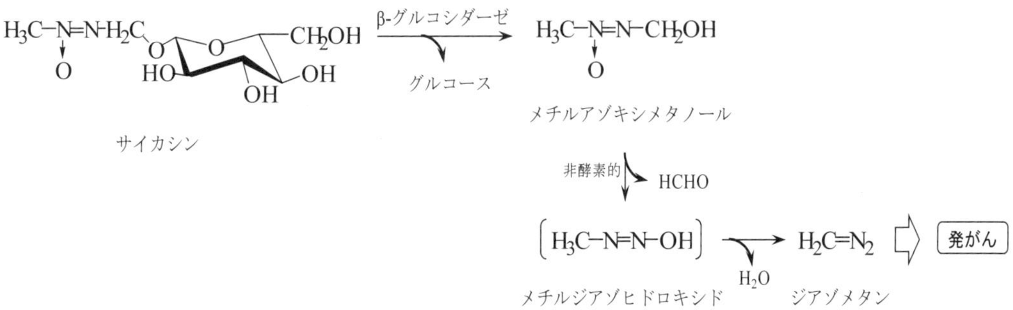

図 2-17　サイカシンの代謝・活性化

2）プタキロシド

プタキロシド ptaquiloside は，早春の食材として日本人になじみの深い山菜であるワラビに含まれる配糖体で，回腸がんや膀胱がんを引き起こす．これは，プタキロシドの糖部分が腸管内で非酵素的にはずれたアグリコンのジエノンによる（図 2-18）．ジエノンは DNA に対して高い反応性を持つが，これはジエノン中のシクロプロパン環の開環で生じるカルボニウムイオンに起因する．プタキロシドからジエノンの生成は，弱アルカリ性条件下で定量的に進行する．回腸や膀胱は体内でも pH が高く（弱アルカリ性），ジエノンを生じやすい条件下にある．食用の際には，よく水に晒してプタキロシドを除く．また，ワラビの発がん物質は，ワラビを摂取したウシのミルク中にも検出されることがあるので注意が必要である．

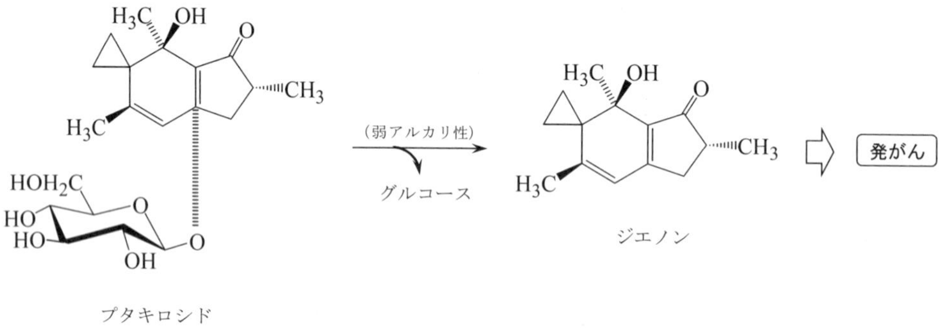

図 2-18　プタキロシドの代謝・活性化

3）ペタシテニン

ペタシテニン petasitenine は，フキノトウに含まれるピロリチジンアルカロイドの 1 つであり，肝がんを引き起こす．オトネシンとネシン酸との環状ジエステル構造を持ち，代謝産物のピロール誘導体が発がん性を持つと考えられている（図 2-19）．食用の際には，よく水に晒してペタシテニンを除く．

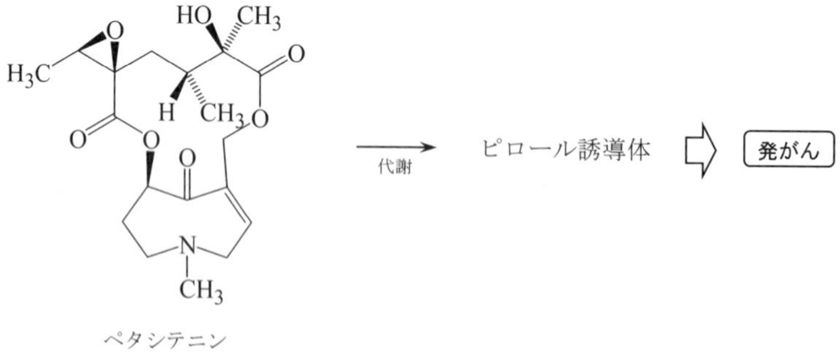

図 2-19　ペタシテニンの代謝・活性化

2.6.3　マイコトキシン

カビの二次代謝産物として産生される有毒化合物を**マイコトキシン** mycotoxin という．マイコトキシンは，それを摂取したヒトや家畜などに急性中毒や慢性中毒を引き起こす．発がん性を有するマイコトキシンは，摂取されたあとに生体内で代謝されて発がん性を獲得する二次発がん物質である．

1）アフラトキシン

1960 年，イギリスで発生した七面鳥大量死事件の原因物質（七面鳥 X）として発見された**アフラトキシン** afratoxin は，豆類（ピスタチオやピーナッツなどのナッツ類）や穀類（トウモロコシ，麦類）に寄生した *Aspergillus* 属のカビ（*Aspergillus flavus* や *Aspergillus parasiticus*）が産生する毒素であり，慢性中毒で肝がんを引き起こす．アフラトキシンは 16 種余り知られているが，中でも食品への含有が問題になるのは，B_1，B_2，G_1，G_2 と，乳汁中に見出された M_1，M_2 の 6 種類である（図 2-20）．特にアフラトキシン B_1 は，現在知られている天然物由来の発がん物質の中で，最も強力な発がん作用を持つ．詳しい代謝経路と発がん機構は他章に譲るが，肝臓の薬物代謝酵素シトクロム P450 によるビスフラン環の 8,9 位炭素間のエポキシド生成と，その後の DNA との共有結合形成が発がんの機序に関与する．紫外線照射により，アフラトキシン B_1 と B_2 は青色（blue）蛍光，アフラトキシン G_1 と G_2 は緑色（green）蛍光を発する．

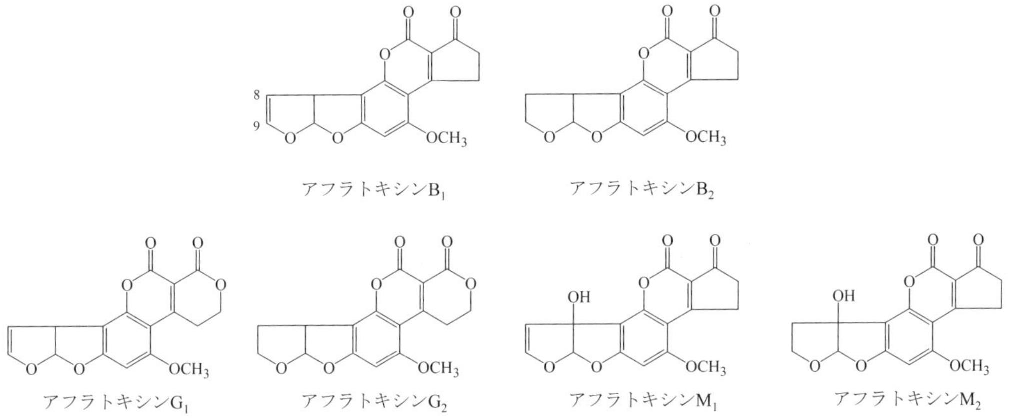

図 2-20　アフラトキシンの構造式

2）ステリグマトシスチン

ステリグマトシスチン sterigmatocystin は，おもに穀類に寄生した *Aspergillus* 属のカビ（*Aspergillus versicolor* や *Aspergillus nidulans*）が産生するマイコトキシンである．アフラトキシンと似た構造を持ち（図 2-21），慢性中毒で肝がんを引き起こすが，その発がん能力はアフラトキシン B_1 の約 10 分の 1〜250 分の 1 である．代謝と発がん機構は，化学構造の類似性からアフラトキシンと同じであると考えられる．

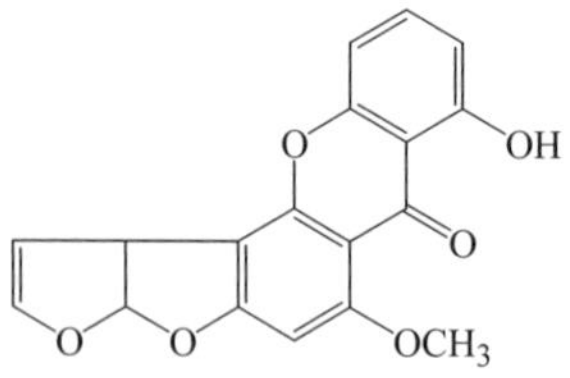

図 2-21　ステリグマトシスチンの構造式

3) その他の発がん性を有するマイコトキシン

1951年末に，ビルマ（現ミャンマー）から輸入された米の約3分の1が黄色や橙色に変色した黄変米であることが判明し，翌年，倉庫からの移動禁止処分が取られた（黄変米事件）．この黄変米は，*Penicillium islandicum* や *Penicillium citrium* などの *Penicillium* 属のカビの寄生による．これらカビ自身の毒性は低いが，これらが産生するマイコトキシンの毒性は強く，発がん作用を持つものもある．**ルテオスカイリン** luteoskyrin や**シクロクロロチン** cyclochlorotin は，*Penicillium islandicum* が産生するマイコトキシンであり，肝機能障害，肝硬変，肝がんを引き起こす．また，**シトリニン** citrinin は，*Penicillium citrium* が産生するマイコトキシンであり，腎機能障害や腎臓がんを引き起こす．

2.6.4　発がん性を有する食品添加物

食品添加物の中にも発がん性を持つものがある．着色料のうち，タール系着色料は発がん性を持つものが多く，これまでに多くのタール系色素が使用禁止になった．現在，タール系着色料としての使用が許可されている**食用赤色２号**も，動物実験で弱い発がん性が認められている．また，**アカネ色素**は，既存添加物としてハム・ソーセージ等の畜肉加工品及び菓子類の着色料として用いられていたが，発がん性が認められたため，平成16年に使用が禁止された．酸化防止剤の**ブチルヒドロキシアニソール**（BHA）も，動物実験で弱い発がん性が認められている．また，**ジブチルヒドロキシトルエン**（BHT）には発がん性を持つ疑いがある．食用赤色２号，BHA，BHTのヒトでの１日摂取量は，実質安全量よりもはるかに少ないため，発がんのリスクが大きくないとの理由で現在でも使用が許可されている．殺菌料の**過酸化水素**や，パンを作るときに小麦粉の品質改良剤として用いられる**臭素酸カリウム**は，動物実験で発がん性が確認されているが，食品完成前に分解または除去すれば使用できる．

アメリカ合衆国などで，かんきつ類の輸送の際にポストハーベスト農薬として使用される防カビ剤の**オルトフェニルフェノール**（OPP）も，発がん性を持つ疑いが持たれている（ただし，日本ではポストハーベスト農薬の使用は許可されていない）．発がん性を持つ N-ニトロソ化合物の生成に関与する**亜硝酸ナトリウム**は，食肉製品の発色剤として用いられる食品添加物である（2.6.1, 1）参照）．

2.7 食品添加物

食品は可能な限り速やかに調理加工して飲食に供することが望ましい．しかし，食品工業の発展と流通機構の拡大に伴い，食品の加工，保存，食感の改善・向上などを目的として食品添加物が使用されているが，その有用性と安全性には十分な注意を払う必要がある．

保存料や酸化防止剤などの食品添加物は食品の腐敗などを防ぎ，食中毒の予防という観点からは衛生面で大きな役割を果たしている．一方，食品添加物は，ヒトが長期にわたり摂取しても安全であることが要求されるが，その使用量や種類の増加とともに，安全性の確保が社会的な要求となっている．

2.7.1 食品衛生法と食品添加物

食品添加物 food additives は，食品衛生法において「食品の製造過程において，または食品の加工もしくは保存の目的で食品に添加，混和，浸潤その他の方法によって使用するもの」と定義されている．

従来，食品添加物は，化学的合成品と天然物に分けられ，化学的合成品のみが食品衛生法の規制対象であった（天然物は有害でない限り一般の食品と同じ扱いであった）．しかし，平成 7 年（1995 年）5 月の食品衛生法の改正で，化学的合成品と天然物との区別がなくなり，厚生労働大臣が定めたもの以外の食品添加物は，製造，輸入，使用，販売等が禁止された．ただし，例外的に，天然香料や一般に食品として使用するもの（一般飲食物添加物）は，指定を受けなくても使用できる．また，食品衛生法改正当時，既にわが国で広く使用されており，長い食経験がある添加物（既存添加物）も，使用，販売等が認められている．わが国での使用が認められている食品添加物は，大きく次の 4 つに分類される．

① 指定添加物

厚生労働大臣が定めた添加物である．平成 24 年 6 月現在，423 品目が指定を受けている．

② 既存添加物

従来から使用されているが，厚生労働大臣の指定を受けていない化学合成品以外の添加物（いわゆる天然物）であり，既存添加物名簿に収載されている．平成 24 年 6 月現在，365 品目が収載されている．

③ 天然香料

動植物から得られる天然の物質で，食品の香り付けの目的で使用されるが，一般に使用量が微量であり，長年の食経験で健康被害がないとして使用が認められているものである．平成 24 年 6 月現在，「天然香料基原物質リスト」に 612 品目の基原物質が収載されている．

④ 一般飲食物添加物

一般に食品として飲食に使用されているもので，添加物として使用されている．

食品添加物は，安全性・有効性が確かめられた添加物だけを厚生労働大臣が定め，使用できるようにする制度（**指定制度**）がとられており，その対象は，天然香料と一般飲食物添加物以外のすべての化学的合成品と天然物である．食品添加物の指定の際には，平成 8 年（1996 年）3 月の厚生労働省の通知に従い，以下のような指定基準が設けられており，厚生労働大臣が薬事・食品衛生審議会に諮問し，その意見に基づいて指定される．

① 安全性が実証又は確認されるもの
② その使用が消費者に利点を与えるもの
③ その目的に対して十分な効果が期待されるもの
④ 化学分析等により，添加を確認し得るもの

食品添加物は,化学的に純粋でなければならないため,純度に対し成分規格が設けられている．また，食品に使用した添加物は原則としてすべて表示しなければならないが（表示は物質名を使用），加工助剤，キャリーオーバー，栄養強化の食品添加物（栄養強化剤）や，完成後の食品に残存しないものは表示が免除されている．保存料，甘味料等の用途で用いられたものは，その用途も併記しなければならない．このように，食品添加物には，成分規格，使用基準，保存基準，表示基準等が定められているものもあり，これらの基準は**食品添加物公定書**に収載されている（表 2−5）．また，食品添加物の製造と加工を行う場合，施設ごとに専任の**食品衛生管理者**を置くことが義務付けられている．

2.7.2 食品添加物の安全性

食品添加物はその有効性に加えて，安全性についても十分に検討がなされなければならない．安全性を確認するため，FAO（国連食糧農業機関）/ WHO（世界保健機関）による安全性確認試験法に基づいて，以下のような試験（実験動物を用いた毒性試験）を行うことが求められている．

① 急性毒性試験－単回投与
② 亜急性毒性試験－28，90 日反復投与毒性試験
③ 慢性毒性試験－1 年間反復投与毒性試験
④ 特殊毒性試験－変異原性試験，発がん性試験，1 年間反復投与毒性/発がん性併合試験，催奇性試験，繁殖試験，二世代繁殖毒性試験，抗原性試験，体内動態試験，一般薬理試験など

これら毒性試験の結果を基に,**1 日許容摂取量** acceptable daily intake（ADI）が計算される．ADI は mg/kg 体重/day で表され，ヒトが一生涯にわたって摂取し続けても，現在でのあらゆる知見から見て，認むべき健康への悪影響がないと推定される 1 日量として定義される．ラット，マウス，イヌなどの実験動物を用いて上記の毒性試験を行い，いずれの実験動物に対しても有害な影響があらわれない限界量（**無毒性量** no observed adverse effect level（NOAEL）．**最大無作用量** no observed

表 2-5　食品添加物公定書

① 成分規格	化学的合成品に対し，化学的に純粋でなければならないため品質，純度に対し成分規格が食品添加物公定書に設けられている．
② 使用基準	安全性の高いものに対してはないが，それ以外のものに対して定められている．この場合，有効量，1日許容摂取量を考慮して決められている．
③ 表示基準	名称：使用された添加物は，原則として表示しなければならない（免除されるものもある）．
指定添加物	食品衛生法施行規則別表第2に掲げる名称（別名を含む）による（指定された簡略名も可）．
既存添加物	既存添加物名簿に掲げる添加物名称（指定された，品名の再分類や別名または簡略名でも可）．
天然香料	衛化第56号別添2に掲げる基原物質名または別名
一般飲食物添加物	衛化第56号別添3に掲げる品名または簡略名
一括名表示	可能なものもある． イーストフード，ガムベース，かんすい，香料，酸味料，調味料，豆腐用凝固剤，乳化剤，膨張剤，軟化剤，光沢剤，酵素，苦味料，pH 調整剤
用途名併記	甘味料，着色料，保存料，酸化防止剤，漂白剤，発色剤，防かび剤，安定剤，ゲル化剤，糊料，増粘剤に主体として使用する場合は，これらの用途名を併記する．
④ 食品衛生管理者	食品添加物の製造，および加工にあたり，各製造施設ごとに置かなければならない．
⑤ 表示免除	加工助剤，キャリーオーバー，栄養強化の食品添加物に関し，表示は免除されている． ・　加工助剤とは， (1) 食品の加工の際に添加されるが，食品の完成前には除去されるもの． (2) 食品の原材料に起因し，その食品に通常含有する成分と同じ成分に変えられ，かつ成分量を明らかに増加させない場合． (3) 食品中に含有量が少なく，その成分により影響を及ぼさない場合． ・　キャリーオーバーとは，原材料の製造，加工の際に使用し，かつ商品の製造または加工の過程で使用されないもので，当該食品中において効果を発揮することができる量より少ない量の場合． ・　栄養強化の食品添加物である栄養強化剤には，ビタミン類・ミネラル・アミノ酸類が定められている．

effect level (NOEL)とも呼ぶ）を，種差と個体差を勘案した**安全係数**（通常 100（＝種差 10×個体差 10)）で除すことで算出される．

1日許容摂取量（ADI）＝無毒性量（NOAEL）÷安全係数

また，発がん性物質については，極微量でも長期間摂取すれば発がんに至る可能性があるため，単純に ADI を求めることができない．そこで，その量に一生涯暴露したときの発がんの確率が 10 万分の 1 から 100 万分の 1 の場合，実際の健康被害はないとして定められた量が，**実質安全量** virtually safe dose（VSD）である．これら ADI や VSD を基にして，添加対象食品や最大使用量などの**使用基準**が設定される．

これら毒性試験と食品添加物の分析結果などの科学的データに基づき，食品安全委員会は食品健康影響評価（リスク評価）を実施する（2.8 節参照）．薬事・食品衛生審議会は，このリスク評価の結果を受け，対象となった食品添加物の安全性を審査・評価する．

また，食品添加物を 1 日当たりどの程度摂取しているかを把握することも，食品添加物の安全性を確保するうえで重要になる．そのため，食品添加物の **1 日摂取量調査**には，実際に食品をスーパーなどで購入し，その中に含まれている食品添加物を定量して，その結果に国民健康・栄養調査に基づく喫食量を乗じて摂取量を求める，いわゆる，**マーケットバスケット方式** market basket method が用いられる．

2.7.3 食品添加物の用途

食品添加物として指定されている添加物を，使用目的別に分類したものを表 2–6 に示す．

表 2-6 使用目的によるおもな食品添加物の分類

1) 食品の変質・腐敗を防止するもの	・微生物による変質・腐敗防止 ：保存料，防かび剤，殺菌料 ・酸化による変質防止 ：酸化防止剤 ・害虫防止 ：防虫剤
2) 食品の嗜好を高めるもの	・味覚 ：調味料，甘味料，酸味料，苦味料 ・香り ：香料 ・色調 ：着色料，発色剤，漂白剤，色調調整剤
3) 食品の品質改良・保持に必要なもの	乳化剤，増粘剤，安定剤，ゲル化剤，糊料，小麦粉処理剤，被膜剤，かんすい，膨張剤，醸造用剤，保水乳化安定剤，品質改良剤，品質保持剤，粘着防止剤，結着剤，光沢剤
4) 食品の栄養強化を行うもの	栄養強化剤
5) その他	ガムベース，チューインガム軟化剤，製造用剤，pH 調整剤，消泡剤，発酵調整剤，離型剤，イーストフード，固結防止剤，豆腐用凝固剤

1) 保存料

保存料は，食品中の細菌やカビの増殖を抑制（静菌，防腐，防酵母作用）し，食品の鮮度を維持するものである．すでに増殖した細菌などには無効である．保存料は微生物の発育を阻害するので，ヒトに対しても何らかの影響を与えることが予想され，その使用対象食品と使用量は厳しく規制されている．現在， 指定添加物として 5 種類（13 品目）が使用されている（表 2–7）．

安息香酸（およびそのナトリウム塩），ソルビン酸（およびそのカリウム塩），プロピオン酸（およびそのナトリウム塩とカルシウム塩）は**酸型保存料**と呼ばれ，食品の pH により効果が大きく左右される．デヒドロ酢酸ナトリウムも酸型保存料に分類されるが，中性付近でも効果がある．酸型保存料は食品の pH が低いほど非解離型となる割合が大きく，非解離型の分子は微生物の細胞膜を通過しやすいために，その効果が強くなると考えられている．パラオキシ安息香酸エステル類（エチル，プロピル，イソプロピル，ブチル，イソブチルの各エステル）は**非酸型保存料**に分類され，その効力は pH による影響が少なく，中性付近でも十分な効果を発揮する．パラオキシ安息香酸エステル類は，エステル部の炭素数が大きいほど効果が強い．

その他，既存添加物として，ε-ポリリジン，しらこたん白抽出物（サケ，マス，ニシンなどの成魚の精巣(しらこ)から抽出した塩基性タンパク質（プロタミンヒストン）を主要成分としたもの），ツヤブリシン(ヒノキチオール)など8品目が使用されている．

表 2-7　保存料

食品添加物名	構造式	対象食品	使用基準	備考・その他
安息香酸 安息香酸ナトリウム	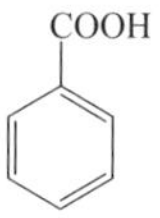 ，あるいは -COONa	・キャビア ・マーガリン ・清涼飲料水 ・醤油	あり	・酸型保存料． ・分子型（酸性）で効果があるが、イオン型（アルカリ性）では無効． ・グリシン抱合を受け，馬尿酸として尿中に排泄される．
ソルビン酸 ソルビン酸カリウム	炭素数6個の不飽和脂肪酸 CH_3-CH=CH-CH=CH-COOH あるいは -COOK	・チーズ ・魚肉ねり製品	あり	・酸型保存料． ・分子型（酸性）で効果があるが、イオン型（アルカリ性）では無効． ・抗菌力は弱いが，抗菌スペクトルは広い（したがって対象食品も多い）． ・不飽和脂肪酸と同様に代謝（毒性は低い）．
プロピオン酸 プロピオン酸ナトリウム プロピオン酸カルシウム	C_2H_5-COOH，あるいは -COONa C_2H_5-COO＼ 　　　　　　Ca C_2H_5-COO／	・チーズ ・パン ・洋菓子	あり	・酸型保存料． ・分子型（酸性）で効果あり． ・防酵母作用がない．
デヒドロ酢酸ナトリウム	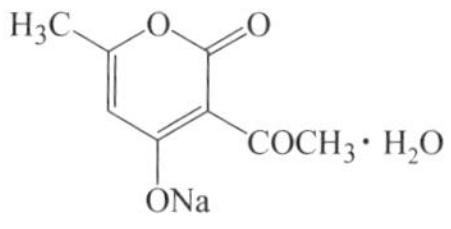	・チーズ ・バター ・マーガリン	あり	・酸型保存料であるが，中性付近でも効果があり． ・デヒドロ酢酸は不許可．
パラオキシ安息香酸エステル類	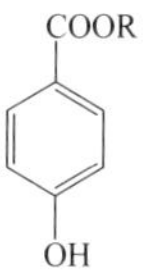 R: $-C_2H_5$, $-C_3H_7$, $-C_4H_9$, $-CH(CH_3)_2$, $-CH_2CH(CH_3)_2$ エチル，プロピル，ブチル，イソプロピル，イソブチルの5種類のエステルが指定されている．	・清涼飲料水 ・酢，醤油 ・シロップ	あり	・pHの影響を受けにくい． ・炭素数の大きいものほど効果が大きい．

上記の食品添加物は，すべて指定添加物．

2）防かび剤

防かび剤は，かんきつ類などのカビや細菌などによる腐敗防止に用いられ，ジフェニル，*o*-フェニルフェノール（OPP，およびそのナトリウム塩），チアベンダゾール，イマザリルが使用されている（表 2-8）．OPP は発がん性を持つ疑いが指摘されており，アメリカなどではポストハーベスト農薬として使用されている．

表 2-8　防カビ剤

食品添加物名	構造式	対象食品	使用基準	備考・その他
ジフェニル（DP）	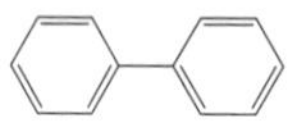	・グレープフルーツ ・レモン ・オレンジ類	あり	・中性物質（脂溶性） ・残存量の規定あり． ・直接塗付は不可．紙等に浸み込ませて使用．
オルトフェニルフェノール（OPP） オルトフェニルフェノールナトリウム	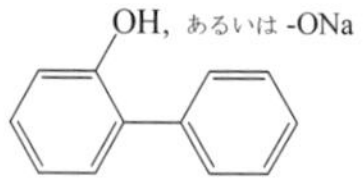	・かんきつ類	あり	・酸性物質 ・残存量の規定あり．
チアベンダゾール（TBZ）	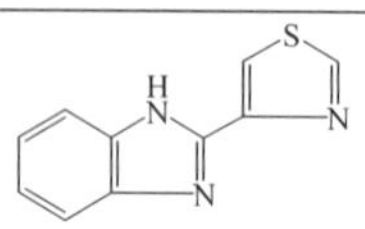チアゾール環を持つ．	・かんきつ類 ・バナナ	あり	・塩基性物質 ・残存量の規定あり．
イマザリル	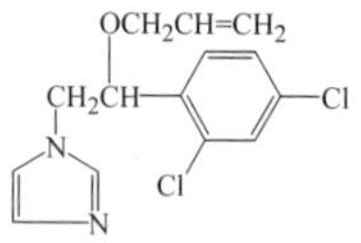	・みかんを除くかんきつ類 ・バナナ	あり	・塩基性物質 ・残存量の規定あり．

上記の食品添加物は，すべて指定添加物．

3）殺菌料

殺菌料は，食品の腐敗または変敗の原因となる各種の微生物を死滅させる目的で用いる（表 2-9）．指定添加物として，過酸化水素（H_2O_2），次亜塩素酸ナトリウム（NaClO），高度サラシ粉 $Ca(ClO)_2$ の 3 品目が飲料水，食品類，野菜，果実の消毒を目的として使用されるが，食品に直接添加できるのは過酸化水素のみである．過酸化水素はうどん，そばなどのゆで麺に用いられているが，発がん性が指摘されているので，使用基準では「食品完成前に分解または除去すること」になっている．次亜塩素酸ナトリウムはゴマへの使用は許可されていない．

表 2-9　殺菌料

食品添加物名	構造式	対象食品	使用基準	備考・その他
過酸化水素	H_2O_2	・飲料水 ・食品類 ・野菜、果実	あり	・最終食品の完成前に分解または除去すること． ・発がん性，変異原性が証明． ・腸炎ビブリオ菌の増殖抑制効果あり．
次亜塩素酸ナトリウム	NaClO	・飲料水 ・食品類 ・野菜、果実	あり	・酸性条件下で効果大． ・ゴマに使用してはならない． ・漂白剤としても使用される．
高度さらし粉	$Ca(ClO)_2$	・飲料水 ・食品類 ・野菜、果実	なし	

上記の食品添加物は，すべて指定添加物．

4）酸化防止剤

酸化防止剤（**抗酸化剤**）は，油脂の酸敗を防止する目的で食品に添加される．油脂および油脂性食品は貯蔵中または使用中に光，熱，空気中の酸素などに曝露されると劣化し，各種の酸化生成物を生じて変敗する（2.2.1 参照）．その結果，異臭や異味だけでなく，栄養価の低下や，過酸化物の毒性により消化器障害を起こしたり，食中毒の原因になることもある．酸化防止剤は**ラジカル捕捉剤**（表 2–10），**金属封鎖剤**（**キレート剤**）（表 2–11）の 2 種類に分類される．両者の併用で，効果の増強が期待される．

水溶性の L-アスコルビン酸（およびそのナトリウム塩）やその立体異性体であるエリソルビン酸（およびそのナトリウム塩）は，おもに油脂の自動酸化を開始させる活性酸素種を消去することで抗酸化作用を発揮する（開始反応を停止）．エリソルビン酸の還元作用は L-アスコルビン酸よりも強いが，ビタミン作用はない．脂溶性のブチルヒドロキシアニソール（BHA），ジブチルヒドロキシトルエン（BHT），*dl*-α-トコフェロール，没食子酸プロピルは，油脂の自動酸化で生じる脂質ペルオキシラジカルを消去することで連鎖反応を停止させる．その他，脂溶性の酸化防止剤には，L-アスコルビン酸の脂肪酸エステル（ステアリン酸エステルやパルミチン酸エステル）や，天然酸化防止剤のグアヤク脂がある．これらはすべてラジカル補足剤として機能する．また，エチレンジアミン四酢酸カルシウム二ナトリウム，エチレンジアミン四酢酸二ナトリウム，クエン酸イソプロピルは，活性酸素種生成や脂質ペルオキシドの分解によるラジカル再生に関与する金属イオンをキレートする金属封鎖剤（キレート剤）である（図 2-6）．

5）発色剤

発色剤は，それ自体は無色あるいはほとんど色がないが，食品成分と反応して安定な色素を生成したり，食品中の色素を安定化させるものであり，その使用により食品本来の色調が増強される．たとえば，肉中のヘモグロビンやミオグロビン中の鉄は 2 価（Fe^{2+}）であるが，空気中に放置しておくと，次第に 3 価の鉄（Fe^{3+}）へと酸化され，褐色のメトヘモグロビンやメトミオグロビンになってしまう．ところが，亜硝酸や亜硝酸塩が共存すると，これらは還元されて一酸化窒素（NO）になり，ヘモグロビンやミオグロビンと結合して，鮮やかな紅色を呈するニトロソヘモグロビンやニトロソミオグロビンになる．酸化防止剤である L-アスコルビン酸やエリソルビン酸は，強い還元作用を持つため，この発色を助ける**発色助剤**としても作用する．また，発色助剤の併用は，亜硝酸や亜硝酸塩の使用量を少なくすることができる．ニトロソヘモグロビンやニトロソミオグロビンは，加熱すると安定な赤色を呈するニトロソヘモクロモーゲンやニトロソミオクロモーゲンになる．ハムやソーセージの赤色の本体は，このようにして生成したニトロソミオクロモーゲンである．その他，食肉製品用の発色剤としては，亜硝酸ナトリウム，硝酸カリウムおよび硝酸ナトリウムが使用される．（表 2–12）．

表 2-10　酸化防止剤 1（ラジカル捕捉剤）

食品添加物名	構造式	対象食品	使用基準	水溶性・脂溶性	備考・その他
エリソルビン酸	L-アスコルビン酸の異性体 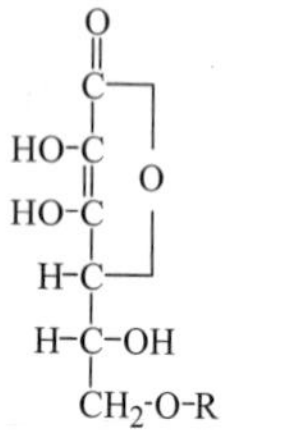 R = H, または Na	・制限なし	あり	水溶性	・酸化防止の目的に限る. ・使用量の制限なし. ・ビタミン作用なし. ・L-アスコルビン酸より強い還元作用を持つ.
エリソルビン酸ナトリウム			あり	水溶性	
L-アスコルビン酸	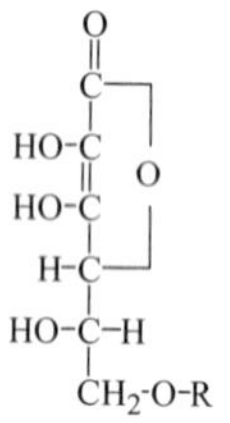 R: -H / -Na / $-CO-(CH_2)_{14}CH_3$ / $-CO-(CH2)_{16}CH_3$	・制限なし	なし	水溶性	・発色助剤としても使用される.
L-アスコルビン酸ナトリウム			なし	水溶性	
L-アスコルビン酸パルミチン酸エステル			なし	脂溶性	
L-アスコルビン酸ステアリン酸エステル			なし	脂溶性	
ブチルヒドロキシアニソール（BHA）	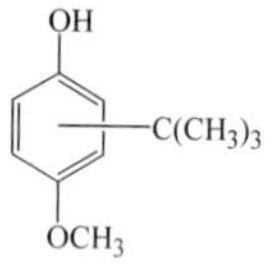	・油脂 ・バター ・魚介 ・冷凍食品	あり	脂溶性	・位置異性体の混合物.
ジブチルヒドロキシトルエン（BHT）	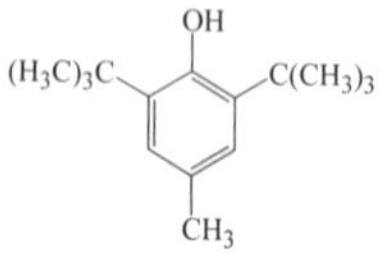	・油脂 ・バター ・魚介 ・冷凍食品	あり	脂溶性	
dl-α-トコフェロール	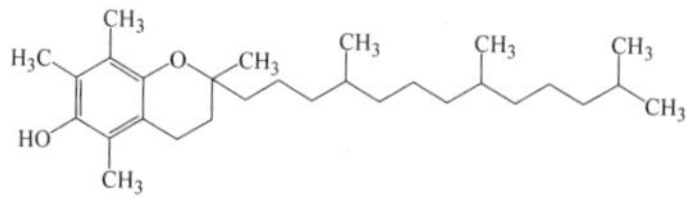		あり	脂溶性	・酸化防止の目的に限る. ・栄養強化剤としては使用しない. ・BHA や BHT に比べ作用は弱い.
没食子酸プロピル	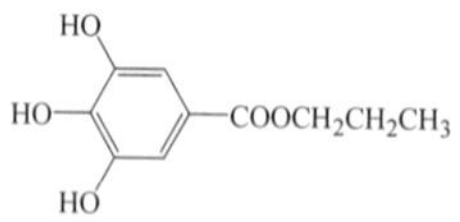	・油脂 ・バター	あり	脂溶性	・酸化防止作用は強いが，着色の恐れあり. ・天然由来.
グアヤク脂※		・油脂 ・バター	あり	脂溶性	・天然酸化防止剤で，作用は弱い.

※既存添加物．他はすべて指定添加物.

表 2-11　酸化防止剤 2（金属封鎖剤（キレート剤））

食品添加物名	構造式	対象食品	使用基準	水溶性･脂溶性	備考･その他
エチレンジアミン四酢酸カルシウム二ナトリウム（EDTA-CaNa$_2$）	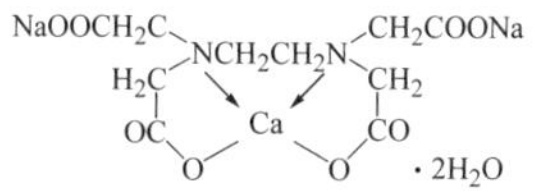	・缶 ・瓶詰の清涼飲料水	あり	水溶性	
エチレンジアミン四酢酸二ナトリウム（EDTA-Na$_2$）	$NaOOCH_2C, HOOCH_2C > NCH_2CH_2N < CH_2COONa, CH_2COOH$ ・$2H_2O$	・缶 ・瓶詰	あり	水溶性	・最終食品完成前には，EDTA-Na$_2$ から EDTA-CaNa$_2$ にすること．
クエン酸イソプロピル	$CH_2-COO-CH(CH_3)_2$ $HO-C-COO-CH(CH_3)_2$ $CH_2-COO-R$ R : $-CH(CH_3)_2$ あるいは $-H$	・油脂 ・バター	あり	脂溶性	

上記の食品添加物は，すべて指定添加物．

このうち，亜硝酸塩は，食品中の第二級アミンと酸性条件下で反応し，発がん性を有する N-ニトロソ化合物を生成することから（2.6.1 参照），第二級アミンを多く含む魚肉，魚卵製品への添加はきびしく制限されている．

表 2-12　発色剤

食品添加物名	構造式	対象食品	使用基準	備考･その他
亜硝酸ナトリウム	$NaNO_2$	・肉製品 ・魚肉ハム・ソーセージ ・鯨肉ベーコン ・魚卵	あり	・突然変異原性物質． ・二級アミンと反応し，ニトロソ化合物を生成． ・メトヘモグロビン血症を引き起こす． ・ボツリヌス菌の増殖抑制効果あり．
硝酸カリウム	KNO_3	・食肉製品 ・鯨肉ベーコン	あり	・亜硝酸ナトリウムと同様の作用．
硝酸ナトリウム	$NaNO_3$		あり	

上記の食品添加物は，すべて指定添加物．

6）色調調整剤

色調調整剤は，野菜などの植物中のアントシアニンと結合し，食品の色を安定させて食品本来の色を増強させる．食肉には無効である（表 2-13）．

表 2-13　色調調整剤

食品添加物名	構造式	対象食品	使用基準	備考
硫酸第一鉄（硫酸鉄（Ⅱ））	$FeSO_4$	・野菜	なし	・食肉には無効．

上記の食品添加物は，すべて指定添加物．

7）着色料

着色料は，食品に好ましい色調を与えるために添加される．**タール系**（表 2–14）と**非タール系**（表 2–15）の 2 種類に分けられる．

タール系色素という名称は，かつてコールタールなどのタール系物質を原料として合成されていた名残だが，現在ではタール系物質を原料としているものはなくなっている．これまで多くのタール系色素が食品添加物として使用されてきたが，発がん性などが疑われ，その多くが指定削除された．現在，タール系色素は 12 品目が指定されている．うち，8 品目は，水溶性を減じたアルミニウム塩（アルミニウムレーキ）も指定されているため，計 20 種類が指定添加物になる．化学構造から，アゾ系，キサンテン系，トリフェニルメタン系，インジゴイド系に分けられる．

表 2–14　着色料 1（タール系）

食品添加物名	アルミニウムレーキ	化学構造による分類	対象食品	使用基準	備考・その他
食用赤色 2 号	あり	アゾ系	・多数	すべてあり	・カステラ，きなこ，魚肉漬物，鯨肉漬物，わかめ類，こんぶ類，醤油，食肉，スポンジケーキ，生鮮魚介類，茶，のり類，マーマレード，豆類，みそ，めん類，野菜類に使用しない．
食用赤色 3 号		キサンテン系[*1]			
食用赤色 40 号		アゾ系[*2]			
食用黄色 4 号		アゾ系			
食用黄色 5 号		アゾ系			
食用緑色 3 号		トリフェニルメタン系			
食用青色 1 号		トリフェニルメタン系[*3]			
食用青色 2 号		インジゴイド系[*4]			
食用赤色 102 号	なし	アゾ系			
食用赤色 104 号		キサンテン系			
食用赤色 105 号		キサンテン系			
食用赤色 106 号		キサンテン系			

上記の食品添加物は，アルミニウムレーキを含みすべて指定添加物．

[*1] キサンテン系

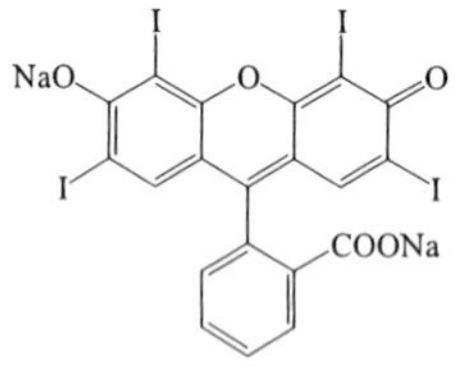

食用赤色3号（エリスロシン）

[*2] アゾ系

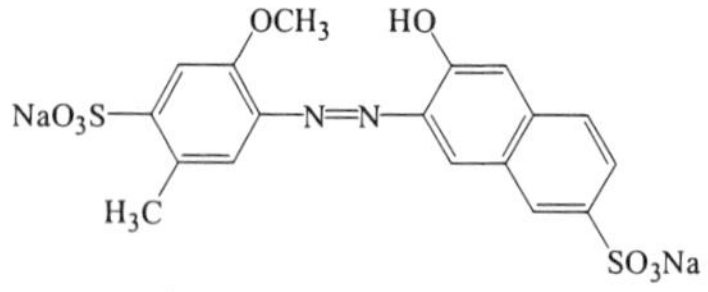

食用赤色40号（アルラレッドAC）

[*3] トリフェニルメタン系

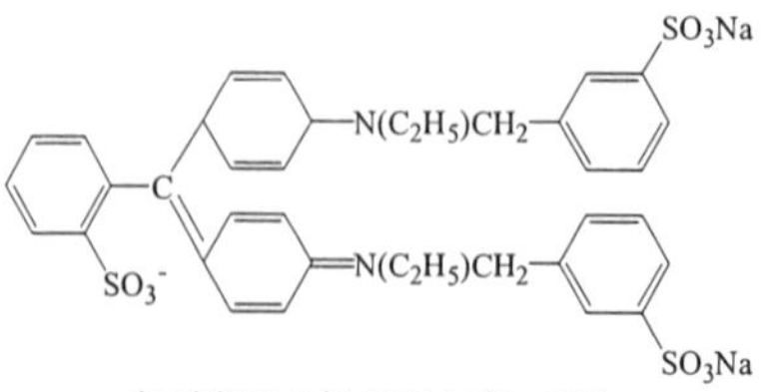

食用青色1号（ブリリアントブルーFCF）

[*4] インジゴイド系

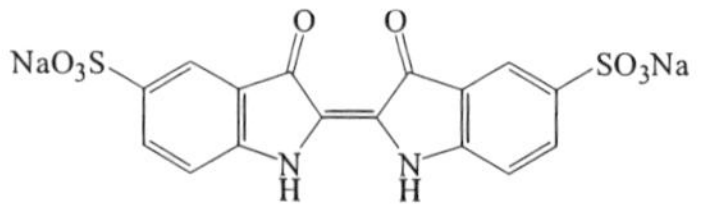

食用青色2号（インジゴカルミン）

表 2-15　着色料２（非タール系）

食品添加物名	構造式	化学構造による分類	対象食品	使用基準	備考・その他
β-カロテン	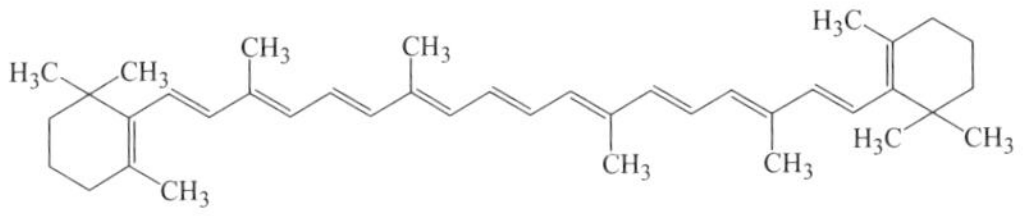	カロテノイド系	・バター，マーガリン，チーズ ・ハム，ソーセージ ・即席ラーメンなど	あり	・わかめ類，こんぶ類，食肉，鮮魚類に使用しない． ・プロビタミンA ・栄養強化剤としても用いる．
水溶性アナトー （ノルビキシンカリウム ノルビキシンナトリウム）	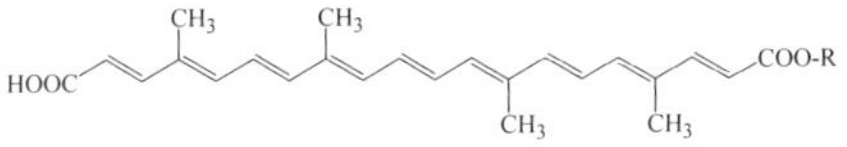 R = K, または Na		・多数	あり	・わかめ類，こんぶ類，食肉，生鮮魚介類，茶，のり類，豆類，野菜に使用しない．
銅クロロフィル	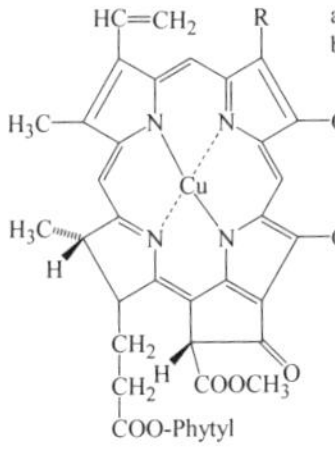 a型：R = -CH_3 b型：R = -CHO ポルフィリン環を持つ．	クロロフィル系	・多数	あり	・わかめ類，こんぶ類，食肉，生鮮魚介類，茶，のり類，豆類，野菜に使用しない．
銅クロロフィリンナトリウム	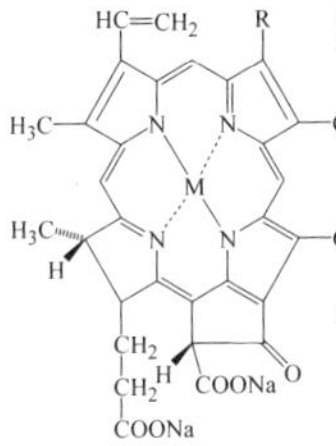 a型：R = -CH_3 b型：R = -CHO M = Cu, または Fe ポルフィリン環を持つ．			あり	
鉄クロロフィリンナトリウム				あり	
二酸化チタン	TiO_2	無機系	・多数	あり	・着色の目的以外に使用しない．
三二酸化鉄（ベンガラ）	Fe_2O_3		・バナナ ・コンニャク	あり	・バナナの果柄の切り口に保存料で処理して目印に用いる．

上記の食品添加物は，すべて指定添加物．

非タール系の着色料は，その化学構造から，天然物由来のカロテノイド系やクロロフィル系のものと，白色色素の二酸化チタンや赤色系色素の三二酸化鉄（ベンガラ）のような無機系のものに分けられる．β-カロテンは脂溶性の黄色系色素，リボフラビン類はその誘導体により溶解性が異なるが，同じく黄色系色素である．水溶性アナトーは，水に溶けにくいアナトー色素の水溶性を高めるため，アルカリ金属類（ナトリウムやカリウム）と反応させて作った黄色系色素である（ノルビキシンナトリウム，ノルビキノンカリウム）．銅クロロフィルは，クロロフィル中のマグネシウムを銅に置き換えて安定化させた緑色系色素である．さらに，銅クロロフィルのフィチルエステル部分を加水分解し，ナトリウム塩として水溶性を増したのが銅クロロフィリンナトリウムである．銅を鉄に置き換えた鉄クロロフィリンナトリウムもある．

8）甘味料

甘味料は，食品に甘みを与える目的で添加される．近年，虫歯，肥満対策としての使用もある（表 2–16）．わが国で使用が許可されている甘味料として，サッカリン（およびそのナトリウム塩），アスパルテーム，グリチルリチン酸二ナトリウム，D–ソルビトール，キシリトール，スクラロース，アセスルファムカリウムがある．

サッカリンは砂糖の約 500 倍の甘みを有するが，水に溶けにくいため，チューインガムのみに使用される．一方，サッカリンナトリウムは水に溶けやすく，漬け物，ジャムなどの多くの食品に使用される．サッカリンは一時期，発がん性が疑われ使用禁止になったが，その後，発がんのリスクはほとんどないとみなされ，現在は使用基準付きではあるが再認可されている．アスパルテームは L–アスパラギン酸と L–フェニルアラニンのメチルエステルからなるジペプチドであり，砂糖の約 200 倍の甘みを有する．米国では 1981 年に食品添加物として許可された．日本では昭和 58 年（1983 年）に食品添加物として指定され，食品への使用基準はない．天然由来の甘味料として，グリチルリチン酸二ナトリウム（甘草）や D–ソルビトールがある．

9）漂白剤

漂白剤は，食品中の天然色素および褐変物質を分解または変化させて脱色する目的で使用する（表 2–17）．漂白剤には酸化作用によるもの（**酸化型漂白剤**）と，還元作用によるもの（**還元型漂白剤**）がある．いずれも使用基準があるが，酸化型漂白剤の亜塩素酸ナトリウムは「食品完成前に分解または除去すること」になっている．漂白剤は脱色以外にも，ビタミンなどの食品成分とも反応して破壊し，栄養価を低下させることもある．

表 2-16　甘味料

食品添加物名	構造式	対象食品	使用基準	備考・その他
サッカリン	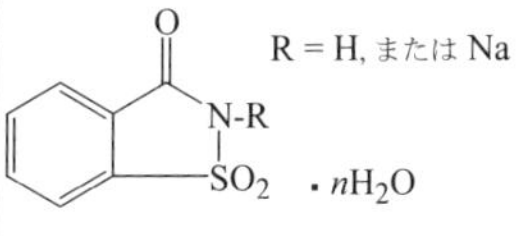	・チューインガムのみ	あり	・発がん性が疑われていたが，現在では心配なし． ・砂糖の約 500 倍の甘さを持つ．
サッカリンナトリウム		・多数	あり	
アスパルテーム	アスパラギン酸とフェニルアラニンのメチルエステル体とのジペプチド構造を持つ 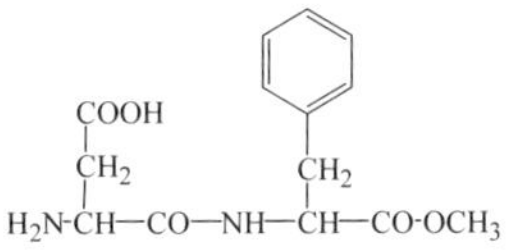	・嗜好飲料，菓子，漬物，穀物加工品，乳製品など	なし	・砂糖の約 200 倍の甘さを持つ．
グリチルリチン酸二ナトリウム	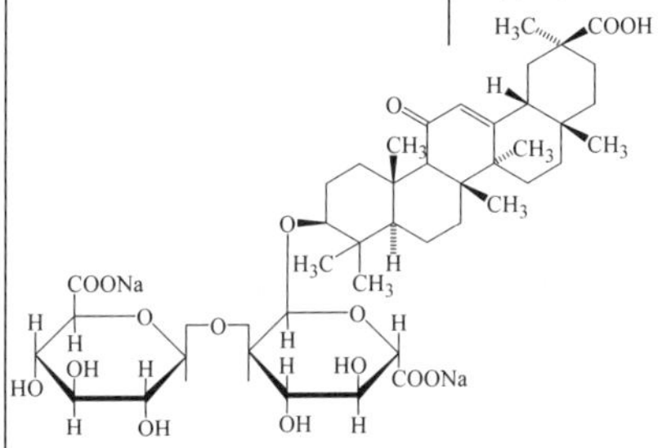	・醤油，みそ	あり	・甘草から得た天然品由来のもの．
D-ソルビトール	グルコースの還元糖 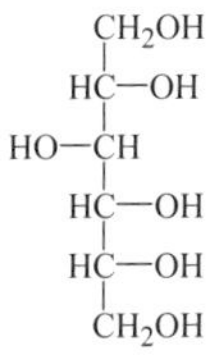	・多数	なし	・天然品由来． ・栄養とはならない低カロリー甘味料．
キシリトール	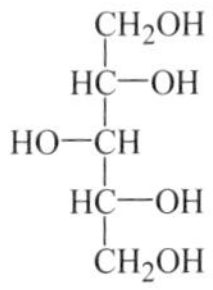	・多数	なし	・砂糖と同等の甘さを持つ． ・ADI は「設定せず」 ・チューインガム等に用いられている．
スクラロース	ショ糖（スクロース）の水酸基３個が塩素に置換されたもの． 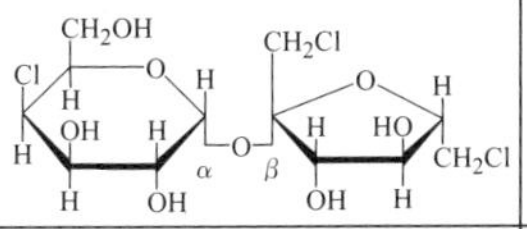	・多数	あり	・砂糖の約 600 倍の甘さを持つ． ・消化されずに排泄される．
アセスルファムカリウム	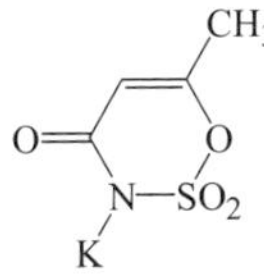	・清涼飲料水，菓子，漬物など	あり	・砂糖の 200〜250 倍の甘さを持つ．

上記の食品添加物は，すべて指定添加物．

表 2-17　漂白剤

食品添加物名	構造式	対象食品	使用基準	漂白作用	備考・その他
次亜塩素酸ナトリウム	$NaClO_2$	・かんきつ類果皮 ・サクランボ ・生食用野菜類 ・生食用卵類 ・フキ，モモ，ブドウ	あり	酸化	・最終食品の完成前に分解または除去すること． ・殺菌料としても使用される．
亜硫酸ナトリウム	Na_2SO_3	・カンピョウ，乾燥果実，コンニャク粉，水あめ，天然果汁など多数	あり	還元	・ゴマ，豆類，野菜に使用してはならない． ・漂白作用のほか，保存，殺菌，酸化防止作用もある．
次亜硫酸ナトリウム	$Na_2S_2O_4$		あり		
二酸化硫黄	SO_2		あり		
ピロ亜硫酸カリウム	$K_2S_2O_5$		あり		
ピロ亜硫酸ナトリウム	$Na_2S_2O_5$		あり		

上記の食品添加物は，すべて指定添加物．

10）調味料

調味料は，食品の味を強めたり，うま味をつけるために用いる（表 2-18）．すべて使用基準はない．化学構造により，**アミノ酸系**，**核酸系**，**有機酸塩系**，**無機塩系**に分けられる．

表 2-18　調味料

食品添加物名	構造式	構造による分類	対象食品	使用基準	備考・その他
L-グルタミン酸ナトリウム	CH_2CH_2COOH $H_2N-CH-COONa$	アミノ酸系	・多数	なし	・こんぶのうま味． ・タンパク質から抽出． ・過剰摂取により嘔吐を引き起こす（中華料理店症候群）．
L-テアニン	$CH_2CH_2CO\text{-}NH\text{-}CH_2CH_3$ $H_2N-CH-COOH$		・多数	なし	・茶の味．
5'-イノシン酸二ナトリウム	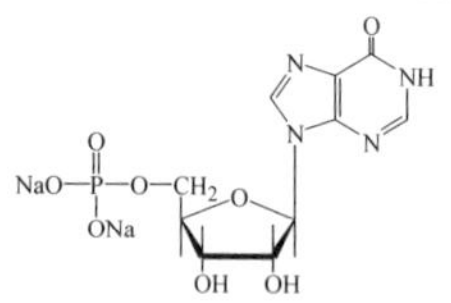	核酸系	・多数	なし	・かつおぶしのうま味 ・核酸から抽出．
5'-グアニル酸二ナトリウム	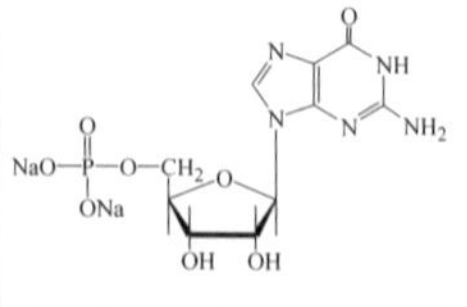		・多数	なし	・シイタケのうま味 ・核酸から抽出．
コハク酸一ナトリウム	$CH_2-COONa$ CH_2-COOH	有機酸塩系	・多数	なし	・貝柱の味．
塩化カリウム	KCl	無機塩系	・スポーツドリンクなど多数	なし	・NaClの代替として．

上記の食品添加物は，すべて指定添加物．

11）その他の添加物

その他のおもな食品添加物を表 2–19 に示す（※は既存添加物）.

表 2-19　その他のおもな食品添加物

種類	目的	食品添加物名	使用基準
防虫剤	穀類の殺虫剤として使用される.	ピペロニルブトキシド	あり
香料	天然品，化学的合成品があるが，すべて着香の目的以外使用してはならない.	アセト酢酸エチル，バニリン，*l*-メントール	あり
小麦粉処理剤	小麦粉の成熟と漂白を目的に使用される.	過酸化ベンゾイル，希釈過酸化ベンゾイル，過硫酸アンモニウム，二酸化塩素	あり
被膜剤	果実の長期間鮮度保持のため表面に塗布して用いる.	オレイン酸ナトリウム，酢酸ビニル樹脂，モルホリン脂肪酸塩	あり
光沢剤	食品の保護，表面に光沢を与える.	カルナウバロウ※，ミツロウ※	なし
かんすい	中華麺類の製造に際し，風味を加えるため用いる.	炭酸ナトリウム，ポリリン酸ナトリウム	なし
豆腐用凝固剤	豆腐を作るときに豆乳を凝固させる.	硫酸カルシウム，硫酸マグネシウム，塩化カルシウム	あり
膨張剤	菓子類の製造に際し，味覚，消化を助けるための小麦粉の生地を膨張させる.	炭酸水素ナトリウム，塩化アンモニウム	なし
		硫酸アルミニウムアンモニウム	あり
ガムベース	対象食品はチューインガムのみ.	エステルガム，酢酸ビニル樹脂	あり
チューインガム軟化剤	チューインガムを柔軟にする.	コールグリセリン，D-ソルビトール	なし
		プロピレングリ	あり
醸造用剤	清酒，みそなどの製造用．変質汚濁を防ぎ，コクを出す.	リン酸水素二アンモニウム，硫酸アンモニウム	なし
製造用剤	食品の製造，加工において，脱水，脱塩，ろ過，中和，加水分解などに使用されるもので，多くは使用基準により最終食品には残存しないことになっている.	アンモニア，グリセリン	なし
		シュウ酸，イオン交換樹脂，二酸化ケイ素（微粒二酸化ケイ素を除く）	あり
酸味料	食品に酸味をつける.	クエン酸，コハク酸，グルコン酸カリウム	なし
苦味料	苦味を付与，または増強させる.	カフェイン(抽出物)※，ナリンジン※	なし
消泡剤	食品の製造工程での泡消しに用いる.	シリコーン樹脂	あり
保水乳化安定剤	マヨネーズ，ドレッシング，魚肉ソーセージの保水安定に用いられる.	コンドロイチン硫酸ナトリウム	あり
粘着防止剤	チューインガム，あめの粘着防止に用いられる.	D-マンニトール	あり
品質改良剤	製パン工程で，パンをふっくらときめ細かく焼き上げたり，品質を一定にするために用いられる.	L-アスコルビン酸	なし
		臭素酸カリウム，L-システイン塩酸塩	あり
品質保持剤	生めん，ぎょうざなどに使用される.	プロピレングリコール	あり
増粘剤 安定剤 ゲル化剤 糊料	食品の粘度を増加したり，粒子の分散や油脂の乳化を安定させて食感を高める．使用量に制限がある.	デンプングリコール酸ナトリウム，メチルセルロース	あり
乳化剤	水と油を乳化，安定化させる.	グリセリン脂肪酸エステル	なし
		ステアロイル乳酸カルシウム	あり
結着剤	畜肉，魚肉の結着増強に用いられる.	ポリリン酸ナトリウム，メタリン酸ナトリウム，ピロリン酸四カリウム	なし
発酵調整剤	チーズ，清酒製造時の早湧き防止に用いられる.	硝酸カリウム，硝酸ナトリウム	あり
イーストフード	パン，菓子等の製造工程で，イーストの発酵をよくする.	塩化アンモニウム，炭酸カルシウム，リン酸一水素カルシウム	あり
離型剤	パンの離型を目的として用いる.	流動パラフィン※	あり
pH 調整剤	食品の pH を調節し，品質をよくする.	DL-リンゴ酸，乳酸ナトリウム	なし
栄養強化剤	栄養分を付け加え，旨味を出す.	アミノ酸，ビタミン酸，カルシウム化合物，L-アスパラギン※，L-アルギニン※，L-アスパラギン酸※	なし

2.7.4　食品添加物試験法

食品添加物の試験法には様々な方法があるが，本項で取り上げた試験法は，「衛生試験法・注解2010」（日本薬学会編，金原出版）に収載されている．

1）保存料

① 安息香酸，ソルビン酸，デヒドロ酢酸，パラオキシ安息香酸エステル類

食品試料 20g に，15%酒石酸溶液 15mL，NaCl　60g，水 150mL，シリコン樹脂 1 滴を入れて水蒸気蒸留を行い，留液 500mL を得る．この留液 5mL をろ過したものを試験溶液として，UV 検出器付きの高速液体クロマトグラフィー（HPLC）で定性・定量する．

② プロピオン酸（あるいはその塩類）

食品試料 30～50g に，水 200mL，NaCl　80g，10% H_3PO_4溶液 10mL，シリコン樹脂 1 滴を入れて水蒸気蒸留を行い，1% NaOH 溶液 20ml を入れたメスフラスコに留液約 500mL を捕集した後，水で全量 500mL にする．この留液 25mL を濃縮乾固し，水 1mL に溶解して強酸性イオン交換樹脂カラムに通し，溶出液を 10mL 回収する（洗液やクルトン酸内標準溶液 1mL も含む）．これを，水素炎イオン化検出器（FID）付きガスクロマトグラフィーで定性・定量する．

2）防かび剤

食品試料中の防かび剤を，アルカリ性（イマザリル）あるいは中性（チアベンダゾール，OPP，ジフェニル）下に酢酸エチルで抽出し，UV 検出器付き（イマザリル）あるいは蛍光検出器付き（チアベンダゾール，OPP，ジフェニル）HPLC で定性・定量する．

3）殺菌料

① 高度サラシ粉，次亜塩素酸ナトリウム

〔定性〕食品試料を水に懸濁したのち，赤色リトマス試験紙の青変で確認する．

② 過酸化水素

〔定性〕食品試料の新鮮な切り口に 5% $Ti(SO_4)_2$溶液を滴下したとき，淡黄褐色を呈する．

〔定量〕（酸素電極法）食品試料（固体）5g に，抽出用リン酸緩衝液 40mL を加えてホモジナイズし，シリコン樹脂 1 滴入れた後にろ過する．そのろ液 2mL にカタラーゼ溶液 20 μ L を入れたときに発生する O_2 量を，酸素電極装置を用いて定量する．

4）酸化防止剤

① BHA，BHT，没食子酸プロピルなど

植物油を含む食品試料 5g に，混合溶媒（アセトニトリル：2-プロパノール:エタノール=2：1：1）50mL を加えてよく懸濁し，冷凍庫で 1 時間以上放置して上層を分取する．バター，魚介乾製品，魚介冷凍品は，食品試料 5g に，無水 Na_2SO_4 10g と混合溶媒 50mL を加えて 10 分間ホモジナイズし，冷凍庫で 1 時間以上放置して上層を分取する．これをろ過した後，UV 検出器付き HPLC

で定性・定量する.

② エチレンジアミン四酢酸およびその塩類

食品試料10gに，水40mL，ヘキサン50mLを加えてホモジナイズし，遠心して水層を得る．食品試料が缶製品の場合，分離した水層に，さらに10% $ZnSO_4$溶液6mLを入れてタンパク質や缶由来のスズを共沈除去し，フェノールフタレイン試液2滴を加えて，微紅色を呈するまで1% NaOHを加える．次にこれらに水を加えて100mLにし，陽イオン交換カラムに通してエチレンジアミン四酢酸およびその塩類を吸着させ，妨害物を0.1mol/L塩酸で除去する．0.2mol/L塩酸でのカラム溶出液を濃縮乾固し，0.1mol/L $FeCl_3$ 5mlを加えて溶かし，水を加えて10mLにした後，ろ過してUV検出器付きHPLCで定性・定量する．

5）発色剤

① 亜硝酸塩

（ジアゾ化法）この方法は，亜硝酸塩とスルファニルアミドとのジアゾニウム塩生成と，N-(1-ナフチル)エチレンジアミンとのアゾ色素生成反応を利用している．

食品試料10gに，80℃の温湯を入れてホモジナイズし，約150mLの懸濁液を得る．※0.5ml/L NaOH溶液10mL，12% $ZnSO_4 \cdot 7H_2O$溶液10mL（食品試料がチーズ，魚卵の場合は各々20mL使用）を加えて80℃で20分間過熱する．冷後，酢酸アンモニウム緩衝液20mLと水を加えて全量を200mLにしてろ液を得る．この試験溶液20mLに，スルファニルアミド溶液1mLとナフチルエチレンジアミン溶液1mLを加え，生じるアゾ色素の紫紅色を，波長540nmの吸光度で測定する（定量）．また，同時に水150mLについて※以下の操作を行なったものを空試験とする．

② 硝酸塩

硝酸塩の抽出は，上記亜硝酸塩の抽出法と同様に操作し，得られた試験溶液中のNO_3^-を，カドミウムカラムを用いてNO_2^-に還元した後に，ジアゾ化反応で定量する．

6）甘味料

① サッカリン，サッカリンナトリウム

細切またはフードプロセッサーで細片した食品試料を透析後，透析外液をUV検出器付きHPLCで定性・定量する．

② アスパルテーム

食品試料10gに水60mLを加えてホモジナイズし，1% H_3PO_4または1% NaOH溶液を加えてpH3に調整する．水を加えて100mLとした後，遠心上清を得る．これをクリーンアップ用カートリッジで妨害物質を除去した後，UV検出器付きHPLCで定性・定量する．

③糖アルコール（D-ソルビトール，D-マンニトール，キシリトールなど）

食品試料2gに80%エタノール溶液80mLを加えてホモジナイズする．その遠心上清をイオンクロマトグラフィーで定性・定量する．

7）着色料

食用赤色 2 号（アマランス），食用赤色 3 号（エリスロシン），食用緑色 3 号（ファストグリーン FCF），食用青色 2 号（インジゴカルミン）などのタール系着色料の薄層クロマトグラフィー（TLC）による定性法と，天然色素の定性法を以下に示す.

① タール系色素

〔定性〕（毛糸染色法）色素抽出液に 20～50mL の水を加え，10%酢酸で酸性（pH3～4）にした後，脱脂羊毛を加えて 30 分間加熱する．酸性タール系色素が吸着した羊毛を水洗し，吸着した色素を溶出するために，0.5%アンモニア水 10～20mL 中で沸騰水浴上 15 分間加熱する．抽出液は減圧下に蒸発乾固し，0.5mL の水または 50%エタノールを加えて試験溶液とする．この試験溶液中の色素を，薄層クロマトグラフィー（TLC）法やペーパークロマトグラフィー（PC）法で分離・確認する．最近では TLC 法以外に HPLC 法も用いられる.

② 天然色素

〔定性〕食品を適当な溶剤に懸濁し，色素を抽出する．これを TLC 法や HPLC で定性する．最近では，これ以外に高速液体クロマトグラフィー/質量分析法も用いられる.

8）漂白剤

亜硫酸，次亜硫酸およびこれらの塩類の定量法を以下に示す.

① 通気蒸留-アルカリ滴定法

試料を酸性下で通気蒸留し，発生する SO_2 を H_2O_2 で捕集して H_2SO_4 としたのち，0.01mol/L NaOH 溶液でオリーブグリーンになるまで滴定し，SO_2 を定量する.

② 通気蒸留-比色法

試料を酸性下で通気蒸留し，発生する SO_2 をアルカリ溶液に捕集し試験溶液とする．この試験溶液 5mL に，0.1% H_2O_2 1mL を加え，パラロザニリン・ホルムアルデヒド混液 1mL を加えることで生成する赤紫色の化合物を，波長 580 nm の吸光度で測定する（定量).

2.8　食品安全基本法

平成 13 年（2001 年）9 月に，わが国で最初の牛海綿状脳症（BSE）感染牛が確認されると，行政側の対応の混乱も手伝って，国民の牛肉への不安感が一気に高まった．そのため，農林水産省と厚生労働省は，「BSE 問題に関する調査委員会」を設置し，今後の畜産・食品衛生行政のあり方を検討させた．翌年（平成 14 年）4 月，この委員会は，「危機管理体制の欠如」，「消費者保護の軽視」，「行政決定過程の不透明さ」，「情報公開の不徹底」，「農林水産省と厚生労働省の連携不足」など，これまでの行政側の問題を指摘するとともに，「食品の安全性に関する基本原則」，「リスク分析の導入に重点を置いた包括的な食品の安全を確保するための法の制定と食品関連法の抜本的な見直し」，「リスク評価を中心とする独立性・一貫性を持つ新たな食品安全行政機関の設置」などの内容からなる提言をまとめた．同年 6 月，政府はこの提言を受け，「食品安全行政に関する関係閣僚会議」で，「今後の食品安全行政のあり方について」を取りまとめた．この中に「食品安全基本法の制定」と「食品安全委員会の設置」が盛り込まれている．これに基づき，平成 15 年 5 月に**食品安全基本法**が成立し，同年 7 月 1 日より施行された．これと同時に**食品安全委員会**も発足した．

2.8.1　食品安全基本法

食品安全基本法の目的は，「食品の安全性の確保に関し，基本理念を定め，関係者の責務及び役割を明らかにするとともに，施策の策定に係る基本的な方針を定めることにより，食品の安全性の確保に関する施策を総合的に推進する」とされている．食品安全基本法は，国民の健康の保護が最も重要であるという基本的認識の下，食品供給工程の各段階や，国際的動向と国民の意見に配慮しつつ科学的知見に基づいて，食品の安全性の確保のために必要な措置が講じられることを基本理念とする．また，食品の安全性を確保するために，国，地方公共団体，食品関連業者が負う責務だけでなく，消費者の役割も明記している．

施策の策定に当たっては，緊急時を除き，まず初めに食品安全委員会による食品健康影響評価（**リスク評価**）を受けねばならない．ここで言うリスク評価とは，食品中に含まれる危害要因を摂取することで，どのくらいの確率で，どの程度の健康被害が起きるかを科学的に評価することを言う．たとえば，厚生労働省や農林水産省などが，ある食品に関する規格等を変更しようとしたとき，食品安全委員会によるリスク評価を受けてから，その結果に基づいて規格等を定めるなどの施策を策定（**リスク管理**）することになる．また，このような施策の策定にあたっては，国民の意見を反映し，その過程の公正性や透明性を確保するために，関係者間相互の情報提供と意見交換するような機会を与えなければならない（**リスクコミュニケーション**）．食品安全基本法の概要を図 2-22 に，食品安全管理の概要を図 2-23 に示したので参照されたい．

食品安全基本法（平成１５年法律第４８号）の概要

目的（第１条）

食品の安全性の確保に関し、基本理念を定め、関係者の責務及び役割を明らかにするとともに、施策の策定に係る基本的な方針を定めることにより、食品の安全性の確保に関する施策を総合的に推進

基本理念（第３～５条）

①国民の健康の保護が最も重要であるという基本的認識の下に、食品の安全性の確保のために必要な措置が講じられること
②食品供給行程の各段階において、食品の安全性の確保のために必要な措置が適切に講じられること
③国際的動向及び国民の意見に配慮しつつ科学的知見に基づき、食品の安全性の確保のために必要な措置が講じられること

関係者の責務・役割（第６～９条）

○国の責務
基本理念にのっとり、食品の安全性の確保に関する施策を総合的に策定・実施する

○地方公共団体の責務
基本理念にのっとり、国との適切な役割分担を踏まえ、施策を策定・実施する

○食品関連事業者の責務
基本理念にのっとり、
・食品の安全性の確保について一義的な責任を有することを認識し、必要な措置を適切に講ずる
・正確かつ適切な情報の提供に努める
・国等が実施する施策に協力する

○消費者の役割
食品の安全性確保に関し知識と理解を深めるとともに、施策について意見を表明するように努めることによって、食品の安全性の確保に積極的な役割を果たす

施策の策定に係る基本的な方針（第11～21条）

①「食品健康影響評価※」の実施（リスク評価）
・施策の策定に当たっては、原則として食品健康影響評価を実施
・**緊急**を要する場合は、施策を暫定的に策定。その後遅滞なく、食品健康影響評価を実施
・評価は、その時点の水準の科学的知見に基づいて、客観的かつ中立公正に実施
※食品に係る生物学的・化学的・物理的な要因又は状態が食品が摂取されることにより人の健康に及ぼす影響を評価すること
②国民の食生活の状況等を考慮するとともに、食品健康影響評価結果に基づいた施策を策定（リスク管理）
③情報の提供、意見を述べる機会の付与その他の関係者相互間の情報及び意見の交換の促進（リスクコミュニケーション）

①**緊急の事態**への対処・発生の防止に関する体制の整備等
②関係行政機関の相互の密接な連携の下での施策の策定
③試験研究の体制の整備、研究開発の推進、研究者の養成等
④国の内外の情報の収集、整理、活用等
⑤表示制度の適切な運用の確保等
⑥教育・学習の振興及び広報活動の充実
⑦環境に及ぼす影響に配慮した施策の策定

措置の実施に関する基本的事項（第21条）

○政府は、上記により講じられる措置の実施に関する基本的事項※を策定
○内閣総理大臣は食品安全委員会の意見を聴いて、基本的事項の案を作成
※食品健康影響評価の実施、**緊急事態**等への対処に関する事項等

食品安全委員会の設置（第22～38条）

①所掌事務等
・関係大臣の諮問に応じ、又は自ら食品健康影響評価を実施（リスク評価）
・食品健康影響評価の結果に基づき、関係大臣に勧告
・食品健康影響評価の結果に基づく施策の実施状況を監視し、関係大臣に勧告
・調査審議を行い、関係行政機関の長に意見を述べる（**緊急時**等）
・調査研究の実施
・関係者相互間の情報・意見の交換につき、自ら実施・関係行政機関の取組みの調整（リスクコミュニケーション）
・資料提出の要求や**緊急時**の調査要請等
②組織等
・委員７名で構成（３名は非常勤）
・有識者から内閣総理大臣が両議院の同意を得て任命（任期３年）
・委員長は互選で常勤の委員から選出
・専門委員や事務局の設置

図2-22　食品安全基本法の概要（食品安全委員会のホームページ（http://www.fsc.go.jp/）より転載）

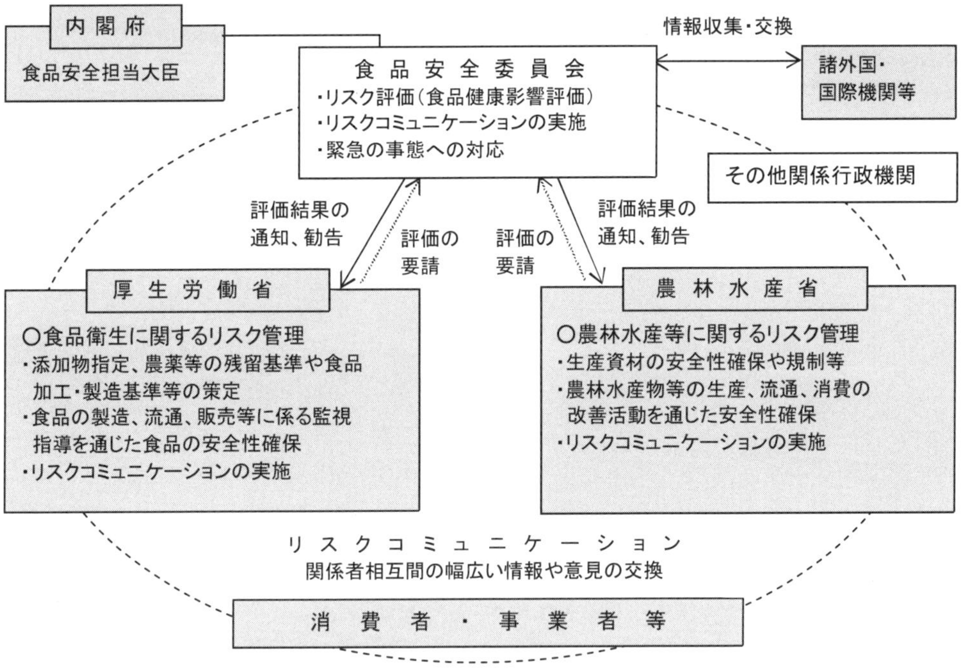

図 2-23　リスクの「評価」「管理」「コミュニケーション」を通じた食品安全管理

（図説　国民衛生の動向 2010/2011，p.102, (財)厚生統計協会）

2.8.2　食品安全委員会

食品安全委員会は，内閣府に設置された食品安全行政の実働機関であり，有識者７名（うち３名は非常勤）で構成されている．食品安全委員会は，食品健康影響評価を実施（リスク評価）し，その結果に基づき，関係省庁の大臣に勧告したり，施策の実施状況を監視して関係大臣に勧告したりする．また，緊急時などには，調査審議を行い，関係行政機関の長に意見を述べる．さらに，関係者間相互の情報提供と意見交換を実施し，関係行政機関の取り組みを調整する（リスクコミュニケーション）．その他，調査研究の実施，資料提出の要求，緊急時の調査要請なども行う．食品安全委員会は，必要に応じて専門の事項を調査審議させる専門委員を置く場合もある．

また，「食品衛生法」，「農薬取締法」，「肥料取締法」，「家畜伝染病予防法」，「飼料の安全性の確保及び品質の改善に関する法律」，「と畜場法」，「水道法」，「薬事法」，「農用地の土壌の汚染防止等に関する法律」，「食鳥処理の事業の規制及び食鳥検査に関する法律」，「食品衛生法及び栄養改善法の一部を改正する法律」，「ダイオキシン類対策特別措置法」，「牛海綿状脳症対策特別措置法」などの法律や，それらに関連した政令・省令に基づく規格や規制を制定・改廃しようとするとき，関係各大臣は食品安全委員会の意見を聞かなければならないことになっている（意見の聴取）．

第3章
食中毒

食品は，人間の生命，健康を維持・増進するために必要不可欠なものであり，その安全性の確保には最善の方策が求められている．食品が関係する健康障害の代表的なものに食中毒が挙げられる．食中毒とは，飲食物あるいはこれと誤認して飲食して体内に摂取された病原微生物や有害，有毒な化学物質により起こる疾病をいう．

衛生状態の改善や食品流通過程の衛生管理の充実により，食品が原因となる食中毒は減少することが期待される．しかし，現実には食中毒の発生状況はあまり改善がみられず，平成 8 年（1996 年）には大腸菌O 157 に代表される腸管出血性大腸菌による大規模な食中毒事件が発生し，新興感染症として一躍世間の脚光をあびるに至った．また，平成 12 年（2000 年）には大手乳業会社製造の「低脂肪乳」などを原因とする食中毒事件が発生し，有症者数は約 1 万 5 千人に達し，近年例をみない大規模な食中毒事件となった．食中毒の原因と推定された「低脂肪乳」から黄色ブドウ球菌のエンテロトキシンA型が検出され，これが製造過程で混入したものと結論された．このように，食中毒事件は決して過去のものではなく，年間患者数や死者数などで比較すると，食中毒が示す数値はわが国の三大疾病（悪性新生物，心疾患，脳血管疾患）と比べると少ないものの，その原因が日常口にする食品であるため，保健衛生上これを可能な限り減少させることが重要なのは自明の理である．

食中毒の発生は，食料の生産形態，食品加工・製造技術，社会の経済活動やわれわれの生活様式など様々な状況を反映している．近年の大規模な食中毒事件の発生の反省から，食品の原料の受け入れから製造・出荷までのすべての工程において，危害の発生を防止するための重要ポイントを継続的に監視・記録する衛生管理手法である HACCP（Hazard Analysis and Critical Control Point）の制度が導入されている．

食品衛生法に基づいて，**食中毒統計**は病因物質別に，細菌，ウイルス，化学物質，自然毒，その他に分類して集計されている．従来，食中毒と経口伝染病は取り扱う法律の違いから両者を分けて対応してきたが，感染症予防法（感染症の予防及び感染症の患者に対する医療に関する法律）が施行されたのを契機に，コレラ，赤痢，腸チフス，パラチフスの 4 疾病が飲食に関することが明らかな場合には食中毒としても取り扱うことになった．表 3-1 に食中毒の病因物質の種類を示す．なお，アレルギー様食中毒は厚生労働省の食中毒統計では対象としていない．

表 3-1　食中毒の病因物質の種類

1. サルモネラ	2. ぶどう球菌	3. ボツリヌス菌	4. 腸炎ビブリオ	
5. 腸管出血性大腸菌(O157)	6. その他の病原大腸菌	7. ウエルシュ菌		
8. セレウス菌	9. エルシニア・エンテロコリチカ			
10. カンピロバクター・ジェジュニ／コリ	11. ナグビブリオ			
12. コレラ菌	13. 赤痢菌	14. チフス菌	15. パラチフスA菌	16. その他の細菌
17. ノロウイルス	18. その他のウイルス			
19. 化学物質	20. 植物性自然毒	21. 動物性自然毒	22. その他	23. 不明

資料　食品衛生法施行規則　(2003年改正)　　様式第14号　食中毒　事件票（12）　病因物質の種類

3.1　食中毒の種類と発生状況

わが国で発生する食中毒は食品衛生法によりその届出が義務づけられており，発生患者をみたときには医師は最寄りの保健所に届出を行い，保健所を通して厚生労働省に集計され,「食中毒統計」としてまとめられている．

1）年次別発生状況

昭和 27 年（1952 年）以来食中毒統計がとられている．巻末表 3-1 は食中毒の事件数，患者数および死者数の推移を示す．平成以降の事件数は毎年千〜2.5 千件，患者数は 2 万〜3 万人台，死者は十数名であるが，平成 8 年（1996 年）には腸管出血性大腸菌O 157 による集団食中毒が発生したため，事件数，患者数，死者数とも大きく増加していた．食中毒による死者は 1950 年代には 300 人を超えることもあったが，近年は 10 人台と著しく減少しているものの，発生件数と患者数は過去 10 年の統計結果では依然として横ばい状態であり，食品衛生上大きな課題として残されている（巻末表 3-1）．

わが国の食中毒の原因は細菌性が大部分なので，事件数は夏期（8〜10 月）に多発する傾向にあるが，近年は室内環境が恒温化されてきたので，以前に比べて冬期でも細菌性食中毒が見られるようになっている．また，特徴的な現象としてノロウイルスによる食中毒が冬期に多く集中して発生している．

2）原因物質別発生状況

食中毒を起こす原因物質は細菌，ウイルス，化学物質，および自然毒の 4 種に大別して集計されている．平成 21 年（2009 年）の原因物質別発生状況を巻末表 3-2 に示す．細菌を原因とする食中毒が全体の約 60%を占めているが，その中ではカンピロバクターが主流であり，次いでノロウイルスが全体の約 30%と増加傾向にある．自然毒による食中毒も約 10%発生している．一般的に自然毒では，件数に比して死者数が多いのが特徴的である．

従来，細菌性食中毒の中では，サルモネラ属菌，ブドウ球菌，腸炎ビブリオなどによる食中毒が主流を占めていたが，近年はその割合は低下している．腸管出血性大腸菌（ＶＴ産生）が原因となる食中毒は平成 8 年（1996 年）に全国的に大流行したが，その後大規模の集団発生はないものの，一定の割合で事件は発生している．

3）原因食品別発生状況

原因食品が判明した事件のうち，複合調理食品が原因となるものが約 10%と最も多く，次いで，野菜およびその加工品，魚介類加工品，魚介類などが原因となっている（巻末表 3-3）．

3.2　細菌性食中毒

細菌性食中毒の一般的な症状は，比較的急性で，胃腸炎や下痢，嘔吐，発熱などであり，中枢神経障害を起こすものもある．一般的に二次汚染はなく，死亡率も低い．しかし，細菌性食中毒による年間発生患者総数は 3 万人前後であり，集団発生する事例も多い．

細菌性食中毒と経口感染症が示す症状には類似性も認められるが，発症菌数や潜伏期間，病原性などに相違点がある（表 3-2）．なお，腸管出血性大腸菌（ＶＴ産生）では極少量の菌数の摂取による発症が報告さている．また，ノロウイルスの場合は二次汚染による感染の拡大が報告されている．

表 3-2　細菌性食中毒と経口感染症の違い

	細菌性食中毒	経口感染症
発症菌数	感染型食中毒の場合は，かなり多くの菌数が必要．毒素型も含め，汚染時の菌数が多いほど重症になる．＊	菌数が少なくても，発症する．
潜伏期間	一般に短い	一般に長い
病　原　性	一般に弱い	一般に強い
食品状態	鮮度が関与している	鮮度に関係ない
２次感染	一般に起こりにくい	ある

＊例外として腸管出血性大腸菌による食中毒がある．

3.2.1　細菌性食中毒の種類

細菌性食中毒は，菌量や毒素産生の有無などの発症機構により毒素型と感染型に大別され，感染型はさらに感染侵入型と感染毒素型の２種類に分類される（表 3-3）．

a．毒素型食中毒

原因菌が食品中で増殖する際に産生された毒素を摂取して発症するタイプである．生菌数の量には無関係であり，あくまでも毒素の存在が食中毒の起因となる．生体外毒素型または食品内毒素型とも呼ばれている．グラム陽性菌の黄色ブドウ球菌，ボツリヌス菌，セレウス菌（毒素型）が原因となる場合が多い．発症までの潜伏期間は短く，症状は一般に激しい．

b. 感染型食中毒

あるレベルを越えて増殖した細菌を含む食品を摂取し，消化管内に細菌が定着して増殖する結果，症状を引き起こすものである．このうち，細菌が消化管の細胞に侵入して組織破壊などを起こすタイプ（**感染侵入型**）と，腸管腔で増殖して毒素を産生し，この毒素が症状を起こすタイプ（**感染毒素型**）に分けられる．感染侵入型に分類される主な食中毒原因菌は，サルモネラ属菌，カンピロバクターなどであり，感染毒素型には毒素原性大腸菌，腸管出血性大腸菌，腸炎ビブリオ，ウエルシュ菌，セレウス菌（感染型）などがある．一般に，多量の細菌（10^6〜10^9 個）で汚染された食品が原因となるが，腸管出血性大腸菌のように僅か数十個で発症するような例外もある．

表 3-3　微生物性食中毒の分類

1. 細菌性食中毒		
①毒素型（生体外毒素型）：黄色ブドウ球菌，ボツリヌス菌，セレウス菌*1		
②感染型：		
	感染侵入型：	サルモネラ，腸管病原性大腸菌，腸管侵入性大腸菌，カンピロバクター，赤痢菌*2，腸チフス菌*2，パラチフス菌A*2
	感染毒素型：	腸炎ビブリオ，毒素原性大腸菌，ウェルシュ菌，セレウス菌*1，エロモナス，ナグビブリオ，腸管出血性大腸菌*2，コレラ菌*2
2. ウイルス性食中毒		
ノロウイルス，その他のウイルス		

＊1　毒素型と感染型の二つの型の株が存在する．
＊2　『感染症の予防及び感染症の患者に対する医療に関する法律』の対象にもなっている．

3.2.2　細菌性食中毒各論

1）腸炎ビブリオ食中毒：感染毒素型

a. 細菌の特徴

腸炎ビブリオ（*Vibrio parahaemolyticus*）が起因菌．本菌はグラム陰性，通性嫌気性の無芽胞性桿菌で，1 本の鞭毛を有し，活発なビブリオ運動を示す．2〜3%の NaCl の存在下で旺盛に発育する低度好塩性菌で，低張では溶菌するため淡水中では生息できない．水温の高い夏期の沿岸海域や汽水域に広く分布する．至適条件では増殖速度はきわめて速く，分裂時間（菌が二分裂するのに要する時間）は約 8 分であり，他の食中毒原因菌に比べきわめて短く，これが夏場に腸炎ビブリオによる食中毒が多発する理由となっている．熱には弱い．海水に存在する本菌の全てが病原性を有している訳ではなく，100℃，10 分間の加熱に耐える**耐熱性溶血毒素**（thermostable direct hemolysin，TDH）を産生する株が食中毒の原因となる．患者分離株は赤血球を含む血液寒天培地で培養すると，コロニーの周辺に透明な溶菌環を形成する（神奈川現象陽性）．

b. 食中毒の概要

腸炎ビブリオは，昭和 25 年（1950 年）10 月に大阪府下で起きたシラス中毒事件（患者 272 名，死者 20 名）において，死体と原因食のシラスから藤野恒三郎らにより原因菌として単離された．腸炎ビブリオは夏期の海水中に常在しており，海産魚介類により直接，あるいは魚介類を調理した器具を介して間接的に感染して中毒を起こす．魚介類を好む日本では最も発生件数の多い食中毒の 1 つであり，発生は 7〜9 月の夏期に集中し，冬期にはまれである．代表的な感染型食中毒に分類される．潜伏期間は約 6〜24 時間，主症状は腹痛と水様性下痢で，吐き気，嘔吐，発熱もみられ，粘血便を伴う場合もある．

本菌は沿岸の海水，海泥，海水中のプランクトンなどに広く分布し，イカ，タコ，アジなどの近海魚の多くは腸炎ビブリオで汚染されている．海産魚介類の生，または調理不十分での摂取（1 次感染）と，その食品を調理した調理器具からの汚染（2 次汚染）などの感染経路がある．原因食品は海産魚介類が主であるが，塩もみした野菜やサラダ，卵焼きなどの 2 次汚染による食中毒事例も多く報告されている．

予防対策として，加熱調理，調理器具の衛生管理があげられる．菌は淡水に弱いので，魚介類を調理する前には水道水で十分に洗浄することが大切である．

2）サルモネラ菌属食中毒：感染侵入型

a．細菌の特徴

サルモネラ菌属（*Salmonella*）が起因菌．本菌はグラム陰性，好気性または通性嫌気性の無芽胞性短桿菌で，周囲に多数の周毛性鞭毛を有し，運動性がある．加熱処理に弱い．

サルモネラ菌属のうち，ヒトおよび動物に広く分布して食中毒の原因菌となるものとして，血清型（serovar）に基づく表示によりゲルトネル菌（*S.enterica* serovar Enteritidis），ネズミチフス菌（*S.enterica* serovar Typhimurium），ブタコレラ菌　（*S.enterica* serovar Choleraesuis）などがある．

b．食中毒の概要

サルモネラ属菌食中毒は，日本では古くから腸炎ビブリオ，ブドウ球菌食中毒とならんで発生件数の多い食中毒であり，しばしば集団発生していた．古くは，昭和 11 年（1936 年）5 月に浜松市内の旧制中学校の運動会で配った大福もちが原因となる集団食中毒が発生した．ネズミが感染源となり，製造過程で大福もちがサルモネラ属菌により汚染され，これを食べた 2,200 名以上が発病し，42 名が死亡する大事件となった．また，昭和 63 年（1988 年）には北海道で錦糸卵が原因で患者数が 10,476 名の大規模な集団食中毒が発生した．

サルモネラ属菌は家畜，家禽，昆虫，は虫類，両生類を宿主として自然界に広く分布している．保菌動物の肉，卵，乳などの摂取（1 次汚染），動物のし尿やその他汚染食品の摂取，汚染食品を調理した調理器具からの汚染（2 次汚染）が主な感染経路となっている．ミドリガメなどのペットが感染源となることもある．原因食品として，肉類，卵，乳製品，それらの調理品が多い．特に近年は *S.* Enteritidis で汚染された卵が原因となる事例が多く報告されている．

本菌による食中毒は加熱不十分な汚染食品の摂取後約 18〜36 時間で発症し．腹痛，嘔吐，38〜40℃の発熱を伴う急性胃腸炎を引き起こす．本菌による食中毒の予防法として，まな板，包丁，ふきんなどはよく洗い，熱湯や漂白剤で殺菌することがあげられる．牛・豚・鶏などの食肉や卵などが主な原因食品となることを留意し，清潔な調理と十分な加熱調理に心がける．ペットからの感染も要注意であり，ペットに触れたあとは，よく手を洗う．

3) カンピロバクター・ジェジュニ/コリ食中毒：感染侵入型

a. 細菌の特徴

カンピロバクター・ジェジュニ/コリ（*Campylobacter jejuni/coli*）が起因菌．本菌はグラム陰性無芽胞性，コンマ状またはS字状に湾曲した桿菌．微好気性であり，嫌気的には増殖せず，通常の大気環境中でも増殖しにくい．O_2（5%），CO_2（10%），N_2（85%）の混合ガス中でよく増殖する．ジェジュニ菌とコリ菌は細菌学性状が極めて類似しているため両者の識別は困難であり，ジェジュニ/コリの様に簡便的に一緒にして表示される．

b. 食中毒の概要

下痢，腹痛，発熱を引き起こす．潜伏期間は2〜11日と長い．サルモネラ属菌食中毒の症状と類似．近年，カンピロバクターによる食中毒が急増している．家畜，家禽，イヌ，ネコなどの動物が保菌している場合が多い．罹患または保菌状態の畜肉（特に鶏肉）などの摂取による1次汚染，動物のし尿などで汚染を受けた食品や水の摂取，汚染食品を調理した器具を介した2次汚染が感染経路としてあげられている．原因食品として，肉類（特に鶏肉）を材料とした食品の場合が多い．予防法には加熱調理や調理器具の衛生的な管理などがある．

4) 腸管出血性大腸菌およびその他の病原性大腸菌による食中毒

a. 細菌の特徴

大腸菌（*Escherichia coli*）は，腸内細菌科のグラム陰性，通性嫌気性の無芽胞桿菌で，乳糖を分解して酸とガスを発生する．一般に周毛性鞭毛を有する．大腸菌は正常なヒトや動物の腸管内に常在し，糞便汚染を介して土壌，食品など自然界に広く分布する．多くの大腸菌株は健康なヒトに感染症を引き起こさないが，易感染宿主に対しては日和見感染を起こし，肺炎や敗血症，尿路感染症などを引き起こす．特定の株はヒトの急性腸炎（食中毒）の原因となり，下痢や腹痛症状を呈する（表3-4）．

大腸菌は，菌体外表層部（K抗原，約80種），菌体（O抗原，約170種）および鞭毛（H抗原，約60種）のそれぞれに対応する抗血清により型別される．

表3-4　下痢・腹痛を起こす主な大腸菌

大腸菌		感染型
腸管病原性大腸菌	Enteropathogenic *E.coli*（EPEC）	感染侵入型
腸管侵入性大腸菌	Enteroinvasive *E. coli*（EIEC）	感染侵入型
腸管出血性大腸菌	Enterohemorrhagic *E.coli*（EHEC）	感染毒素型
毒素原性大腸菌	Enterotoxigenic *E. coli*（ETEC）	感染毒素型
腸管凝集性大腸菌	Enteroaggregative *E. coli*（EAEC）	感染侵入型

b. 食中毒の概要

下痢原性の大腸菌として，表 3-4 に示すように腸管病原性大腸菌 ，腸管侵入性大腸菌，腸管毒素原性大腸菌，腸管出血性大腸菌，腸管凝集性大腸菌の 5 種類がある．それぞれの発症機構は異なり，病像も一様ではない．厚生労働省の食中毒統計は，これらの病原大腸菌のうち，**腸管出血性大腸菌**（VT 産生）とその他の病原大腸菌として集計されている．また，腸管出血性大腸菌が原因となる疾病は，感染症予防法において三類感染症として取り扱われている．

食中毒の原因として，菌で汚染された畜肉，卵類，魚介類，野菜類の調理不十分での摂取（1 次汚染），汚染された飲料水や下水の混入した食品の摂取（1 次汚染），汚染食品を調理した調理器具や調理者を介した汚染（2 次汚染）によるものがある．食中毒の発症には 10^4～10^6 程度の菌量が必要とされているが，O157：H7 では 10^2 以下の菌量で発症するといわれている．食中毒の原因食品として，肉，魚介類，生水，複合調理品などがある．

①腸管病原性大腸菌（Enteropathogenic *E.coli*，EPEC）による食中毒：感染侵入型

小腸上皮細胞に菌が定着して組織を侵襲して下痢を起こす．食中毒統計で「その他の大腸菌」として集計されている事例の多くはこのタイプと考えられている．

②腸管出血性大腸菌（Enterohemorrhagic *E.coli*，EHEC）による食中毒：感染毒素型

本菌により消化管粘膜の毛細血管が破壊され，出血性大腸炎を起こす．症状は下痢，腹痛，発熱が主であり，鮮血性の血便が多く水様便もみられる．また，死亡率の高い**溶血性尿毒症症候群**（HUS；血小板減少や溶血性貧血，尿量減少，血尿，タンパク尿，意識障害などの症状を示す）や脳症を併発することもある．本菌は**ベロ毒素**（Verotoxin，VT，または Shigatoxin，Stx と呼ばれている）を産生する．ヒトを発症させる菌数はわずか 50 個程度と考えられている．二次感染を起こしやすい．菌は強い酸抵抗性を示し，胃酸の中でも生残する．ヒトからヒトへの二次感染は糞口感染が主なので，手洗いの徹底が大切である．

主な病原因子は，定着因子であるインチミンとベロ毒素（抗原性の違いにより Stx1 と Stx2 がある）である．わが国においては，患者及び保菌者から検出される腸管出血性大腸菌のO抗原はO157 がもっとも多く，O26 とO111 がそれに次ぐ．1982 年に米国でハンバーガーを原因とする出血性大腸炎が集団発生し，患者の血便から大腸菌O157 が下痢の原因菌として分離された．わが国では，1990 年埼玉県浦和市の幼稚園において井戸水を原因としたO157 による集団食中毒が発生し，園児 2 名の死亡事例がある．さらに，1996 年 5 月に岡山県で食中毒が集団発生し，7 月には大阪府堺市で患者 5,591 名に上る集団発生事件となった．その主な原因は給食あるいは仕出し弁当であった．

③毒素原性大腸菌（Enterotoigenic *E.coli*，ETEC）による食中毒：感染毒素型

コレラ様の激しい水様性下痢を主徴とする．菌は小腸粘膜に定着・増殖し，タンパク性の易熱性腸管毒（heat-labile enterotoxin，LT）と，オリゴペプチド性の耐熱性毒素（heat-stable toxin，ST）を産生する．LT は 60℃，10 分の加熱で失活するタンパク質毒素であり，作用や構造，免疫学的性質はコレラ毒素（コレラエンテロトキシン）に類似し，コレラ様の下痢を引き起こす．ST は

100℃, 30 分の加熱でもほとんど失活しない. ST は腸管粘膜上皮細胞内のグアニル酸シクラーゼに作用してこれを活性化する. そのため, 細胞内の cGMP 濃度が上昇し, 細胞内から多量の水分を流出させるので水様性下痢や脱水症状が起こる.

本菌は発展途上国における乳幼児下痢症の最も重要な原因菌である. また, それらの地域への旅行者にみられる旅行者下痢症の主要な原因菌である. 本菌の感染は多くの場合, 水を介した感染と考えられている.

④腸管侵入性大腸菌（Enteroinvasive *E.coli*, EIEC）による食中毒：感染侵入型

赤痢様大腸炎（腹痛, 発熱, 血液･粘液を伴う下痢）を呈する. 感染発症機構は赤痢菌に類似しており, 菌が大腸粘膜上皮内に侵入して増殖し組織障害を起こす. 本菌感染症は一般に発展途上国や東欧諸国に多く, 先進国では比較的まれである. その媒介体は食品または水である. 現在, わが国で分離される本菌の多くは海外渡航者の旅行者下痢からである.

5) ブドウ球菌食中毒：生体外毒素型

a. 菌の特徴

黄色ブドウ球菌（*Staphylococcus aureus*）が起因菌. 本菌はグラム陽性, 通性嫌気性の無芽胞球菌で, 耐塩性を示し, 高濃度の NaCl 存在下（7.5～15%）でも増殖可能. ヒトや動物の皮膚や粘膜表面に常在し, 食中毒の他に化膿性炎症や表皮剥奪性皮膚炎, 毒素性ショック症候群などの原因となる. 化膿菌とも呼ばれている.

b. 食中毒の概要

激しい嘔吐を主徴とし, 下痢, 腹痛を呈するが, 発熱はない. 潜伏期間は食中毒の中で最も短く約 1～数時間（平均 3 時間）で急性の症状を呈する. 本菌が食品中で増殖する際に単純タンパク質毒素のブドウ球菌エンテロトキシン enterotoxin を産生し, 嘔吐の原因となる. **エンテロトキシン**は抗原性の違いから A, B, C（C_1, C_2, C_3）, D, E, H など多種類に区別されている. ブドウ球菌は 70℃, 30 分の加熱で失活するが, エンテロトキシンは耐熱性を示し, 100℃, 1 時間の加熱でも失活しない. また, 本毒素はトリプシン, キモトリプシン, パパインなどのタンパク質分解酵素によっても不活化されず, 酸, アルカリにも強い. エンテロトキシンの作用機構は不明であるが, その刺激が延髄にある嘔吐中枢に伝達され, はき気・嘔吐を起こす.

本菌は, ヒトや動物の鼻腔, 咽腔, 皮膚, 毛髪などに常在する. 土壌, じん芥, 下水などの自然界にも広く分布している. ヒトの傷口の化膿巣にはブドウ球菌が多数存在する. 調理者や食品従事者の手指, 毛髪などから汚染された食品の摂取が原因となることが多い. 特に, 化膿巣を有する調理者や食品従事者からの 2 次感染が圧倒的に多い. 原因食品は, おにぎり, 折り詰め弁当, 和菓子, 卵焼き, シュークリームなどがある. 予防方法として, 食品の保存, 運搬, 調理などの衛生的な取扱いや調理器具の衛生的な管理, 手指に傷のある人は調理に携わらないことなどが大切である.

6）ボツリヌス菌食中毒：生体外毒素型

a. 菌の特徴

ボツリヌス菌（*Clostridium botulinum*）が起因菌．本菌はグラム陽性桿菌で芽胞を形成し，偏性嫌気性を示す．ボツリヌス毒素を産生する（抗原性によりA～G型に分けられる）．ヒトの食中毒では主にA，B，E型が原因となり，A，B型は欧米に多く，日本ではE型菌による食中毒が多い．**ボツリヌス毒素**は菌体内で産生されて自己融解により遊離する単純タンパク質性の外毒素で，猛毒を示す．マウスに対するA型毒素のLD_{50}（静脈内注射）は1 ngよりはるかに少なく，青酸カリの1億倍の強さに相当するとされている．毒素自体は熱に不安定で，A型毒素は80℃，30分，B型毒素は80℃，15分で失活する．しかし，芽胞を形成するので，菌は熱，乾燥，薬品などに抵抗性を示す．本菌は世界各地の河川の泥，土壌中に芽胞として存在している．

b. 食中毒の特徴

欧米ではボツリヌス食中毒は多発しているが，わが国では比較的少ない．わが国の中毒発生例は主に E 型によるものであり，「いずし」など魚を原料とした発酵保存食品が原因となることが多い．しかし，昭和 59 年（1984 年）には真空パック製カラシレンコンが原因となった A 型食中毒が起き，西日本を中心として 36 名の患者（うち死者 11 名）が発生している．従来，わが国ではカラシレンコンが原因食品となる本菌食中毒の報告はないが，本菌が偏性嫌気性菌で耐熱性の芽胞を形成するという特徴が食品の製造工程や販売過程などで如実に発揮された事件であった．

本菌食中毒はめまいや頭痛で始まり，視力の低下，複視，しわれ声，嚥下困難から全身の麻痺を呈する．潜伏期間は 12～24 時間．わが国における食中毒の事例は少ないが，致命率は極めて高い（30～80%）．ボツリヌス毒素は消化管から吸収されて神経-筋接合部に作用し，神経末端からのアセチルコリンの遊離を阻害するため，神経からの刺激が伝達されず麻痺が起こる．中毒の予防・治療にはトキソイド・抗血清が有効．

ボツリヌス菌は土壌，河・湖などの湖泥，動物（腸内）などに分布する．発酵食品や缶詰，瓶詰などの嫌気状態の食品，ハム，ソーセージ，いずしなどが食中毒の原因となる．

ボツリヌス菌感染症の特殊な例として，**乳幼児ボツリヌス症**がある．乳幼児ボツリヌス症は，生後 6 か月以前の腸内細菌叢が未熟な乳幼児に見られる感染型のボツリヌス症で，乳幼児がボツリヌス菌芽胞を経口摂取することで起こる．腸管内で菌が産生する毒素により緩徐に発症する．正常分娩した乳児が生後 5～13 週目に特別な理由もなく乳の飲み方や泣き声が弱々しくなったり，頸部や手足の筋肉が弛緩し動きが緩慢になり，嚥下障害をきたし，呼吸困難や呼吸停止が見られることもある．乳幼児ボツリヌス症はボツリヌス菌で汚染されたハチミツが原因となる場合が多いので，生後 1 年未満の乳児にはハチミツを与えないのが望ましい．

7）ウエルシュ菌食中毒：感染毒素型

a. 菌の特徴

ウエルシュ菌（*Clostridium perfringens*）が起因菌．本菌はグラム陽性の桿菌で，芽胞を形成する偏性嫌気性菌．嫌気度はボツリヌス菌に比べると弱い．糖の分解に伴うガス産生が旺盛．動物の腸管や土壌に生息し，食中毒原因菌であるとともに，**ガス壊疽**の原因菌でもある．産生する毒素によりA〜E型に分類されるが，A型菌が食中毒に関係する．摂取された菌はヒト腸管内で増殖し，芽胞を形成する時にエンテロトキシンを産生し，下痢などの胃腸症状を引き起こす．本菌の産生するエンテロトキシンは易熱性のタンパク質である．

b. 食中毒の概要

潜伏期間は約4〜24時間であり，主に下痢と腹痛を呈する．原因食品は肉，魚介類などタンパク質性のものが主体である．加熱調理された食品では，一般の細菌は死滅するが，ウエルシュ菌芽胞は耐熱性を示すので，加熱調理後でも生存しており，しかも食品中の酸素が追い出されて嫌気状態になるため，本菌の増殖が促進されて発症すると考えられている．シチューなどが原因食品になる場合が多い．本菌は耐熱性を示す芽胞を形成するので，加熱による予防は一般に困難である．

8）セレウス菌食中毒：生体外毒素型および感染毒素型

a. 菌の特徴

セレウス菌（*Bacillus cereus*）が起因菌．本菌はグラム陽性，好気性ないし通性嫌気性の大型桿菌で芽胞を形成し，周毛性鞭毛を有する．土壌常在菌で穀類，野菜類，魚介類にも分布する．

b. 食中毒の概要

潜伏期間が1〜6時間（平均3時間）で嘔吐を主徴とする嘔吐型（生体外毒素型）と，それよりも長い潜伏期間（8〜16 時間）を示し下痢を主徴とする下痢型（感染毒素型）の２つのタイプがある．前者は菌の産生する嘔吐毒（耐熱性の低分子量環状ペプチド）によるものであり，後者はエンテロトキシン（易熱性の分子量3.8〜5万の単純タンパク質）が発症の原因となっている．

調理が不十分な肉･魚介類･野菜類の摂取による1次汚染，調理器具などを介した2次汚染がある．原因食品は，嘔吐型では焼きめし，ピラフなどの米飯類，下痢型の場合は肉類，野菜スープ，バニラソースなどが報告されている．本菌は耐熱性の芽胞を形成するので，加熱調理した食品中でも生存し，食品の保存が悪いとその中で容易に発芽し増殖して食中毒を起こす．

9）エルシニア食中毒

a. 菌の特徴

エルシニア・エンテロコリチカ（*Yersinia enterocolitica*）が起因菌．本菌はグラム陰性，通性嫌気性の非芽胞形成の桿菌．動物の腸管に生息．別名**低温菌**とも呼ばれ，10℃以下の低温でも増殖可能であり，1〜4℃でも増殖できる．

b．食中毒の概要

汚染された水，豚肉，ミルクなどが感染源となることがある．赤痢菌と同様に，腸管粘膜細胞に侵入し，炎症を起こすと考えられている．腹痛，下痢，発熱を伴う急性胃腸炎を起こすことがある．

10）その他の細菌性食中毒

①ナグビブリオ食中毒

ナグビブリオ（NAG vibrio，*Vibrio cholerae* non-O1）は，コレラ菌と同属であるが，血清型はコレラ菌とは異なる．下痢症を起こす．河川や海水に生息しているので，汚染された魚介類（冷凍エビ，カニは汚染度が高い）や飲料水などが原因食品となる．

②エロモナス食中毒

エロモナス（*Aeromonas hydrophi*a，*A.sobria*）はビブリオに近い菌で，広く淡水，土壌に分布し，淡水魚や両生類に生息している．低温で増殖するので，冷蔵庫内でも食品の腐敗を起こす．

3.3　ウイルス性食中毒

ウイルスは増殖するために生細胞を必要とするので，食品中で単独に増殖することはなく，この点は細菌性食中毒とは著しく異なる．わが国ではウイルス性食中毒は冬期に発生しやすく，カキが原因となる場合が多い．一般に，下痢や嘔吐を呈する．

食品衛生法施行規則の改正により平成 16 年の報告から「小型球形ウイルス（SRSV）」を「ノロウイルス」とし，サポウイルスなどのノロウイルス以外の小型球形ウイルスは，他のウイルスとともに「その他のウイルス」に分類されている．

3.3.1　ノロウイルス

ノロウイルスによる食中毒は，近年患者数で 1 位を占めている．本ウイルスは全世界に分布しており，乳児から成人まで感染性胃腸炎を起こす．感染性が強く，少量のウイルスによる感染でも食中毒を起こす．潜伏期間は 24〜48 時間で，吐き気，嘔吐，下痢を主症状とするが，通常は 1〜3 日で回復する．高齢者・乳幼児などで脱水症状が強い場合は補液が必要である．生ガキ（2 枚貝）が原因食品となることが多い．サラダ，果実，ケーキなど生のまま食べる食品や飲料水が原因となる場合もある．ウイルスは患者の便や吐物中に多量に排出され，病状が改善されてもウイルスは 1 週間程度便中に排出が続くので，二次汚染の原因となる．また，患者の吐物で汚染された衣類やカーペット，医療施設のリンネルが感染源となる場合もある．

予防法は手洗いの励行と加熱調理があげられる．ノロウイルスに汚染された食品でも，中心温度が 85℃以上で 1 分間以上の加熱によりウイルスの感染性はなくなると考えられている．患者の吐物で汚染された衣類やカーペットなどの消毒には次亜塩素酸ナトリウムによる消毒が有効．

3.3.2　ロタウイルス

小児に下痢を引き起こすウイルスとして**ロタウイルス**がある．わが国では冬期に乳幼児の間で急性の下痢症を引きおこし，水のような多量の下痢便や激しい嘔吐を伴うことがある．発展途上国では乳幼児死亡の原因として重要である．

3.4　食物アレルギーとアレルギー様食中毒

食物アレルギーは，食品に含まれる成分がアレルゲンとなり免疫機能の異常応答を引き起こし，ヒトに不都合な症状を起こすものである．近年，アレルギー物質（アレルゲン）を含む食品が原因となる健康危害が多く見られるため，厚生労働省では，それらの品目の表示義務，または表示の奨励を定めている．食物アレルギーを起こす頻度が高い食品や，重篤なアレルギーを起こすことが明らかになった 7 品目は，「**特定原材料**」として表示が義務づけられている（卵，乳，小麦，そば，落花生，えび，かに；「えび」と「かに」は平成 20 年 6 月から追加）．また，18 品目については表示が奨励されており，あわび，いか，いくら，オレンジ，キウイフルーツ，牛肉，くるみ，さけ，さば，大豆，鶏肉，バナナ，豚肉，まつたけ，もも，やまいも，りんご，ゼラチンが対象となっている．

食物アレルギーは，I 型アレルギー（即時型過敏症）に相当する反応であり，初めのアレルゲンの侵入により多量に産生される IgE 抗体が関与し，化学伝達物質としてヒスタミンが遊離される場合が多い．食品アレルゲンとなるタンパク質の共通点として，低分子量で熱やタンパク分解酵素に抵抗性を示すことが知られている．**鶏卵アレルゲン**として，卵白に含まれるオボムコイド（糖タンパク質，分子量 28kDa），オボアルブミン，リゾチーム，オボトランスフェリンなどがある．**牛乳アレルゲン**としては，ヒト母乳には存在しないが，β-ラクトグロブリン（乳清タンパク質，分子量 18.4kDa）などがある．

アレルギー様食中毒は，食品中で異常に蓄積したヒスタミンによって起こる食中毒である．ヒスタミンは，マグロ，サンマ，サバ，イワシなどの赤身魚とその加工品に多く含まれている．これらの赤身魚は筋肉中にヒスチジンを多く含んでおり，ヒスタミンはヒスチジン脱炭酸酵素をもつ細菌の作用により，ヒスチジンから生成されるといわれている．一度生成されたヒスタミンは熱に強く，加熱調理しても食中毒を防ぐことはできない．アレルギー様食中毒は，食後 1 時間以内に発症し，食後 1 時間後くらいから口の周りの熱感や眠気，じん麻疹様発疹が現われ，発熱，酩酊感，悪心，嘔吐，頭痛，下痢をともなうこともある．症状の改善には，抗ヒスタミン剤が有効である．

3.5 自然毒による食中毒

ヒトに有害な物質を元来保有している動植物が自然界に広く分布しており，取扱いや調理を誤ると有害物質を摂取してしまい，急性および慢性の中毒を起こすことがある．なかには，発がん性を有する物質もある．自然毒による食中毒には，動物性自然毒，植物性自然毒，マイコトキシン（カビ毒食中毒）がある．

自然毒による食中毒は，年平均の発生件数は全体の約 10%程度と低い割合であるが，毎年 10名前後の死者が発生しており，特にフグや毒キノコによる事例が多い．

3.5.1 動物性自然毒

動物性自然毒は魚介類に限定されており，魚介類の生体中に含まれている毒性分をヒトが摂取して中毒が発生する．特に，フグによる食中毒は冬期に毎年発生しており，致命率が高いのが特徴である．

1）フグ毒

フグはわが国近海だけでも 30 種以上が生息し，食用に供されているのはトラフグ，マフグ，ショウサイフグ，カラスフグなど 10 数種である．**フグ毒**はフグの卵巣や肝臓などに主に蓄積されており，産卵期に蓄積量が最も高い．フグ毒はフグ自身が産生する内因性のものではなく，外因性の起源が考えられており，海洋細菌の *Vibrio* 属や *Alteromonas* 属が産生した毒成分が食物連鎖によりフグに蓄積されたと考えられる．

フグ毒として**テトロドトキシン** tetrodotoxin（図 3-1）がある．テトロドトキシンは水で抽出可能で，中性･弱酸性では熱に安定で分解されないが，アルカリでは分解され毒力を失う．テトロドトキシンは，神経筋接合部に作用して Na チャネルを塞ぎ，Na イオンの細胞内流入を選択的に抑制して自律神経・運動神経の伝達経路が遮断され，運動麻痺や呼吸麻痺を引き起こす．その致死量はマウス腹腔内注射で 8 μ g/kg，ヒトの場合は 1ー2mg といわれている．

フグ中毒の主な症状は神経麻痺で，食後 20 分ー3 時間以内で発症する．嘔吐，口唇のしびれに始まり，知覚麻痺，言語障害，運動麻痺を引き起こし，最終的には呼吸麻痺で死に至る．わが国ではフグの調理には免許制度が取られており，素人によるフグ調理は極めて危険である．一般に致死時間は 4ー6 時間で，8 時間以内に生死が決まる．

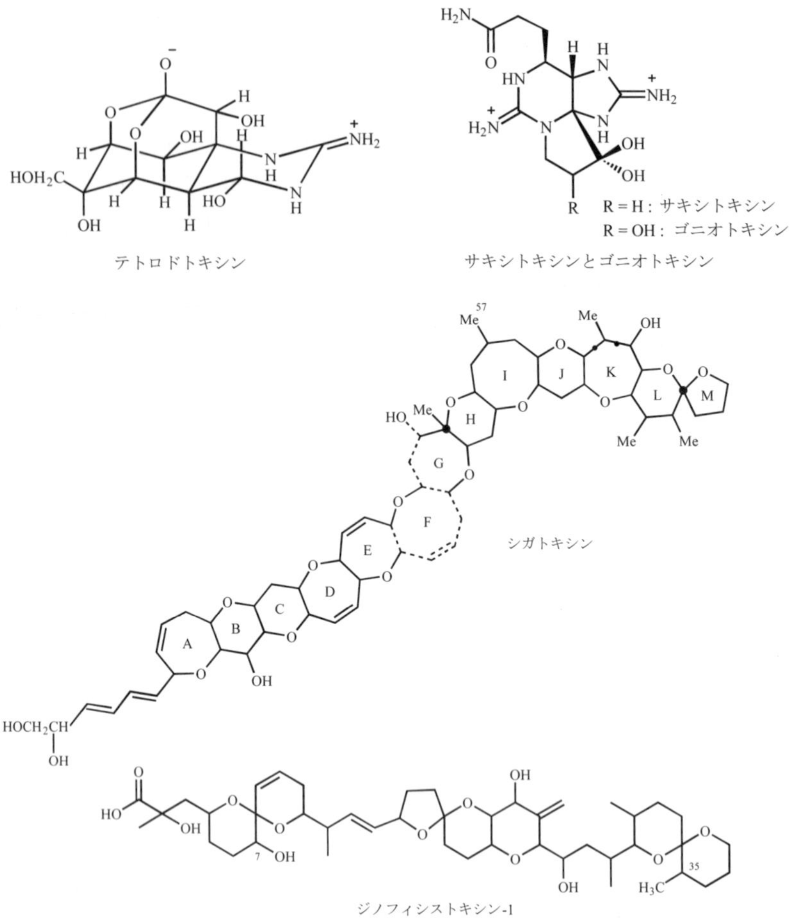

図 3-1　おもな動物性自然毒の化学構造

2) シガテラ毒

シガテラとは，熱帯から亜熱帯のサンゴ礁海域に生息する魚介類を摂取して発症し，胃腸障害（嘔吐，下痢，腹痛）や神経障害（舌，口唇，四肢）などを起こす食中毒の総称である．わが国では，ドクカマス，バラハタ，バラフエダイなどが原因になることが多い．これらの魚介類自身がシガテラ毒を産生するのではなく，有毒の渦鞭毛藻類の付着した海草を魚類が摂取することで食物連鎖により魚介類の体内にシガテラ毒が蓄積される．

シガテラには数種類の毒が関与しており，とくに**シガトキシン** ciguatoxin（図 3-1）は脂溶性で，熱に安定である．テトロドトキシンとほぼ同程度かそれ以上の毒力を有する．シガトキシンは，末梢神経及び中枢神経に作用して筋肉や神経細胞におけるナトリウムイオンの透過性を著しく亢進する．食中毒症状は食後 1 ～20 時間で発現し，腹痛，嘔吐，下痢を呈する．シガテラの特異的症状として温度感覚異常（**ドライアイスセンセーション**：冷たいものに触れると電気ショックのような刺激がある）を起こす．**マイトトキシン** maitotoxin は，多環性のポリエーテルで，耐熱性を示すので，通常の調理条件では無毒化されない．細胞内カルシウムイオン濃度を上昇させて，平滑筋，骨格筋，心筋の収縮作用を示す．

3）貝毒による食中毒

有毒化した貝の摂取により食中毒が起きることがあり，麻痺性貝毒，下痢性貝毒，神経性貝毒，記憶喪失性貝毒が知られている．貝の毒化機構として，貝類が有毒プランクトンを摂取し，その毒が貝の中腸腺（肝臓，膵臓に相当する器官）に蓄積するためと考えられている．

①麻痺性貝毒

二枚貝が有毒化して麻痺性の食中毒を起こす．わが国で毒化した二枚貝には，ムラサキイガイ，アサリ，マガキ，ホタテガイなどがある．貝類が赤潮の原因となるアレキサンドリウム属（*Alexandrium*）の渦鞭毛藻を捕食し，食物連鎖により蓄積して有毒化する．毒成分は，**サキシトキシン** saxitoxin，**ゴニオトキシン** gonyautoxin，**ネオサキシトキシン** neosaxitoxin などが知られている（図 3-1）．いずれも水溶性を示す．その毒力はテトロドトキシンに匹敵し，ヒトに対する致死量は 1 mg とされている．神経に作用し，Na^+流入を抑制して膜の脱分極の発生を阻害し，自律・運動神経の興奮を遮断する．作用機序はテトロドトキシンと類似している．中毒症状として，食後 30 分で口唇，舌のしびれが現れ，全身に広がり麻痺症状を呈し，運動失調や呼吸困難となり死に至る．

②下痢性貝毒

わが国ではムラサキイガイ，アカザラガイ，アサリ，ホタテガイなどの二枚貝が原因となっている．**下痢性貝毒**は，渦鞭毛藻類の一種の *Dinophysis fortii* の産生する有毒毒素の**ジノフィシストキシン** dinophysistoxin（図 3-1）や**オカダ酸**が食物連鎖により貝類に移行し，中腸腺に蓄積したものである．毒性分は脂溶性であり，耐熱性を示す．

③神経性貝毒

赤潮の原因の一つである渦鞭毛藻の *Gymnodinium breve* の捕食により毒化したカキを摂取して中毒を起こす．毒成分は**ブレベトキシン**．神経膜のナトリウムイオンの膜透過を促進する．食後数時間して瞳孔拡大，運動失調，下痢などの症状が現れる．わが国では食中毒の発症例はない．

④記憶喪失性貝毒

プランクトンの *Pseudonitzschia multiseries* などの捕食により毒化したムラサキガイの摂取により食中毒を起こす．胃腸障害とともに神経障害として記憶喪失症をきたす．*P.multiseries* が産生する**ドウモイ酸** domoic acid は興奮性アミノ酸の一種であり，脳の海馬を選択的に損傷させ記憶喪失を起こすと考えられている．

3.5.2　植物性自然毒による食中毒

植物性自然毒食中毒は，特定の組織中に毒物を含んでいる植物や，季節的な要因で有害物質が産生された植物，本来食用にならない植物などを誤食した場合などに起こる．わが国で発生するこのタイプの食中毒の大部分はキノコ毒によるものであり，特に秋に家庭内で発生している．

1）毒キノコ

毒キノコは約30種類あり，中毒症状は毒キノコの種類により異なるが，激しい中毒作用を示す．消化器系障害を起こすものには，ツキヨタケ，イッポンシメジなどがあり，嘔吐や腹痛などの胃腸炎症状を引き起こすが，回復は早く，死亡例はまれである．また，シャクアミガサタケ，ドクツルタケ，タマゴテングタケのようにコレラ様症状に続き昏睡，痙攣，臓器出血，肝・腎障害を起こして致命率が極めて高いものもある．一方，神経系障害を起こすものとして，ベニテングタケ，アセタケのように副交感神経の終末を興奮させ神経障害を起こし死にいたる例や，ワライタケやシビレタケのように異常興奮，幻覚などの向神経作用を示す（致命率は低い）ものなどがある．毒キノコの有毒成分および中毒症状を表3-5に示す．

表3-5　毒キノコの有害成分および中毒症状

有毒キノコ	有毒成分	中毒症状
タマゴテングタケ ドクツルタケ タマゴタケモドキ	アマトキシン (amatoxin) ファロトキシン (phallotoxin)	コレラ様症状
ベニテングタケ アセタケ	ムスカリン (muscarine) ムスカリジン (muscaridine)	副交感神経興奮による発汗，縮瞳，流涙 散瞳,筋硬直などのアトロピン作用様症状
ベニテングタケ テングタケ	イボテン酸(ibotenic acid)	酒に酔ったような状態になる．精神錯乱，幻覚などを伴う場合がある
シャクアミガサタケ	モノメチルヒドラジン (monomethylhydradine)	コレラ様症状
ヒトヨタケ,ホテイシメジ	コプリン(coprine)	発汗,頭痛，吐き気，呼吸困難 (飲酒前後に摂取した場合のみ)
ワライタケ シビレタケ	シロシビン(psilocybin) シロシン(psilocin)	異常興奮と麻痺

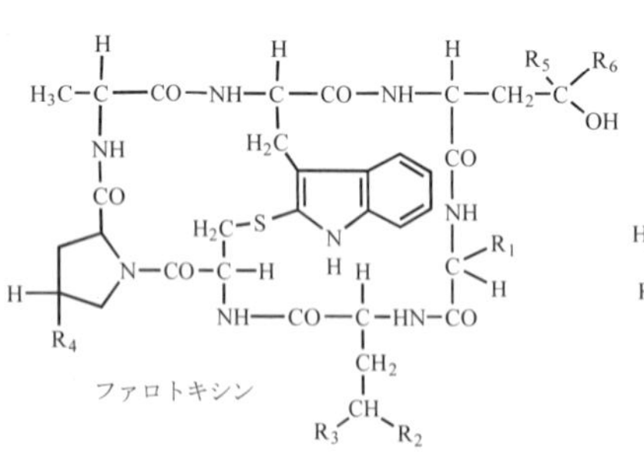

ファロトキシン

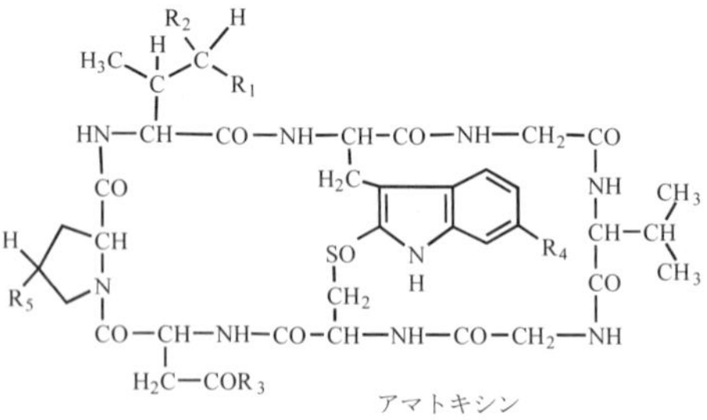

アマトキシン

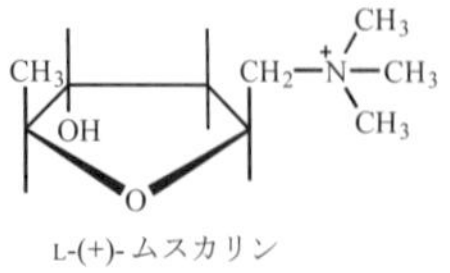

L-(+)-ムスカリン

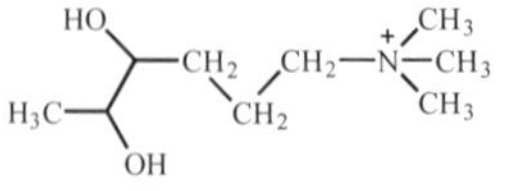

ムスカリジン

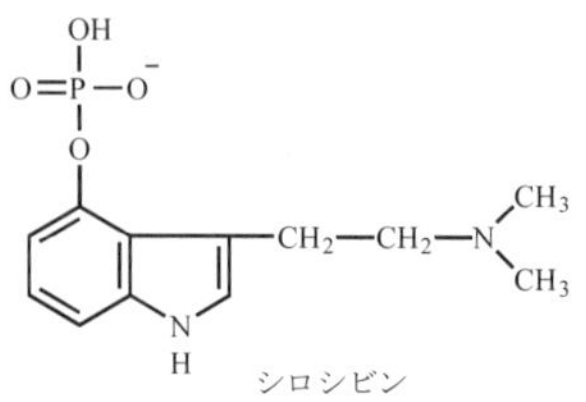

シロシビン

2）有毒植物

ジャガイモ：ジャガイモの発芽部や緑変部に**ソラニン** solanine（図 3-2）と**チャコニン**が有毒成分として含まれている．中毒症状として，摂取後 1 ー数時間以内に胃腸障害，めまい，縮瞳などがみられる．ソラニンは水溶性，耐熱性のアルカロイドの配糖体であり，アグリコンは**ソラニジン** solanidine である．ソラニンはサポニン様作用，コリンエステラーゼ阻害作用を有し，中枢神経毒である．調理の際に発芽部分や緑色部分を十分に除去する必要がある．

青酸配糖体を含む有毒植物：**青酸配糖体**として，青梅，アーモンド，アンズなどの種子には**アミグダリン** amygdalin が含まれており，五色豆やビルマ豆（アオイマメ）などには**ファゼオルナチン** phaseolunatin が含まれている（図 3-2）．これらの配糖体自体は無毒であるが，植物組織中の β-グルコシダーゼにより加水分解されて青酸（HCN）が発生して中毒を起こす．青酸はシトクロムオキシダーゼ活性を阻害し細胞呼吸の低下を起こす．中毒症状は頭痛，悪心，嘔吐，昏睡などであり，呼吸抑制から死に至る．食品中に遊離した青酸は水さらしや長時間の煮沸，アク抜きなどで除去できる．

ソテツ：ソテツの種子に有毒成分の**サイカシン** cycasin（図 3-2）が含まれ，麻痺性神経毒となる．発がん性を有することが報告されている．

その他の有用植物の自然毒：キク科の植物やムラサキ科のコンフリーに含まれる**セネシオニン**や，ワラビに含まれる**プタキロシド**などがある．

その他の植物性自然毒：ジギタリス，ハシリドコロ，チョウセンアサガオ，シキミ，トリカブトなども植物性自然毒となり，これらを表 3-6 にまとめて示す．

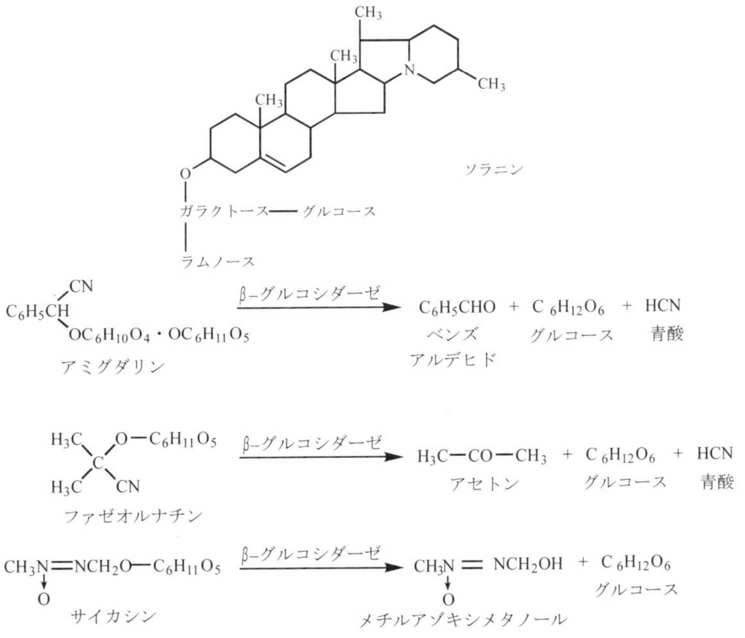

図 3-2　おもな植物性自然毒の化学構造

表 3-6　有毒植物と有毒成分

有毒植物	有毒部位	有害成分	中毒症状
ドクゼリ	地下茎	チクトキシン cicutoxin	痙攣
ドクムギ	種 実	テムリン temulin	痙攣
ドクウツギ	果 実	コリアミルチン coriamyrtin ツチン tutin	痙攣
ハシリドコロ	根 茎	ヒヨスチアミン hyoscyamine アトロピン atropine	副交感神経の遮断, 呼吸停止
チョウセンアサガオ	種 子	ヒヨスチアミン, アトロピン, スコポラミン scopolamine	呼吸停止
シキミ	果 実	シキミン shikimin アニサチン anisatin ハナノミン hananomin	嘔吐, 痙攣
トリカブト	根 茎	アコニチン aconitine	麻痺
ヒガンバナ	鱗 茎	リコリン lycorine	催吐作用
綿実		ゴシポール gossypol	多血症
ジギタリス	茎 葉	ジギトキシン digitoxim	循環障害

3.5.3　マイコトキシン食中毒

真菌のなかには低分子量の有毒物質を含むものがある．原因物質は真菌の有毒な二次代謝産物であり，これらによる中毒症を真菌中毒症またはカビ毒中毒（mycotoxicosis）と呼び，その物質を**カビ毒**，**マイコトキシン** mycotoxin と呼んでいる．マイコトキシンはヒトや動物に対して微量（μg/kg 体重のオーダー）で急性，慢性の障害をきたし，なかには発がん性を有するものもある．

マイコトキシン産生菌には，アスペルギルス *Aspergillus* 属，ペニシリウム *Penicillium* 属，フザリウム *Fasarium* 属などがある．主なマイコトキシンの構造を図 3-3 に示す．

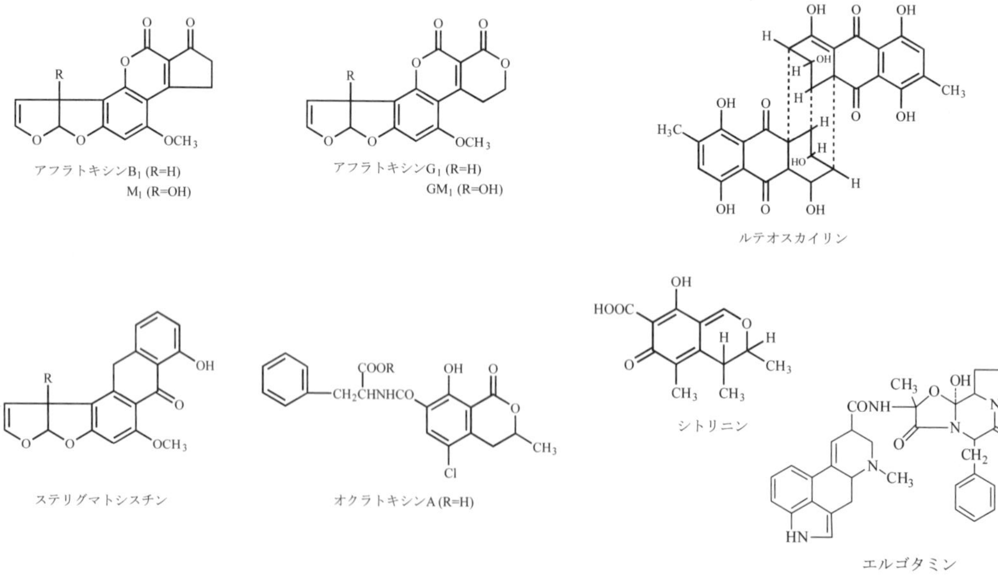

図 3-3　主なマイコトキシン

1）アフラトキシン　(aflatoxin)

A.flavus が産生する毒素であり，七面鳥のヒナがピーナツミールに混在していた食餌により肝障害を起こして大量中毒死した事件（1960 年，英国）が最初の事故例であった．**アフラトキシン**はB，G，M 群など 10 数種類が構造決定されている．蛍光性を有し，薄層クロマトグラフィー上で紫外線照射すると，B 群と M 群は青色，G 群は緑色の蛍光を発する．B_1 は極めて強い肝毒性を示し，微量の反復投与で肝がんが発生する．B_1 は現在知られている発がん物質の中で最強のものの 1 つである．アフラトキシン B_1 は肝臓でシトクロム P450 により代謝されてエポキシド体となり，これが染色体 DNA と不可逆的に共有結合して発がん性を示すと考えられている．

わが国におけるアフラトキシン産生菌の検出例として，小麦粉，トウモロコシ，輸入ピーナツ，輸入そばなどがある．現在，わが国では，アフラトキシン B_1 は食品衛生法により全食品を対象として検出されてはならないとされている．

2）ステリグマトシスチン

A. versicolor などが産生する**ステリグマトシスチン** sterigmatocystin は，肝臓に対して強い発がん性を示す（アフラトキシン B_1 の約 1/10 程度）．発がん機構はアフラトキシンと同様で，シトクロム P450 により代謝されてエポキシド体となり，これが染色体 DNA を修飾することにより肝がんを引き起こすと考えられている．米，麦類などの汚染例がある．

3）オクラトキシン

A. ochraceus や *P.viridicum* が産生する**オクラトキシン** occhratoxin は，肝障害，腎障害（近位尿細管に壊死）を起こす．土壌などで繁殖するが，穀類でも繁殖し，ハム，コーヒーなどからの検出例もある．

4）ルテオスカイリン

P. islandicum が産生する毒素．わが国では第二次世界大戦後に直面した食糧危機を回避するために外国から多量の米を輸入したが，その中でエジプトからの輸入米が黄色に汚染されており，原因カビとして *P. islandicum* が同定され，輸入米の安全性が社会問題となった（黄変米事件）．**ルテオスカイリン** luteoskyrin はマウスの短期経口投与で肝障害や脂肪肝を生じ，長期投与で肝硬変，肝がんを起こす．穀類（米）の汚染例が多い．

5）　シトリニン

タイから輸入した米にもカビの汚染による黄変が発生し（シトリナム黄変米），これから分離された *P. citrinum* が**シトリニン** citrinin を産生していた．比較的遅効性の腎障害を起こす．

6) ニバレノール

F. nivale が産生する**ニバレノール** nivalenol は，嘔吐，腹痛，下痢を引き起こし，再生不良性貧血，白血球減少，骨髄障害などを起こす．穀類（麦類，トウモロコシ）の汚染例がある．

7) その他のマイコトキシン

麦角菌 *Claviceps purpurea* はライ麦，イネ科やカヤツリグサ科の植物に寄生して麦角と呼ばれる菌核を形成する．この中にアルカロイドの**エルゴタミン** ergotamine，**エルゴクリスチン** ergocristine，**エルゴメトリン** ergometrine などが含まれている．穀類（大麦，小麦，ライ麦）などが汚染される．汚染された穀類から摂取されたエルゴタミンは，嘔吐，下痢，知覚異常を起こし，妊婦が汚染食品を摂取すると流産することがある．

8) マイコトキシンの法的規制，中毒予防法，試験法

食品衛生法において，すべての食品についてアフラトキシン B_1 として 10ppb（μg/kg）未満と定められており，これを超えるものは廃棄処分される．また，小麦中のデオキシネバレノールの暫定的な基準値として 1.1ppm とされており，これを超えた食用小麦の販売は禁止されている．

カビは一般に水分が 15%以上の炭化水素に富む穀類や豆類でよく繁殖し，最適温度は 20～28℃である．しかし，比較的低温の冷蔵庫内でも食品にカビが生じることがある．水分活性が 0.8 以上で多数のカビが繁殖する．カビの多くは好気性なので，真空パックや不活性ガスパックはカビの発生予防に有効である．

マイコトキシンの試験法として，薄層クロマトグラフィ（TLC），ガスクロマトグラフィ（GC），高速液体クロマトグラフィ（HPLC），GC/質量分析法（GC/MS）などがある．アフラトキシンの分析では，シリカゲルを用いた TLC または HPLC で分離後，紫外線照射（365um）により B_1 と B_2 は青色の蛍光を，G_1 と G_2 は緑色の蛍光を測定する．

3.6 化学物質による食品汚染

食品の原材料汚染や生産・加工工程での有害化学物質の混入などにより食品汚染が起こり，これを摂取したとき我々の健康に障害をきたす危険性がある．さらに，農産物の自給率の低下や輸入食品の著しい増加で，食品の安全性や食品汚染に関する問題が複雑多様化している．食品汚染は種々の原因があげられるが，化学物質が原因となる場合が最も多く，それらは「食品汚染物質」と「食品残留物」に分けられる．

3.6.1 化学物質による食品汚染の変移とその対策

化学物質が原因となったわが国の食品関連事件の歴史は，昭和 20 年以後に限定しても，メタノール入り焼酎の闇市などでの違法販売による食中毒事件，着色料や甘味料などの粗悪な食品添加

物の混入による事件，ヒ素ミルク中毒事件，水俣病・第二水俣病，イタイイタイ病，カネミ油症事件，ダイオキシン類による汚染などがあげられる．これらの化学物質による食品汚染の経緯とその対策の概略を以下に示す．

1）ヒ素による汚染

ヒ素は多くの金属またはその塩に不純物として含まれており，また，工業用品や農薬など広い用途があるので，食品の製造過程において原材料や化学薬品を経由して食品に混入することがある．その典型的な事例として「**ヒ素入り粉ミルク事件**」があげられる．

「ヒ素入り粉ミルク事件」は，昭和30年（1955年）6月から8月に岡山県を中心に西日本一帯に広がった事件であり，粉ミルクを飲んだ多数の乳幼児がヒ素中毒症状を示し，患者総数12,000名以上，死者約130名という大事件となった．原因は，粉乳の製造過程でpH安定剤として添加した第二リン酸ナトリウム中に高濃度のヒ素（亜ヒ酸として粉乳100g当たり2～3 mg）混入していたためであった．この事件を契機に添加物の純度規制が問題となり，食品衛生法の大幅な改訂と**食品添加物公定書**の制定がなされた．

2）水銀による汚染

水銀化合物による環境汚染とそれに伴う食品汚染は重大な健康障害をきたす．特に，**メチル水銀**やエチル水銀のような低級アルキル水銀の毒性は，無機水銀塩の場合よりもはるかに強く，ヒトをはじめ動物に重篤な健康障害を起こす．その代表的な事例として水俣病がある．

水俣病は，工場排水に含まれる大量のメチル水銀が魚介類に蓄積され，これを経口摂取することにより起こった神経性疾患である．臨床症状として，四肢末端の感覚障害，運動失調，求心性視野狭窄，聴力障害，平衡機能障害，言語障害，振せん（手足の震え）などハンター・ラッセル症候群と呼ばれる症状をきたした．また，胎児期にその母体が汚染魚介類を経口摂取することで生後に発症し，上記症状に加えて知能障害などをきたす患者も発生し，これを**胎児性水俣病**と呼んでいる．なお，水俣病では多数の犠牲者が発生したが，その原因が工場排水中のメチル水銀と究明されるまでには長期間の紆余曲折があった（表3-7）．

水俣病は疫学調査の結果，チッソ水俣工場での工業用アセトアルデヒド合成過程で，触媒として使用していた硫化水銀からメチル水銀が副生成物として生じ，このメチル水銀を高濃度に含む工場排水が水俣湾に流入して海域を汚染し，これを食物連鎖により生体濃縮した魚介類を地域住民が長期間，多量に摂取した結果発症したものである．

また，昭和39年（1964年）頃から新潟県の阿賀野川流域でも同様な中枢神経障害の患者が多発し，**第二水俣病**（新潟水俣病）と呼ばれた．その原因は水俣病の場合と同様であり，工場排水中に流出したメチル水銀の食物連鎖による生体濃縮であった．

水俣病には**公害健康被害補償法**（公健法，昭和48年制定）による認定制度と補償協定がなされており，平成16年10月の最高裁判決において水俣病に対する国と熊本県の責任が認められたこ

表 3-7　水俣病の原因解明を巡る動き

昭和31年('56) 5月	チッソ水俣工場付属病院，原因不明の脳症状を呈する患者の発生を水俣保健所に報告（水俣病の公式発見）
31('56) 11	熊本大研究班，「本疾病は，当初考えられていた伝染性の疾患でなく魚介類を摂食することによって起こるある種の重金属による中毒症と考えられる」と報告
34('59) 11	厚生省食品衛生調査会，「水俣病の原因物質はある種の有機水銀化合物である」と厚生大臣に答申
38('63) 2	熊本大研究班，「原因物質は，メチル水銀化合物であり，それはチッソ水俣工場アセトアルデヒド製造工程で直接廃水中に排出されたもの」と発表
40('65) 5	新潟大学医学部，新潟県衛生部に「阿賀野川下流域における原因不明の有機水銀中毒患者の散発」を報告（新潟水俣病の公式確認）
41('66) 9	厚生省特別研究班，「昭和電工鹿瀬工場（新潟）の排水口からのメチル水銀検出」と発表
43('68) 9	政府，水俣病について公式見解発表（「熊本水俣病はチッソ水俣工場の，新潟水俣病は昭和電工鹿瀬工場の，アセトアルデヒド製造工程で副生されたメチル水銀化合物が原因である」）

出典：2010/2011 年「国民衛生の動向」（p. 329，厚生統計協会）

とも踏まえ，総合対策医療事業の拡充が図られている．健康障害者には医療手帳や保健手帳が交付されており，医療費の自己負担分を全額給付するなどの救済処置が図られている．しかし，公健法の認定申請において，認定未処分などの多くの問題点が指摘されている．

水俣病について，今なお新たに多くの方々が救済を求めており，こうした事態を看過することはできないことから，平成 21 年 7 月に「水俣病被害者の救済及び水俣病問題の解決に関する特別処置法」が制定され，同法に基づく給付の申請受付が平成 22 年 5 月から開始されている．

3）カドミウムによる汚染

カドミウムは，顔料，塩化ビニルの安定剤，メッキへの利用が主であり，その多くは回収されずに環境中に残存しているといわれている．

昭和 20〜30 年（1945〜1955 年）代に富山県神通川流域に骨軟化症様の患者が多数発生した．全身に数多くの骨折が生じ，体を動かしても痛いため，患者が痛い痛いと訴えたところから「**イタイイタイ病**」と名付けられた難病であった．中年以上の女性で，出産回数の多い人ほど罹患者が多く，初めは栄養との関係が疑われた．しかし，その後の調査により神通川上流域の神岡鉱山の金属精錬所から出された廃液中に高濃度に含まれていたカドミウムにより汚染された農作物や飲料水の摂取が原因と考えられている．慢性的なカドミウム摂取により腎障害が起こる．カドミウムは近位尿細管に作用し，再吸収機能を阻害するためカルシウムやリンが尿中に漏出する．イタイイタイ病は，カドミウムによる腎障害を主徴とする骨軟化症とされている．

4）ポリ塩化ビフェニル（PCB）による汚染

PCB は理論的に 209 個の異性体が考えられ，化学的に極めて優れた安定性を有しているので，電気絶縁油，潤滑油，印刷用インキ，熱媒体などとして広く利用されてきた．昭和 43 年（1968 年），北九州市を中心に黒あざやブツブツの出る奇妙な皮膚炎にかかった患者が多数発生し，疫学調査よりカネミ倉庫株式会社が製造した**米ぬか油（カネミライスオイル）**が原因であることが判明した．この事件では，米ぬか油の脱臭過程で，加熱媒体として用いたカネクロール 400（テトラクロロビフェニルを中心とした PCB 混合物の商品名）が油中のパイプの穴から漏出して米ぬか油に混入し，これを長期間摂取した結果生じた健康障害であり，**カネミ油症事件**と呼ばれた．症状として黒色の皮疹，歯肉・爪の変色，視力低下，月経異常などが報告された．近年，原因の米ぬか油から PCB に加えてさらに毒性の高い**ポリ塩化ジベンゾフラン**（PCDF）も含まれていることが判明し，PCDF もカネミ油症の原因の一つと考えられている．PCB や PCDF は脂溶性が高く，化学的に安定なため，いったん体内に吸収されると脂肪組織に蓄積され，体外に排泄されにくい．

5）ダイオキシン類による汚染

近年，洗剤や農薬，合成樹脂などの化学物質の中に生体の内分泌系に悪影響を及ぼすものが存在する可能性が指摘されている．この様な物質は**内分泌撹乱化学物質**と呼ばれ，**ダイオキシン**をはじめ 67 種類の化合物がリストアップされている．ダイオキシンは，ポリ塩素化ジベンゾ-*p*-ジオキシン（PCDD）の総称で，農薬の 2,4-D や 2,4,5-T の製造過程の副産物として生成することが知られている．また，ゴミを比較的低温で消却したときにもダイオキシン関連化合物が発生することが判明している．

ダイオキシン類は体内に取り込まれると，肝臓や脂肪組織に蓄積し，ヒトでの半減期は 6ー11 年と推定されている．ダイオキシン類の健康障害として，皮膚障害（塩素挫創，クロルアクネ），生殖障害，肝障害，心臓障害，催奇形性，発がん性，内分泌撹乱作用，免疫抑制，子宮内膜症誘発などがあげられている．

我々は食品や環境に由来するダイオキシン類に暴露されていることは十分に想定される．個別食品中のダイオキシン類の濃度分析の結果から，ダイオキシン類の濃度は野菜類では低く，魚介類，油脂，肉・卵で比較的高いと報告されている．ダイオキシン類の毒性は，**芳香族炭化水素受容体 AhR**（aryl hydrocarbon receptor）を介して発現される可能性が指摘されている．近年，わが国のダイオキシン類の**耐容一日摂取量**（tolerable daily intake：TDI）は 4pg - TEQ/kg 体重/日と設定されている（表 3-8）．

表 3-8　個別食品中のダイオキシン類濃度［pg - TEQ/g］

食　品	データ数	最小値	中央値	最大値	平均値
米	91	0	0.000027	0.015	0.00062
穀類・いも	26	0	0.0000030	0.00078	0.00010
油　脂	5	0.24	0.40	0.98	0.47
果　実	61	0	0	0.35	0.010
緑黄色野菜	53	0	0.00024	0.5	0.021
魚　介	186	0	0.32	10	0.87
肉・卵	64	0	0.032	1.7	0.11
乳・乳製品	21	0	0.061	0.47	0.096

出典：厚生労働省資料中の2000年度の数値

3.6.2　食品汚染物質の種類とその由来

食品汚染物質の種類として，化学物質・重金属，農薬などがあり，原材料の汚染，製造・加工過程での混入，食品由来の有害物質による汚染，器具･容器および包装材料に由来する汚染などがある．

1）重金属に由来する汚染

重金属に由来する汚染として，水銀（有機物，無機物），カドミウム，ヒ素，スズなどがあげられる．

水銀は，その毒性が無機形と有機形で大きく異なる．経口接収した場合，無機水銀は消化管からの吸収効率は低いので，その毒性は大腸炎や腎臓障害などの末梢性である．一方，有機水銀は吸収効率が高く，特にメチル水銀は中枢性の毒性を示す．水銀による食品汚染の代表的な事例は水俣病および第二水俣病である．

カドミウムは，慢性的な摂取により腎障害を起こし，その典型的な食品汚染事例として富山県神通川流域で発生した「イタイイタイ病」がある．

ヒ素が原因となった食品汚染事例は，岡山県を中心に西日本一帯に広がった「ヒ素入り粉ミルク事件」であり，粉乳の製造過程で pH 安定剤として添加した第二リン酸ナトリウム中に高濃度のヒ素が混入していたためであった．

スズ化合物に由来する食品汚染には，無機スズと有機スズがあげられる．無機スズの例では，缶詰食品，特にトマトジュースによる嘔吐や下痢などの一過性の食中毒事例が国内外で報告されたことがあり，錫メッキした缶からのスズの溶出に起因するとされている．缶詰食品，清涼飲料水中のスズは 150 ppm 以下に規制されている．

トリブチルスズ（TBT）や**トリフェニルスズ**（TPhT）などの有機スズは，海中に生息する二枚貝やフジツボ類，海藻などが船底や魚網に付着することを防止するために船底防汚剤や魚網防汚剤として 1960 年代半ばから大量に使用されてきた．TBT や TPhT には急性毒性や変異原性などいろいろな毒性があるが，最も低濃度でも影響が見られるのが**インポセックス**と呼ばれる巻貝類の雌に雄の生殖器官（ペニスと精巣）が形成される症状である．これらの貝類を介したヒトでの食中毒の報告はこれまではないが，生態系の汚染と食物連鎖による食品汚染が懸念されるようになった．

2）化学物質に由来する汚染

化学物質に由来する代表的な食品汚染として，わが国では有毒な食品添加物や農薬，PCB が原因となり深刻な健康被害をまねいた事例が報告されている．ダイオキシン類は，これまでに重篤な健康障害をきたした実例は報告されていないが，食品や環境中にダイオキシン類が蓄積していることは十分に想定されるので，今後の食品汚染が懸念されている．

3) 食品由来の有害物質による汚染

食品を調理，加工または摂取する際に，食品成分に由来して種々の有害物質が生じて食品汚染の原因となることがある．

a. ヘテロサイクリックアミン類

肉や魚を加熱調理すると，構成成分のアミノ酸やタンパク質の加熱分解物として変異原性を示す**ヘテロサイクリックアミン**が生じることが知られている（図 3-4）．トリプトファンから Trp-P-1, Trp-P-2 が生じ，グルタミン酸からは Glu-P-1 や Glu-P-2 が生じる．加熱食品中のヘテロサイクリックアミンの含量としては PhIP や MeIQ が多いが，通常の食生活での摂取量では特に問題ないとされている．

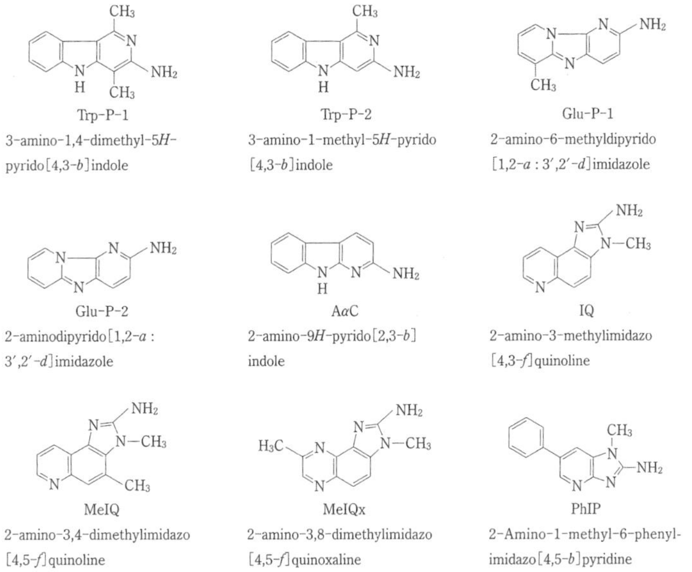

図 3-4　食品の加熱で生じるヘテロサイクリックアミン類

b. 多環芳香族炭化水素

多環芳香族炭化水素は有機物質の熱分解で生じ，動物実験により発がん性が認められている（図 3-5）．**ベンゾ［*a*］ピレン**は，焼魚・焼肉・焼鳥やくん製品，焙煎食品（コーヒーなど）などから微量検出されている．

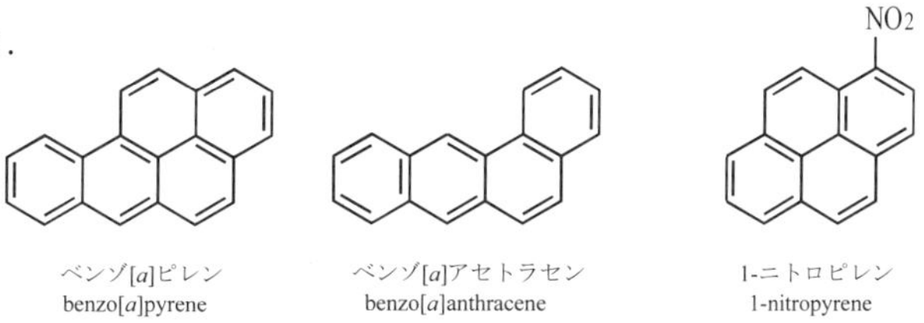

図 3-5　食品中に検出されることのある多環芳香族炭化水素

c. *N*–ニトロソ化合物

N–ニトロソ化合物は，第2級アミンと亜硝酸が反応して生じる化合物であり，動物実験で発ガン性が認められている（図3-6）．ジメチルアミンは動物性食品と植物性食品に含まれ，特に海産魚類や魚卵に多く含まれている．また，魚肉に含まれるトリメチルアミンオキシドから調理・加熱中にジメチルアミンオキシドが生成するといわれている．これらが食品中に含まれている亜硝酸または加熱調理時に生じたNOxと反応して*N*-ニトロソジメチルアミンとなり，食品を汚染する．

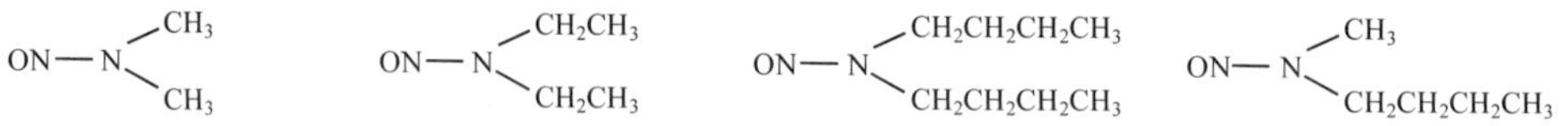

ジメチルニトロソアミン　ジエチルニトロソアミン　ジ-*n*-ブチルニトロソアミン　*n*-ブチルメチルニトロソアミン

図3-6　主な*N*–ニトロソ化合物

d. アクリルアミド

アクリルアミドは水溶性が高く，重合体のポリアクリルアミドは親水的なゲル様物質である．アクリルアミドは消化管から速やかに吸収された後に，血球中でヘモグロビンと付加体を形成するといわれている．多量に曝露すると脳神経症状があらわれ，発がん性も知られている．最近，ジャガイモや穀類など炭水化物を多く含む食品を高温で揚げたり焼いたりすると，アスパラギンから非意図的にアクリルアミドが生成することが報告されており，食の安全性の観点から注目されている．

4）器具，容器包装に由来する汚染

昭和30年代以降の高分子化学の発達により，プラスチック製の食品容器やボトルなどの合成樹脂製の食品器具と容器包装が日常の食生活に繁用されるようになったが，それら用品の原材料に含まれる化学物質が食品に移行して食品を汚染する可能性がある．そこで，合成樹脂製の器具と容器包装についての規格が定められている．プラスチックが食品衛生上問題となるのは，残存する有害なモノマーの溶出である．原料モノマーの中で，塩化ビニル，塩化ビニリデン，ホルムアルデヒド，アクリロニトリルは発がん性が指摘されている．また，プラスチックには可塑剤や安定剤，酸化防止剤が添加されているが，可塑剤の**フタル酸エステル類**やアジピン酸エステル類は催奇性や発がん性を示し，エストロゲン作用を有する内分泌攪乱物質としても問題になっている．ポリカーボネートの原料モノマーである**ビスフェノールA**もエストロゲン作用を有する内分泌攪乱物質として問題になっている．図3-7は器具，容器包装由来の食品汚染物質を示す．

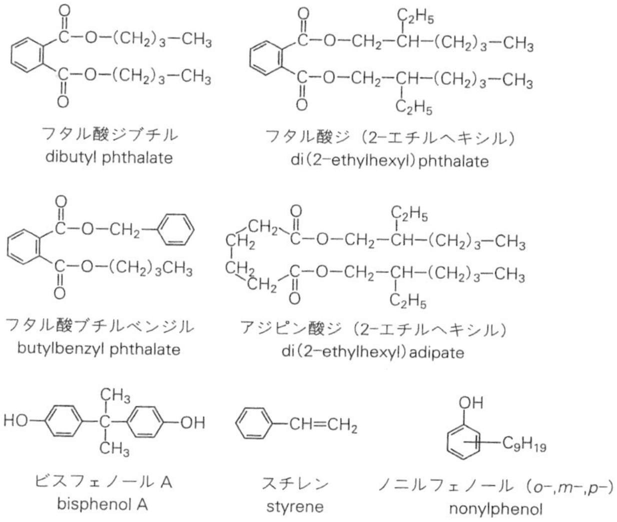

図 3-7　器具，容器包装由来の食品汚染物質

3.6.3　残留農薬

農薬の使用により，農産物の生産は著しく向上してきたが，一方では**残留農薬**による食品汚染や環境汚染が大きな問題となってきた．この様な観点から，従来は指定された農薬についての残留農薬基準値が設けられており，基準に適合しない食品の販売と輸入が禁止されていた．しかし，残留基準が設定されていない農薬などを含む食品に対する規制は困難であるという問題があり，また，輸入食品の増大や食品中への農薬などの残留に関する消費者の不安の高まりなどから，残留農薬の規制強化が求められてきた．この様な経緯をふまえ，平成15年に食品衛生法が改正され，食品に残留する農薬，飼料添加物および動物用医薬品について，一定の量を超えて農薬などが残留する食品の販売などを原則禁止する**ポジティブリスト制度**（残留農薬等ポジティブリスト制度）が平成18年5月から施行された．この制度では，基準が設定されていない農薬などが一定量（一律基準，0.01ppm，平成17年厚生労働省告示第497号）を超えて残留する食品の場合には，流通を原則禁止している．残留を認めるもの（ポジティブリスト）については，残留基準を一覧（リスト）にして示す方式になった．これまでの制度とポジティブリスト制度の概略を比較したものを図3-8に示す．なお，食品において不検出とされる農薬として，2,4,5-T,ジエチルスチルベストロール，メトロニダゾールなど19品目が指定されている（平成19年5月改正）．

実際の食生活で国民が摂取する残留農薬などの量を調査し，食品の安全性の確保と設定された残留基準の妥当性を検証するため，平成３年度から**マーケットバスケット法**による農薬などの１日摂取量調査が行われている．農薬の残留基準は，対象となる食品の1日摂取量に基づいて，含有する農薬の総和が**許容1日摂取量**acceptable daily intake（ADI）を超えないように設定されている．

以下に，残留性や毒性から問題となった農薬による食品汚染について列記する．

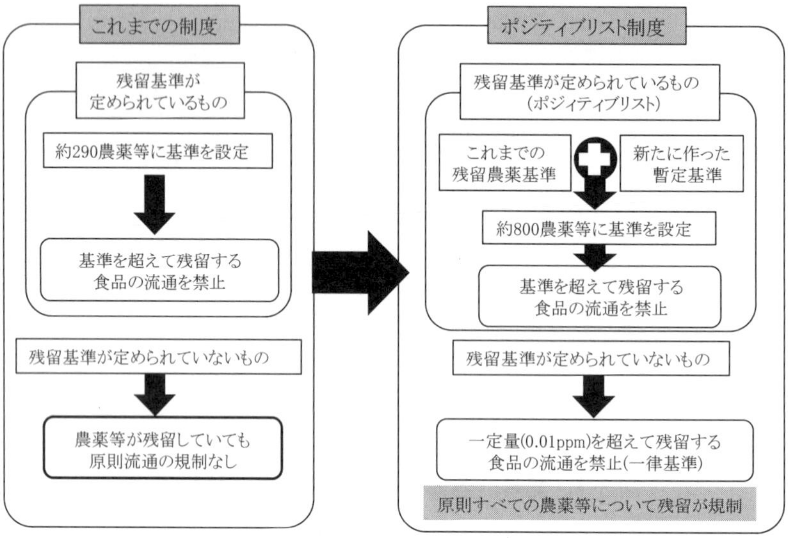

図 3-8　農薬等（農薬，飼料添加物，動物用医薬品）の規則の経緯

1）有機リン系農薬

有機リン系農薬は強力な殺虫剤として開発されたが，ヒトに対する毒性も強く，これまでに何度となく中毒事件を起こしている．その主なものとして**パラチオン** parathion，**フェニトロチオン**などがある（構造式は別途参照のこと）．いずれも体内でアセチルコリンエステラーゼを阻害するため，アセチルコリンが蓄積されて副交感神経末梢の興奮が起き，ムスカリン様症状（吐き気，縮瞳など）やニコチン様症状（筋力低下，全身性痙攣など），中枢神経症（頭痛，精神錯乱など）が現れる．これらの症状はいずれも副交感神経末梢遮断薬のアトロピン（抗コリン作動薬）の投与で軽減される．

2）有機塩素系農薬

有機塩素系農薬の DDT，BHC や，アルドリンなどのドリン剤はいずれも殺虫剤として広範囲にわたり多量に使用されてきたが，環境中への残留性が高く，生体内でも蓄積する傾向があるので，現在農薬としての使用は禁止されている（構造式は別途参照のこと）．有機塩素系農薬は一般に代謝されにくく，脂溶性が高いので脂肪組織に蓄積し，排泄しにくい．急性毒性として嘔吐，頭痛，めまい，さらに四肢麻痺，痙攣，昏睡などを経て死亡する．慢性毒性が特に問題となり，脂質代謝異常，炭酸脱水素酵素の阻害，造血障害なども報告されている．

3）カルバメート系農薬

殺虫剤としてカルバリル，BPMC，メソミルなどがある（構造式は別途参照のこと）．これらの殺虫剤は，有機リン系殺虫剤と同様に，アセチルコリンエステラーゼ活性を阻害し，アセチルコリンが蓄積するために副交感神経末梢の興奮が起こる．

4）その他

ペンタクロロフェノール（PCP），**パラコート**，**2,4-D**，**2,4,5-T** などがある（構造式は別途参照のこと）．ペンタクロロフェノールは除草剤として用いられており，電子伝達系と共役する酸化的リン酸化を阻害する．パラコートは除草剤として用いられ，比較的入手が簡単なため中毒事故としては農薬中毒のなかで最も多く，犯罪に悪用される場合もある．毒性は，体内で不飽和脂肪酸の過酸化反応を促進し，過酸化脂質の形成を増大すると考えられている． 2,4-D と 2,4,5-T は製造過程でダイオキシン類が副産物として生じることから使用禁止となっている．

5）収穫後農薬

日本では**収穫後農薬（ポストハーベスト農薬）**の使用は現在許可されていないが，国外ではリンゴなどの日焼け防止剤や穀類の防虫剤，バレイショの発芽防止剤として広く使用されており，これらが輸入食品に残存することがあるので問題となっている．農薬や食品添加物の規制において，外国と日本の間で実情が異なる場合が多く，しばしば貿易摩擦の原因となっている．

3.6.4 放射性物質

生活環境の中で受ける自然放射能は，宇宙線および地殻被曝と，飲食物などの摂取による体内被曝がある．後者はほとんどが ^{40}K によるものである．自然放射能による被曝はヒトで 1 年間に平均約 2.4mSv であり，少数の例外を除いて世界中どこでもほぼ同じである．人為的な放射性物質による被曝はまれであり，放射性物質による食品汚染が憂慮されるのは原子力発電所の大事故や放射性物質の製造過程での事故など極めて限定された場合のみである．

しかし，戦後の核実験やチェルノブイリでの事件などで放射性物質により環境が高濃度に汚染された経緯があり，放射性降下物質による飲料水汚染や土壌汚染が起き，これを介して穀物，野菜，畜産物，水産物が汚染された事例がある．穀類や野菜などの汚染核種としては，他の食品と同様に，^{90}Sr と ^{137}Cs が問題となる．畜産物の汚染は主に肉，牛乳，卵などであり，牛乳では ^{90}Sr と ^{137}Cs などの他に，半減期の短い ^{131}I の汚染が問題となる．

なお，平成 23 年（2011 年）3 月 11 日に発生した東日本大震災により東京電力福島第一原子力発電所で原子炉の炉心溶融事故が発生し，多量の放射能汚染物質が大気中や海水中に漏出し，地域住民の避難や東日本を中心とした広域で環境汚染や食品汚染を引き起こした．平成 23 年 5 月現在では破壊された原子炉の密閉作業や汚染除去には収束の見通しは厳しい状況にあり，また同時に発生した大津波による被害の復旧には困難を極めている．原発事故で炉心溶融までに至った例としては，1979 年のスリーマイル島原子力発電所事故(米国)， 1986 年のチェルノブイリ原子力発電所事故(ソ連， 現ウクライナ)があるが，今回の福島原発事故はこれらに匹敵する規模の事故であり，人体や環境に及ぼす影響，産業活動に与える被害は膨大であるが，その実態は未だ未知数である．今後早急な対策が求められており，また製造産業活動における一点集中化や電力に大きく依存する現代の我々の生活スタイルを改めて考え直すことも必要であろう．

放射性核種が生体内に入った場合，蓄積する組織と生物学的半減期を表 3-9 に示す．被曝は，放射線を体外から浴びる**外部被曝**と，放射性物質を体内に取り込み，そこから出る放射線により被曝する**内部被曝**に大別できる．外部被曝の場合は物質透過力の大きな順（α 線＜ β 線＜ γ 線）に危険性があるので，γ 線が最も危険である．一方，内部被曝の場合は物質相互作用の大きな順（α 線＞ β 線＞ γ 線）に危険性があり，α 線と β 線が危険である．

放射線に対する感受性は細胞の分裂が盛んであるほど高く，また未分化細胞であるほど高いので，リンパ組織，骨髄，脾臓，生殖腺などは高い感受性を示す．皮膚や眼，消化管は中程度の感受性を示し，結合組織や筋肉などは低い感受性を示す．

放射能の危険性を判断する 1 つの基準として**有効半減期（実効半減期）**があり，この値は放射性核種が体内で半分に減少するまでの時間を表しており，次のようにして求められる．

表 3-9　放射性核種の生体内蓄積

集積臓器	放射性核種
骨	^{32}P（3年），^{45}Ca（49年），^{90}Sr（50年），^{226}Ra（45年）
甲状腺	^{123}I（138日），^{125}I（138日），^{131}I（138日）
全身	^{3}H（12日），^{14}C（40日），^{137}Cs：主に筋肉中（70日）

（注）一般にアルカリ土類金属，ランタノイド，アクチノイドは骨に沈着する．
カッコ内は生物学的半減期を示す

有効半減期（実効半減期）

$$= \frac{（物理学的半減期）\times（生物学的半減期）}{（物理学的半減期）+（生物学的半減期）}$$

この式を変換すると

$$\frac{1}{有効半減期} = \frac{1}{物理学的半減期} + \frac{1}{生物学的半減期}$$

3.6.5　食品汚染化学物質試験法

食品汚染の原因となる化学物質のうち，有害金属，メチル水銀，有機塩素系農薬，有機リン系農薬， PCB，ダイオキシン類，ベンゾ［*a*］ピレンなどの試験法の概略を述べる．なお，試験法は「衛生試験法・注解　2005」に準じて記載した．

1）有害金属

食品および対象元素の種類より，それぞれ最も目的に適した前処理と検出法を選び，分析を行う．表 3-10 にその一例を示す．以下に主な有害金属含有食品の試験溶液の調製法とその分析法について概略を述べる．

表 3-10　食品中の各種元素の分析に適した試料溶液の調製法と検出法の一覧

検出法			原子吸光（フレーム・電気加熱）ICP発光分光			原子吸光 ICP 比色[a]	原子吸光(還元気化)	原子吸光(水素化物) 比色[b]	ICP 比色[c]	比色		蛍光
元素		Cr, Cu Zn, Cd	Pb	V	Sb	Sn	Hg	As	B	F[d]	Br[e]	Se[f]
食品群		I II III	I II III	I II III	I II III	I II III	I II III	I II III	I II III	I II III	I II III	I II III
前処理法 湿式灰化法	硫酸–硝酸法	○●●	○○○	○○○	●●●	●●○		●●●				
	硫酸–硝酸還流法						●○○					
	硝酸–過酸化水素法	○○○	○○○	○●●								
	ニッケルイオン添加硫酸–硝酸–過塩素酸法							○○○				
	硫酸–過塩素酸法	●○○	●●○	●○○								●●●
前処理法 乾式灰化法	無添加・電気炉法	1) 2) ○○○	1) 2) ○○●	1) 2) ○○○		1) 2) ○○●	4) 4) ○○●	4)				
	酸化マグネシウム添加・電気炉法				○○○			○○○				
	酸化カルシウム添加・電気炉法									●●●		
	低温灰化法	3) 2) ○○○	3) 2) ○○○	3) 2) ○○○					3) 2) ○○●			
	水酸化ナトリウム添加・電気炉法										●●●	
	炭酸ナトリウム添加・電気炉法								○○●			

●：最も適した方法　○：測定可能な方法　I：油脂性食品（油脂類，乳類），II：繊維性食品（野菜類，きのこ類，海藻類），III：その他の食品（穀類，いもおよびデンプン類，砂糖類，菓子類，種実類，豆類，果実類，調味嗜好類，魚介類，獣鶏鯨肉類，卵類，調理加工食品類）

1)：硫酸であらかじめ炭化しておく．2)：繊維が多いので灰化に長時間要する．3)：コーンスターチなどの灰化補助剤が必要である．4)：揮散した水銀を捕集する装置が必要である．

a)：SATP法，b)：ジエチルジチオカルバミン酸銀法，c)：クルクミン法，d)：ランタン・アリザリンコンプレクソン法，e)：フルオレセイン法，f)：2,3-ジアミノナフタレン法

a. 試料溶液の調製

①湿式灰化法

試料を硝酸，硫酸，過塩素酸などの強酸化剤で加熱分解する方法．分解温度が 300℃以下なので 水銀，鉛，カドミウム などの比較的低沸点化合物の前処理として適している．

②乾式灰化法

試料をるつぼに入れて電気炉で強熱し，有機物を空気酸化して分解し，無機成分を灰分として

残留させる方法．低温灰化法もある．

b. 主な重金属の分析法

①一斉分析法

ICP 発光分光分析法により食品中の B，V，Cr，Cu，Zn，Cd，Sn，Sb および Pb の同時定量に適する．

② 水銀

還元気化原子吸光光度法により定量する．試料溶液を還元気化法の装置（図 3-9）に入れ，水銀蒸気を発生させ，これを直接原子吸光光度計に導入して吸光度を測定する．

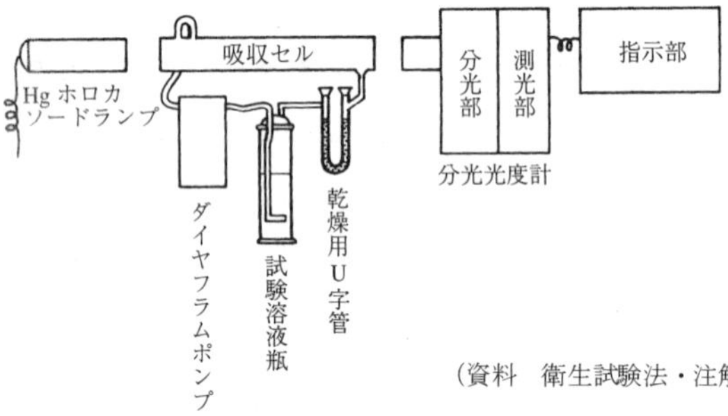

（資料　衛生試験法・注解2010 p. 422，　金原出版）

図 3-9　環元気化法の装置の例

③ヒ素

ヒ素を含む試料をテトラヒドロホウ酸により還元してガス状の水素化物とし，これを原子吸光装置のバーナーまたは加熱石英セルに導いて原子化し，水素化物原子吸光光度法により定量する．

④セレン

飼料を HNO_3 と $HClO_4$ で湿式分解し，セレンを揮散性の低い H_2SeO_4 に酸化後，HCl と加熱して H_2SeO_3 に還元する．酸性溶液中で Se（IV）と 2,3-ジアミノナフタレンが特異的に反応して生じる発蛍光性の 4,5-ベンゾピアセレノールの蛍光を蛍光光度測定法により定量する．

2）有害性有機化合物

一般に，試料をヘキサン，アセトン，ジクロロメタン，メタノールなどの溶媒で抽出し，さらに，溶媒分配，フロリジルカラムやアルミナカラム，セルロース，活性炭混合カラムなどを用いた分配クロマトグラフィーにより目的物質を分離する．これらを適当な呈色試薬と反応させて吸光度を測定したり，ガスクロマトグラフィーや高速液体クロマトグラフィーなどで定性・定量する．

a. ホルムアルデヒド

試料をリン酸存在下で水蒸気蒸留し，留出液を得る．アルカリ性にして AHMT（4−アミノ−3−ヒドラジノ−5−メルカプト−1,2,4−トリアゾール）を加え，これに KIO_4 を加えて生成する赤色物質の吸光度を測定し定量する．

b．メチル水銀

よく磨りつぶした試料を塩酸酸性下でベンゼンに懸濁して抽出し，いったんシステイン・アセテート溶液に転溶後，再び塩酸酸性に戻してベンゼン中に再抽出する．これを濃縮して試験溶液とする．定性・定量は電子捕獲型（ECD）検出器付きガスクロマトグラフィーで行う．

c．有機スズ化合物（ジブチルスズ，トリブチルスズ，ジフェニルおよびトリフェニルスズ）

フードプロセッサーなどでミンチ状にした海産物試料をメタノール・酢酸エチル溶液中でホモジナイズし，ヘキサン・酢酸混液で抽出する．抽出残渣物を $NaB(C_2H_5)_4$ 溶液で処理して有機スズ化合物をエチル化する．これを有機溶媒で抽出し，フロリジルカートリッジカラムで精製して試験溶液とする．ガスクロマトグラフィー/質量分析法により定性および定量を行う．

d．有機塩素系農薬

果実類，野菜類，穀類などの食品検体をアセトンに懸濁してアセトン抽出する．この抽出液にヘキサン飽和アセトニトリルを加えて振とうし，アセトニトリルに目的物を転溶したのち濃縮する．フロリジルカラムクロマトグラフィーを行いクリーンアップし，ECD 検出器付きガスクロマトグラフィーで分析する．定性は，標準溶液および試験溶液についてガスクロマトグラフィーを行い，ガスクロマトグラム上での各成分の保持時間を測定し，標準品のそれと比較して行う．定量は，各標準溶液を用いピーク面積法またはピーク高法により行う．有機塩素系農薬標準溶液のガスクロマトグラムの一例を図 3-10 に示す．

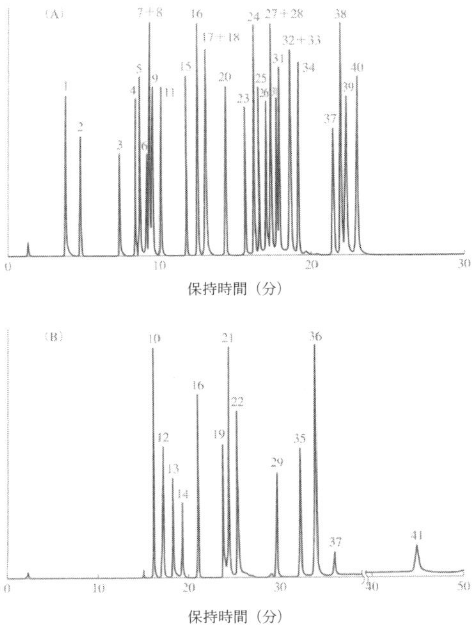

(A)：溶出液1 (B)：溶出液2
1）ジクロベニル 2）エトリジアゾール 3）トリフルラリン 4）α-HCH 5）ジクロラン（CNA） 6）β-HCH 7）プロピザミド 8）γ-HCH 9）キントゼン（PCNB) 10）フルフェノクスロン 11）δ-HCH 12）クロロタロニル 13）プロパニル 14）アラクロール 15）ヘプタクロール 16）ジクロフルアニド 17）アルドリン 18）ジコホール分解物 19）ピリフェノックス(Z体) 20）ヘプタクロールエポキシド 21）キャプタン 22）ピリフェノックス(E体) 23）α-エンドスルファン 24）*p,p'*-DDE 25）ディルドリン 26）ニトロフェン（NIP）27）クロルベンジレート 28）エンドリン 29）β-エンドスルファン 30）*p,p'*-DDD 31）*o,p'*-DDT 32）フルアジナム 33）クロルニトロフェン 34）*p,p'*-DDT 35）エンドスルファンサルフェート 36）カプタホール 37）プロモプロピレート 38）ジコホール 39）ビフェノックス 40）テトラジホン 41）ピラゾキシフェン
カラム：DB-5，0.53 mmi.d.×30 m（膜厚1.5 μm），カラム温度：100 ℃ (1 min),100～180℃（30℃/min，昇温),180～260℃（5℃/min，昇温)，260℃（30 min），260～280℃ (10℃/min，昇温)，280℃ (10min)，注入口温度：270℃，検出器温度：290℃
（資料　衛生試験法・注解2010 p. 457，金原出版）

図 3-10　有機塩素系農薬の DB-5 カラムによるガスクロマトグラム

e. 有機リン系農薬

野菜類，果実類などの食品検体をアセトンに懸濁し，アセトン抽出液を濃縮する．これに酢酸エチル含有ヘキサンを加えて振とうしたのち，有機溶媒層を回収し，一定量に濃縮して試験溶液とする．試験溶液を炎光光度型（FPD）または熱イオン放射型（FTD）検出器付き，あるいは高感度窒素リン検出器（NPD）付きガスクロマトグラフで分析する．定性は，標準溶液および試験溶液についてガスクロマトグラフィーを行い，ガスクロマトグラム上の各成分の保持時間を測定し，標準品のそれと比較して行う．定量は，定性の場合と同じ条件でガスクロマトグラフィーを行い，各標準溶液で得られたピーク面積法またはピーク高法により作成した検量線を用いて行う．

f. カルバメート系農薬

野菜類，果実類，穀類，豆類などの食品検体をアセトンに懸濁し，アセトン抽出液を濃縮する．これに酢酸エチルを加えて振とうし，分析対象物を酢酸エチル層に転溶し，減圧下酢酸エチル層を除去し，残留物にヘキサンを加えて溶かし抽出液とする．これに， ヘキサンと ヘキサン飽和アセトニトリルを加えて振とうしたのち，アセトニトリル層を回収する．濃縮後，フロリジルカラムクロマトグラフィーを行いクリーンアップし，溶媒を減圧下で留去し，残留物を少量のアセトンで溶かして試験溶液とする． 試験溶液を FTD，または NPD 検出器付きガスクロマトグラフで分析する．各標準溶液および試験溶液についてガスクロマトグラフィーを行い，ガスクロマトグラム上の各成分の保持時間を測定し，標準品のそれと比較して同定する．定量は，各標準溶液を用いピーク面積法またはピーク高法により作成した検量線を用いて行う．

g. 農薬一斉分析法

粉砕した玄米やホモジナイズした野菜または果実試料などの食品検体をアセトンに懸濁し，アセトニトリル抽出し，抽出液を濃縮する．これを酢酸エチル・シクロヘキサン（1 : 1）に溶解し，フイルターでろ過したのち，ゲル浸透クトマトグラフ装置に注入し，酢酸エチル・シクロヘキサン（1 : 1）で溶出する．農薬溶出画分を分取し，シリカゲルカートリッジカラムを用いてクリーンアップし，溶媒を減圧下で留去し，残留物を少量のアセトンで溶かして試験溶液とする． 定性は，選択イオン法によりガスクロマトグラフィー/質量分析法を行い，得られたクロマトグラムより保持期間を比較して行う．定量は，定性と同様に操作し，得られたクロマトグラムより各農薬のピーク面積を求め同時に作成した検量線より，試験溶液中の各農薬を定量する．異性体がある農薬は各異性体の面積の合計値で定量する．

h. プラスチック可塑剤

包装・容器などのプラスチック検体を細切，均一にし，これにアセトンを加えてミキサーにて粉砕する．アセトン液を回収して濃縮後，ジクロロメタン・ヘキサンで振とう抽出し，ジクロロメタン・ヘキサン層を減圧乾固する．これを少量の ヘキサンに溶かし，アセトニトリルで分配抽出を行い，アセトニトリル層を減圧乾固する．これを少量の ヘキサンに溶かし，フロリジルカラムクロマトグラフィーでクリーンアップし，溶媒を減圧下で留去し，残留物を少量のアセトンで溶かして試験溶液とする．試験溶液を FID または ECD 検出器付きガスクロマトグラフで分析する．同定は，各標準溶液および試験溶液についてガスクロマトグラフィーを行い，各成分の保持時間を標準品と比較して行う．定量は，各標準溶液を用いピーク面積法またはピーク高法により作成した検量線により行う．

i．ポリ塩化ビフェニル（PCB）

油脂分を含む試料にクリーンアップスパイク（サロゲート物質）として三〜七塩化物の異性体を含む ^{13}C-PCBs を添加したのち，アルカリ性エタノール溶液中で加熱還流し，冷後ヘキサン抽出を行う．ヘキサン抽出液をクデルナ・ダニッシュ型濃縮器で濃縮し，これをフロリジルカラムクロマトグラフィーでクリーンアップし，少量のヘキサンに溶かして試験溶液とする．試験溶液の定性および定量は，電子イオン化法（EI）と選択イオン検出器付き装置を用いてガスクロマトグラフィー/質量分析法により行う．なお，詳細は「衛生試験法・注解　2010」参照のこと．

j．ダイオキシン類（ポリ塩化ジベンゾ-*p*-ジオキシおよびポリ塩化ジベンゾフラン）およびコプラナーPCB

ガスクロマトグラフィー/質量分析法により定性および定量を行う．試料の調製法および定性・定量法の詳細は「衛生試験法・注解　2005」参照のこと．

k．ベンゾ［*a*］ピレン

農産物，魚介類およびこれらの加工品が検体の場合，アルカリ性エタノール溶液中で加熱還流し，ヘキサンで抽出する．抽出液を減圧濃縮し，残留物を少量のアセトニトリルに溶解し試験溶液とする．試験溶液を高速液体クロマトグラフィーで分析し，得られたクロマトグラムのピーク高から対象物質を定量する．

3.7　HACCP 方式による食品衛生管理制度

HACCP（Hazard Analysis and Critical Control Point：**危害分析重要管理点**）は，1960 年代にアメリカの宇宙計画の中で宇宙食の安全性を高度に保証するために考案された製造管理手法である．すなわち，食品の製造・加工工程のあらゆる段階で発生する恐れのある微生物汚染等の危害をあらかじめ分析し，その結果に基づいて，製造工程のどの段階でどのような対策を講じればより安全な製品を得ることができるかという重要管理点を定め，これを連続的に監視することにより製品の安全を確保する衛生管理手法である．わが国では平成 7 年（1995 年）に食品衛生法の一部改正を行い，HACCP 方式を準拠した「総合衛生管理製造過程」の承認制度を導入した．この制度では，HACCP 方式により衛生管理が適切に実施されているかどうかを書類審査および現地調査にて確認し，厚生労働大臣が各施設毎，食品群毎に承認を与えるものである．HACCP の 7 原則として，①危害分析，②重要管理点（CCP）の設定，③管理基準の設定，④モニタリング方法の設定，⑤改善処置の設定，⑥検証手順の設定，⑦記録の維持管理方法の設定がある．

食品衛生上の危害原因としては，①生物学的危害（病源細菌，腐敗細菌，ウイルス，寄生虫，コレラ菌等病原微生物），②化学的危害（カビ毒等生物由来物質，添加物規格に適合しない食品添加物等），③物理的危害（金属片や鼠の死骸等の異物混入）があげられる．図 3-11 は HACCP のフローチャートの一例として危害微生物の測定手順を示したものである．

すべての食品の衛生管理に HACCP 方式の導入が厚生労働省により奨励されているが，現在は乳・乳製品，清涼飲料，食肉製品（ハム，ソーセージ等），魚肉練り製品（かまぼこ，魚肉ハム・ソーセージ等），容器包装詰加圧加熱殺菌食品（缶詰，レトルト食品）などの食品がこの制度の対象となっている．

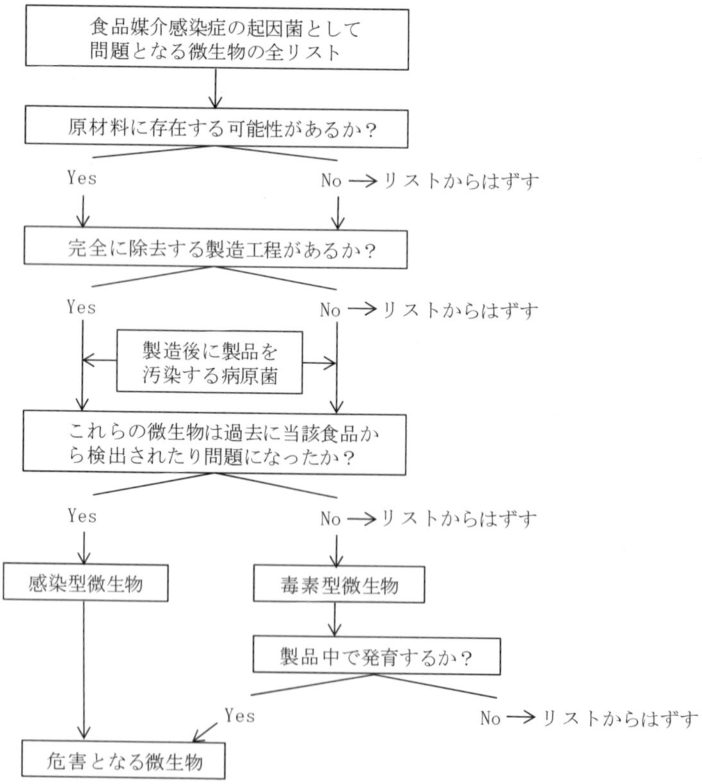

［日本食品保全研究会編：HACCPにおける微生物危害と対策，p. 7，中央出版，2000］一部改変

図 3-11　HACCP のフローチャート例（危害微生物の決定手順）

クロロフィル分解物

いわゆる健康食品クロレラ錠の多量飲食により光過敏性皮膚炎を起こすことがある．その原因物質として，クロロフィル高含量の植物では酵素クロロフィラーゼの活性が強く，クロロフィルは加水分解を受けてクロロフィルドとなり，さらに分子中の Mg が脱離してフェオフォルビド pheophorbide となる．フェオフォルビドは光存在下で酸素を活性化して一重項酸素（$^{1}O_2$）に変え，これが光過敏性皮膚炎（浮腫,かゆみ）を引き起こす．

第Ⅱ部
社会・集団と健康

第4章 人口・保健統計

保健統計 health statistics は，国や地域社会における集団の健康状態を数値的に把握し，保健衛生に影響を及ぼす諸要因を明らかにし，健康の保持・増進についての対策を立てるためのものである．出生や死亡あるいは転入や転出による人口の動きに関するものに人口統計 population statistics があり，疾病や外傷・事故などの障害に関するものに傷病統計 sickness and wound statistics がある．

4.1 統計資料に関する基礎知識

a. 統計で用いられる数値

ある集団の特性を明らかにする目的で，その集団全体から標本を抽出する場合を**全数調査**という．国勢調査，人口動態統計，感染症統計，食中毒統計などはこの方法で行われる．一方，その集団の中で一定の基準で選択された一部の集団から標本を抽出する場合を**標本調査**という．国民生活基礎調査，患者調査，国民健康・栄養調査などがこれにあたる．ある事象に対する調査で収集された人数や件数は**絶対数** actual number と呼ばれ，その事象の全体像を把握するための直接指標となる．しかし，集団と集団，あるいは同一集団での経時的な変化を絶対数で比較することは困難であり，このような場合には発生件数を母体となる人口数などで除して**相対数** relative number とし，これを比率として用いる．比率には，分子（A）と分母（B）によって算出される以下の4つがある．

構成比率：(A）が（B）の一部を構成しているもの．年齢層別人口割合，50 歳以上死亡割合，死因別死亡割合などがこれに含まれる．

発生比率：(A）が（B）から発生したもの．出生率，死亡率，罹患率，有病率などがこれに含まれる．

対立比率：(A）と（B）が異なる集団からなるもの．出生性比，死産比などがこれに含まれる．

指数：(A）が（B）の一部を構成する場合や，（A）が（B）から発生することはないが，（A）と（B）が同じ集団からなるもの．年少人口指数，従属人口指数，老年人口指数などがこれに含まれる．

b. 人口の把握

人口静態統計では，ある一時点での人口の規模や構成を調査する．一方，人口動態統計では，原則的には1年間にわたって調査・観察を続ける場合が多い．後者では，この間に移動，出生，死亡などにより人口の変動が発生するため，発生件数に対する分母となる人口をどのように取り扱うかが問題となる．このような場合，一般に以下の2つの算出法が用いられる．

(1) 期間中央人口法

観察期間の開始から終了まで，人口の増減が期間を通して均一に起こったと仮定すると，期間中央の時点の人口が平均値となる．この人口を**中央人口**と呼び，この人口に観察期間（年）を乗じて延べ人口を算出する．調査期間が1年の場合では，1月1日から12月31日までの中間に当たる7月1日の人口が中央人口に当たり，これを**年央人口**と呼ぶ．日本を除く諸外国では7月1日の年央人口が用いられるが，わが国での会計年度は4月1日から翌年の3月31日までの期間であるので，10月1日の人口を年央人口として人口動態統計や国勢調査が行われる．

(2) 人・年法

地域や都市などの比較的小さい人口集団を対象に調査・観察を行う場合，人口の変動がその期間を通して均一に起こるとはいえない．このような場合には，ある期間を通して存在した例を1とし，期間内で発生した変動例を0.5として数える方法を**人・期間法**という．期間が年，月，週の場合には，それぞれ人・年法，人・月法，人・週法と呼ぶ．例えば，観察期間が1年間であり，開始時に1,000人，途中で50人が死亡または異動した場合には，延べ人口は950×1年＋50×0.5＝975人・年となる．

c. 統計図表

(1) 統計表

集団の特性を様々な調査項目に分類し組み合わせて表にしたものであり，使用の目的によって以下の2種類に分けられる．

結果表：調査票を基に収集・集計された実数（件数）を表で数値化したものである．次の解析表を作成するための基礎となるものである．

解析表：結果表の数値を基に百分率や指数などの相対数を算出し，集団の特性を解析しやすく表現したものである．

(2) 統計グラフ

集団の特性や変化を解析するための手がかりを得るため，統計数値を視覚化して表現したものである．使用目的によって，棒グラフ，折れ線グラフ，クモの巣グラフ（レーダーチャート），円グラフ，帯グラフ，ヒストグラム，度数多角形，地図グラフなどが用いられる．

4.2 人口静態と人口動態

人口統計は，**人口静態統計** census state of population と**人口動態統計** census dynamics of population に分かれる．人口静態統計は，ある一時点における人口集団の規模や生物学的，社会的特性を対象にするものであり，人口動態統計は，ある一定期間内に起こった出生や死亡あるいは移入（転入）や移出（転出）による人口の変動を対象にするものである．ある時点における人口集団の規模や年齢構造は，それまでの出生や死亡などの経緯の結果として観察されるものであることより，人口静態と人口動態は互いに密接に関係している．

4.2.1 人口静態

a. 国勢調査

国や地域社会を構成する人口集団の状態は，出生，死亡，移入（転入）・移出（転出）による人口移動などにより時々刻々と変化している．人口静態は，ある特定の日時に，ある特定の地域に存在する人間集団の規模や生物学的，社会的，経済的な特性を明らかにしたものであり，そのための調査を一般的に**センサス** census という．人口静態は，その調査時点での人間集団のさまざまな様相を把握するために必要であるばかりでなく，将来予想される人口問題や保健医療問題などに対してあらかじめ予測し対策を立てるための基礎資料としても重要な意義をもつ．人口静態統計は，市町村への住民登録によって毎年 3 月 31 日の時点でまとめられる**住民基本台帳**からも得られるが，登録もれや重複などを考慮すると，最も基本的かつ正確な資料は**国勢調査** population census によって得られるものである（表 4-1）．大正 9 年（1920 年）に「国勢調査に関する法律」に基づき第 1 回国勢調査が実施され，昭和 22 年（1947 年）の統計法施行を経て総務省統計局により 10 年ごとに**大規模調査**（西暦の末尾が 0 の年），また，その中間年次の 5 年ごとに**簡易調査**（西暦の末尾が 0 または 5 の年）が交互に繰り返して行われている．実施時点はいずれも 10 月 1 日午前 0 時と定められている．国勢調査は外国人も含めて日本に普段（3 ヶ月以上）住んでいるすべての人（常住人口，ただし，外国の外交官や軍隊およびその家族は含まない）を対象に行なわれ，調査項目は調査年次によっても若干異なるが，基本的には個人の氏名，性，年齢，子供の数，人種，国籍など人口数に関する事項と，世帯構成，配偶関係，居住関係，教育状態，就業状態など社会的，経済的事項に関するものである．国勢調査の結果は，総務省統計局よりわが国の**確定人口**として公表される．これとは別に，直前の国勢調査結果を基に人口動態統計による出生数と死亡数などを用いて算出されるものが**推計人口**である．

表 4-1　国勢調査の概要

項　　目	内　　容
目　　的	日本に居住するすべての人々の年齢・世帯・就業・住宅などに関する状況を明らかにし，その情報を国および地方公共団体の政策に反映させる
実施主体	総務省(統計局・統計センター)
調査対象者	10月1日午前0時現在で日本に常住する者．日本に3ヶ月以上常住する外国人も含まれるが，外国の外交官・軍隊および家族は除く．全数調査．調査への参加は義務
調査項目	人口の基本的属性(氏名，性別，出生年月，婚姻状態，国籍など)，経済的属性(世帯主との続柄，就業状況，事業の種類、従業上の地位など)，住宅(種類，床面積，建て方など)，人口移動(5年前の住居の所在地)，教育(在学，卒業等教育の状況)に関する事項
実施の枠組み	10年ごとに大規模調査，5年ごとに簡易調査を実施 総務省(統計局・統計センター) － 都道府県 － 市区町村 － 国勢調査指導員 － 国勢調査員 － 世帯 統計法に調査結果漏洩の罰則規定あり
公表方法	「日本の人口」など国勢調査報告書を発行(総務省)
活用方法	① 法律などに基づく利用，② 行政施策への利用，③ 将来人口の推計や人口分析など学術研究への利用など
実施の経緯	1920年以来5年ごとに実施．1945年は戦争のために中止され，1947年に臨時調査が行われた．統計法はこのときに制定された

b. 人口構成

国や地域の人口集団の男女の年齢別人口構成の特徴を示す方法として**人口ピラミッド** population pyramid（人口構成図）がある（図 4-1）．これは，中央の縦軸の左右に男女をとり，横軸に男女の数を年齢順に下から上へ棒グラフで積み上げたものである．総人口を年齢別に，**年少人口**（0〜14 歳），**生産年齢人口**（15〜64 歳），**老年人口**（65 歳以上）の 3 区分（年齢 3 区分）に分け，将来人口の推移を予測し，国や地域社会の労働力や経済力を把握するための様々な数値が用いられる（表 4-2）．

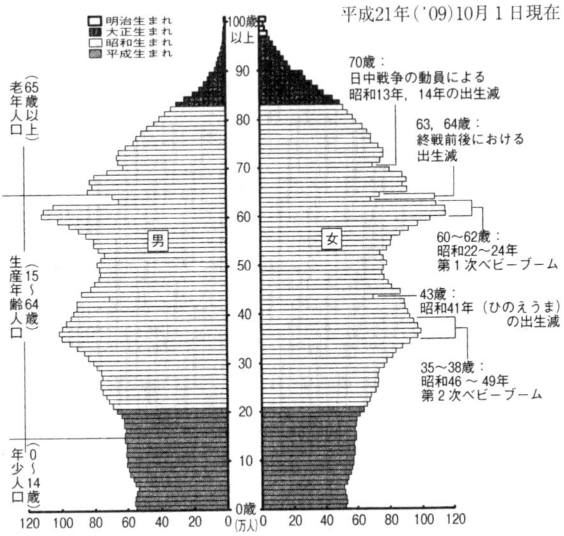

資料　総務省統計局「平成21年10月1日現在推計人口」

図 4-1　わが国の人口ピラミッド

表 4－2　主な人口指標

区　分	定　　　義	計 算 式
年少人口	0〜14歳の就労前の人口	
生産年齢人口	15〜64歳の労働に従事する人口	
老年人口	65歳以上の就労を終えた人口	
従属人口	年少人口と老年人口の和	
年少人口指数	生産年齢人口100人が扶養すべき年少人口の割合	$\frac{\text{年少人口}}{\text{生産年齢人口}} \times 100$
老年人口指数	生産年齢人口100人が扶養すべき老年人口の割合	$\frac{\text{老年人口}}{\text{生産年齢人口}} \times 100$
従属人口指数	生産年齢人口100人が扶養すべき年少人口と老年人口の和の割合	$\frac{\text{年少人口} + \text{老年人口}}{\text{生産年齢人口}} \times 100$
老年化指数	老年人口の年少人口に対する割合．老齢化の程度をあらわすと同時に老齢化の将来像を示す指標	$\frac{\text{老年人口}}{\text{年少人口}} \times 100$

人口ピラミッドには，ピラミッド型（富士山型），ベル型（つりがね型），つぼ型の 3 つの基本形がある（図 4-2）．ピラミッド型は，出生率と死亡率がともに高く，人口増加が著しいものであり，戦前の日本や現在の発展途上国にみられるものである．ベル型は，ピラミッド型の人口から出生率と死亡率がともに低下し，人口増加がほぼ静止した状態にあり，先進国でみられるものである．つぼ型は，ベル型より出生率が著しく減少したものであり，現在のわが国の少子高齢型人口構造に相当する．このままのパターンで推移すると将来人口は減少することになる．人口ピラミッドを社会構成から眺めたものに，星型（都市型）とひょうたん型（農村型）がある（図 4-2）．星型は，生産年齢層が集中する都市部にみられるもので，ひょうたん型は生産年齢層が流出した農村部にみられるものである．

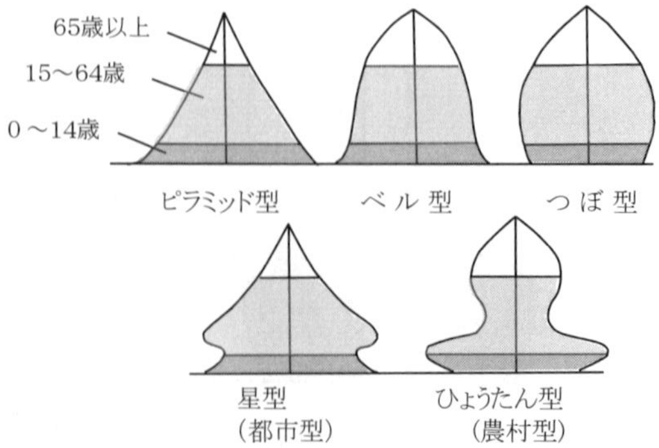

図 4-2　人口ピラミッドの各種パターン

人口増加率は，**自然増加率**と**社会増加率**の和で表される．自然増加率は，出生率と死亡率の差で表されるものであり，わが国ではこれまで常に出生率が死亡率を上回ってきた．しかし，平成17年（2005年）に戦後初めて死亡率が出生率を上回り，以降ほぼ横這いとなっている．社会増加率は，国家レベルでは海外への移出率と海外からの移入率の差で表され，地域レベルでは都道府県あるいは市町村での転出率と転入率の差で表される．出生率および死亡率の変動は，人口構成のみならず人口の増減に大きな影響を及ぼす．戦前のわが国は，出生率が高く死亡率も高い典型的な多産多死型人口であった．戦後，高い出生率が続く中で公衆衛生の改善，医療水準の向上などによって死亡率は次第に低下し（多産少死型人口），その後，出生率も低下し少産少死型人口へと推移してきた．死亡率の低下と出生率の低下が適度であると人口は急激に変動しないことになるが，通常，死亡率の低下に比べて出生率の低下は遅く始まり，この時期に人口が急激に増加する．この様な多産多死型人口から少産少死型人口への変化を**人口転換** demographic transition という．

c. 日本の人口構成と人口の動き

平成21年（2009年）におけるわが国の人口構成を表4-3に示す．また，昭和25年（1950年）から平成21年（2009年）までのわが国の年齢3区分別人口と諸指標の推移を巻末表4-1に示す．総人口は1億2,751万人，男子6,213万人，女子6,538万人であり，昭和25年（1950年）の人口の約1.5倍に増加した．世界人口に占める割合は約2%であり，人口数では世界第10位である．昭和25年（1950年）の日本の人口ピラミッドは典型的な「ピラミッド型」であったが，平成21年（2009年）には出生率および死亡率の著しい低下の影響を受けて「つぼ型」となり，これに2度のベビーブームによる出生率の上昇が加わり，「ひょうたん型」を呈している．このような状況が今後も続くと仮定すると，平成42年（2030年）にはわが国はもちろん世界でもこれまでに例のないような著しい少子高齢型の人口ピラミッドとなる（図4-3）．

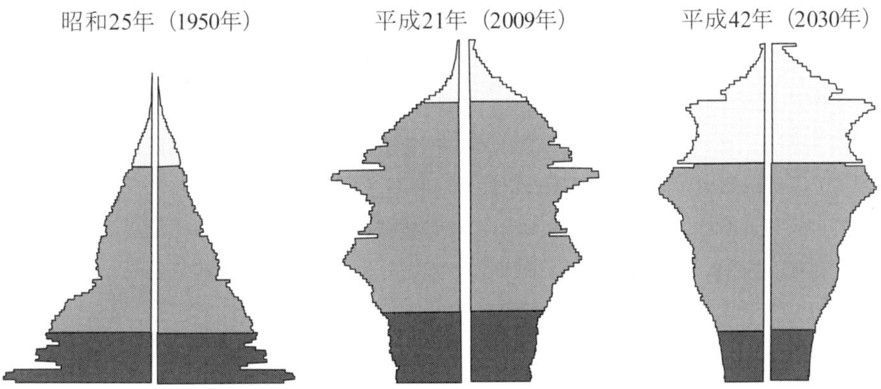

図4-3 日本における人口ピラミッドの過去，現在，未来

表 4-3　わが国の人口構成（平成 21 年：2009 年）

区分		現況(実数)
1. 人口(人)	総数	127,510,000
	男	62,130,000
	女	65,380,000
2. 年齢3区分別人口(人)	年少人口(0～14歳)	17,011,000
	生産年齢人口(15～64歳)	81,493,000
	老年人口(65歳以上)	29,005,000
3. 年齢3区分別構成割合(%)	年少人口割合	13.3
	生産年齢人口割合	63.9
	老年人口割合	22.7
4. 年齢構造指数	年少人口指数	20.9
	老年人口指数	35.6
	従属人口指数	56.5
	老年化指数	170.5
5. 労働力人口(人)	総数	27,710,000
	就業者	26,380,000
	完全失業者	1,330,000

区分			現況(実数)
6. 15歳以上人口の配偶関係別構成割合(%)*	男	未婚	31.4
		有配偶	60.8
		死別	2.9
		離別	3.3
	女	未婚	23.2
		有配偶	57.0
		死別	13.5
		離別	5.2
7. 世帯構造割合(%)	単独世帯		24.9
	核家族世帯		60.0
	三世代世帯		8.4
	その他の世帯		6.7
8. 平均世帯人員(人)			2.62

*平成17年（2005年）

わが国の総人口は，昭和 25 年（1950 年）以降毎年増加を続けてきたが，平成 17 年（2005）に戦後初めて僅かながら減少し，平成 18-21 年（2006-2009 年）にほぼ横這いで推移している（巻末表 4-1）．このような傾向が続くと，今後，人口は減少に転じ，平成 58 年（2046 年）頃には 1 億人を下回ると予想されている（図 4-4）．年齢 3 区分別構成割合でみると，年少人口割合は今後緩やかに減少を続け，平成 62 年（2050 年）には 10.8%と著しい少子化の時代を迎える．生産年齢人口は長期にわたって漸次減少する見込みであり，国の経済力の低下が危惧される．また，老年人口割合は年々増加し，平成 52 年（2040 年）には 33.2%に達し，人口の約 3 人に 1 人が 65 歳以上の高齢社会になると予想される．また，今後，75 歳以上の後期老年人口の著しい増加が予想され，これに伴う介護・医療費負担の増加が危惧される．しかし，これを支える立場となる生産年齢人口は，むしろ今後長期にわたって漸次減少すると予想されるため，問題はさらに深刻である（図 4-5）．年齢構造指数の年次推移をみると，年少人口指数は緩やかに低下し，逆に，老年人口指数は急速に上昇し，これにともなって老年化指数は著しく高くなると予想される．従属人口指数は，平成 10 年（1998 年）以降，老年人口指数とほぼ平行して増加しており，高齢化の影響を大きく受けている（図 4-6）．人口の高齢化は単に人口構成に止まる問題ではなく，労働力の確保，国の経済力の維持・発展，年金・医療福祉制度などに大きく影響する問題である．国連の人口問題検討委員会は，老年人口割合についての試案として，4%以下を「若い人口」，4～7%を「成熟した人口」，7%以上を「高齢社会（人口）」と呼ぶことを提案している．また，一般に 20%を超えると「超高齢社会」という．欧米を中心とする先進諸国では，老年人口割合が 7%から 24%になるのに 50 年から 100 年を要したのに比べて，わが国では僅か 25 年間で到達してしまった．これは，平均余命の急速な伸びと出生率の著しい低下によるところが大きい．急速に高齢化が進むわが国において，高齢者医療・介護・福祉，年金あるいは住宅問題などの対策が急務の課題となっている．

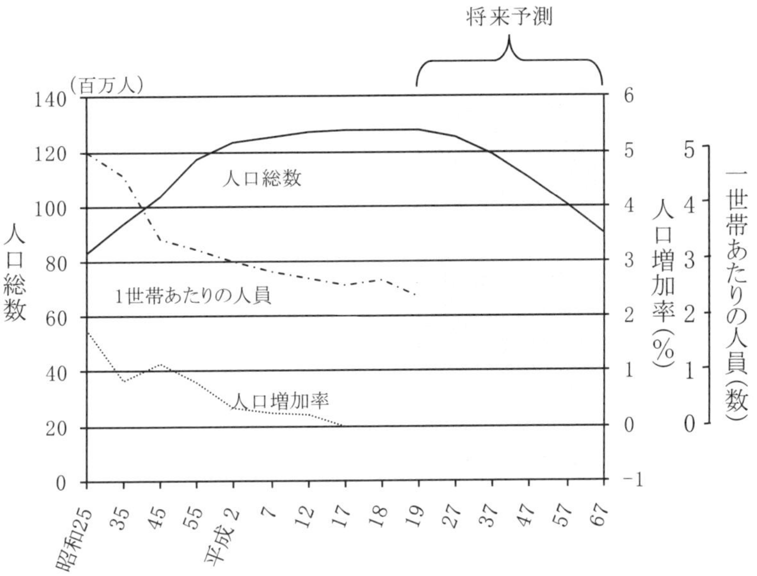

図 4-4　わが国の人口の総数，増加率，一世帯あたりの人員の年次推移

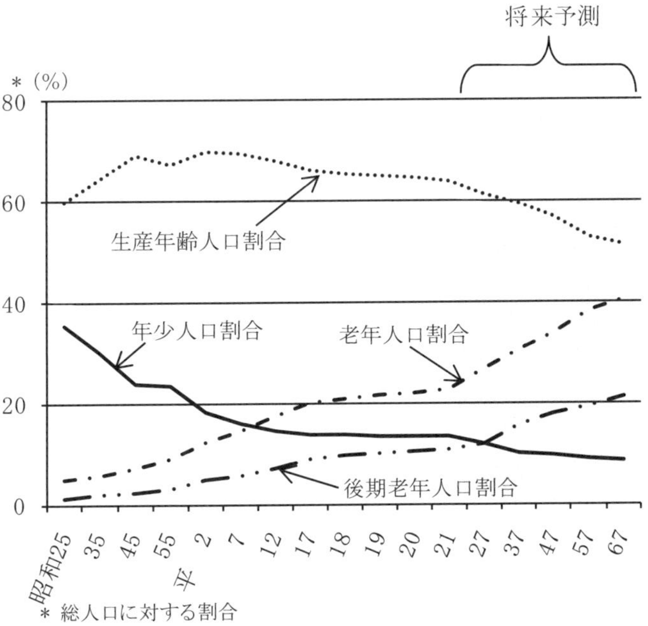

図 4-5　わが国の年齢 3 区分別人口割合の年次推移

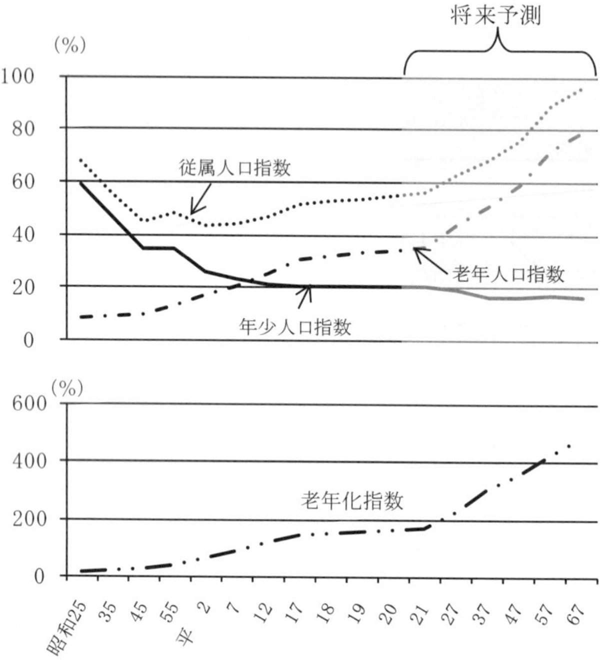

図 4-6　わが国の人口の年齢構造指数の年次推移

d. 世界の人口の動き

世界人口は1650年頃から先進諸国を中心に増加し始め，産業革命を機に増加は加速を強め，20世紀初頭には約16億5千万人に達した．その後，第2次世界大戦まで増加し続けたが，この間での人口増加が年率1%を超えたことはなく，むしろ第2次大戦後の発展途上国を中心とする人口増加が著しく，今日の**人口爆発**と呼ばれる人口問題の原因となっている．国連の推計によると，最近10年間の世界全域での増加率は1.2ー1.5%，先進地域では0.3ー0.4%，発展途上地域では1.4ー1.8%となっている（図 4-7）．発展途上地域での人口増加の原因として，衛生対策の向上と医療技術の進歩によって，死亡率とくに乳児死亡率が著しく低下しているにもかかわらず，出生率が相変わらず高率であることが挙げられる．国連を中心とした発展途上国に対する政治的安定化と人口抑制政策が今後の世界人口問題の課題となっている．平成19年（2007年）の世界人口66億7,080万の分布を国別でみると，中国が最も多く13億2,466万人，ついでインドの11億3,402万人であり，両国で世界人口の約37%を占める．以下，アメリカ合衆国，インドネシア，ブラジル，ロシアの順であり，日本は人口が1億人を超える10ヶ国の中では10番目に位置する．また，世界各国の人口構成の高齢化度を比較すると，日本，イタリア，ドイツの老年化指数が際立って高いことがわかる（巻末表 4-2）．

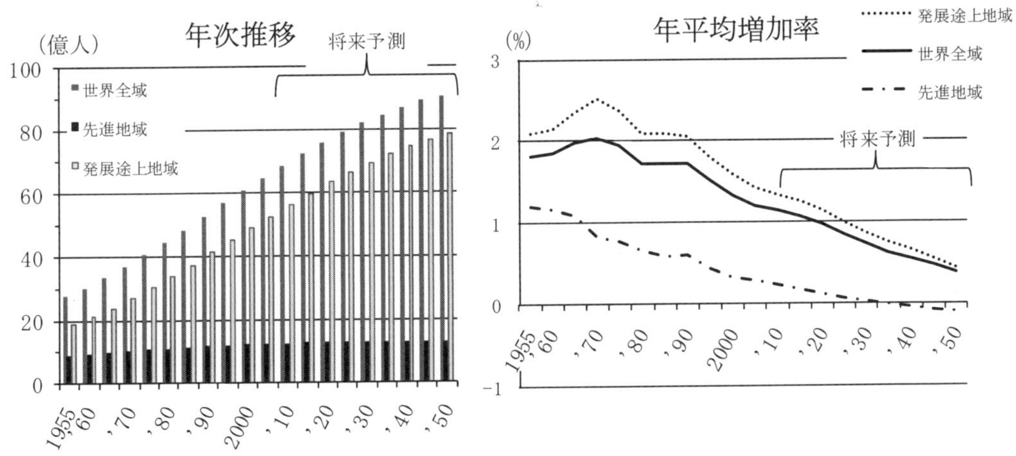

図 4-7 世界人口の年次推移と将来予測

4.2.2 人口動態

人口静態は，ある一時点の人口に関する特性を対象とするのに対し，人口動態は人口集団の年ごとの指標の動きを対象とするものである．人口を変化させるものに**出生**，**死亡**，**婚姻**，**離婚**があり，これらは戸籍法に基づく届出（出生届は 14 日以内，死亡届は 7 日以内に市町村長へ届出）によって集計される．これに，厚生労働省令による死産の届出（7 日以内に市町村長へ届出）に関する規定による**死産**を含めて**人口動態の 5 事象**と呼ぶ．このうち死亡届には医師の死亡診断書の添付が，また，死産届には医師または助産婦の死産証明書の添付が義務づけられている．通常，市町村を通じて 1 年間にわたり集計された結果が，厚生労働省から人口動態統計として毎年公表される．これらの資料は，国または地域における保健衛生行政あるいは健康対策活動などに活用される．人口動態において人口に直接影響する出生と死亡に関しては，**出生統計**と**死亡統計**が重要となる．わが国の平成 21 年（2009 年）の人口統計の概況は表 4-4 の通りである．

表 4-4 わが国の人口動態統計の概況（平成 21 年：2009 年）

区分		現況（比率）	区分		現況（比率）
1．出生率		8.5	5．早期新生児死亡率		0.8
			6．新生児死亡率		1.2
			7．周産期死亡率		4.2
2．再生産率	合計特殊出生率	1.37*	8．乳児死亡率		2.4
	総再生産率	0.67*	9．死産率	自然死産率	11.1
	純再生産率	0.66*		人工死産率	13.5
3．死亡率（粗死亡率）	男	9.9	10．妊産婦死亡率		3.5*
	女	8.3	11．自然増加率		-0.6
4．年齢調整死亡率	男	5.4	12．婚姻率		5.6
	女	2.7	13．離婚率		2.01

資料　厚生労働省「人口動態統計」
*平成20年(2008年)

4.2.2.1　出生統計

出生統計に用いられる主な人口指標には，出生率 live birth rate，**自然増加率** natural increase rate，**再生産率** reproduction rate などがある．このうち，再生産率は対象となる集団の特性により合計特殊出生率 total fertility rate，**総再生産率** gross reproduction rate，**純再生産率** net reproduction rate に分かれる（表 4-5）．わが国の昭和 25 年（1950 年）より平成 21 年（2009 年）までの出生率および再生産率の推移を巻末表 4-3 に示した．

表 4-5　出生統計に用いられる主な指標

区　分	定　義	計　算　式
出生率	人口1,000人あたりの年間出生数	$\dfrac{\text{年間出生数}}{\text{人口}} \times 1,000$
自然増加率	1,000人あたりの年間自然増加（出生数と死亡数の差）の割合	$\dfrac{\text{出生数}-\text{死亡数}}{\text{人口}} \times 1,000$
合計特殊出生率	1人の女子が一生の間に生む子供（男女を問わない）の平均数	$\left\{\dfrac{\text{母の年齢別出生数}}{\text{年齢別女子人口}}\right\}$ の15～49歳までの合計
総再生産率	1人の女子が一生の間に生む女児の平均数	$\left\{\dfrac{\text{母の年齢別女児出生数}}{\text{年齢別女子人口}}\right\}$ の15～49歳までの合計
純再生産率	1人の女子が一生の間に生む，次世代の母親となりうる女児の平均数	$\left\{\dfrac{\text{生命表による年齢別女子定常人口}}{\text{生命表による0歳の女子生存数}} \times \dfrac{\text{母の年齢別女児出生数}}{\text{年齢別女子人口}}\right\}$ の15～49歳までの合計

再生産年齢：15～49歳

a.　出生率

年間の出生数を人口（年央人口）1,000 人に対する率で表したものであり，人口の増加を示す指標となる．ただし，分母には性・年齢を問わず単に人口を用いているので，人口の年齢構成に影響を受ける．昭和 25 年（1950 年）頃の出生率は，戦争直後の結婚増加の影響により 30 付近の高率であったが，第 1 次および第 2 次ベビーブームの時期を除き，その後の出生率は急速に低下し，平成 2 年（1990 年）に 10.0，平成 19 年（2008 年）に 8.6 となり，今日では先進諸国の中でも最も低率のグループに属している（図 4-8）．平成 20 年（2008 年）の性別出生比率では，男子は女子の 1.05 倍であり，常に男子が女子より出生率が高い．

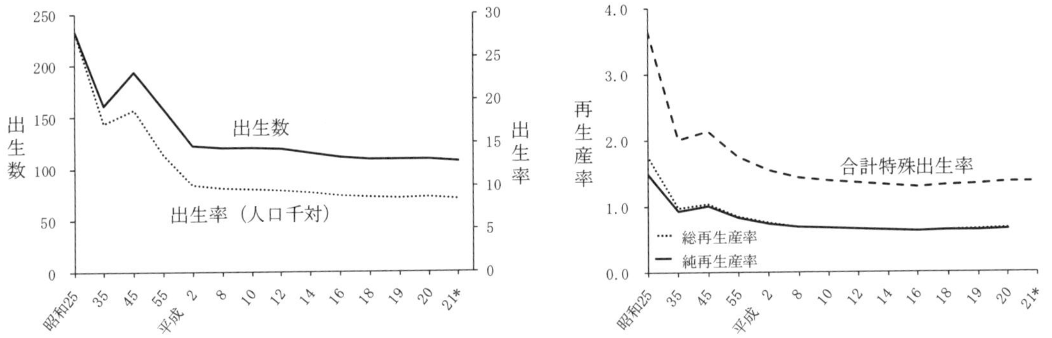

資料 厚生労働省「人口動態統計」
＊ 概数である.

図 4-8　わが国の出生数（率）と再生産率の年次推移

b. 自然増加率

年間の出生数と死亡数の差を人口（年央人口）1,000 人に対する率で表したものである．人口の年間変動を表し，数値がプラスのときには人口は増加し，マイナスのときには減少する．自然増加率は，その時点までの出生と死亡の経緯によって決まるので，この指標を用いて将来の人口を推計することはできない．この目的には，再生産率が用いられる．平成 21（2009）年の自然増加率は－0.14 であり，出生数が死亡数を僅かに下回った．

c. 再生産率

1 人の女性が一生の間に生む子供の数を表すもので，将来人口の増減を予測するための指標として用いられる．WHO では妊娠可能な年齢（**再生産年齢**）を 15～49 歳と限定しており，この年齢の女性人口が比率の分母となる．母親となる女性と出生児の状況により，以下の 3 つの算出法がある．

(1)　合計特殊出生率（粗再生産率）

再生産年齢にある 1 人の女性が一生の間に産む平均子供数（男女を問わない）である．ある年齢の年齢階級別出生率が将来も続くと仮定し，母の年齢別出生数をその年齢別女子人口で除して得られる数の 15～49 歳を合計したものである．わが国の医療水準を考慮すると，この値が 2.08 以上（**人口置換水準**）であれば親の数以上の子供の数を残すことが可能であり，人口は静止するか増加することになる．しかし，次の世代の再生産に直接影響するのは女性であるので，男女児数よりも，そのうちの女児数のほうがより重要である．このため，将来人口をより正確に予測するために総再生産率や純再生産率が用いられる．合計特殊出生率の年次推移をみると，昭和 25 年（1950 年）に 3.65 であったものが昭和 20 年代後半から急速に低下し，昭和 35 年（1960 年）には 2.00 となった．その後，昭和 45 年（1970 年）にかけて「ひのえうま」前後の変動を除くとゆるやかに増加した．しかし，昭和 46 年（1971 年）以降再び低下し始め，昭和 50 年（1980 年）に 2 を下回り，平成 20 年（2008 年）に 1.37 となった（図 4-8）．2007〜2008 年の調査時点では，アメリカ合衆国 (2.12)，フランス（1.96)，イギリス（1.90）が比較的高く，一方，イタリア（1.37)，ドイツ（1.37）は日本と同様に低いレベルであった．近年のわが国における合計特殊出生率の低下傾向は，主に 20 歳代の未婚率の上昇とそれに伴う出生率の低下によるものと考えられている．母親の年齢階級別出生率の年次推移をみると，昭和 60 年（1985 年）頃から 20〜24 歳代および 25〜29 歳代の出生率が低下し，一方，30 歳代以降の出生率が緩やかに上昇し，出産年齢が高くなってきていることがわかる（図 4-9）．

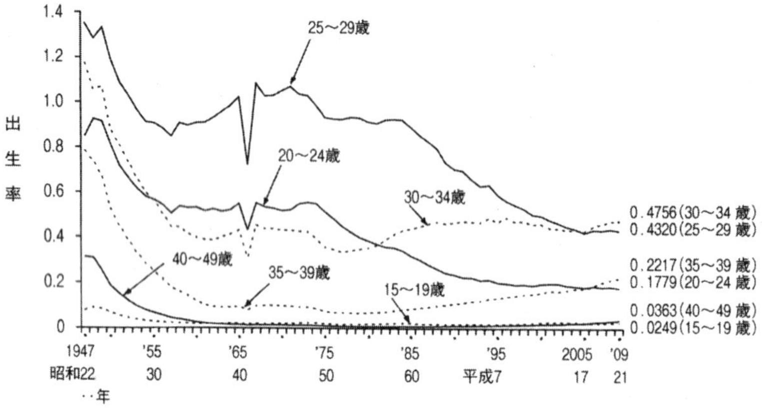

資料　厚生労働省［人口動態統計」
注　この図の年齢階級別の数値は、母の各歳別出生率を足しあげたもので、各階級の合計が合計特殊出生率である。
なお、15歳と49歳には、14歳以下、50歳以上を含んでいる。
平成21年は概数である。

図 4-9　わが国の母の年齢階級別出生率の年次推移

(2)　総再生産率

再生産年齢にある 1 人の女性が一生の間に産む平均女児数である．ある年齢の年齢階級別出生率が将来も続くと仮定し，母の年齢別女児出生数をその年齢別女子人口で除して得られる数の 15〜49 歳を合計したものである．平成 20 年（2008 年）の総再生産率は 0.67 である．ちなみに，再生産年齢にある 1 人の女性が一生の間に産む平均男児数は，合計特殊出生率と総再生産率の差から求められる．

(3)　純再生産率

実際には，生まれた女子は妊娠可能な年齢を過ぎるまでに病気や事故によって一部死亡する．純再生産率は，総再生産率（平均女児数）を母親の再生産年齢に達するまでの生存確率で補正したものである．純再生産率が 1.0 より大きいと人口は増加し，1.0 では人口は静止状態にあり，1.0 より小さいと人口は減少する．平成 20 年（2008 年）の純再生産率は 0.66 であり，日本の人口は減少傾向にある．なお，純再生産率の 1.0 は合計特殊出生率のほぼ 2.1 に相当する．

わが国では，戦後から昭和 40 年代後半まで若干の変動はあるものの純再生率は 1 を上まわった数値で推移してきたが，その後に 1 を下回り，今日までさらに低下傾向が続いている．これにはさまざまな原因が考えられるが，その最も大きなものに結婚年齢，出産年齢，未婚率の上昇が挙げられる．

4.2.2.2. 死亡統計

死亡統計には，人口集団に対する総括的な指標として（**粗**）**死亡率** crude death rate と**年齢調整死亡率**（訂正死亡率：age-adjusted death rate）があり，対象集団を特定したものでは，母子保健に関係するものとして**新生児死亡率** neonate mortality rate，**乳児死亡率** infant mortality rate，**周産期死亡率** perinatal mortality rate，**妊産婦死亡率** maternal mortality rate，**死産率** still birth rate などがあり，そのほかに **50 歳以上死亡割合** proportional mortality indicator（PMI）や**死因別死亡率** case-specific death rate などがある（表 4-6，図 4-10）．

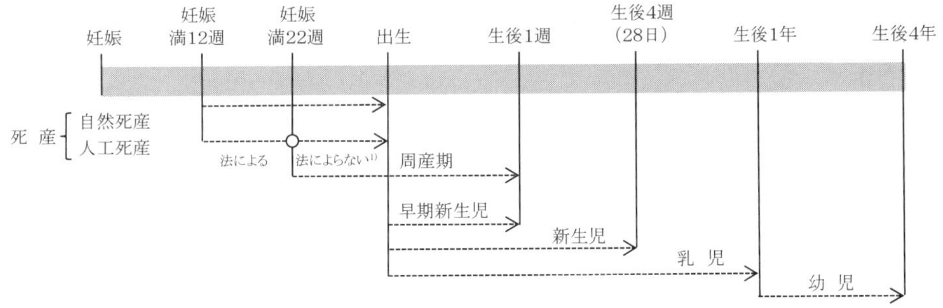

注1）母体の生命を救うための緊急避難の場合などに限られる
（死亡診断書・出生証明書・死産証書記入マニュアル（平成7年度版）から）

図 4-10　人口動態統計における死産・周産期・新生児・乳児・幼児の区分

表 4-6　死亡統計に用いられる主な指標

区　分	定　義	計　算　式
死亡率 （粗死亡率）	人口1,000人あたりの年間死亡数	$\frac{\text{年間死亡数}}{\text{人口}}\times 1,000$
年齢調整死亡率	年齢構成を昭和60年モデル人口で補正した人口1,000人あたりの年間死亡数	直接法： $\frac{\{(\text{観察集団の年齢階級別死亡率})\times(\text{基準集団の年齢階級別人口})\}\text{の各年齢層の総和}}{\text{基準集団の総人口}}$ 間接法： $\text{基準集団の死亡率}\times\frac{\text{観察集団の死亡数}}{\{(\text{観察集団の年齢階級人口})\times(\text{基準集団の年齢階級別死亡率})\}\text{の各年齢層の総和}}$
標準化死亡比 （SMR）	年齢構成の差異を基準の死亡率で調整した値（期待死亡数）に対する現実の死亡数の比 主に小地域の比較に用いる	$\frac{\text{観察集団の現実の死亡数}}{\{(\text{基準となる人口集団の年齢別死亡率})\times(\text{観察集団の年齢別人口})\}\text{の総和}}\times 100$
50歳以上死亡割合 （PMIまたはPMR）	全死亡者のうち５０歳以上の死亡者の占める割合	$\frac{\text{50歳以上死亡数}}{\text{全死亡数}}\times 100$
早期新生児死亡率	出生1,000人あたりの生後1週未満の死亡数	$\frac{\text{生後1週未満の死亡数}}{\text{出生数}}\times 1,000$
周産期死亡率	出生数と妊娠満22週以後の死産数の合計数1,000あたりの妊娠22週以後の死産数と早期新生児死亡数の合計数	$\frac{\text{妊娠22週以後の死産数}+\text{早期新生児死亡数}}{\text{出生数}+\text{妊娠満22週以後の死産数}}\times 1,000$
新生児死亡率	出生1,000人あたりの生後4週未満の死亡数	$\frac{\text{生後4週未満の死亡数}}{\text{出生数}}\times 1,000$
乳児死亡率	出生1,000人あたりの生後１年未満の死亡数	$\frac{\text{生後1年未満の死亡数}}{\text{出生数}}\times 1,000$
死産率	出産（出生＋死産）1,000あたりの死産数	$\frac{\text{死産数}}{\text{出産数}}\times 1,000$
妊産婦死亡率	出産（出生＋死産）1,000あたりの妊産婦死亡数	$\frac{\text{妊産婦死亡数}}{\text{出産数}}\times 1,000$
幼児死亡率	1～4歳児10万人あたりの1～4歳児死亡数	$\frac{\text{1～4歳児死亡率}}{\text{1～4歳児人口}}\times 100,000$

a. 粗死亡率

年間の死亡数を人口（年央人口）1,000 人に対する率で表したものである．単に死亡率という場合は粗死亡率をいう．人口の減少を示す指標となるが，対象となる集団の年齢構成の影響を強く受ける．死亡率は全年齢の死亡数に対する全人口の比で表されるので，対象人口の年齢構成の中で高齢者の割合が高くなればなるほど，当然，死亡率は高くなる．このため，年齢構成の異なる集団を比較するには，次の年齢調整死亡率を用いる．第 2 次大戦後，死亡率は年々低下し，昭和

25 年（1950 年）に 10.9 であったものが昭和 57 年（1982 年）には 6.0 にまで低下した．しかし，その後，人口の高齢化に伴って死亡率は緩やかに上昇し，平成 21 年（2009 年）には男 9.9，女 8.3 となった．

b. 年齢調整死亡率

年齢構成の著しく異なる人口集団，例えば国と国，地域間，都道府県間あるいは年度間での死亡率を比較するには，基準集団の人口を用いて年齢構成の歪みを補正した**年齢調整死亡率**が用いられる．死亡率と年齢調整死亡率の関係について，以下に例を挙げて説明する．表 4-7 に示すA町とB町の死亡率はそれぞれ（65/8,300）×1,000=7.8 と（85/9,600）×1,000=8.9 であり，A町に比べてB町の死亡率が明らかに高い．これを年齢階級別（ここでは，単に 0～14 歳，15～39 歳，40～64 歳，65 歳以上の 4 区分に分けて考えてみる）の死亡率でみると，0～39 歳ではA町とB町はほぼ等しく，40～64 歳ではA町の方がB町に比べてむしろ高く，65 歳以上ではA町とB町はほぼ等しい．また，いずれの年齢階級においても両町の死亡率の差は僅かである．それでは，なぜ総数の死亡率に大きな差が生じたのであろうか？ これは，B町の方がA町より 65 歳以上の人口が 2 倍も多いためである．このように，死亡数を人口で除するという単純な計算式で求められる死亡率は，集団の死亡率を正確に反映する指標とはならない．すなわち，人口の規模だけでなく年齢構成も調整した死亡率を考える必要がある．年齢調整死亡率は，基準となる人口の年齢構成を用いて観察集団の年齢階級別死亡率から期待死亡数を年齢階級別に算出し，全期待死亡数を基準となる人口の総数で割って死亡率を求める方法（直接法）である．この方法で人口の年齢構成を調整する場合，基準となる人口を 1 つ定めなければならない．わが国では，厚生労働省が平成 3 年（1991 年）に旧名称の訂正死亡率を年齢調整死亡率に変更するとともに，基準人口を**昭和 60 年モデル人口**（昭和 60 年国勢調査で得られた日本人の人口を，ベビーブームなどによる年齢構成の歪みを一定の方法で補正したものを四捨五入により 1,000 人単位にまとめたもの）に改訂し，現在もこれを用いている．この方法を用いて計算すると，

表 4－7　A町とB町の年齢調整死亡率（直接法・間接法）

年齢階級	基準集団			A町					B町				
	人口（Ps）	死亡数	死亡数／人口（Ms）	人口（Pa）	死亡数	死亡数／人口（Ma）	直接法 期待死亡数 (Ma×Ps)	間接法 期待死亡数 (Ms×Pa)	人口（Pb）	死亡数	死亡数／人口（Mb）	直接法 期待死亡数 (Mb×Ps)	間接法 期待死亡数 (Ms×Pb)
0～14	5,000	10	0.0020	2,000	4	0.0020	10	4	1,500	3	0.0020	10	3
15～39	1,000	4	0.0040	2,500	10	0.0040	4	10	2,000	8	0.0040	4	8
40～64	3,000	24	0.0080	2,000	24	0.0120	36	16	2,500	20	0.0080	24	20
65～	4,000	60	0.0150	1,800	27	0.0150	60	27	3,600	54	0.0150	60	54
計	13,000	98		8,300	65		110	57	9,600	85		98	85

$$\text{A町の年齢調整死亡率（人口千人対）} = \frac{110}{13{,}000} \times 1{,}000 \fallingdotseq 8.5$$

$$\text{B町の年齢調整死亡率（人口千人対）} = \frac{98}{13{,}000} \times 1{,}000 \fallingdotseq 7.5$$

となり，B町の方がA町に比べて年齢調整死亡率が低いことがわかる．式からわかるように，この方法（直接法）で年齢調整死亡率を求めるには，観察集団の年齢階級別死亡率が得られていることが必要条件となる．

一般に，人口規模の比較的大きな集団を対象とする時には安定した年齢階級別死亡率が得られるので直接法が用いられる．一方，人口規模の小さな集団では年齢階級別死亡率が得られにくいことがあり，この場合には全年齢階級の合計死亡数を用いて間接法により年齢階級死亡率を求める．実際の計算は，

$$\text{A町の年齢調整死亡率（人口千人対）} = \frac{65}{57} \times \left\{ \left[\frac{98}{13{,}000}\right] \times 1{,}000 \right\} \fallingdotseq 8.6$$

$$\text{B町の年齢調整死亡率（人口千人対）} = \frac{85}{85} \times \left\{ \left[\frac{98}{13{,}000}\right] \times 1{,}000 \right\} \fallingdotseq 7.5$$

となり，直接法の場合と同様にB町の方がA町に比べて年齢調整死亡率が低いといえる．一般に，同じ基準集団を用いて計算すると，直接法と間接法の年齢調整死亡率の値は近似する．間接法で算出された期待死亡数で観察集団の実死亡数を割った比｛A町では $\left(\frac{65}{57}\right)$ ×100=114%，B町では $\left(\frac{85}{85}\right)$ ×100=100%｝を**標準化死亡比**（Standardized mortality ratio: SMR）という．一般に人口規模が小さいと，年齢階級ごとの誤差が生じやすくなるのでむしろ間接法の方が適している．間接法では，厳密な意味での年齢調整は行なえないことになるので，年齢調整死亡率よりもむしろ標準化死亡比で観察集団の死亡率を評価する場合が多い．

わが国の年齢調整死亡率の年次推移をみると，年々低下してきており，昭和 25 年（1950 年）に男性 18.6，女性 14.6 であったものが，平成 21 年（2009 年）にはそれぞれ 5.4 および 2.7 となった（図 4-11，巻末表 4-4）．

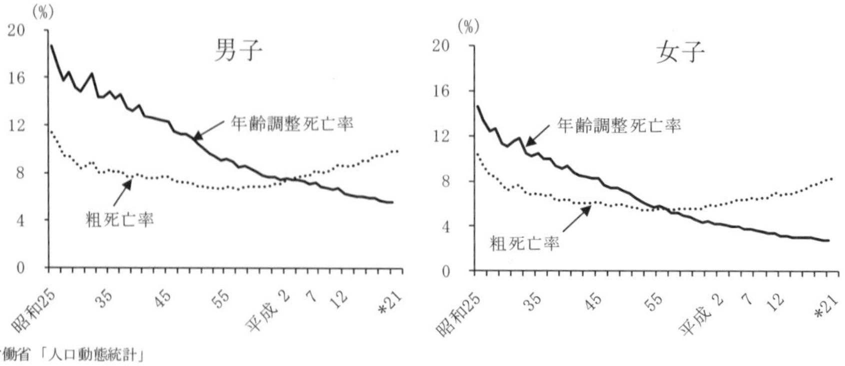

資料　厚生労働省「人口動態統計」
注 1）　年齢調整死亡率と併記したので粗死亡率と表したが，単に死亡率といっているものである．
注2）　年齢調整死亡率の基準人口は「昭和60年モデル人口」であり，年齢5歳階級別死亡率により算出した．
＊　概数である．

図 4-11　わが国の粗死亡率と年齢調整死亡率（人口千対）の年次推移

c. 早期新生児死亡率

乳児のうち，生後1週未満の児（早期新生児）の死亡率をいう．平成21年（2009年）は0.8であり，先進諸国の中では最も低率である．死亡原因としては，代謝異常などの先天的な要因による場合が多い．早期新生児死亡は死産として届けられることがあるので，周産期に発生する胎児の死亡と一括して周産期死亡率として示される．

d. 新生児死亡率

乳児のうち，生後4週（28日）未満の児（新生児）の死亡率をいう．平成21年（2009年）は1.2であり，先進諸国の中では最も低率である．死亡原因としては，早期新生児と同様に先天的な要因が大きいが，感染や不慮の事故などの後天的な要因も加わってくる．

e. 乳児死亡率

生後1年未満の児(乳児)の死亡率をいう.大正末期までは150を超えていたが,昭和22年(1947年）では76.7にまで低下し，昭和35年（1960年）に30.7，そして昭和50年（1975年）に10.0まで低下した．平成21年（2009年）は2.4であり，先進諸国の中では最も低率である．死亡原因には先天的なものと後天的なものがあり，戦後は肺炎，気管支炎，下痢性疾患などの感染症が多かったが，これらは最近では激減し，先天奇形，変形および染色体異常や周産期における病態に関連するものが多い（巻末表4-5)．乳児の生死は，母親の健康状態はもとより養育環境条件などによって強い影響を受けるので，乳児死亡率はその地域の衛生状態と，教育や経済をも含む社会状態を反映する健康指標の1つとして捉えられる．わが国の乳児死亡率は先進国において最も低いレベルにある（巻末表4-6)．

f. 周産期死亡率

妊娠満22週以後の死産と早期新生児死亡を合わせたものを**周産期死亡**という．これを，出産数（出生数ではない）で除し，1,000人対で表したものである．妊娠満22週以後の死産と早期新生児死亡は，ともに母体の健康状態に強く影響されるものであるため，周産期死亡として一括して捉えられる．平成21年(2009年)は4.2であり，先進諸国の中では最も低率である(巻末表4-7)．周産期死亡の原因は，児側では先天異常，母側では母体の病態や妊娠期合併症が大きい．わが国における周産期死亡の特徴は，早期新生児に比べて妊娠満28週（国際比較では妊娠22週ではなく28週が用いられる）以後の死産が多いことである．なお，出生数とは生きて産まれてきた児の数をいい，死産数とは妊娠満12週以後の死児の出産数をいう．

g. 妊産婦死亡率

妊婦の，妊娠，分娩，産褥時の合併症による死亡率をいう．平成20年（2008年）は3.5（10万対）であり，昭和25年の161.2に比べ約46分の1に減少している．他の先進諸国に比べてやや遅れて，低レベルになっている．

h. 死産率

「死産の届出に関する規定」による，妊娠満12週以後における死産数（自然死産数＋人口死産数）と出産数（出生数＋死産数）の率をいう．死産には，**自然死産**と**人工死産**がある．人工死産とは，母体内で胎児が確実に生存している時に，妊娠中絶など人工的処置により死産に至った場合であり，これ以外はすべて自然死産である．平成21年（2009年）の自然死産率は11.1，人工死産は13.5であった．なお，平成7年から「第10回修正国際疾病，傷害および死因統計分類（ICD—10）」が使われるようになり，周産期死亡における後期死産の定義も「妊娠満28週以後」から「妊娠満22週以後」の死産に変更された．わが国では，自然死産数は昭和25年（1950年）の41.7から昭和36年（1961年）に一時54.3と上昇し，その後，現在まで減少の一途をたどっている．人工死産については，昭和25年（1950年）の43.2から一時50を超える時期があったが，昭和33年（1958年）頃から現在まで減少してきている．昭和60年（1985年）以降，自然死産率に比べ人工死産率のほうが高率となっている．

i．50歳以上死亡割合

全死亡者中に占める50歳以上の死亡者の割合をPMI（proportional mortality index）またはPMR（proportional mortality ratio）という．この値が高いほど衛生状態が高いことを示し，発展途上国の衛生状態を比較するときなどによく使われる．若年者の死亡者数が多く，50歳以上の人の死亡者数が少ないということは衛生状態が悪いことを示しており，逆に50歳以上の人の死亡者数が多く，若年者の死亡者数が少ないということは衛生状態がよいということを示している．平成14年（2002年）のPMIは94.2%であり，世界第1位であった．PMIは，正確な人口調査が行われていない地域，すなわち人口の分母が不明で死亡率が算出されない場合でも，その集団の健康水準を比較的容易に測ることができるので，死亡状況の国際間比較によく用いられる（巻末表4-8）．国際間比較で用いられる健康水準の包括的指標としては，PMIのほかに粗死亡率と1歳児平均余命がある．また，国際間の栄養状態の比較のために用いられるものに幼児死亡率がある．なお，高齢者とは65歳以上の人をいい，PMIの50歳以上と混同してはならない．

j．死因別死亡率

ある地域で，ある死因によって発生した年間死亡者数を，その地域の年央人口10万人当たりの数字で表したものである．これによって，死に直接結びつく疾病構造の動向を把握し，その結果を保健衛生行政へ反映させることが可能となる．死因統計の基礎データとなるのは**死亡診断書**である．医師によって作成された死亡診断書が市区町村長を経由して厚生労働省へ届けられ，国際疾病分類（疾病および関連保健問題の国際統計分類）International Statistical Classification of Diseases and Related Health Problems（ICD）に従って集計された死因別死亡率が毎年公表される．WHOがこの分類法を作成し，加盟各国に国際比較あるいは年次比較ができるよう使用を勧告している．医学の進歩とその活用の変化に対応すべくほぼ10年ごとに内容が修正されてきた．平成2年(1990年）に第10回修正版（ICD—10）が作成され，わが国でも平成7年（1995年）よりこれを使用している．

（1） 主要死因別にみた死亡の動向

わが国の死因順位をみると，3 大生活習慣病と呼ばれる悪性新生物（ICD 分類法では，がんを悪性新生物と分類する)，心疾患，脳血管疾患がそれぞれ1位から3位を占め，死亡総数に占める割合は上記3死因の合計で約60%に達する．次いで，感染症である肺炎，老衰，不慮の事故，自殺の順になっている（巻末表4-9)．図4-12と図4-13に，主要死因別にみた死亡率（人口10万対）の年次推移と性・主要死因別にみた年齢調整死亡率（人口10万対）の年次推移を示す．

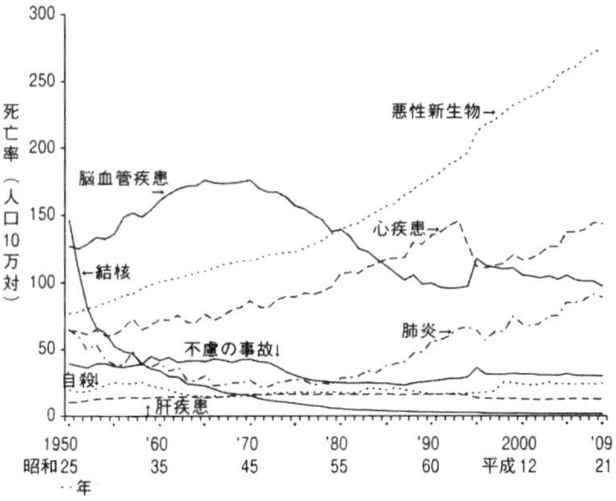

資料 厚生労働省「人口動態統計」
注 1） 平成6年までの死亡率は旧分類によるものである。
2） 平成21年は概数である。

図4-12 主要死因別にみた死亡率（人口10万対）の年次推移

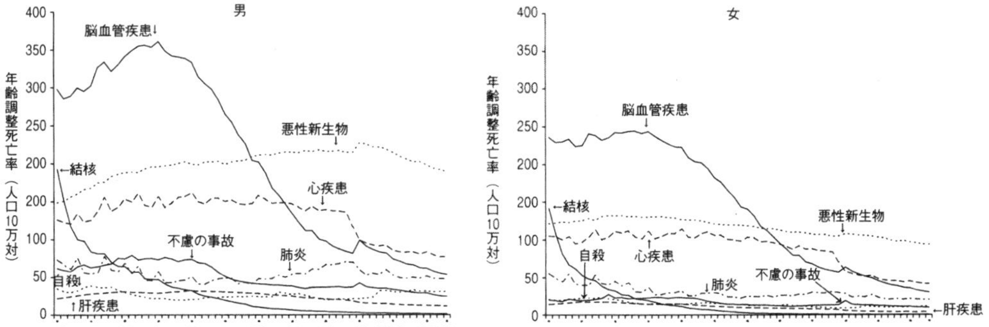

資料 厚生労働省「人口動態統計」
注 年齢調整死亡率の基準人口は「昭和60年モデル人口」である。また，平成6年までは旧分類によるものである。

図4-13 性・主要死因別にみた年齢調整死亡率（人口10万対）の推移

主要死因の粗死亡率を年次推移でみると，昭和 25 年（1950 年）より結核による死亡が著しく減少し，悪性新生物や心疾患が大きく増加していることがわかる．すなわち，わが国の死因構造は感染症から生活習慣病へと移り変わったといえる．悪性新生物は，昭和 56 年（1981 年）以来死因順位の第 1 位を占め，死亡総数に対する割合，死亡率，性別死亡数ともに増加し続けている．心疾患（心筋梗塞や狭心症のような虚血性心疾患，慢性リウマチ，心不全などを併せたものをいう）は，昭和 60 年（1985 年）以降第 2 位であったが，平成 7 年（1995 年）と 8 年（1996 年）に第 3 位となり，平成 9 年以降は再び第 2 位で推移している．わが国で平成 7 年（1995 年）から死亡診断書が改訂され，この際に医師に対して死亡診断書記載の精度を高めるよう周知が図られたため，「心不全」の記載が減少し，結果として脳血管疾患と順位が入れ替わったと考えられる．脳血管疾患は，昭和 40 年（1965 年）代以降大きく減少している（巻末表 4-10）．肺炎は，昭和初期までは死因の第 1 位を占めてきた．戦後，栄養状態の改善と医療の進歩により，死亡率は急激に低下の一途をたどってきたが，昭和 55 年頃（1980 年）から再び上昇してきた．上昇の理由として，後期高齢者（75 歳以上の高齢者）が肺炎を併発して死亡するケースが増加してきたためと考えられる．一方，主要死因の年次推移を年齢調整死亡率でみると，3 大死因の死亡率は男女とも年々緩やかに低下していることがわかる．不慮の事故は，平成 20 年（2008 年）で窒息が 24.7% と最も多く，次いで，交通事故，転倒，転落，溺死の順になっている．しかし，年齢階級によってその様相は大きく異なっており，乳児では窒息が 47.6%と圧倒的に多いが，1〜74 歳では交通事故が最も多い．自殺死亡率（人口 10 万対）は，戦後 20ー25 で推移している．昭和 25ー35 年頃までは男女ともに 20ー24 歳に死亡率のピークを示していたが，その後次第に 25ー29 歳へ移行してきた．最近の傾向では，男性で 50ー59 歳に大きなピークが現れてきている．また，男女ともに 80 歳以上で高率となっている．

(2) 年齢階級別死因順位

平成 20 年（2008 年）における 3 大死因の年齢階級別死亡率（人口 10 万対）・死因順位は，乳児や幼児（1ー4 歳児）で先天異常や不慮の事故が多く，学童期（5ー14 歳）では不慮の事故と悪性新生物が多い．青少年（15ー29 歳）になると不慮の事故と自殺が多くなり，壮年期（30ー49 歳）では悪性新生物と自殺が多くなる．55 歳以上では，人口全体の死因別死亡率と同じく悪性新生物，心疾患，脳血管疾患がその大部分を占める（巻末表 4-11）．

(3) 主要死因別死亡率の特徴

① 悪性新生物

男女の悪性新生物による死亡の年次推移をみると，部位によって傾向に大きな差異がみられる（図 4-14 および巻末表 4-12）．平成 20 年（2008 年）の調査によると，男性の悪性新生物による

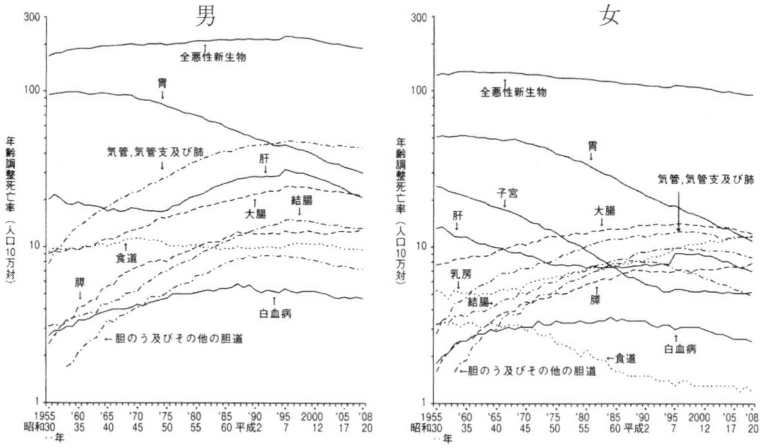

資料　厚生労働省「人口動態統計」
注　1）大腸は，結腸と直腸S状結腸移行部及び直腸を示す。ただし，昭和40年までは直腸肛門部を含む。
2）結腸は，大腸の再掲である。
3）肝は，肝及び肝内胆管で示す。
4）年齢調整死亡率の基準人口は「昭和60年モデル人口」である。

図 4-14　部位別にみた悪性新生物の年齢調整死亡率（人口 10 万対）の推移

年齢調整死亡率は 188.9（人口 10 万対）であり，部位別でみると気管，気管支および肺（43.5）が最も高く，次いで，胃（30.0），大腸（21.7），肝臓（20.9），膵臓（12.9），食道（9.6），前立腺（8.1），胆のう（7.2），その他となっている．女性の悪性新生物による年齢調整死亡率は 94.2 であり男性よりも 50%ほど低く，部位別でみると大腸（12.3）が最も高く，次いで乳房（11.9）と気管，気管支および肺（11.7），胃（11.0），膵臓（7.9），肝臓（7.0），子宮（5.2），胆のう（4.9）その他の順になっている．胃の悪性新生物による死亡は，男女とも昭和 40 年代から大きく低下してきている．この原因として，食塩を調味の主役として用いる日本型食事様式から塩分の少ない欧米型食事様式への変化や，胃がん検診の普及，胃がん治療の進歩などが挙げられる．大腸の悪性新生物による死亡は，男女とも昭和 30 年代から持続的に増加してきている．この増加の原因として，食物繊維摂取量の減少が指摘されている．気管・気管支および肺の悪性新生物による死亡は，男女とも昭和 30 年代から大幅に増加してきており，昭和 50 年（1975 年）の年齢調整死亡率と比較すると男女ともに約 1.5 倍に増加している．喫煙率の増加や大気汚染の拡大などの問題が指摘されている．乳房の悪性新生物による死亡も昭和 40 年代から増加傾向にある．正確な原因はわかっていないが，食生活の欧米化に伴う肉，脂肪分の摂取量の増大が原因として考えられている．子宮の悪性新生物による死亡率は昭和 30 年代に胃に次いで高く，悪性新生物による死亡全体の約 4 分の 1 を占めていたが，昭和 30 年代から大幅に低下し，現在は昭和 50 年代の約 2 分の 1 以下となっている．これには，家庭内での風呂・シャワーなどの生活衛生面での改善が進んでいることや，子宮がん検診の普及，医療技術の進歩などが要因として考えられる．その他の部位の悪性新生物としては，肝臓の悪性新生物による死亡が増加してきている点が注目される．わが国では，B型肝炎やC型肝炎が慢性化し肝硬変へと進展し，最終的に肝臓がんになる場合が多い．

わが国の悪性新生物による死亡率を世界各国と比較すると，相対的に胃の悪性新生物による死亡率が男女とも高く，一方，乳房や気管・気管支および肺の悪性新生物による死亡が低いといえる（巻末表 4-13）.

② 心疾患

心疾患には，心筋梗塞や狭心症などの虚血性心疾患のみならず，慢性リウマチ性心疾患や心不全などが含まれる．ただし，高血圧性心疾患は含めない．わが国では，昭和 30 年頃まで心筋梗塞や狭心症などの虚血性心疾患で死亡する割合は低かったが，生活様式の欧米化が進む中でその割合が急速に高くなり，平成 20 年（2008 年）の心疾患死亡率（人口 10 万対）では肺循環疾患およびその他の心疾患（男：70.4，女：92.4），虚血性心疾患（男：68.6，女：53.4），慢性リウマチ性心疾患（男：1.2，女：2.6）となっている．諸外国と比べると，アメリカ合衆国とイギリスで虚血性心疾患の割合いが高く，フランスでは日本とほぼ同じかやや高い程度であり，国による差が大きい（図 4-15，巻末表 4-14）.

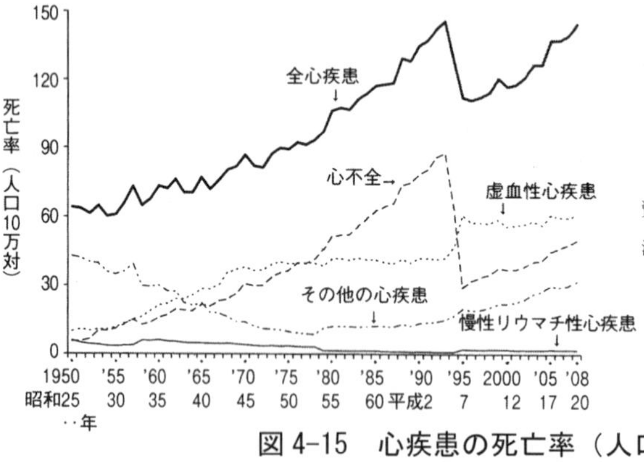

資料　厚生労働省「人口動態統計」

注　「その他の心疾患」は，「全心疾患」から「虚血性心疾患」「心不全」「慢性リウマチ性心疾患」を除いたものである．

図 4-15　心疾患の死亡率（人口 10 万対）の推移

③ 脳血管疾患

脳血管疾患による死亡率（人口 10 万対）は，昭和 35 年（1960 年）以降では脳内出血による死亡が減少し，逆に脳梗塞による死亡が漸次増加している（図 4-16）．年齢調整死亡率でみると，男女ともに昭和 40 年代より全脳血管疾患死亡率は低下傾向にあり，その内訳をみると，脳内出血の低下が著しく，脳梗塞の低下はやや緩慢であり，くも膜下出血の死亡率は横這いか幾分上昇傾向にある（巻末表 4-15）．脳血管疾患の粗死亡率および年齢調整死亡率を先進諸国と比較すると，男女ともに高いレベルにある（巻末表 4-16）.

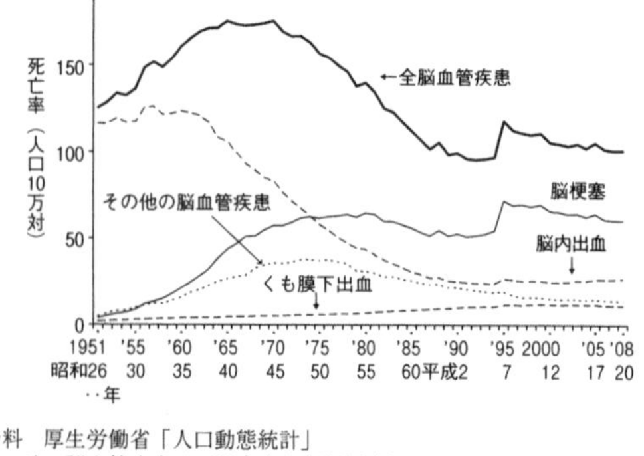

資料　厚生労働省「人口動態統計」

注 1）脳血管疾患は，脳内出血と脳梗塞とその他の脳血管疾患の合計である。

2）くも膜下出血は，その他の脳血管疾患の再掲である。

3）脳血管疾患の病類別死亡率は，昭和26年から人口動態統計に掲載されている。

図 4-16　脳血管疾患の死亡率（人口 10 万対）の推移

④ 肺　炎

肺炎の年齢調整死亡率の年次推移をみると，男性では緩やかな上昇傾向を示し，女性ではほとんど変化していない．年齢階級別死亡率でみると，肺炎による死亡は昭和 10 年（1935 年）頃には 6 歳未満の乳・幼児の死亡が多かったが，昭和 45 年（1970 年）頃より高齢者の死亡割合が急激に上昇し，平成 20 年（2008 年）ではその大部分が高齢者である．特に，80 歳以上の死亡率（人口 10 万対）は 1,100 を超える高率となっている．

⑤ 外因死

外因死の大部分は不慮の事故や自殺・他殺によるものであり，平成 20 年（2008 年）は全死亡数の 6.4%を占め，死因順位の第 5 位になっている．青少年期に外因死が最も多く発生し，この時期の全死亡数の 59～70%を占める．不慮の事故の死亡率を年齢階級別にみると，乳幼児期に高く，学童期に低く，青年期になると交通事故による死亡増加により高くなる．また，壮年期には低く，高齢になるにつれて高くなってくる．自殺による死亡が近年増加傾向にある．男女ともに以前は 20～24 歳頃に自殺率のピークがあったが，次第にそのピークは 25～29 歳頃に移行し，平成 20 年には男性で 50 歳代にピークが出現している．また，男女ともに 80 歳以上で高率となっている．先進諸国と比較してわが国の自殺死亡率は高い水準にあり，平成 10 年（1998 年）以降 3 万人前後で推移している．平成 19 年（2007 年），自殺対策基本法に基づく政府の推進すべき自殺対策の指針として，自殺総合対策大綱が閣議決定された．

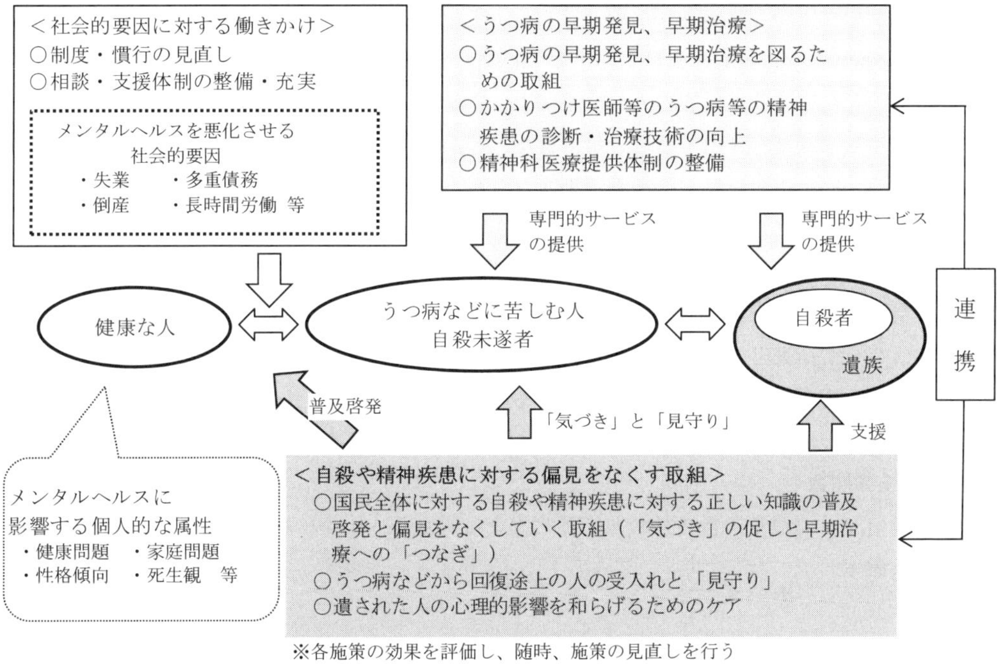

資料　内閣府自殺対策推進室　　http://www8.cao.go.jp/jisatsutaisaku/

図 4-17　自殺対策基本法における自殺総合対策のイメージ

4.2.3　婚姻と離婚

婚姻と離婚は，家族環境，労働環境，経済環境，社会福祉環境など様々な社会的要因によって大きく影響を受ける．婚姻件数は，昭和 25 年（1950 年）頃から漸次増加し，昭和 45 年（1970 年）には 100 万件を超え，このレベルで昭和 49 年（1974 年）まで推移した．その後，次第に減少し，昭和 60 年頃からは 70〜75 万件で推移している．平成 21 年（2009 年）の婚姻率は 5.6（人口千対）である．平均初婚年齢は，昭和 50 年（1975 年）では夫 27.0 歳，妻 24.7 歳であったが，平成 20 年（2008 年）では夫 30.2 歳，妻 28.5 歳と高年齢化している．離婚件数は，昭和 25 年（1950 年）頃から漸次減少していたが，昭和 40 年（1965 年）頃に上昇に転じ，その後，今日まで上昇傾向が続いている．平成 21 年（2009 年）の離婚率は 2.01（人口千対）である．諸外国の離婚率と比較すると，日本の離婚率はフランス（2.22），スウェーデン（2.26），オーストリア（2.47），ドイツ（2.27），イギリス（2.37）と比べると若干低いレベルにある．離婚率の高い国としては，アメリカ合衆国（3.60），ロシア（4.83）などがある．

4.2.4　生命表

生命表 life table とは，ある期間における一定人口の人口動態統計から得られた諸指標，すなわち死亡率，生存数，死亡数，定常人口，平均余命などの生命関数を表にしたものである．これらの指標は統計調査によって直接得られたものではなく，統計によって得られた基礎データをもとに男女年齢別死亡率から算出されたものである．生命表では死亡率が最も重要であり，一般に平均寿命 life expectancy at birth および平均余命 life expectancy として健康水準を測る目的で使用される．年齢調整死亡率は基準集団の人口構成によって結果が異なってくるが，平均余命は特定の人口構成を設定しなくても算出することができる．わが国では，**完全生命表**と**簡易生命表**の 2 種類が用いられる．完全生命表は，国勢調査年次（5 年に 1 度）の人口動態統計（確定数）と国勢調査人口（確定人口）に基づき作成されるものであり，厚生労働省が作成し，公表する．現在，平成 19 年（2007 年）に作成された「第 20 回生命表」が使用されている．表 4-8 簡易生命表は，人口動態統計（概数）と推計人口を用いて作成されるものである．簡略化された計算法で算出されるものの，完全生命表と大差ない数値が得られる．毎年公表されるので，完全生命表が作成・公表される間の平均余命や平均寿命の動きをみるのには適している．

4.2.4.1　生命関数

a.　**死亡率** q_x：人口動態統計で使われる死亡率とは異なり，x 歳の者が（x＋1）歳に達する前に死亡する確率．

$$q_x = \frac{d_x}{l_x}$$

l_x は x 歳における年初の生存数である．

この式で，d_x を年中央の生存数 L_x で割った死亡率 m_x を中央死亡率といい，q_x と m_x との間には次の関係がある．

表 4-8　第 20 回生命表（女）

年齢 (X)	生存数 (lx)	死亡数 (dx)	死亡率 (qx)	定常人口 (Lx)	定常人口 (Tx)	平均余命 ($\mathring{e}x$)
0(歳)	100,000	252	0.00252	99,800	8,551,573	85.52
1	99,748	34	0.00034	99,730	8,451,773	84.73
2	99,714	25	0.00025	99,702	8,352,043	83.76
3	99,689	18	0.00018	99,680	8,252,341	82.78
4	99,671	13	0.00013	99,664	8,152,662	81.80
5	99,658	11	0.00011	99,653	8,052,997	80.81
…	………	….	………	………	………	……
…	………	….	………	………	………	……
…	………	….	………	………	………	……
…	………	….	………	………	………	……
50	97,566	172	0.00176	97,481	3,594,327	36.84
51	97,394	187	0.00192	97,302	3,496,846	35.90
52	97,207	203	0.00209	97,107	3,399,544	34.97
53	97,004	219	0.00226	96,895	3,302,437	34.04
54	96,784	236	0.00243	96,668	3,205,541	33.12
55	96,549	256	0.00265	96,423	3,108,874	32.20
…	………	….	………	………	………	……
…	………	….	………	………	………	……
…	………	….	………	………	………	……
…	………	….	………	………	………	……

$$m_x = \frac{q_x}{1-\frac{1}{2}q_x} \quad \text{または} \quad q_x = \frac{m_x}{1+\frac{1}{2}m_x}$$

b. **生存数** l_x：同時に出生した 10 万人が，年齢調整死亡率に従って減少していくと仮定した場合 x 歳まで生存すると期待される者の数．したがって，l_0=100,000 である．

c. **死亡数** d_x：x 歳から（x＋1）歳に至る間に，年齢調整死亡率にしたがって死亡する者の数．$d_x = l_x - l_{x+1}$

d. **定常人口**（静止人口）L_x：毎年 10 万人の出生があり，年齢調整死亡率に従って死亡し，かつ人口の移動がないと仮定した場合の年齢別人口．x 歳の定常人口は L_x であり，x 歳の中央時点の生存数である．

$$L_x = \frac{1}{2}(l_x + l_{x+1})$$

e. **生存延年数** T_x：x 歳に達した生存数のその後の生存延年数．x 歳以上の定常人口の総和を表す．

$$T_x = \sum_{t=x}^{\infty} Lt$$

f. **平均余命**　e_x：x 歳の余命の平均を平均余命という．図 4-18 は平均余命算出のための模式図である．毎年出生した 10 万人が観察集団の年齢死亡率に従って死亡すると仮定したとき，人口の出入りがなければこの人口集団の構造は図のようになる．x 歳の生存者の平均余命 e_xは，面積 T_xを x 歳の生存者数 l_xで割った値で表される．図と計算式からわかるように，各年齢の平

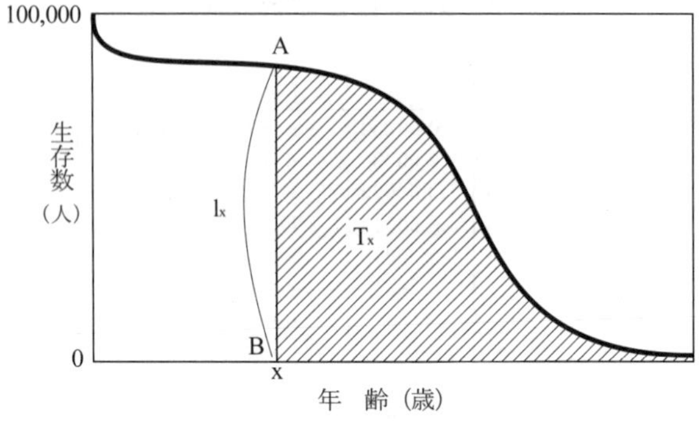

図 4-18　平均余命算出のための模式図

均余命はそれぞれの年齢調整死亡率から求めた生命関数をもとに算出される独立した数値であり，それぞれの年齢の人がその後何年生きられるかを示す期待値である．したがって，次に述べる平均寿命も含めて年齢階級別平均余命の間には直接的な関係は成立しない．早期新生児死亡の届出が厳密に行われていない国があるので，WHO では 0 歳平均余命（平均寿命）ではなく 1 歳平均余命を国際間の健康水準の比較に用いることを推奨している．

$$e_x = \frac{T_x}{l_x}$$

表 4-8 を用いて 50 歳の平均余命を求めると，

$$e_x = \frac{T_{50}}{l_{50}} = \frac{3,594,327}{97,566} \fallingdotseq 36.84$$　　平均余命は 36.84 年となる．

g.　**平均寿命**：統計設定時の年に生まれた 0 歳児の平均余命を特に平均寿命と呼び，区別する．平均寿命は全年齢の死亡状況を集約したものであり，集団の栄養状態，衛生状態，健康状態，生活状態などを測るうえでの総合指標として利用される．

日本人の平均寿命は戦後大幅に伸びて，昭和 25 年（1950 年）頃には男女とも約 60 歳であったものが，女性では昭和 35 年（1960 年）に 70 歳，昭和 59 年（1984 年）に 80 歳を超え，平成 18 年（2006 年）の簡易生命表では 85.81 歳になっている．男性では，昭和 46 年（1971 年）に 70 歳，昭和 61 年（1986 年）に 75 歳となり，平成 18 年（2006 年）では 79.00 歳となっている（図 4-19）．平均寿命を諸外国と比べると，男女とも世界トップの水準にある．平均寿命の延びには，乳幼児死亡率の低下や結核などの感染症による死亡率の低下が大きな原因となっているが，最近では，高齢者の脳血管疾患死亡率の低下も大きく寄与している（図 4-16）．

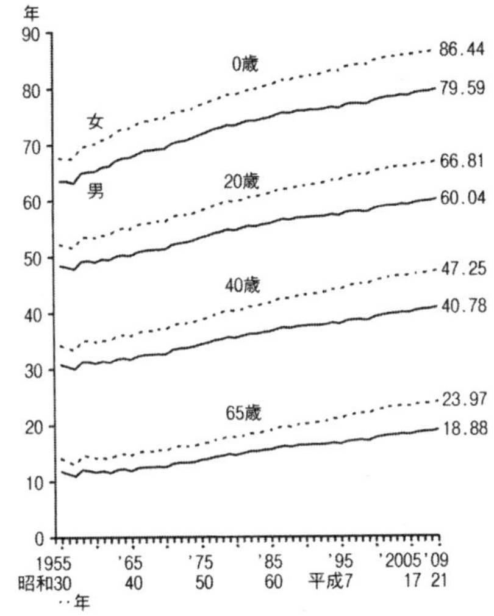

資料 厚生労働省 「簡易生命表」「完全生命表」

図 4-19 わが国の平均余命の推移

4.3 疾病・傷病統計

人口動態統計では国際疾病分類（ICD-10）に基づいて死亡診断書が書かれ，市区町村長へ届出られた資料を基に厚生労働省が死因統計を行い，公表する．この統計では，悪性新生物，心疾患，脳血管疾患，肺炎などの死亡に直結する可能性の高い疾病の動向を的確に把握することができるが，糖尿病や高血圧など直接の死因とはなりにくい疾病や傷病（外傷，事故などの障害）の把握は困難である．このため，厚生労働省は，医療施設と世帯の両面から疾病・傷病の発生状況を把握するための調査を行い，その結果を公表している．医療施設からの届出によって得られる基礎資料を基に行われる統計には，「感染症の予防および感染症の患者に対する医療に関する法律（感染症法と略称される）」に基づく感染症統計，**患者調査**，結核・感染症発生動向調査事業による調査などがある．このほかに食品衛生法に基づく食中毒統計がある．一方，世帯側からの届出によるものに**国民生活基礎調査**がある．

4.3.1 疾病・傷病統計で用いられる指標

a. 罹患率 incidence rate

一定期間（週，月，年）内に新しく発生した疾病の患者数を単位人口（通常人口千対または10万対）に対する割合で表したものである．〔(一定期間内に新しく発生した患者数）÷（対象集団の人口)〕×100,000（または1,000）で算出される．調査期間の前から発病していたものは除くという点で，次の有病率とは異なる．罹患率は，ある期間中に新規に発生した傷病のすべてを網羅するので，インフルエンザなどの一時期に多数の感染者が発生するような感染症の調査に適している．感染症統計や食中毒統計において罹患率調査が行われる．

b. 有病率 prevalence rate

ある調査時点における疾病の患者数を単位人口（通常人口千対または 10 万対）に対する割合で表したものである．通常 3 日間を調査期間として設定し，その 2 日目から 3 日目へ傷病がもち込まれた場合を 1 件と数える．〔(調査時点における有病者数）÷（対象集団の人口)〕×100,000（または 1,000）で算出される．慢性疾患などの長期にわたる傷病の発生状況の把握には罹患率より有病率のほうが適当である．一般に有病率（P）と罹患率（I）との間には，疾病の治癒または死亡までの平均有病期間 duration を D とすると，$P \fallingdotseq I \times D$ の式が成り立つ．厚生労働省では，昭和 61 年（1986 年）を初年度として 3 年ごとに国民生活基礎調査の中で有病者の調査をしている．調査の内訳は，病気の自覚症状のある者（**有訴者率**），病・医院，診療所，はりなどの施術所に通院中の者（**通院者率**），健康上の問題のため日常生活や通常の仕事に影響がある（**生活影響率**）の 3 つの調査項目からなる．このうち，有訴者率は〔(調査日における有訴者数）÷（世帯人員数)〕×1,000 で算出される．わが国で平成 19 年（2007 年）の全国における有訴者率は 327.6，通院者率は 333.6，生活影響率は 106.8 であった．

c. 受療率

無作為に抽出された医療機関を対象に，1 年のある 1 日を指定して，外来および入院患者数を人口 10 万対で表したものである．〔(調査日における外来または入院患者数）÷（人口)〕×100,000 で算出される．厚生労働省が行う患者調査の中に**受療率調査**がある．平成 20 年（2008 年）の患者調査における全国の入院受療率は 1,090，外来受療率は 5,376 であった．受療率を年齢階級別にみると，入院および外来ともに年齢が高くなるにしたがって受療率が高くなっている．また，傷病別にみると，入院では精神および行動の障害や循環器系疾患によるものが高く，外来では消化器疾患や筋骨格系および結合組織性疾患によるものが高い（図 4-20 および巻末表 4-18)．

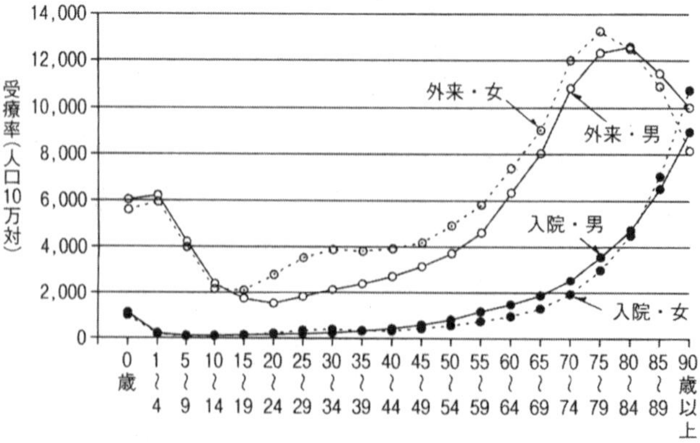

資料 厚生労働省「患者調査」

図 4-20 性・年齢階級別受療率（人口 10 万対）

4.3.2　わが国における感染症の発生動向

人類の歴史を振り返ると，飢饉や戦争を除くと，生命を絶えず脅かしてきたものは感染症であり，その予防・治療対策の経緯のなかで医学・医療技術が進歩してきたといっても過言ではない．第2次大戦後，抗生物質や有機医薬品などの開発によって，わが国でこれまでに発生してきたほとんどの感染症に対して適切な医療が提供できるようになり，死亡率も激減してきた．我々にとって，感染症の脅威は過去の出来事のように思えるかもしれない．しかし，近年，世界的な交通網の発達によって，従来，アフリカ地域に限定し発生してきた感染症，例えばウイルス性出血熱などが，比較的短期間で日本へ直接侵入してくることも可能となってきている．また，新たに出現してきたエイズやC型肝炎のような「**新興感染症** emerging infectious diseases」，あるいはこれまでに克服したと思われていたマラリアやツツガムシ病などの再燃による「**再興感染症** re-emerging infectious diseases」の危険に晒されるようになってきた．さらに，従来，あまり問題視されてこなかった患者や家族の人権問題などがクローズアップされてきた．このように，感染症を取り巻く状況は大きく変化してきている．このような背景から，これまで感染症対策の基本法であった伝染病予防法，性病予防法，エイズ予防法，結核予防法が廃止・統合され，「感染症の予防および感染症の患者に対する医療に関する法律（感染症法）」に一元化されて，平成11年（1999年）4月1日から施行されている．感染症予防法で届出が義務づけられているものにつき，全国医療機関の医師による届出（全数把握）と指定医療機関の医師による届出（定数把握）が行われ，厚生労働省で集計され感染症統計として公表されている．

4.3.3　わが国における生活習慣病の発生動向

最近のわが国の疾病構造は，感染症から生活習慣病へと大きく変化している．前項で述べたように，感染症についてはまだまだ克服されない様々な問題が残されているが，わが国の国民の主要な疾患は悪性新生物，心疾患，脳血管疾患などの慢性疾患であり，死因全体の6割を超える状況にある．これらの疾患は，長年の生活習慣の歪みが原因となって潜在的に症状が進行しやがて発症するものであり，治療対策よりも予防対策のほうがより重要と考えられるものである．平成20年（2008年）の患者調査によると，医療機関を受診している総患者数は，高血圧性疾患797万人，糖尿病237万人，虚血性心疾患81万人，脳血管疾患134万人，悪性新生物152万人で合計すると約1,400万人となっている．平成19年度国民医療費によると，悪性新生物2兆6,958億円，脳血管疾患1兆7,684億円，高血圧性疾患1兆8,923億円，糖尿病1兆1,471億円，虚血性心疾患6,812億円で合計8兆1,848億円に上る．これは，平成19年（2007年）度国民医療費の約32%にあたる．これらの疾患に対して有効な対策を講じることは，医療経済的にも急務の課題といえる．高血圧症の患者は若年期では少なく，40歳代後半から急激に増加してくる．これは，若年期からの生活習慣の影響がこの年代で高血圧性疾患となって現れてくるためである．糖尿病にはインスリン依存型（IDDM）と非依存型（NIDDM）があるが，わが国の糖尿病は大部分がNIDDMであり主に成人に発症する．これも，運動や食事など生活習慣の歪みに原因がある．脂質異常症の場合も，高血圧や糖尿病と同様に40歳代から急激に増加してくる．肥満を含めて，高血圧，糖尿病，脂質異常症を患う人の共通の特徴として，間食が多い，運動不足，定期健診を受けないなどの病気に対する一次，二次予防についての自覚の低さが指摘されている．脳血管疾患（脳出血，くも膜下出血，脳梗塞）は，昭和55年（1980年）頃まで日本人の死亡原因の第1位を占めてきた．その後，死亡率が減少してきたことと，がん（第1位）や心臓病（第2位）による死亡が増えてきたため平成21年（2009年）は3位となっている．脳血管疾患の死亡率が減少してきた主な原因は脳出血の死亡率の低下にある．しかし，総患者数は昭和62年（1987年）の114万4千人から平成20年には133万9千人に増加している．脳血管疾患では長期入院や寝たきり状態になる確率が高く，高齢者の生活の質 Quality of Life （QOL）の低下が大きな問題となる．心臓病では，心筋梗塞や狭心症などの虚血性心疾患の増加が顕著であり，心臓病全体の死亡の約5割を占める．年齢調整死亡率（人口10万対）でみると，心臓病全体では平成20年（2008年）で男性77.1，女性41.7となっている．悪性新生物は，昭和56年（1981年）以降第1位で推移している．40ー50歳代の死因の半分を占める．年齢調整死亡率でみると，男性は昭和50年代からほとんど変化がないが，女性ではわずかに減少傾向がみられる．部位別発生状況をみると，胃がんや子宮がんの死亡率が低下し，肺がんや大腸がんが増加している．このように，わが国の疾病構造は生活習慣病を中心とする慢性疾患に急速に移行してきており，青少年期からの生活習慣の改善が急務となってきている．

4.3.4　患者調査

医療施設を利用する患者の傷病状況を把握するために，層化無作為抽出された医療機関において3年ごとに実施されている．調査日は10月中旬の3日間のうち医療施設ごとに定めた1日に，医療施設管理者が記入する方法で行う．平成20年（2008年）の推計患者数は，入院患者が139万人，外来患者が687万人である．患者の年齢をみると，65歳以上が入院の6割，外来の4割を占める．入院患者の調査日までの入院期間は，半年以上が病院で37.4日，一般診療所で18.5日となっている．精神病棟，老人病棟，療養型病棟で長期入院患者の割合が高い．

表 4-9　患者調査の概要

項目		内容
目的		病院や診療所などの医療機関を利用する患者の数や受療状況を把握する
実施主体		厚生労働省
調査対象者		全国の医療施設(病院，診療所，歯科診療所)　を利用した患者
調査項目		推計患者数，傷病分類別患者数，受療率，在院日数，在宅医療状況，紹介率など
調査の枠組み		3年に1回実施．2005年度では，10月中に指定した3日間のうちの一日の入院・外来患者および9月中の退院患者が調査された
公表方法		厚生労働省から「患者調査の概要」として公表される
活用方法		国民の疾病や傷害の発生状況を把握し，保健医療政策の企画と立案の基礎資料として活用する
結果の概要 平成20年 (2008年)	推計患者数	入院患者数：総数139万人（精神・行動傷害22%，循環器系20%，新生物11%）
		外来患者数：総数687万人（消化器系18%，筋・骨格系及び結合組織14%，循環器系13%）
	受療率*	入院受療率：1,090（男1,028，女1,150，人口10万対），主な傷病：循環器系，精神・行動障害，新生物など
		外来受療率：5,376（男4,688，女6,031，人口10万対），主な傷病：消化器系，筋・骨格系，循環器系など
	在院日数	病院　37.4，一般診療所　18.5
	在宅医療	推計患者数：9万9千人(一般診療所62%，病院11%など)
	紹介率(%)	入院患者：病院　33%，一般診療所　8.6%
		外来患者：病院　5%，一般診療所　3%

受療率*：（調査日に医療施設で受療した患者数÷人口）×100,000

4.3.5　国民生活基礎調査

国民の保健，医療，年金，福祉，所得など生活面の基礎となる事項を世帯の側から総合的に把握するために，厚生省（現厚生労働省）が昭和 61 年（1986 年）から層化無作為抽出法で抽出した世帯を対象に 3 年ごとに実施しているものである．平成 19 年（2007 年）の有訴者の割合は全国で 327.6 であり，年齢が高くなるにつれてその割合は高くなり，65 歳以上の高齢者では 2 人に 1 人が有訴者となっている．自覚症状としては，腰痛，肩こり，手足の関節の痛みが多い．医療施設への通院者率は全国で 333.6 であり，年齢の高い層に多く，65 歳以上の高齢者では 6 割以上が通院者となっている．傷病としては，高血圧症，腰痛症，むし歯，糖尿病などが多い．日常生活に影響のある者の割合は全国で 106.8 であり，影響するものとしては仕事・家事・学業，日常生活動作などが多い．健康状態では，「自覚症状・通院・生活影響のいずれもなし」が 45.7%，「自覚症状・通院・生活影響のいずれかあり」が 35.5%，「自覚症状・通院・生活影響のすべてあり」が 7.7%となっている．健康意識では，「よいとおもっている者」が 35.8%，「ふつう」が 43.3%，「よくない」が 13.0%となっている．過去 1 年間の健康診断や人間ドックの受診率は，「受けたことがある」が 61.5%，「受けたことがない」が 34.5%となっている．悩みやストレスの状況をみると，「ない」が 45.6%，「ある」が 48.2%となっている．それらの内容は，「自分の仕事」が 35.1%，「収入・家計・借金等」が 29.8%，「家族以外との人間関係」が 18.3%となっている．

表 4-10　国民生活基礎調査の概要

		内　容
目的		国民の医療，福祉，年金，所得など国民生活の基礎的事項を世帯側から把握する
実施主体		厚生労働省
調査対象者		地域特性による層化抽出標本を対象にして，世帯を選定し，世帯単位および世帯員単位を対象として行われる．標本抽出調査
調査項目	世帯票	世帯数（全世帯数，単独世帯数，核家族世帯数，三世帯数，高齢者世帯数，母子世帯数，父子世帯数）
	健康票・介護票	寝たきり状態，有病状態，自覚症状，通院状況，日常生活への影響，健康意識，悩みやストレス，医療機関受診状況などの調査．要支援・要介護者の概要
	所得票	世帯主の年齢と世帯あたりの平均年収
	貯蓄票	世帯あたりの貯蓄状況
調査の枠組み		統計法に基づき，３年ごとの大規模調査と中間年の簡易調査を実施
公表方法		毎年，厚生労働省より「国民生活基礎調査の概要」として公表される
活用方法		国民の保健，医療，福祉，年金，就業，所得などの生活の基礎的な事項を把握し，厚生労働行政の企画と立案のための資料として活用する
世帯の概要 平成21年（2009年）		全世帯数：4,801万世帯（世帯平均人員2.62人）
		世帯構成：単独世帯1,196万世帯(25%)，核家族世帯2,880万世帯(60%)，三世代世帯402万世帯(8.4%)，高齢者世帯962万世帯(20%)，母子世帯75万世帯(1.6%)，父子世帯9万世帯(0.2%)
要介護者の概要 平成19年（2007年）		要支援・要介護者のいる世帯の世帯構造：三世代世帯(23%)，核家族世帯33%)，その他の世帯(20%)
		要支援・要介護度の内訳：要支援(26%)，要介護1(18%)，要介護2(18%)，要介護3(15%),要介護4(10%),要介護5(8%)
		要介護の原因：脳血管疾患(23%)，老衰(14%)，認知症(14%)，関節疾患(12%)，骨折・転倒(9%)，心臓病(4%)
所得の概要（平成21年:2009年）		世帯あたりの平均所得：548万円
世帯員の健康状況 平成19年(2007年)		有訴者率*328（男290，女363）　主な症状：腰痛，肩こり，手足の関節痛，せき・たん，目のかすみなど
		通院者率**：334（男311，女355）　主な症状：高血圧症，腰痛症，脂質異常症，むし歯，糖尿病，白内障など
		日常生活に影響のある者の割合：107（男96，女117，人口千対）
		悩みやストレスのある者の割合：ありの者の割合は48%（男44%，女52%） 主な原因：健康・病気，経済状況，教育など
		健康診査の受診状況：20歳以上の過去1年間の健康診断・人間ドック受診者の割合は62%

有訴者率*：(有訴者数÷世帯人員）×1,000

通院者率**：（調査日における受療者数÷人口）×100,000

第5章
疫　学

5.1　予防における疫学の役割

5.1.1　疫学の概念

疫学 epidemiology とは「人間集団を対象として，人間の健康及び異常の原因を病因，環境，宿主の面から包括的に考察し，健康の増進と疾病の予防を図る学問」である．

医学は，患者個人の病状に関する検査値を収集し，診断を下し，処方を示し，治療を行う学問であるが，これと対比してみると，疫学は人間集団の健康水準（健康事象）を測り，疾病の発生原因となるもの（要因）を特定し，有効な予防対策を示す学問といえる．英語の epidemiology の言葉の意味は，epi（upon）＋demos（people）＋logy（study）から「人々の上に覆い被さる（脅威）についての学問」となる．ここでいう「脅威」とはまさしく「疾病」であり，かつて疫学は病原微生物がヒトからヒトへと伝播する伝染病（感染症）の学問と捉えられていた．しかし，近年，わが国では保健・衛生水準の向上，医療技術の進歩などによって感染症の発生が激減し，これに代わってがん，脳梗塞，虚血性心疾患などの生活習慣病が死因の上位を占めるようになってきた．また，環境汚染や薬害などによる健康被害もますます増加の傾向にある．このように国民の疾病構造が感染性疾患から非感染性疾患へと大きく変化してきたことから，疫学も従来の「感染症の疫学」から脱皮し，健康に影響を及ぼすすべての要因を対象とする学問に変わってきている．また，従来は，集団の中の死亡者や病人だけを疫学の対象にしてきたが，半病人・半健康者といわれる人たちも疾病予備軍として観察する必要がある．事実，生活習慣病の対策が最も必要とされるのは受診・受療機会の少ない潜在性の疾病保有者である．また，「健康者」が「健康である所以（ゆえん）」を探ることも大切である．以上の疫学を少なくとも3つの体系に分けると，以下の式が成り立つ．

$$(1)\ \text{疾病の疫学} = \frac{\text{病人}}{\text{病人} + \text{半病人・半健康人} + \text{健康人}}$$

$$(2)\ \text{健康と疾病の境界領域の疫学} = \frac{\text{半病人・半健康人}}{\text{病人} + \text{半病人・半健康人} + \text{健康人}}$$

$$(3)\ 健康の疫学 = \frac{健康人}{病人 + 半病人・半健康人 + 健康人}$$

(1) から (3) までが疫学の包括的な目標となる．これを達成するためには，健康事象を正確に捉え，結果を正しく分析し，有効な対策を立てるための学問体系の確立と実践が必要である．

5.1.2　歴史から学ぶ疫学

1848年から1849年にかけてロンドンでコレラが大流行し，1万人を超す死亡者が出た．現在ではコレラの原因が細菌感染であることは周知の事実であるが，当時は感染源はもとより病原菌の概念すらない時代であった．そのような時代，イギリスの開業医 J. Snow は，図 5-1 に示すような流行地域における患者発生状況を詳細に記した地図を作成した．そこから，コレラによる死亡者がブロード街に集中していることを見出し，患者の大半がブロード街の共同井戸水を飲んでいることに気づいた．共同井戸水を飲まないところでは，たとえ流行の中心部であっても患者が少なかった．このことから，彼は水を介してコレラが広がると推測した．また，ロンドンの市街地より下流で取水する二つの水道会社から給水される地域に死亡者が多かった．その後，1 社が取水地点を市街地より上流に変更した．1853 年のコレラ流行時には取水地点を変更した水道会社の給水地域での患者の発生が低下したことから，彼はコレラの感染経路に水が関与することを確信した．1854 年の夏，再びロンドンのゴールデンスクエア地区でコレラが大流行したとき，Snow は直ちにコレラによる死亡者の居住地域と水の供給減を調査し，周囲の反対を押し切って感染源となる共同井戸を封鎖させた．その結果，約 1 週間でコレラの流行は終息した．これらの出来事は 1884 年に R.Koch コッホによってコレラ菌が発見される 30 年前のことであり，病原菌を特定することはできなくても疫学的手法を用いて対策を講じることにより疾病の発生を十分に予防できることを示した疫学の萌芽的出来事といえるだろう．

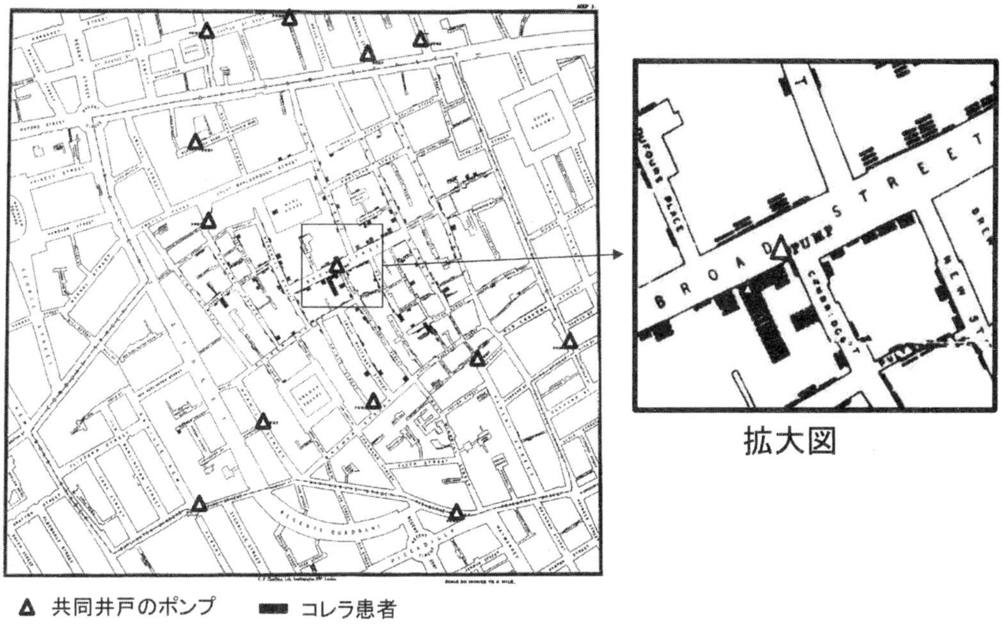

図 5-1　J Snow が作成したコレラ患者と共同井戸ポンプを記したロンドン Golden Square 地区の市街図（1854 年）

R.Koch によってコレラ菌が発見された後，19 世紀後半には次々と重要な感染性細菌が発見された．その頃，日本を含むアジア地域では脚気による死亡者が増えていた．現在では，脚気がビタミン B_1 の栄養素欠乏症によって起こることは周知のことであるが，当時は細菌学全盛時代でもあったことから脚気も細菌による感染症であると考える学者が多く，栄養素欠乏によって疾病が起きると考えるものはほとんどいなかった．日本では特に海軍での脚気発症率が高く，軍艦の遠洋航海中に海軍兵士の約 3 割～4 割が発症し，うち 100 人に 1 人は死亡するような深刻な被害が出ていた．陸軍軍医の森林太郎（森鴎外）が脚気細菌説を唱えていたのに対して，当時の海軍軍医であった高木兼寛は英国で栄養学を学んだ経緯もあったことから，食べ物のアンバランスが原因ではないかと推測した．高木は，脚気は貧窮層に比べて富裕層に多いこと，農家出身の若者が海軍に入ると罹患するのに刑務所に服役した場合はほとんど罹患しないことなどの観察結果から，食べ物の窒素と炭素のバランスが悪いと推測した．また，脚気に罹る集団の食事が白米中心であることから，大麦，大豆，牛肉などを多くする食事改善を行ったところ，1883 年，脚気の激減に成功した．鈴木梅太郎博士が米ぬかから脚気予防因子オリザニン（ビタミン B_1）を発見したのは 1910 年のことである．高木は，脚気の原因そのものを突き止めたわけではないが，疾病と要因の関係を詳細に観察し，ビタミン B_1 発見に約 30 年先立ってその予防対策を講じたことに大きな功績があり，栄養疫学の先駆けといえる．

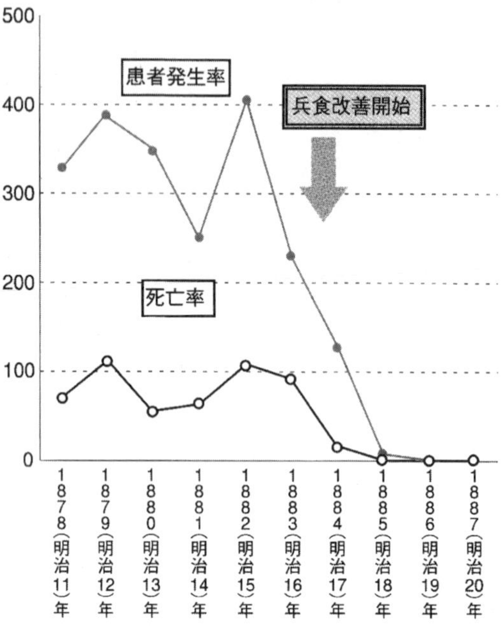

図 5-2　日本海軍兵士の脚気患者発生数と脚気死亡率（兵士 1 万人あたり）

日本疫学会監修「はじめて学ぶやさしい疫学―疫学への招待―」より引用

5.2　疫学の 3 要因

疾病が何故どのように発生するかについて分析することは，その予防策を立てる上で重要である．これは，要因が存在すれば疾病が必ず起こるという単純なものではないからである．例えば，喫煙者は肺がんの罹患率が高いが，喫煙量を減らしたり禁煙することにより罹患率が低下する可能性がある．また，喫煙者と同室する人に副流煙による肺がん・心疾患による影響が考えられるが，喫煙場所を設けたり換気を十分にすることにより危険を減らすことができる．一方，喫煙による肺がん発生率は若年者より高齢者で高いといわれる．このように，要因と疾病との関係は，要因自体の問題とともに環境条件や生体側の条件によって大きく左右される．疫学では，疾病発生に関係する**病因因子** agent factor，ヒトを取り巻く環境側からの**環境因子** environment factor，ヒト側からの**宿主因子** host factor を 3 大要因と位置づけ，これら 3 つの要因のいずれが欠けるともなく相互に影響しあって疾病の発生や流行が起こるとみなす．したがって，病因，環境，宿主のいずれかの要因について十分な対策を講じることにより，疾病が予防できることになる．

細菌やウイルスのような病原体が体内に侵入して増殖または成長する感染症を対象とした場合，感染が成立するためには，病原体という病因要因（感染源），病原体が生育するための環境要因（感染経路），病原体の侵入を許し増殖させる宿主要因（宿主の感受性）の 3 要因が必要であり，いずれの 1 つが欠けても感染は成立しない．（感染症の詳細については，「第 8 章　疾病予防と健康管理の 8.1　感染症とその対策」で扱う．）

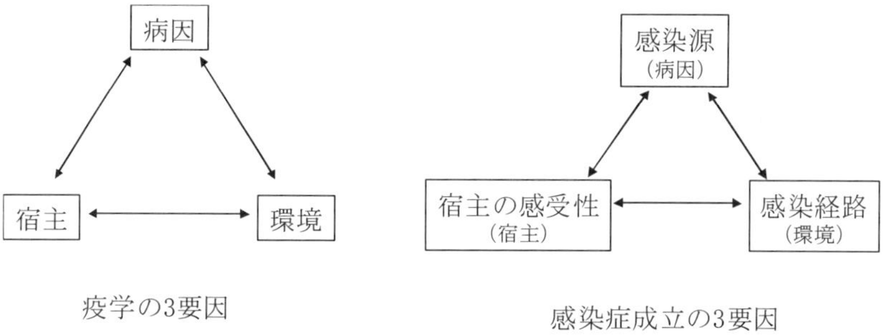

図 5-3　疫学の 3 要因と感染症成立の 3 要因

1）病因に関係する要因

細菌，ウイルス，リケッチア，寄生虫などの生物学的因子，騒音，振動，温度，湿度，気圧，紫外線，近赤外線，高周波，放射線などの物理的因子，栄養素，無機・有機化学物質，農薬，重金属，薬品などの化学的因子などがある．

2）環境に関係する要因

ハエ，ゴキブリ，ネズミなどの衛生動物（生物学的因子），気温，気湿，季節などの気象条件（物理的因子），大気汚染，水質汚濁のような環境汚染など（化学的因子），職業，教育・文化，生活環境，労働環境，精神的ストレス，宗教，医療制度などの社会的要因がある．病因と環境は，感染症では感染源と感染経路として明確に区別できるが，生活習慣病のように多要因が長期間にわたって影響する場合などでは判別が困難な場合が多い．このような理由から，最近では両者を区別せず，一括して環境要因とみなすようになってきた．このような関係は，図 5-1 のように示すことができる．

3）宿主に関係する要因

性，人種，遺伝形質，体質などの先天的要因，栄養状態，年齢，体格，過去の疾病などの後天的要因などがある．

5.3　疫学に用いる指標

1）健康事象

健康事象の何を指標とするかは調査の目的によって異なるが，一般に死亡，疾病，障害，検査値の異常などが使われる．このうち，死亡指標は要因を特定する上で最も確実なものであるが，通常，疫学調査の対象となるのは要因の特定が困難なものについて行われる場合がほとんどであり，疾病が対象となる場合が多い．

2）疾病発生の率と比

疫学では，分母に母集団の人数と期間の積をとり，分子にその期間内の発生数（頻度）をとり，100，1,000，10 万人（人年）に対する率で表す．

＜分母の把握＞

分母となる集団は，疾病異常の発生状況を調べようとする対象全員を指しており，国，都道府県，市町村，学校，会社などが分母となる．分母となる対象集団は，その疾病に全員が罹患する可能性を有しているものであり曝露人口（危険人口）といわれる．例えば，子宮がんの発生調査を行う場合，曝露人口は女性が対象となり，麻疹の発生調査では麻疹の既往歴がない者が対象となる．分母の集団が大きすぎる場合，標本抽出という方法で必要な数の標本を抜き出して分母とすることが多い．これには無作為抽出法という方法が最もよく使われる．

＜分子の把握＞

調べようとする当該の疾病異常者の数を分子とする．疾病者の判定は一定の客観的な診断基準に基づいて行われる．

頻度の指標として率と比が用いられるが，率と比では分母と分子の関係が異なる．つまり，率では分子が分母の一部として含まれ（例：死産率＝死産数／出産数，出産数は出生数＋死産数），比では分子と分母は異なる（例：男女比＝男性／女性）．

以下に，調査研究で用いられる率と比の具体例を列記する．

死亡率 mortality と**致命率** fatality：

$$\text{死亡率} = \frac{\text{観察期間内に死亡したものの数（単位：人）}}{\text{観察期間中の延べ人数（単位：人年）}}$$

$$\text{致命率} = \frac{\text{その疾病により死亡したものの数（単位：人）}}{\text{その疾病による患者数（単位：人）}}$$

罹患率 incidence：罹患率には，一定の単位期間（日，月，年）における疾病の発生を表す「罹患率」と，ある特定の期間内における疾病の発生を表す「累積罹患率: cumulative incidence」がある．罹患率は主にコホート研究の指標として用いられ，疾病と要因の関係を調査するうえで重要な指標となる．また，感染症統計や食中毒統計にも罹患率調査が実施される．

$$\text{罹患率} = \frac{\text{観察期間中に新しく発生した患者数（単位：人）}}{\text{観察期間中の曝露危険人口の延べ人数（単位：人年など）}^{*}}$$

*分母は，通常この対象集団の人数×期間(年)（単位：人年）が用いられる．罹患率は1年あたりの10万人対で表現される場合が多いが，100人対（この場合は%），1万人対で表される場合もある．

$$累積罹患率 = \frac{観察期間中に新しく発生した患者数（単位：人）}{最初に観察対象に規定された曝露危険人口（単位：人）}$$

有病率 prevalence：有病率とは，ある一時期において疾病を有する人の割合をいう．有病率は罹患率と異なり，新規の疾病の発症を表すものではない．有病率には，ある一時期の有病率を示す期間有病率とある一時点での有病率を示す点有病率がある．

$$有病率 = \frac{ある一時期（あるいは一時点）で病気に罹っていた者（単位：人）}{観察対象者の総数（有病者・非有病者の合計）（単位：人）}$$

有病率を理解するうえで注意すべきことは，罹患率とは異なり疾病特性の影響を受けやすいことである．例えば，ある時期に発症がみられたとしても，調査時期に治癒してしまった場合や疾病が重篤で死亡してしまった場合は有病者としては数えられない．そのために，軽度で早期に回復する疾患や重篤で短期に致死する疾患の有病率は低くなる傾向がある．したがって，糖尿病や高血圧，結核などの慢性疾患の統計に用いられることが多く，集団のある特定期間での健康状況の把握と行政対策に有用な指標といえる．

相対頻度 relative frequency：分母に関する情報が利用できない場合，やむをえず分子どうしの相対的な割合で目的とする疾病異常の頻度を測定することを相対頻度という．例えば，総がん死亡における肺がんでの死亡割合や総死亡のうちの50歳以上の死亡割合（PMI）などがこれに相当する．

率と比を用いたその他の指標：

率の差：要因曝露集団と要因非曝露集団の罹患率の差として寄与危険度がある．

率の比：要因曝露集団と要因非曝露集団の罹患率の比として相対危険度やオッズ比がある．

差と比の組合せ：要因曝露集団の罹患率が要因非曝露集団の罹患率に比べて絶対量としてどれだけ増加したかという値を，要因曝露集団の罹患率に占める割合で表したものに寄与危険度割合がある．例えば，喫煙群の肺がん罹患率（10万人対）が450，非喫煙群の罹患率が50の時，寄与危険度割合は（450−50）/450＝0.89となり，喫煙者の肺がん罹患率の89%は喫煙によるものとみなされる．

3）分　布

健康事象につき，生理的，時間的，地理的，空間的，家族的，社会的分布を考慮して調査することが必要となる．生理的分布には，要因を推定するために性，年齢，人種，体格，検査値など具体的な指標についての分布を調査することが求められる．

4）資料の種類

資料には，計量（数）可能なもの（定量的資料）と不可能なもの（定性的資料）がある．定量的資料には，年齢，身長，体重，体温，血液生化学検査値などがある．一方，定性的資料には性，人種，血液型，障害の種類，死因などがある．

5.4　疫学の種類と方法

疫学の研究方法は，具体的には次の3つに分かれる．

(1) 人間集団における健康障害の頻度と蔓延の状況を観察し，人，時間，場所の面からその特徴を正しく記述すること．

(2) その結果に基づき，病因，環境，宿主の三方面から健康障害の発生原因または発生に関与する諸要因を明らかにすること．

(3) 以上の結果を総合的に判断して，疾病予防に関する有効な対策を樹立することである．

以下に具体的な調査研究法について述べる．

5.4.1　記述疫学

ある調査集団での疾病の発生原因を探るために，誰が（人），いつ（時），どこで（場所），発病したかを数量的または定性的に観察・整理・加工・記録し，それらから疾病の分布，頻度，流行を知り，原因として疑わしいもの（要因）を探し出して疾病との関連性について仮説（要因仮説）を立てることを**記述疫学** descriptive epidemiology という．疫学研究ではまず最初に行うことであり，基礎的データの収集と解析によって要因が特定される場合もあり，また特定困難な場合でも分析疫学を行う上で不可欠な資料となる．疫学でいう流行とは，時，所，人における疾病の異常な集積性をいい，通常，記述の対象となるものは，健康事象，疾病発生の率と比，分布，情報の種類などである．記述疫学の重要性を語る最も良い例が，前述の J. Snow によるコレラ伝播様式の解明と終息といえる．

5.4.2　分析疫学

前項の記述疫学で設定された仮説の妥当性を証明するために，**分析疫学** analytic epidemiology および介入研究（実験疫学）の手法がとられる．分析疫学的手法には**症例-対照研究** case-control study と**コホート研究** cohort study（**要因-対照研究**），横断的研究 cross-sectional study，生態学的研究 ecologic study がある．

1）症例-対照研究

調べようとする当該疾病にすでに罹患している群（症例群）と罹患していない群（対照群またはコントロール群といわれる）の両群について，仮説で設定された要因への曝露状態を比較する方法である．この方法では，過去に遡ってデータを調査（自己記入方式で喫煙，飲酒，生活状態，労働状態などのアンケートに答える）するので，**後向き研究** retrospective study ともいう．症例群に入る患者は，ある地域の複数の病院から選ばれる場合が多い．対照群の選び方には，病院の受診者で当該疾病に罹患していない人から選ぶ場合（病院対照群）と，一般の健常者から選ぶ場合（健常者対照群）がある．いずれも，症例群と対照群の性別，年齢，体格，職業など特性を考慮し，バイアスや交絡因子の影響を可能な限り避けるとともに，病院対照群では類似疾患をもつ者を排除するなど不適切な集団設定にならないように配慮する必要がある．

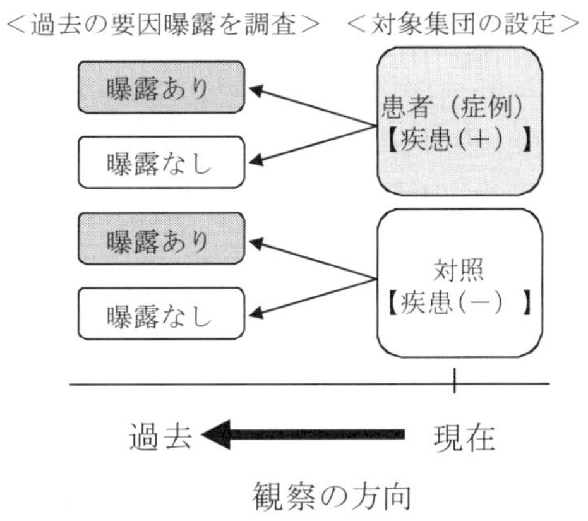

図 5-4　症例－対照研究の研究方法

症例－対照研究の代表的なものとして，妊婦のサリドマイド服用と催奇形の調査がある．サリドマイドは 1957 年に発売された睡眠薬であるが，胎児の四肢の発育不全によって手足が極端に未発達な状態で出生するアザラシ肢症を引き起こした．この調査では，このような奇形児を出産した母親を症例群，正常児を出産した母親を対照群とし，妊娠中のサリドマイドの服用状況（要因曝露）を比較している．その結果，症例群の服用率は 80%であったのに対して，対照群の服用率は 1%程度であり，疾患と要因曝露には強い関連性があることがわかった．

症例−対照研究では，既に疾病に罹患している人（患者）と対照者を設定し，過去の要因曝露状態を比較するので，この方法では罹患率を求めることはできない（図 5-4）．疾病と要因曝露との関連性を検討するために**オッズ比** odds ratio が用いられる．

症例−対照研究は，調査集団が小さく，調査期間が短く，調査費用・労力も少なく，多要因の同時追跡が可能であり，まれな疾患に対しても分析が可能といった長所がある．一方，記憶や問診に頼るため情報が不正確になったり，集団の設定時にバイアス bias（性，年齢，体重，栄養などの偏り）がかかったり，**交絡因子** confounding factor（要因に影響を及ぼす可能性のある背景因子）による不均衡が生じたり，**マッチング** matching（患者と健常者の集団の間にバイアスや交絡因子に著しい差がないようにすること）しにくいなどの短所があり，一般的にはコホート研究より信頼性が低い．

2) コホート研究（要因–対照研究）

調べようとする当該疾病に罹患していないものを対象に，仮説で設定された要因に曝露された集団と曝露されない集団を設定し，将来に向かって追跡調査し，曝露要因が疾病の原因であることを証明しようとする研究である．この方法では，曝露群と非曝露群の疾病発生状態を罹患率の比または差として直接測定することができるので，信頼性の高い方法といえる．例えば，調査の段階では肺がんに罹患していない者を，煙草を吸う集団（曝露群）と煙草をまったく吸わない集団（非曝露群）とに分け，数年にわたって追跡調査し，曝露群が非曝露群に比べて肺がん患者が有意に高く発生した場合，煙草は肺がんの発生原因であると証明される．また，緑黄色野菜を毎日食べる集団が，食べない集団に比べてがんの発生率が少なかったとのコホート研究もある．コホート研究は将来に向かって研究を進めることから**前向き研究** prospective cohort study ともいわれるが，要因への曝露から発病までの時間が長い場合，過去にさかのぼったある時点を出発点とした**後向きコホート研究** retrospective cohort study が行われることもある．ちなみに，コホートとは古代ローマの歩兵の 1 兵団単位（300〜500 人程度）から由来する言葉で，疫学ではある共通する因子をもつ集団（数千人から数万人）を表す（図 5-5）．

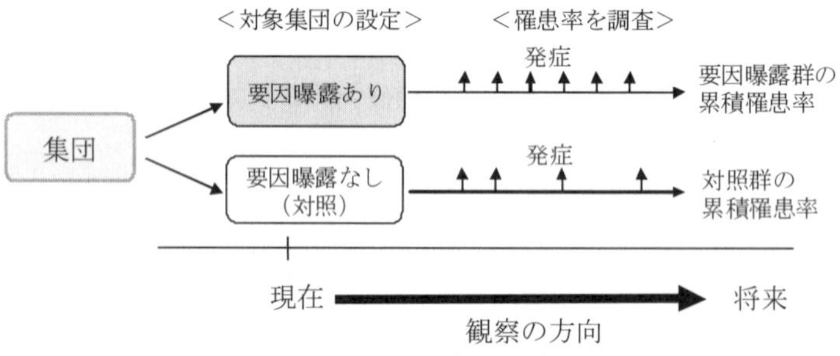

図 5-5　コホート研究の研究方法

要因曝露と疾病発症の関連性を検討するために，**罹患率** incidence，**相対危険度** relative risk，**寄与危険度** attributable risk，**寄与危険度割合** attributable risk fraction が用いられる．

コホート研究は，大きな調査集団が必要で，調査期間が長いため脱落者の発生や診断基準の変更が生じる場合もあり，調査費用・労力も多く，まれな疾患は通常分析不可能といった短所がある．しかし，情報の信頼度は高く，集団の設定時にバイアスや交絡因子を是正するマッチングを行うことができたり，罹患率が求められるので相対危険度や寄与危険度で疾病と要因の関連性を比較できるという長所があり，症例–対照研究より信頼性が高い．分析疫学による調査を行う場合，通常は実施が比較的容易な症例–対照研究から開始し，要因–疾病の関連性をある程度把握した上でコホート研究に進むことが多い．症例-対照研究とコホート研究の特徴を表 5-1 に示す．

表 5-1　症例－対照研究とコホート研究の特徴

項　目	症例－対照研究 （後向き研究）	コホート研究 （要因-対照研究：前向き研究）
研究手法	調査開始時点で，既にある疾病に罹患している群（症例群）としていない群（対照群）を設定し，両群における過去の曝露要因（生活習慣など）を比較する．	調査開始時点において目的とする疾病に罹患していない集団を対象とし，仮説で設定された要因を保有する曝露群と保有しない非曝露群（対照群）の将来における疾病発生状況を比較する．
調査例	胃がん患者（症例群）と胃がんを持たない人（対照群）の間で，過去の食塩摂取状況を比較し，胃がん発生と食塩摂取の関係を調べる．	喫煙群と非喫煙群を追跡し，がんの発生状況を比較する．
調査開始時の群分けの視点	疾病の有無	曝露要因の有無
調査の時間的方向	過去へ	将来へ
情報の収集方法	主に面接調査．カルテ調査など記述されたものを使用する場合もある．	追跡調査
収集する情報	曝露要因の有無	疾病の発症（罹患，死亡）
研究に要する時間	短期 （過去の情報を収集するため）	長期 （疾病の発生状況をリアルタイムに観察するため）
研究の規模（対象者数）	小	大
費用や労力	小	大
曝露要因の信頼性	コホート研究に比べると低い （過去の記憶から情報を収集する場合，偏りが生じやすくなる）	高い （調査開始時に関連要因の有無が判明しているため）
結果の信頼性	コホート研究に比べると低い	高い
調査における人為的な影響（バイアス）	受け易い	受け難い
複数疾病の評価	不可能（単一疾患のみ）	可能
複数要因の評価	可能 （複数の要因の評価が可能）	不可能 （調査時に設定した単一要因のみ）
結果を表す主な指標	オッズ比　（相対危険度の近似値）	相対危険度，寄与危険度
まれな疾病の調査 （例：10万人に1人の疾病）	可能 （調査対象が目的とする疾病に罹患した者であるため）	不可能 （各群で10例以上の発症を予想する場合，100万人以上の集団を設定しなければならない）
まれな曝露要因の調査	不可能	可能

3）横断的研究

要因曝露と疾病発生との関係を同時点で調べる方法である．曝露の状態が長期間変わらないような要因，例えば職業，社会・経済状態，血液型，人種，宗教などの要因の曝露と発病との関係を調査する場合などに用いる．慢性疾患の調査にも用いられる例として，たとえば肥満度（疾病）と運動習慣（曝露要因）との関係を調べた場合，運動習慣がないものに肥満者の割合が高い結果が得られたとする．この場合，運動習慣がないことが肥満のリスクファクターである可能性が高いが，横断的研究では時間的な前後関係を評価することができないために運動習慣がないことが肥満の原因であるのか，肥満であるから運動習慣がなくなったのかを判定することはできない．横断的研究ではある一時点を，集団の要因曝露と疾病発生の関連における断面として捉えるので，**有病調査** prevalence survey ともいわれ，リスク評価には有病率が用いられる．

4）生態学的研究

本来，広い意味でこれまで記述疫学として捉えられてきたものであるが，観察の対象が個人でなく集団であり，疾病の発生状況を人の属性，時間，場所の面から観察し，疾病の発生頻度と分布を客観的に記述することである．人の属性には，生物学的要因（性，年齢，人種，遺伝，栄養状態，体型，既往症，家族歴，婚姻状態など）と社会的要因（生活状態，職業，教育水準，宗教，飲酒・喫煙習慣など）がある．時間の面では，日別変動，月別変動，年次変化，季節変動，循環変動，趨勢変動などがある．場所の面では，農村・都市部，地域，地方，国内，国際間などがある．生態学的研究の例として，地域別にみた食塩摂取量と高血圧の頻度との関係を調べた研究がある．図 5-6 に示されるように，食塩摂取量が高い地域ほど高血圧頻度が高く，疾病と要因曝露の間に有意な関連性があることが示された．この報告により，食塩過剰摂取は血圧上昇と関連があるとの仮説が提唱された．生物学的研究で得られた関連はあくまでも集団としての推論であり，個人レベルでの疾病と要因の関連に直接結びつけることは出来ない．個人単位での関連性を調べるためには交絡因子や他の要因の情報を含めた個人での評価が必要となる．

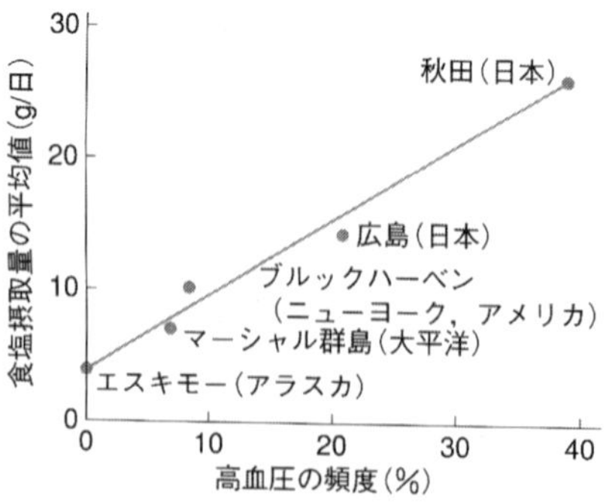

図 5-6　食塩摂取量と高血圧の頻度（Dahl LK : Am J Cardiol 8: 571, 1961）

日本疫学会監修「はじめて学ぶやさしい疫学—疫学への招待—」より引用

5）介入研究

分析疫学で疾病との因果関係が推理された要因（危険因子や予防因子）を除外したり，加えたりすることによってその要因と疾病との関係を証明しようとするもので，実験的に条件を削除または適用させることから**介入研究** intervention study といわれる．実験疫学 experimental epidemiology と同義語であるが，実験室内での資料をもとに証明しようとするものではないので，混同を避けるため，最近では介入試験の名称を用いる場合が一般的である．

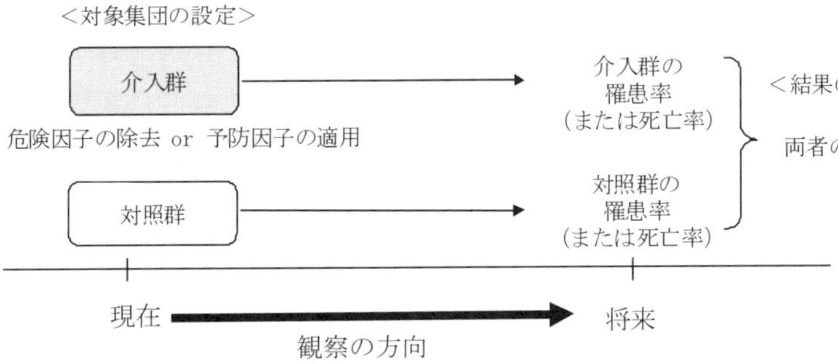

介入試験には，臨床試験 clinical trial，野外試験，地域介入試験などがある．臨床試験は，特定の患者を対象に薬剤またはプラセボ（偽薬）を投与し，治療薬の有効性を判定する介入試験である．逆に，薬剤による副作用を判定するのが非常に困難な場合には，その投与を一定期間中止し，副作用の発生頻度を観察する場合も介入試験に含まれる．サリドマイド関連医薬品の発売を中止したところ，サリドマイド特有の奇形児の発生が皆無となった例や，キノホルム関連医薬品の発売停止でスモン患者の発生が著しく減少したことなど，臨床試験に関する介入研究の例はいくつかあげられる．地域介入試験では，ある地域に禁煙や食生活改善のキャンペーンを行い，キャンペーンを実施しない地域との疾病罹患率や死亡率を比較するなどの例がある．

介入研究は，まさしく人体実験の要素を含むものであるため，研究遂行に当たっては十分な安全性と研究の質を吟味し，その結果が医学の進歩に十分貢献されるものでなければならない．そのため，研究参加者には研究目的や方法・手順・リスク・結果の不確実性の度合いなどの研究内容を十分に説明し，完全な自由意志によって自発的に研究に参加することの同意を得ること**インフォームド・コンセント** informed consent が必要である．また，介入群と対照群の決定（割り付け）は，**無作為割り付け** randomized allocation でなければならない．例えば，薬物治療効果の効果判定において，その対象疾患に罹患している患者が治療薬服用の介入群に入ることを希望することが多いが，その要望に応えて恣意的に割り付けを行うと介入群に重症の対象疾患患者が多く含まれることになり，試験結果に影響を与える．また，研究参加者本人に介入群であるのか対照群であるのかを知らせない**ブラインド（目隠し）法** blind assignment and assessent をとるべきである．なぜなら，参加者がどちらの群に入ったかを知ってしまうと行動や心理，判断あるいは観察結果に影響を及ぼす恐れがあるからである．そのため，薬剤服用や栄養素補給を行う介入研究の場合，対照群には**偽薬** placebo を与える工夫が必要である．それと同時に，試験を実施する研究者自身にもどの参加者が介入群，対照群であるかを知らせない**二重ブラインド（目隠し）法** double blinding を実施すると，研究者による疾病の診断や参加者への対応が均質になり，人為的な効果判定への影響はより少なくなる．この場合，割り付けを担当する研究者を別に設定する必要がある．

6）その他の疫学研究

血清疫学 serological epidemiology：集団を対象に血清の免疫保有状況を調査し，疾病のまん延度などを測定する．感染症の流行調査などに用いられる．

理論疫学 theoretical epidemiology：流行現象を数式で表現しようとする疫学．流行の法則性などを調べるのに用いられる．

遺伝疫学：遺伝と疾病の発生の関係を調べる疫学．疾病の発生に遺伝的因子がどれ位関係しているかを明らかにする目的で用いられる．

5.5　調査結果の解釈

要因の疾病発生に及ぼす危険度の強さを表すために，**相対危険度** relative risk，**寄与危険度** attributable risk および**オッズ比** odds ratio が用いられる．また，疾病と要因の関連性が統計的に有意であるかどうかを判定する手段として，一般的に χ^2 検定が用いられる．

5.5.1　頻度の比較

1）相対危険度と寄与危険度

相対危険度は，要因曝露がない場合の疾病発症の危険度（罹患率）に対して，要因曝露のある場合の疾病発症の危険度（罹患率）が何倍高いかという危険度（罹患率）の比であり，寄与危険度はそれぞれの危険度（罹患率）の差（要因曝露が直接的に疾病発症に及ぼす影響の大きさ）を表す．したがって，罹患率が求められるコホート研究からは相対危険度や寄与危険度を算出することが可能であるが，罹患率を求められない症例–対照研究からはいずれの指標も算出することはできない．

コホート研究の結果，表 5-2 の 2×2 分割表に示されるような結果が得られた場合，相対危険度，寄与危険度は以下の式で計算される．

表 5-2　コホート研究により得られた要因曝露群と非曝露群の疾病発症数

			疾病発症		合計	疾病の罹患率
			あり	なし		
研究開始時に決定	要因曝露	あり	a	b	a +b	$\frac{a}{a+b}$
		なし	c	d	c+d	$\frac{c}{c+d}$

$$\text{相対危険度} = \frac{\text{要因曝露群の疾病(累積)罹患率}}{\text{要因非曝露群の疾病(累積)罹患率}} = \frac{\frac{a}{a+b}}{\frac{c}{c+d}}$$

$$\text{寄与危険度} = \text{要因曝露群の疾病(累積)罹患率} - \text{要因非曝露群の疾病(累積)罹患率}$$
$$= \frac{a}{a+b} - \frac{c}{c+d}$$

相対危険度（Relative risk: RR）は，個人レベルでの発病における要因曝露の影響の強さを示すものである．RR＝1となった場合，曝露群のリスク＝非曝露群のリスクとなるため，要因と疾病には関連はないと判断される．一方，RR＞1では，曝露群のリスク＞非曝露群のリスクとなり，曝露要因は疾病発症の原因的要素である可能性が高いことを示す．逆に，RR＜1では，曝露群のリスク＜非曝露群のリスクとなるため，負の関連性，すなわち曝露要因は疾病発症に対して保護的に働く可能性が高いことを示す．図5-7　に相対危険度を説明する模式図を示す．

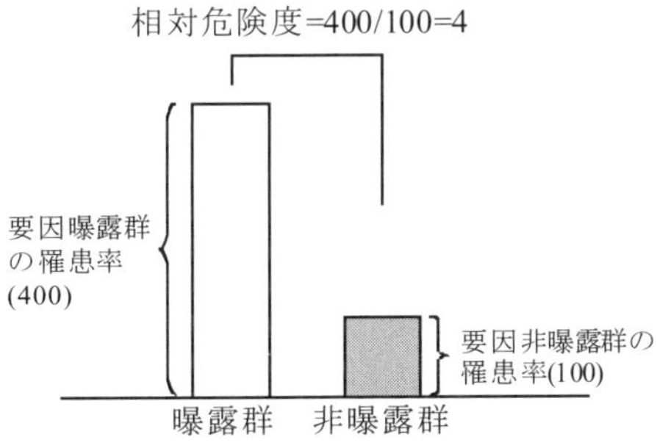

図5-7　相対危険度の模式図

（　　）内の数値は、人口10万人あたりの罹患率を示す。
図中、相対危険度が4であることから、要因曝露により疾病発症の危険性は4倍に高まる可能性がある。

寄与危険度は，リスク要因の曝露によって疾病数がどれだけ増加したかを示すものであり，集団全体としての影響を評価する指標となる．図5-8に寄与危険度を説明する模式図を示す．

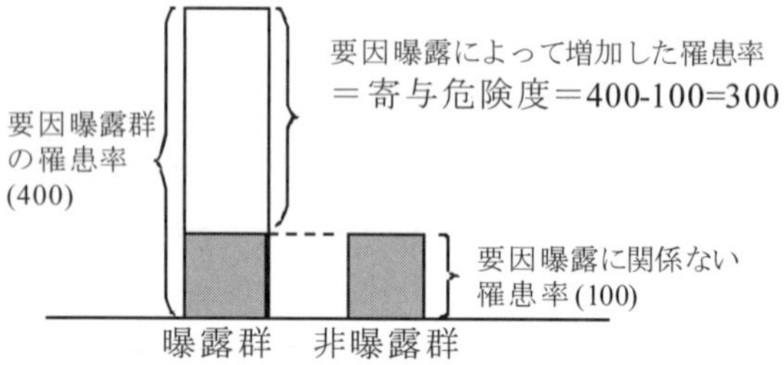

図 5-8　寄与危険度の模式図

（　　）内の数値は、人口 10 万人あたりの罹患率を示す．
図中，寄与危険度が 300 と なるので，曝露要因を除去すると
10 万人あたり 300 人の発症を予防することができる可能性がある．

寄与危険度を要因曝露群の罹患率で除したものを寄与危険度割合という．この指標は，要因が直接疾病発生に寄与する割合を示す．寄与危険度割合は，1−（1/相対危険度）によっても算出される．図 5-9 に寄与危険度割合を説明する模式図を示す．

$$寄与危険度割合 = \frac{要因曝露群の疾病(累積)罹患率 - 要因非曝露群の疾病(累積)罹患率}{要因曝露群の疾病(累積)罹患率}$$

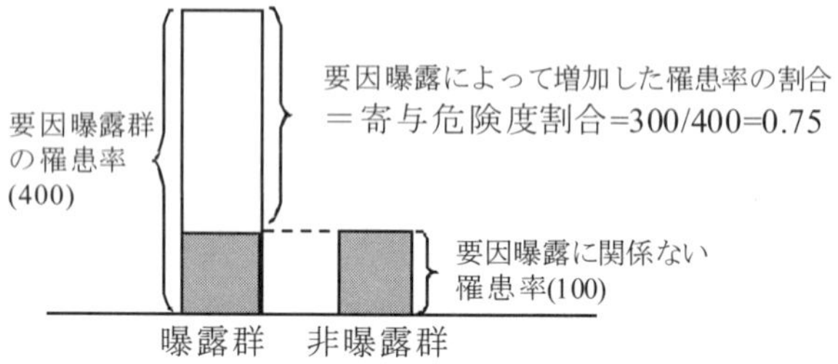

図 5-9　寄与危険度割合の模式図

（　　）内の数値は、人口 10 万人あたりの罹患率を示す。
図中、寄与危険度割合が 0.75 と なるので，曝露群の発症者のうち
75%は要因曝露が原因で発症したと判断される．

（例 1）現時点で健康な人を対象に，喫煙（1 日当たり 25 本以上喫煙する人）と非喫煙以外の要因はほぼ同じ条件に揃えた 2 つの集団（それぞれ 1,000 人）を設定し，コホート研究を行った．以下の表の結果から，喫煙は肺がん発症のリスクを何倍増加させるか，また，禁煙により肺がんの罹患率をどの程度低減させることができるかを推定する．

	肺がんの罹患		
喫煙	あり	なし	計
あり	70	930	1,000
なし	8	992	1,000
計	78	1,922	2,000

喫煙の肺がん発生に対する相対危険度は，（70/1,000）/（8/1,000）＝ 70/8 ＝ 8.75

喫煙の肺がん発生に対する寄与危険度（1000 対）は，70－8 ＝ 62

喫煙は，喫煙習慣のない人の肺がん罹患率を 8.75 倍高めることより，肺がんの危険因子といえる．また，喫煙する人で肺がんに罹った人の 1-（1/8.75）＝ 0.89，すなわち約 90%の人は喫煙が直接原因となって肺がんに罹患したといえる．

（例 2）喫煙と生活習慣病（悪性新生物，脳血管疾患，心疾患）との関連性を明らかにするために 5 年間のコホート研究を行い以下の表に示す結果を得た．表中の数字は人口 10 万人/年に対する罹患率を表す．この結果から，3 つの疾患の中で喫煙によって発症する危険が最も高いものは肺がんであり，禁煙によって罹患率の減少が最も期待されるのが心疾患であるといえるか．

	罹患率	
疾病	喫煙群	非喫煙群
肺がん	95	10
脳血管疾患	4,000	3,000
心疾患	5,000	3,200

喫煙の肺がんに対する相対危険度は，95/10 ＝ 9.5，寄与危険度（10 万対）は 95−10 ＝ 85 である．

喫煙の脳血管疾患に対する相対危険度は，4000/3000 ＝ 1.3，寄与危険度（10 万対）は 4000−3000 ＝ 1000 である．

喫煙の心疾患に対する相対危険度は，5000/3200 ＝ 1.56，寄与危険度（10 万対）は 5000−3200 ＝ 1800 である．

したがって，喫煙によって肺がんが発生する危険性が最も高く，禁煙によって心疾患の患者数を最も減らすことができるといえる．

2) オッズ比

症例−対照研究では，要因曝露群と要因非曝露群の罹患率を求めることができないので要因と疾病の関連の強さを測るために**オッズ比**を用いる．オッズとは本来賭け事で勝負に勝つ確率と負ける確率の比として用いられる言葉であるが，ここでは症例群と対照群の中で要因をもつものともたないものの比を意味し，症例群のオッズを対照群のオッズで除したものをオッズ比という．

具体的に表 5-3 の例でみると，症例群において要因をもつものに対するもたないもののオッズは a/c であり，対照群において要因をもつものに対するもたないもののオッズは b/d である．

表 5-3　症例－対照研究の結果

研究開始時に決定（疾病）／過去に遡って調査（要因曝露）

		疾病	
		あり a＋c （症例群）	なし b＋d （対照群）
要因曝露	あり	a	b
	なし	c	d

したがって，症例群の対照群に対するオッズ比は以下の式で表される．

$$\text{オッズ比} = \frac{\dfrac{a}{c}}{\dfrac{b}{d}} = \frac{ad}{bc}$$

オッズ比は，症例群と対照群における曝露頻度の違いを示すものであり，オッズ比を解釈するための模式図を図 5-10 に示す．

例）症例－対照研究結果（2×2 表）

	症例群	対照群
喫煙あり	100	200
喫煙なし	50	200
オッズ	2	1
オッズ比	2	

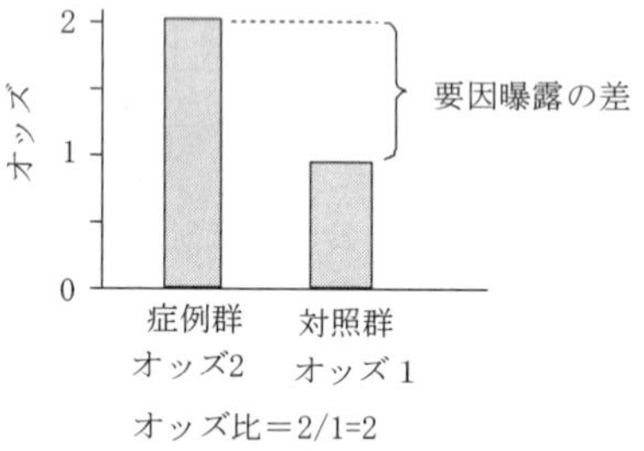

図 5-10　オッズ比の解釈のための模式図

症例–対照研究では，相対危険度を算出することはできないが，オッズ比は相対危険度の近似値とみなすことができる．つまり，通常，疾患の罹患率はさほど高くないために a，c の値は b，d に比べてかなり低く，a＋b≒b，c＋d≒d となる．このため，オッズ比と相対危険度は以下の式のような関係となる．

$$\text{相対危険度} = \frac{\dfrac{a}{a+b}}{\dfrac{c}{c+d}} \fallingdotseq \frac{\dfrac{a}{b}}{\dfrac{c}{d}} = \frac{ad}{bc} = \text{オッズ比}$$

症例－対照研究では，症例群と対照群をいつ，どこで，どのような規模で設定しても常に一定のオッズが得られることが前提であり，この意味では集団の設定が不適切に行われると誤った判断が下されることになる．また，要因曝露による疾病の発生率が極めて低い場合にはコホート研究に比べて症例–対照研究の方がはるかに効果的である．

（例 3）喫煙と心疾患の関連性を明らかにするために，ある医療機関で症例–対照研究を行った結果，心疾患患者 130 人のうち喫煙経験者は 100 人であったのに対し，健常者 5,300 人のうち喫煙経験者は 2,500 人であった．喫煙の心疾患発症に及ぼすオッズ比はいくらか．

$$\text{オッズ比} = \frac{\text{心疾患患者群のオッズ（100/30）}}{\text{健常者群のオッズ（2,500/2,800）}} = \frac{100 \times 2{,}800}{30 \times 2{,}500} = 3.7$$

3) χ^2 検定

要因曝露と疾病発生の頻度に関する疫学調査結果が得られると，オッズ比や相対危険度などで要因と疾病との関連性の強さが表されるが，統計的な関連性の有意性（有無）は，通常 χ^2（カイ二乗）検定で判定される．まず，表 5-2 や表 5-3 に示したように要因と疾病の 2 つの属性の有無に関する 2×2（四）分割表を作成する．

$$\chi^2 = (\,|\,ad - bc\,| - n/2)^2 n \,/\, (a+b)(c+d)(a+c)(b+d)$$

ここで，分子の–n/2 のことを Yetes の補正または連続性の補正という．集団の規模が大きい場合（通常標本サイズが 40 以上の時）は Yetes の補正を使う必要はなく，以下の式で実用上問題はない．

$$\chi^2 = [(ad - bc)^2 \times (a+b+c+d)] \,/\, (a+b)(c+d)(a+c)(b+d)$$

（例 4）ある施設で結核の流行があり，高齢者の中で BCG の予防接種をしていた者は罹患者 150 人のうち 110 人，罹患しなかった者 300 人のうち 250 人であった．高齢者にとって BCG 予防接種は結核の予防に有効であったといえるか．

$$\chi^2 = [(110 \times 50 - 250 \times 40)^2 \times 450] \,/\, (110+40)(250+50)(110+250)(40+50)$$
$$= 6.25$$

図 5-11 に示すように，χ^2 統計値が大きいほど帰無仮説（疾病と曝露要因には関係がないという仮説）が起こる確率は低くなる（＝要因曝露と疾病の関係は強くなる）．実際には，計算で求められた χ^2 統計量が χ^2 分布表における有意水準 5%のときの χ^2 値以上であれば 5%の危険率をもって有意な関係があるといえる．この例題の場合，χ^2 分布表（表 5-4）から，自由度 1，有意水準 5%の χ^2 値は 3.84 であるので，BCG 予防接種は結核予防とは無関係であるとの仮説（帰無仮説）を χ^2 値＝6.25＞3.84 で否定することができる．すなわち，BCG 予防接種は高齢者の結核を有意に予防することができるといえる．

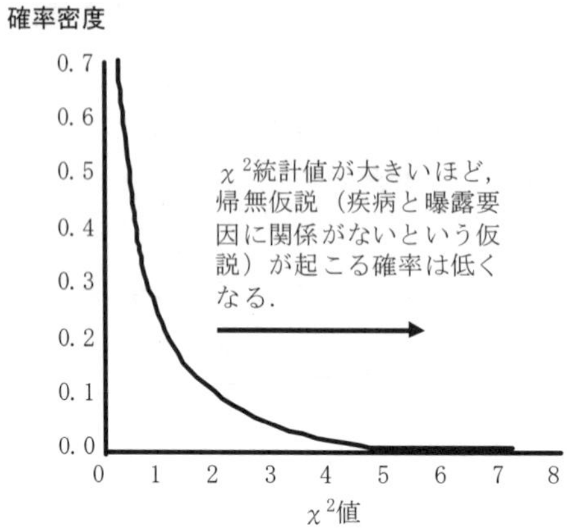

図 5-11　自由度 1 のときの χ^2 分布

表 5-4　χ^2 分布表

	両側確率（P）						
自由度	0.9	0.1	0.05	0.025	0.01	0.005	0.001
1	0.016	2.706	3.841	5.024	6.635	7.879	10.827
2	0.211	4.605	5.991	7.378	9.210	10.597	13.815
3	0.584	6.251	7.815	9.348	11.345	12.838	16.268
4	1.064	7.779	9.488	11.143	13.277	14.860	18.465
5	1.610	9.236	11.070	12.832	15.086	16.750	20.517
6	2.204	10.645	12.592	14.449	16.812	18.548	22.457
7	2.833	12.017	14.067	16.013	18.475	20.278	24.322
8	3.490	13.362	15.507	17.535	20.090	21.955	26.125
⋮							

（例 5）6 月の A 市と B 市での食中毒発生状況を調査したところ，腸炎ビブリオやサルモネラなど感染型食中毒の発生件数がそれぞれ 24 件，50 件であり，黄色ブドウ球菌を中心とした毒素型食中毒の発生件数はそれぞれ 35 件，40 件であった．B 市のほうが毒素型食中毒に比べて感染型食中毒発生割合が高いといえるか．

$$\chi^2 = 〔(24\times40-35\times50)^2\times149〕/（24+35）（50+40）（24+50）（35+40）$$
$$=3.16$$

χ^2 分布表（統計表を参照）から，自由度 1，有意水準 5%の χ^2 値は 3.84 であるので，B 市のほうが感染型食中毒発生割合が高いという仮説は χ^2 値 $=3.16<3.84$ で否定される．すなわち，B 市のほうが毒素型食中毒に比べて感染型食中毒発生の割合が高いとはいえない．

5.6　データ解釈上の注意

疫学研究データを解釈する上においては，様々な誤差要因について考慮することが必要となる．誤差とは真の値と観察値の差をいい，測定誤差や実験誤差だけでなく，集団の選択方法や抽出方法，調査方法，研究プロトコールに起因する心理的な判断，情報収集方法による誤差などが原因となって生じる．そのうち，方向性を持った誤差のことを**偏り（バイアス）**biasという．バイアスとは，推測のあらゆる過程で結果や結論を真実とは体系的に異ならせるものと定義され，種類としては「選択バイアス」「情報バイアス」「出版バイアス」などがある．

また，ある要因と疾患という2つの因子の関係を調査する場合に，比較したい2つの因子の関係を歪めてしまうような第3の因子が存在する場合があり，この第3の因子のことを**交絡因子**confounding factorという．

5.6.1　バイアスの種類と原因

バイアスの原因は様々にあるが，大きく分類すると集団の選択・抽出の際に生じる「選択バイアス」と，情報収集の際に生じる「情報バイアス」に分けられる．

選択バイアスとは，観察集団が本来目的とする母集団の正しい代表ではなく，特定の傾向，特性，方向性をもった集団であるときに起こる偏りのことをいう．対象者数が少ない場合や，症例－対照研究において症例群と対照群とで抽出条件に差がある場合などで生じやすい．選択バイアスの種類には，以下のようなものがある．**1）自己選択バイアス**：被験者を募集すると健康に自信のある者が集まる傾向にあり，母集団に比べて観察集団では健康な人が多くなること．志願者バイアスともいう，**2）健康労働者効果**：事業所などを観察集団として設定した場合，一般の母集団より健康な状態となる傾向，**3）未回答者バイアス**：一般に不健康な生活の人は調査に対して回答したくない傾向にあり，調査に回答しようとする者と未回答の者において曝露要因や結果が異なってくる傾向が生じること，**4）入院（通院）バイアス**：　病院の患者を観察集団として設定する場合，一般集団に比べて有病者が多くなったり，施設の性格（糖尿病や腎疾患専門の施設など）により特定の疾患が集まったりする傾向のこと，**5）罹患者・有病者バイアス**：有病者を対象とした場合，すでに死亡したり回復した者は把握できないために生じるバイアスのこと．例えば，曝露が多くて重症化した対象者は死亡しやすく，観察時点ですでに死亡していた場合は有病者に入らない．逆に，曝露が少なかったものは軽症であるために，観察時点ですでに治癒していたことにより有病者に入らないなどによって生じるバイアス，**6）脱落バイアス**：死亡・転居などで追跡不可能となった者が結果に反映されないために生じるバイアスのこと．このバイアスは，コホート研究で特に注意が必要となる．

情報バイアスとは，情報の収集方法や不正確さのためにおこるバイアスのことをいう．情報バイアスの種類としては，以下のようなものがある．**1）診断バイアス**：研究者自身が患者の要因曝露状況を知っている場合，疾病の診断を下しやすいなどの診断の仕方に影響が出る．2) **想起（思い出し）バイアス**：過去の曝露状況に関しての質問に対して，聞き方や被験者の熱意によって回答の正確さに違いが生じることによって起こるバイアス．一般に，患者のほうが健常者に比べて真剣に思い出そうとする傾向がある．3) **思案バイアス**：回答者が質問内容を思いめぐらせて都合のよいように回答することによって生じるバイアス，4) **質問者バイアス**：面接技術が原因で起こる系統的バイアス．患者には熱心に聞き，対照者には簡単に質問するなどの違いによって生じる場合がある．5) **測定バイアス**：測定装置や測定施設，測定者などにより生じるバイアス．

5.6.2　交絡因子

交絡因子とは，比較したい2つの因子の関係を歪めてしまう第3の因子のことをいう．例えば，図5-12に示されるような食塩摂取量と血圧の関係が観察された場合，年齢が交絡因子であったと判断される．まず，図5-12の左に示すように食塩摂取量と血圧の関係を統計解析した場合，有意な相関関係は認められなかったとする．この結果から，本当に食塩摂取量と血圧には関係がないと判断されるだろうか．この結果に年齢を考慮して，再解析したところ図5-12の右に示すような結果が得られた場合，食塩摂取量と血圧の関係には年齢が交絡因子として働いたことになる．

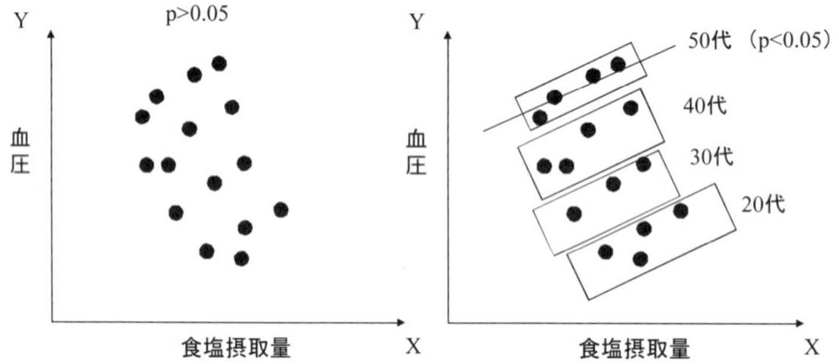

図5-12　食塩摂取量と血圧との関係に年齢が交絡因子として関与する例

交絡因子の影響をできるだけ除去（調整）する方法には，調査開始時に行う方法と解析時に行う方法があるが，交絡因子が予想できる場合にはできる限り研究開始前に調整するほうがよい．交絡因子を事前に除く方法として，**限定** restriction，**無作為化** randomization，**マッチング** matching などがある．限定は，あらゆる疫学研究に用いられる方法で，ある年齢階級や性別，地域を限定した調査などが例として挙げられる．無作為化は，無作為化比較試験に用いられる方法で，年齢や性別などに偏りが生じないように無作為に集団を2群分けするなどが例である．マッチングは，症例-対照研究で用いられる方法で，交絡因子となる可能性のある年齢や体格を症例群にあわせて対照群を設定するなどが例として挙げられる．解析時の調整方法には，**層別解析** stratified analysis や Mantel Haenszel 法・重回帰分析などの**多変量解析** multivariate analysis の解析手法を用いた方法がある．

5.7　因果関係の判定

分析疫学調査研究から得た資料を基に，要因曝露と疾病発生との間に**因果関係** causality ありと判断するには，以下の 5 つの基準を満たすことが必要である．

1）関連の一致性または一貫性　consistency

同じ要因と疾病に関して，対象集団，時期，場所，方法，条件を変えて調査しても同様の結果が得られる．喫煙が肺がんの危険因子であるということは，いつ，どこで，誰が，どのような方法で調査しても同じ結果が得られる．

2）関連の強固性　strength

（要因非曝露集団での疾病発生率）に対する（要因曝露集団での疾病発生率）の比（相対危険度またはオッズ比）が高く，（要因曝露集団での疾病発生率）と（要因非曝露集団での疾病発生率）との差（寄与危険度）が大きい．その他，要因と疾病との間に用量–反応関係が認められるか，相関係数が高い．肺がん罹患率は，非喫煙者より喫煙者のほうが高く，1 日の喫煙本数が 10 本より 40 本のほうが高い．

3）関連の特異性　specificity

要因曝露と疾病発生との間に必要十分条件の関係がある．肺がんの危険因子には喫煙以外に大気汚染や粉塵などがある．しかし，肺の扁平上皮がんは喫煙によって特異的に発症する．逆に，動物実験などで喫煙が肺の扁平上皮がんを誘発する．

4）関連の時間性　temporality

疾病発生に先行して要因曝露がある．肺がんの発生前から喫煙経験または喫煙習慣がある．当然のことのように思われるが，症例–対照研究など過去に遡って喫煙習慣を調査する場合には，喫煙開始時期や喫煙量などの記憶が不明確なことが多い．

5）関連の整合性　coherence of plausibility

要因曝露と疾病発生との関係が，これまでの科学的事実に照らし合わせて矛盾なく説明できる．タバコに含まれる発がん性物質（タール，ベンゾ［*a*］ピレンなど）は組織をがん化させることが科学的にも証明されている．

以上の 5 条件をすべて満たすのはきわめてまれであり，公害事例としては水俣病のメチル水銀の例くらいである．喫煙と肺がんの関連性は強く疑われるが，喫煙者すべてが肺がんに罹患するわけではなく，逆に，肺がん患者の中での非喫煙者の数も無視できないほど多い．

第Ⅲ部
疾病の予防

第６章
健康とは

6.1　健康と疾病の概念

6.1.1　健康の定義

健康とは何か？　と問われても，誰もが納得のいくように答えるのは容易ではない．一般に健康を「病気でない状態」と捉えるのが最も簡単である．しかし，病気とは言えないまでも「病気がち」であるとか,「健康に不安がある」といったような状態を健康とはとてもいえない．通常，病気になった場合を除き，日々の生活の諸動作から健康を意識することが多い．**世界保健機関**（World Health Organization : WHO）（表 6-１）は健康状態を決める７つの条件として，(1) 何を食べてもおいしい，(2) よく眠ることができる，(3) すぐに疲れを覚えない，(4) 快い便通がある，(5) 風邪気味ではない，(6) 体重が変わらない，(7) 毎日が楽しい，を挙げている．この条件がすべて満たされていれば健康といえるというものである．健康の身体的側面に関する条件がほとんどであるが，いずれも理解しやすく実践可能であることから，子供から大人まで健康の維持・増進に広く活用されている．

WHO は憲章の中で，健康を身体的側面のみならず精神的，社会的側面も含めてもっと幅広く捉え，人類が追求すべき理想像として「健康は身体的にも精神的にも社会的にも完全に良好な状態をいい，単に病気がないとか病弱でないというだけではなく，もっと積極的なものである．「Health is a complete physical,　mental and social well−being,　not merely the absence of diseases or infirmity」と定義している．その理念は，今日，わが国が希求する**健康寿命**の延伸に対する考え方に通ずるものである．また，WHO の専門家会議では，広義の健康を“与えられた遺伝的および環境条件のもとで，身体的機能が正しく働いている状況”と定義し，狭義の健康を「明らかな疾病が認められず，性，年齢，社会環境，自然環境を考慮して，一般的に認められている健康の基準に当てはまる状態，身体の諸臓器が正常に働き，互いに均衡を保った状態」と捉えるよう提案している．WHO 憲章の中ではさらに，「及ぶ限り最高の健康水準を享受することは，人種，宗教，政治的信条，経済状態の如何を問わず，すべての人間の基本的権利であり，政府はその国民に対して責任を負う」と述べている．この憲章を受けて，わが国は日本国憲法第 25 条−健康の権利の中で,「すべて国民は，健康で文化的な最低限度の生活を営む権利を有する．国はすべての生活部面について，社会福祉，社会保障及び公衆衛生の向上及び増進に努めなければならない」と定め，国民の健康の維持・増進を行政面から支援することになっている．

表 6-1　世界保健機関（WHO）とその役割

項　目	内　容
沿　革	第二次世界大戦後の国際連合設立にともなって，国際的な保健・医療対策を推進するために世界保健機関(WHO)の設立が提唱された．1946年にWHO憲章が制定され，1948年4月7日に発効した．スイス・ジュネーブに本部が置かれた
憲　章	世界の人々の健康の増進と疾病，特に伝染病の克服を謳う内容となっている
活　動	国際保健事業，救難活動，感染症・風土病対策，傷病関連環境衛生要因の改善，母子保健・福祉対策，精神保健対策，保健･医療分野の教育・研究，保健・医療分野の用語集作成，診断法の標準化，食品・生物製剤・薬品の国際的基準作りなど
組　織	世界193カ国（2010年）が参加．世界保健総会，執行理事会，本部事務局と6つの地域委員会から構成．保健・環境衛生・医療・薬学などの分野の専門家による52の医療問題に関する諮問部会がある．WHOの活動は，加盟国の国民所得などを基礎とした分担金によって支えられている
そ　の　他	日本は1951年に加盟．毎年4月7日を世界保健デーとして記念行事が行われる

このように，健康は単に病気ではないという消極的な捉え方ではなく，身体・精神・社会の3つの側面から総合的にみて完全に良好な状態という積極的な捉え方をすべきものである．戦前のわが国のように，伝染病の流行があり，感染症が多発した時代においては，健康はまさに病気に“かかっている”か“かかっていない”かによって区別してもさほど問題にはならなかった．しかし，ペストや天然痘などかつて猛威をふるった感染症の大部分が克服された今日では，非感染性疾患，特に生活習慣に起因する慢性疾患が新たな健康問題として浮上してきている．一般に，感染性疾患では生体への病原体の侵入（感染）から病状が現れる（発症）までの期間が短いため，健康な状態と病的な状態を比較的明瞭に区別できる．一方，慢性疾患では健康状態の異常が発生してから病的な状態に至るまでの期間が長いため両者の境界は不明瞭である．病気と健康の間に位置し，健康でもなく，病気でもないという状態にある人を半健康人，半病人と呼んで，区別する．例えば，社会活動に支障はないが，血糖や血圧が高めの人や動悸や息切れを起こしやすい人は，将来，糖尿病，脳血管疾患，心疾患などの病気を発症するリスクが高い．また，高齢者では複数の病気をかかえて自宅で生活している割合が高い．このような人々の健康を対象とする場合，従来の感染症中心の健康観では限界がある．最近では，健康と疾病を身体状態の連続的な現象と捉えるのが一般的である．図 6-1 に示すように，疾病の要素が大きい場合（病気）には医療処置を受け，健康の要素が大きい場合（健康）には健康維持・増進に努めることは当然であるが，その中間では疾病領域に入らないよう予防と健康水準の向上に努力することが重要である．また，WHO は健康の概念と同様に，疾病についても生物学的側面と社会的側面の二方面から捉えるよう提案している．以下にその 3 つの分類を示す．

インペアメント impairment：疾病の生物学的側面であり，主に心理的または臓器（機能および形態）レベルでの異常がある状態をいう．病気であるとか障害をもつ場合がこれに相当する．

能力低下 disability：疾病の社会的側面であり，インペアメントのために普通のことができないか制限されることをいう．脳梗塞で食事，着衣，入浴などができない場合がこれに相当する．

ハンディキャップ handicap：疾病の社会的側面であり，インペアメントと能力低下のために社会的行動ができないか制限されることをいう．教育や職業制限を受ける場合がこれに相当する．

また，高齢者や障害者では健康で快適な生活を送ることが困難になる場合がある．単に生きるだけでは健康な生活とはいえず，その**生活の質**（Quality of Life: QOL）や**生活活動の質**（Activity of Daily Life: ADL）も健康の重要な要素である．

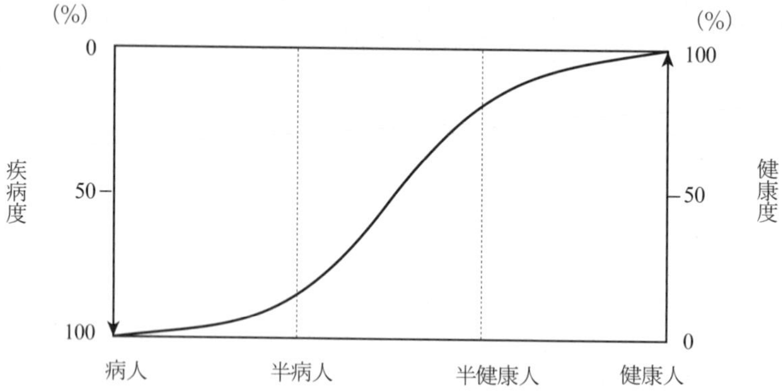

図 6-1　健康と疾病の関係

6.1.2　疾病予防の概念

疾病の発症から帰結までの一連の経過を**疾病の自然史** natural history of diseases という．この過程を 4 つに分け，それぞれの段階に対応した予防対策がとられる（図 6-2）．すなわち，疾病は，様々な環境要因の影響を受けるが何ら異常が起こらない時期（感受性期），異常が潜在的に存在するものの無自覚な時期（発症前期または前臨床期），異常が現れて病気と診断される時期（疾病期または臨床期），病気が治癒するか，慢性化するか，それによって後遺症が残るか，死に至る場合（機能障害期）に分かれて段階的に進行する．

疾病の予防対策として，これらの段階に対応した第一次予防，第二次予防，第三次予防がある．その詳細については，第 7 章（7.1 疾病の予防）で扱う．

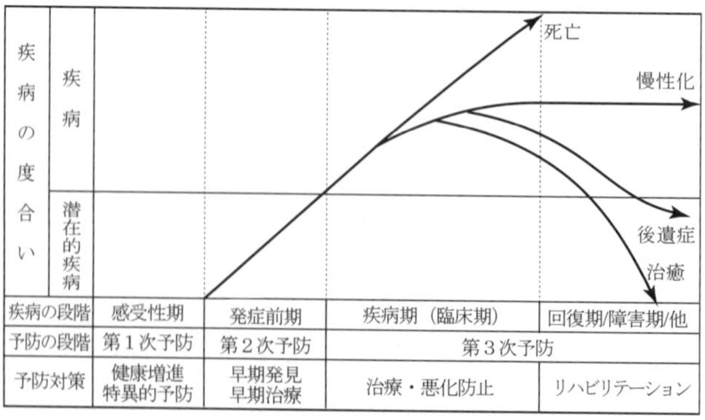

図 6-2　疾病の各段階と予防対策

（別府正敏，平塚明編（2011）最新衛生薬学 第 3 版，p. 186，廣川書店）

6.1.3　健康水準

集団の健康状態を測るための指標を**健康指標**といい，これによって示される集団の健康度を**健康水準**という．健康指標には，死亡に関する指標として（粗）死亡率，年齢調整死亡率，早期新生児死亡率，周産期死亡率，新生児死亡率，乳児死亡率，幼児死亡率，50 歳以上死亡割合（PMI），死因別死亡率，平均余命，平均寿命（0 歳児平均余命）などがある．一方，疾病に関する指標として，罹患率，有病率，有訴者率，受療率などがある．

このうち，粗死亡率，年齢調整死亡率，50 歳以上死亡割合，平均寿命は集団の健康状態を総合的に捉えるための指標（総合的健康指標）となり，幼児死亡率は栄養・衛生状態を反映する健康指標になる．また，周産期死亡率と乳児死亡率は母子保健に関する指標となる．WHO は，粗死亡率，50 歳以上死亡割合，1 歳児平均余命を国際間健康指標として用いることを推奨している．いずれも人口動態統計（毎年），国民生活基礎調査（3 年毎に大規模調査，中間年に簡易調査），患者調査（3 年に 1 回）などにより基礎データが収集され，公表されている．これらの健康指標は，市町村，都道府県，地域間や国際間の健康状態の比較や公衆衛生活動の評価・目標設定に活用されている．これらの指標の意義やわが国の現状に関して第 4 章で詳しく述べられている．

6.2　環境因子と健康

生物は周囲の環境と絶えず相互に作用し合いながら生命活動を行っている．生物にとって適度な環境とは，生体内部の生理的状態である内部環境が一定に保たれ，正常な生命反応が進行する状態であり，このためには生体を取り巻く環境条件すなわち外部環境もまた生物にとって好ましいものでなくてはならない．ある程度の環境因子は，生命を維持する上で必要不可欠であるが，その偏りや過剰あるいは有害な因子によって健康が損なわれることがあることは容易に想像される．このため，生体は環境因子の刺激から内部環境を保護し自己を防御する機構（生体防御機構）を備えている．

6.2.1　環境因子に対する生体の反応

化学物質は，程度の差はあるものの，すべて生体に対して何らかの影響を及ぼすものである．例えば，栄養素ビタミン D は通常の食事から摂取する量では小腸からのカルシウムの吸収を高め，骨の成長を促進する栄養素作用を現す．しかし，医師の処方によりくる病や骨軟化症の治療に用いられる量では薬理作用が主となる．さらに，薬理量を超えると中毒作用が現れてくる．このように，化学物質は体内に取り込む量によっては薬にもなり毒にもなることに注意すべきである（図 6-3）．

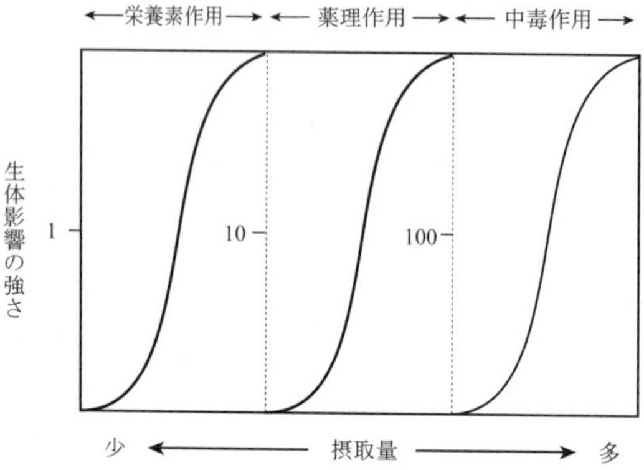

図 6-3　ビタミン D による栄養素作用，薬理作用，中毒作用の現れ方

環境因子によって生体に有害な影響が現れる場合の量と反応の関係は，図 6-4 に示す 3 つのパターンに分類される．(1) は通常の化学物質によって現れるものであり，環境因子がある程度の量になるまで生体影響が現れず，この量（**閾値** threshold）を超えると S 字型の曲線を描いて生体影響の度合いが強くなり，やがて飽和量に達し一定となる．環境因子の毒性が強いと閾値後の生体影響度の上昇は急峻になり，弱いと緩慢になる．また，化学物質の性質によって閾値が変わり，小さいと僅かな量で生体影響が現れ，大きいと大量でしか生体影響が現れないことになる．環境因子の量が閾値に達するまで生体影響が現れないのは，内部環境を一定に保つ機能が働いているためである．

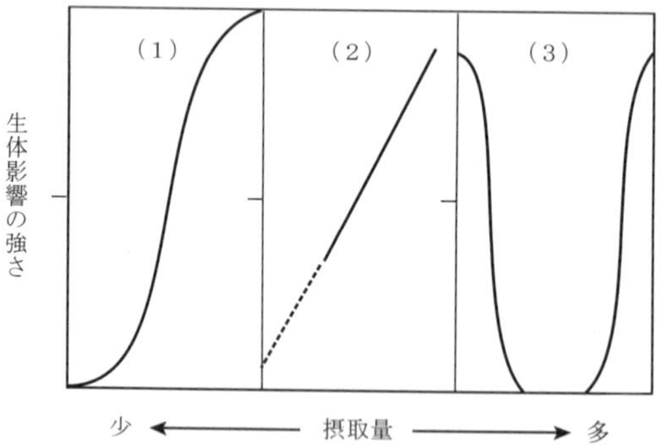

図 6-4　環境因子と生体との用量—反応曲線

外部環境の刺激に対して身体各臓器が協同的に働くことによって維持される身体機能の動的な恒常性を**ホメオスタシス** homeostasis という．ホメオスタシスは，生体が外的環境の変化（気温，気湿の変化，細菌感染，化学物質による曝露など）に対して内部環境（血液，細胞液，リンパ液など）を動員して，体内の生理的状態を一定の範囲内に保ち，生命の維持に努めている状態とみなせる．生体には，環境因子の刺激によって内部環境の変化が起こることを感知し，正常な状態へ戻すネガティブフィードバック機構が備わっている．ホメオスタシスが破綻すると病気が進行し，最後は死に至る．内部環境には性，年齢，栄養，遺伝などが関係し，それらの影響は個人によって異なる．(2) は環境因子による生体影響に閾値が存在せず，極めて僅かな量から生体に影響が現れるものである．環境因子としては，放射線や発がん物質がこれに該当する．通常，これらの因子による曝露は非常に僅かであり，生体影響を直接測定することは困難である．このため，生体影響の尺度として一般に確率を用いる．例えば，10 万人に 1 人，あるいは 100 万人に 1 人の確率で白血病やがん患者が発生する場合などがこれにあたる．図中の点線は生体影響の実測が困難なため，実線で示される直線部分（実測された範囲）から外挿された予想発生率である．このような方法で求められる生体に影響を及ぼさない量を**実質安全量** Virtually Safe Dose（VSD）という．(3) は，ビタミンやミネラルなどの栄養素，温度や光などの環境因子などに見られるもので，環境要因の不足と過剰はともに生体にとって有害であり，適正量が必要となるものである．

6.2.2 適応

外部環境（気候，光，音のような物理的環境，化学汚染のような化学的環境，細菌やウイルスのような生物学的環境など）の変化（ストレス stress）に対して，生体は血液，リンパ液，細胞などを動員して生理状態を一定の範囲内に維持しようとする．このような対応を**適応** adaptation といい，遺伝的適応（先天的適応）と生理的適応（後天的適応）に大別される．遺伝的適応とは，生物が進化する過程で自然環境の変化に順応できる形態的，生理的，機能的形質を獲得することをいう．海棲生物は海水から自由にカルシウムを体内に取り込み利用することができる．しかし，陸棲生物はカルシウムを常に貯蔵し持ち運ばなければならないため運動性と機能性を兼ね備えた骨格系が発達したと考えられる．また，太陽光紫外線量の多い地域に住む人々の皮膚メラニン色素含量が高いのは，紫外線による皮膚 DNA 損傷を回避するためと考えられる．いずれも遺伝的適応といえる．一方，以下の例のようにホメオスタシスにかかわる大部分の生体反応は生理的適応といえる．

物理的環境変化に対する生理的適応の例：寒暖の変化に応じて，体表面の毛細血管が収縮または弛緩し，汗腺から汗が出て体温を一定に保とうとする．音や振動が長時間続くと，騒音と感じなくなる．マラソンなどの高地トレーニングでは，血中酸素分圧の低下により，エリスロポエチン濃度が上昇し，ヘモグロビン産生が増加する．

化学的環境変化に対する生化学的適応の例：生体は化学物質や毒物を異物として認識し，できるだけ速やかに体外に排泄しようとする．チトクロム P-450 による酸化とそれに引き続くグルクロン酸抱合やグルタチオン抱合は，化学物質に代謝変化を加え水溶性とし，速やかに尿中へ排泄しようとする．カドミウムなどの重金属は生体内に入ると，メタロチオネインというタンパク質の合成が誘導され，解毒される．

生物学的環境変化に対する免疫学的適応の例：細菌やウイルスが体内に侵入すると，抗体が産生され，免疫を獲得する．

6.2.3　生体防御

生体は，外部環境の変化に対して種々の機能を動員して生体を守ろうとする**生体防御機構** host defense system をもつ．生体防御機構は，先天的生体防御と後天的生体防御に大別される．

先天的生体防御：先天的生体防御には，非免疫性と免疫性の２つの生体防御がある．非免疫性の生体防御は，身体の構造や機能による防御をいう．例えば，鼻毛や鼻汁は外部からじんあいや異物が呼吸器内に侵入するのを防ぐ働きがあり，唾液，胃液，涙などは細菌やウイルスを死滅，不活化する能力がある．一方，免疫性の生体防御は**自然免疫**（先天免疫）とも呼ばれ，好中球，単球，マクロファージなどの食細胞，好塩基球や肥満細胞などの炎症性細胞，ナチュラルキラー細胞などの殺細胞性細胞, リンパ球から遊離されるサイトカインや補体などによる生体防御をいう．

後天的生体防御：後天的生体防御は獲得免疫（後天免疫）とも呼ばれ，抗体産生を伴うもの（能動免疫）と伴わないもの（受動免疫）がある．

能動免疫：能動免疫には，自然感染によって抗体が産生されるもの（自然能動免疫），ワクチンやトキソイドなどの予防接種によって抗体が産生されるもの（人工能動免疫）がある．また，B 細胞による抗体産生を伴う免疫を**体液性免疫**，T 細胞による抗体産生を伴わない免疫を**細胞性免疫**と呼んで区別する．

受動免疫：胎盤や初乳を通して母親から得られる自然受動免疫，抗体や抗血清の投与による人工受動免疫などがある．

免疫性の生体防御以外に，薬物代謝酵素系，抗酸化酵素系，DNA 修復酵素系などの生体防御があるが，これらについては「2 環境」で詳しく扱う．ここでは，免疫機構に焦点を当て概説する．

6.2.4　免疫機構

免疫機構において, 抗体が主役をなす免疫反応を**体液性免疫**といい, 抗体が関与せずリンパ球, 特に T 細胞が関与する免疫反応を**細胞性免疫**という.しかし，B 細胞が抗体産生能力を有する活性化 B 細胞（形質細胞）へ分化成熟するためには，抗原提示細胞やヘルパーT 細胞の関与が必要であるので，厳密な意味で体液性免疫と細胞性免疫を区別することはできない．体液性免疫では，B 細胞表面に発現する抗原受容体に抗原が結合すると，B 細胞はヘルパーT2 細胞由来のインターロイキンの刺激を受けて活性化 B 細胞（形質細胞）へ分化成熟し, 抗原特異的な抗体を産生する．この抗体が抗原と複合体を形成するとマクロファージや好中球によって貪食される．一方，細胞性免疫では，樹状細胞やマクロファージなどの T 細胞や抗原提示細胞が抗原を貪食し，抗原情報を MHC-Ⅱ・T 細胞抗原受容体を介してヘルパーT0 細胞へ提示する．ヘルパーT0 細胞はインターロイキンや INF-γ の刺激によりヘルパーT1 細胞へ分化し，キラーT 細胞を活性化し細菌やウイルスを破壊する．また，MCF，TNF，INF-γ などの産生・分泌を促進し，遅延型過敏症を引き起こす．免疫系の概要を図 6-5 に，また，免疫系の細胞および関連因子の特徴を表 6-2 に示す．

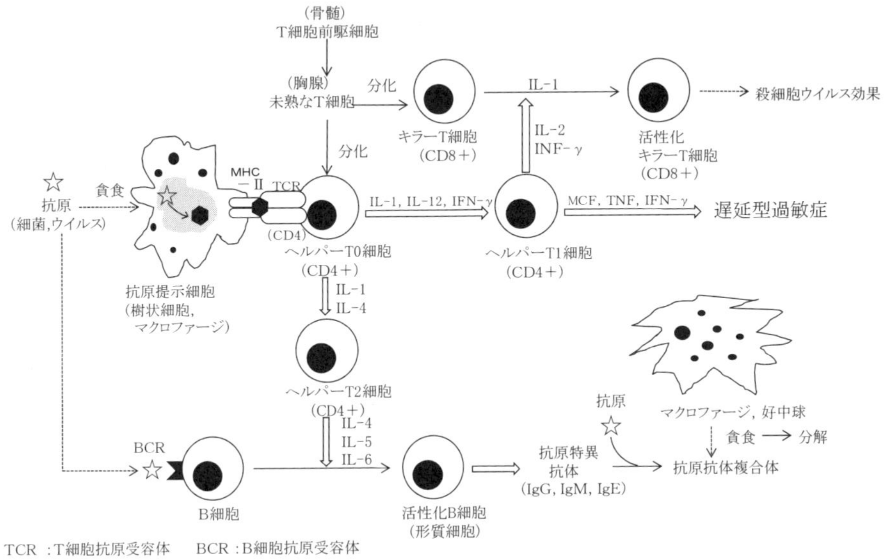

図 6-5　免疫系の仕組み

表 6-2　免疫系で働く重要な細胞とその関連因子の特徴

細胞または関連因子	特徴
抗原提示細胞	抗原をT細胞に提示する機能をもった細胞. マクロファージや樹状細胞
マクロファージ	抗原または自己の不要タンパク質や細胞を排除する目的で貪食する大型の単核または多核の細胞
樹状細胞	胞体突起を星状に伸ばし, その突起に抗原を付着させて他の細胞へ提示する. これまで, マクロファージが抗原提示を行うと考えられてきたが, 最近は樹状細胞が主要な役割を果たすことが明らかになってきた
T細胞	骨髄で形成される多能性造血幹細胞から分化したリンパ球. 胸腺で分化・成熟し, 末梢でB細胞とともに細胞性免疫に関与する
ヘルパーT細胞	ヘルパーT0細胞が抗原刺激を受けて分化した細胞. サイトカインを産生・分泌することによって, マクロファージ, B細胞, 細胞障害性T細胞, 好酸球の働きを調節する
T0細胞	胸腺でT細胞は, CD4+あるいはCD8+のいずれかを発現することによってMHC拘束性(MHCクラスⅠおよびⅡ)を獲得した成熟型T細胞へと分化する. このT細胞が胸腺を出て, 末梢組織へ移行したものがT0細胞であり, 抗原刺激をまだ受けていない細胞である. ヘルパーT1細胞とヘルパーT2細胞の前駆細胞である
ヘルパーT1, T2細胞	ヘルパーT0細胞が, IL-12の刺激を受けて分化したものがヘルパーT1細胞であり, IL-4の刺激を受けて分化したものがヘルパーT2細胞である
細胞障害性T細胞	抗原となるタンパク質や移植片, 腫瘍細胞に対して抗原特異的に障害性を示すT細胞
ナチュラルキラーT細胞	非特異的に腫瘍細胞・組織に対して障害性に働く細胞
B細胞	骨髄で形成される血液幹細胞から分化したリンパ球. T細胞のように胸腺で分化・増殖することはなく, 抗原の刺激により形質細胞(成熟B細胞)に分化し, 抗体を産生・分泌する
インターロイキン(IL)	リンパ球が産生する低分子タンパク質であり, リンホカインあるいはサイトカインともいう. 標的細胞の細胞膜受容体(レセプター)に結合し, 細胞の増殖, 分化, 細胞死などを調節する
インターフェロン-γ	細胞に抗ウイルス活性を誘導する低分子タンパク質を総称してインターフェロンという. 産生細胞の種類によりα型(白血球), β型(繊維芽細胞), γ型(活性化リンパ球)の3種類がある
Fcレセプター	免疫グロブリンタンパク質のFc部分に結合するレセプター, マクロファージの細胞膜表面に発現する
補体	約20種の血清タンパク質であり, 抗原抗体反応などで活性化されると, 抗体が結合した細胞(細菌)を攻撃し, 溶菌させる機能をもつ. マクロファージの貪食を助ける働きもある
主要組織適合遺伝子複合体(MHC)	主要組織適合抗原系(MHA)によって発現が支配される膜結合型糖タンパク質. 樹状細胞では細胞表面に発現し, 先端にある多型性を示す溝に抗原が分解されてできたペプチドや低分子タンパク質が結合すると, これをT細胞に提示し, 活性化させる
CD4とCD8	T細胞の細胞膜表面に発現するタンパク質分子であり, 胸腺で最も未熟な分化段階にあるT細胞はCD4とCD8をともに発現していない(ダブルネガティブ). 分化が進むと両方ともに発現し(ダブルポジティブ), さらに分化するとCD4あるいはCD8のいずれかを発現するT細胞になる. CD4陽性細胞は主としてヘルパーT細胞へ, CD8陽性細胞は主として細胞障害性細胞になる
免疫寛容(トレランス)	T細胞やB細胞が特定の抗原に対して免疫性を失っている場合をいう. 通常, T細胞, B細胞ともに, 自己タンパク質に対して免疫寛容を獲得している

6.2.5　抗原と抗体

生体に免疫反応を引き起こし，抗体産生を誘導する物質を**抗原** antigen という．通常，高分子ペプチドが抗原になりやすいが，低分子ペプチドや糖，脂質，核酸あるいは薬物が抗原となる場合もある．抗原が抗体を産生する性質を**免疫原性**といい，抗原が抗体と結合する性質を**反応原性**という．抗原自体に免疫原性があるものを**完全抗原**といい，比較的低分子でタンパク質など他の高分子と結合することによって免疫原性が生じるものを**不完全抗原（ハプテン）**という．

抗体 antibody は，B 細胞が分化成熟した形質細胞により産生されるタンパク質であり，抗原と強固に結合して複合体を形成する．血清タンパク質を電気泳動すると，γ‐グロブリン分画に 5 つの免疫グロブリン(immunoglobulin:Ig)，IgG，IgA，IgM，IgD，IgE が泳動される．これらの免疫グロブリンの特徴と機能は表 6-3 に示す通りである．

表 6-3 免疫グロブリンの特徴と主な機能

免疫グロブリン	血清中の全Igに占める割合（%）	分子量（万）	血清中での存在形	胎盤通過能の有無	補体結合能の有無	主な機能
IgG	75	15	単量体	有	有	第二次免疫応答の中心的な役割を果たす．ウイルスや毒素の中和や細菌のオプソニン化に働く．新生児の感染防御に母体からの移行抗体として働く
IgA	15	16または39	単量体または二量体	無	無	二量体は生物学的に不活性であるが，酸や消化酵素に対して安定である．単量体は細菌やウイルスに対して殺菌作用を示す
IgM	9	90	単量体または二量体	無	有	抗原との第一次反応によって産生され，感染初期の防御に関与する．補体系を活性化し，間接的に細菌に対してオプソニン作用を示す
IgD	0.2	18	単量体	無	無	B細胞の表面抗体（抗原受容体）として検出されることから，抗体産生細胞の誘導に関与すると考えられているが，機能は明らかでない
IgE	0.004	19	単量体	無	無	肥満細胞や好塩基球などのFc受容体と結合し，即時型アレルギー反応に関与する

6.2.6　過敏症

過剰な免疫反応が起こることによって生体に障害がもたらされる場合，これを**アレルギー** allergy またはアレルギー反応という．抗原に対する攻撃が過剰に起こる結果として疾病がもたらされることより，**過敏症** hypersensitivity とも呼ばれる．アレルギーは即時型過敏症と遅延型過敏症に大別される．前者は，抗原との接触後数分で障害反応が出現し，数十分で最大となる．障害発生の主体となるのは抗原自身である．後者は，抗原との接触後数時間経ってから障害反応が徐々に現れ始め，1一2 日後に最大となるものである．抗原が T 細胞を刺激し活性化 T 細胞に変化させ，再び同じ抗原刺激があると種々のリンホカインを遊離し障害を引き起こす．

過敏症反応には表 6-4 に示す 4 つの型がある．これらは必ずしも抗原刺激によって単独に起こるものではなく，同時に複数の反応が起こる場合もある．

表 6-4　過敏症の分類（Coombs の分類）と特徴

過敏症の種類		反応の主体	補体の関与	疾患の例	特徴
即時型	Ⅰ型	IgE	無	ぜん息発作，アレルギー性鼻炎（花粉，ハウスダスト），蕁麻疹，食物アレルギー（穀物，卵）	外来抗原に対して産生されたIgE抗体が肥満細胞のFc受容体と強固に結合する．次いで，再び侵入した抗原が肥満細胞表面に発現するIgEに直接結合すると，Fc受容体間で架橋構造が形成される．これが刺激となって肥満細胞内でカルシウム依存性シグナル伝達が起こり，ヒスタミン貯蔵顆粒からヒスタミンが遊離される．また，ホスホリパーゼA2など一連の酵素が刺激され，アラキドン酸からプロスタグランジン，ロイコトリエン，血小板刺激因子などの化学伝達物質が合成され，細胞外へ放出される．これらの化学伝達物質が炎症反応を引き起こす
	Ⅱ型	IgG，IgM	有	溶血性貧血，血小板減少症，血液型不適合輸血	IgGやIgMが細胞や組織に結合して起こる．これらの抗体が標的細胞の膜抗原に結合すると，抗体に補体が結合し古典経路を介した補体の活性化が起こり，標的細胞が破壊される．また，標的細胞はFc受容体をもつマクロファージやNK細胞によって傷害される
	Ⅲ型	IgG，免疫複合体	有	糸球体腎炎，血清病，関節リウマチ	複数の抗原と複数の抗体が結合した抗原抗体複合体（免疫複合体）が形成されることによって補体が活性化され，これによって好塩基球や好中球などの炎症性白血球が動員される．これらの細胞は，ライソゾーム酵素や活性酸素を放出し，組織障害を引き起こす
遅延型	Ⅳ型	T細胞，マクロファージ	無	ツベルクリン反応，接触性皮膚炎	細胞性免疫の過剰反応が原因．樹状細胞から抗原提示を受けたヘルパーT細胞（T1細胞）がケモカインやインターフェロンγを放出する．ケモカインはマクロファージを局所に集積させ，インターフェロンγはマクロファージを活性化する．活性化マクロファージは抗原を貪食するとともに，活性酸素を放出し，組織を傷害する．また，線維芽細胞を増殖させ，肉芽腫を形成する

6.3　健康維持・増進に対する取り組み

昭和 39 年（1964 年）の東京オリンピック開催を契機として，健康や体力の保持に対する国民の関心が高まり，政府も健康づくりのための様々な施策を講じ始めた．まず，昭和 53 年（1978 年）より第 1 次国民健康づくり対策が実施された．その主な内容は，妊産婦，乳幼児から高齢者まで生涯を通じた疾病予防・健康診査体制の整備，市町村保健センターの設置と保健師などの人材確保による健康づくり基盤整備，（財）健康・体力づくり事業団などによる活動の推進と健康づくりの啓発普及などである．昭和 63 年（1988 年）からは第 2 次国民健康づくり対策として生活習慣病を対象とした健康増進・疾病予防対策が講じられるようになった．さらに，平成 12 年（2000 年）より第 3 次国民健康づくり対策が始まり，健やかで活力ある社会の実現に向けて以下のような対策が実施されている．

6.3.1　21 世紀の国民健康づくり運動（健康日本 21）

「全ての国民が健康で明るく元気に生活できる社会の実現のために健康寿命の延伸，壮年死亡の減少，健康のための生活の質の向上を目指し，一人一人が自己の選択に基づいて健康を増進する．そして，その個人の活動を社会全体が支援していく.」ことを基本理念として，21 世紀の国民健康づくり運動（**健康日本21**）が平成12年（2000年）より開始された．この運動では，具体的に①栄養・食生活，②身体活動・運動，③休養・こころの健康づくり，④たばこ，⑤アルコール，⑥歯の健康，⑦糖尿病，⑧循環器病，⑨がん，の生活習慣および生活習慣病からなる9つの項目を選定し，それぞれの取り組みの方向性と具体的な目標を掲げている．これらの目標を10年間で達成するために，厚生労働省は①健康日本21全国大会などを通じた普及啓発，②推進体制の整備と地方計画支援，③保健事業の効率的・一体的推進，④科学的根拠に基づく事業の推進，を4つの柱に据えて健康日本21を推進してきた．平成19年（2007年）に健康日本21の中間評価報告書が取りまとめられ，中間実績値で既に目標を達成している項目や，運動開始時に比べて改善が見られないもの，あるいはむしろ悪化している項目が明らかとなった．目標を達成するには，健康づくりのための意識向上のみならず，これを具体的な行動変容に結び付けることが重要であると指摘された．

6.3.2 健康増進法

健康日本21は国民の健康づくり運動であり，個人が主体となって活動し，市町村がこれを支援するという枠組みになっているため，いずれの活動においても法的な規制・義務はない．そのため，健康日本21を推進し目標を達成するには自ずと限界があると感じられてきた．そこで，旧栄養改善法（平成14年（2002年）廃止）の内容を引き継ぎ，飲酒・喫煙・運動など様々な生活習慣の改善を通して健康づくりを行うための法的基盤として**健康増進法**が平成14年（2002年）に策定され，翌年より施行された．健康増進法の基本的な方針は，①地方自治体による健康増進計画の策定，②健康診査の実施，③国民健康・栄養調査の実施，④生活習慣病の発生状況の把握，⑤保健・栄養指導の実施，⑥受動喫煙の防止，⑦特別用途食品および栄養表示，に関することなどを総合的に推進することである．法律である以上，例えば国民健康・栄養調査に携わった公務員，研究所職員，国民健康・栄養調査員などが職務上知り得た情報を正当な理由なくして漏洩した場合などの罰則規定が設けられている．

6.3.3 健康フロンテイア戦略

人口の高齢化によって，支援･介護を必要とする高齢者が毎年増加している．生涯を通して元気で活動的に生活できる社会を実現するためには，要支援・要介護の主な原因である生活習慣病の予防対策の推進が重要である．健康フロンティア戦略（10ヵ年戦略）は，健康寿命の延伸を基本目標に掲げ，「生活習慣病予防対策の推進」と「介護予防の推進」を戦略の2本柱に置いて平成17年（2005年）より始まった．「生活習慣病予防対策の推進」の数値目標は，①がんの5年生存率を20%改善，②心疾患死亡率を25%改善，③脳卒中死亡率を25%改善，④糖尿病発生率を20%改善するというものであり，「介護予防の推進」の数値目標は，①軽度者（要支援・要介護1）の重度化予防による要介護2以上への移行を10%防止，②要支援・要介護状態となることを予防することにより，要支援・要介護への移行を20%防止するというものである．これによって，健康寿命を2年程度伸ばすことを目指している.

さらに，平成19（2007）年度から10ヵ年戦略として**新健康フロンテイア戦略**が始まり，健康づくりのために国民が自ら取り組むものとして①子供の健康，②女性の健康，③メタボリックシンドロームの克服，④がん克服，⑤こころの健康，⑥介護予防，⑦歯の健康，⑧食育，⑨運動・スポーツの9つの項目を選定し，具体的な対策が講じられている.

6.3.4　栄養対策と食育の推進

国民が生涯にわたって健全な心身を培い，健全な食生活を実践することができるようにするため，**食育**を総合的，計画的に推進するための法律として**食育基本法**が平成17年（2005年）に施行された．ここでいう食育とは，「国民の一人一人が食についての意識を高め，適切な判断を行うことにより，健全な食生活を営み，心身の健康増進と豊かな人間性を育むこと」をいう．具体的な施策としては，①家庭・学校・保育所における食育の推進，② 地域における食生活改善，③食育推進運動の展開，④生産者と消費者の交流促進，環境と調和のとれた農林漁業の推進，⑤食文化の継承のための活動への支援，⑥食の安全，食生活に関する調査・研究の推進と情報提供などである.

6.3.5　国民健康・栄養調査

国民の健康状態，栄養素等摂取状況，食品群別摂取状況，生活習慣の状況などを把握し，健康増進のための様々な施策に反映させることを目的に平成15年（2003年）から**国民健康・栄養調査**が実施されている．昭和20年（1945年），わが国における戦後の食糧難の現状を把握する目的で占領軍総司令部（GHQ）の指令により栄養調査が開始され，昭和27年（1952年）に栄養改善法が制定され国民栄養調査として毎年実施されてきたものが前身である．毎年11月中の1日（日曜，祝祭日を除く）を選び，国民生活基礎調査地区から層化無作為抽出された約5,000世帯を対象として，保健所が中心となって調査を行い，その調査票を厚生労働省へ提出する．集められた調査票は，独立行政法人国立健康・栄養研究所で集計され，国民健康・栄養調査報告書として公表される.

第７章
疾病の予防とは

7.1　疾病の予防（一次，二次，三次予防）

7.1.1　疾病予防についての考え方

わが国の平均寿命は，世界でも最高の水準にある．しかし，人口の急速な高齢化が進む中で，これまでの感染症中心の疾病構造から，がん，心臓病，脳卒中，糖尿病などの生活習慣病を中心とする疾病構造に変化している．これに伴い，これまで無病息災といわれたものが，現代では"一病息災"と言い換えられるようになり，誰でも一つは何らかの不調を抱えながら，それとうまくつき合う必要に迫られている．今日，半健康状態や半病人状態といった，健康と疾病との境界領域が拡大した時代になってきている．このような疾病構造の変化に対応して，疾病予防も不調や疾病を抱える前に予防することが重要であると考えられるようになっている．疾病の予防は，発病の阻止や疾病の治療だけを目的としたものではなく，健康と疾病の全過程に渡って実施されるものである．したがって，家庭・職場・地域といった社会環境においては，予防医学，治療医学，リハビリテーション医学を支える包括的な保健医療の重要性が必要とされている．

7.1.2　疾病予防の各段階（一次，二次，三次予防）

医療機関において，ある疾患にかかっていると医師に診断された者を「患者」という．一般には疾病の進行により，健康者から自覚症状を持たないまま病気が進行している無自覚有病者，身体の異常を自覚する自覚有病者を経て患者となる．健康と疾病は連続的な概念であり，特に生活習慣病の予防や治療においては健康と疾病の境界領域への積極的な介入が必要になる．疾病の治療や予防においては，体に不調が生じないように予防することや，体の不調をなくすことだけでなく，生活や仕事に支障のない状態を実現することも求められている．

このような健康から疾病への各段階や，疾病から健康回復への各段階に対応した形で，一次予防，二次予防，三次予防と呼ばれる疾病予防策が講じられている．

1)　一次予防

一次予防は，健康者を対象に健康増進と特定疾患の予防を目的に行われる．健康・衛生教育，発症要因（病原体や有害物質，リスクファクター）の除去，不足要因（栄養）の補給，予防接種などがこれに属する．

2)　二次予防

二次予防は，健康者と患者の境界域にある者（無自覚有病者や自覚有病者など）を早期に発見し，早期治療を促すことによって健康を取り戻させることを目的としている．各種のがん検診，定期健康診断，生活習慣病検診，循環器検診，職業病に対する特殊検診，先天性代謝異常症であるフェニルケトン尿症などを早期に発見して対策を立てるための新生児マススクリーニングなどが早期発見のために行われている．また，平成 20 年（2008 年）には，生活習慣病を中心とした疾病予防を重視し，高齢者の医療の確保に関する法律によって，特定健康診査等実施計画に基づき，40 歳以上 74 歳以下の年齢に達するものに対し，特定健康診査（糖尿病その他の政令で定める生活習慣病に関する健康診査）の実施を定めている．

3）三次予防

三次予防は患者が対象で，疾病が発症した後，必要な治療を受け，機能の維持および回復を図ることをいう．治療の過程において，患者の疾病の悪化を最小限に抑えることや，障害された生理機能をリハビリテーションにより回復させることで，早く社会復帰できるようにすることが目的である．腎不全患者に対する透析療法，脳卒中後の機能回復のためのリハビリテーション，末期癌患者の生活の質（Quality of life: QOL）を向上させるための疼痛緩和，精神疾患患者に対するカウンセリングなどが含まれる．

表 7-1　疾病予防の各段階

予防段階	目的	方法
一次予防	健康増進 （非特異的予防）	健康・衛生教育 食生活の改善，栄養指導 上下水道の整備，飲料水の浄化 ネズミや昆虫の駆除
	特異的予防	感染症に対する予防接種 職場での環境改善（事故防止，職業病対策） 公害防止対策 発癌物質の除去
二次予防	早期発見・早期治療	癌検診 生活習慣病検診 結核検診 学校や職場における定期健康診断 職業病に対する特殊検診 新生児・乳児マススクリーニング
三次予防	能力低下防止	疾病の治療 再発や合併症の発生の予防
	機能回復	リハビリテーション カウンセリング（精神疾患など）

このように，特に，今後の更なる人口の高齢化に伴って，三次予防の重要性はますます高まっている．その対策として，平成 18 年（2006 年）から**介護保険法**において，「**介護予防**」というこ

とが，現在の介護保険制度の一端を担うものとして導入された．介護予防とは，(1)「要介護状態になることをできる限り防ぐ（遅らせる）こと」および (2)「現在すでに要介護状態の場合は，状態がそれ以上悪化しないようにする（改善を図る）こと」の両方をさす．介護予防事業における介護予防は，一次予防（主として活動的な状態にある高齢者を対象に生活機能の維持又は向上に向けた取り組みを行うこと)，二次予防（要介護状態等となるおそれの高い虚弱な状態にあると認められる高齢者「特定高齢者」を早期に発見し，早期に対応すること）および三次予防（要介護状態等にある高齢者の要介護状態等の改善や重度化の予防を行うこと）に大別される．市町村介護保険事業における介護事業では，活動的な状態にある高齢者に対する介護予防から要介護状態等にある高齢者に対する介護予防まで，継続的かつ総合的な事業展開を推進している．

7.1.3　疾病予防に対する取り組み

生活習慣病は，痛みなどの自覚症状が現れないうちに進行し，最終的に重篤な症状発作に至り，生活の質を著しく低下させるだけでなく命を奪うことにもなるので深刻な問題である．健康寿命の更なる延長，生活の質の向上を実現し，元気で明るい高齢社会を築くためには，疾病の早期発見や治療に留まらず，生活習慣の見直しなどを通じ積極的に健康を増進し，疾病を予防する「一次予防」に重点を置いた対策の推進が急務である．このため，平成 12 年より「21 世紀における国民健康づくり運動（健康日本 21)」が国の基本方針として示された．これまでの第 1 次（昭和 53 年度から）および第 2 次（昭和 63 年度から）の国民健康づくり対策は，老人健康診査体制の確立など一定の成果を収めてきたものの，施策の評価が困難であることなどの課題を残してきた．

したがって，第 3 次の国民健康づくり対策となる「健康日本 21」においては，(1)従来にも増して，健康を増進し，発病を予防する「一次予防」に重点を置いた施策を盛り込んだこと，(2)国民の健康増進、疾病予防において重要な課題となる，生活習慣病及び生活習慣の中から対象分野を設定し，それぞれの分野ごとに具体的な目標を提示することにより，健康づくり対策の評価を可能としたこと，(3)医療保険者，医療機関，非営利団体等の広範な健康関連団体等の参加により，それぞれの機能を生かして，効果的に個人の健康づくりを支援できる社会環境を構築することが，これまでの健康づくり対策と比べ異なる特色である．

1）健康日本 21（21 世紀における国民健康づくり運動）

生活習慣病の予防対策としての健康日本 21 の基本理念は，「すべての国民が健康で明るく元気に生活できる社会の実現のため，壮年死亡と健康に関連する生活の質の低下を軽減することを目指し，一人一人が自己の選択に基づいて健康を実現させること，そして，この一人一人の取り組みを，健康に関連する機能を持った社会の様々な主体が，それぞれの特徴ある機能を生かして支援する環境をつくり，全体の健康づくりが総合的に推進されること」となっている．健康日本 21 は，壮年期死亡の減少，健康寿命の延伸，生活の質（QOL）の向上を目指した生涯にわたる健康づくりの推進を目的とするものであり，その実現に向けて感染症，生活習慣病，母子保健，老人保健，学校保健，産業衛生などに対する総合的な対策と基盤整備が進められている．

一次予防に重点をおいた対策としては，生活習慣病を予防するための9つの項目，①栄養・食生活，②身体活動・運動，③休養・こころの健康づくり，④タバコ，⑤アルコール，⑥歯の健康，⑦糖尿病，⑧循環器病，⑨癌，を選定し，生活習慣の改善を啓蒙している．

2）健康増進法

健康日本21を推進し，健康づくりや疾病予防に重点を置く施策を進めるために，平成15年（2003年）に「**健康増進法**」が施行された．この法律は，わが国における急速な高齢化の進展や疾病構造の変化に伴い，国民の健康増進の重要性が著しく増大していることから制定された．健康増進法では，国民の健康の増進の総合的な推進に関し基本的な事項を定め，国民の栄養の改善，その他の国民の健康の増進を図るために措置を講じ，国民健康の向上を図ることを目的としている．都道府県に対しては，都道府県健康増進計画を定め公表し必要な事業を行うことを推進している．また，健康診査の実施に関する指針，国民健康・栄養調査の実施，市町村による生活習慣相談の実施や都道府県による専門的な栄養指導や保健指導の実施，特定給食施設における栄養管理，受動喫煙の防止（不特定多数の人が集まる施設の管理者は，受動喫煙を防止するために必要な措置を講ずるよう努めなければならない），特別用途表示（授乳者用，高齢者用，特定の保健の用途［特定保用食品，特別用途食品，栄養機能食品］の表示）や栄養表示基準などが定められている．

3）新健康フロンティア戦略

健康日本21では，すべての国民が健康で明るく元気に生活できる社会の実現を目指し，健康づくりの普及啓発が進められている．これらの施策に並行して，平成19年（2007年）から平成28年（2016年）度までの10年間を実施期間とする「**新健康フロンティア戦略**」が策定された．これは，国民自らが予防を重視した健康づくりを行うための取組や，それを支える家庭・地域の役割の強化や研究開発の促進等の取組を進めていくとともに，できる限り多くの国民が，それぞれの立場等に応じて具体的に行動することを促すような国民運動を展開することが必要であるとしている．具体的に講じる施策としては，国民自らがそれぞれの立場に応じて行う健康対策として，①子供を守り育てる健康対策（子供の健康力），②女性を応援する健康プログラム（女性の健康力），③メタボリックシンドローム対策の一層の推進（メタボリックシンドローム克服力），④がん対策の一層の推進（がん克服力），⑤こころの健康づくり（こころの健康力），⑥介護予防対策の一層の推進（介護予防力），⑦歯の健康づくり（歯の健康力），⑧食育の推進（食の選択力），⑨運動スポーツの振興（スポーツ力），の9つの分野を取り上げている．また，家庭・地域・技術・産業に対しては，①健康を家庭・地域全体で支援（家庭力・地域力），②人間の活動領域の拡張に向けた取組（人間活動領域拡張力），③医療・福祉技術のイノベーション（研究開発力）によりこの戦略を支援することと明記している．

表 7-2　新健康フロンティア戦略アクションプラン内容

国民自らがそれぞれの立場に応じて行う健康対策	目標	数値目標	具体的取り組み
①子供を守り育てる健康対策（子供の健康力）	妊娠期から出産，子育て期に至る医療，保健，福祉，教育の有機的連携が図られた支援体制の整備を図り，妊娠・出産の安心・安全の確保および子どもの育ちと子育ての支援を推進する．		(1) 産科医療，小児科医療の確保 ー安心・安全なお産，子育て支援の実現ー (2) 発達障害児等を支援する体制の構築
②女性を応援する健康プログラム（女性の健康力）	女性の健康づくりを総合的に支援するとともに，女性に特有の乳がん対策，子宮がん対策を推進し，乳がん検診および子宮がん検診について受診率の向上を図るなど，女性が生涯を通じて健康で明るく生活し，その能力を発揮できる社会づくりを目指す．	・乳がん検診等の受診率を 50%以上とする．（参考：平成 16 年　乳がん検診：19.8%，子宮がん検診：20.8%）（ー平成 23 年度） ・20 代女性のやせの者の割合を 15%以下とする．（参考：平成 16 年 21.4%）（ー平成 22 年度） ・「食事バランスガイド」等を参考に食生活を送っている国民を増加させる．［58.8%（平成 18 年度）］→60%以上（ー平成 22 年度）］ ・運動習慣者を増加させる．［運動習慣のある女性の割合 28.8%以上（平成 17 年度）→35%以上（平成 22 年度）］	(1) 女性の健康的な「自分」づくりの支援 (2) 女性のニーズに合った医療の推進 (3)「女性のがん」への挑戦
③メタボリックシンドローム対策の一層の推進（メタボリックシンドローム克服力）	メタボリックシンドロームに着目した国民運動の展開，糖尿病等のテーラーメード治療の研究開発の普及，生活習慣病対策の拠点となる中核機関づくりを行うなど，メタボリックシンドローム対策を総合的に推進する．	・「食事バランスガイド」等を参考に食生活を送っている国民を増加させる．［58.8%（平成 18 年度）］→60%以上（ー平成 22 年度）］ ・20ー60 歳代男性の肥満者および 40ー60 歳代女性の肥満者を減少させる．［20ー60 歳代男性：29.0%（平成 16 年）→15%以下（ー平成 22 年度），40ー60 歳代女性：24.6%（平成 16 年）→20%以下（平成 22 年度）］ ・運動習慣者を増加させる．［運動習慣のある女性の割合 28.8%以上（平成 17 年度）→35%以上（平成 22 年度）］	(1) メタボリックシンドローム対策・糖尿病予防の重点的推進 (2) 糖尿病から脳卒中，心筋梗塞，腎不全等の合併症への移行阻止 (3) 脳卒中，心筋梗塞等の治療の推進
④がん対策の一層の推進（がん克服力）	がんの早期発見の推進，放射線療法および化学療法の推進，治療の初期段階からの緩和ケアの推進などにより，がんによる死亡者を減少させるとともに，すべてのがん患者およびその家族の苦痛の軽減並びに療養生活の質の維持向上を図り，がん克服力を高める．	・がんの年齢調整死亡率（75 歳未満）を 20%減少させる．［93.0%（平成 17 年）→74.4%（平成 27 年）高齢化等の影響を取り除いて死亡状況の比較ができるように年齢構成を調整した人口 10 万人対の数値である．］	(1) がんの早期発見の推進 (2) がん医療の提供体制の充実
⑤こころの健康づくり（こころの健康力）	認知症の発症予防を推進する．特に認知症の最多の原因とされるアルツハイマー病については，症状出現前の診断と発症の抑制を可能とし，生活の質（QOL）が維持できるよう研究開発を推進する．また，認知症の方が安心して社会で暮らせるための体制づくりを推進する．また，日本は諸外国に比べてうつ病の受診率が低いという報告があり，うつに対する本人や周囲の理解を進め，早期における適切な医療の提供を進める．さらに，職域での理解の促進，相談体制の整備や社会復帰プログラム等の開発，普及により，社会復帰を推進する．	・認知症サポーター数を増加させる． ［117,226 人（平成 19 年度）→1,000,000 人（平成 21 年度）］ ・うつの受診率を向上させる． ［28%（平成 19 年度）→40%（平成 29 年度）］	(1) 認知症の早期発見，症状の進行の防止 (2) 認知症の方が安心して社会で暮らせる体制づくり (3) 認知症の人に対する医療の提供（誰もが身近で受けられる治療の提供）
⑥介護予防対策の一層の推進（介護予防力）	高齢者の生活機能の低下の予防（介護予防）に関する国民意識の醸成を図るとともに，国民自らの取組を支援し，介護を要する状態となることおよびその重度化をできる限り防止する．		(1) 介護予防に関する国民意識の向上，効果的な介護予防サービスの提供 (2) 運動器疾患対策の推進，骨・関節・脊椎の痛みによる身体活動の低下，閉じこもりの防止
⑦歯の健康づくり（歯の健康力）	歯の健康は，おいしく，楽しく食事をして，健康的な生活を維持・向上する上できわめて重要であり，幼児・学童を対象としたう蝕予防対策，主に成人を対象とした歯周疾患対策，主に高齢者・寝たきり者等を対象とした口腔ケアに関する普及啓発を行うとともに，生涯を通じた 8020 運動を推進し，歯の健康力を高める．	・幼児期・学齢期のう蝕予防対策として，12 歳児の 1 人平均う歯数を減少させる．［1.7 歯（平成 18 年）→1 歯以下（ー平成 22 年）］ ・主に成人期の歯周疾患対策のセルフケアとして，糸ようじなど歯間清掃器具を使用する人の割合を増加させる．［39.0%（平成 16 年）→50%以上（ー平成 22 年）］ ・生涯を通じた 8020 運動の推進として，80 歳で 20 歯以上の歯を持つ人の割合を増加させる． ［25%（平成 17 年）→30%以上（ー平成 22 年）］	(1) 80 歳になっても自分の歯を 20 本以上保つことを目標とした「8020 運動」の啓発・推進． (2) 幼児期・学齢期のう蝕予防対策，主に成人期における歯周疾患の予防と進行抑制に関する知識，主に高齢期や寝たきりの者等に関する口腔ケアに関する知識等を，歯科医師，歯科衛生士，行政職員等へ普及啓など．
⑧食育の推進（食の選択力）	生涯にわたって健全な心と体を培い，豊かな人間性をはぐくむため，地域や社会を挙げて，食育を国民運動として展開し，健やかな生活習慣づくりの上で重要な時期にあたる子どもや思春期の女性に対する食育を進めることにより，食の選択力を高める．	・食育の周知度の向上（食育の言葉も意味も知っている国民を増加させる． ［33.9%（平成 18 年度）→50%以上（ー平成 22 年度）］ ・「食事バランスガイド」等を参考に食生活を送っている国民を増加させる．［58.8%（平成 18 年度）→60%以上（ー平成 22 年度）］ ・子ども（小学校 5 年生）の朝食欠食の割合を 0%にする．［参考：平成 17 年度 3.5%］（ー平成 22 年度） ・一連の農作業等の体験の機会を提供する教育ファームの取組が計画的になされている市町村の割合を 60%以上にする．	(1) 子どもの頃からの食育の推進 (2) 思春期の女性に対する食育 (3) その他 ・「食育に関する意識調査」を実施し，食育の周知度等，食育推進状況の把握・評価を行い，ホームページ等を通じた情報提供を行うとともに，国民運動の推進に活用する．（内閣府）
⑨運動スポーツの振興（スポーツ力）	体力の向上やストレスの発散、生活習慣病の予防などに資するよう，幼年期から一生涯を通じて運動・スポーツに親しむことを通じて，健康寿命の延伸を図る．	・運動習慣者を増加させる．［運動習慣のある者の割合　男性:30.7%（平成 17 年度）→39%以上（平成 22 年度）， 女性:28.2%（平成 17 年度）→35%以上（平成 22 年度）］ ・「食事バランスガイド」等を参考に食生活を送っている国民を増加させる．58.8%（平成 18 年度）→60%以上（ー平成 22 年度）］	(1) 外遊びやスポーツを通じた子どもの体力の向上 (2) 一生涯にわたる豊かな「スポーツライフ」の実現

4）がん対策基本法

1981 年以降，がんはわが国の疾病による死亡の最大の原因となっており，国民の生命および健康にとって重大な問題となっている．わが国では，これまでに「対がん 10 ヵ年総合戦略」（1984ー1993 年度），「がん克服新 10 ヵ年戦略」（1994ー2003 年度），「第 3 次対がん 10 ヵ年総合戦略」（2004ー2013 年度）と，継続的にがん対策に取り組んできた．そして，がん対策の一層の充実を図るため，平成 19 年（2007 年）4 月より，「**がん対策基本法**」が施行された．これは，がん対策に関し基本理念を定め，国，地方公共団体，医療保険者，国民及び医師等の責務を明らかにし，並びにがん対策の推進に関する計画の策定やがん対策の基本となる事項を定めることにより，がん対策を総合的かつ計画的に推進することを目的としている．がん対策基本法では，①がんの克服を目指し，がんに関する専門的，学際的又は総合的な研究を推進するとともに，がんの予防，診断，治療等に係る技術の向上その他の研究等の成果を普及し，活用し，および発展させること，②がん患者がその居住する地域にかかわらず等しく科学的知見に基づく適切ながんに係る医療を受けることができるようにすること，③がん患者の置かれている状況に応じ，本人の意向を十分尊重してがんの治療方法等が選択されるようがん医療を提供する体制の整備がなされること，の 3 つが基本理念として掲げられている．

7.2　予防接種

宿主の感受性対策として，病原体に対して宿主の免疫力や抵抗力を高めることが重要である．その対策として，栄養状態の改善，過労やストレスからの解放など非特異的な抵抗力の増強と，病原体に対する特異的な抵抗力を増強するための人工免疫の付与がある．この人工免疫の手段として，**予防接種**（immunization, vaccination）は感染症予防に極めて有効である．歴史的にみても種痘による痘瘡の根絶，経口生ワクチン投与による野生型ポリオの一掃，ジフテリアや百日咳の罹患率の著しい低下など大きな成果をこれまでに上げてきている．特に，空気感染する結核には感染源や感染経路に対する対策より，BCG 予防接種がより有効な手段となる．わが国では，昭和 23 年（1948 年）に予防接種法が制定され，学校児童や職場労働者などの集団の免疫水準を高め，伝染病の流行から守ることを主眼として**義務接種**が行われてきた．このように，これまでの予防接種は，集団免疫を上昇させることにより，感染症の発生と流行とを阻止することに主眼がおかれてきた．しかし，近年は集団的予防のみならず，各個人が感染症に罹患することを防ぐ個人的予防にも重点がおかれるようになった．

7.2.1　予防接種の意義

予防接種はこれまで，天然痘の根絶をはじめ，ポリオの流行防止等，多くの疾病の流行の防止に大きな成果をあげ，感染症による患者の発生や死亡者の大幅な減少をもたらすなど，わが国の感染症対策上極めて重要な役割をはたしてきた．感染症が著しく蔓延し，大きな被害を与えていた時代が過ぎ去り，今日ではその流行が急速に減少し，予防接種によって獲得した免疫が感染症の流行を抑制していることが忘れられてしまいがちとなっている．しかし，予防接種により国民全体の免疫水準を維持するためには，予防接種の接種機会を安定的に確保するとともに，社会全体として一定の接種率を確保することが重要である．一方，健康な児等にワクチンを投与する行為については，極めてまれではあるが重篤な健康被害が発生することがあり得るといった事実について国民に正確に伝え，国民の理解を得ることも極めて重要である．

7.2.2 予防接種の種類

わが国の予防接種は，昭和 23 年（1948 年）に制定された「**予防接種法**」に基づいて行われている．これまでの予防接種は，主として集団の免疫水準を高め，社会における感染症のまん延（流行）を防止することが目的であり，集団の一員である個人に対して“受けなければならない”義務接種として行われてきた．しかし，予防接種に関する正確な情報の提供，安全な予防接種の実施のための体制の整備，予防接種による健康被害者に対する救済制度の充実などが強く求められるようになり，平成 6 年（1994 年）に「予防接種法」が大幅に改正された．まず，これまで義務接種として行われてきた予防接種が，“受けるよう努めなければならない”**勧奨接種**に改められた．これによって，予防接種の実施方法も集団接種から個別接種に変わった．個別接種の実施により，予防接種の目的や注意すべき事項の伝達，接種不適当者あるいは要注意者の確認などがより確実に行えるようになった．この法律では，市町村長が実施主体となり，接種時期に応じた年齢の対象者に，予防接種を受ける期日または期間を指定し，予防接種を受けるよう勧奨する定期の予防接種を定めている．定期の予防接種では，対象疾病が**一類疾病**と**二類疾病**に分類されている．一類疾病は，集団予防を目的とし，接種努力義務がある．一類疾病としては，ジフテリア，百日咳，破傷風，日本脳炎，風疹，麻疹，ポリオに対する 7 種に加え，平成 17 年（2005 年）4 月からは結核に対する BCG 接種が加わり，現在は 8 種である．二類疾病は，個人予防を目的とし，接種努力義務は規定されていない．この二類疾病の予防接種には，65 歳以上の者および 60〜64 歳であっても心臓，腎臓，呼吸器の機能またはヒト免疫不全ウイルスによる免疫機能に障害を有する者を対象にしたインフルエンザの予防接種が該当する．

詳細は第 8 章 8.6.3 予防接種の項を参照されたい．

7.2.3 国際的な対応

予防接種の効果には，接種を受けた人が病気にかからないという個人面の効果と，多くの人が接種を受けることで流行が抑制されるという集団面の効果がある．予防接種によりこれまでの最大の成果は，天然痘の根絶がある．世界保健機関（WHO）は，予防接種によりポリオの根絶，新生児破傷風のコントロール，麻疹の流行コントロール，先天性風疹症候群のコントロールなどを目指している．WHO は，感染症の流行状況や罹患したときの重症度，予防接種の有効性などから基本となる予防接種計画として**拡大予防接種計画**（expanded program for immunization : **EPI**）を示している．一方で，世界各国は独自にワクチン予防可能疾患の流行状況，ワクチンにより得られる免疫の有効期間，ワクチン製造能力，経済力などに基づき，その国に応じた予防接種を行っている．

日本の接種で特徴的な点としては，ほとんどの先進国が麻疹ワクチンは MMR（麻疹，流行性耳下腺炎，風疹）方式で実施しているにもかかわらず，日本では MR（麻疹，風疹）ワクチンあるいは各々を単体で接種していることが挙げられる．その他，発展途上国では国の状況によって異なるが，狂犬病，黄熱，コレラなどのワクチンも要求される場合がある．接種方式に関してでは，ポリオワクチンは我が国では生ワクチン 2 回法であるが，ほとんどの国では 3 回以上の投与を行っている．また最近は米国も含め，フランス，カナダ，デンマーク，スウェーデン，オランダなどは不活化ポリオワクチン単独または不活化＋生ワクチン方式に変更している．

世界各国で EPI に含まれるワクチンを中心に予防接種が行われているが，国ごとに予防接種方式は異なっており，わが国においても一つ一つが諸外国と異なっている．予防接種は，その時々の感染疫学，ワクチンの有効性，ワクチンによる副反応の頻度，ワクチンの経済対効果，経済状態などを考慮して，時代に適応した接種方式に変更するという柔軟な対応が必要である．

7.3 新生児マススクリーニング

厚生労働省では，新生児の先天性代謝異常障害を早期に発見し治療することによって，重篤な疾病や精神障害などの発生を未然に防ぐ目的で，**新生児マススクリーニング**の検査を実施している．対象疾患としては，先天性代謝異常症として**フェニルケトン尿症**，**ホモシスチン尿症**，**メープルシロップ尿症**，**ガラクトース血症**の 4 疾患とともに**先天性副腎過形成症**，**先天性甲状腺機能低下症（クレチン症）**の 2 疾患の検査が行われる．検査は，生後 5〜7 日の早期新生児期（未熟児では生後 10〜12 日）に行う．フェニルケトン尿症，ホモシスチン尿症，メープルシロップ尿症については，**ガスリー法**（Guthrie 法）で測定する．ガスリー法とは，新生児の足裏に穿刺して血液をろ紙片に採取し，血液をしみ込ませたろ紙を 3mm 直径にくり抜いて，それぞれのアミノ酸の代謝拮抗物を加えた培地にのせ，細菌の発育環の大きさの変化で血中アミノ酸量を半定量する方法である．ガラクトース血症は，ガラクトース-1-リン酸ウリジルトランスフェラーゼの欠損により血中ガラクトースが増加する I 型，ガラクトキナーゼ欠損によるⅡ型，ウリジン-2-リン酸ガラクトース-4-エピメラーゼ欠損によるⅢ型がある．I 型に関しては，**ボイトラー法**（Beutler 法）により血中ガラクトース-1-リン酸ウリジルトランスフェラーゼ活性を測定し，Ⅰ，Ⅱ，Ⅲ型のすべてについて**ペイゲン法**（Paigen 法）により血中ガラクトース濃度を測定する．先天性副腎過形成については，血中 17-ヒドロキシプロゲステロン濃度を，先天性甲状腺機能低下症（クレチン症）については，血中甲状腺ホルモン（T4）と甲状腺刺激ホルモン（TSH）濃度を酵素免疫測定法(ELISA 法)により測定する（表 7-3）．これらの検査はすべての新生児について行われ，検査および治療の費用は公費で支払われる．小児がんの 1 種である**神経芽細胞腫**については，昭和 59 年（1984 年）

から出生後 6〜9 か月の乳児に対して乳児マススクリーニングとして尿中バニリルマンデル酸（VMA）の測定が実施されていた．しかし，スクリーニングの有効性に疑問が持たれ，平成 15 年（2003 年）にいったん休止することが適切であると判断された．

表 7-3　新生児マススクリーニングの対象疾患

疾患名	原因	血中測定物質	測定法	治療法
フェニルケトン尿症	フェニルアラニン水酸化酵素欠損	フェニルアラニン	ガスリー法	低フェニルアラニンミルク，食事療法
ホモシスチン尿症	シスタチオニン-β-合成酵素欠損	メチオニン	ガスリー法	シスチン添加低メチオニンミルク，食事療法
メープルシロップ尿症	分岐アミノ酸脱炭酸酵素欠損	ロイシン	ガスリー法	低ロイシン・イソロイシン・バリンミルク，食事療法
ガラクトース血症	Ⅰ型：ガラクトース 1 リン酸ウリジルトランスフェラーゼ欠損 Ⅱ型：ガラクトキナーゼ欠損 Ⅲ型：ウリジン-2-リン酸ガラクトース-4-エピメラーゼ欠損	Ⅰ型：ガラクトース-1-リン酸ウリジルトランスフェラーゼ活性，ガラクトース Ⅱ型：ガラクトース Ⅲ型：ガラクトース	Ⅰ型のみ：ボイトラー法（ガラクトース-1-リン酸ウリジルトランスフェラーゼ活性を測定） Ⅰ，Ⅱ，Ⅲ型：ペイゲン法（ガラクトースを測定）	低ラクトースおよびガラクトースミルク，食事療法
先天性副腎過形成症	副腎皮質ホルモンの産生に必要な21-水酸化酵素欠損	17-ヒドロキシプロゲステロン	酵素免疫測定法（EIA 法）	グルココルチコイド補充療法
先天性甲状腺機能低下症（クレチン症）	甲状腺機能低下	甲状腺刺激ホルモン	酵素免疫測定法（EIA 法） 放射性免疫測定法（RIA 法）	甲状腺ホルモン（T_4）補充療法

フェニルケトン尿症：フェニルアラニンを水酸化しチロシンを合成する酵素（フェニルアラニン水酸化酵素）の欠損により，フェニルアラニンの血中濃度が上昇する．尿中に脱アミノ化されたフェニルピルビン酸が排泄されてくる．知能障害や痙攣などの症状がみられる．血中フェニルアラニン濃度を測定し，異常を判定する．フェニルケトン尿症児は，L-フェニルアラニンの摂取を制限されているので，アスパラギン酸とフェニルアラニンメチルエステルのジペプチド構造を持つ人工甘味料アスパルテームを用いた食品には，“アスパルテーム”と表示するようになっている．

ホモシスチン尿症：**シスタチオニン-β-合成酵素**の欠損により，メチオニンの血中濃度が上昇し，ホモシスチンが尿中に排泄されてくる．知能障害や痙攣などのほかに，眼水晶体の異常などの症状がみられる．血中メチオニン濃度を測定し，異常を判定する．

メープルシロップ尿症：**分岐 2-オキソ酸還元酵素**の異常により，分岐鎖アミノ酸（ロイシン，イソロイシン，バリン）に由来するα-ケト酸の分解が起こりにくくなり，ロイシン，イソロイシン，バリンの血中濃度が上昇する．尿，唾液，汗などは，メープルシロップに似た特有の甘い匂いを発する．知能障害や痙攣などのほかに，呼吸障害や哺乳低下などがみられる．血中ロイシン濃度を測定し，異常を判定する．

ガラクトース血症：ガラクトース血症にはⅠ型，Ⅱ型，Ⅲ型がある．Ⅰ型では，**ガラクトース-1-リン酸ウリジルトランスフェラーゼ**の欠損により，ガラクトースとガラクトース-1-リン酸の血中濃度が上昇する．知能障害や肝障害がみられる．血中ガラクトース-1-リン酸ウリジルトランスフェラーゼ活性を測定し，異常を判定する．ⅡおよびⅢ型では，それぞれ**ガラクトキナーゼ**および**ウリジン-2-リン酸ガラクトース-4-エピメラーゼ**の欠損により，いずれもガラクトースの血中濃度が上昇する．血中ガラクトース濃度を測定し，異常を判定する．

先天性副腎過形成症：**ステロイドホルモン合成酵素（21-水酸化酵素）**の欠損により，血中の副腎皮質刺激ホルモン（ACTH）濃度が上昇する．血中7-ヒドロキシコルチコステロン濃度を測定し，異常を判定する．

先天性甲状腺機能低下症（クレチン症）：甲状腺機能の低下や末梢での甲状腺ホルモンの不応性によって，成長障害が起こる．血中甲状腺ホルモン（T_4）および甲状腺刺激ホルモン（TSH）濃度を測定し，異常を判定する．

表7-4に，最近5年間（平成14ー18年）の新生児マススクリーニングによる陽性者の患者発見数および発見率を示した．これらの検査によって患者が発見された場合は，小児慢性特定疾患治療研究事業により，公費で治療を受けることができる．

表7-4　新生児マススクリーニング検査実施状況

疾患名	平成14年度		平成15年度		平成16年度		平成17年度		平成18年度	
	発見患者数（人）	発見率	発見患者数（人）	発見率	発見患者数（人）	発見率	発見患者数（人）	発見率	発見患者数（人）	発見率
フェニルケトン尿症	15	1/79,900	21	1/56,400	18	1/64,500	18	1/62,100	17	1/67,700
ホモシスチン尿症	2	1/599,500	4	1/295,900	3	1/387,100	4	1/279,600	4	1/287,600
メープルシロップ尿症	3	1/399,700	1	1/1,183,600	3	1/387,100	6	1/186,400	0	0/0
ガラクトース血症	27	1/44,400	17	1/27,500	32	1/36,300	32	1/35,000	28	1/41,100
先天性副腎過形成症	53	1/22,600	57	1/20,800	51	1/22,800	64	1/17,500	58	1/19,800
先天性甲状腺機能低下症（クレチン症）	586	1/2,100	465	1/2,500	590	1/2,000	568	1/2,000	577	1/2,000

［厚生労働省雇用均等・児童家庭局母子保健課：先天性代謝異常症等検査実施状況（平成18年度）より作成］

このように，現在，公費で行われている新生児先天代謝異常のマススクリーニングは，フェニルケトン尿症，メープルシロップ尿症，ホモシスチン尿症，ガラクトース血症，先天性副腎過形成症，先天性甲状腺機能低下症の6つである．しかし，最近ではガスクロマトグラフィー質量分析計（GC/MS）を用いたタンデムマス法を活用した検査法が開発され，米国の多くの州ではすでに活用されている．このタンデムマス法により，上記6つに加え，有機酸代謝異常症・脂肪酸代謝異常症・アミノ酸代謝異常症など約20種類の病気を見つけることが出来る。現在，厚生労働省の研究補助を受けて，全国の一部の施設で無料で試験研究が行われており，検査は現行のマススクリーニングで使用したあとの検査済みの血液を使用している．現時点では試験研究であるが，今後，この技術の進歩を新生児マススクリーニングに利用できるような体制作りが求められている．

7.4　疾病の予防における薬剤師の役割

薬剤師法第1条では，“薬剤師は，調剤，医薬品の供給その他薬事衛生をつかさどることによって，公衆衛生の向上及び増進に寄与し，もつて国民の健康な生活を確保するものとする．”とその任務が定められている．医師は，病気を患った人を診察して治療方針を決め，薬剤師はその処方箋をもとに調剤し確実に薬物治療が行われるようにする．しかし，薬剤師はこのように調剤と医薬品の供給を行うことだけでなく，薬事衛生や公衆衛生の向上にも寄与し，人々が健康な生活を営むことができる社会を維持改善していくために，疾病の予防に貢献することも重要な任務である．

7.4.1　薬剤師の任務

疾病の予防に関して行われるべきことは，健康な状態から疾病を患った場合までを対象として，疾病を未然に防ぐ行為である一次予防から，疾病を早期発見・早期治療させるように促すこと，疾病発症後，必要な治療を受け，機能の維持および回復を図る三次予防まで幅広くある．

医薬分業により，薬剤師は，医薬品の重複投与や不適切な飲み合わせの防止，患者への服薬指導により，医薬品の適正な使用や安全性の確保を行うようになった．現在では，地域の「かかりつけ薬局」が複数の病院や診療所の処方箋に応じて，患者ひとりひとりの薬歴を管理して服薬指導を行うという，患者中心の連携が密接に行われている．このような活動の中で，薬剤師は，患者との信頼や病院や診療所との相互の信頼関係のもと，処方の確認や修正，服薬指導を行う．また，地域住民に検診を勧め，在宅医療や介護を通して地域住民の疾病予防や保健・衛生に貢献することが望まれている．

7.4.2　環境衛生と薬剤師

薬剤師は，医薬品の提供，医薬品の適正使用に関する指導や情報提供，在宅患者の訪問，学校薬剤師としての環境衛生管理，地域住民への健康教育への参加など，地域社会において様々な役割を担っている．

特に**学校薬剤師**は，環境衛生の検査に従事し，環境の維持改善および医薬品，毒物，劇物の管理に必要な指導と助言を行い，学校保健安全計画の立案に参与する．学校薬剤師の具体的な職務は，多数の児童や生徒が生活する場所において，換気，採光，照明，保温，飲料水，排水などといった環境を維持，改善することも含まれる．

こうした環境の整備は，学校のみならず，地域住民全体に対しても薬剤師が積極的にかかわるべきものである．排ガスによる地域の空気汚染がないか，河川の水質は環境基準内に保全されているか，感染症などの問題が起こっていないか，花粉症などのアレルギー物質による問題が発生していないか，など地域における環境衛生にも関心を持ち，地域環境の維持，改善に今後さらに積極的にかかわっていくことが必要である．

7.4.3　食品栄養と薬剤師

健康維持には，食事から栄養を十分に摂取することが重要である．最近では，健康維持の目的で，食事からだけでは摂取しきれない栄養素を補充する目的で，様々なサプリメントが広く利用されている．サプリメントは多種多様にあり，単に栄養補給の目的のものから，国が安全性と有効性を考慮して規格基準を設けた**保健機能食品**までがある．これらの摂取にあたっては，何が必要で，どのような観点から選択することが適切であるか，薬剤との相互作用などの問題がないかなど，的確なアドバイスをすることが薬剤師の任務の一つとして求められている．

現代では，食品の品質や安定的な供給を維持・向上させるために，食品添加物，農薬，遺伝子組換え食品など様々に手を加えられた食品も市場に出回っており，消費者の食の安全性に対する関心が高く持たれるようになってきている．日常摂取する食品であるからこそ，その安全性や有効性について，正確な知識を持ち，的確な指導やアドバイスなど，情報提供することが重要である．また，食物に対してアレルギーを持つ人が増えていることも注意すべき点であり，科学的知識を持って，食と健康の安全・安心に目を向けることも重要である．

7.4.4　医薬品と薬剤師

医薬品には，医師の診察を受けて処方箋により提供される医薬品と，ドラッグストアやスーパーなどでいつでも購入できる一般用医薬品や医薬部外品がある．医師の診察なしに各自が選んで購入できる医薬品の適正使用には，薬剤師による情報提供が重要な役割を担う．各個人が自分自身で体調を管理し，一般用医薬品を用いて治療するといったセルフメディケーションという考え方も求められている．疾患を持つ患者への業務だけでなく，健康な人に対しても一般用医薬品あるいは医薬部外品の選択，適正使用，アレルギー情報など，科学的知識と医療知識を持つ薬剤師の積極的なかかわりが期待されている．

第８章 感染症の現状とその予防

8.1 感染の成立

感染 infection とは，病原性微生物（感染源）が人や動物などの宿主 host に侵入し，増殖する状態をいい，感染に伴って起こる病気を総称して感染症 infectious diseases という．感染から症状が現れるまでの無症候期間を**潜伏期** incubation period といい，症状が現れることを発病または発症 onset of diseases という．感染によって病的な症状が現れるものを**顕性感染** apparent infection，現れないものを**不顕性感染** inapparent infection と呼んで区別する．宿主の感受性や感染状況にもよるが，麻疹や水痘は顕性感染しやすく，ポリオや日本脳炎はほとんどの場合で不顕性感染である．感染は，主に感染源と宿主との間で成立する場合と，ヒトとヒトの間で成立する場合とがある．前者は破傷風や敗血症でみられるような非伝染性感染症であり，後者は赤痢や百日咳など通常でみられる伝染性感染症である．平成 10 年（1998 年）に伝染病予防法が廃止され，感染症予防法が施行されてからは，「伝染病」にかわって「感染症」の用語が用いられるようになった．

感染の成立には，**感染源** source of infection，**宿主の感受性** susceptibility of host，**感染経路** route of transmission の 3 つが必須である．この 3 つを感染症成立の 3 要因という．この 3 要因は相互に関連しあっており，いずれが欠けても感染症は成立しない．したがって，感染症の予防対策には 3 要因のいずれか 1 つ以上を排除することが必要となる．

8.1.1 感染症成立の 3 要因

1）感染源

ウイルス，クラミジア，リケッチア，細菌，真菌，寄生虫，原虫などの病原体を保有し，排泄するものをいう．また，病原体が存在する場所を**病原巣**という．病原体を保有し排泄する状態にあるヒトを**保菌者** carrier といい，感染から発症に至るまでの期間（潜伏期）にあるものを**潜伏期保菌者**，病状が回復後も病原体を排出する状態にあるものを**回復期（病後）保菌者**，病原体に感染しても発症せず，病原体を保有し，しばしば排泄する状態にあるものを**健康（無症状）保菌者** healthy carrier として区別する．潜伏期保菌者は比較的強い感染力をもつ麻疹や水痘でみられ，回復期保菌者はパラチフスに多く，健康保菌者は赤痢や肝炎などでみられるものである．このうち，健康保菌者は本人に感染の自覚がないため，他人への 2 次感染の恐れが最も高い．また，病原体を保有する動物も感染源となる．これはヒトと脊椎動物との間で，自然環境下で伝播して起こる感染症で「**人畜共通感染症** zoonosis」と呼び，カやダニなどのベクターを介在する感染も含む．狭義では，家畜や家禽などの動物から二次的にヒトに感染がおよぶ場合をさす．狂犬病，オウム病，ツツガムシ病，住血吸虫病，野兎病などが代表的な人畜共通感染症である．また，蟯虫やアニサキス，住血吸虫などの寄生虫による感染症を「**寄生虫感染症または寄生虫症**」という．

主な感染症を病原体の種類で分類すると以下のようになる．

細菌性感染症：ペスト，細菌性赤痢，コレラ，腸チフス，パラチフス，ジフテリア，腸管出血性大腸菌感染症，流行性脳脊髄膜炎，百日咳，破傷風，発疹チフス，淋菌感染症，レジオネラ症，猩紅熱，メチシリン耐性黄色ブドウ球菌感染症，バンコマイシン耐性腸球菌（VRE）感染症，炭疽病，ブルセラ病，肺炎球菌感染症，結核など．

ウイルス性感染症：エボラ出血熱，クリミア・コンゴ熱，マールブルグ病，ラッサ熱，急性灰白髄炎（ポリオ），ウイルス性A型，B型，C型肝炎，エイズ，成人T細胞白血病，日本脳炎，麻疹，風疹，インフルエンザなど．

リケッチア性感染症：発疹チフス，ツツガムシ病など．

クラミジア感染症：オウム病，性器クラミジア感染症など．

スピロヘータ性感染症：梅毒，回帰熱など．

原虫性感染症：マラリア，アメーバ赤痢，トキソプラズマ症，クリプトスポリジウム症など．

寄生虫感染症：回虫症，蟯虫（ぎょうちゅう）症，アニサキス症，エキノコックス症，無鉤条虫症，有鉤条虫症，住血吸虫症，肺吸虫症など．

2）宿主の感受性

病原体の侵入によって，宿主に何らかの病的症状が起こることを感染症の成立という．感染症の成立は，病原体の感染力の強さと宿主の感受性によって影響される．感染症が成立する場合に宿主は病原体に感受性があるといい，成立しない場合には抵抗力があるという．宿主の感受性や抵抗力の強さは，基本的には宿主の免疫力に依存する．免疫は，自然免疫と人為的操作により獲得した人工免疫とに分けられる．また，宿主自体が免疫抗体を産生した能動免疫と，他の個体で産生された抗体を宿主に移入する受動免疫とに分けられる．したがって，免疫力の低下したヒトでは感染力の弱いレジオネラ菌やヘルペスウイルスなどに感染しやすくなる（日和見感染）．

3）感染経路

病原巣から病原体が宿主へ伝播する経路をいう．病原体が直接宿主へ伝播される場合を**直接感染**といい，媒介物や媒介動物によって伝播する場合を**間接感染**という．

a．直接感染

接触感染：ヒト，動物，物，土壌などの病原巣に直接接触して感染することをいう．性行為や不衛生な輸血などによって感染する場合であり，エイズ，ウイルス性B型およびC型肝炎，梅毒，淋病などがある．また，破傷風や狂犬病もこれに含まれる．

飛沫感染：くしゃみ，咳，痰などの飛沫を介して感染することをいう．飛沫 droplet とは，直径 5μm 以上の大きく重い粒子のことをいい，このような飛沫は患者周囲の 1〜2 m の範囲に広がり，3分間くらい漂っているといわれる．インフルエンザ，結核，麻疹，風疹，百日咳がこれに入る．

垂直感染：**母子感染**ともいい，妊婦から胎児への感染（経胎盤感染），出産時の産道での感染（産道感染），母乳を介しての感染（母乳感染）がある．胎盤を通して感染するものとしては，梅毒，風疹，トキソプラズマ，サイトメガロウイルス，単純ヘルペスなどがある．産道を介して感染するものには，エイズ，B型肝炎，C型肝炎などがある．母乳を介して感染するものには成人T細胞白血病がある．垂直感染に対比されるものとして水平感染がある．これは母子間に限定されることなく，不特定のヒトからヒトへの感染をいう．

b. 間接感染

空気感染：病原体が空気中のじん埃などに付着し漂い，呼吸時に気道から侵入し感染することをいう．直径 5μm 以下の小さい粒子（飛沫が乾燥して小さくなった飛沫核）は，飛沫と異なり，空中を長い間浮遊して広い範囲を汚染する．猩紅熱，インフルエンザ，百日咳，結核などがこれにあたる．

媒介物・媒介動物感染：飲料水，食物，排泄物，食器，衣類などを介して感染することを**媒介物感染**といい，ハエ，ゴキブリ，ノミ，シラミ，カなどを経て感染するものを**媒介動物感染**という．

表 8-1　媒介動物感染症と媒介動物

感染症名		媒介動物
ペスト	----------------------	ネズミのノミ
発疹チフス	----------------------	コロモシラミ
日本脳炎	----------------------	コガタアカイエカ
マラリア	----------------------	ハマダラカ
狂犬病	----------------------	イヌ，ネコ
オウム病	----------------------	オウム，インコ，ハト
ツツガムシ病	----------------------	ツツガムシ（ダニ）
ブルセラ病	----------------------	ウシ，ヤギ
ワイル病	----------------------	ネズミ，ウシ，ブタ
炭疽病	----------------------	ウシ，ヤギ，ヒツジ，ウマ
トキソプラズマ症	----------	ネコ，ブタ，イヌ
クリプトスポリジウム症	----------	ウシ，イヌ，ネコ

注）ネズミのノミから感染する通常のペストを腺ペスト，重症のペスト患者の咳などから感染するものを肺ペストと呼んで区別し，後者を空気感染に分類することもある．

8.2 感染症の種類と分類

8.2.1 日和見感染症

健康なヒトなら感染しても発病しないのに，高齢者や乳幼児、病人など感染防御能（免疫力）の低下したヒトに起こる感染症を**日和見感染症**という．宿主の感染防御能の低下の原因としては，① 高齢化による抵抗力の低下，② 広範な火傷，重い外傷，管腔臓器の閉塞および障害，局所的障害，③ 白血病，悪性リンパ腫，膠原病などによる基礎的疾患，④ 抗腫瘍剤，免疫抑制剤，ステロイドホルモン投与，放射線療法による免疫機能低下，⑤ 後天性免疫不全症候群（エイズ）発症による免疫能の低下などがある．原因菌としては，レジオネラ菌，カンジダ，ニューモシスチス・カリニ，セラチア菌などがある．

8.2.2 院内感染症

病院内での器具や手指の消毒が不十分なために，入院患者や医療従事者が感染するものを院内感染症という．術後の患者や免疫力の低下した高齢者が**院内感染症**にかかりやすい．原因菌としては，黄色ブドウ球菌，緑膿菌，腸球菌，レジオネラ菌，カンジダ，ニューモシスチス・カリニ，セラチア菌などがある．院内感染症ではしばしば耐性菌が問題となる．抗生物質の乱用により多剤耐性菌が出現してきており，特に**メチシリン耐性黄色ブドウ球菌**（MRSA），**バンコマイシン耐性腸球菌**（VRE），ペニシリン耐性肺炎球菌，薬剤耐性緑膿菌などの多剤耐性菌に対する治療対策が求められている．また，医療従事者が患者との接触を通して感染する確率が高いものに肺結核やインフルエンザがあり，検査や治療中に誤って感染する場合があるものにはB型肝炎，C型肝炎そしてエイズがある．

8.2.3 国際感染症

わが国では，海外から入ってくる重篤な感染症を，国内で通常発生している感染症と区別して**輸入感染症**として扱っている．一方，経済活動や観光などが活発化し，国際交流が盛んなボーダレス時代では，交通手段の飛躍的な進歩に伴い，重篤で感染力の強い感染症が短時間で世界中に拡大する可能性が高いため，地球規模で流行するような感染症を**国際感染症**として定義している．したがって，両者の内容はオーバーラップしている．

重篤な感染症が日常的に流行している海外の地域から，入国者や輸入品によって感染症が国内に持ち込まれることを未然に防ぐため，検疫が行われている．国内に常在しない病原体が，航空機や船舶によって国内に侵入するのを防ぐために検疫法がある．この法律の対象となるものを“検疫感染症”といい，検疫感染症としては，感染症法に規定する1類感染症であるエボラ出血熱，クリミア・コンゴ出血熱，ペスト，マールブルグ熱，ラッサ熱，南米出血熱，痘瘡の7疾患および4類感染症のマラリア，デング熱，さらに，2類感染症の鳥インフルエンザ（H5N1）および平成20年5月の感染症法改正により検疫感染症に追加された新型インフルエンザ等感染症さらに，平成23年2月よりチクングニア熱が追加され，合わせて計12疾患が指定されている．

8.3　新興感染症と再興感染症

8.3.1　新興感染症

世界的規模での交通網の発達や加速的な自然資源開発によって，従来，熱帯地方などに限定されていたウイルス性出血熱などや，それまでに知られていなかった病原体にヒトが接触する機会が増大し，突然，日本で発生することも現実味を帯びてきた．また，交通機関の発達により，ヒトや物の移動が世界的な規模で進んだ結果，これまで風土病のような稀少な感染症であったものが，他の地域で流行したり，わが国ではこれまで発生したことがないか，あるいは極めてまれにしか発生したことのない感染症が出現してきている．特に，1970年以降，エボラ出血熱やウエストナイル熱など少なくとも30以上のこれまで知られていなかった感染症が出現している．これらを"**新興感染症** emerging infectious disease"という．代表的なものに，後天性免疫不全症候群（AIDS），重症急性呼吸器症候群（SARS），腸管出血性大腸菌感染症，C型肝炎，E型肝炎，クロイツフェルト・ヤコブ病，ヘリコバクター・ピロリ感染症，新型インフルエンザなどがある．これらの多くは，現在，わが国においても患者や感染者が確認されており，その動向調査と国際協力体制による総合的な対策がとられている．

8.3.2　再興感染症

これまでに克服されたとみられていた感染症のあるものが，再び，発生し始めてきたものを"**再興感染症** reemerging infectious disease"という．再興感染症が出現した背景には，①社会要因：国際化，交通機関の発達により人が大量かつ高速に日本から外国，外国から日本へ移動していること，食料品の国際化，衛生状態の悪い人口過密都市や貧困層の増加，地球環境破壊，気候の変化（温暖化），②病原体要因：薬剤耐性/抵抗性病原体の増加，病原性の変化，③宿主要因：高齢者，糖尿病や高血圧症などの基礎疾患を持つ者，あるいはHIVウイルス感染者などの易感染性宿主の増加など，様々な要因が考えられる．また最近まで，日本を含めた先進諸国では感染症を解決された過去の疾患ととらえ，その対策を怠ってきたことも増加要因と考えられる．再興感染症の代表的なものとしては，結核，マラリア，流行性髄膜炎，肺炎球菌感染症，溶血性レンサ球菌症，ツツガムシ病などがある．

8.4　感染症法における感染症の類型

8.4.1　感染症法

新興・再興感染症の出現や医学・医療の進歩，衛生水準の向上，人権尊重の要請，国際交流の活発化など近年の状況は大きく変化してきた．厚生労働省は，感染症対策の抜本的な見直しを行い，旧来の「伝染病予防法」，「性病予防法」，「後天性免疫不全症候群の予防に関する法律」の 3 つを統合した「感染症の予防および感染症の患者に対する医療に関する法律（**感染症法**）」を制定し，平成 11 年 4 月より施行した．感染症法の基本的な考え方は，集団の感染症予防に重点を置いた従来の考え方を，個々の国民の予防と良質かつ適切な医療の積み重ねによる社会全体の感染症の予防という考え方に転換したことである．さらに平成 19 年 4 月には，生物テロや事故による感染症の発生・まん延を防止するための病原体などの管理体制の確立，最新の医学的知見に基づく感染症の分類の見直しが行われ，「結核予防法」も感染症法に統合された．ここで，「人権尊重」や「最小限度の措置の原則」が初めて明記された．近年，感染症を取り巻く環境は世界的にも国内的にも厳しさを増しており，国民に対して正しい知識・情報を提供していくことは極めて重要であり，衛生教育やワクチン接種など可能な予防手段を推進することも急務となっている．

平成 15 年 11 月以降，本来トリが持っているインフルエンザ（H5N1）がヒトに感染し，その流行が東南アジアからアフリカにも拡大し，平成 20 年 5 月の時点で 382 人の患者と 241 人の死者が出ている．このように，ヒトの間では流行がなかったインフルエンザがヒトに感染する新しいタイプのインフルエンザに変異（**新型インフルエンザ**）し，さらに世界的に流行したことは，大正 7 年スペインインフルエンザ，昭和 32 年アジアインフルエンザ，43 年香港インフルエンザ，52 年ソ連インフルエンザでも起こっており，多くの死亡者を出している．このような新型インフルエンザは，10 年から 40 年の周期で流行すると言われており，鳥インフルエンザがヒトからヒトへ感染する新型インフルエンザウイルスへと変異し，世界的な流行（パンデミック）を発生させることが懸念されている．

そこで，厚生労働省は，新型インフルエンザの発生とまん延の防止のために，平成 18 年 6 月に H5N1 亜型のインフルエンザ「鳥インフルエンザ（H5N1）」を感染症法における指定感染症にするとともに，検疫法における検疫感染症に位置づけ，検疫における健康診断や患者の入院措置などが実施できるようにした．さらに，平成 20 年 4 月には，新型インフルエンザ対策を充実するため，鳥インフルエンザ（H5N1）を指定感染症から 2 類感染症に移し，鳥インフルエンザ（H5N1）に対する入院措置などの法的根拠を整備するとともに，発生直後から対策を実施できるよう新型インフルエンザを感染症法に位置づけ，感染したおそれのある者に対する健康状態の報告要請や外出自粛の要請規定を創設する法改正を行った．

この法改正が行われた翌年の平成 21 年 4 月に，メキシコや米国などにおいて豚インフルエンザ H1N1 の感染者が多数発生した．人の国際的な移動に伴い，豚インフルエンザの感染は，瞬く間に世界各国に拡大し，WHO は 4 月 28 日に継続的に人から人への感染がみられる状態になったとして，インフルエンザのパンデミック警報レベルをフェーズ 4 にすると宣言した．さらに 4 月 30 日には，その感染が 1 つの地域内だけにとどまらず，2 つ以上の地域で発生するに至ったとしてフェーズ 5 に引き上げた．その後，6 月 12 日には，複数の地域において，地域レベルでの継続的な感染拡大が見られる状況に入ったとしてフェーズ 6 に引き上げた．わが国では，新型インフルエンザのまん延を防止するとともに，健康被害を最小限にとどめるため，このメキシコや米国等で確認された豚インフルエンザ H1N1 を，感染症法（平成 10 年法律第 114 号）第 6 条第 7 項に規定する新型インフルエンザ等感染症に位置づけ，感染症法および検疫法に定める対応措置を行った．

このように，感染症法は，その時々の発生状況や将来予測を含めて見直し，改正が行われ，国民の健康と安全を守るための対策として重要な役割を担っている．

8.4.2　感染症類型

感染症法は，対象とする感染症を，その感染力や罹患した場合の症状の重篤性などに基づいて，1 類感染症から 5 類感染症に分類している．**1 類感染症**は，“感染力，罹患した場合の重篤性などに基づく総合的な観点からみた危険性が極めて高い感染症”，**2 類感染症**は，“感染力，罹患した場合の重篤性等に基づく総合的な観点からみた危険性が高い感染症”，**3 類感染症**は，“感染力，罹患した場合の重篤性などに基づく総合的な観点からみた危険性が高くないが，特定の職業への就業によって感染症の集団発生を起こし得る感染症”，**4 類感染症**は，“動物，飲食物などの物件を介して人に感染し，国民の健康に影響を与えるおそれのある感染症で，人から人への伝染はないもの”，**5 類感染症**は，“国が感染症発生調査を行い，その結果に基づいて必要な情報を一般国民や医療関係者に提供・公開していくことによって，発生・拡大を防止すべき感染症” というように，感染症の性格に応じて分類されている．

さらに，海外，あるいは国内で発生し問題となっている感染症のうち，特に危険性が高いと認められるものについては，指定感染症ならびに新感染症として暫定的な取扱いをすることにしている．**指定感染症**は，すでに知られている感染症の中で 1 類ー3 類までの感染症に分類されていなかったものについて，1ー3 類の感染症に準じた対応が必要と認められるものを，政令によって機関を 1 年間に限定して（1 年間の機関延長が可能）指定される．**新感染症**とは，人から人に伝染すると認められる疾病であって，既知の感染症の疾患と症状などが明らかに異なり，かつ，その伝染力，罹患した場合の病状の重篤度から判断した危険性が極めて高い感染症を指定する．当初は都道府県が，続いて政府が症状などの要件を指定した後に 1 類感染症と同様の扱いを行うことになっている．鳥インフルエンザ（H5N1）は，平成 18 年（2006 年）6 月に指定感染症に指定されたが，平成 20 年（2008 年）5 月の感染症法改正で 2 類感染症に分類された．この改正の際，新型インフルエンザ対策を充実するため，新型インフルエンザ等感染症発生直後から感染症法に位置づけ，感染したおそれのある者に対する健康状態の報告要請や外出自粛の要請規定を創設するため，新型インフルエンザ等感染症の制度が設けられた．**新型インフルエンザ等感染症**は，新たに人から人に伝染する能力を有することとなったウイルスを病原体とするインフルエンザ（**新型インフルエンザ**）と，かつて，世界的規模で流行したインフルエンザであって，その後流行することなく長期間が経過しているものとして厚生労働大臣が定めるものが再興した感染症（**再興型インフルエンザ**）で，両型ともに，全体的かつ急速なまん延により国民の生命・健康に重大な影響を与えるおそれがあると認められるものを指定する．表 8-2 に感染症法の対象となる感染症の分類を示す．

表 8-2　感染症法に基づく感染症の分類

<table>
<tr><th colspan="2"></th><th>感染症名など</th><th>性格</th></tr>
<tr><td rowspan="5">感
染
症
類
型</td><td>1 類感染症</td><td>エボラ出血熱
クリミア・コンゴ出血熱
痘そう
南米出血熱
ペスト
マールブルグ病
ラッサ熱</td><td>感染力，罹患した場合の重篤性等に基づく総合的な観点からみた危険性が極めて高い感染症</td></tr>
<tr><td>2 類感染症</td><td>急性灰白髄炎
結核
ジフテリア
重症急性呼吸器症候群（SARS）
鳥インフルエンザ（H5N1）</td><td>感染力，罹患した場合の重篤性等に基づく総合的な観点からみた危険性が高い感染症</td></tr>
<tr><td>3 類感染症</td><td>腸管出血性大腸菌感染症
コレラ
細菌性赤痢
腸チフス
パラチフス</td><td>感染力，罹患した場合の重篤性等に基づく総合的な観点からみた
危険性が高くないが，特定の職業への就業によって感染症の集団発生を起こし得る感染症</td></tr>
<tr><td>4 類感染症</td><td>A 型肝炎，E 型肝炎，黄熱，Q 熱，狂犬病，鳥インフルエンザ（鳥インフルエンザ(H5N1)を除く），炭疽，ボツリヌス症，
マラリア，野兎病
（以上法第六条第五項 10 疾患）
ウエストナイル熱，エキノコックス症，オウム病，オムスク出血熱，回帰熱，キャサヌル森林病，コクシジオイデス症，サル痘，腎症候性出血熱，西部ウマ脳炎，ダニ媒介脳炎，つつが虫病，デング熱，東部ウマ脳炎，ニパウイルス感染症，日本紅斑熱，日本脳炎，ハンタウイルス肺症候群，B ウイルス病，鼻疽，ブルセラ症，ベネズエラウマ脳炎，ヘンドラウイルス感染症，発しんチフス，ライム病，リッサウイルス感染症，リフトバレー熱，類鼻疽，レジオネラ症，レプトスピラ症，ロッキー山紅斑熱（以上施行令 31 疾患）</td><td>動物，飲食物等の物件を介して人に感染し，国民の健康に影響を与える恐れのある感染症
（人から人への伝染はない）</td></tr>
<tr><td>5 類感染症</td><td>＜全数把握＞
アメーバ赤痢，ウイルス性肝炎（A 型肝炎および E 型肝炎を除く），急性脳炎（ウエストナイル脳炎，西部ウマ脳炎，ダニ媒介脳炎，東部ウマ脳炎，日本脳炎，ベネズエラウマ脳炎およびリフトバレー熱を除く），クリプトスポリジウム症，クロイツフェルト・ヤコブ病，劇症型溶血性レンサ球菌感染症，後天性免疫不全症候群，ジアルジア症，髄膜炎菌性髄膜炎，先天性風しん症候群，梅毒，破傷風，バンコマイシン耐性黄色ブドウ球菌，バンコマイシン耐性腸球菌感染症，風しん，麻しん（計 16 疾病）

＜定点把握＞
インフルエンザ（鳥インフルエンザを除く），RS ウイルス感染症，咽頭結膜熱，A 群溶血性レンサ球菌咽頭炎，感染性胃腸炎，急性出血性結膜炎，クラミジア肺炎，細菌性髄膜炎，水痘，性器クラミジア感染症，性器ヘルペスウイルス感染症，尖圭コンジローマ，淋菌感染症，手足口病，伝染性紅斑，突発性発しん，百日咳，ペニシリン耐性肺炎球菌感染症，ヘルパンギーナ，マイコプラズマ肺炎，無菌性髄膜炎，メチシリン耐性黄色ブドウ球菌感染症，薬剤耐性緑膿菌感染症，流行性角膜炎，流行性耳下腺炎（計 25 疾病）</td><td>国が感染症発生動向調査を行い，その結果等に基づいて必要な情報を一般国民や医療関係者に提供・公開していくことによって，発生・拡大を防止すべき感染症</td></tr>
<tr><td colspan="2">新型インフルエンザ等感染症</td><td>新型インフルエンザ

再興型インフルエンザ</td><td>新たに人から人に伝染する能力を有することとなったウイルスを病原体とするインフルエンザ

かつて，世界的規模で流行したインフルエンザであって，その後流行することなく長期間が経過しているものとして厚生労働大臣が定めるものが再興した感染症
両型ともに，全国的かつ急速なまん延により国民の生命・健康に重大な影響を与えるおそれがあると認められるもの</td></tr>
<tr><td colspan="2">指定感染症</td><td>政令で 1 年間に限定して指定された感染症</td><td>既知の感染症の中で上記 1ー3 類に分類されない感染症において 1ー3 類に準じた対応の必要が生じた感染症</td></tr>
<tr><td colspan="2">新感染症</td><td>［当初］
都道府県知事が厚生労働大臣の技術的指導・助言を得て個別に応急対応する感染症

［要件指定後］
政令で症状等の要件指定をした後に 1 類感染症と同様の扱いをする感染症</td><td>人から人に伝染すると認められる疾病であって，既知の感染症と症状等が明らかに異なり，その伝染力，罹患した場合の重篤度から判断した危険性が極めて高い感染症</td></tr>
</table>

8.4.3　おもな感染症の特徴と動向

1）1 類感染症

1 類感染症とは，“感染力，罹患した場合の重篤性などに基づく総合的な観点からみた危険性が極めて高い感染症”をいう．1 類感染症には，エボラ出血熱，クリミア・コンゴ出血熱，痘そう，南米出血熱，ペスト，マールブルグ病，ラッサ熱の 7 つの感染症が指定されている．わが国には現在，これらの感染症はいずれも存在せず，海外の流行地域からの病原体のわが国への侵入を阻止するため，これら 7 つの疾患はすべて**検疫感染症**に指定され，船舶や航空機による感染者の入国や感染動物の輸入を監視，制限している．1 類感染症は感染力が強く症状が重篤であるため，患者だけでなく擬似症患者，無症状保菌者も原則として入院の措置がとられる．1 類感染症は，診断後ただちに届出を行うことが義務づけられており，全数把握することとなっている．

以下に 1 類感染症の主な特徴について概説する．

a. **エボラ出血熱**：1976 年のスーダン，コンゴ民主共和国（旧ザイール）における流行以来，アフリカ地域で患者発生が散発している．わが国での発生報告はない．病原体は，RNA ウイルスのフィロウイルス科に属する**エボラウイルス**（*Ebola virus*）で，自然宿主は不明．血液・体液を介してヒトからヒトへ感染する．空気感染は否定的．潜伏期間は通常 2－21 日，発症は突発的で，インフルエンザ様の症状，発熱，頭痛，腹・胸部痛，咽頭痛，筋肉痛を起こし，死亡例の 90%以上で出血を起こす．致死率は 50－90%と高い．

b. **クリミア・コンゴ出血熱**：1930 年に旧ソ連で最初に報告された．1944－45 年のクリミア半島での流行時にウイルスが分離され，1956 年のコンゴ民主共和国（旧ザイール）における流行でもウイルスが単離され，以後，アジア，アフリカ，中近東，欧州などで患者発生が散発的に報告されている．わが国での発生報告はない．病原体は，RNA ウイルスのブニヤウイルス科ナイロビウイルス属の**クリミア・コンゴ出血熱ウイルス**（*Crimean- Congo hemorrhagicfever virus, CCHF virus*）で，媒介動物はダニ，宿主は家畜や野生の哺乳類．感染ダニに咬まれたりダニをつぶしたりして感染ダニから感染し，血液・体液を介してヒトからヒトへも感染する．発症は突発的で，非特異的であるが，発熱，悪寒，頭痛，筋肉痛，関節痛などを起こし，重症化すると全身の出血，血管虚脱となる．感染者の発症率は 20%である．

c. **痘そう（天然痘）**：1977 年のソマリアにおける患者発生を最後に患者発生の報告はなく，国内では 1956 年以降，患者の発生はない．これは種痘（天然痘ワクチンの接種）による成果で，世界保健機構（WHO）は，1980 年 5 月に世界根絶宣言を出した．病原体である**天然痘ウイルス**（*Poxvirus variolae*）は，200～300nm のエンベロープを有する DNA ウイルスで，接触および飛沫感染により人から人へ感染する．天然痘ウイルスは，低温，乾燥に強く，エーテル耐性であるが，アルコール，ホルマリン，紫外線で容易に不活化される．感染後の症状としては，前駆期は急激な発熱，頭痛，四股痛，腰痛など，次いで発疹期に入り，紅斑→丘疹→水疱→膿疱→結痂→落屑と移行する．その後，回復期に入ると治癒する場合には2〜3週間の経過で色素沈着や瘢痕が残る．

d. **南米出血熱**：アルゼンチン出血熱，ブラジル出血熱，ベネズエラ出血熱，ボリビア出血熱の総称で，中南米の特定地域で報告がみられる．平成19年4月に検疫感染症に追加された．わが国での発生報告はない．病原体はRNAウイルスのアレナウイルス科ウイルスで，ウイルス保有ネズミの排泄物，唾液，血液などとの接触により感染し，血液・体液を介してヒトからヒトへも感染する．初期症状として，突然の発熱，筋肉痛，悪寒，背部痛，消化器症状が見られる．3〜4日後には衰弱，嘔吐，めまいなどが出現し，重症例では高熱，出血傾向，ショックが認められる．歯肉炎の出血が特徴とされるが，その後皮下や粘膜からの出血に進展する．致死率は30%程度である．

e. **ペスト**：東南アジア，中央アフリカ，南米が流行地域で，ベトナムやケニア，ボリビアなどを中心に世界ではいまだに数千例の年間発生数がある．わが国における国内発生例は大正15年の8例，昭和4年の2例を最後に発生報告はない．病原体は，**ペスト菌**（グラム陰性桿菌 *Yersinia pestis*）で，媒介動物はノミ．宿主はネズミ，イヌ，ネコなど．患者からの飛沫感染も起こる．ヒトペストの80〜90%は腺ペストで，通例3〜7日の潜伏期の後，40℃前後の突然の発熱に見舞われ，頭痛，悪寒，倦怠感，不快感，食欲不振，嘔吐，筋肉痛，疲労衰弱や精神混濁などの強い全身性の症状が現れる．通例，発症後3〜4日経過後に敗血症を起こし，その後2〜3日以内に死亡する．ヒトペストの10%程度は肺ペストで，腺ペスト患者から直接に飛沫感染を受けることで感染する．潜伏期間は通例2〜3日で，発病後12〜24時間で死亡する．臨床症状としては，強烈な頭痛，嘔吐，39〜41℃の発熱，急激な呼吸困難，鮮紅色の泡立った血痰を伴う重篤な肺炎像を示す．

f. **マールブルグ病**：1967年のドイツとユーゴスラビアにおける患者発生以来，アフリカ，欧州地域で患者発生が散発し，2005年3月から，アンゴラのウィジュ州を中心に発生流行している．わが国での発生報告はない．病原体は，RNAウイルスのフィロウイルス科のマールブルグウイルスで，自然宿主は不明．血液・体液を介してヒトからヒトへも感染する．潜伏期間は通常3〜10日．発症は突発的で，発熱，頭痛，筋肉痛，皮膚粘膜発疹，咽頭結膜炎を起こし，重症化すると，下痢，鼻口腔・消化管出血を起こす．致死率は25%である．

g. **ラッサ熱**：1969年のナイジェリアにおける患者発生以来，アフリカ地域で患者発生や発生流行が散発している．わが国では，昭和62年に1例（輸入例）の患者発生が報告されている．世界では，西アフリカおよび中央アフリカ一帯で毎年20万人くらいの患者が発生していると推定されている．病原体は，RNAウイルスのアレナウイルス科の**ラッサ熱ウイルス**で，マストミスというげっ歯類の動物が自然宿主で，糞や尿との濃厚接触により感染する．ヒトからヒトへは血液，体液など（粘膜の接触を含む）で感染拡大がおこる．症状としては，発熱，頭痛，嘔吐，吐血，下血．重症例ではショックに至る．回復後に知覚神経麻痺（聴覚障害）・歩行失調がみられることもある．

2）2類感染症

2類感染症とは，“感染力，罹患した場合の重篤性等に基づく総合的な観点からみた危険性が高い感染症”をいう．平成18年の法改正（平成19年4月施行）により，新たに重症急性呼吸器症候群と結核が追加され，さらに平成20年の改正において鳥インフルエンザ（H5N1）が追加された．現在，急性灰白髄炎，結核，ジフテリア，重症急性呼吸器症候群（SARS），鳥インフルエンザ（H5N1）の5種が定められている．2類感染症は，診断後ただちに届出を行うことが義務づけされており，全数把握することになっている．

以下に2類感染症の主な特徴について概説する．

a. **急性灰白髄炎（ポリオ）**：病原体は，RNAウイルスの**ポリオウイルス**（*Polio virus*）．この病原ウイルスは，感染者の喉にいるが，主には感染者の糞便から排出され，さまざまな経路で経口感染する．通常3−10日の潜伏期間の後にウイルスの増殖が起こり，腸管のパイエル氏板や扁桃リンパ組織で増殖し，リンパ節や血液を介して全身に広がる．一部が血液脳関門を通過して中枢神経系に達し，運動神経障害を引き起こすため，四肢に運動麻痺が生じる．重症例ではウイルスが呼吸中枢に達して呼吸麻痺を起こし，死に至る．ただし，感染者の大部分は不顕性感染で，麻痺が起こるのは感染者のうち約0.1%程度である．急性灰白髄炎の予防は，予防接種法において，弱毒性生ワクチンの経口投与により行われている．わが国では，昭和55年（1980年）以降の野生株での患者発生はみられていない．しかし，予防接種用ワクチン株による患者の発生や，ワクチン接種を受けた乳幼児の糞便による二次感染者の発生などの問題が指摘されている．平成12年（2000年）に宮崎で1人の報告がある．

b. **結核**：病原体は，**結核菌**．結核菌は，グラム陽性好気性桿菌でミコール酸を産生するため抗酸性を示す．感染経路は飛沫感染（経気道感染）で，保菌者の咳，痰に含まれる結核菌の吸入により感染する．症状としては，全体倦怠感，食欲不振，体重減少，37℃前後の微熱が長時間続き，就寝中に大量の汗をかくなど非特異的であり，咳が疾患の進行にしたがって発症する．結核菌が肺に定着し，一部はリンパ節に病巣をつくる．一部の患者では，結核菌により肺結核となる．多くの場合はそのまま治癒し，結核に対する免疫を獲得する．一部，結核菌が分裂増殖せずに宿主の体内で潜伏・持続感染し，宿主の免疫状態が低下すると再び活性化して増殖し，病巣を形成して発症することがある．

わが国では，昭和26年に結核予防法が制定され，医療費の公費負担制度が確立し，昭和36年には患者管理制度の強化により罹患率が低下した．しかし，平成9年から新規結核登録患者数，罹患率が上昇に転じた．この背景には，すでに結核に感染した可能性が高く，免疫低下した高齢者層集団が長寿化に伴って増加したこと，自然感染の機会が減少したため，結核菌に対する獲得免疫を持たない若年者層が増えていること，および薬剤耐性結核菌が出現したこと，などが指摘されている．そのため，病院や学校，職場などで散発的な集団感染が起こり，問題化している．政府は，平成11年に「結核緊急事態宣言」を行い，その後，結核対策の効率化・重点化を図るため，平成16年6月に結核予防法を50年ぶりに大きく改正した．さらに平成18年12月には人権上の問題があるとされる旧結核予防法が廃止となり，改正感染症法に統合されて，結核は2類感染症に分類された．

結核の予防・早期発見のための対策としては，①高齢者など発症しやすい者，医療従事者など二次感染を起こしやすい者に重点的な健康診断を実施する．②ツベルクリン反応の廃止・直接BCG（ウシ型結核菌の弱毒株 [生ワクチン]）接種の実施，などが行われている．また，**直接監視下短期化学療法戦略**（**DOTS 戦略**：directly observed treatment with short-course 戦略）を推進している．これは，保健所の保健師などが行う結核患者などに対する家庭訪問指導として，処方された薬剤の確実な服用などを指導すること（医療従事者の目の前で薬を飲む），医師は，結核患者を診察したときは，患者に対し処方した薬剤の確実な服用，その他治療上必要な指示を行う，薬剤師は服薬指導により服薬の必要性等を指導し，服薬管理および服薬確認を行う，といった対策である．DOTS 戦略の実施には，病院におけるチーム医療や地域・医療連携が必要であり，薬剤師の果たす役割は非常に重要となっている．

c. **ジフテリア**：病原体は**ジフテリア毒素**を産生する**ジフテリア菌**（*Corynebacterium diphteriae*）で，患者や無症候性病原体保有者の咳などの飛沫や咽頭や鼻からの分泌物を介して飛沫感染，接触感染する．2―5日間の潜伏期間ののち，発熱，咽頭痛，嚥下痛などを起こす．喉頭部の腫脹など上気道粘膜疾患を生じ，重症化すると喉頭ジフテリアとなり，剥離しにくく厚い偽膜が気道を塞ぐため死に至ることがある．また，増殖した菌から産生された毒素により昏睡や心筋炎などの全身症状が起こると死亡する危険が高くなるが，治療により致命率は平均 5～10%以下に低下する．わが国では，平成11年4月から12 年12月までに1人の感染者が報告されたが，その後，18年12月まで報告例はない．ジフテリアの予防は，日本では，ジフテリア・百日咳・破傷風（DPT）3種混合ワクチンとして，予防接種により行われている．

d. **重症急性呼吸器症候群** severe acute respiratory syndrome（SARS）：病原体は**SARS コロナウイルス**（*SARS-associated coronavirus*）という直径80―160nm のエンベロープを持つRNA ウイルスで，ウイルス表面から花弁状の突起が出ており，太陽のコロナのように見えることからこの名がつけられた．従来のコロナウイルスは，ヒトに軽度～中等度のかぜ様症状をおこすウイルスとして，また，ブタ，マウス，ニワトリ，七面鳥などの動物で呼吸器系，消化管，肝臓，神経系などの病気をおこすウイルスとして知られていたが，SARS のように重症化するものはなかった．SARS

コロナウイルスは従来知られていたコロナウイルスとは遺伝子的にかなり異なっており，既存のウイルスの突然変異と考えられている.感染経路としては,気道分泌物による飛沫感染が中心で,種々の SARS の集団発生事例から，手指や物を介した接触感染，排泄物からの経口感染，特別な条件下での空気感染（特定の航空機内や香港の集合住宅の事例）なども，可能性は低いが考えられている．野生動物との接触後に血清学的に感染が確認された例の報告もあり，一部の動物との密接な接触による感染の可能性も否定できない．中国などではハクビシンやタヌキなどの野生動物から類似のウイルスが検出され，宿主候補として報告されている．SARS の主な症状は，通常2〜10 日間（平均 6 日間）の潜伏期間の後，急激な発熱，咳などのインフルエンザ様の前駆症状で発症し，この期間には感染力は弱く，約 1 週間後に呼吸困難，乾性の咳などの肺炎症状が現れ始め,それとともに感染力も増強する.胸部レントゲン写真で肺炎または呼吸窮迫症候群（ARDS）の所見（スリガラス状陰影）が見られる．一部で水様性下痢を伴い，重症化して死亡する例が全患者数の約 10%に及ぶといわれている．平成 18 年 12 月までわが国における報告例はない.

e. **鳥インフルエンザ（H5N1）**：鳥に対して毒性が強く，高い病原性を示す A 型インフルエンザウイルスの H5N1 亜型（*Influenza A virus subtype H5N1*）が原因ウイルスである．このウイルスは鳥に対する病原性がきわめて高いため，ニワトリ，七面鳥，ウズラ，アヒルなどに感染して，食欲減退，産卵低下，呼吸器症状や下痢，神経症状を示し，大量に死亡させる．しかし，ヒトに対する病原性は必ずしも高いとはいえず，鳥からヒトへの感染は，養鶏場や市場などで病気の鳥や死んだ鳥と濃厚な接触をして大量のウイルスを体内に取り込んだ場合に，ごく稀に起こると考えられる．ヒトからヒトへの感染は稀であるが，患者の家族内感染のように，長期間の濃厚な接触により感染する場合がある．患者の症状は，初期症状は突然の高熱（ほとんどは 38℃以上）と咳などの気道症状，全身倦怠などを伴うインフルエンザ様症状で，時に下痢，嘔吐，腹痛，胸痛などに加え，場合によって鼻出血や歯肉出血が初期症状として報告されている．H5N1 亜型感染による特徴的な経過として，早期に下気道症状が出現し，急速に増悪する点があり，多くの患者では初診時にすでに一次性のウイルス性肺炎による下気道症状が認められている．タイでは，発症後 6 日程度（4〜13 日）で急性呼吸窮迫症候群（acute respiratory distress syndrome, ARDS）を発症したと報告されており，トルコにおける重症例では発症から 3〜5 日で呼吸不全が認められている．もう一つの特徴として，多臓器不全や播種性血管内凝固症候群（disseminated intravascular coagulation, DIC）が報告されている．一方，ベトナムからは，ほとんど呼吸器症状のない，脳炎事例の報告もあり，これは H5N1 亜型感染の引き起こす疾患の幅が広いことを示唆している．WHO の報告によれば，2009 年 4 月の時点で世界中の確定症例数 421 人，死亡数 257 人であり，インドネシア，ベトナム，タイ，カンボジア，中国などのアジア地域各国と，アゼルバイジャン，エジプト，トルコ，イラクなどである．インフルエンザウイルスは突然変異を起こすため，この鳥インフルエンザ（H5N1）もヒトに感染しやすい新型インフルエンザに変異して世界的な流行をする恐れもある．その対策として，鳥インフルエンザに感染しないように流行地域に関する情報が世界的に発信されており，渡り鳥の動向調査，病鳥や死鳥の処分などの感染拡大防止策，鳥インフルエンザ（H5N1）に対するワクチンの開発と備蓄，新型インフルエンザに対する法整備などが行われている．

3）3 類感染症

3 類感染症とは，“感染力，罹患した場合の重篤性などに基づく総合的な観点からみた危険性が高くないが，特定の職業への就業によって感染症の集団発生を起こし得る感染症”をいう．3 類感染症には，腸管出血性大腸菌に加え，平成 18 年の法改正で，コレラ，細菌性赤痢，腸チフス，パラチフスが 2 類から 3 類に変更となり追加されて，5 種が定められている．3 類感染症は，診断後ただちに届出を行うことが義務づけられており，全数把握することとなっている．

以下に，3 類感染症のおもな特徴を概説する．

a. **腸管出血性大腸菌感染症**：病原体は，志賀毒素（**ベロ毒素**，Verotoxin，VT）を産生するグラム陰性桿菌の**腸管出血性大腸菌**（*Enterohemorrhagic Escherichia coli，EHEC* あるいは *Shigatoxin-producing E.coli，STEC*）で主要な菌は O-157：H7 である．腸管出血性大腸菌感染症は新興感染症の一つで，わが国でも毎年高齢者や小児を中心に 1,000 件を超える多くの感染報告があり，ほぼ毎年，数人の死者が出ている．夏期を中心に流行が認められ，しばしば集団感染を起こす．ヒトからヒトへの伝染性，病原性が強いため，少量の菌数で感染して発症することが特徴である．最近問題となっている病原性大腸菌 O-157 はウシの腸内に棲息するもので，ウシ大腸菌が変異して強力な毒素を産生するようになったものと考えられている．O-157 は，ヒト腸管内で強力な毒性を示す耐熱性のベロ毒素を産生するために被害が大きくなっている．O-157 は熱に弱く，75℃，1 分間の加熱で死滅するが，食品の中には深部まで熱が浸透しないものもあるので，食品の加熱には十分注意すること．O-157 は食品中の細菌の数が 100ー200 個（通常の食中毒菌は 100 万ー1,000 万個）でも発病し，潜伏期が 3ー5 日（通常は数時間から 2 日）と長く，水系伝染し，ヒトからヒトへと二次感染し，重症者は死に至るなど，すべての点で食中毒というより経口感染症の様相を示しているので，感染症に指定された．O-157 の症状は下痢，血便，嘔吐などを示すが，ひどくなると**溶血性尿毒症症候群**（HUS：hemolytic-uremic syndrome，溶血性症状から腎障害を引き起こし，尿毒症を起こして死亡する）を引き起こし小児や高齢者では痙攣，昏睡，脳症などによって致命症となることがある．

b. **コレラ**：**コレラ菌**（*Vibrio cholerae* O1, O139）により起こる腸管感染症で，*Vibrio cholerae* のうち，血清型が O 抗原によって O1 および O139 を示すものだけをコレラ菌と呼び，他の血清型のものは，細菌学的，生化学的にほぼ同じような性質を示すにもかかわらずこれと区別してナグビブリオ（NAG ビブリオ：*Non-agglutinable Vibrio cholerae*）と呼ぶ．これは，コレラ菌が病原性が強く，**コレラエンテロトキシン**という毒素を産生するのに対し，ナグビブリオは毒素をほとんど産生しないことによる．通常は，O1のエルトール型コレラ菌によるものが主流で，O139コレラ菌は1992年にインド南部のチェンナイで発生後，インド亜大陸に広がったことから，新興感染症の一つとされている．コレラ菌は酸に弱くアルカリに強い性質を持ち，コレラ菌を経口摂取すると，小腸下部の腸管細胞の微絨毛に定着して増殖し，菌体外毒素であるコレラエンテロトキシンを産生する．コレラエンテロトキシンは，小腸の上皮細胞に作用してADPリボシルトランスフェラーゼを活性化させてアデニル酸シクラーゼ活性を亢進し，細胞内cAMPレベルを上昇させることにより細胞内から大量の水分を流出させる．そのため，“米のとぎ汁様”の激しい水様性の下痢と脱水症状を引き起こす．したがって，患者には電解質を含む水分の補給が必須であり，水分補給をしないと致死率が高くなる．コレラ菌は経口感染することから，飲食に気をつけることが予防策として重要となる．潜伏期間は摂取した菌量により異なり，数時間から数日と幅がある．わが国におけるコレラの発生状況は，平成7年にインドネシア・バリ島での日本人旅行者に特有の感染例の続発があり，患者数が306人に上ったが，それ以外では，最近10年間は2桁台の発生で，平成18年は45人であった．

c. **細菌性赤痢**：病原体は**赤痢菌**（*Shigella*）で，赤痢菌にはA一D亜群があり，強毒株であるA群の志賀菌(*S.dysenteriae*)と，弱毒株のB, C,D群のフレキシネル菌(*S.flexneri*)，ボイド菌(*S.boydii*)，ゾンネ菌（*S.sonnei*）で，かつては志賀菌の感染が多かったが，最近では弱毒株による感染が多い．赤痢菌はグラム陰性桿菌で，一般に鞭毛を持たず芽胞も形成しない．患者の糞尿などから食物や水などを経由し，経口感染するケースが大半である．経口的に感染した赤痢菌は，大腸の粘膜上皮細胞の間にあるM細胞から侵入して炎症を起こす．A亜群（志賀赤痢菌）の産生する**志賀毒素**は，宿主細胞のタンパク合成阻害を起こし，組織を破壊するため，出血性大腸炎や溶血性尿毒症症候群（HUS）が引き起こされる．これにより，便に血液や粘膜の一部が混入した粘血便の症状が出る．潜伏期間は1一5日程度で，頭痛を伴う発熱で発症し，下痢，腹痛および粘血便を呈する．治療法としては，対症療法による全身状態の改善と，抗菌薬による除菌である．わが国の赤痢患者数は，戦後は10万人を超え2万人近くもの死者をみたが，1965年半ば頃から激減し，1974年には2,000人を割り，以降1,000人前後で推移している．最近では，主にアジア地域からの輸入例が半数以上を占めている．しかし，ここ数年，保育園，ホテル，施設での国内集団事例がみられ，また，1998年には長崎市の大学および附属高校で，患者数821名をみた井戸水を原因とする大規模事例が発生している．2001年末には，カキ喫食が原因とみられる全国規模での散在的集団発生diffuse outbreakで多数の患者が報告された．

d. **腸チフス**：病原体である**チフス菌**（*Salmonella typhi*）は，サルモネラ属のグラム陰性桿菌で，周毛性の鞭毛を持ち，これによって小腸粘膜上皮細胞およびM細胞に接着して侵入し，腸管リンパ組織内で増殖する．チフス菌は組織へ侵入性が高いため，しばしば血液中に侵入して菌血症を起こし，さらに全身に拡散してチフス症を起こす．脾臓，肝臓，腎臓などの臓器の他，脳に達して脳炎を起こすことがある．通常，5−14 日の潜伏期の後，急に発熱して発症し，咽頭部や扁桃の腫れ，脾腫，腹部膨満，便秘と下痢を繰り返して，発病後約 10 日後に胸腹部に**バラ疹**（直径 2mm 程のバラ色の小丘疹）が現れるのが特徴である．チフス菌は宿主特異性があり，ヒトにのみ感染し病気を起こす．ヒトの糞便で汚染された食物や水が媒介物となる．感染源がヒトに限られているため，衛生水準の向上とともに減少している．なお，チフス菌は不顕性感染になりやすいため，これらの保菌者から感染が拡大する危険性が高い．わが国での腸チフスの発症は，昭和 20 年代には数万人もの届け出があったが，その後は著しく減少し，昭和 37 年には 1,000 人を割った．平成 18 年の報告は 72 人で，輸入感染例が多い．

e. **パラチフス**：病原体はサルモネラ属の**パラチフス菌**（*Salmonella paratyphi*）で，パラチフス菌には A, B, C の群があるが，1985 年以降は病原性が強くチフス症を示す A 菌による感染症のみをパラチフスとよび，下痢を主体とする B, C 菌はサルモネラ症として一般のサルモネラ食中毒に含めることになった．なお，パラチフス菌 A（*Salmonella paratyphi* A）の感染から発症までの経過，および臨床症状はチフス菌の場合とほぼ同様であるが，一般に，チフス菌よりも症状は軽い．感染経路は腸チフスと同様である．パラチフスのわが国での発症は，昭和 33 年に 1,000 人を超える届け出があったが，昭和 40 年代中頃からは 50 人前後で推移し，昭和 57 年の 201 人をピークとして減少傾向を示して，平成 18 年は 26 人が報告された．腸チフスと同様に，輸入感染例が多い．腸チフス，パラチフスには抗菌薬の投与による治療が行われる．現在ではニューキノロン系抗菌薬が第一選択薬として使われている．

4）4 類感染症

4 類感染症とは，“動物，飲食物などの物件を介して人に感染し，国民の健康に影響を与えるおそれのある感染症で，人から人への伝染はないもの”が分類されている．4 類感染症には，マラリア，日本脳炎，つつが虫病，ウエストナイル熱，E 型肝炎，A 型肝炎などの 30 疾患に加え，平成 18 年（2006 年）の法改正で新たに 11 疾患が加わり，全 41 疾患が含まれる．4 類感染症は，診断後ただちに届出を行うことが義務づけられており，全数把握することとなっている．

これらのうち，主なものについて以下に概説する．

a. **マラリア**：100 カ国以上にみられ，世界的には年間 3−5 億人の罹患者と 150−270 万人の死亡者がある．わが国では，戦後に引き揚げ者の持ち込みにより発生したが，急激に減少した．しかし，1990 年代以降は海外旅行者の急増により，輸入感染症の一つとして患者数が増加している．病原体は *Plasmodium* 属の**マラリア原虫**で，熱帯熱マラリア（*P.falciparum*），三日熱マラリア（*P.vivax*），四日熱マラリア（*P.malariae*），卵形マラリア（*P.ovale*）の 4 種類がある．マラリア原虫は，**ハマダラカ**とヒトの間で感染のサイクルを形成するため，ハマダラカに吸血されることにより感染する．ヒトの体内には，マラリア原虫はスポロゾイド（胞子が殻の中で分裂して外に出たもの）として侵入し，血液に入って赤血球内で増殖し，赤血球を破壊して血液中に出る．症状は，悪寒を伴う40℃近くの激しい高熱に襲われる。三日熱マラリア，卵形マラリアでは1日おきの，四日熱マラリアでは2日おきの発熱がみられる．他の症状として，悪心，嘔吐，下痢などの消化器症状が現れることもある．熱帯マラリアは，重症化すると多臓器の合併症を伴うため，診断や治療が遅れると死亡する確率が高い．予防方法としては，ワクチンがないため，蚊の刺咬を避け，予防的に抗マラリア薬を服用するなどの対処を行い，マラリアを疑う場合には抗マラリア薬を服用する．治療には，キニーネ，クロロキン，プリマキンなどを用いるが，最近では薬剤耐性のマラリア原虫が問題となっている．

b）**日本脳炎**：わが国で，1950 年には年間数千人の患者が発生していたが，予防接種法の対象となってワクチン接種の普及とともに著しく減少し，1970年代には年間数十人にまで患者数が低下した．平成17年（2005年）は7人である．また，患者の年齢層は，かつては小児が中心であったが，近年は中年以降，特に60歳以上の高齢者に多い．日本脳炎の病原体は，RNA ウイルスであるフラビウイルス科の**日本脳炎ウイルス**で，中枢神経に侵入して増殖することによって発症するウイルス性脳炎を引き起こす．**コガタアカイエカ**が媒介するため，この蚊に刺されることにより，蚊の唾液腺で増殖したウイルスがヒトの体内に侵入する．多くは不顕性感染であるが，発病すると急激な発熱，痙攣，脳炎症状（意識障害，異常反射）などの急性脳炎が起こる．有効な予防対策としては，不活化ワクチンの予防接種，蚊に刺されないようにすることである．なお，日本脳炎ワクチンに急性散在性脳脊髄炎（ADEM；acute disseminated encephalomyelitis）との因果関係が示されて以降，予防接種の積極的勧奨は差し控えられた．しかし，2009年に新しいワクチンが承認され，2010年度から3歳時への初回接種については積極的勧奨接種が再開されている．

c）**黄熱**：わが国での発生はほとんどないが、熱帯アフリカと中南米では流行を繰り返している．病原体は，RNA ウイルスであるフラビウイルス科の**黄熱ウイルス**で，**ネッタイシマカ**（*Aedes aegypti*）などのカ（蚊）によって媒介する．症状は，発熱，出血傾向，黄疸を主張とするウイルス性出血熱である．予防には弱毒性生ワクチンが有効で，流行地への渡航には予防接種が必要である．平成18年（2006年）の検疫法の改正により，黄熱は検疫感染症からは外されている．

d）**デング熱**：流行する地域全体（東南アジア，南アジア，中南米において患者の報告が特に多いが，アフリカ，オーストラリア，南太平洋にも存在）で年間約1億人の患者が発生している．マラリアと異なり，デング熱を媒介する蚊（ネッタイシマカ，ヒトスジシマカ）は空き缶などに溜まった水や竹の切り株に溜まった水でも発生するために都会で流行することも多く，ある意味ではマラリアよりも感染する危険性は高い．国内での流行は無いが，海外からの輸入症例（海外で感染してデング熱を発症する症例）は，毎年数十例（2005年は73症例）報告されている．デング熱は検疫感染症に指定されている．デング熱の病原体は，RNA ウイルスである**デングウイルス**

で，**ネッタイシマカ**や**ヒトスジシマカ**によって媒介される．ヒトがウイルスに感染した蚊に刺されると，5〜8 日の潜伏期間の後，突然の発熱で発症する．頭痛，眼窩痛，筋肉痛，関節痛が現れ，食欲不振，腹痛，便秘を伴うこともある．発症後 3〜4 日後より胸部から非特異性の発疹が出現し，四肢，顔面へ広がる．四肢にかゆみを伴うことが多い．こういった症状は通常 3〜7 日程度で消失し，回復する．

e. **つつが虫病**：野ネズミなどに寄生するダニの一種であるツツガムシが保有するリケッチア（*Rickettsia* 属の菌の総称）が感染して起こる，急性熱疾患で，通常，ツツガムシに刺されて 5〜14 日間の潜伏期間の後，発熱，発疹性の疾患によって発症する．重症では意識障害などの中枢神経症状や播種性血管内凝固症候群（DIC；disseminated intravascular coagulation）を起こすため致命率は高い．予防ワクチンがないため，ダニに刺されないようにするのが唯一の予防法である．

f. **エキノコックス症**：北方圏諸国を中心にして感染が拡大している**多包条虫**と，**単包条虫**の 2 種が主な原因となる寄生虫症で，人畜共通感染症である．特に多包条虫による感染が問題となっており，世界的には多包条虫症患者は 10〜30 万人といわれ，無治療の場合，致死率は高く，非常に病原性が強い．わが国では，大部分の患者が北海道で発生している．多包条虫の虫卵を含んだ水や餌を中間宿主である野ネズミが摂取すると感染し，この野ネズミを終宿主であるキツネやイヌなどが補食することにより感染し，幼虫が小腸で発育して成虫となる．成虫が生んだ虫卵が糞便とともに排泄され，周辺を汚染する．ヒトへの感染もこの虫卵に汚染された水や食物，塵埃などを介して起こる．なお，ヒトは幼虫をもつ中間宿主を食べても感染せず，またヒトからヒトへの感染もしない．ヒトの体内での多包条虫の増殖は遅く，感染から約 20 年間の無症状期間を経る．その後 10 年間の進行期に肝臓で幼虫組織が大きくなり，肝機能の低下を引き起こし，発熱や黄疸が現れるようになる．発症からは通常 6 ヶ月以内に重度の肝機能不全となり，多臓器に多包条虫が転移するため予後は不良である．

g. **E 型肝炎**：アジアなど発展途上国で流行する肝炎の一つで，インド，ネパール，ミャンマー，中国で大流行があった．またメキシコや北アフリカでも流行があった．これらはいずれも糞口感染で，大部分が水系感染である．わが国では，かつては E 型肝炎の感染者は少なく，輸入感染症とされてきたが，最近では，国内感染例も報告されており，わが国では動物の臓器や肉の生食による経口感染事例が報告されている．

E 型肝炎の原因は，エンベロープ（ウイルス外被）を持たない小型球形の RNA ウイルスである **E 型肝炎ウイルス**（*hepatitis E virus*, HEV）で，糞便から生の食品や生水の中に混入したウイルスを摂取することにより感染する経口感染症である．通常，15〜50 日の潜伏期間の後，突然発熱し，それが数日間持続し，その間食欲不振，全身倦怠感，悪心・嘔吐，右季肋部痛，濃色尿，下痢などが見られ，引き続き黄疸も認められるようになる．これらの症状は 1〜2 週間程度で軽減する．

E 型肝炎では通常 AST, ALT は単峰性の上昇を示して 1〜2 カ月で正常化し，一過性感染である．妊婦で劇症化しやすく，その 1 〜3 割が死亡する．E 型肝炎は，ウイルスに汚染された食物，水の摂取により罹患することが多く，有効なワクチンが存在しないことから，予防には手洗い，飲食物の加熱が重要である．

h. **A 型肝炎**：A 型肝炎は，発展途上国では蔓延しているが，先進国では上下水道などの整備により感染者は激減している．しかしながら，大規模な集団発生はみられないが，飲食店を介した感染や, 海外渡航者の感染がみられる．最近の日本の A 型肝炎発生状況の特徴としては，①年間 500 人前後の患者報告数がある，②主要な感染源は牡蠣やなんらかの飲食物（おそらく海産物）によるものである，③罹患年齢では乳幼児や学童は稀で，高年齢化が認められる，④子供の感染では症状が軽くてすむが，高齢者では重症化しやすいため注意が必要である，⑤患者全体の約 1 割が海外渡航からの帰国者であり，殆ど中国，インド，東南アジア地域での感染である，⑥A 型肝炎の発生には季節変動があり，日本では秋に少なく，冬から春，初夏にかけての発生が多い，などがある．

A 型肝炎の原因は，ピコルナウイルス科のヘパトウイルス属に所属する RNA ウイルスである **A 型肝炎ウイルス**（*hepatitis A virus*, HAV）で，E 型肝炎と同様に，HAV は糞便中に排泄されるため，HAV 汚染された生の食品や生水の摂取によって，糞口感染で伝播する経口感染症である．飲食物とともに摂取された HAV は，腸管で増殖することなく小腸のパイエル板の M 細胞を介して取り込まれ，リンパ組織，血中を経て肝実質細胞に感染すると考えられている．20〜30 日の潜伏期間の後，E 型肝炎と同様に，突然発熱し，それが数日間持続し，その間食欲不振，全身倦怠感，悪心・嘔吐，右季肋部痛，濃色尿，下痢などが見られ，3〜5 日後に肝臓の肥大，圧痛を伴って黄疸も認められるようになる．一般的に，A 型肝炎では 38 ℃以上の高熱になることが多い．まれに劇症化して死亡する例を除き，1〜2 カ月の経過の後に回復する．トランスアミナーゼの正常化に 3〜6 カ月を要する例や，正常化後に再上昇する例もあるが，慢性化せず，予後は良好である．しかし，A 型肝炎の約 1%が劇症化し，その約 4 割が死亡する．HAV は血中に移行するため抗 HAV 抗体が産生され，感染後に免疫が成立する．A 型肝炎の感染経路は経口感染であり，ウイルスに汚染された食物，水の摂取により罹患することが多いので，予防には手洗い，飲食物の加熱が重要である．また A 型肝炎には HA ワクチン（不活化ワクチン）が有効である．日本人の大半は A 型肝炎ウイルスに対する抗体がないので，流行地に出かける人はワクチンを接種することが勧められている．

i. **レジオネラ症**：1976 年にアメリカのフィラデルフィアで開催された在郷軍人大会において集団発生した肺炎で，在郷軍人病とも呼ばれる．**レジオネラ症**は，その臨床症状から肺炎型と風邪様のポンティアック熱型に大別される．フィラデルフィアで起こった在郷軍人病は肺炎型のレジオネラ症である．

病原体は，レジオネラ属の細菌で，このうちレジオネラ・ニューモフィラ（*Legionella pneumophila*）は重症化しやすい．この菌は，土壌，環境水など自然界に広く分布しており，30℃前後の水中に生息するアメーバーの中で増殖する．空調機のクーリングタワーの冷却水，24 時間風呂の浴槽水など，長時間交換されない水はこの菌に汚染されている確率が高い．わが国では，快適な生活を求めるために，循環水を利用した風呂が好まれ，エアロゾルを発生させる人工環境（噴水等の水景施設，ビル屋上に立つ冷却塔，ジャグジー，加湿器等）が屋内外に多くなっていることなどが感染する機会を増やしている．

これまでの報告例では肺炎型がほとんどであるが，ポンティアック熱型のレジオネラ症の集団感染も知られている．レジオネラ症は，院内感染，市中感染ともに季節によらずみられる．人から人への感染はない．レジオネラ肺炎は市中肺炎の 3～10%を占め，潜伏期は 2～10 日である．一方，ポンティアック熱は，発病率が 95%，潜伏期間が 1～2 日であるが，集団発生でないと報告にあがりにくい．レジオネラ肺炎は，臨床症状では他の細菌性肺炎との区別は困難である．全身性倦怠感，頭痛，食欲不振，筋肉痛などの症状に始まり，乾性咳嗽（2～日後には，膿性～赤褐色の比較的粘稠性に乏しい痰の喀出），高熱，悪寒，胸痛が見られるようになる．傾眠，昏睡，幻覚，四肢の振せんなどの中枢神経系の症状が早期に出現するのも本症の特徴とされる．胸部 X 線所見では肺胞性陰影であり，その進行は速い．ポンティアック熱は，突然の発熱，悪寒，筋肉痛で始まるが，一過性で治癒する．予防としては，エアロゾルの発生する可能性のある温水は，適切な殺菌剤による処理をおこなうか，換水するなど菌が繁殖しないようにする．また，高齢者や新生児のみならず，細胞性免疫機能が低下した者では肺炎を起こす危険性が通常より高いため，日和見感染症の一つでもある．

j. **ボツリヌス症**：ボツリヌス症は**ボツリヌス菌**（*Clostridium botulinum*）等が産生する**ボツリヌス毒素**によって神経麻痺性の中毒症状がおこる疾患である．ボツリヌス菌は偏性嫌気性の芽胞形成菌で，土壌，河川，海洋に広く存在しており，ボツリヌス菌芽胞が低酸素状態に置かれた時，菌の発芽・増殖がおこり毒素が産生される．毒素型による分類では A～G の 7 種類が知られているが，ヒトの中毒は A, B, E 型の毒素によるものが主である．ボツリヌス毒素は末梢神経細胞末端でのアセチルコリンの放出を阻害する作用をもち，副交感神経と運動神経を遮断する．ボツリヌス菌は芽胞形成菌であるため，熱に強く，A 型菌の芽胞の殺菌には 120℃，4 分間の加熱を必要とする．一方，ボツリヌス毒素には耐熱性はなく，80℃，20 分間の加熱で失活する．

ボツリヌス症は食餌性ボツリヌス症，乳児ボツリヌス症，創傷ボツリヌス症，成人腸管定着ボツリヌス症に分類される．

食餌性ボツリヌス症は，いわゆるボツリヌス食中毒であり，ボツリヌス毒素に汚染された食品を摂取することによって発病する．ボツリヌス菌は偏性嫌気性菌であるため，食中毒では，いずし，なれずし，ソーセージ，缶詰，真空包装の食品など，嫌気性の食品中で菌が増殖して産生するボツリヌス毒素が原因になる．多くの患者は初期症状で視力の低下，瞳孔散大，複視，眼瞼下垂，対光反射低下などの視覚異常を訴えるとともに，口内の渇き，嗄声，腹部の膨満感，吐き気，嘔吐，歩行異常，嚥下困難，便秘，全身の筋弛緩などの症状を呈する．重症の場合は呼吸筋の麻痺による呼吸不全で致命的となる．原因食品の摂取から発病までの時間は摂取された毒素の量と型によるが，数時間～2日程度である．強力な毒素が原因であるため致死率は他の食中毒に比べてかなり高い（10～20%）．

乳児ボツリヌス症は，生後1歳未満の乳児が，生ハチミツなどに含まれるボツリヌス菌の芽胞を経口摂取することによって，腸管内でボツリヌス菌の発芽・増殖がおこり，産生された毒素によって発症する感染型の疾患である．1歳未満の乳児が発症するのは，腸内細菌叢が成人とは異なりボツリヌス菌の定着と増殖がおこりやすいためと考えられている．症状は便秘傾向にはじまり，全身の筋力低下をきたす．泣き声や乳を吸う力が弱まり，頸部筋肉の弛緩によって頭部を支えられなくなる．顔面は無表情になり，散瞳，眼瞼下垂，対光反射の緩慢などボツリヌス食中毒と同様な症状が現れる．呼吸障害が生じ重症化すると死に至ることもあるが，乳児ボツリヌス症の致死率は食中毒に比べると低く2%程度である．現在では，乳児にハチミツを与えることの危険性が周知されていることから，わが国での近年の発生はハチミツ摂取歴のない症例のみである．

創傷ボツリヌス症は，患者の創傷部位でボツリヌス菌の芽胞が発芽し，産生された毒素により中毒症状がおきる．米国では麻薬常用者の注射痕からボツリヌス菌の感染がおきた例などがしばしば報告されている．

成人腸管定着ボツリヌス症は，1歳以上の子供と成人でも乳児ボツリヌス症と同様に，腸管内でボツリヌス菌が定着，増殖して発病することが報告されている．発症は外科手術や抗菌薬の投与によって患者の腸内細菌叢の破壊や菌交代現象がおこっている場合に限られる．なお，創傷ボツリヌス症と成人腸管定着ボツリヌス症の国内での発生報告はない．

k. 鳥インフルエンザ（H5N1を除く）：鳥インフルエンザウイルス H5亜型とH7亜型のウイルスを特に高病原性鳥インフルエンザウイルスという．東アジア一帯および渡り鳥のルートとともにヨーロッパやアフリカにまで拡大した鳥インフルエンザ（H5N1）は，病原性が高く，ヒトからヒトへの感染も認められたことから，現在は2類感染症に分類されている．したがって，この4類感染症に分類されるのは，H5N1以外の鳥インフルエンザである．一般に，鳥インフルエンザウイルスは，トリの呼吸器や腸管で増殖し，唾液，分泌物，糞尿などの排泄物に含まれて排泄される．鳥インフルエンザに感染した家禽や野鳥などから，飛沫感染あるいは体液や排泄物などへの濃厚な接触感染によりヒトに感染する．鶏肉・鶏卵を食べてヒトが感染した報告は無い．またヒトからヒトへの感染は極めて稀で，例外的である．症状としては，喉の痛み，鼻汁，39℃以上の発熱，関節痛，筋肉痛など全身症状で，軽症例から通常のインフルエンザ様症状，重症例では重篤な肺炎，急性呼吸促迫症候群（ARDS ; acute respiratory distress syndrome），ライ症候群，肝障害，腎不全を経て死に至るものまである．わが国ではこれまでに発症例はない．治療は，早期にリン酸オセルタミビル（タミフル）あるいはザナミビル（リレンザ）などの投与を行い，必要に応じて対症療法を行う．鳥インフルエンザウイルスの感染性は，75℃，1 分間以上の加熱によって失われる．

l．**オウム病**：オウム病は**オウム病クラミジア**（*Chlamydia psittaci*）による人畜共通感染症である．クラミジアは DNA と RNA を有し，細菌に属するが，特異な性質を有する偏性細胞内寄生性微生物であるため，細胞に感染して封入体を作り，その中で特異な形態変化をしながら増殖する．オウム病は本来トリの感染症であるため，セキセイインコなど国内生産されるトリにおける汚染がみられる．自然界ではドバトの保菌率は 20%程度と高い．トリからのヒトへの感染は，トリの排泄物中のクラミジアを吸入する飛沫感染が主で，口移しの給餌をしたり噛まれたりすることによっても起こる．したがって，オウム病の診断には，特にトリとの接触歴についての問診が重要である．オウム病は主として 30～60 歳の成人に発症することが多く，小児の感染は比較的少ないとされる．オウム病の病型には，インフルエンザ様の症状を呈する異型肺炎，あるいは肺臓炎の型と，肺炎症状が顕著ではない敗血症様症状を呈する型とがある．高熱で突然発症する例が多く，頭痛，全身倦怠感，筋肉痛，関節痛などがみられる．比較的徐脈，肝障害を示すことが多い．呼吸器症状としては，乾性あるいは湿性咳嗽がみられ，血痰，チアノーゼを認める重症例もある．重症化した場合には，髄膜炎，多臓器障害，ショック症状を呈し致死的な経過をとることもある．クラミジアに対しては，細胞壁合成阻害剤であるペニシリン系薬やセフェム系薬などの β-ラクタム薬は無効で，テトラサイクリン系薬が第一選択薬である．マクロライド系，ニューキノロン系薬がこれに次ぐ．

5）5 類感染症

5 類感染症は，“国が感染症発生調査を行い，その結果に基づいて必要な情報を一般国民や医療関係者に提供・公開していくことによって，発生・拡大を防止すべき感染症”をいう．5 類感染症には，診断から 7 日以内の届出が義務づけられている 16 疾患と，定点把握（毎週または毎月の届出）の 25 疾患の計 41 疾患が含まれている．

以下に，そのうちの代表的なものについて述べる．

a．**麻疹**：麻疹（成人麻疹を除く）は 5 類感染症定点把握疾患に定められており，全国約 3,000 カ所の小児科定点より毎週報告がなされている．感染性は非常に高く，感受性のある人（免疫抗体を持たない人）が曝露を受けると 90%以上が感染する．年齢では 1 歳にピークがあり，約半数が 2 歳以下である．

原因ウイルスは，**麻疹ウイルス**で，*Paramyxovirus* 科 *Morbillivirus* 属に属する直径 100～250nm のエンベロープを有する一本鎖 RNA ウイルスである．感染力が強く，ヒトからヒトへの空気感染（飛沫核感染）の他に，飛沫感染，接触感染など様々な感染経路で感染する．わが国では通常春から夏にかけて流行する．わが国の年間報告患者数は，1ー2 万人，死者は数十人とされるが，患者の実数はその10ー20倍と推定される．

麻疹ウイルスの感染後は，10〜12日間の潜伏期ののち熱や咳などの症状で発症する．38℃前後の熱が2〜4日間続き，倦怠感（小児では不機嫌），上気道炎症状（咳，鼻みず，くしゃみなど）と結膜炎症状（結膜充血，目やに，光をまぶしく感じるなど）が現れて次第に強くなる．乳幼児では下痢，腹痛を伴うことも多い．発疹が現われる1〜2日前ごろに頬粘膜（口のなかの頬の裏側）にやや隆起した1mm程度の小さな白色の小さな斑点（コプリック斑）が出現する．コプリック斑は麻疹に特徴的な症状であるが，発疹出現後2日目を過ぎる頃までに消える．口腔粘膜は発赤し，口蓋部には粘膜疹がみられ，しばしば溢血斑を伴うこともある．（上気道炎症状や結膜炎症状をカタル症状といい，以上を「カタル期」あるいは「前駆期」という）．その後，熱は1℃程度下がり，再び高熱（多くは39℃以上）が出るとともに，発疹が出現する．発疹は耳後部，頚部，前額部から出始め，翌日には顔面，体幹部，上腕におよび，2日後には四肢末端にまで及ぶ．発疹が全身に広がるまで，高熱（39.5℃以上）が3〜4日間続く．この時期には高熱が続き，カタル症状が一層強くなる（以上，「発疹期」）．解熱とともに，全身状態は回復し，カタル症状も次第に軽快する．発疹は黒ずんで色素沈着し，しばらく残る．合併症のないかぎり7〜10日後には主症状は回復する（以上，「回復期」）が，リンパ球機能などの免疫力が低下するため，しばらくは他の感染症に罹りやすく，体力等が戻って来るには1ヶ月位を要する．死亡率は0.1ー0.2%と低い．

麻疹の予防には，生ワクチンが用いられ，ワクチンによる免疫獲得率は95%以上である．このように，麻疹はワクチン接種により十分に予防できるにもかかわらず，わが国の麻疹患者の発生数は，先進国の中でも非常に多く，日本は麻疹の輸出国であるとの不名誉な指摘も受けている．これは，わが国の小児へのワクチン接種率が低く，最近ようやく全国平均で80%に達したが，地域によっては50-60%と低い状況で，わが国での麻疹の流行が中途半端に抑制された状態であることによる．そのため，麻疹に感染することもなく，麻疹ワクチンの接種も受けていないまま成長した成人の間での麻疹（成人麻疹）の増加も目立っている．そこで，麻疹の排除のための対策として，平成18年から麻疹・風疹混合ワクチンの2回接種が導入され，さらに平成20年から24年の5年間に限って，定期の予防接種に中学1年生と高校3年生に相当する年齢の者に対する予防接種も実施されている．

b. **破傷風**：破傷風は，**破傷風菌**（*Clostridium tetani*）が産生する毒素のひとつである神経毒素（破傷風毒素）により強直性痙攣をひき起こす感染症である．わが国では破傷風は1950年には報告患者数1,915人，死亡者数1,558人であり，致命率が高い感染症であった．しかし，1952年に破傷風トキソイドワクチンが導入され，さらに1968年には予防接種法によるジフテリア・百日咳・破傷風混合ワクチン（DTP）の定期予防接種が開始された以後，破傷風の患者・死亡者数は減少した．平成18年（2006年）は117人が報告されている．

病原体である破傷風菌はグラム陽性の偏性嫌気性桿菌で，通常，熱や乾燥に対し高い抵抗性を示す芽胞の形態で世界中の土壌に広く分布している．日常生活において芽胞との接触を完全に遮断することは不可能であり，誰にでも感染が成立する可能性がある．破傷風菌はその芽胞が創傷部位より体内に侵入し感染する．現在でも転倒などの事故や土いじりによる受傷部位からの感染が多い．破傷風菌は嫌気性の環境下で毒素を産生する．この毒素は運動神経末端から取り込まれ，中枢の運動神経に到達して抑制性シナプスを遮断する．そのため，通常，感染後 3 ～21 日の潜伏期を経て，外傷部位に突っ張るような感じ，舌のもつれ，口が開けにくい，などの症状が現れる．続いて開口障害が増強し，嚥下困難，歩行障害，顔面筋の緊張・硬直による破傷風顔貌となる．次に生命に最も危険な時期に入り，頸部筋肉の緊張によって頸部硬直をきたし，背筋にも緊張，強直をきたして発作的に強直性痙攣がみられ，腱反射の亢進，排尿障害，発汗，発熱，不整脈が出現し，適切な処置が取られないと呼吸筋の痙攣で窒息死することがある．破傷風は，破傷風トキソイドワクチンを予防接種することにより予防できる．

c. ウイルス性肝炎（E 型肝炎および A 型肝炎を除く）

ウイルス性肝炎（E 型肝炎および A 型肝炎を除く）には，B 型肝炎，C 型肝炎，D 型肝炎がある．

B 型肝炎：病原体 は **B 型肝炎ウイルス**（*hepatitis B virus*, HBV）で，これはヘパドナウイルス科に分類される DNA 型ウイルスで，直径約 42nm の球状であり，外被（エンベロープ）とコアの二重構造を有している．表面を被うエンベロープ蛋白が HBs 抗原，その内側のコア蛋白が HBc 抗原と呼ばれる．HBe 抗原はコア蛋白の一部で可溶性抗原であるが，HBc 抗原とは免疫学的に交叉反応は起こさない．コアの中には，不完全二本鎖の HBV DNA や HBV 関連 DNA ポリメラーゼが存在している．B 型肝炎のウイルス診断としては，HBs 抗原・抗体，HBc 抗体，HBe 抗原・抗体，HBV DNA 検査，および HBV DNA ポリメラーゼ活性の測定が行われている．図 8-1 に HBV の模式図と急性 B 型肝炎における各種ウイルスマーカーの経過を示す．

HBV の感染状態では HBs 抗原が持続的に産生されており，HBs 抗原が陽性であれば B 型肝炎と診断できる．HBs 抗体は HBV に対する中和抗体と考えられており，HBs 抗原が経過とともに減少，消失し，HBs 抗体が出現してくる．HBe 抗原は HBV 増殖時に産生されるため，一般に HBe 抗原陽性の場合，肝内でのウイルス増殖が盛んで血中にウイルスが多量に存在し，感染性も強いことが考えられる．

世界の HBV の持続感染者は， 3 億人以上存在し，既感染者は 20 億人に上ると言われている．持続感染者が人口の 8%以上の高頻度国は，アジアとアフリカに集中している．これに対し，日本，ヨーロッパ，北米などは感染頻度 2%以下の低頻度国である．わが国では 1972 年に HBs 抗原検査が導入されて以来，輸血後 B 型肝炎は減少の一途を辿っているが，1995～1996 年，日赤血液センターでの初回献血者集団において HBs 抗原陽性率を求めた結果から，30 歳未満では陽性率 1%以下であるものの，40 代では約 1.5%と依然として高い値を示すことが分かっている．また，低年齢層における陽性率は，母子感染防止事業が開始された 1986 年以降年々減少し，1997 年の調査では 0.05%と報告されている．HBV の持続感染は，出生時または乳幼児期の感染によって成立し，成人期初感染では，消耗性疾患，末期癌などの免疫不全状態を除けば，持続感染化することは稀である．持続感染が成立した場合，大部分は肝機能正常なキャリアとして経過し，その後免疫能が発達するに従い，顕性または不顕性の肝炎を発症する．そのうち 85～90%は seroconversion を起こし，最終的に肝機能正常の無症候性キャリアへ移行する．残り 10～15%が慢性肝疾患（慢性肝炎，肝硬変，肝細胞癌）へ移行し，肝機能異常を持続する．一過性感染の場合，70～80%は不顕性感染で終わるものの，残りの 20～30%のケースでは急性肝炎を発症する．このうち約 2%が劇症肝炎を発症し，この場合の致死率は約 70%である．

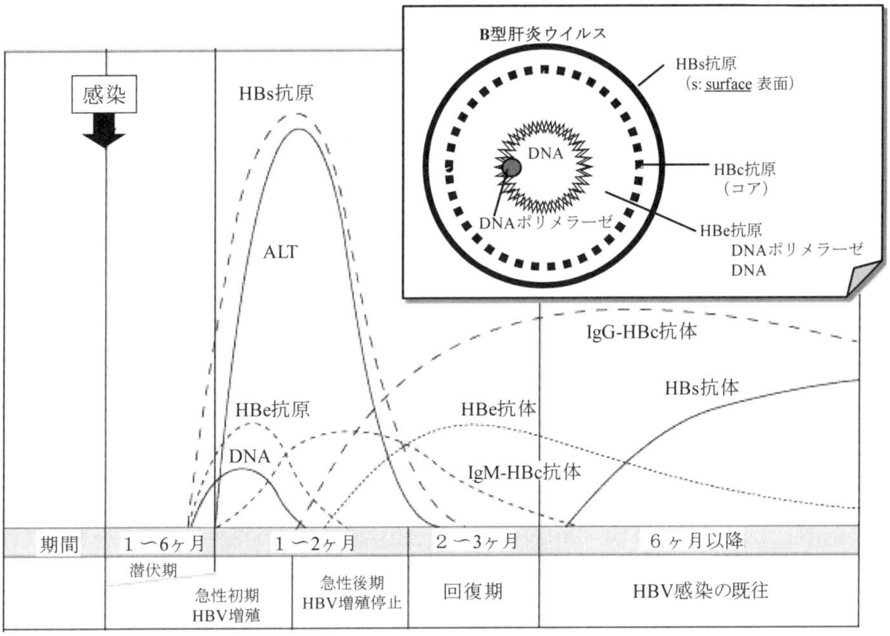

図 8-1　HBV の模式図と急性 B 型肝炎における各種ウイルスマーカーの経過

HBV 感染の予防は感染経路を遮断することであり，輸血用血液および血液製剤のウイルス検査，またはワクチン接種が有効である．現在では輸血用血液のスクリーニング検査が行われているため，輸血による感染はほとんどなくなった．現在の感染経路の大部分は，国内外での性行為による性感染症とされている．また，B 型肝炎ワクチンは我が国では 1985 年に認可され，母子感染防止事業にグロブリン製剤との併用で用いられており，大きな成果をあげている．

C 型肝炎：病原体は，**C 型肝炎ウイルス**（*hepatitis C virus*, HCV）は一本鎖 RNA ウイルスで，ヘパシウイルス属に分類されている．HCV ゲノムには多くの遺伝子型が存在し，現在までに 10 種類以上の遺伝子型に分けられている．

わが国の HCV 感染者数は 150 万人以上と推定されている．HCV の感染経路としては，感染血液の輸血，経静脈的薬物乱用，入れ墨，針治療，不適切な観血的医療行為などが考えられる．B

型肝炎ほど強い感染力はないが，性行為によっても感染する性感染症である．我が国のC型肝炎患者のうち，輸血歴を有するものは3～5割程度で，現行のスクリーニングシステム実施下では，輸血その他の血液製剤による新たなC型肝炎の発生は限りなくゼロに近づいている．HCV感染で急性肝炎を発症した場合，30～40%ではウイルスが検出されなくなり肝機能が正常化するが，残りの60～70%はHCVキャリアになり，多くの場合，急性肝炎からそのまま慢性肝炎へ移行する．慢性肝炎から自然寛解する確率は0.2%と非常に稀で，10～16%の症例は初感染から平均20年の経過で肝硬変に移行する．肝硬変の症例は，年率5%以上と高率に肝細胞癌を発症する．肝癌死亡総数は年間3万人を越え，その約8割がC型肝炎を伴っている．

D型肝炎：B型肝炎と重複感染して急性肝炎を発症して重症化するが，単独での感染や発症はなく，持続感染もしないといわれる．病原体はRNAウイルスの**D型肝炎ウイルス**（*hepatitis D virus*, HDV）で，わが国でのHDV陽性率はHBVキャリアーにおいても0.6%と低い．

d. **後天性免疫不全症候群**：後天性免疫不全症候群（acquired immunodeficiency syndrome, AIDS，エイズ）は，**ヒト免疫不全ウイルス**（*human immunodeficiency virus*, HIV）感染によって引き起こされ，重篤な全身性免疫不全を起こす疾患である．

国連合同エイズ計画（UNAIDS）の報告によると，世界のHIV感染者・AIDS患者数は，2012年末の時点で3,530万人で，2012年中の新たな感染数は230万人，同年のエイズ死亡者数は160万人とされている．地域別の感染者数ではサハラ以南アフリカが2,200万人と世界の3分の2を占めており，第3位の南アジア・東南アジアの420万人を大きく上回っている．欧米の先進諸国では新たな感染者の数は減少傾向にある．しかし，わが国は例外で，図8-2に示すように，新規感染者が漸増しており，平成24（2012）年には，HIV感染者1,002件，AIDS患者447件が報告された．また，平成24年12月28日現在までに届け出られたHIV感染者の累計は14,706人，AIDS患者の累計は6,719人，感染者のうちわけは，日本国籍の男性が最も多い（表8-3）．2012年におけるHIV感染者およびAIDS患者では，感染経路としては，性的接触による感染が多数を占め，HIV感染者では，異性間性的接触18.0%，同性間性的接触72.3%，静注薬物濫用0.5%，母子感染の報告はなく，その他1.8%，不明7.5%であり，AIDS患者では異性間性的接触25.5%，同性間性的接触53.2%である．また，感染地別では，国内感染が大半（HIV 86.2%，AIDS 74.3%）で，日本国籍例はHIV感染者では90.1%，AIDS患者では79.8%である．わが国では，日本国籍男性を中心に国内でのHIV感染の拡大が続いており，特に同性間性的接触による感染は顕著な増加が続いている．また，異性間性的接触においても漸増傾向が見られる．わが国におけるAIDS患者報告数は性感染例が主で依然増加傾向にあり，感染者に向けた早期発見，早期治療につながる検査・相談の機会提供を進める必要がある．

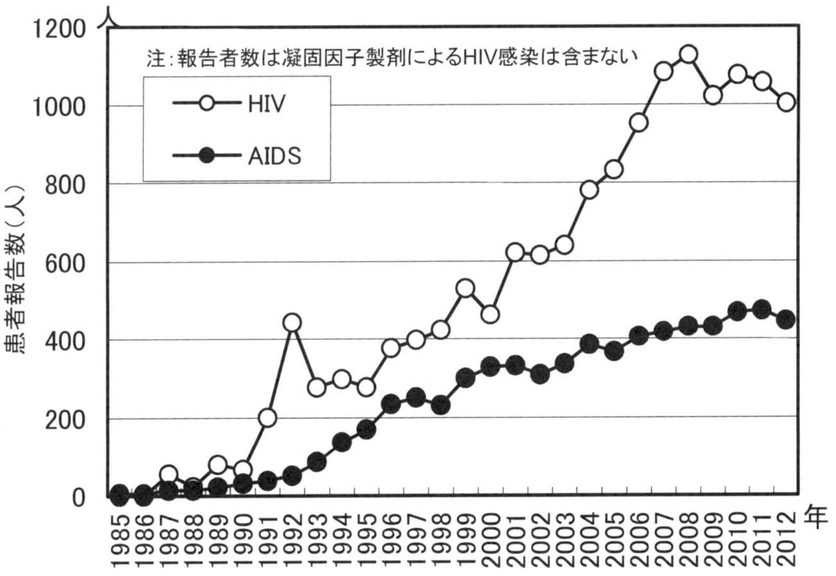

資料：厚生労働省エイズ動向委員会

図 8-2　HIV 感染者および AIDS 患者報告数の年次推移

表 8-3　平成 24 年末におけるＨＩＶ感染者及びエイズ患者の国籍別，性別，感染経路別報告数の累計

診断区分	感染経路	日本国籍			外国国籍			合計		
		男	女	計	男	女	計	男	女	計
HIV	異性間の性的接触	2389	655	3044	373	811	1184	2762	1466	4228
	同性間の性的接触*1	7669	3	7672	446	1	447	8115	4	8119
	静注薬物使用	36	2	38	25	3	28	61	5	66
	母子感染	14	9	23	5	8	13	19	17	36
	その他*2	243	38	281	50	25	75	293	63	356
	不明	907	101	1008	361	532	893	1268	633	1901
	HIV合計	11258	808	12066	1260	1380	2640	12518	2188	14706
AIDS	異性間の性的接触	1799	217	2016	274	208	482	2073	425	2498
	同性間の性的接触*1	2304	3	2307	125	2	127	2429	5	2434
	静注薬物使用	22	3	25	23	2	25	45	5	50
	母子感染	9	3	12	1	4	5	10	7	17
	その他*2	149	20	169	23	15	38	172	35	207
	不明	956	78	1034	337	142	479	1293	220	1513
	AIDS合計*3	5239	324	5563	783	373	1156	6022	697	6719
凝固因子製剤による感染者*4		1421	18	1439	—	—	—	1421	18	1439

*1 両性間性的接触を含む。
*2 輸血などに伴う感染例や推定される感染経路が複数ある例を含む 。
*3 平成11年3月31日までの病状変化によるエイズ患者報告数154件を含む。
*4「血液凝固異常症全国調査」による2012年5月31日現在の凝固因子製剤による感染者数

HIV は，レトロウイルス科に属する RNA ウイルスで，約 10kb の遺伝子 RNA と逆転写酵素を持ち，その周辺にコアタンパク質，さらにそれを取り囲む球状エンベロープによって構成される．ウイルス粒子の外側を構成するエンベロープには，外側に突き出している糖タンパク質 gp120 と脂質二重膜を貫通する糖タンパク質 gp41 からなるスパイクがある．エンベロープタンパク質の gp120 は，CD4 分子に対する親和性が高いため，CD4 陽性のヘルパーT 細胞やマクロファージ表面膜に存在する CD4 分子に対する特異的な結合活性をもち，ウイルスが標的細胞に感染・侵入する過程で重要な役割を果たす．HIV の感染には，CD4 の他に CD4 と協同してウイルスの細胞内侵入を促進する補助因子（コレセプター）が必要である．HIV のコレセプターは，1996 年にケモカイン（炎症性サイトカイン）受容体の CXCR4 と CCR5 であることが同定され，HIV が CD4 および CXCR4 あるいは CCR5 を受容体として，それらを発現しているヘルパーT 細胞やマクロファージに感染し，その結果として細胞性免疫機構を破綻に至らせることが明らかになっている．

HIV に感染すると，通常，2 週間から 2 ヶ月の潜伏期間後に伝染性単核球増多症あるいはインフルエンザ様の急性期症状が現れ，2〜3 週間持続するが，中には無症状のこともある（図 8.3）．

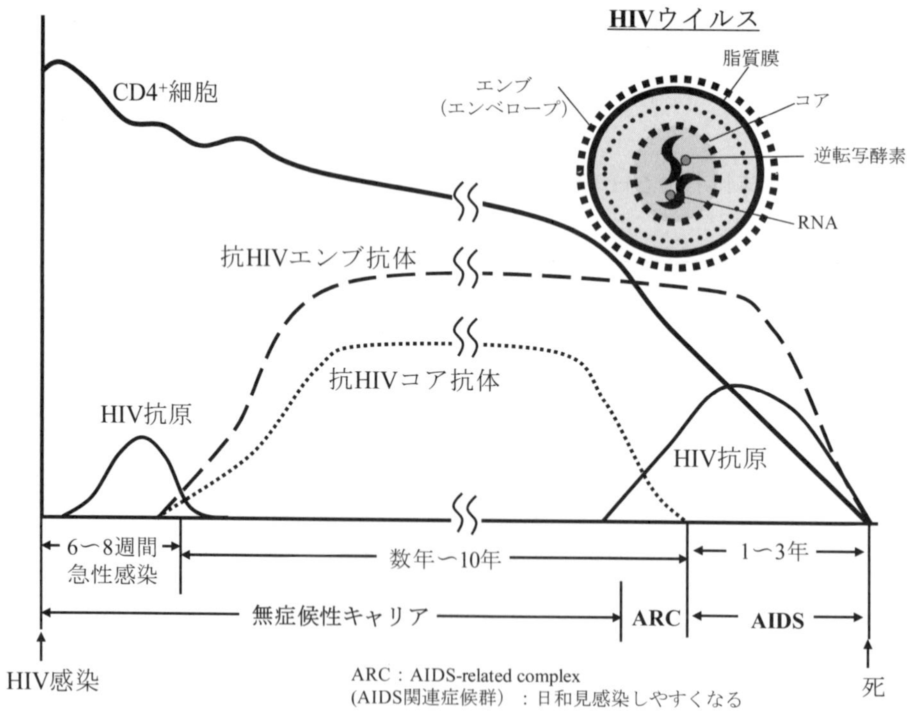

図 8-3　HIV 感染症の経過

この時期は HIV 抗原が血中に検出される HIV 血症が強く現れるが，細胞性免疫が働いて中和抗体（抗エンブ抗体，抗コア抗体）が産生されるため，血中のウイルス量は減少し，臨床症状は軽快して無症状となる（無症候期）．しかし，感染したウイルスはリンパ節の濾胞樹状細胞などに潜伏・持続感染するため，体内から排泄されず，HIV 産生が続き，次第に CD4 陽性リンパ球数が減少する．その結果，細胞性免疫，体液性免疫の機能が共に低下して，免疫不全となる．感染したウイルス量や病原性の強さ，感染した宿主の遺伝学的な背景や免疫状態により，この無症候期の長さは数年から数十年と幅がある．通常，CD4 陽性リンパ球数が 200〜300/mm^3 以下になると，発熱,下痢,寝汗,倦怠感,リンパ節の腫れ,体重の減少などの症状があらわれ，**エイズ関連症候群**（AIDS-related complex, ARC）を呈する．さらに進行して, CD4 陽性リンパ球数が 200/mm^3 以下になり，カリニ肺炎や食道カンジダ症などの日和見感染症やカポジ肉腫などの腫瘍があらわれると，AIDS と診断される．さらに CD4 陽性リンパ球数が 50/mm^3 を切るとサイトメガロウイルス感染症, 非定型抗酸菌症, 中枢神経系の悪性リンパ腫などを発症する頻度が高くなり, 食欲低下, 下痢，低栄養状態，衰弱などが著明となる．エイズを発症して未治療の場合の予後は 2〜3 年である．

HIV 感染症の診断法としては，抗体検査（抗コア抗体，抗エンブ抗体）が確実であるが，抗体産生が検出できない感染後間もないウインドウ期（window period）においては，HIV ウイルスを検出する PCR 法や培養法も用いられる．

HIV の治療法としては，AZT（azidothymidine）を代表とする逆転写酵素阻害剤（reverse transcriptase inhibitor, RTI）に加え，近年，優れたプロテアーゼ阻害剤（protease inhibitor, PI）が開発され，逆転写酵素阻害剤 2 種とプロテアーゼ阻害剤（あるいは非ヌクレオシド系逆転写酵素阻害剤）1 種との組み合わせによる多剤（3 剤）併用療法（highly active antiretroviral therapy, HAART）が奏効している．この治療法の導入により，先進国における日和見感染症の頻度や，エイズによる死亡者数が 1995 年以来 40%も減少してきている．

HIV の感染予防の鉄則は, 他の感染症と同様に感染経路を断つことである. HIV の感染経路は, ①経血液，②性的接触，③母子感染の 3 種（その他，臓器・角膜移植などによる稀な感染例が知られている）であり，感染予防の基本はこれら 3 経路を遮断することにある．蚊による刺咬や, 握手，抱擁，軽いキスなどの日常的な接触（カジュアル・コンタクト）によっては感染しない．

個々の経路による感染予防の方法は次のようである．

①経血液経路の遮断：汚染血液・血液製剤による輸血の危険を回避するための血液スクリーニング．薬物乱用者との薬物の回し打ち（ニードル・シェアリング）を行わないこと．わが国ではさらに，検査目的で献血が行われることのないような体制作りと啓蒙活動が必要と考えられる．

②セーフ・セックスの実行：コンドームの使用. 不特定多数のパートナーとの性交渉を避ける. 感染のリスクの高い肛門性交をさけることなど.

③母子感染の防止策：感染した母体から約 30%の頻度で児に感染するが，感染母体および出生児への抗ウイルス薬（AZT やネビラピン）の投与によって，感染を防ぐことができる．エイズは依然その拡がりを制御することが困難な病気であるが，少なくとも，母子感染による次世代の感染に関していえば，現在の医学によってすでに予防可能な状況となっている．

e. **クロイツフェルト・ヤコブ病**：クロイツフェルト・ヤコブ病（Creutzfeldt‐Jakob disease, CJD）は100万人に一人の割合で弧発性または家族性に生じ，脳組織の海綿（スポンジ）状変性を特徴とする疾患である．原因は，感染性を有する**異常プリオン蛋白**と考えられ，他の病型を含めて「**プリオン病**」と総称されている．ヒトのプリオン病には，これまでクロイツフェルト・ヤコブ病（CJD），家族性のゲルストマン・ストロイスラー・シャインカー病（GSS），食人の風習のあったパプアニューギニアのある種族だけに起きるクールー病などが知られていた．プリオン病患者の大部分，日本では約80%が孤発性CJDで，孤発性CJDの発生率は年間100万人に1人前後である．地域差，男女差はなく，世界各地に孤発的に発生している．遺伝が関与する家族性CJDやGSSなどがそれに続き約10%を占める．残りの約10%が感染性プリオン病であり，その中で，医原性伝播が疑われるものとして，CJD患者由来の乾燥硬膜（脳膜）移植を受けた人がCJDに罹るなどの実例が知られ，脳下垂体製剤や角膜移植などで生じたとされる例も報告されている．この他に，**牛の海綿状脳症**（bovine spongiform encephalopathy, BSE）との関連性が示唆されている変異型クロイツフェルト・ヤコブ病（vCJD）が1996年に英国で初めて確認され，以降，BSE感染牛が多く発生したヨーロッパ諸国を中心に報告例がある．

弧発性CJDの主症状は進行性認知症とミオクローヌス（骨格筋の収縮が突発的に生じて起こる身体の一部の筋痙攣）である．発病より数ヶ月で認知症，妄想，失行が急速に進行し，筋硬直，深部腱反射亢進，病的反射陽性などが認められる．さらに起立歩行が不能になり，3～7カ月で無動性無言状態に陥る．1～2年で全身衰弱，呼吸麻痺，肺炎などで死亡する．遺伝性CJDは弧発性CJDに似た臨床症状を示す．GSSは小脳性失調とその後の認知症を特徴とする．vCJDは20歳代の若年者に好発し，行動異常，感覚障害，ミオクローヌスを主症状とし，無動性無言状態に陥るのに1年を要する．

プリオン病の病因は，神経細胞表面にある正常プリオン蛋白が異常構造体へ変換後，異常プリオン蛋白の蓄積が生じ，神経細胞が変性することによる．異常プリオン蛋白は蛋白分解酵素に耐性を持つ．消毒法としては，焼却あるいは3%SDS中で5分間煮沸，5%次亜塩素酸ナトリウム中に2時間以上室温で浸す，高圧蒸気滅菌（オートクレーブ）を132 ℃で1時間行うなどがある．治療法は現在開発されておらず，対症療法が主体である．

f. **風疹**：風疹（rubella）は，発熱，発疹，リンパ節腫脹を特徴とするウイルス性発疹症である．病原体は，*Togavirus* 科 *Rubivirus* 属に属する**風疹ウイルス**で，直径60～70nmの一本鎖RNAウイルスである．血清学的には亜型のない単一のウイルスである．上気道粘膜より排泄されるウイルスが飛沫を介して伝播されるが，その伝染力は麻疹，水痘よりは弱い．わが国の風疹の流行は2～3年の周期を有し，10年ごとに大流行がみられていた，しかし最近では，1976，1982，1987，1992年に大きい流行がみられているが，次第にその発生数は少なくなりつつあり，流行の規模も縮小しつつある．季節的には春から初夏にかけてもっとも多く発生するが，冬にも少なからず発生があり，次第に季節性が薄れてきている．風疹に感染すると，14〜21日（平均16〜18日）の潜伏期間の後，発熱，発疹，リンパ節腫脹（ことに耳介後部，後頭部，頚部）が出現するが，発熱は風疹患者の約半数にみられる程度である．ウイルスの排泄期間は発疹出現の前後約1週間とされているが，解熱すると排泄されるウイルス量は激減し，急速に感染力は消失する．

風疹に伴う最大の問題は，妊娠前半期の妊婦の初感染により，風疹ウイルス感染が胎児におよび，先天異常を含む様々な症状を呈する先天性風疹症候群（congenital rubella syndrome，CRS）が高率に出現することにある．これは妊娠中の感染時期により重症度，症状の発現時期が様々である．先天異常として発生するものとしては，先天性心疾患，難聴，白内障，網膜症などが挙げられる．先天異常以外に新生児期に出現する症状としては，低出生体重，血小板減少性紫斑病，溶血性貧血，間質性肺炎，髄膜脳炎などが挙げられる．また，幼児期以後に発症するものとしては，進行性風疹全脳炎，糖尿病などがある．

g. **クリプトスポリジウム症：クリプトスポリジウム**（*Cryptosporidium*）はウシ，ブタ，イヌ，ネコ，ネズミなどの腸管寄生原虫として知られてきたものであるが，ヒトへの感染は1976年にはじめて報告された．英米両国では1980年代中頃から頻繁に，水系汚染に伴う集団発生が報告されるようになっている．その中で，1993年に米国ウイスコンシン州ミルウォーキー市で，40万人を超える住民が本症に罹患する未曾有の集団感染が起こっている．わが国では，1994年に神奈川県平塚市の雑居ビルで460人あまりの患者が発生し，1996年には埼玉県入間郡越生町で町営水道水を汚染源とする集団感染が発生し，8,800人におよぶ町民が被害を被った．したがって，本症に関しては散発例よりも，むしろ水道水や食品を介した集団発生が重要となる．

病原体は，クリプトスポリジウムという胞子虫類に属する原虫で，ヒトへの感染は主に *C. parvum* とされるが，DNA解析によってヒト型，ウシ型，トリ型，その他の遺伝子多型を示すことが明らかになっている．クリプトスポリジウムは宿主の腸管上皮細胞の微絨毛に侵入して寄生体胞を形成し，無性生殖によりメロゾイト（寄生原虫の娘細胞）形成を行う．宿主細胞から遊離したメロゾイトは再び微絨毛へ侵入することで著しく数を増す．やがて有性生殖の過程へ移行し，直径4〜5μm程度のほぼ球形のオーシスト（原虫の生活環におけるステージの一つで，接合子の周囲に被膜，被殻が形成されたもの）が形成される．オーシスト内では4個のスポロゾイト（原虫の生活環における新しい宿主に感染する細胞）が発育し，この時点で感染性を有するようになる．微絨毛から脱離したオーシストは，その場でスポロゾイトを放出して自家感染を繰り返すか，糞便とともに外界へ排泄されて，水や食品に混じって新たな感染を起こす．感染者1人が排出するオーシストは10^{10}個にのぼるといわれている．

クリプトスポリジウムは強い感染力を持ち，10個未満の摂取で発症するとの報告もある．オーシストの感染力は，水中で数カ月程度維持されるものと考えられている．通常の浄水処理（凝集，沈殿，濾過）で完全に除去することは困難で，塩素消毒にも抵抗性であることから，水道水汚染には注意が必要である．近年では水泳プールを介した集団感染も注目されている．

免疫の正常な人が罹患した場合の臨床症状は，下痢（主に水様下痢），腹痛，倦怠感，食欲低下，悪心などであり，軽度の発熱を伴う例もある．潜伏期間は3～10日で，大多数の患者は9日以内に発症している．下痢は1日数回程度から20回以上の激しいものまで多様で，数日から2～3週間持続し，自然治癒する．

h. **ピロリ菌胃潰瘍**：グラム陰性でらせん状の**ヘリコバクター・ピロリ**（*Helicobacter pylori*）が病原体で，ヘリコバクター・ピロリは自然環境においては動物の胃内だけで増殖可能であり，それ以外の場所では，生きたらせん菌の形では長時間生存することは出来ない．胃の内部は胃液に含まれる塩酸によって強酸性であるため，従来は細菌が生息できない環境だと考えられていたが，ヘリコバクター・ピロリは，ウレアーゼと呼ばれる酵素を産生しており，この酵素で胃粘液中の尿素をアンモニアと二酸化炭素に分解し，生じたアンモニアで，局所的に胃酸を中和することによって胃へ定着（感染）している．ヘリコバクター・ピロリの感染は，慢性胃炎，胃潰瘍や十二指腸潰瘍の他，胃癌やMALTリンパ腫などの発生につながることが報告されている．本菌の感染経路は不明であるが，胃内に定着することから経口感染すると考えられている．保菌している親との小児期の濃密な接触（離乳食の口移しなど），あるいは糞便に汚染された水・食品を介した感染経路が有力視されている．ヘリコバクター・ピロリ感染の治療法は，プロトンポンプ阻害薬（PPI）と抗生物質2剤（アモキシシリン＋クラリスロマイシン）を組み合わせた除菌療法である．

i. **流行性耳下腺炎（ムンプス，おたふく風邪）**：流行性耳下腺炎（mumps）は2～3週間の潜伏期（平均18日前後）を経て発症し，片側あるいは両側の唾液腺の腫脹を特徴とするウイルス感染症であり，通常1～2週間で軽快する．

病原体は，パラミクソウイルス科に属する**ムンプスウイルス**で，表面にエンベロープをかぶったマイナスセンスの1本鎖RNA ウイルスである．感染後，2～3週間の潜伏期（平均18 日前後）を経て，唾液腺の腫脹・圧痛，嚥下痛，発熱を主症状として発症し，通常1～2週間で軽快する．唾液腺腫脹は両側，あるいは片側の耳下腺にみられることがほとんどであるが，顎下腺，舌下腺にも起こることがあり，通常48時間以内にピークを認める．接触，あるいは飛沫感染で伝搬するが，その感染力はかなり強い．ただし，感染しても症状が現れない不顕性感染も30～35%とかなりみられる．最も多い合併症は髄膜炎であり，その他髄膜脳炎，睾丸炎，卵巣炎，難聴，膵炎などを認める場合がある．思春期以降では，男性で約20～30%に睾丸炎，女性では約7%に卵巣炎を合併するとされている．予防にはワクチン接種以外には有効な対策はない．予防接種には，弱毒化されたムンプスウイルスの生ワクチンが用いられる．予防接種は任意接種として実施されている．

j. **インフルエンザ（鳥インフルエンザおよび新型インフルエンザ等感染症を除く）**：インフルエンザ（influenza）は，**インフルエンザウイルス**を病原とする気道感染症であるが，「一般のかぜ症候群」とは分けて考えなければならない．流行が周期的に現われてくるところから，16 世紀のイタリアの占星家たちはこれを星や寒気の影響（influence）によるものと考え，これがインフルエンザの語源であると言われている．わが国のインフルエンザの発生は，毎年 11 月下旬から 12 月上旬頃に始まり，翌年の 1～3 月頃に患者数が増加し，4～5 月にかけて減少していくパターンを示すが，夏季に患者が発生し，インフルエンザウイルスが分離されることもある．流行の程度とピークの時期はその年によって異なる．

病原体は，インフルエンザウイルスで，インフルエンザウイルスには A，B，C の 3 型があり，流行的な広がりを見せるのは A 型と B 型である．A 型と B 型ウイルス粒子表面には赤血球凝集素（HA）とノイラミニダーゼ（NA）という糖蛋白があり，これらが感染防御免疫の標的抗原となっている．特に A 型は，HA に 15 種類，NA は 9 種類の抗原性の異なる亜型が存在する．これら亜型の様々な組み合わせを持つウイルスが，ヒト以外にもブタやトリなどその他の宿主に広く分布している．A 型インフルエンザでは，数年から数十年ごとに世界的な大流行が見られるが，これは突然別の亜型のウイルスが出現して，従来の亜型ウイルスにとって代わることによって起こる．これを不連続抗原変異（antigenic shift）という．1918 年にスペインかぜ（H1N1）が出現し，その後 39 年間続いた．1957 年にはアジアかぜ（H2N2）が発生し，11 年間続いた．1968 年には香港型（H3N2）が現れ，ついで 1977 年にソ連型（H1N1）が加わり，現在は A 型である H3N2 と H1N1，および B 型の 3 種のインフルエンザウイルスが世界中で流行している．一方，同一の亜型内でも，ウイルス遺伝子に起こる突然変異の蓄積によって，HA と NA の抗原性は少しずつ変化する．これを連続抗原変異（antigenic drift）という．インフルエンザウイルスでは連続抗原変異が頻繁に起こるので，毎年のように流行を繰り返すこととなる．

臨床症状は，A 型または B 型インフルエンザウイルスの感染を受けてから 1～3 日間ほどの潜伏期間の後に，発熱（通常 38℃以上の高熱），頭痛，全身倦怠感，筋肉痛・関節痛などが突然現われ，咳，鼻汁などの上気道炎症状がこれに続き，約 1 週間の経過で軽快するのが典型的なインフルエンザで，いわゆる「かぜ」に比べて全身症状が強い．特に高齢者や，年齢を問わず呼吸器，循環器，腎臓に慢性疾患を持つ患者，糖尿病などの代謝疾患，免疫機能が低下している患者では，原疾患の増悪とともに，呼吸器に二次的な細菌感染症を起こしやすくなることが知られており，入院や死亡の危険が増加する．小児では中耳炎の合併，熱性痙攣や気管支喘息を誘発することもある．また近年，幼児を中心とした小児において，急激に悪化する急性脳症が増加することが明らかとなっている．

感染した場合，発病後 2 日以内にノイラミニダーゼ阻害薬（ザナミビル，オセルタミビル）を服用すれば，症状を軽くし，罹病期間の短縮も期待できる．これは A 型にも B 型にも有効で，耐性も比較的できにくく，副作用も少ないとされている．予防としては基本的事項として，流行期に人込みを避けること，マスクを着用すること，外出後のうがいや手洗いを励行することなどが挙げられる．現在わが国で用いられているインフルエンザワクチンは，ウイルス粒子をエーテルで処理して発熱物質などとなる脂質成分を除き，免疫に必要な粒子表面の赤血球凝集素（HA）を含む画分を密度勾配遠沈法により回収して主成分とした，**不活化 HA ワクチン**である．感染や発症そのものを完全に防御はできないが，重症化や合併症の発生を予防する効果は証明されている．

k. **百日咳**：百日咳（pertussis, whooping cough）は，特有のけいれん性の咳発作（痙咳発作）を特徴とする急性気道感染症である．母親からの免疫（経胎盤移行抗体）が期待できないため，乳児期早期から罹患し，1 歳以下の乳児，ことに生後 6 カ月以下では死に至る危険性も高い．百日咳ワクチンを含む DPT 三種混合ワクチン接種（ジフテリア・百日咳・破傷風）は我が国を含めて世界各国で実施されており，その普及とともに各国で百日咳の発生数は激減している．しかし，ワクチン接種を行っていない人での発病はわが国でも見られており，世界各国でいまだ多くの流行が発生している．

病原体は，グラム陰性好気性桿菌である**百日咳菌**（*Bordetella pertussis*）で，一部はパラ百日咳菌（*Bordetella parapertussis*）も原因となる．感染経路は，鼻咽頭や気道からの分泌物による飛沫感染，および接触感染である．増殖した菌からは，**百日咳毒素**（*pertussis toxin*）が産生される．通常 7～10 日間程度の潜伏期を経て，普通のかぜ症状で始まり，次第に咳の回数が増えて程度も激しくなる（カタル期）．次いで痙咳期（約 2～3 週間持続）に入り，連続性の発作性の咳（痙咳），百日咳特有の笛声音がでる．息を詰めて咳をするため，顔面の浮腫，点状出血，眼球結膜出血，鼻出血などが見られる場合もある．非発作時は無症状であるが，何らかの刺激が加わると発作が誘発される．また，夜間の発作が多い．乳児期早期では特徴的な咳がなく，単に息を止めているような無呼吸発作からチアノーゼ，けいれん，呼吸停止と進展することがある．回復期（2, 3 週～）に入ると，激しい発作は次第に減衰し，2～3 週間で認められなくなるが，その後も時折忘れた頃に発作性の咳が出る．全経過約 2～3 ヶ月で回復する．予防は，ジフテリア・百日咳・破傷風（DPT）3 種混合ワクチンを接種することにより行われている．

8.4.4　新型インフルエンザ等感染症

平成 20 年（2008 年）5 月 12 日より施行された感染症の一部を改正する法律では，インフルエンザ（H5N1）は，指定感染症から 2 類感染症に追加され，同時に，新型インフルエンザが発生した場合の被害を最小限に食い止めるために，発生前後に必要な対策を迅速かつ確実に実施するための法整備が必要となり，感染症法に，新たに「新型インフルエンザ」および「再興型インフルエンザ」からなる「新型インフルエンザ等感染症」という分類が創設された．

1）感染症法における新型インフルエンザ等感染症

a. 新型インフルエンザ等感染症とは

「新型インフルエンザ」および「再興型インフルエンザ」は，全国的かつ急速なまん延（パンデミック）により国民の生命および健康に重大な影響を与えるおそれがあるため，既存の感染症対策を超えた対応が必要であり，現行の 1 類感染症から 5 類感染症までの感染症の類型のいずれかに位置付けるだけでは十分な対応が取れないことから，新たな類型が設けられた.「新型インフルエンザ」は，新たにヒトからヒトに感染する能力を有することとなったウイルスを病原体とするインフルエンザであって，一般に国民が免疫を獲得していないことから，当該感染症の全国的かつ急速なまん延により国民の生命および健康に重大な影響を与えるおそれがあると認められるものと定義された．また,「再興型インフルエンザ」は，アジアインフルエンザのような，かつて世界的規模で流行したインフルエンザであり，その後流行することなく長期間が経過しているものとして厚生労働大臣が定めるものが再興したものであって，一般に現在の国民の大部分が免疫を獲得していないことから，当該感染症の全国的かつ急速なまん延により国民の生命および健康に重大な影響を与えるおそれがあると認められるものと定義された．また，新型インフルエンザ等感染症の疑似症患者および無症状病原体保有者については，患者とみなし，法が適用される.

b. 「新型インフルエンザ等感染症」創設に伴う類型の整理

鳥インフルエンザ（H5N1）は，トリからヒトへの感染で致死率の高い重篤な感染症であり，H5N1 は，ヒトからヒトへ感染が拡大するヒト型に変異する可能性が想定されている．さらに現時点では家族内など限定的ではあるが，ヒトからヒトへの感染事例も報告されていることなどから，患者および疑似症患者を入院させることで他者への感染を防ぐため，入院措置が可能な二類感染症に位置づけられた.

なお, 5 類感染症として位置づけられている「鳥インフルエンザ」から鳥インフルエンザ（H5N1）を除くとともに，5 類感染症である「インフルエンザ」から鳥インフルエンザのほか，新型インフルエンザ等感染症を除くことが明示された.

c. 病原体分類の位置づけ

新型インフルエンザ等感染症の病原体は，人に対する病原性および生命・健康に対する影響が H5N1 や H2N2 と同等であると考えられることから，H5N1 や H2N2 と同様，4 種病原体として位置づけられ，取り扱いの施設基準，保管等の基準が適用される.

2）新型インフルエンザ等感染症に対する措置

a. 既存の措置への新型インフルエンザ等感染症の追加：新型インフルエンザのまん延防止策として実施する必要があるとされている現行の感染症法上の措置については，新型インフルエンザ等感染症においても適用できるようにされた．なお，現在の科学的知見では必要性の認められないものについては，発生後に必要に応じ政令を定めることにより準用が可能であるとされ，かつ，準用対象の措置が，建物への立入制限・封鎖や交通の制限など人権制限を伴うものもあることから，政令を定める際には厚生科学審議会感染症分科会に諮った上でなければならないとされた.

b. 新型インフルエンザ等感染症に係る規定の新設：新型インフルエンザ等感染症については，強い感染力が想定されること，発生直後からまん延防止策を実施することが必要であることなどから，都道府県知事と検疫所との連携の強化，発生および措置等についての情報公表，感染していると疑うに足りる正当な理由のある者に対する健康状態の報告要請，外出の自粛等の協力要請，関係自治体が実施した措置の経過報告等の規定が創設された．

3）検疫法における新型インフルエンザ等感染症

a. 新型インフルエンザ等感染症の検疫感染症への位置づけ

新型インフルエンザのまん延防止策の初期段階では，日本の地理的条件から検疫における水際対策が重要とされている．このことから，新型インフルエンザ等感染症については，隔離，停留等を実施できる検疫感染症とするとともに，新型インフルエンザ等感染症の疑似症患者についても患者とみなして，検疫法を適用することとされた．

b. 新型インフルエンザ等感染症の隔離先および停留先

新型インフルエンザ等感染症については，感染症の専門家が感染防止設備の整った医療機関で治療を実施することが必要であるため，感染症法上の入院先でもある，特定感染症指定医療機関，第一種感染症指定医療機関または第二種感染症指定医療機関が隔離先とされた．

一方，停留先については，新型インフルエンザの想定される感染力の強さから，停留対象者の数も膨大になると想定されることや，医療資源には限りがあり，実際に何らかの病気に罹患している者等必要な者に使用されるべきであることを踏まえ，停留先施設は，医療機関に限らず，個室が整備され，仮に発症した場合にまん延防止措置をとることが可能な宿泊施設として検疫所長が適当と認めるものや，船舶を停留先施設とすることが可能とされた．

c. 健康監視

検疫所長は，新型インフルエンザ等感染症の病原体に感染したおそれのある者を確認した時点で，都道府県知事に通知しなければならないこととされ，都道府県知事がその後の健康監視を行うことにより，患者発生に対し迅速な対応ができるようにされた．

d. 新型インフルエンザ対策の現状

新型インフルエンザが発生した場合を想定し，「感染拡大を可能な限り阻止し，健康被害を最小限にとどめること」及び「社会・経済を破綻に至らせないこと」を目的に，総合的かつ効果的に各種対策を組み合わせることを基本戦略として各対策の具体化が進められている．2005 年 12 月に政府において「新型インフルエンザ対策行動計画」，2007 年 3 月に専門家会議においてガイドラインがとりまとめられているが，最新の知見等を踏まえた見直し作業が現在行われている．

新型インフルエンザ発生時には的確な対応が混乱なく行われるように，国・自治体はもとより，医療機関，事業者，公共交通機関，マスメディア，個人や家族のレベルにおいても，事前の準備を進めることが重要である．現在，国や自治体において，予防投与・治療用の抗インフルエンザウイルス薬を 2,800 万人分確保し，最新の医学的知見に応じて更なる備蓄増加を検討している．プレパンデミックワクチンについては，異なるウイルス株によるワクチン原液約 2,000 万人分を備蓄し，さらに，新たなウイルス株によるワクチンの追加備蓄を検討している．また，約 6,000 人を対象とする臨床研究により，プレパンデミックワクチンの安全性，有効性等を検証し，その結果を踏まえて発生前の事前接種について検討することとなっている．パンデミックワクチンについては，新型インフルエンザウイルス同定後 6 カ月以内に全国民分のワクチンを製造することを目標に，細胞培養ワクチン等の研究開発や製造体制の強化を行うことを検討している．

個人や家庭においては，新型インフルエンザの情報を広く集め，咳やくしゃみの際のマスク着用や「咳エチケット」の習慣づけ，外出を自粛するための食料や日用品の備蓄（約 2 週間分），発生時の対応について予め話し合っておくことが重要であり，そのため，国民に向けたホームページ等による広報活動が行われている．また事業者においては，発生時の感染対策，連絡体制の確認とともに，欠勤者の増加を想定した事業の継続・縮小等の方針を予め定め，社会機能維持を担う事業者においては，事業継続計画の策定等を進めるために，ガイドラインの周知を図っている．

このような対策は，平成 21 年（2009 年）4 月にメキシコで発生し，瞬く間に世界各国に感染が拡大した豚由来インフルエンザ H1N1 に対して，厚生労働省は初めて適用し，インフルエンザ H1N1 を新型インフルエンザと認定した．この新型インフルエンザ（H1N1）に対しては，新型インフルエンザ等感染症に規定する措置がとられ，感染拡大の防止策が講じられた．

8.4.5 感染症法による疾病の分類と対策

「感染症法」では，病原微生物の感染力および感染した場合の症状の重篤性や危険性により感染症を 1 類から 5 類までの 5 つに分類している．感染症法では，さらに感染症に罹患した患者を診察した医師の届出基準を明確に定めている．1 類から 4 類感染症は，患者および無症状病原体保有者を含むすべての症例について，その氏名，年齢，性別を含めた患者数を報告する“全数把握”を行うことになっており，医師は診断後ただちに，保健所長を通じて都道府県に報告する義務がある．5 類感染症は，全数把握のものと定点把握のものとに分類され，全数把握の場合は，医師に診断後 7 日以内の全患者数の報告を求めている．定点把握の場合は，指定された医療機関からなる指定届出期間（定点）から，毎週もしくは毎月の届出“定点把握”を求めている．表 8-4 に詳細を示す．

さらに，「感染症法」による分類に基づき，それぞれの疾病に対する主な措置が決められている．とりわけ危険性の高い 1 類と 2 類感染症については，その症状から感染が疑われる患者（擬似症患者）に対しても，原則として入院の措置が適用され，1 類感染症については，無症状であっても病原体を保有していることが明らかなヒト（無症状保菌者）に対しても適用されるなど，ヒトからヒトへの感染の拡大を未然に防止する対策がとられている．なお，医療体制については，各感染症に応じて良質かつ適切な医療を提供していく観点から，1 類，2 類および新感染症に感染して入院する医療機関として，指定医療機関が定められている．そのうち，厚生労働大臣が指定した特定感染症医療機関は，国立国際医療センター（東京都）と大阪市泉佐野病院（大阪府）の 2 カ所で，新感染症，1 類および 2 類感染症に対応する．また，厚生労働大臣が指定する第 1 種感染症指定医療機関と第 2 種感染症指定医療機関が法定化されており，第 1 種感染症指定医療機関は 1 類および 2 類感染症に対応し，都道府県に 1 カ所ずつある．第 2 種感染症指定医療機関は 2 類感染症に対応し，さらに多数存在する．これらはいずれも都道府県知事が指定したものである．

表 8-4　感染症類型と主な対応・措置，医療体制，届出

<table>
<tr><th>類型</th><th>主な対応・措置</th><th>医療体制</th><th>届　出</th></tr>
<tr><td>1 類感染症</td><td>① 原則入院
② 消毒等の対物措置
（建物への措置，通行制限などの措置も適応対象）</td><td>第一種感染症指定医療機関
（許可者：都道府県知事）</td><td rowspan="4">直ちに届出
医師
↓
保健所長
↓
都道府県知事</td></tr>
<tr><td>2 類感染症</td><td>① 状況に応じて入院
② 消毒などの対物措置</td><td>第二種感染症指定医療機関
（許可者：都道府県知事）</td></tr>
<tr><td>3 類感染症</td><td>① 特定職種への就業制限
② 消毒等の対物措置</td><td rowspan="3">一般の医療機関</td></tr>
<tr><td>4 類感染症</td><td>① 感染症発生状況の収集・分析とその結果の公開・提供
② 媒介動物の輸入規制，消毒，物件の廃棄などの物的措置</td></tr>
<tr><td>5 類感染症</td><td>① 感染症発生状況の収集・分析とその結果の公開・提供</td><td>全数把握：
7 日以内
定点把握：
毎月 or 毎週</td></tr>
<tr><td>指定感染症</td><td>① 1−3 類感染症に準じた入院対応や消毒等の対物措置を実施</td><td>1 年限りで 1−3 類の感染症に準じた対応を行う</td><td></td></tr>
<tr><td>新感染症</td><td>① 厚生労働大臣が公衆衛生審議会の意見を聴いた上で，都道府県知事に対し対応について個別に技術的指導・助言を行う
② 一類感染症に準じた対応を行う</td><td>特定感染症指定医療機関
（許可者：厚生労働省）</td><td>直ちに届出
医師
↓
保健所長
↓
都道府県知事</td></tr>
</table>

3 類感染症は，すべて細菌性の経口感染症であるため，食中毒と類似の対策がとられる．3 類感染症の患者および無症状保菌者は，食品の製造や調理などの特定の業務への就業制限の措置がとられる．

4 類感染症には，診断後直ちに全数の報告が求められる 41 疾患が分類され，ヒトからヒトへの直接の伝染はないが，動物や飲食物を介して感染するおそれのある病原体による疾患が含まれる．特に感染した野生動物や家畜，家禽からヒトへの感染が起こる人畜共通感染症が多く含まれていることから，患者や無症状保菌者を診断後，ただちに報告するだけでなく，これらの感染症を媒介するおそれのある動物の輸入規制や，蚊やダニの駆除，野生動物の感染状況の調査などを行うことにより発生の拡大を防止する対策が取られる．

5 類感染症は，全数把握として，診断から 7 日以内に全数の報告が義務づけられている 16 疾患：アメーバ赤痢，ウイルス性肝炎（A 型と E 型を除く），急性脳炎（ウエストナイル脳炎，西部ウマ脳炎，ダニ媒介脳炎，東部ウマ脳炎，日本脳炎，ベネズエラウマ脳炎およびリフトバレー熱を除く）などと，定点把握として定点施設から毎週もしくは毎月の報告が義務づけられている 25 疾患：インフルエンザ（鳥インフルエンザを除く），麻疹，百日咳などがある．これらは国が感染症の発生動向調査を行い，その結果に基づいて必要な情報を一般国民や医療関係者に提供・公開して，発生・拡大を防止すべき感染症であると位置づけられている．定点把握においては，小児科定点における突発性発疹や百日咳，眼科定点における流行性角結膜炎，基幹定点におけるMRSA（メチシリン耐性黄色ブドウ球菌）感染症のように，医療機関の専門性によって分類することにより，精度が高く迅速な対応がとられるようになっている．

8.4.6　感染症法による病原体などの分類と適正管理

平成 18 年（2006 年）12 月の「感染症法」改正により，基本理念に，感染症の発生の予防およびそのまん延の防止を目的として国および地方公共団体が講ずる施策は，国際的動向を踏まえ，人権を尊重しつつ推進されることを加え，最近の海外における感染症の発生の状況，保健医療を取り巻く環境の変化等を考慮し，①バイオテロによる感染症の発生およびまん延の防止対策，②病原体等の所持等を規制する制度の創設，③入院，検疫等の措置の対象となる感染症の種類の見直し，④入院等の措置に際しての患者への説明等の手続に関する規定の設置，⑤結核の予防等の施策に関する規定の整備，を柱とすることとなった．また，附帯決議として，新型インフルエンザへの実効性ある計画の策定，感染症専門医等の育成の必要性，医療機関の体制整備が加えられた．

1）バイオテロによる感染症の発生およびまん延の防止対策

2001 年（平成 13 年）の米国同時多発テロ直後に，炭疽菌テロで関係者が 5 人死亡した．これまで可能性は低いと言われてきたバイオテロが現実に起こり，米国だけでなく世界各国がバイオテロの脅威にさらされたことから，わが国においても，天然痘ウイルス，炭疽菌などによるバイオテロが発生した場合の対応を検討することになった．

2）病原体等の所持等を規制する制度の創設

バイオテロに使用されるおそれのある病原体等の管理が感染症予防法に規定され，平時における病原体管理体制が確保されることとなった．病原体等の管理では，病原性・国民の生命・健康に対する影響に応じて，一種病原体等から四種病原体等まで 4 分類し，レベルに応じて所持や輸入等の禁止，許可，届出，基準遵守等の規制を設けた．「**特定病原体等**」とは，一種病原体等，二種病原体等，三種病原体等および四種病原体等のことをいう．「**一種病原体等**」とは，エボラウイルス，クリミア・コンゴ出血熱ウイルス，痘そうウイルス等であり，感染すれば生命および身体に回復しがたい極めて重大な被害を及ぼす恐れがあり，国内において研究などの目的でも保有されておらず，国際的に非保有が勧告されているものを含む．「**二種病原体等**」とは，SARS コロナウイルス，炭疽菌，野兎病菌，ペスト菌，ボツリヌス菌等で，治療や検査などに用いられる社会的有用性もあるが，感染により生命および身体に重大な被害を及ぼすおそれがあり，生物テロに使用される危険性も指摘されるものである．そのため，所持には，“厚生労働大臣の許可を受けたものに限り，所持などを認める”許可制度を設けた．「**三種病原体等**」とは，多剤耐性結核菌，狂犬病ウイルス等で，事後帰省的に適正な管理体制を図る観点から，所持者を常時把握する必要が有るため，施設基準などに従った所持などを認め，その事後届出を義務づけることとしている．「**四種病原体等**」とは，インフルエンザウイルス(H2N2)，腸管出血性大腸菌，鳥インフルエンザウイルス，黄熱ウイルス等で，施設基準などに従った所持などを認め，その基準の違反が判明した場合に，立入検査や改善命令などを行うこととしている．

また，「新型インフルエンザへの実効性ある計画の策定」に関しては，新型インフルエンザの発生に備え，実効性のある計画を策定し，国と地方との連携等について訓練を実施するなど国内における初動態勢の確保に努めること，新型インフルエンザが発生する危険性が高いとされる東南アジア地域の各国と緊密な情報交換を行うとともに，保健医療分野における支援を含め協力関係を更に推進することが定められた．また，「感染症専門医等の育成の必要性，医療機関の体制整備」として，感染症は過去の疾病ではなく，日常的な疾病であることから，医師を始めとする医療関係者に対し定期的に研修を実施し，診断，治療，感染予防等の知識の普及に努めるとともに，指定医療機関における感染症専門医等の確保など医療機関の体制整備を図ること，感染症専門医，研究者の養成のため，海外への派遣研修などの事業を更に充実させることを決議している．

8.5　母子感染する疾患

8.5.1　母子感染症

母子感染とは，おもに妊娠中から分娩時に至る時期に，母親が感染して保有する病原微生物が胎児に感染することで，新生児から乳児，幼児に対する授乳によって感染するものも含める．この感染様式を**母子感染** maternal infection または**垂直感染** vertical infection という．垂直感染には，血行性に胎盤を通過して感染する**経胎盤感染**，分娩時に胎児が産道を通過する際に感染する**産道感染**，授乳期に母乳を介して感染する**母乳感染**がある．表 8-5 におもな母子感染する疾患を示す．

経胎盤感染は，母体の子宮内で起こり，母体の血中に移行した病原体が胎盤を経由して直接胎児に伝染する場合と，いったん胎盤で感染が成立し，そこで増殖した病原体が胎児に伝染する場合がある．子宮内での感染は，羊水過多や胎児発育遅延などの妊娠の異常に加え，胎児の奇形や臓器障害など様々な異常を引き起こす．これらの感染は，病原体によらず比較的類似した障害を起こす傾向があり，「**TORCH 症候群**」と呼ばれる．妊娠のどの時期に感染が起こるかにより，影響が異なる．

TORCH 症候群：子宮内での感染がもたらす胎児，新生児の共通した臨床症状に着目した名称で，代表的な病原体である，トキソプラズマ（*Toxoplasma gondii*）または梅毒トレポネーマ（*Treponema pallidum*），風疹ウイルス（*rubella virus*），ヒトサイトメガロウイルス（*human cytomegalovirus*），単純ヘルペスウイルス（*herpes simplex virus*）の頭文字とその他の病原体（others）の意味での O

を組み合わせたものである．胎児，新生児に主に起こる影響としては，肝臓や脾臓の腫大，心臓の奇形，白内障や網膜炎，難聴などの感覚器障害，水頭症や小頭症，脳脊髄膜炎などの中枢神経異常，骨や皮膚の異常などがある．これらの各症状の出現頻度や重篤度は，病原体によって異なる．

産道感染は，出産の際に起こり，胎児が産道を降りていくとき，母体の血液中や子宮頸管，膣，外陰部などに存在する病原体に直接接触して伝染が起こる．出産後その病原体の潜伏期を経て，新生児感染症として発症する．

表 8-5　おもな母子感染する疾患とその病原体

感染経路	感染症	種類	病原体
経胎盤感染	トキソプラズマ症	寄生虫	トキソプラズマ
	梅毒	細菌	梅毒トレポネーマ
	風疹	ウイルス	風疹ウイルス
産道感染	カンジダ	真菌	カンジダ・アルビカンス
	淋菌感染症	細菌	淋菌
	クラミジア感染症	クラミジア	クラミジア・トラコマチス
	性器ヘルペス	ウイルス	単純ヘルペスウイルス（HSV）
	尖圭コンジローマ	〃	ヒトパピローマウイルス（HPV）
経胎盤感染・産道感染両方を起こすもの	後天性免疫不全症候群（AIDS）	ウイルス	ヒト免疫不全ウイルス（HIV）
	B 型肝炎	〃	B 型肝炎ウイルス（HBV）
	ヘルペスウイルス感染症	〃	ヒトサイトメガロウイルス(CMV)
母乳感染するもの	成人 T 細胞白血病	ウイルス	ヒト T 細胞白血病ウイルス

8.5.2　母子感染の予防

母子感染を防止するための対策として重要なことは，①妊娠可能な女性に対する風疹ワクチンの接種などの予防接種，②妊娠以前からの性感染症の予防と治療，③妊娠時の診断による感染症の早期発見，④経膣分娩を避け，帝王切開による出産を行うなど，分娩時の感染予防，⑤新生児に対する抗体の投与，ワクチン接種，母乳ではなく人工栄養による授乳を行うなどの母乳感染の予防，などがある．したがって，妊娠可能な女性や妊婦に対して，母子感染に対する予防を啓蒙する活動や保健指導を行うことが重要であり，家族や地域の協力が欠かせない．医療体制や医療施設の充実・整備とともに，研究事業の推進を含めた総合的な母子保健政策が，少子化対策と同時に母子感染の予防と治療においても重要となっている．

1）先天性風疹症候群（congenital rubella syndrome, CRS）の予防

妊娠早期における妊婦の風疹罹患は，高率で胎児に経胎盤感染し，先天性風疹症候群を引き起こす．**先天性風疹症候群**では，先天性白内障，心奇形，聴力障害を3主徴とし，小頭症や知的障害を伴う．発生率は極めて高率で，妊娠8週までの早期に妊婦が風疹に罹患すると，90%の確率で発生するとされる．風疹は，一度罹患すると終生免疫が得られることから，これを利用して，風疹ワクチンによる予防接種が制度化されている．わが国の予防接種法では，定期予防接種の対象疾患となっている．

2）B型肝炎母子感染防止対策

B型肝炎ウイルスの感染経路には，血液，性行為の他に母子感染がある．B型肝炎ウイルスは感染力が強いため，HBs抗原陽性かつHBe抗原陽性のB型肝炎ウイルス持続感染者（HBVキャリアー）である母親から生まれた子は，感染予防措置を全く行わない場合には，ほぼ100%がB型肝炎ウイルス（HBV）に感染し，そのうち85～90%が持続感染してキャリア化することがある．さらに，このキャリアでは高い確率で急性肝炎や劇症肝炎を発症する．また，妊婦がHBs抗原陽性でHBe抗原陰性である場合は，妊婦の肝細胞内にHBウイルスが存在することを意味する．これまでの研究により，HBs抗原陽性でHBe抗原陰性の母親から生まれた子でも，その10%程度に一過性感染が起こり，急性肝炎や劇症肝炎が発生していることが明らかとなっている．

このため，わが国では母子感染の予防対策の一環として，昭和60年（1985年）から「B型肝炎母子感染防止対策」が実施されている．当初は，母子感染を起こす妊婦（HBe抗原陽性）を発見し，その妊婦から出生した子にキャリア化防止対策を講じていたが，平成7年度からは，HBe抗原陽性の妊婦から出生した児に加えて，HBs抗原陽性でHBe抗原陰性の妊婦から出生した児も対象としたB型肝炎母子感染防止対策が行われている．図8.4にB型肝炎母子感染防止対策プログラムを示す．

まず，HBs抗原陽性の妊婦を対象にHBe抗原検査を行い，その陽性者から生まれた新生児は，48時間以内にHBsヒト免疫グロブリン（HBIG）を筋注する．生後1ヶ月目に子の血中のHBs抗原を検査し，生後2ヶ月目に再びHBIGを投与して，さらにB型肝炎ワクチン（HBワクチン）を投与する．HBワクチンは3ヶ月および5ヶ月目にも投与される．6ヶ月目には子の血中HBs抗原とHBs抗体を検査する．一方，HBs陽性，HBe陰性の母親から生まれた子に対しては，同様のプログラムを行うが，生後2ヶ月目のHBIG投与およびHBs抗原検査は省略できる．このような予防対策を適切に行うことにより，HBe抗原陽性の母親から生まれた子の95%以上がキャリア化することを防ぐことができるといわれている．なお，平成7年度（1995年度）より，HBIG投与とHBワクチン接種は保険適用の一般医療として実施されている．B型肝炎キャリアが減少する一方，予防処置が十分に行われていない例も報告されており，今後も母子感染防止対策の普及啓発を行っていく必要がある．

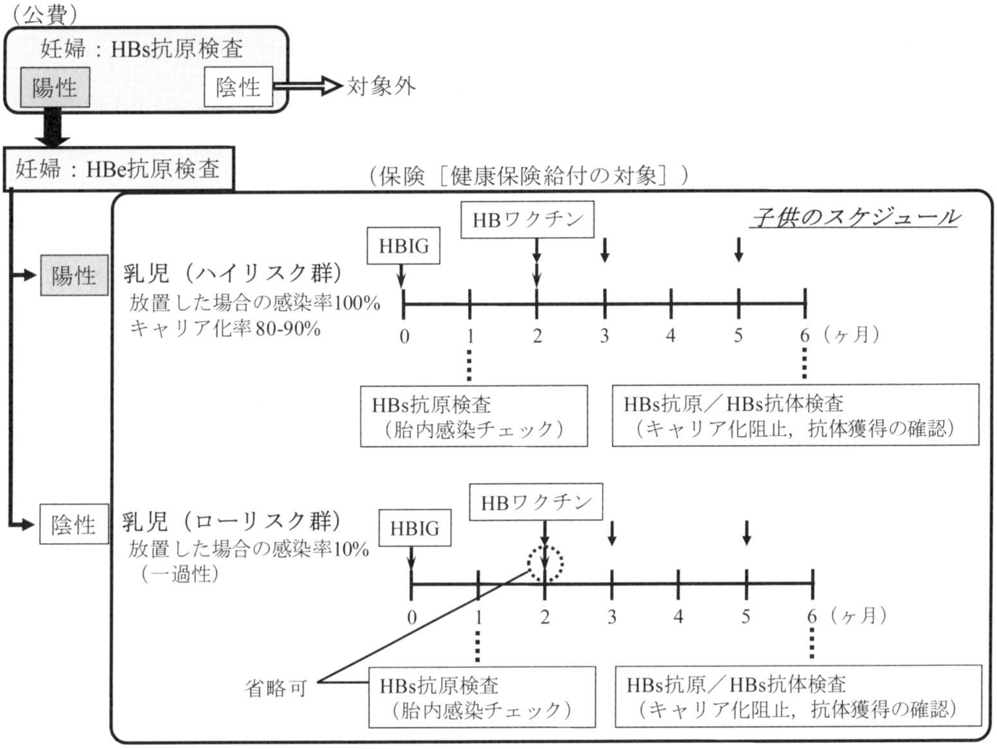

図 8-4　B 型肝炎母子感染防止プログラム　（厚生労働省通知より引用）

8.6　性感染症

8.6.1　性感染症の概念とその種類

性感染症（sexually transmitted diseases, STD）とは，性行為によって伝播する疾患という意味で，ヒトからヒトへ直接，皮膚や粘膜を通して病原微生物が感染して起こる疾患を総称したものである．かつては性病として梅毒，淋病，軟性下疳，そ径リンパ肉芽腫症の 4 疾患が主なものであったが，性行為の多様化等により新たな感染症の出現や増加により，これらを総合的に捉える性感染症（STD）という国際的概念を取り入れ，わが国でも性感染症として扱うようになった．性感染症の原因となる微生物には，細菌，ウイルス，原虫，寄生虫，真菌などがあり，その感染性や症状は様々である．主な性感染症を表 8-6 に示す．このうち，ウイルス性肝炎（B，C 型），後天性免疫不全症候群，梅毒，性器クラミジア感染症，性器ヘルペスウイルス感染症，尖圭コンジローマ，淋菌感染症は，感染症法における 5 類感染症である．

表 8-6　主な性感染症（STD）

病原性微生物の種類	感染症	病原体	特　徴
細菌	梅毒	梅毒トレポネーマ	感染後3週で局所に初期硬結，しこりを生じ，鼠径部のリンパ節が腫脹する．3ヶ月でばら疹．症状の改善・悪化の繰り返しの後，長期間を経て心臓障害，中枢神経障害が起こる．血液検査で診断可能．治療は，ペニシリンの早期大量療法が有効．
	淋病	淋菌	男性：約 50%に感染初期に排尿時の熱感，黄白色分泌物など．女性：無症状であることがほとんど． 抗菌剤が奏効する．
	軟性下疳	デュクレー桿菌	感染2〜3日後に紅色丘疹を生じ，化膿したのち痂皮を形成し，潰瘍を生じる．外陰部に好発するほか，女性では子宮にも．通常2〜3週または6〜7週に瘢痕を形成して治癒するが，まれに皮膚組織を破壊して重症化する．
クラミジア	性器クラミジア感染症	クラミジア	男性：尿道炎が最も多い．女性：子宮頸管炎などを起こすが，無症状の場合が多い．抗生物質，抗菌剤を2週間程度投与することで治療できる．
ウイルス	エイズ	ヒト免疫不全ウイルス（HIV）	かつては男性同性愛者の性的接触による HIV 感染が多かったが，異性間性的接触による感染が増加している．母子感染する．
	性器ヘルペスウイルス感染症	ヒト単純ヘルペスウイルス	性器に強い疼痛を伴う多発性の潰瘍や小水疱が生じる．根治は難しく，再発を繰り返す．70-80%は無症状．抗ヘルペス剤の内服と抗ヘルペス剤軟膏塗布．
	尖圭コンジローマ	ヒトパピローマウイルス	男女とも性器や肛門の周囲にとさか状のイボができる．ほとんどは良性で，自然治癒例が多い．尖圭コンジローマ治療薬（ウイルスの増殖を抑制する薬剤クリーム）．
	B 型肝炎	B 型肝炎ウイルス	B 型感染ウイルスが性的接触や感染者の血液が皮膚や粘膜の傷口から体内に入ることにより感染する．母子感染する．
	そ径リンパ肉芽腫	宮川小体ウイルス	感染1〜2週間後，外陰部に小丘疹や水疱が現れ，続いてそ径部リンパ節の腫脹，膿の漏出．女性は外陰部に慢性の潰瘍や直腸の狭窄が起こる．国内での感染はまれで，輸入感染．
原虫	膣トリコモナス感染症	トリコモナス	鞭毛虫類のトリコモナス原虫が性的接触により感染して起こる膣炎．男性：無症状．女性：膿性のおりもの，外陰部のかゆみ，潰瘍，排尿痛，性交痛など．
	ジアルジア症	ランブル鞭毛虫	水様便や軟便の下痢，腹痛，まれに胆嚢炎．熱帯，亜熱帯地方から輸入感染する．糞口感染症．
	アメーバ赤痢	赤痢アメーバ	下痢，腹痛，まれに粘血便．熱帯，亜熱帯地方から輸入感染する．糞口感染症．
寄生虫	毛じらみ	ケジラミ	ケジラミの刺咬部に掻痒性皮膚．リンパ節腫脹．体毛に付着して吸血．不潔な性行為と寝具の共用による感染．
	疥癬	ヒゼンダニ	ヒゼンダニの寄生により生じる発疹で，外陰部に好発．激しいかゆみを伴う水疱，膿疱などの丘疹と，線条隆起を生じる．
真菌	膣カンジダ炎	カンジダ	カンジダによる膣炎．おりもの，外陰部の発赤，かゆみなど．体の抵抗力の低下で発症．

8.6.2　性感染症の動向

わが国の性感染症の報告件数は，膣トリコモナス症などの一部を除いて，女性より男性の方が件数，発生率ともに高い．女性においては，性器クラミジア感染症の件数が特に増加している．わが国では HIV 感染者数は依然増加しており，これ以外でも性感染症が全般的に増加傾向にあるのは，先進諸国の中でもわが国に特徴的である．これは，性行動の多様化によりもたらされた，若年層における性行動の活発化や，不特定多数との性交渉の増加，口腔・咽頭や直腸などの性器以外の部分における性行為，海外渡航者の増加に伴う海外での感染の増加など，様々な要因がある．性感染症には，感染しても症状に現れないものもあるため，気づかないうちに広範囲に感染を拡大する危険性がある．性行為は，生活の一部であることから，誰もが感染する可能性があることを十分に認識して予防に努める必要がある．

8.6.3 性感染症の予防と治療

性感染症が，性行為を介して伝染することから，予防の基本としては，感染経路対策が重要となる．ほとんどが性行為およびその類似行為に伴う粘膜，皮膚の直接接触により，感染者から病原体が直接伝播することから，コンドームの使用などの性交渉時の注意やパートナーの制限などといった性生活上の注意により予防することができる．そのためには，感染予防についての啓蒙や教育活動が必要である．性感染症に対する正しい知識の普及と教育，性のモラルを高める啓蒙活動を行うことが重要であり，性感染症の検査・治療を行い，早期発見・早期治療することが感染の拡大を防ぐことに繋がる．

多くの性感染症には，抗菌剤などの有効な治療法が存在するが，無症状であったり，性感染症という疾患の特異性のために医療機関を受診しない感染者や患者が多い．これらの保菌者が感染源となって，新たな感染を引き起こしていることは事実である．したがって，感染者を早期発見し，治療させることが最も重要である．性感染症には，エイズやC型肝炎といった難治性の重篤な疾病もあることから，今後さらに性感染症に対する総合的な対策を講じる必要がある．

8.7 感染症対策

8.7.1 感染症対策の現状

近年まで，克服されたかにみえていた感染症は，人や物の流通，環境の変化，社会活動様式の変化，保健医療サービスの高度化により大きく様変わりしている．特に，1970年以降，SARSやエイズ，エボラ出血熱など30以上の新興感染症が出現し，また，近い将来克服されると思われていた結核，マラリアなどの再興感染症が出現して脅威を与えている．さらには，鳥インフルエンザや新型インフルエンザも発生し，国際交流や交通網の発展に伴って，感染の拡大速度および範囲は世界レベルに広がり，大きな国際問題となっている．

これら新興・再興感染症の出現や医学・医療の進歩，衛生水準の向上，人権尊重の要請，国際交流の活発化などの近年の状況の変化を踏まえ，感染症対策の抜本的見直しを図るため，厚生労働省では新しい法律の作成を進め，平成11年（1999年）4月に「感染症の予防および感染症の患者に対する医療に関する法律（感染症法）」が施行された．平成15年（2003年）には感染症の類型の見直しを含めた改正が行われ，平成18年（2006年）には，感染症の類型の見直しの他，「結核予防法」の廃止と「感染症法」への統合，および病原体等の適正な管理を含めた総合的な感染症対策の法令化が行われた．

感染症を取り巻く環境は厳しさを増しており，この現実について国民に正しい知識を情報提供していくことは極めて重要であり，衛生教育やワクチン接種など可能な予防手段を推進することが急務となっている．

また，これまで感染症の発症後に対策を講じるといった事後対応型行政であったものから，現在では，感染症発生動向調査（サーベイランス）の法定化，国による基本指針の策定および都道府県による予防計画の策定，後天性免疫不全症候群，インフルエンザ，性感染症，麻疹については，総合的に予防するための施策推進を図るための特定感染症予防指針を作成し，事前対応型行政に変換して，感染症の発生や拡大の防止に取り組んでいる．

8.7.2　検疫

1）検疫のあゆみ

検疫は，ヨーロッパでペストがまん延した 14 世紀に，地中海の諸国が国単位でペストの侵入を防ぐことから始まった．わが国の検疫は，明治 12 年（1879 年）のコレラ伝染病予防規則に始まり，国内に病原体が常在しない輸入感染症の国内への侵入を防止するため，昭和 26 年（1951 年）に**検疫法**が制定され，コレラ，ペスト，黄熱，痘瘡の 4 つを検疫伝染病に指定した．その後，ウイルス性出血熱への対応を図るため，1999 年の改正により，エボラ出血熱，クリミア・コンゴ出血熱，マールブルグ熱，ラッサ熱が追加され，検疫伝染病という名称も**検疫感染症**に変更された．2003 年には，SARS などの疾患の国際的な流行に対応し，水際で阻止するために検疫法が再度改正された．さらに鳥インフルエンザが世界各国で確認されたことに対し，2006 年 6 月からは鳥インフルエンザ（H5N1）が検疫感染症に追加された．さらに，平成 20 年 5 月の感染症法改正により，新たな感染症の類型として新型インフルエンザ等感染症が指定され，検疫感染症として定められた．なお，コレラ，黄熱は，国際的に取り決めがなされた国際保健規則（International Health Regulations, IHR）の改正に伴い，2007 年に検疫感染症から除外されている．したがって，現在，検疫感染症としては，1 類感染症のエボラ出血熱，クリミア・コンゴ出血熱，ペスト，マールブルグ熱，ラッサ熱，南米出血熱，痘瘡の 7 疾患と，4 類感染症のマラリア，デング熱，および 2 類感染症のインフルエンザ（H5N1），平成 20 年 5 月より追加された新型インフルエンザ等感染症の合計 11 疾患が指定されている．

このように，感染症法に基づき，出国前の海外感染症情報の提供，予防啓発の実施，入国時の健康相談の充実などを行って，海外の感染症の国内への侵入の防止のための検疫強化を図っている．

2）検疫所の業務

検疫所は，海外からの検疫感染症が船舶，航空機を介して国内に侵入することを防ぐため，全国の主要な海港・空港にあり，検疫法に基づく①人の検疫，②貨物の検疫，③港湾衛生業務，④海外感染情報の収集と提供，⑤申請業務のほか，食品衛生法に基づく輸入食品監視業務も行っている．これらのうち，人の検疫では，日本に入国しようとするすべての人を対象に，とくに WHO が指定する検疫感染症の汚染地域からの入国者に対して，自覚症状の申告と早期検診を呼びかけ，必要に応じて医師による検査や診察が行われる．また，貨物の検疫では，「食品衛生法」に基づき，コレラ汚染地域からの輸入生鮮魚介類を対象に，コレラ菌の検査を行っている．現在，港湾衛生業務では，11 の検疫感染症，検疫感染症に準ずる感染症である腎症候性出血熱，ウエストナイル熱，日本脳炎，ハンタウイルス肺症候群の病原体が国内に侵入・定着することを防止するため，検疫港や検疫飛行場の政令指定区域において，ねずみ族の調査，蚊族の調査，機内食の調査，船舶や飛行機の飲料水や汚水汚物の調査，海水調査などを行っている．海外感染症情報の収集と提供は，渡航者が海外で感染するのを未然に防止することができるように，渡航前に感染症の流行情報などを提供する必要があるために行われている．申請業務では，渡航者の申請に応じて海外で感染する危険性のある感染症の予防接種および予防接種証明書の発給を行い，また，人や物に関する病原体の有無に関する検査や，船舶の衛生検査を申請に応じて実施している．

8.7.3 予防接種

予防接種とは，伝染のおそれがある疾病の発生やまん延を防止するため，疾病の原因となる病原体もしくはその成分に対して免疫を獲得することを目的として，人体にこれらを注射あるいは接種することをいう．予防接種されるものはワクチンまたはトキソイドである．予防接種はこれまで，天然痘の根絶をはじめ，多くの疾病の流行防止に大きな成果をあげ，感染症による患者の発生や死亡者の大幅な減少をもたらすなど，感染症対策上極めて重要な役割を果たして来た．

感染症が著しくまん延し，大きな被害を与えていた時代が過ぎ去り，今日ではその流行が急速に減少し，予防接種によって獲得した免疫が感染症の流行を抑制していることが忘れられがちになっている．しかし，予防接種により国民全体の免疫水準を維持するためには，接種機会を安定に確保するとともに，国民に積極的に接種を勧奨し，社会全体として一定の接種率を確保することが重要である．

1）予防接種法

予防接種法は，「伝染のおそれのある疾病の発生およびまん延を防止するために，予防接種を行い，公衆衛生の向上および増進に寄与すると共に，予防接種による健康被害の迅速な救済を図ること」を目的とした法律である．昭和 23 年の制定以来，予防接種を巡る医学的，社会的状況などの変化を踏まえ幾度かの法改正が行われ，対象疾患・対象者の見直しをはじめ，制度の充実が図られてきた．現行の予防接種制度は，平成 5 年の公衆衛生審議会答申「今後の予防接種の在り方について」を踏まえた平成 6 年の法改正により制度化されたものである．なお，平成 19 年 4 月 1 日に結核予防法が廃止されたことに伴い，結核が 2 類感染症に加えられた．

予防接種は，かつては国民に対して接種を義務づけることにより推進されてきた（**義務接種**）．しかし，国民と予防接種との関係が変化する中で，国民の理解と協力を求めて自覚を促すことによって，国民が自ら進んで予防接種を受ける意志を持つことが望ましいとの考え方により，現行の予防接種に関する被接種者の責務規定は「受けるよう努めなければならない」（**努力義務**）とされている．また，国および地方公共団体では，国民に対し，予防接種の対象疾病の特性，必要性，有効性その他について広報や啓発を行うなど十分な勧奨を行うこととされている．このように，現在では，予防接種は義務接種から勧奨接種となっている．

2）ワクチンの種類

ワクチン類は生物学的製剤と呼ばれ，一般の医薬品(化合物を中心とする医薬品)とは取扱いが異なる．生物学的製剤には，生きた微生物やタンパク質，多糖類といった比較的不安定な物質を主成分としているものが多く，その取扱いにも注意を払わないと本来の効果が十分に期待できない場合がある．従来，生物学的製剤とは，ワクチン，抗毒素，血液製剤，インターフェロン等を示す用語として用いられてきたが，平成 14 年 7 月に公布された改正薬事法では，従来の狭義の生物学的製剤から，遺伝子組み換え医薬品，組織細胞由来製品，生物由来の原料を使用した医療機器を含め，広く生物由来製品として新たに制定された．改正薬事法では，生物由来製品とは，「人その他の生物(植物を除く)に由来するものを原料又は材料として製造される医薬品，医薬部外品，化粧品または医療機器のうち，保険衛生上特別の注意を要するものとして，厚生労働大臣が薬事・食品衛生審議会の意見を聴いて指定するもの」とされている．予防接種に用いられる生物学的製剤は，**能動免疫製剤**（ワクチン，トキソイド）と**受動免疫製剤**（抗毒素血清，ヒト免疫グロブリン）に大別される．

予防接種に用いられるワクチンには，抗原性はそのまま保持し病原性のみを弱めた生きた病原体（弱毒病原体）を用いる**生ワクチン** live vaccine，加熱やホルマリン処理により殺菌あるいは無毒化した病原体を用いる**不活化ワクチン** inactivated vaccine，および病原体の産生する毒素を弱毒化した**トキソイド** toxoid がある．また，不活化ワクチンには，さらに安全性を高めたものとして，病原体の抗原性を有する部分のみからなる成分ワクチン component vaccine があり，百日咳ワクチンなどに用いられる．生ワクチンは，接種者の体液性免疫と細胞性免疫を同時に賦活し，免疫を長期間あるいは終生持続させる力をもつが，副反応発生の危険が高い欠点がある．麻疹，風疹，結核予防の BCG などが生ワクチンに属する．一方，不活化ワクチンは，液性免疫のみが賦活されるので免疫力の増強は著しいものではなく，免疫も比較的短期間しか維持されないが，生ワクチンに比べて安全性が高いのが利点である．腸チフス，コレラ，日本脳炎，インフルエンザなどが不活化ワクチンに属する．ポリオ（急性灰白髄炎または小児麻痺とも呼ばれる）は，これまで経口生ワクチンが使用されていたが，平成 24 年（2012 年）9 月より，不活化ワクチンに変更されている．トキソイドは，病原体の産生する毒素の毒性部分を失活させ，免疫原性のみを残したものである．ジフテリア，破傷風などがトキソイドに属する．トキソイドは不活化ワクチンと同時に投与されるとアジュバント効果（免疫増強効果）を発揮する．これを利用して，わが国ではジフテリア diphtheria，破傷風 tetanus，百日咳 pertussis の 3 種混合ワクチン（DTP）が使用されている．

3）対象疾病と接種時期

予防接種の対象疾病と接種時期を表 8-7 に示す．

表 8-7　予防接種の対象疾病と接種時期

① 定期の予防接種（A 類疾病）

対象疾患	ワクチン	接　種			
		対象者	標準的な接種期間	回数	方法
ジフテリア 百日咳 破傷風 急性灰白髄炎（ポリオ）	沈降精製 百日咳ジフテリア破傷風（DPT）混合ワクチン もしくは沈降 DT トキソイド	1 期初回 生後 3 月から生後 90 月に至るまでの期間にある者	生後 3 月に達した時から生後 12 月に達するまでの期間	3 回	皮下
		1 期追加 生後 3 月から生後 90 月に至るまでの期間にある者　(1 期初回接種(3 回)終了後，6 月以上の間隔をおく)	1 期初回接種(3 回)終了後 12 月に達した時から 18 月に達するまでの期間	1 回	
	沈降 DT トキソイド	2 期 11 歳以上 13 歳未満の者	11 歳に達した時から 12 歳に至るまでの期間	1 回	
	沈降精製 DPT 不活化ポリオ（セービン株）混合ワクチン	1 期初回 生後 3 月から生後 90 月に至るまでの間にある者	生後 3 月に達した時から生後 18 月に達するまでの期間	3 回	皮下
		1 期追加 生後 3 月から生後 90 月に至るまでの期間にある者　(1 期初回接種(3 回)終了後，6 月以上の間隔をおく)	1 期初回接種(3 回)終了後 12 月に達した時から 18 月に達するまでの期間	1 回	
	不活化ポリオ （ソークワクチン）	通常，生後 3 月から 90 月までの間にある者	初回免疫：標準として生後 3 月から 12 月までの間	3 回	皮下
			追加免疫：標準として初回免疫終了後 12 月から 18 月までの期間	1 回	
麻しん 風しん	乾燥弱毒生麻疹風疹（MR）混合ワクチン または 乾燥弱毒生 麻疹（または風疹）ワクチン	1 期 生後 12 月から生後 24 月に至るまでの間にある者		1 回	皮下
		2 期 5 歳以上 7 歳未満の者であって，小学校就学の始期に達する日の 1 年前の日から当該始期に達する日の前日までの期間にある者		1 回	
日本脳炎	乾燥細胞培養日本脳炎ワクチン	1 期初回 生後 6 月から生後 90 月に至るまでの間にある者	3 歳に達した時から 4 歳に達するまでの期間	2 回	皮下
		1 期追加 生後 6 月から生後 90 月に至るまでの間にある者（1 期初回終了後概ね 1 年をおく）	4 歳に達した時から 5 歳に達するまでの期間	1 回	
		2 期 9 歳以上 13 歳未満の者	9 歳に達した時から 10 際に達するまでの期間	1 回	
結核	BCG ワクチン	生後 12 月に至るまでの間にある者 ＊2005 年 4 月 1 日よりツベルクリン反応を実施しない直接接種が開始となった．接種後 10 日までに接種部位に明らかな発赤・腫脹・針跡部位の化膿(コッホ現象)がみられた場合は結核に感染している可能性が高いのですみやかに医療機関を受診すること．	生後 5 月に達した時から生後 8 月に達するまでの期間	1 回	経皮 規定の管針で 2 回圧刺する
小児の肺炎球菌感染症	沈降 7 価肺炎球菌結合型ワクチン	生後 2 月から生後 60 月に至るまでの期間にある者	初回免疫開始は，生後 2 月ー生後 7 月に至るまで	初回免疫 3 回 ・3 回目の接種は 12 月齢未満までに完了	皮下
	沈降 13 価肺炎球菌結合型ワクチン		追加免疫は，初回免疫後 60 日以上の間隔をおいて生後 12 月ー生後 15 月に至るまで	追加免疫 1 回 ・標準として 12ー15 月齢の間に行う	皮下
Hib 感染症	乾燥ヘモフィルス b 型ワクチン	生後 2 月から生後 60 月に至るまでの期間にある者	初回免疫開始は，生後 2 月ー生後 7 月に至るまで	初回免疫：通常 3 回	皮下
			追加免疫：初回免疫終了後 7 月から 13 月までの間隔をおく	追加免疫：通常 1 回	皮下
ヒトパピローマウイルス感染症 （子宮頸がん予防）	組換え沈降ヒトパピローマウイルス様粒子ワクチン	2 価　12 歳となる日の属する年度の初日から 16 歳となる日の属する年度の末日までの間にある女子	13 歳になる年度（中学 1 年生）（2 回目，3 回目は，各々1 回目の接種の 1 月後，6 月後）	通常 3 回	筋肉内
		4 価　12 歳となる日の属する年度の初日から 16 歳となる日の属する年度の末日までの間にある女子	13 歳になる年度（中学 1 年生）（2 回目，3 回目は，各々1 回目の接種の 1 月後，6 月後）		

② 定期の予防接種（B 類疾病）

対象疾患	接　種		
	対象者	回数	方法
インフルエンザ	・65 歳以上の者 ・60 歳以上 65 歳未満の者であって，心臓，腎臓または呼吸器の機能に自己の身辺の日常生活行動が極度に制限される程度の障害を有する者およびヒト免疫不全ウイルスにより免疫の機能に日常生活がほとんど不可能な程度の障害を有する者	(毎年度) 1 回	皮下

平成13年（2001年）の法改正では，対象疾病が，集団予防目的に比重を置いた「一類疾病（平成25年より，A類疾病）」と個人予防目的に比重を置いた「二類疾病（平成25年より，B類疾病）」に類型化され，高齢者を対象としたインフルエンザが二類疾病（B類疾病）に加えられた．なお，平成18年（2006年）の改正で予防接種法の一類疾病に加えられた結核に関連して，平成19年（2007年）4月より，BCGワクチンは定期予防接種の対象となった．

また，平成18年（2006年）6月から，麻疹・風疹混合ワクチン（MRワクチン）の2回接種が導入された．この背景として，わが国の麻疹・風疹の予防接種率が低く，流行を繰り返しているため，諸外国から麻疹輸出国と指摘されていること，および1回の接種では免疫を得られないケースが多いことなどがある．麻疹（はしか）は，一般に子どもが多くかかる病気として知られているが，平成19年（2007年），10代及び20代の年齢層を中心とした流行があり，平成20年（2008年）にも同年代を中心とした流行が起こり，多数の学校が休校するなどの社会的混乱が起きた．このことは，現在の10代および20代の人たちには麻疹ワクチンの接種を受けていないで，かつ，麻疹に罹患していない者が一定数いることや，1回のワクチン接種で免疫を獲得できなかった者が存在し，かつ，野生株ウイルスの自然感染の減少に伴い，自然免疫によるブースター効果（追加免疫効果）が得られなくなっているため，発生予防に十分な抗体を保有していなかったことが要因と考えられている．

これを契機として，厚生労働省は，世界保健機関（WHO）が提唱している「日本を含むアジア西太平洋地域における麻疹を平成24年（2012年）までに排除（elimination）する．」との目標も踏まえ，わが国における麻疹発生を2012年までに排除し，その後も維持することを目標とした「麻疹排除計画」を策定した．これにより感染症法施行規則を改定（2008年1月1日施行）し，①麻疹，風疹を全数把握対象疾患に指定するとともに，②2008年4月1日から5年間（平成20ー24年度）の期限付きで，麻疹と風疹の追加接種を実施することとした．これは，麻疹の発生と流行を防ぎ，麻疹にかかる人の数を限りなく抑えるため，中学1年生・高校3年生に相当する年齢の人を対象に法律に基づいた麻疹の3期および4期の定期予防接種を行うものである．また同時に風疹についても，日本全体での風疹の流行そのものを抑制することを目的として，麻疹と同様に3期および4期の定期予防接種を実施することとなった．特に妊婦が風疹に感染すると胎児の先天異常（先天性風疹症候群）の原因となるため，風疹の予防接種率の向上は大きな課題となっている．妊娠中の女性でなくても，かかると稀に血小板減少性紫斑病や脳炎という重い合併症を併発することがあり，大人は子供より重症になる場合が多いということからも，麻疹とともに風疹に対する予防接種も同様に行われている．

日本脳炎に関しては，定期の予防接種の一類疾病となっているが，これまで使用されていたマウス脳由来日本脳炎ワクチンの使用に重症ADEM（急性散在性脳脊髄炎）との因果関係があるとの判断から，日本脳炎予防接種の積極的勧奨は差し控える旨の通知が市町村に対して行われていた．しかし，平成21年2月に，現行のワクチンと異なる手法で製造された副作用が少ない新型ワクチン（乾燥細胞培養ワクチン）が承認され，厚生労働省は平成22年（2010年）から3歳児への初回接種につき，この新型ワクチンを接種する積極的勧奨を再開した．

その後，平成 25 年（2013 年）の法改正により，従来の「一類疾病」「二類疾病」という分類名が，「**A 類疾病**」「**B 類疾病**」に変更された．A 類疾病は，疾患の発生及び集団でのまん延を予防することを目的とするもので，A 類疾病に対する予防接種の対象者には，接種を受けるための努力義務が課せられている．A 類疾病の対象疾患は，ジフテリア，破傷風，百日咳，ポリオ，結核，麻しん，風しん，日本脳炎，Hib（インフルエンザ菌 b 型）感染症，小児の肺炎球菌感染症，ヒトパピローマウイルス（Human papillomavirus：HPV）感染症（子宮頸がん予防）である．Hib と肺炎球菌は，乳幼児に死亡又は重篤な後遺症を残すことのある小児細菌性髄膜炎の原因で，Hib の感染が約 60%，肺炎球菌の感染が約 30%を占めているといわれており，これらの細菌は，髄膜炎以外にも肺炎や敗血症といった重症感染症を起こすことがある．このため，Hib と肺炎球菌に対し，それぞれ発病および重症化を予防するワクチンの接種が薦められている．Hib は，2008 年 12 月 19 日から国内での接種が開始され，生後 2 ヵ月以上 5 歳未満の間にある者に行うが，標準として生後 2 ヵ月以上 7 ヵ月未満で接種を開始する．肺炎球菌（7 価結合型）のワクチンは，2009 年 10 月 16 日に薬事法に基づき製造販売承認され，2010 年 2 月 24 日から国内での接種が開始された．生後 2 ヵ月以上 7 ヵ月未満で開始し，27 日間以上の間隔で 3 回接種する．追加免疫は通常，生後 12〜15 ヵ月に 1 回接種の合計 4 回接種である．Hib と肺炎球菌の乳幼児への予防接種は，平成 25 年（2013 年）4 月より定期の予防接種に導入された．この他，2009 年 12 月から，子宮頸癌予防を目的として HPV ワクチンの接種が，11〜14 歳の女子（この年齢で接種できなかった場合は 15〜45 歳の女性）を対象に開始されており，HPV ワクチン接種についても平成 25 年（2013 年）4 月より定期の予防接種に追加されている．B 類疾病は，個人の発病及びその重症化を予防し，併せてその集団でのまん延を予防することを目的としており，被接種者に努力義務は課せられていない．B 類疾病の対象疾患は，インフルエンザ（65 歳以上が対象）である．

なお，定期の予防接種の他に，予防接種法の対象疾患となっていない疾患に対して個人の責任において任意に受ける任意予防接種がある．任意予防接種の対象疾患としては，肺炎球菌（23 価多糖体）感染症，インフルエンザ，流行性耳下腺炎（おたふくかぜ），水痘（水ぼう瘡），A 型肝炎，B 型肝炎がある．アフリカ海外渡航者に対しての予防接種としては，黄熱，コレラ，狂犬病，マラリアなどがある．

4）予防接種に伴う健康被害の救済

予防接種は，時に発熱，発赤・腫脹，発疹などの副反応を生じさせることがあるだけでなく，ごくまれに死亡，重度の神経障害などの重篤な副反応が生じることがある．これを防ぐため，予防接種時の予診，問診に関する規定が法令に盛り込まれ，かかりつけ医師のところで，健康状態についてよく相談した上で予防接種を行う「個別接種」を積極的に推進している．

まれではあるが，予防接種の副反応により，疾病にかかり，障害を残したり，死亡することがあった場合，それに対する救済を目的とした制度「**予防接種健康被害救済制度**」が定められている．

a．予防接種不適当者および予防接種要注意者

予防接種に用いられるワクチンは，免疫効果が大きいこと，安全で無害であること，感染症の予防上有効であること，の3条件を満たしていなければならない．しかし，ワクチンは，本来は人体にとっては異物であるため，副作用が発生することもあることから，予防接種の安全性を確保するため，問診により「予防接種不適当者」や「予防接種要注意者」を把握することが定められている．**予防接種不適当者**とは，予防接種を受けることが適当でない者を指し，①明らかな発熱を呈している者，②重篤な急性疾患にかかっていることが明らかな者，③当該疾病に係る予防接種の接種液の成分によって，アナフィラキシーを呈したことが明らかな者，④急性灰白髄炎（ポリオ），麻疹および風疹に係る予防接種の対象者にあっては，妊娠していることが明らかな者，⑤BCG接種の対象者にあっては，結核その他の疾病の予防接種，外傷などによるケロイドが認められる者，⑥その他，予防接種を行うことが不適当な状態にある者，が該当する．また，予防接種要注意者とは，予防接種の判断を行うに際して注意を要する者を指し，接種を受ける者の健康状態および体質を勘案し注意して接種の可否を判断し保護者に対して十分に説明した上で注意して接種する．**予防接種要注意者**には，①心臓血管系疾患，腎臓疾患，肝臓疾患，血液疾患および発育障害などの基礎疾患を有する者，②予防接種で接種後2日以内に発熱のみられた者および全身性発疹などのアレルギーを疑う症状を呈したことがある者，③接種しようとする接種液の成分に対して，アレルギーを呈する恐れのある者，④過去にけいれんの既往のある者，⑤過去に免疫不全の診断がなされている者および近親者に先天性免疫不全症の者がいる者，⑥BCGについては，過去に結核患者との長期の接種がある者，その他の結核感染の疑いのある者，が該当する．

b．副反応（健康被害）と対策

予防接種後，一定の期間内に種々の身体的反応や疾病がみられることがあり，予防接種後に異常な副反応を疑う症状がみられた場合を健康被害と呼ぶ．健康被害の起きる要因としては，予防接種そのものによる副反応の場合の他，偶発的に発症または発見された疾病が混入することもあり，原因を明らかにすることは困難な場合が多い．副反応を起こさないためには，接種前既存疾患を発見しておくことが重要である．このため，接種前の体温測定，予診や予診票による健康状態の確認が行われている．しかし，予診を十分に行っていても，予防接種による予知できない重篤な副反応や後遺症は起こりうるので，予防接種に携わる者は副反応とその対策に関する知識を持つことが必要である．ワクチンによる副反応として，不活化ワクチンによる場合では，局所反応として注射部位の発赤，硬結，疼痛などがみられる。全身反応としては，アナフィラキシーショック，じんましん等のアレルギー反応，発熱およびそれに伴う熱性痙攣，脳症等があげられ，不活化ワクチンによる全身反応は接種直後から24時間以内，遅くとも48時間以内に発現する．生ワクチンによる場合では，接種後24時間以内に発熱等が起きることは極めて稀である．副反応

としては，弱毒したウイルスによる感染症状を呈することがある．例としては，ポリオワクチンにより脊髄前角症状を呈する場合があげられる．他の病気との関係については，予防接種後に，ある疾患が偶然発見されたり，発病することがある．このような偶発的な疾患は，予防接種そのものによる副反応との鑑別が困難なことが多いが，鑑別を効果的に行うためには，接種時に接種を受けるものの状態を，予診票を利用し，さらに，問診または診察によって確認しておくことが大切である．そのため，予防接種時の予診，問診に関する規定が法律に盛り込まれており，かかりつけ医師のところで健康状態についてよく相談した上で予防接種を行う“個別接種”を積極的に推進している．しかし，風疹のように，乳幼児期以外の接種率が低いものもあり，対象者への接種“勧奨”のための広報活動が課題となっている．

c. 予防接種健康被害救済制度

過去に，わが国では麻疹 measles，流行性耳下腺炎 mumps，風疹 rubella の 3 種混合ワクチン（MMR）が使用されたが，接種後に**無菌性髄膜炎**が発症する場合があり，その後，接種が中止された．この他にも，ポリオワクチンによる脊髄前角症状など，まれに副反応の報告がある．

予防接種法に基づく定期の予防接種を受けた者が，疾病にかかり，障害の状態となる又は死亡した場合，これが当該予防接種を受けたことによるものであると厚生労働大臣が認定したときは，市町村長は予防接種法における「**予防接種健康被害救済制度**」の規定に基づき，医療費などの給付が行われる．この制度は，昭和 51 年（1976 年）の法改正により導入されたもので，現行の制度では，図 8-5 に示すように，予防接種法に基づく予防接種による健康被害が発生した場合，受診した医療機関は市町村に通報を行い，健康被害発生の報告を受けた市町村は，専門家，医師会の代表などにより構成される調査委員会を開催し，症例についての情報，接種時の状況，他の接種児の状況などの情報の収集，整理を行い，都道府県を経て国に資料を提出する．これらの資料は，国に設置された疾病・障害認定審査会において，予防接種との因果関係が検討され，それを踏まえて，厚生労働大臣による認定の手続きがとられる．認定された場合には，医療費の給付等が行われるようになっている．

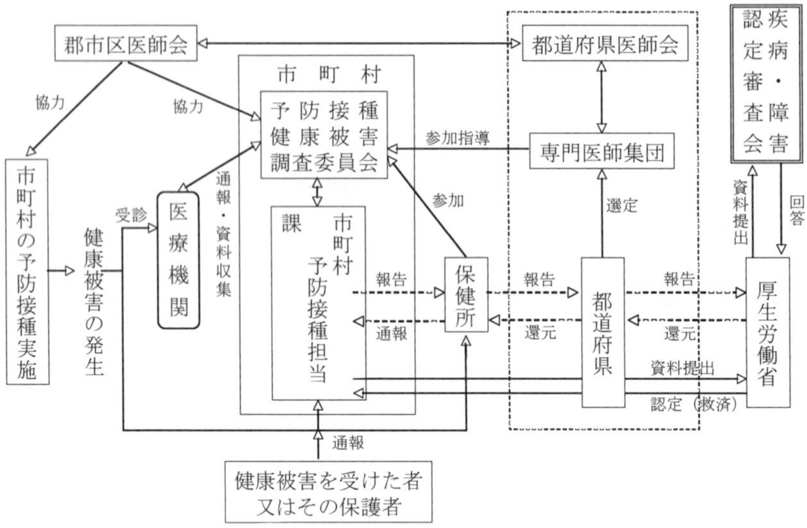

財団法人予防接種リサーチセンター　「予防接種ガイドライン2008年度版」より引用

図 8-5　予防接種健康被害救済制度の概要

8.7.4　消　毒

消毒は感染源，特に感染巣を排除する上で有効な対策であるが，感染経路対策としても重要である．病原体を薬剤などで化学的処理したり，高温・高圧・紫外線などで物理的処理し，死滅させることを**消毒** disinfection という．一方，病原性の有無にかかわらず，すべての微生物を死滅させることを**滅菌** sterilization という．例えば，医療従事者の手指は消毒するべきものであり，手術器具や縫合糸などは基本的には滅菌されるべきものである．消毒は薬物による場合が多いが，1種類の消毒液で完全に病原微生物を死滅させることは通常困難であり，目的に応じて消毒液を使い分けることが重要である．主な消毒薬の特徴は以下のとおりである．

フェノール性消毒薬：クレゾール石鹸液やフェノール液として，手指の消毒（1〜2%），医療器具の消毒（3〜5%），排泄物の消毒（5〜10%）に用いる．一般細菌に共通して有効であるが，芽胞やウイルスには無効である．

界面活性剤：逆性石鹸（塩化ベンザルコニウムや塩化ベンゼトニウムなど）が手指の消毒や器具の消毒（0.1〜1%）に用いられる．結核菌や緑膿菌を除く一般細菌に共通して有効であるが，芽胞やウイルスには無効である．

アルコール性消毒薬：エタノール（75%）やイソプロパノール（50%）が手指や器具の消毒に用いられる．一般細菌やウイルスには有効であるが，芽胞には無効である．

ハロゲン剤：塩素剤（次亜塩素酸ナトリウム）とヨウ素剤（ヨードチンキ，ヨードホルム，ルゴール液）があり，ほとんどの病原体（一般細菌，芽胞，ウイルスなど）に対して有効である．ただし，結核菌は塩素剤に対して抵抗性を示す．

その他：アルデヒド類（ホルマリン），グアニジン系消毒薬（シクロヘキシジン），過酸化水素水などがある．

第9章 生活習慣病とその予防

わが国の21世紀における国民健康づくり運動「健康日本21」の基本理念は，「すべての国民が健康で明るく元気に生活できる社会の実現のため，壮年期死亡の減少と健康に関連する生活の質の低下を軽減すること，さらに「寝たきり」や介護を必要としない期間（健康寿命）の延伸を目指して一人一人が自己の選択に基づいて健康を実現させること，そして，この一人一人の取り組みを，健康に関連する機能を持った社会の様々な主体が，それぞれの特徴ある機能を生かして支援する環境をつくり，全体の健康づくりが総合的に推進されること」である．健康日本21は，生涯にわたる健康づくりの推進を目指すものであるが，生活習慣病に対する積極的かつ有効な対策なくしてその実現は困難である．

9.1　生活習慣病とは

1950年代頃より，わが国の疾病構造の中心は感染性疾患から非感染性疾患へと大きく変化してきた．感染性疾患の著しい減少には，栄養状態の改善とともに衛生水準の向上や医療技術の発達が大きく貢献している．新型インフルエンザ，エイズ，B型肝炎，C型肝炎など現在もなお医療対策が求められているものもあるが，国民全体の死亡原因に占める割合からみると低く，感染症の脅威は大幅に減ってきたといえよう．近年，これとは逆に，40歳代以降の成人や高齢者に，非感染性の慢性疾患の患者が急激に増加してきた．昭和26年（1951年）にそれまで最も死亡率の高かった結核に代わって脳血管疾患が第1位となり，昭和33年（1958年）頃から脳血管疾患，がん，心臓病が死因の上位を占めるようになり，昭和56年（1981年）にその中で悪性新生物（がん）が初めて死因第1位となった．平成20年（2008年）の時点で，悪性新生物，心疾患，脳血管疾患を合わせると日本人の死因の6割以上を占めるようになっている．

わが国おいて，成人および高齢者で発症する疾病に対して「**成人病**」という名称が広く使われる時代があった．「成人病」は，昭和30年代より旧厚生省が用い始めた行政用語であり，疾病の対象者がわかりやすいことなどからマスコミなどを通して急速に普及した．「成人病」の当初の概念は，「主として，脳卒中，がんなどの悪性腫瘍，心臓病などの40歳前後から急激に死亡率が高くなり，しかも全死因の中でも高位を占め，40ー60歳位の働き盛りに多い疾患（昭和32年厚生省成人病予防対策協議連絡会議事録)」であった．その後，高血圧，糖尿病，肝臓病，痛風，リウマチなどもこれに含まれるようになった．これらの疾患は，加齢が進むにつれて発症頻度が高まり，発症すると慢性化する可能性の高いものである．したがって，高齢社会が抱える特有の疾病群と捉えることができ，日本のみならず先進諸国共通の疾病問題となっている．

近年，成人病の発症に生活習慣が密接に関係していることが科学的にも証明されるようになってきた．ここでいう「生活習慣」とは，食習慣，運動習慣，休養，喫煙，飲酒などをいう．具体的には，「喫煙と肺がん，肺気腫，心臓病，脳卒中との関係」，「食物繊維摂取不足および動物性脂肪過剰摂取と大腸がんとの関係」，「食塩過剰摂取と胃がん，脳卒中との関係」，「肥満と糖尿病，高コレステロール血症，脂質異常症との関係」，「飲酒と肝硬変との関係」，などが挙げられる．成人病は，不均衡な生活習慣を通して長期間これら複数の要因に曝されることによって，40歳以降の体調節能の低下した時期に発症するものである．この意味では，若年より不適切な生活習慣を続けると壮年・高年期に達するまでにこのような病気になる場合があり，必ずしも成人病とは言えなくなる．また，すべての成人が成人病に罹患するわけではなく，その原因となる不適正な生活習慣を適正なものに是正することによって発症を予防することが可能である．このような観点から，平成8年（1996年）に公衆衛生審議会から，生活習慣に着目した疾病対策の基本的方向性に関する意見具申というかたちで「**生活習慣病** life style‒related diseases」という概念が提案された．

その趣旨は，国民に生活習慣の重要性を喚起し，健康に対する自発性を促し，生涯を通じた生活習慣改善のための個人の努力を社会全体で支援する体制を整えるというものである．また，これまでの成人病対策では，疾病の早期発見・早期治療という第二次予防に力点が置かれてきたが，これに加えて生活習慣の改善を目指す第一次予防対策を推進するというものである．生活習慣病発症の特徴を挙げると，① 多要因，② 非特異的要因，③ 長期間の要因曝露，④ 疾病連鎖と合併症，⑤ 疾病の慢性化，⑥ 治癒困難と再発，⑦ 環境要因の関与，⑧ 加齢要因，⑨ 高齢者 QOL の低下，⑩ 医療経済的負担大，などである．「健康日本21」では，がん，心臓病，脳卒中，糖尿病などの生活習慣病の罹患率を低下させ，壮年期死亡の減少と健康寿命の延伸を目指している．

9.2　わが国における生活習慣病の現状

9.2.1　がん

昭和56年（1981年）以降，がん（悪性新生物）は日本人の死因の第1位である．がんによる死亡率は30歳代から緩やかに上昇し，40歳以降急激に増加してくる．近年，高齢化を反映してがんの（粗）死亡率の増加が顕著であるが，年齢調整死亡率でみると男女ともに緩やかに減少している．がんの性・部位別年齢調整死亡率の年次推移をみると，男女とも胃がんは減少傾向にあり，大腸がんや気管・気管支のがんは横ばいか，増加傾向にある．また，女性において，子宮がんは横ばいか緩やかに減少しているものの，乳がんは増加傾向にある．その他，肝がん，胆のうがん，胆管がん，膵臓がんなどのいわゆる「難治がん」もほぼ横這いで推移している（図4-14）．さらに，がん治癒後に別の部位に発生する「多重がん」も増加傾向にある．世界保健機関 WHO

は世界人口を基準人口に用いて各国のがんによる年齢調整死亡率を計算し，発表している．それによると，わが国の胃がんの死亡率は男女ともにアメリカ合衆国，カナダ，フランス，イギリスの死亡率に比べて3～4倍高く，逆に，気管，気管支および肺のがんによる死亡率ならびに女性の乳がんによる死亡率は，それぞれの国の死亡率と比べて約2～3倍低い．平成20年（2008年）の総患者数は195万人，そのうち胃がん21万人，大腸がん24万人，乳がん18万人，気管・気管支および肺のがん13万人，肝および肝内胆管系がん7万人などとなっており，平成19年（2007年）の医療費は2兆6,958億円であり生活習慣病の中では最も高額である．

9.2.2 脳血管疾患

脳血管疾患は，脳内での血流障害によって脳細胞死または神経系障害が起こる疾患であり，**脳卒中**ともいう．脳血管障害には，脳内（くも膜下を除く）の血管の破裂による出血が主な原因となる**脳出血**，血管の閉塞による虚血が主な原因となる**脳梗塞**，くも膜からの出血が主な原因となる**くも膜下出血**，の3つに大別される．脳血管疾患は，昭和26年（1951年）以降に結核に代わって日本人の死亡原因の第1位を占めてきたが，昭和40年代から死亡率が低下し始め，昭和56年（1981年）に悪性新生物に代わって死因第2位となり，昭和60年（1985年）からは心疾患に代わり第3位となった．その後，死亡診断書の書式変更により平成7年（1995年）と平成8年（1996年）には第2位となり，平成9年（1997年）以降は再び第3位となっている．脳血管疾患による死亡率の低下は脳出血による死亡率の低下によるところが大きい．一方，脳梗塞による死亡が増加を続けていたが，昭和55年（1980年）頃から減少か横ばいの傾向となっている．死亡率そのものは低下傾向にあるが，総患者数は昭和62年（1987年）の約114万人から平成20年（2008年）の約134万人に増加している．また，わが国は先進諸国の中では脳血管疾患での死亡割合が高い．脳血管疾患は，死亡を免れても重度の介護を必要とし，寝たきり（図9-1），認知症などへ進展する可能性が高く，発症後のQOL低下が著しいのが大きな問題である．介護制度やリハビリテーションの充実も含めて，総合的な行政支援が必要となる．平成19年（2007年）の医療費は1兆7,684億円にのぼる．

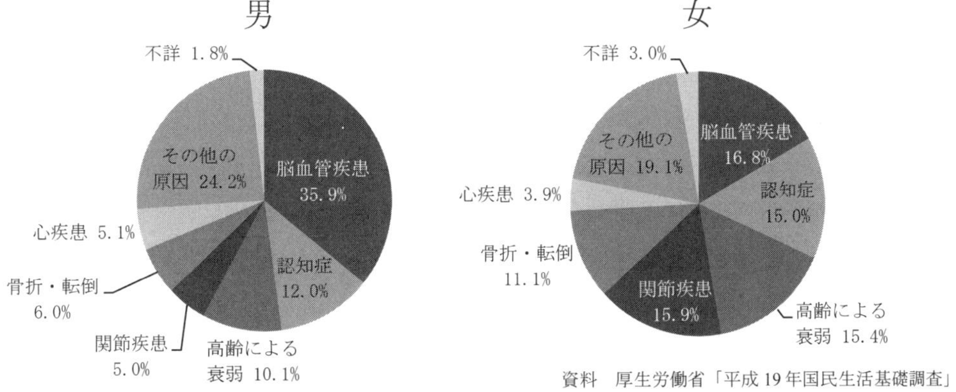

資料　厚生労働省「平成19年国民生活基礎調査」

図9-1　高齢者において介護が必要となった原因

9.2.3　心疾患

心疾患には**虚血性心疾患**，**心不全**，**リウマチ性心疾患**などがある．虚血性心疾患は，心臓に酸素や栄養を送る冠動脈が硬化し血流量が低下することによって心機能が障害を受けた疾患である．心不全は，加齢などの原因で心臓のポンプ機能が障害を起こし，全身血流量が低下した疾患である．リウマチ性心疾患（僧帽弁膜症など）は，リウマチ熱が原因となり心臓の弁の機能が低下した疾患である．心疾患の死因順位は，昭和 60 年（1985 年）から脳血管疾患を抜いて第 2 位であったが，平成 7 年（1995 年）と平成 8 年（1996 年）に第 3 位となり，その後，再び第 2 位で今日まで推移している．日本では昭和 45 年（1970 年）以降から増加の一途をたどっている．年齢調整死亡率でみると，心疾患全体では減少傾向にあるが，虚血性心疾患は平成 6 年（1994 年）頃より増加傾向にある．平成 20 年（2008 年）の虚血性心疾患の総患者数は 81 万人であり，平成 19 年（2007 年）の医療費は 6,812 億円にのぼる．国際的には，欧米諸国で死因順位の第 1 位を心疾患が占める国が多い．イギリス，アメリカ合衆国では虚血性心疾患の割合が高く，フランスでは低く，逆に心不全の割合が高い．

9.2.4　糖尿病

糖尿病には，膵臓ランゲルハンス島 β 細胞からのインスリンの分泌が十分でないインスリン依存型糖尿病（I 型糖尿病）と，インスリンは分泌されているがその作用が十分に発現されないインスリン非依存型糖尿病（II 型糖尿病）がある．I 型糖尿病は欧米の国々で発生率が高く遺伝的な原因によるものであり，インスリンの投与が治療に必須である．一方，わが国の糖尿病患者の大部分を占める II 型糖尿病も遺伝的な原因によると考えられているが，食糧事情の悪かった時期では発症が少なかったことから，過食，運動不足あるいはストレスなどの環境要因も発症に関係していると考えられている．I 型も II 型もインスリンが正常に働かないという点では同じであり，いずれも血糖が上昇し，尿中に糖が排泄されてくる．インスリンは肝細胞中の cAMP 濃度を低下させ，血液中のグルコースを肝細胞内に取り込ませる役割を果たしている．血液中のグルコースが肝細胞中に取り込まれないと，糖をエネルギー源として利用することができないだけでなく，高血糖により種々の血管障害，例えば動脈硬化，視力障害，腎障害，神経障害などの合併症が誘発されてくる．糖尿病患者では糖をエネルギー源として利用できないので，代わりに脂肪が主エネルギー源として利用されるため，アセトン，アセト酢酸，β−ヒドロキシ酪酸などを含むアセトン尿が排泄される．糖尿病の診断は，空腹時に 75 g のグルコースを経口服用させ，その後の血糖濃度（静脈血漿濃度）を測定するグルコース負荷試験により行われてきたが，最近は血中ヘモグロビン A1c（HbA1c）濃度を測定することにより，容易に検診・管理が可能になっている．

糖尿病が直接死因となる可能性は低いので，脳血管疾患や心不全などのリスク因子としてこれまで捉えられてきた．しかし，生活習慣病は必ずしも直接死亡に結び付く疾病だけが対象ではなく，一次予防が可能なあらゆる慢性疾患を対象とするものである．このため，糖尿病は疾病連鎖や合併症（**糖尿病性腎症**，**糖尿病性網膜症**，**糖尿病性神経障害**，**足壊疽**）を誘発する危険性の高い疾病として，生活習慣病対策の重要な課題の 1 つになっている．

平成 19 年（2007 年）に，国民栄養調査と併せて糖尿病実態調査が実施された．この調査で，血中ヘモグロビン A1c（HbAlc）が 6.1%以上または現在糖尿病の治療中の人（「糖尿病が強く疑われる人」）が約 890 万人であり，血中ヘモグロビン A1c（HbAlc）が 5.6%以上 6.1%未満の人（「糖尿病の可能性を否定できない人」）を合わせると糖尿病を疑わせる人の数は約 2,210 万人に上ることが明らかとなった．これを年齢階級別にみると，男性では 50 歳から急にその割合が増加し，女性では 40 歳頃から男性に比べて緩やかに増加する（図 9-2）．また，糖尿病が強く疑われる人のうち，現在，糖尿病の治療を受けている人の割合は 50.6%，以前に治療を受けたことがある人の割合は 7.5%，治療経験がほとんどない人の割合は 39.4%，不明 2.5%であった（図 9-3）．自覚症状のないままに進行する糖尿病の対策がいかに困難であるかが推察される．平成 19 年（2007 年）の糖尿病性疾患の医療費は 1 兆 1,471 億円にのぼる．

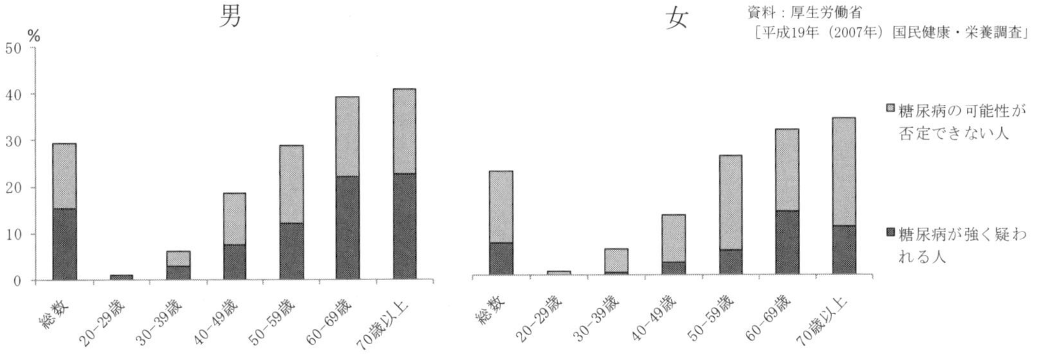

図 9-2　糖尿病が強く疑われる人および糖尿病の可能性を否定できない人の割合

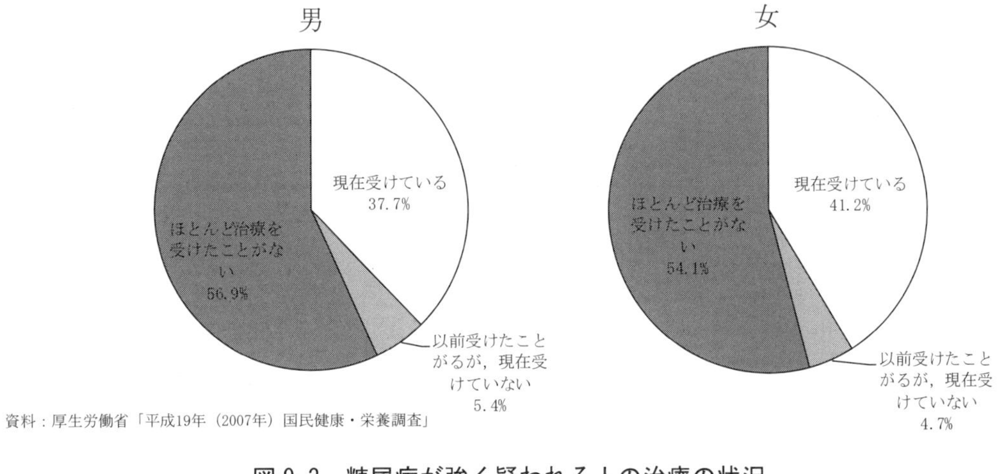

図 9-3　糖尿病が強く疑われる人の治療の状況

9.2.5 高血圧症

平成 20 年（2008 年）の年齢階級別の**高血圧症**の受療率をみると，40 歳代後半から急激に高血圧症が増加していることがわかる（図 9-4）．高血圧症は自覚症状がほとんどなく，定期健診で血圧を側定することによって初めて発見される場合が多い．近年，簡便な血圧測定器の普及により家庭でも血圧測定が可能となり，高血圧症に対する意識の高まりとともに受療率も増加傾向にある．日本高血圧学会は「高血圧治療ガイドライン 2000 年版」を作成し，成人の血圧値の分類を公表している（表 9-1）．その基準によると，平成 12 年（2000 年）の循環器疾患基礎調査において成人の男性 51.7%，女性 39.7%が高血圧と分類される．平成 19 年（2007 年）の高血圧性疾患の総患者数は 780 万人であり，医療費は 1 兆 8,923 億円にのぼる．

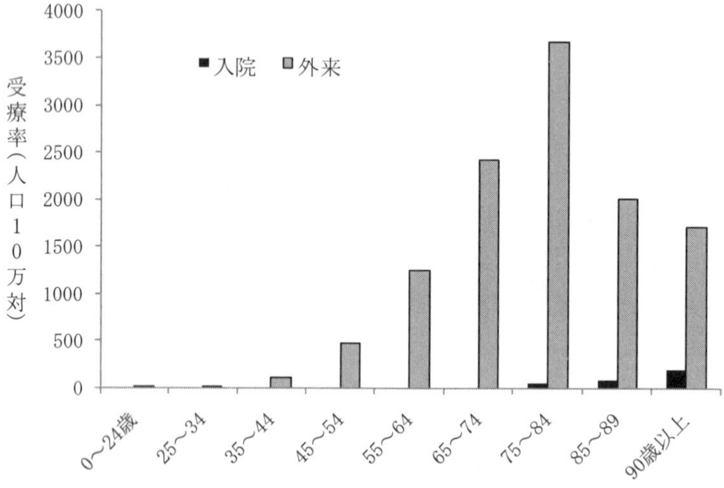

資料：厚生労働省 平成20年(2008年)「患者調査」

図 9-4 年齢階級別にみた高血圧症の受療率

表 9-1 成人における血圧値の分類

分類	収縮期血圧 (mmHg)		拡張期血圧 (mmHg)
至適血圧	＜ 120	かつ	＜ 80
正常血圧	＜ 130	かつ	＜ 85
正常高値血圧	130 〜 139	または	85 〜 89
Ⅰ度高血圧	140 〜 159	または	90 〜 99
Ⅱ度高血圧	160 〜 179	または	100 〜 109
Ⅲ度高血圧	≧ 180	または	≧ 110
(孤立性) 収縮期高血圧	≧ 140	かつ	＜ 90

資料 日本高血圧学会「高血圧治療ガイドライン2009」

9.2.6 脂質異常症

日本動脈硬化学会は「動脈硬化性疾患予防ガイドライン 2007 年版」を作成し，この中で従来から使われてきた「高脂血症」の疾患名を「**脂質異常症**」に改めるとととともに，従来から用いられてきた血中の総コレステロール値を基準から除き，LDL-コレステロール値，HDL-コレステロール値およびトリグリセリド値を予防・診断の基準に採用した．脂質異常症の診断基準は，空腹時に採血し，高 LDL-コレステロール血症は LDL-C 140 mg/dl 以上，低 HDL-コレステロール血症が HDL-C 40mg/dl，高トリグリセライド血症はトリグリセライド（中性脂肪）150 mg/dl 以上としている．平成 20 年（2008 年）の患者調査によると，脂質異常症（調査時，高脂血症）の受療率は高血圧と同様に 40 歳代後半から急激な上昇を示している．

9.2.7 肥満

体脂肪が過剰に蓄積した身体的特徴を一般に「肥満」というが，体脂肪量を正確に測定する方法は確立していないので，肥満度を数値的に表すことはできない．このため，体脂肪量と相関性の高い体格指標として，BMI（Body Mass Index）＝体重（kg）／身長(m)^{2}が一般的に使われる．日本肥満学会では，BMI≧25 を肥満と判定している．平成 18 年（2006 年）の国民健康・栄養調査では，男性ではあらゆる年齢階級で肥満者の割合が 10 年前に比べて増加している．一方，女性では 40～60 歳代で 10 年前に比べてむしろ減少している．また，20 歳代の約 20%が BMI＜18.5 の低体重（やせ）であった（表 9-2）．

肥満は，糖尿病，高血圧症，脂質異常症とともにメタボリックシンドローム（内臓脂肪型症候群）の発症要因となり，動脈硬化症，脳卒中，心筋梗塞などの危険が増大することから，「死の四重奏」とも呼ばれる．肥満は，病的素因が疑われない限り，過食と運度不足に起因する場合が多い．したがって，小児期あるいは青年期からの予防対策が重要である．

表 9-2　成人における肥満者 BMI≧25 の割合

	男性			女性		
	昭和61年('86)	平成8年('96)	平成21年('09)	昭和61年('86)	平成8年('96)	平成21年('09)
20 ～ 29歳	13.1	13.5	18.5	6.5	6.7	7.2
30 ～ 39	19.3	24.0	34.8	12.3	11.1	14.7
40 ～ 49	24.4	27.2	36.2	23.5	20.5	20.0
50 ～ 59	24.2	28.1	33.3	29.3	24.4	19.3
60 ～ 69	16.6	25.1	30.2	30.4	31.2	24.9
70歳以上	12.5	17.7	26.2	24.1	28.2	26.5

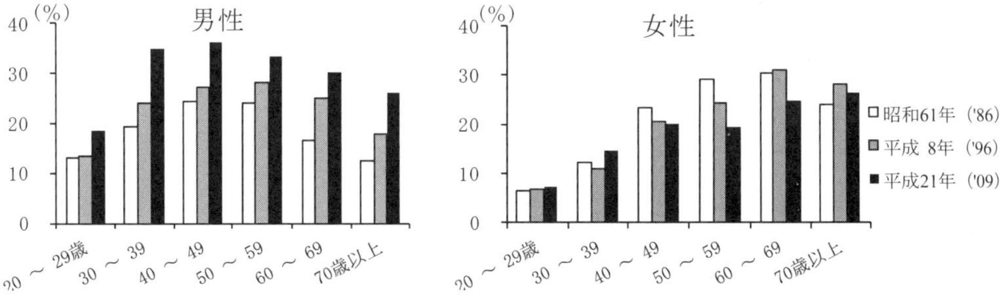

9.3　生活習慣病のリスク要因

9.3.1　がん

a. 胃がん

日本人で胃がんの発生率が高い原因は，糖質（炭水化物）や食塩の多い古来の日本食にあると推定されている．これは，減塩運動の成果があがり脳出血による死亡が減少するにしたがって，胃がんによる死亡も減少してきたことからもうかがえる．欧米人に比べて日本人に胃がんが多いのは，遺伝的な影響によるためではないかとの指摘がある．しかし，ハワイやカリフォルニアに移住した日系人についての疫学調査の結果，一世，二世，三世と日本食から欧米食へと食習慣が変わるにつれて胃がんで死ぬ人の割合が減少したことから，胃がんの発生は遺伝ではなく食事の影響，特に食塩摂取の過多によるものであると現在では結論づけられている．最近，ピロリ菌（*Helicobacter pylori*）が胃がんのリスク因子であることが科学的に証明された．胃に入ったピロリ菌は，アンモニアを産生し胃酸を中和することによって胃内で生存し，胃の粘膜に侵入して潰瘍を誘発し，胃がんの前段階である萎縮性胃炎を引き起こす．近年の胃がんによる死亡率の著しい低下は，医療技術の進歩による早期発見・早期治療の貢献も大きい．

b. 肺がん（気管，気管支のがんを含む）

肺がんのリスク要因としては喫煙，自動車の排ガスを含む大気汚染，アスベスト，6 価クロム，ニッケルなどがあげられる．たばこの煙には，ベンゾ[*a*]ピレン，ジメチルニトロソアミンをはじめ 200 種類を超える発がん物質が含まれており，喫煙によって肺がん，咽頭がん，口腔がん，食道がん，胃がんなどの発症リスクが高まることが知られている．肺がんによる死者は，オランダ，アメリカ合衆国，イギリス，イタリア，ドイツなど欧米諸国に多く，中米のドミニカ，ニカラグア，ホンジュラスなどで少ないことから考えると，食事や気候による影響も大きいように思われる．日本では，食事が欧米化するにつれて肺がんによる死亡者が増えてきている．

c. 大腸がん

大腸がんは，肉食中心（脂肪の過剰摂取）で食物繊維の少ない食事がリスク要因とされている．事実，イギリスやアメリカ合衆国（白人）など欧米人に大腸がんが多く，発展途上国では少ない．大腸がんは胆汁酸の二次代謝物や脂肪酸の分解物，腸内細菌叢，ニトロソアミン化合物などが誘因物質とみられている．近年，日本においても食事の欧米化により大腸がんが増加している．

d. 肝臓がん

日本で発生する肝臓がんの大部分は，B 型肝炎ウイルスあるいは C 型肝炎ウイルスの感染が原因で発症する慢性肝炎由来のものである．一方，東南アジア諸国では，高温多湿の気候によりカビが発生しやすく，カビが産生するカビ毒（マイコトキシン）が原因で肝臓がんが起こる場合が多い．*Aspergillus flavus*（コウジカビ）が産生するアフラトキシンは，強力な肝臓がん原因物質である．

e. 乳がん

乳がんの年齢調整死亡率と脂肪摂取量との間に正の相関関係が認められることより，脂肪の過剰摂取が乳がんのリスクを高めると考えられる．また，小腸での脂肪の吸収を阻害する働きをもつ食物繊維の摂取不足もリスク要因の 1 つとなる．日本では食事の欧米化に伴い，近年，乳がんが増加している．

f. 子宮がん

子宮がんの発生率は，中南米，アフリカ，アジアなどの国々で高く，欧米諸国では低いことが知られている．近年，日本で子宮がんによる死亡率が低下しているが，風呂やシャワ−などの生活改善や子宮がん検診の普及などによるためと考えられている．

9.3.2　脳血管疾患

糖尿病，高血圧症，脂質異常症，肥満，動脈硬化などが主要なリスク要因となる．これら以外にも，高脂肪食，喫煙，過度な飲酒，運動不足，睡眠不足，ストレス，寒冷などの生活習慣が関係すると考えられている．

9.3.3　心疾患

心疾患のうち，虚血性心疾患が環境要因の影響を最も受けやすい．虚血性心疾患のリスク要因としては，血清 LDL - コレステロール高値，血清 HDL - コレステロール低値，血清トリグリセリド高値，高血圧症，脂質異常症，肥満，糖尿病，喫煙，運動不足，睡眠不足，ストレスなどがある．

9.3.4　糖尿病

I 型糖尿病の発症は遺伝的素因による影響が大きいので，宿主要因が主なリスク要因となる．日本人に多いⅡ型糖尿病の発症には，遺伝的要因と環境要因が関与している．Ⅱ型糖尿病では，末梢の標的組織におけるインスリン受容体の機能が低下し，インスリン抵抗性が生じている．そのため，血糖が組織に取り込まれにくく，高血糖が持続することになる．この高血糖を膵臓の β 細胞が感知し，インスリンの産生・分泌が亢進する．この状態が続くと，次第に膵臓機能は疲弊し，最終的にはインスリン分泌不全に陥り糖尿病を発症する．この一連の糖代謝異常の引き金となるのはインスリン抵抗性であり，これをもたらす環境要因として肥満，過食，運動不足，睡眠不足，ストレスなどが指摘されている．

9.3.5　高血圧症

塩分の過剰摂取が最も大きなリスク要因である．日本食は，欧米食とは異なり味付け用に乳・乳成分の使用頻度が低く，専ら塩味が用いられる．塩濃度に対する感覚（味覚）は個人差，年齢，体調，精神状態などによる影響が大きいため，習慣的な塩分の摂取過多に気づかず高血圧症を発症する場合がある．高脂肪食も動脈硬化を誘引することから，高血圧症のリスク要因である．その他のリスク要因として運動不足，睡眠不足，ストレスなどがある．

9.3.6　脂質異常症および肥満

病気や遺伝的な原因がない限り，食習慣が最も大きなリスク要因である．総エネルギー摂取量に対する脂質エネルギー摂取比率は20～25%が適正と考えられ，これを超えると脂質異常症の発症頻度が高まる．獣肉は，タンパク質とともに脂質を豊富に含むためコレステロールや中性脂肪（トリグリセリド）の摂取源である．このため，食肉中心の食事は血中のコレステロール値やトリグリセリド値を上昇させる原因となる．食物繊維は消化管内で胆汁酸を吸着することにより脂質の吸収を抑制するので，食物繊維の摂取不足は脂質異常症のリスク要因となる．肥満は，エネルギー必要量を超えるエネルギー摂取（過食）を習慣的に続け，過剰のエネルギーに見合うエネルギー消費（生活活動や運動）が行われない場合に体内脂肪として蓄積する結果として起こるものである．したがって，このような状況をもたらす過食，運動不足，睡眠不足，ストレス，飲酒，喫煙などがリスク要因となる．

9.4　生活習慣病の予防対策

わが国ではこれまで，生活習慣病による二次予防対策が奏効し，世界で類を見ないほど急速な平均寿命の伸びがもたらされた．しかし，この反面，病気の慢性化や後遺症に苦しむ人々や，「寝たきり」や介護を必要とする高齢者が増加し，医療・社会・経済問題となってきている．すなわち，病気にかかる人の数は必ずしも減っていないわけである．この状態を改善するためには，病気でない段階から健康を意識してその維持・増進に努める保健活動，すなわち一次予防が重要となる．このような目的で具体的な数値目標を掲げ，国民全体が取り組む運動として「健康日本21」が平成12年（2000年）から始まっている．また，平成20年（2008年）より健康診査の結果から，生活習慣の改善が特に必要な者を抽出し，医師，保健師，管理栄養士が生活習慣の改善のための指導を実施することを目的とした**特定健康診査・特定保健指導**が実施されている（表9-4）．現在，医療保険に加入している40～74歳までの被保険者・被扶養者は特定健康診査・特定保健指導を受けることが義務付けられている．

表 9-3　生活習慣病のリスクに応じた保健指導対象者の選定と階層化

保健指導対象者の選定と階層化

ステップ1　：内臓脂肪蓄積に着目してリスクを判定

○腹囲　男≧85cm，女≧90cm　→（1）
○腹囲　男＜85cm，女＜90cm　かつ　BMI≧25　→（2）

ステップ2

①血糖　a　空腹時血糖100mg/dl以上 又は
　　　　b　HbA1cの場合5.2%以上 又は
　　　　c　薬剤治療を受けている場合
②脂質　a　中性脂肪150mg/dl以上 又は
　　　　b　HDLコレステロール40mg/dl未満 又は
　　　　c　薬剤治療を受けている場合
③血圧　a　収縮期血圧130mmHg以上 又は
　　　　b　拡張期血圧85mmHg以上 又は
　　　　c　薬剤治療を受けている場合
④質問票　喫煙歴あり（①から③のリスクが1つ以上の場合にのみカウント）

ステップ3　：ステップ1，2から保健指導対象者をグループ分け

（1）の場合　①～④のリスクのうち
　追加リスクが　2以上の対象者は --- 積極的支援レベル
　　　　　　　　1の対象者は --------- 動機づけ支援レベル
　　　　　　　　0の対象者は --------- 情報提供レベル　とする.
（2）の場合　①～④のリスクのうち
　追加リスクが　3以上の対象者は ---- 積極的支援レベル
　　　　　　　　1又は2の対象者は -- 動機づけ支援レベル
　　　　　　　　0の対象者は --------- 情報提供レベル　とする.

ステップ4

○服薬中の者については，医療保険者による特定保健指導の対象としない.
○前期高齢者（65歳以上75歳未満）については，積極的支援の対象となった場合でも動機づけ支援とする.

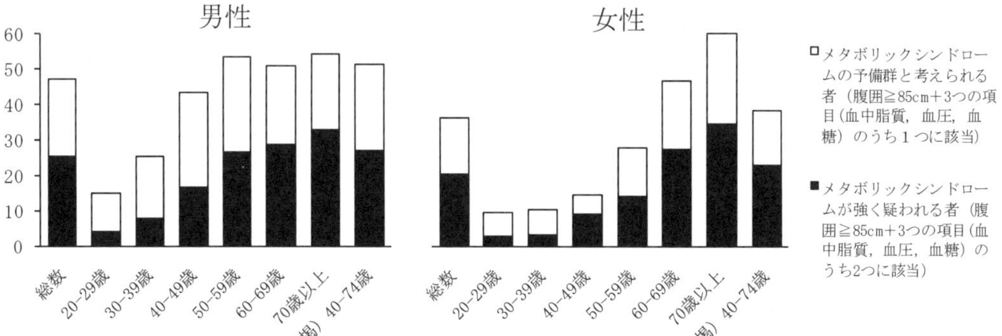

資料：厚生労働省　平成19年（2007年）「国民健康・栄養調査」

図 9-5　メタボリックシンドローム（内臓脂肪症候群）の年齢別発生状況（20 歳以上）

第10章 母子保健

10.1 母子保健とは

思春期から妊娠，出産，授乳，育児を通して母と子の健康は相互に密接に影響しあう．このため，母子の健康管理を一体化し，その健康に影響を及ぼす可能性のあるものについて監視し，疾病予防あるいは異常の発見・治療に結び付けるための総合的な保健活動が重要となる。これを**母子保健** maternal and child health という．

10.2 母子保健行政

昭和 40 年（1965 年）に**母子保健法**が制定され，それまでの妊産婦と児童を対象とする保健・福祉対策という考え方を改め，妊産婦になる前の思春期女性も含めた総合的な母子保健対策が講じられるようになった．平成 6 年（1994 年）に母子保健法が改正され，それまでの国が主導的に行う保健対策から，市町村が策定しサービスを提供するといった身近な保健対策が実施されるようになった．また，少子化の進展や女性の社会進出の高まりに対応するため，子育て支援のための様々な対策（エンゼルプラン，新エンゼルプラン）が講じられるようになった．平成 12 年（2000 年）に，これまでの母子保健の取り組みと状況を踏まえ，21 世紀の母子保健の取り組みの方向性を示し，国，都道府県，市町村および関連機関・団体が一体となって推進する国民運動計画として「**健やか親子 21**」が策定された（図 10-1）．「健やか親子 21」では，①思春期の保健対策の強化と健康教育の推進，②妊娠・出産に関する安全性と快適さの確保と不妊への支援，③小児保健医療水準を維持・向上させるための環境整備，④子どもの心の安らかな発達の促進と育児不安の軽減，の 4 つの課題を柱に据えて，平成 13 年（2001 年）から平成 22 年（2010 年）までの 10 年間で行う様々な目標が設定された．平成 17 年（2005 年)に中間評価が行われ，新たな指標の追加や見直しが行われている．

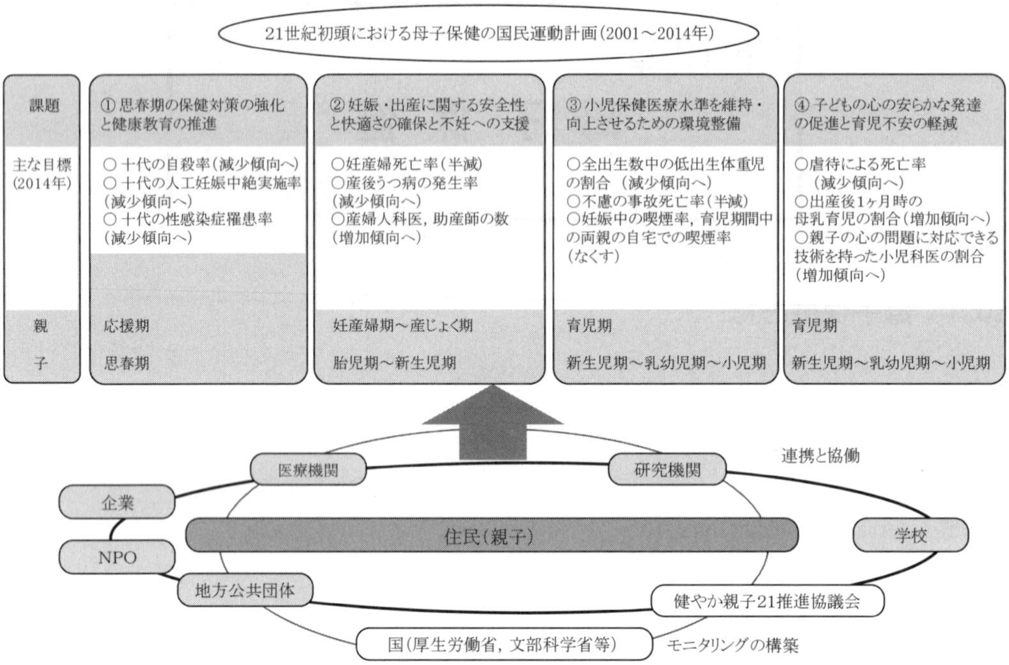

21世紀初頭における母子保健の国民運動計画(2001～2014年)
課題
①思春期の保健対策の強化と健康教育の推進
②妊娠・出産に関する安全性と快適さの確保と不妊への支援
③小児保健医療水準を維持・向上させるための環境整備
④子どもの心の安らかな発達の促進と育児不安の軽減
主な目標(2014年)
○十代の自殺率(減少傾向へ)
○十代の人工妊娠中絶実施率(減少傾向へ)
○十代の性感染症罹患率(減少傾向へ)
○妊産婦死亡率(半減)
○産後うつ病の発生率(減少傾向へ)
○産婦人科医, 助産師の数(増加傾向へ)
○全出生数中の低出生体重児の割合 (減少傾向へ)
○不慮の事故死亡率(半減)
○妊娠中の喫煙率, 育児期間中の両親の自宅での喫煙率(なくす)
○虐待による死亡率(減少傾向へ)
○出産後1ヶ月時の母乳育児の割合(増加傾向へ)
○親子の心の問題に対応できる技術を持った小児科医の割合(増加傾向へ)
親
子
応援期
思春期
妊産婦期～産じょく期
胎児期～新生児期
育児期
新生児期～乳幼児期～小児期
育児期
新生児期～乳幼児期～小児期
連携と協働
医療機関
研究機関
企業
NPO
住民(親子)
学校
地方公共団体
健やか親子21推進協議会
国(厚生労働省, 文部科学省等)
モニタリングの構築

資料 「健やか親子21」公式ホームページより

図 10-1 21 世紀の母子への健康目標

10.3　母子保健対策

思春期から結婚，妊娠，出産，新生児期，乳幼児期を通して保健指導，健康診査，療養援護，医療対策を 4 つの柱とした様々な母子保健施策が行われている（図 10-2）.

平成22年（2010年）4月

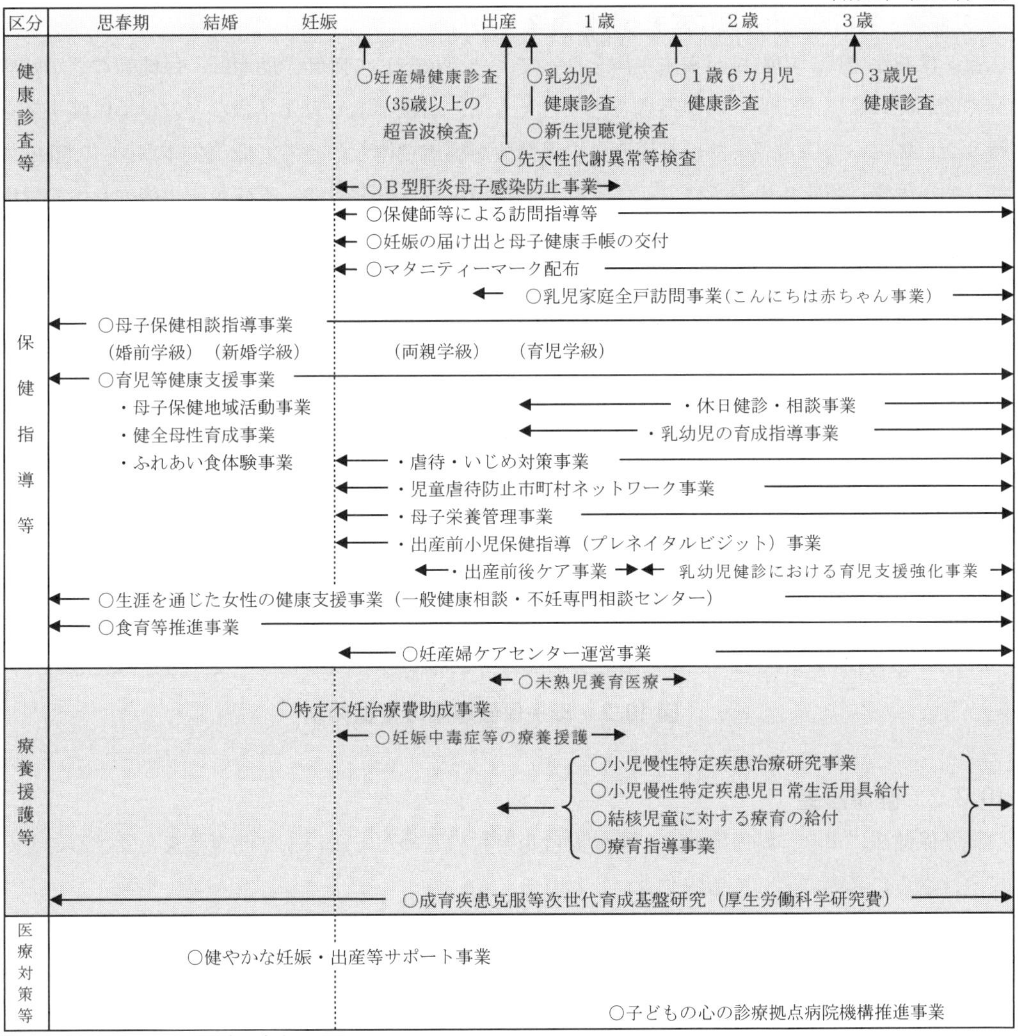

注　○ は事業名，・はその事業内容である.

図 10-2　主な母子保健施策

10.3.1　保健指導

a. 母子保健手帳の交付

母子保健法では，妊娠した者が妊娠したことを市町村へ届け出ると**母子保健手帳**が交付されることになっている．母子保健手帳は，妊娠，出産，育児に関する様々な事項の保健記録となるばかりでなく，行政から母子保健や育児に関する情報提供を受けるためにも重要なものである．

b. 妊産婦・乳幼児・未熟児に対する保健指導

母子保健法では，市町村が実施主体となって，必要に応じて医師，助産師，保健師などが妊産婦や乳幼児の家庭を訪問し保健指導を行うとともに，両親学級や育児学級などの母子保健事業を行うことになっている．また，都道府県の保健所が実施主体となって，低出生体重児（2,500g 未満）や小児慢性特定疾患児童に対して家庭訪問指導を行うとともに，不妊専門相談や女性の健康教育などの保健事業を行うことになっている（図 10-3）．

	市町村（市町村保健センター） ○基本的母子保健サービス		都道府県等（保健所） ○専門的母子保健サービス
健康診査等	・妊産婦，乳幼児（1歳6か月児，3歳児）の健康診査		・先天性代謝異常検査等
保健指導等	・母子健康手帳の交付 ・婚前学級，両親学級，育児学級等	技術的援護	・不妊専門相談，女性の健康教育等
訪問指導	・妊産婦，新生児訪問指導		・未熟児訪問指導
療養援護等			・未熟児養育医療，小児慢性特定疾患治療研究事業等
医療対策			・周産期医療対策等

図 10-3　母子保健事業の推進体制

10.3.2　健康診査

母子保健法により，妊産婦および乳幼児は市町村の定めた方法により健康診査を受けることができ，さらに必要に応じて精密診査が行われる．

a.　妊産婦健康診査（妊産婦健診）

国（厚生労働省）は，妊産婦が健全な妊娠・出産を迎えることができるように，最低限 5 回を基準として公費負担による健康診査を受けられるよう市町村に促している．平成 20 年 4 月現在，全国各地の市町村の公費負担の平均は 5.5 回となっている．

b. 乳幼児健康診査（乳幼児健診）

市町村は，生後 1 歳 6 カ月と 3 歳の児童を対象に健康診査を行うことになっている．前者では，心身障害の早期発見，むし歯の予防，栄養状態などが健診の主な目的であり，後者では身体・精神面の発達状況と視聴覚障害などが健診の主な目的である．この他に，市町村は必要に応じて 3～6 ヶ月および 9～11 ヶ月の乳児を対象に疾病異常の早期発見および健康な発達のための養護，栄養指導を目的として乳児健康診査を行っている．

c. 先天性代謝異常検査（マス・スクリーニング検査）

先天性代謝異常を早期に発見し精神障害の発症を予防するために，すべての早期新生児を対象にマス・スクリーニング検査が実施されている．現在，有効な予防法のあるフェニルケトン尿症，ホモシスチン尿症，メープルシロップ尿症，ガラクトース血症，先天性副腎過形成症，先天性甲状腺機能低下症（クレチン症）の 6 疾患を対象に検査が行われている．検査および予防対策の費用は公費で支払われる．なお，小児がんの 1 種である神経芽細胞腫については，有効性が疑問視され平成 16 年度から休止された．

d. B 型肝炎母子感染防止事業

B 型肝炎は，母子感染（垂直感染，主に経産道感染）によって伝播する確率が高い疾患である．このため，わが国では B 型肝炎の撲滅を目的に昭和 60 年（1985 年）より B 型肝炎母子感染防止事業を設け，妊婦に B 型肝炎の抗原検査を実施している．平成 7 年（1995 年）からは，妊婦の抗原検査は妊婦検診の一環として公費負担となり，その後，検査，ワクチン接種，グロブリンの投与は医療保険適用となった．検査により B 型肝炎抗原が陽性（B 型肝炎ウイルスの表面抗原：HBs（＋）と封入体抗原：HBe（＋））と判定された妊婦から出生した子が HBs（−）であった場合，この時点で出生児は感染していないと判断し，その後の感染防止のために抗 HB ヒト免疫グロブリンおよび B 型肝炎ワクチンの投与が行われる．わが国の B 型肝炎感染者は 100 万人を超えると推定されているが，この防止事業によって新感染者の発生率は近年激減している．

10.3.3 療養援護・医療対策

母子保健事業における療養援護および医療対策の具体的な施策として，①未熟児養育医療対策，②特定不妊治療費助成事業，③妊娠中毒症等の療養援護，④小児慢性特定疾患治療研究事業，⑤結核児童に対する療育給付，⑥母子保健医療施設整備事業，⑦周産期医療対策，⑧小児科・産科医療体制整備事業などが実施または講じられている．

第11章
高齢者の保健

わが国は，先進国の中でも最も急速に人口の高齢化が進んでいる国である．人口に占める老年人口の割合が高くなるにつれて，家族構造にも大きな変化が見られるようになってきた．近年の傾向として，全世帯に占める単独世帯および夫婦のみの核家族世帯の割合が多くなり，さらに家族の中に65歳以上の高齢者がいる世帯の中で三世代世帯の割合が急激に減少している．これは体力・健康面で不安を抱える高齢者の多くが夫婦あるいはどちらかが単独で生活していることを意味する．わが国における高齢者の健康状態・健康意識調査（国民生活基礎調査）によると，65歳以上の男女で健康や生活に問題なしと感じている人の割合は僅か20%程度にすぎない（図11-1）．

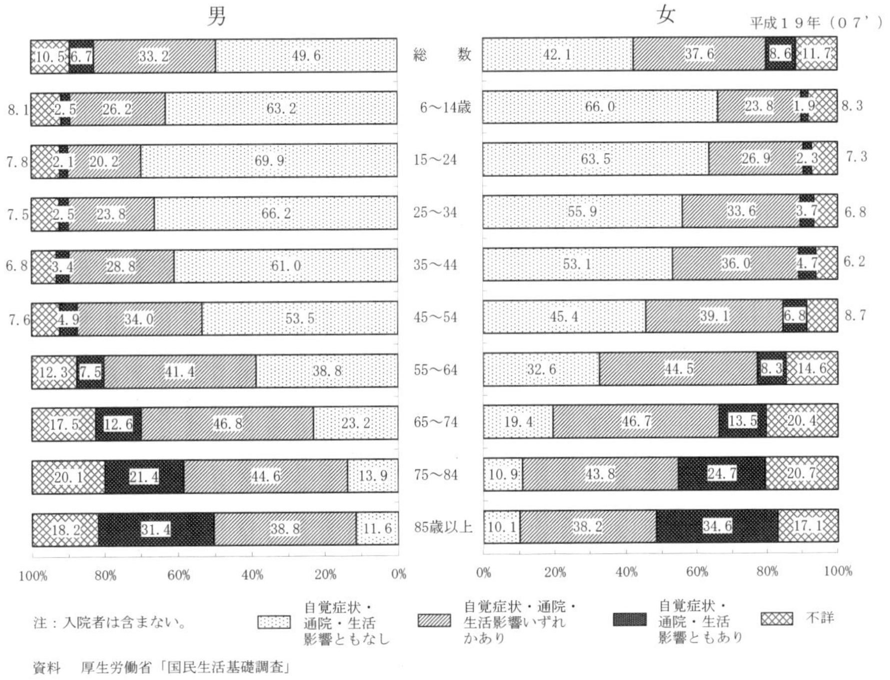

図11-1　国民の健康状態・健康意識

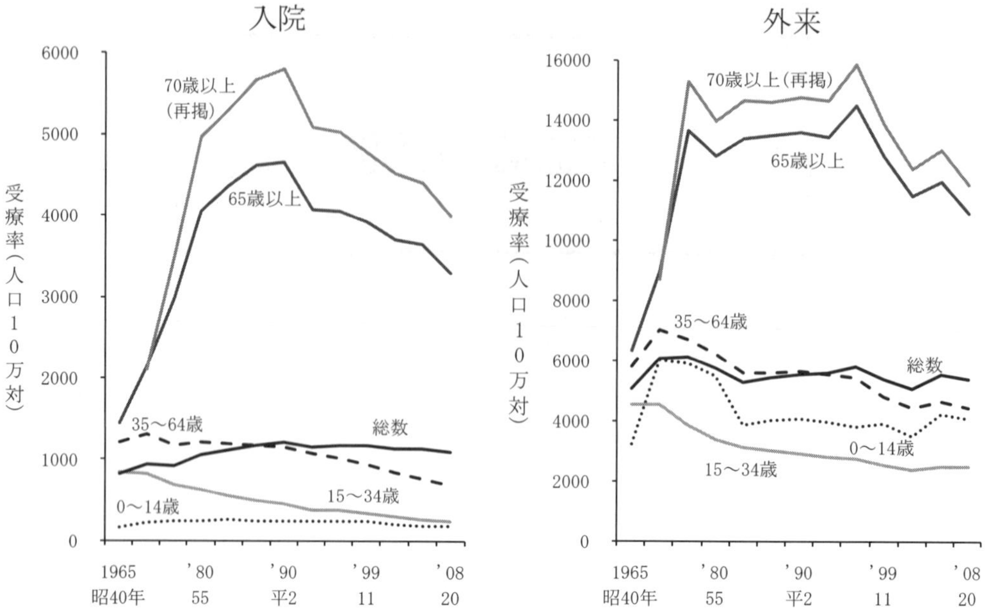

資料　厚生労働省「患者調査」平成20年（2008年）

図 11-2　年齢別受療率の年次推移

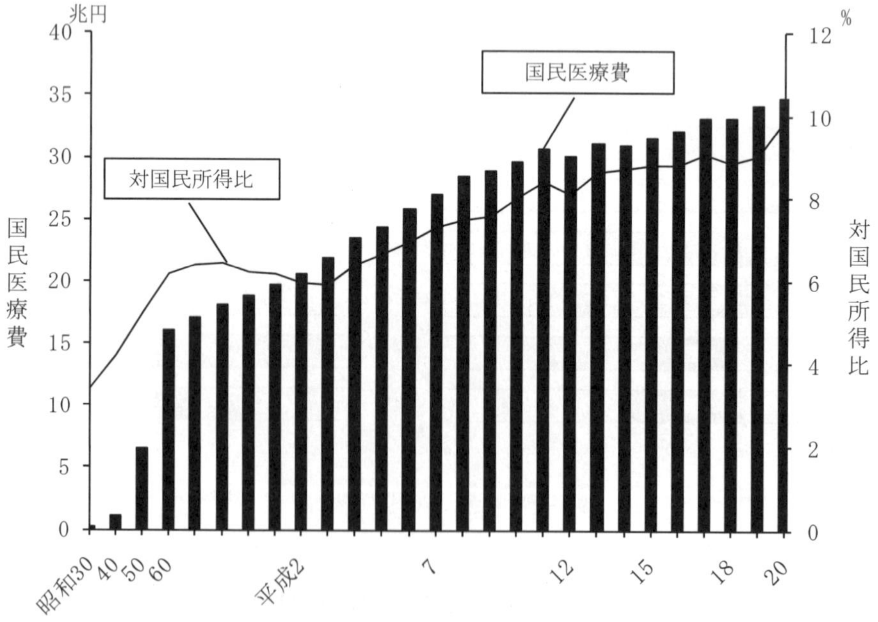

資料　厚生労働省「国民医療費」平成20年（2008年）

図 11-3　国民医療費と国民所得比の年次推移

また，患者調査でも，外来・入院を問わず65歳以上の人の受療率は他の年齢階級に比べて著しく高い（図 11-2）．高齢化が一層深刻さを増す中で，国民総生産力・経済力の低下や税・医療費負担の増加が国民生活を次第に圧迫してきている（図 11-3）．このような状況の中で高齢者の生活の質と尊厳を守り，豊かな老後を保証する社会資本の整備が急務の課題となってきている．

11.1　高齢者の保健・福祉行政

高齢者の保健については，昭和 57 年（1982 年）に**老人保健法**が成立し，翌年より老人保健法に基づいた保健医療対策が総合的・体系的に整備され，実施されてきた．老人保健法の目的は，「国民の老後における健康の保持と適切な医療の確保を図るため，疾病の予防，治療，機能訓練等の保健事業を総合的に実施し，もって国民保健の向上および老人福祉の増進を図る」である．この法律に基づく保健事業の骨子は，① 健康手帳の交付，② 健康教育，③ 健康相談，④ 健康診査，⑤ 医療等，⑥ 機能訓練，⑦ 訪問指導からなり，これらの実施主体は市町村である．

平成 17 年（2005 年）の介護保険法の改正および平成 18 年（2006 年）の医療制度改正に伴って，老人保健法は「高齢者の医療の確保に関する法律（**高齢者医療確保法**）」に改正され，平成 20 年（2008 年）から実施されている．この法律では，従来の老人保健法での老人保健事業として実施してきた基本健康診査などについて，①40～74 歳までの者については，高齢者医療確保法に基づく特定健康診査および特定保健指導として，医療保険者にその実施を義務付ける，②75 歳以上の者については，後期高齢者医療広域連合に努力義務が課されている保健事業の一環として健康診査を実施する，となっている．また，従来の歯周疾患検診や骨粗鬆症検診などは健康増進法に基づく事業となった．

高齢者の福祉については，医療・保健といった病気と健康に限られた問題だけではなく，高齢者の生活の質（QOL）ひいては生き甲斐のある生活を送るためには何が大切かという問題に及んでくる．このような観点から，平成 11 年（1999 年）に「今後 5 ヶ年間の高齢者保健福祉施策の方向（**ゴールドプラン 21**）」が策定され，翌年より開始された．「ゴールドプラン 21」の基本的な考え方は，「介護サービス基盤の整備に加え，介護予防，生活支援等を車の両輪として推進することにより，高齢者の尊厳の確保および自立支援を図り，できる限り多くの高齢者が，健康で生きがいをもって社会参加できる社会をつくっていこう」とするものである．「ゴールドプラン 21」の基本的な目標は，(1) できる限り多くの高齢者が健康で生きがいをもって社会参加できるよう，活力ある高齢者像を構築する，(2) 要援護の高齢者が自立した生活を尊厳をもって送ることができるよう，また介護家族への支援が図られるよう，介護サービスの質量両面にわたる確保を目指すこと，(3) 地域においてこれら高齢者に対する支援体制が整備されるよう，住民相互に支え合う地域社会づくりを進めること，(4) 契約によるサービス提供という新しい仕組みが利用者本位のものとして定着するよう，介護サービスの信頼性の確保を図ることである．

11.2　介護保険制度

平成 12 年（2000 年）より，高齢者の保健と福祉の制度を一元化し，給付と負担の関係が明確な社会保険方式により利用者が主体となって医療・保健・福祉サービスを総合的に利用できる制度として**介護保険制度**が施行された（図 11-5）．この制度では，市町村が保険者となり，40 歳以上の全員が被保険者となる．利用者は市町村の窓口に申請し，認定調査を経て要支援（1，2）あるいは要介護（1～5）の判定が下されると，介護サービスを受けられることになる．年齢とともに要介護度は急上昇し，介護が必要となった原因では脳血管疾患が最も多い．

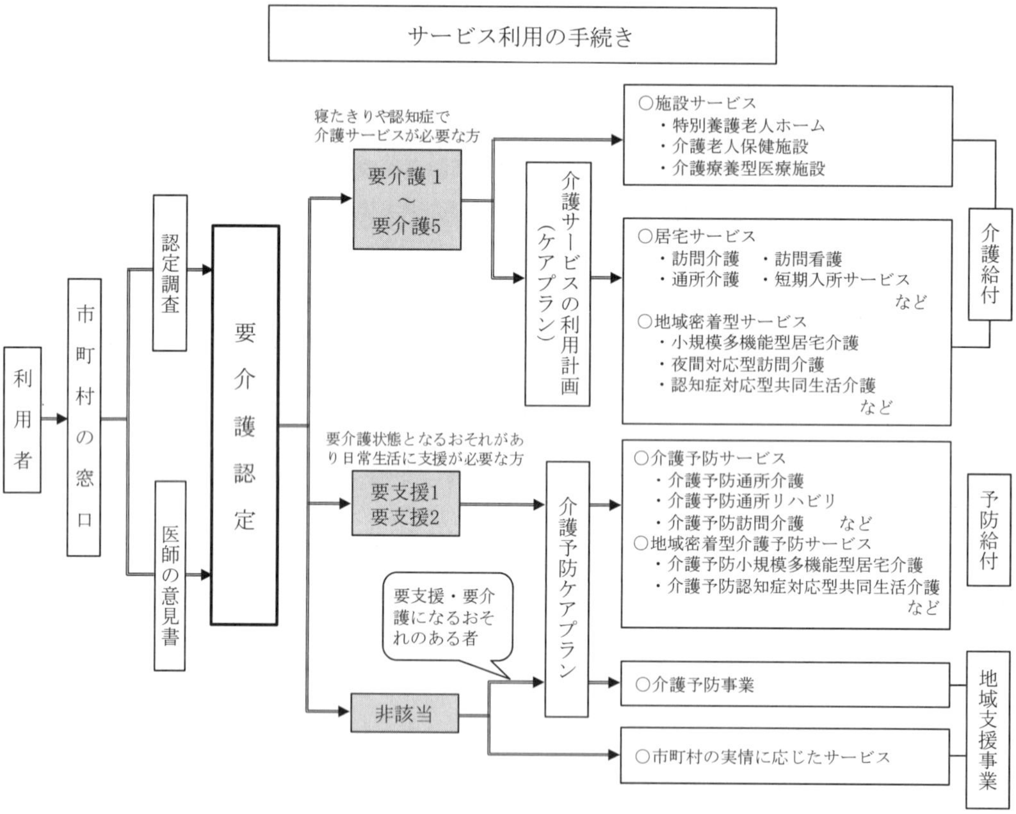

図 11-4　介護保険制度の仕組み

第12章 学校保健

12.1 学校保健とは

幼稚園から大学まで，各種教育機関で学ぶ児童・生徒・学生と教員の健康を保持・増進し，健全な衛生環境を整備するための活動を学校保健という．文部科学省設置法第 4 条第 12 項で，学校保健とは「学校における**保健教育** health education および**保健管理** health administration をいう」と定められている．学校保健行政を支える法的制度には，文部科学省設置法，**学校教育法**，**学校保健安全法**，学校給食法その他の教育関係法規がある．また，感染症法，予防接種法，食品衛生法，労働安全法，地域保健法などの厚生労働省関係法規も学校保健を健康面から支える重要な法的基盤である．その他，社団法人日本医師会，社団法人日本学校歯科医会，日本学校薬剤師会，独立法人日本スポーツ振興センター，財団法人 日本学校保健会などが学校保健行政に参画している．

12.2 保健教育

保健教育は，学校教育法に基づく教育活動であり，**保健学習** health instruction と**保健指導** health guidance に分かれる．保健学習とは，教科体育・保健体育における「保健」および他教科の健康に関わる学習をいう．保健学習では，生涯を通じて自らの健康を管理し，改善していくことができるような資質や能力（実践力）の基礎を，小学校，中学校，高等学校の保健関連分野の教科を通して学習する．保健指導とは，特別活動などにおける健康に関する指導をいう．保健指導では，健康に関する日常の具体的な問題に対応するための実践的能力や態度の育成が目的とされる．また，学校医や学校歯科医による健康相談や，養護教員による心身の健康に問題をもつ者に対する個別の保健指導もこの中に含まれる．

12.3　保健管理

学校保健法で，保健管理とは「児童，生徒，学生および幼児並びに職員の健康の保持増進を図り，もって学校教育の円滑な実施とその成果の確保に資することを目的とする」と定められている．したがって，保健管理に関する主な事項は学校環境衛生，健康診断，健康相談および感染症予防である．保健管理に関与する主な者は，学校教育法で規定する保健主事および養護教諭，学校保健法に規定する学校医，学校歯科医および学校薬剤師である（表 12-1）．このうち，学校医はすべての学校に置き，大学以外の学校に学校歯科医と学校薬剤師を置くことになっている．これらの医師，薬剤師は学校の非常勤職員として任命または委嘱される．学校環境衛生は薬剤師の主な職務であり，教育環境を安全，清潔，快適なものとし，学習能率を向上させるためのものである．具体的には，保健室，給食室，水飲み場などの整備，教室内の空気，照明，騒音などの検査と対策がある．健康診断（表 12-2）や予防接種は学校医の主な職務であり，予防接種法の規定により BCG，ジフテリア，風疹などの予防接種が行われる．また，流行が発生した場合などに臨時でインフルエンザや日本脳炎の予防接種が学校で実施される場合もある．学校保健法では，学校において特に予防すべき感染症を第 1 種から第 3 種に分類し，校長はその感染症にかかっている者，その疑いのある者，あるいは罹る恐れのある者の出席を停止させることができることになっている（表 12-3）．

表 12-1　学校医等の数

（単位　　人）　　　　平成22年(2010)　12月

	学校医[1]	学校歯科医	学校薬剤師
小　学　校	58, 213	25, 847	21, 415
国　立	217	87	74
公　立	57, 570	25, 551	21, 179
私　立	426	209	162
中　学　校	28, 760	12, 890	10, 327
国　立	209	88	73
公　立	27, 311	12, 140	9, 766
私　立	1, 240	662	488
高 等 学 校	12, 727	5, 926	4, 767
国　立	31	21	18
公　立	10, 367	4, 558	3, 831
私　立	2, 329	1, 347	918

資料　　文部科学省「学校基本調査報告書」
注　1）　内科・耳鼻科・眼科医を含む．

表 12-2　定期健康診断の検査項目と実施学年

平成18年('06)1月31日改定

項目	検査・診察方法	発見される疾病異常	幼稚園	小学校 1年	小学校 2年	小学校 3年	小学校 4年	小学校 5年	小学校 6年	中学校 1年	中学校 2年	中学校 3年	高校 1年	高校 2年	高校 3年	大学
保健調査	アンケート		○	◎	○	○	○	○	○	○	○	○	○	○	○	○
身長			◎	◎	◎	◎	◎	◎	◎	◎	◎	◎	◎	◎	◎	◎
体重			◎	◎	◎	◎	◎	◎	◎	◎	◎	◎	◎	◎	◎	◎
座高			◎	◎	◎	◎	◎	◎	◎	◎	◎	◎	◎	◎	◎	△
栄養状態		栄養不良 肥満傾向・貧血等	◎	◎	◎	◎	◎	◎	◎	◎	◎	◎	◎	◎	◎	◎
脊柱・胸郭 四肢 骨・関節		骨・関節の異常等	◎	◎	◎	◎	◎	◎	◎	◎	◎	◎	◎	◎	◎	△
視力	視力表　裸眼の者　裸眼視力	屈折異常，不同視など	◎	◎	◎	◎	◎	◎	◎	◎	◎	◎	◎	◎	◎	△
	視力表　眼鏡等をしている者　矯正視力		◎	◎	◎	◎	◎	◎	◎	◎	◎	◎	◎	◎	◎	△
	視力表　眼鏡等をしている者　裸眼視力		△	△	△	△	△	△	△	△	△	△	△	△	△	△
聴力	オージオメータ	聴力障害	◎	◎	◎	◎	△	◎	△	◎	△	◎	◎	△	◎	△
眼		伝染性疾患,その他の外眼部疾患，眼位等	◎	◎	◎	◎	◎	◎	◎	◎	◎	◎	◎	◎	◎	◎
耳鼻咽喉頭		耳疾患，鼻・副鼻腔疾患 口腔咽喉頭疾患 音声言語異常等	◎	◎	◎	◎	◎	◎	◎	◎	◎	◎	◎	◎	◎	◎
皮膚		伝染性皮膚疾患 湿疹等	◎	◎	◎	◎	◎	◎	◎	◎	◎	◎	◎	◎	◎	◎
歯および口腔		むし歯，歯周疾患 歯列・咬合の異常 顎関節症症状・発音障害	◎	◎	◎	◎	◎	◎	◎	◎	◎	◎	◎	◎	◎	△
結核	問診・学校医による診察	結核・		◎	◎	◎	◎	◎	◎	◎	◎	◎				
	エックス線間接撮影												◎			◎ 一学年 (入学時)
	エックス線直接撮影 ツベルクリン反応検査 喀痰検査等			○	○	○	○	○	○	○	○	○				
	エックス線直接撮影 喀痰検査・聴診・打診												○			○
心臓	臨床医学的検査 その他の検査	心臓の疾病・ 心臓の異常	◎	◎	◎	◎	◎	◎	◎	◎	◎	◎	◎	◎	◎	◎
	心電図検査		△	◎	△	△	△	△	△	◎	△	△	◎	△	△	△
尿	試験紙法	腎臓の疾患 糖尿病	◎ △	◎	◎	◎	◎	◎	◎	◎	◎	◎	◎	◎	◎	△ △
寄生虫卵	直接塗沫法・ セロハンテープ法	回虫卵・ ぎょう虫卵等	◎	◎	◎	◎	△	△	△	△	△	△	△	△	△	△
呼吸器 循環器 消化器 神経系	臨床医学的検査・ その他の検査	結核疾患　心臓疾患 腎臓疾患　ヘルニア 言語障害　精神障害 骨・関節の異常 四肢運動障害	◎	◎	◎	◎	◎	◎	◎	◎	◎	◎	◎	◎	◎	◎

注　◎はほぼ全員に実施されるもの
　　○は必要時または必要者に実施されるもの
　　△は検査項目から除くことができるもの

表 12-3　学校において予防すべき感染症

平成24年(2012)4月改正

	分類の考え方	病気の種類	出席停止期間の基準
第１種	感染症法の１類感染症および２類感染症（結核を除く）	エボラ出血熱 クリミア・コンゴ出血熱 重症急性呼吸器症候群 （病原体がＳＡＲＳコロナウイルスであるものに限る） 痘そう 南米出血熱 ペスト マールブルグ病 ラッサ熱 急性灰白髄炎 ジフテリア 鳥インフルエンザ（H5N1）　【新たに追加】	治癒するまで
第２種	飛沫感染し，児童生徒の罹患が多く，学校において流行を広げる可能性が高いもの	麻疹	解熱後３日経過するまで
		インフルエンザ （鳥インフルエンザ（H5N1）及び新型インフルエンザ等感染症を除く）	発症した後（発熱の翌日を１日目として）５日を経過し，かつ，解熱した後２日（幼児は３日）を経過するまで
		咽頭結膜熱	主要症状消退後２日経過するまで
		水痘	すべての発疹が痂皮化するまで
		百日咳	特有の咳が消失するまで又は５日間の適切な抗菌薬療法が終了するまで
		風疹	発疹が消失するまで
		流行性耳下腺炎	耳下腺，顎下腺又は舌下腺の腫脹が発現した後５日を経過し，かつ，全身状態が良好になるまで
		結核	症状により学校医その他の医師が伝染のおそれがないと認めるまで
		髄膜炎菌性髄膜炎	
第３種	学校において流行を広げる可能性のあるもの	コレラ 細菌性赤痢 腸管出血性大腸菌感染症 腸チフス パラチフス 流行性角結膜炎 急性出血性結膜炎 その他の伝染病	

資料　学校保健法施行規則等
注　　新型インフルエンザ等感染症，指定感染症及び新感染症は，第1種とみなす．

12.4　学校薬剤師の任務

学校保健法で，学校薬剤師の任務は以下のように定められている．

①学校保健安全計画の立案に参与すること，②環境衛生検査に従事すること，③学校環境衛生の維持および改善に関し，必要な指導と助言を行うこと，④学校において使用する医薬品，毒物，劇物並びに保健管理に必要な器具および材料の管理に関し必要な指導と助言を行い，必要に応じ試験，検査または鑑定を行うこと，⑤前各号に掲げるものの他，必要に応じ，学校における保健管理に関する専門的事項に関する技術および指導に従事すること．

学校環境衛生検査項目として，以下のものが定められている．

①照度および照明環境，② 騒音環境および騒音レベル，③教室の空気，④机・椅子の整備，

⑤黒板の管理，⑥飲料水の管理，⑦水飲み，手洗い場の管理，⑧足洗い場の管理，⑨便所の管理，⑩ごみの処理，⑪ネズミ，ハエ，カ，ゴキブリなどに対する衛生管理，⑫学校の清潔，⑬学校給食の食品衛生，⑭水泳プールの管理，⑮排水の管理

12.5　学校保健活動

保健教育におけるより実践的な教育活動として，①薬物乱用防止教育の充実，②エイズ教育の推進，③学校歯科保健活動の推進，④要保護・準要保護児童生徒の医療費補助，⑤へき地学校保健管理費補助などが行われている．

第13章 労働衛生

13.1 労働衛生とは

働く人々の疾病を予防し，健康を保持・増進するための保健活動を**産業保健** occupational health という．産業保健において，労働者の保健衛生が主な対象である場合には**労働衛生**といい，作業衛生環境に対してより重点を置く場合には**産業衛生**という．いずれもほぼ同じ意味で用いられており，その主な基本理念は ① 労働者の肉体的，精神的および社会的福祉の増進と維持，② 作業条件に基づく疾病の防止，③ 不健康な諸条件に対する労働者の保護，④ 労働者の特性に適応する作業環境に労働者を配置することとなっている．

13.2 労働衛生行政と事業所における労働衛生体制

わが国の労働衛生行政は，**労働基準法**（労働条件の最低基準を示しその遵守を強制するもの）や**労働安全衛生法**（業務内容の変化に即応した健康障害防止対策の展開と，より快適な職場環境の形成を目指すもの）などの法的制度に基づき，国家レベルでは厚生労働省労働基準局が所管し，都道府県レベルでは労働局および労働基準監督署が監督指導に当たる．労働安全衛生法では，事業者に対して事業所の規模に応じて必要な安全衛生管理体制の整備を図ることが義務づけられている．その基本となるのが ① **衛生委員会**，② **産業医**，③ **衛生管理スタッフ**である．衛生委員会は，常時 50 人以上の労働者がいる事業所で労働者の健康障害の防止，労働災害発生の防止について労働者と事業者が審議するために設けられるものであり，定期的に委員会を開催しなければならないことになっている．産業医は，常時 50 人以上の労働者がいる事業所で労働者の健康管理を行う医師であり，産業医として備えるべき要件が規定されている．その要件は，厚生労働大臣の定める研修の修了者，労働衛生コンサルタント試験（保健衛生）の合格者，大学で労働衛生に関する科目を担当する教授，准教授または常勤講師および厚生労働大臣が定める者となっている．衛生管理スタッフは，常時 50 人以上の労働者がいる事業所で衛生に関する技術的事項の管理を行う者で，その事業所の労働者の中から衛生管理者として選任される．

13.3　職業病

職場での労働環境や作業環境によって特定の疾病が人為的に発生する場合に，これを**職業病** occupational diseases という．その職業に従事する労働者のすべてに職業病が発生する可能性があり，職場環境から発生要因を排除することによって予防が可能である．この意味から，職業病発生の直接的な責任は事業者が負うべきものであり，事業者は労働者の被った損失に対する補償と，再発防止のための労働環境の改善の責務を負う．職場で発生する健康被害として職業病とよく似たものに災害にともなう**災害性疾病**がある．災害性疾病では健康被害とその原因との間の因果関係が明瞭に判定できる場合が多いが，職業病は原因が明らかにされないままに潜在的かつ慢性的に病状が進展する場合が多く，現在もなお職業病として認知されないものがまだ数多く残されているものと思われる．職業病に関連する用語として，**作業関連疾患** work - related diseases と**業務上疾病**がある．このうち作業関連疾患は WHO が提唱する概念であり，「疾患の発症，増悪に関与する数多くの要因の 1 つとして，作業（作業様態，作業環境，作業条件など）に関連した要因が考えられる疾患の総称」と定義される．作業行為を通して発生する疾病の具体例としては，高血圧，心血管疾患（虚血性心疾患など），慢性非特異性呼吸器疾患（慢性気管支炎，肺気腫，気管支喘息など），筋骨格系疾患（腰痛症，頸肩腕症候群，骨関節症など），感染症，寄生虫病，悪性腫瘍，胃・十二指腸潰瘍等である．このほかに，糖尿病や脳血管疾患などが含まれる．業務上疾病は，労働基準法で用いられる法律用語であり，業務に起因して発生する疾病が対象となり，使用者は労働者に対して療養に要する費用や休業・療養中の賃金の支払いが義務付けられている．職業病が発生する要因としては物理的および化学的な作業環境によるものと，作業方法などの作業条件によるものがある．図 13-1 にわが国の業務上疾病発生状況を示す．

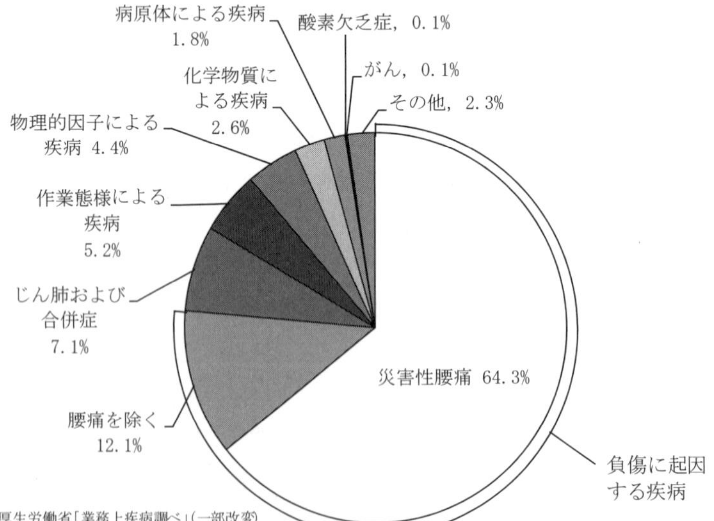

資料　厚生労働省「業務上疾病調べ」(一部改変)
平成21年（2009）

図 13-1　業務上疾病発生状況

13.4　主な職業病

13.4.1　物理的要因によるもの

主な物理的要因として，温度，気圧，騒音，振動，非電離放射線，電離放射線，空気，粉じんなどがある．

a. 温度

高温環境での作業によって，体内の水分や電解質が失われ，体温調節能や循環機能が低下して**熱中症**を発症する．熱中症には，体温調節能の失調によって体温が異常に上昇する**熱射病**，発汗とその後の大量の水分補給による電解質バランスの異常から起こる**熱痙攣**，循環血流量の低下とこれに伴う意識障害が特徴となる**熱虚脱**がある．いずれも重篤な症状を呈し，死に至る場合もあるので注意を要する．低温環境での健康被害には，冷凍庫内での長時間作業による**凍傷**やビルなどでの空調による**冷房病**がある．

b. 気圧

高圧環境下での作業終了後に短時間で常圧に戻ると**減圧症**を発症する．高圧下では，多量の窒素が血液や脂肪組織に溶解しているが，急速な減圧によりこれらの窒素が血液中で気泡化し，毛細血管を塞ぎ，血流を停止させたり組織を圧迫し障害を起こす．潜水夫や潜水漁法の漁師などでみられる減圧症を**潜函病**（**ケイソン病**）あるいは**潜水病**と呼ぶ．高圧環境下では空気中の窒素分圧が上昇し，判断力や記憶力の低下，意識障害などが起こる．高圧症の代表的なものに**高山病**がある．

c. 騒音

ヒトが感じる音域は20〜20,000 Hzであり，日常の会話では100〜2,000 Hzが使われている．金属性機械類では4,000 Hz前後の騒音が発生するといわれており，長期間，このような騒音に曝されると初めは高音域の聴力障害が発生してくる．しかし，次第に低音域にまで聴力障害が及び，**難聴**となる．また，難聴とともに耳鳴りをきたす場合が多い．

d. 振動

振動の生体影響は，発生源によって全身性と局所性に分かれる．0.5 Hz以下の弱い振動を受け続けると乗り物酔いなどの中枢神経障害が起こる．50〜150 Hzの振動では手・指・腕などの血管の異常収縮により血行障害，痙攣，こわばり，知覚低下などの症状が起こり，耳鳴りやふらつきなどの全身症状がみられるようになる．チェンソーや削岩機を使用する労働者に**白ろう病**や**レイノー症候群**がみられる．

e. 非電離放射線

300 nm 以下の短波長の紫外線は眼疾患，日焼け，皮膚がんの原因となる．医療用器具に対する紫外線消毒，アーク溶接などに従事する作業者に健康障害が発生する場合がある．赤外線，特に近赤外線は眼の水晶体変性を起こし，**白内障**を発生させる危険がある．製鉄やガラス製造などの高炉作業者にこのような健康被害が発生する可能性がある．レーザー光線は網膜に炎症，壊死などの障害を起こすので，通信機器や材料加工などの作業に従事する場合に十分な注意が必要である．

f. 電離放射線

電離放射線には，電磁波（X 線，γ 線）および粒子線（α 線，β 線，電子，陽子，中性子）があり，いずれも遺伝子障害，細胞機能障害，細胞死などの**放射線障害**を起こす．原子力施設や医療施設での放射性物質取扱者に健康障害が発生する場合がある．

g. 粉じん

長年，粉じんを吸引することにより肺に線維増殖性変化を主体とする症状（**じん肺**）が現れる．粉じんの種類によって，**けい肺**（遊離けい酸粉じん，炭鉱労働者），**石綿肺**（石綿粉じん，アスベスト工場），**鉄肺**（酸化鉄粉じん，電気・ガス溶接作業），**アルミニウム肺**（アルミニウム粉じん，電子工業）などがある．

h. 酸素欠乏症

マンホール，ボイラー，船倉などで作業する人に酸欠による事故が起こる場合がある．

i. その他

ワープロやパソコンなどの情報処理関連機器の普及によりオフィスの労働環境が大きく変化してきている．キーボード入力などの作業（visual display terminal : **VDT 作業**）によって，視覚障害，**頸肩腕症候群**，腰痛症，精神疲労などの健康障害が増えてきている．

13.4.2 化学的要因による健康障害

a. 重金属

① 水銀

液状で揮発性の高い金属水銀が中毒の原因になりやすい．経気道よりの慢性的な曝露により口内炎，不安などの精神神経症状が現れる．体温計や温度計に使用される．

② 鉛

鉛ヒュームあるいは鉛粉じんとして経気道より慢性的に曝露されると，貧血や筋肉痛などの症状が現れる．鉛電池製造，塗料製造などで中毒が起こりやすい．

③ 四エチル鉛

揮発性のある四エチル鉛が経気道または経皮より体内に吸収され，脂溶性が高いため中枢神経系に移行し，精神神経症状を現す．鉛含有ガソリン（ハイオク）などの製造，作業者に中毒が発生しやすい．

④ カドミウム

ヒュームとして経気道から体内へ吸収され，急性中毒時には気管支炎や肺水腫などの症状を起こす．慢性的な曝露では，肺気腫や腎障害が観察される．メッキ工場，カドミウム電池製造工場，合金の製造・加工工場の作業者で中毒が起こりやすい．

⑤ ヒ素

気道より吸収され，皮膚粘膜の潰瘍，消化器系疾患，神経系疾患を起こす．化学薬品や防虫剤の製造，ガラス製造に従事する作業者に中毒が起こりやすい．

⑥ マンガン

マンガン粉じんの吸引により，肺炎やパーキンソン症候群などの障害が起こる．マンガン乾電池製造工場や合金の製造・加工工場の作業者で中毒が起こりやすい．

⑦ クロム

主に6価クロムが気道より吸収され，**鼻中隔穿孔**，アレルギー性皮膚炎，皮膚の潰瘍などの症状を引き起こす．クロムメッキや皮革なめしなどの作業者に中毒が起こりやすい．

b. 有機溶剤

以下のものはすべて主に経気道からの吸収によって中毒が起こる．

① ベンゼン

急性中毒では，麻酔症状が顕著であり，初期に頭痛，目眩などを伴う興奮状態が起こり，次第に運動性の低下，眠気，呼吸困難となって，重篤な場合には昏睡に至る．慢性中毒では，造血機能の障害が顕著であり，再生不良性貧血や白血病を呈する．有機化合物の合成や塗装に従事する者に中毒が起こりやすい．

② トルエン

皮膚粘膜に対する刺激や麻酔症状の惹起がベンゼンより強く起こる．しかし，造血系機能に対する影響がほとんどないので，慢性中毒は起こりにくい．接着剤や印刷・塗装，合成ゴムの製造作業者に中毒が起こりやすい．

③ 四塩化炭素

高濃度で，曝露初期に頭痛・目眩・吐き気などの症状が現れ，数日後に肝障害や腎障害が現れる．慢性中毒もほぼ同様の症状である．有機化合物原料を扱う作業者に中毒が起こりやすい．

④ トリクロロエチレン

急性中毒では，眼に強い刺激があり，麻酔作用から中枢神経の抑制がみられる．慢性中毒では，視神経障害による視野狭窄や三叉神経麻痺，多発性神経炎などがみられる．電子部品の洗浄，ドライクリーニングなどの作業者に中毒が起こりやすい．

⑤ テトラクロロエチレン

テトラクロロエチレンはトリクロロエチレンと同様の目的に使用されるが，揮発性が低いため中毒例は少ない．しかし，体内での毒性はトリクロロエチレンよりも強い．麻酔作用のほかに肝臓や腎臓に対して強い毒性を示す．中毒の発生状況はトリクロロエチレンとほぼ同様である．

⑥ 二硫化炭素

急性中毒では，麻酔作用ととともに，中枢神経や末梢神経に障害が発生する．慢性中毒では，多発性神経炎や精神障害が起こる場合がある．油脂やゴムの製造に従事する者に中毒が起こりやすい．

⑦ 塩化ビニル

慢性中毒で，肝血管肉腫，肝障害，レイノー現象などがみられる．塩化ビニル製造作業者に中毒発生例がある．

⑧ アクリロニトリル

皮膚粘膜に対する強い刺激がある．一般的な症状はシアン中毒と類似しており，高濃度蒸気の吸入により呼吸麻痺が起こる．その他，慢性中毒では，黄疸や尿中ウロビリノーゲン排泄など肝機能障害がある．合成繊維の製造作業者に中毒が起こりやすい．

⑨ アニリン・ニトロベンゼン

慢性中毒により，メトヘモグロビン血症や溶血性貧血が起こる．火薬・薬品・染料などの製造に従事する者に中毒が起こりやすい.

c. 有毒ガス

① 一酸化炭素

血液中でヘモグロビンと結合し，ミトコンドリアへ運ばれて細胞内呼吸を停止させる．酸素消費の多い中枢神経系に重篤な障害が発生する．換気不十分で不完全燃焼が起こりやすい労働環境で中毒が発生する.

② シアン化水素

シトクロム系酵素を強く阻害し，細胞内呼吸を停止させる．メッキ工場や溶鉱炉・コークス炉作業者に中毒が発生しやすい.

③ 亜硫酸ガス

水に溶解し亜硫酸となり，さらに酸化されて硫酸になる．強い酸化力により，気管支炎や肺の浮腫を起こす．製紙や漂白などの作業者に中毒が起こりやすい.

④ 硫化水素

皮膚粘膜，気道，眼などに強い刺激を及ぼし，高濃度では呼吸麻痺を起こす．パルプ製造，石油精製などの作業者に中毒が起こりやすい.

⑤ 二酸化窒素

水に溶解し亜硝酸となり，さらに酸化されて硝酸になる．メトヘモグロビン血症，気管支炎，肺浮腫を起こす．電気溶接や硝酸製造などの作業者に中毒が起こりやすい.

⑥ 塩素

急性中毒では皮膚，眼，気道への強い刺激がある．濃度が高いと肺水腫，肺気腫から呼吸停止へ至る．慢性中毒では，気管支炎，角膜炎，視力障害などが起こる．消毒作業者に中毒が起こりやすい.

⑦ フッ化水素

急性中毒では，気管支肺炎，肺水腫などが起こり，濃度が高いと呼吸困難となる場合がある．慢性中毒では，斑状歯や骨軟化様症状が発生する.

13.5 主な職業がん

昭和 52 年（1977 年）に労働安全衛生法が改定され，新規化学物質の有害性の調査，既存化学物質の発がん性等の試験，疫学的調査制度が新たに設けられた．同時に，この制度の円滑な運用を図るための実験施設として「日本バイオアッセイ研究センター」が建設された．すでに，このセンターで四塩化炭素，1, 4-ジオキサン，クロロホルム，テトラクロロエチレンなどのがん原性が確認されており，健康被害防止のための指針が公表されている．また，労働安全衛生法ではがん原性が示唆される有害業務に一定期間従事した者に「健康管理手帳」を交付し，国が定期的に健康診断の受診機会を与えることが規定されている．これまでに，**職業がん**との関連性が確認されているがん原性物質は以下のとおりである．6 価クロムおよびニッケル化合物（肺がん），ヒ素（肺がん，皮膚がん），石綿（アスベスト：肺がん），ベンゼン（造血組織のがん），塩化ビニルモノマー（肝がん），ベンジジン（膀胱がん），2-ナフチルアミン（膀胱がん），4-アミノビフェニル（膀胱がん），4-ニトロビフェニル（膀胱がん），ビス（クロロメチル）エーテル（肺がん），ベンゾトリクロリド（肺がん），タール（皮膚がん）などである．

13.6 職業病の予防

職業病予防のための労働衛生対策の基本は，① **作業環境管理**，② **作業管理**，③ **健康管理**の 3 つであり，これらが適正かつ円滑に行われるために，職場において衛生教育の実践や衛生管理体制の確立が求められ，労働衛生行政からは労働基準法や労働安全衛生法による支援が行われる（表 13-1）．作業環境管理とは，作業環境中の有害因子を排除し，健康で快適な作業環境を維持することである．具体的には，有害要因発生源の密閉・隔離・自動化や局所・全体換気装置の設置などの設備対策がある．また，有機溶剤，特定化学物質，放射性物質などを取り扱う作業場を指定作業場として，作業環境測定士を置き，環境測定を行うことが義務付けられている（**作業環境測定法**）．作業環境の測定は，サンプリングの場所，時刻，方法につき測定基準に従って行わなければならない（**作業環境測定基準**）．さらに，作業者の血液，尿，毛髪などの試料について有害物質とその代謝物の分析を行い，曝露量の推定・評価（生物学的環境評価，生物学的モニタリング）を行うことになっている．作業管理とは，作業の性格上，有害物（トルエンやベンゼンのような有機溶剤など）や物理的要因（高温・振動・騒音など）などの発生が避けられないものにつき，作業自体の管理を通して健康障害の発生防止対策を行うものである．健康管理とは，健康診断などを通して労働者の健康を継続的に観察し，職業病の予防，衛生管理の改善，向上を図ることである．有害業務従事者に対して，一般健康診断とは別に**特殊健康診断**を実施するよう定められている．法令で定められている検査項目は，① 粉じん（肺機能：じん肺法），② 有機溶剤（肝・腎機能：有機溶剤中毒予防規則），③ 鉛（鉛中毒予防規則）と四アルキル鉛（尿中コプロポルフィリン：四アルキル鉛中毒予防規則），④ 特定化学物質（肺・肝機能など:特定化学物質等障害予防規則），⑤ 高圧（肺・肝機能，心電図：高気圧作業安全衛生業規則），⑥ 電離放射線（白血球数，赤血球数，白内障，皮膚：電離放射線障害防止規則），⑦ 歯科特殊である．また，行政指導によるものは① 紫外線と赤外線，② 黄リン，③ 亜硫酸ガス，④ アルキル水銀化合物，⑤ 超音波溶着機，⑥ 地下駐車場，⑦ 金銭登録機，⑧ レーザー光線，⑨ 騒音，⑩ 有機リン剤，⑪ ヒ素またはその化合物，⑫ ヨウ素，⑬ 都市ガス配管工事，⑭ チェーンソー，⑮ キーパンチ作業，⑯ VDT 作業に従事する者が対象となる．

医療従事者の安全対策としては，院内感染防止の観点から，① 手洗い，手袋，マスクの着用，② 使用済み注射針の専用容器への廃棄，③ 予防接種，④ 定期健康診断，⑤ 衛生教育の徹底などが図られている．放射線曝露に関しては，防護用具の装着の励行が図られている．

表 13-1　労働衛生管理の対象と予防措置の関連

<table>
<tr><th colspan="2"></th><th>使用から影響までの経路</th><th>管理の内容</th><th>管理の目的</th><th colspan="2">指標</th><th>判断基準</th></tr>
<tr><td rowspan="3">労働衛生管理</td><td>作業環境管理</td><td rowspan="3">有害物使用量
↓
発生量
↓
気中濃度
↓
ばく露濃度
体内侵入量
↓
反応の程度
↓
健康影響</td><td>代替
使用形態，条件
生産工程の変更
設備，設置の負荷
遠隔操作，自動化，密閉
局所排気
全体換気
建物の構造</td><td>発生の抑制
隔離
除去</td><td colspan="2">環境気中濃度</td><td>管理濃度</td></tr>
<tr><td>作業管理</td><td>作業場所
作業方法
作業姿勢
ばく露時間
呼吸保護具
教育</td><td>侵入の抑制</td><td rowspan="2">生物学的指標</td><td>ばく露濃度</td><td>ばく露限界</td></tr>
<tr><td>健康管理</td><td>生活指導
休養
治療
適正配置</td><td>傷害の予防</td><td>健康診断結果</td><td>生物学的ばく露指標
(BEI)</td></tr>
</table>

資料：国民衛生の動向2010/2011　p. 314

第 14 章 家庭用品の規制

家庭用エアゾル製品に含まれる恐れのある塩化ビニル（モノマー）や繊維製品の防炎加工剤に含まれる恐れのあるトリス（2, 3−ジブロムプロピル）ホスフェイトに発がん性が確認され，家庭用品に使用される化学物質の安全性が危惧されるようになってきた．このような背景から，昭和 48 年（1973 年）に「有害物質を含有する家庭用品の規制に関する法律（家庭用品規制法）」が制定された．この法律で，家庭用品とは「主として一般消費者の生活の用に供される製品」であり，同じ用途で業務用に使用されるものは規制の対象とならない．家庭用品は，家庭用化学製品と繊維製品に大別される．家庭用化学製品は洗浄剤，接着剤，スプレー剤，塗料などであり，繊維製品は衣料品，敷物，寝具，カーテンなどである．ただし，家庭用洗浄剤のうちトイレや浴室用の洗浄剤は家庭用品規制法の対象となるが，食器や野菜などの洗浄剤は食品衛生法の規制対象であるので，家庭用品規制法による規制を受けない．平成 20 年（2008 年）4 月現在，厚生労働省は家庭用品に使用されている 20 種類の化学物質を政令で「有害物質」と定め，用途，対象となる家庭用品，含量基準，毒性などを示している（巻末表 14-1）．家庭用品による健康被害を把握し対策を講じるために，家庭用品規制法では都道府県，政令市，特別区に**家庭用品衛生監視員**を置き，衛生監視対策を行うことになっている．また，モニター病院の専門医や（財）日本中毒情報センターなどから被害発生情報などを収集する体制がとられている．また，事業者は家庭用品の商品群ごとに「安全確保マニュアル作成の手引き」に基づいて安全性確保対策を行うよう求められている．

第 15 章 衛生行政と衛生関係法規

15.1 衛生行政

衛生行政とは，憲法 25 条「すべての国民は，健康で文化的な最低限度の生活を営む権利を有する．国はすべての生活部面において，社会保障及び公衆衛生の向上及び増進に努めなければならない」の規定に基づき，国および地方公共団体（都道府県および市町村）が国民のために行う公衆衛生活動である．わが国の衛生行政は，厚生労働省（一般衛生行政と労働衛生行政），環境省（環境保全行政），文部科学省（学校保健行政），農林水産省（農薬汚染など）などによって行われている．衛生行政の中心的役割を果たす厚生労働省の組織は，内局として大臣官房，医政局，健康局，医薬食品局など医療・医薬，保健・福祉，労働，保険，年金などを取り扱う各局があり，外局として試験研究機関，各種審議会，国立医療施設，検疫所，社会保険庁，中央労働委員会などがある（巻末図 15-1）．都道府県では，衛生主管部局の下に医務，薬務，保健予防，環境衛生などの課が配置され衛生行政を行うとともに，保健所，衛生研究所，公害センター，精神保健福祉センターなどの機関が設置されている．

15.2 一般衛生行政

家庭や地域社会での生活一般を対象とする衛生行政を**一般衛生行政**という．一般衛生行政の基本的な体系は国（厚生労働省）— 都道府県（衛生主幹部局）— 保健所 — 市町村（衛生主管課係）であるが，地域保健法に基づく政令市や東京都 23 特別区は直轄の保健所を設置しているので，これらの市区においては国（厚生労働省）— 政令市・特別区（衛生主幹部局）— 保健所という体系になっている．

15.3 地域保健法

急速な高齢化と保健医療を取り巻く環境の変化，地域住民の多様で高度化するニーズなどに対応し，地域特性を考慮した新たな保健制度を構築するために，従来の**保健所法**を廃し，平成 6 年（1994 年）に**地域保健法**が制定された．地域保健法では，都道府県，政令市，特別区に保健所を設置し，市町村に**市町村保健センター**を設置することになっている．地域保健法で定められた保健所の主な業務は次のとおりである．

○地域保健に関する思想の普及および向上に関する事項

○人口動態統計，その他の地域保健統計に関する事項

○栄養の改善及び食品衛生に関する事項

○住宅，水道，下水道，廃棄物の処理，清掃，その他の環境衛生に関する事項

○医事および薬事に関する事項

○保健師に関する事項

○公共医療事業の向上および増進に関する事項

○母性，乳幼児，老人の保健に関する事項

○歯科保健に関する事項

○精神保健に関する事項

○治療方法が確立していない疾病その他の特殊疾病により長期療養を必要とする者の保健に関する事項

○エイズ，結核，性病，伝染病その他の疾病の予防に関する事項

○衛生上の試験及び検査（水質検査，赤痢菌や結核菌などの病原生物の検出検査，寄生虫卵検査，食品添加物の化学試験，騒音測定などの環境測定）に関する事項

○その他地域住民の健康の保持および増進に関する事項

地域保健法の制定後，保健所の集約化が急速に進み，平成6年（1994年）に848ヵ所であったものが，平成22年（2010年）4月の時点で都道府県立保健所374，政令市立保健所97，特別区立保健所23の合計494ヵ所に減少している．保健所には，医師，保健師，歯科医師，薬剤師，獣医師，診療放射線技師，臨床検査技師，管理栄養士など衛生行政を行う上で必要な常勤職員を置くことになっている．

市町村には，地域保健法で定められた**市町村保健センター**が設置されている．このセンターは，行政機関としての機能は持たないものの，地域保健活動の中核拠点として地域住民に対して，健康相談，保健指導，健康診査，その他の必要な事業など，総合的な保健サービスを提供することを目的に機能している．また，市町村保健センターの類似施設として，母子健康センター，農村検診センター，老人福祉センター（A型），地域福祉センター，健康科学センターなどが設置されている．

15.4　学校保健行政

学校における，園児，児童，生徒，学生，教職員を対象として，学校の教育環境の保健衛生と円滑かつ効率的な教育成果の確保を目的として実施される．文部科学省（スポーツ・青少年局学校保健健康教育課）— 都道府県（市町村）教育委員会 — 学校医・学校歯科医・薬剤師 — 学校保

健衛生主事・養護教員の体系がとられている．

15.5 労働衛生行政

労働者の職場環境の保健衛生と労働災害・職業病の発生を予防する目的で，厚生労働省（労働基準局）— 都道府県労働基準監督署 — 事業所の体制となっている．

15.6 環境保全行政

環境の保全と公害防止を目的に，環境省（大臣官房と環境保全関連内局）— 都道府県（環境保全関連部局）の体系がとられている．この他に，関連機関として，独立行政法人国立環境研究所，独立法人環境再生保全機構，国立水俣病総合研究センターなどがある．

15.7 衛生関係法規

15.7.1 医療関係法規

医療法，医師法，歯科医師法，歯科衛生士法，保健師・助産師・看護師法，理学療法士および作業療法士法，診療放射線技師法，臨床検査技師，衛生検査技師等に関する法律，言語聴覚士法などがある．

15.7.2 保健予防関係法規

地域保健法，栄養士法，感染症の予防および感染症の患者に対する医療に関する法律（感染症法），予防接種法，検疫法，健康増進法，がん対策基本法，じん肺法，母体保護法，母子保健法，老人保健法，学校保健法．調理師法，高齢者の医療の確保に関する法律などがある．

15.7.3 環境衛生関係法規

食品衛生法，理容師法，農薬取締法，公衆浴場法，旅館業法，狂犬病予防法，美容師法，クリーニング業法，水道法，下水道法，大気汚染防止法，騒音規制法，廃棄物の処理および清掃に関する法律，水質汚濁防止法，悪臭防止法，有害物質を含有する家庭用品の規制に関する法律，環境基本法，環境影響評価法，ダイオキシン類対策特別措置法，土壌汚染対策法，食品安全基本法，化学物質の審査及び製造等の規制に関する法律などがある．

15.7.4 薬事関係法規

薬事法，薬剤師法，毒物及び劇物取締法，麻薬及び向精神薬取締法，大麻取締法，あへん法，覚せい剤取締法などがある．

2. 環境

第Ｉ部
化学物質の生体への影響

第16章 化学物質の体内動態と毒性発現

16.1 化学物質の体内動態

薬物や農薬など生体内に侵入した化学物質は，生体にとってはすべて**異物** xenobiotics として認識される．生体との接触部位から吸収された化学物質は血流に入り，ほとんどすべての器官・組織に分布する．一方，生体はこの侵入した異物を主として肝臓で速やかに代謝し，腎臓その他の排泄器官から体外に排泄する．したがって，生体に侵入した異物は時間の経過とともに量的にも質的にも変化していく．吸収・分布・代謝および排泄を総称して**体内動態**（体内運命）という．体内動態は毒性そのものを示すものではないが，いずれの過程も化学物質の血中濃度を決定する要因であることから，毒性の発現と密接な関係にある．したがって化学物質の体内動態は安全性を評価する上できわめて重要である．

16.1.1 吸収

異物（化学物質）は消化管，肺，粘膜，皮膚など生体との接触部位で生体膜を通過して全身循環血流中に入る．このような化学物質の血流中への移行の過程を**吸収** absorption と呼ぶ．血流中に入った化学物質は，身体の種々の部位に運ばれ，膜透過によって組織の細胞へ移行する．

生体膜 biomembrane は，細胞と外界を隔てる細胞膜のみならず細胞内小器官の膜（小胞体，ミトコンドリアの内膜・外膜など）などを含む総称であるが，その基本となる構造と機能については共通している．細胞膜の模式図を図16-1に示した．親水性基を外側に，疎水性基を内側に二重に配列したリン脂質層（脂質2重層）の基本構造にタンパク質が表面に付着したり，あるいは膜を貫通した形で存在する．さらに膜にはタンパク質からなる多数の細孔がある．細胞膜の性質は組織により異なる点もあるが基本的な構造は同じであるので，部位にかかわらず吸収に関しても基本的な性質は共通しておりいずれの場合も非解離型・脂溶性の物質が吸収されやすい．化学物質の細胞膜透過の様式には①ろ過，②受動拡散，③能動輸送，④促進拡散，および⑤食作用・飲作用などがあるが，異物の場合は多くが受動拡散によって吸収される．

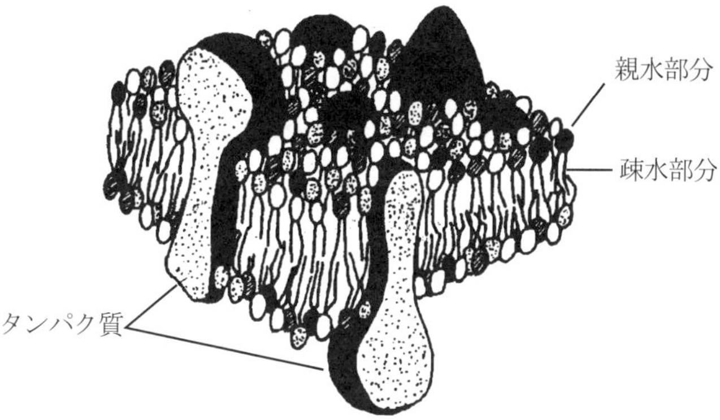

図 16-1　生体膜モデル

16.1.1.1 膜透過の機構

1）受動拡散（単純拡散）

化合物が膜の両側の濃度勾配に従って生体膜を通過するもので生体エネルギーを必要としない．一般に生体膜の性質から，化合物が脂溶性の高い時あるいは非解離型であるとき**受動拡散** passive transport により生体膜を通過しやすく，解離型になって脂溶性が低くなっているものは膜透過しにくい．表 16-1　は種々の化合物の腸管吸収と油水分配係数の関係を示している．化学物質の脂溶性と吸収には相関がみられ，受動拡散による異物の生体膜透過は，その化合物の非解離型の脂溶性に負うところが大きいことがわかる．また解離性の化合物の場合，体内環境によって解離の程度が異なる．胃内では pH 1〜3，小腸内では pH 7〜8 であり，これらの環境下におけるそれぞれの化学物質の非解離型と解離型の濃度比 pKa によって，異物の膜透過性が決まる．

したがって，酸性化合物（安息香酸，アスピリン，バルビツール酸など）は酸性側（主として胃）で，塩基性化合物（アニリン，アミノピリン，クロルプロマジンなど）はアルカリ性側（主として腸管）でそれぞれ非解離型分子が多くなるので，消化管単位面積あたりの吸収はよくなる（図 16-2，図 16-3）．一方，中性化合物で脂溶性の高いもの（有機リン剤，有機塩素系農薬など）は pH に関係なく，いつも非解離型であるので，胃，小腸のいずれからでも吸収される．

表 16-1 化学物質の腸管吸収と油水分配係数

	吸収（%）	分配係数（クロロホルム／水）
チオペンタール	67	100
アニリン	54	26.4
アセトアニヒド	43	7.6
アスピリン	21	2.0
バルビツール酸	5	0.008
マンニトール	＜2	＜0.002

（Hogben *et al.*（1958）*J. Pharmacol. Exp. Ther.* 126, 27）

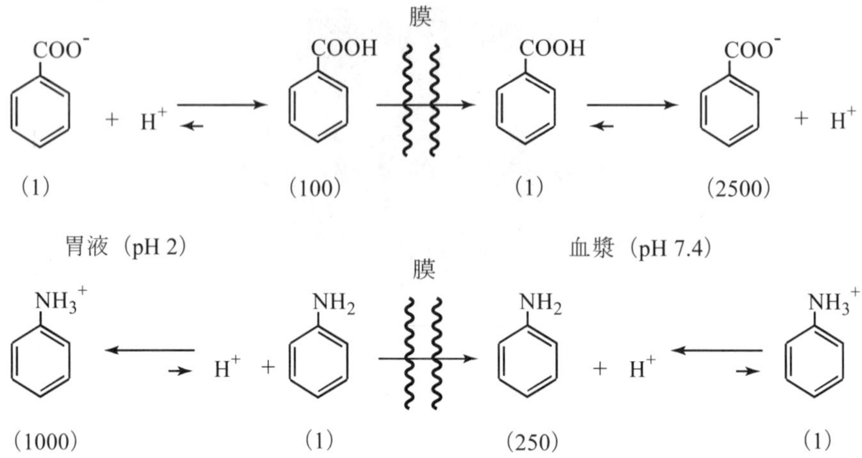

（　）内数字は解離型と非解離型の相対的割合を示す.

図 16-2　胃および血漿における安息香酸とアニリンの存在型

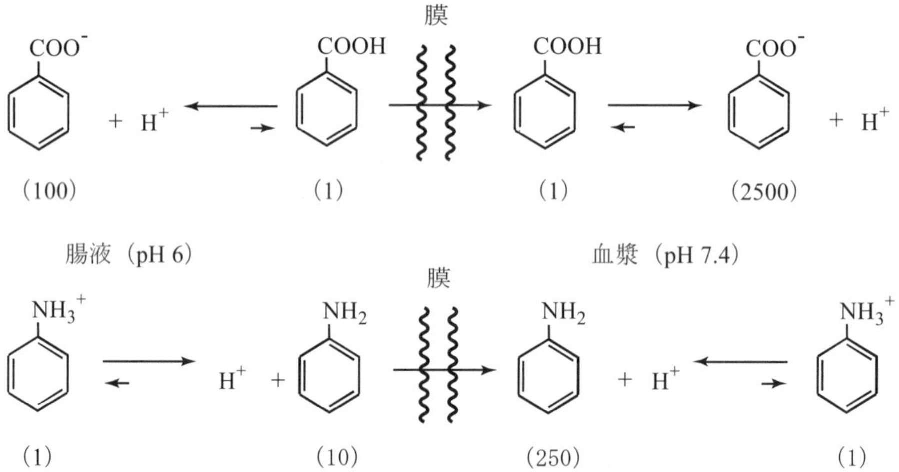

（　）内数字は解離型と非解離型の相対的割合を示す.

図 16-3　腸および血漿における安息香酸とアニリンの存在型

2）担体輸送

栄養素など主として生体に必須の化合物は生体膜に存在する特異的な担体（輸送タンパク，チャネルタンパクなど）による輸送機構を利用して吸収される．この担体輸送 carrier transport には，エネルギー（ATP）を必要として化合物を濃度勾配に逆らって輸送する系（**能動輸送** active transport）と，エネルギーを必要とせず，濃度勾配に従う輸送系（**促進輸送** facilitated transport，**促進拡散**）

が存在する．いずれの場合も生体膜の輸送担体 transporter（またはキャリアー carrier）には限りがあるため，これらの輸送系で運ばれる化合物の量には限界があり，飽和現象がみられる．

小腸には輸送担体を利用してエネルギー（ATP）依存的にブドウ糖，アミノ酸，胆汁酸，水溶性ビタミン，核酸の塩基など生体に必須な化合物を能動的に吸収する機構が存在する．この輸送系を利用して構造的に生体成分と類似の化学物質も，生体内に吸収されることがある．例えば，抗腫瘍薬 5-フルオロウラシルはピリミジン輸送系により，鉛はカルシウム輸送系により腸管から能動的に吸収される．

エネルギーを必要としない促進輸送の例として，ブドウ糖の小腸細胞から血流中への透過があげられる．このような担体輸送機構を利用する薬物として，シアノコバラミンや 4 級アンモニウム塩などがある．

3）その他の吸収機構

水やエタノールなど小さな分子（分子量 100 以下）は細胞膜の細孔によるろ過によって膜を通過するが，これは濃度勾配に従って行われる．

脂溶性のビタミン A, D, E, K や油滴，小さな脂肪，タンパク質など比較的大きな異物は，飲作用 pinocytosis や食作用 phagocytosis と呼ばれる吸収機構により細胞に取り込まれる．この異物取り込み機構は膜動輸送 cytosis と呼ばれ，細胞膜の一部にくぼみを生じ，そこに入った異物を細胞内へ取り込む機構である．小腸や腎臓の尿細管上皮細胞などでみられる．

16.1.1.2　主な吸収経路

1）口腔

経口摂取された化学物質は口腔から直腸に至る消化器系組織の細胞から吸収される．

口腔粘膜からの吸収は速やかに起こるが，吸収部位の面積が小さく，滞留時間も短いので他の消化器系組織に比べて吸収量は多くない．

2）胃

胃壁の粘膜上皮細胞の下には多数の毛細血管があるため容易に吸収が起こる．中性物質や胃内の pH1～3 で解離しにくい弱酸性の有機化合物が吸収されるが，逆に解離する弱塩基性の化学物質は吸収されにくい．胃にはひだがあるが絨毛がないために表面積が大きくなく，しかも時間とともに内容物が腸へ移行するので器官全体での吸収量を考えると，腸管の占める割合がはるかに大きいと考えられる．胃から吸収された化学物質は門脈によって肝臓へ運ばれる．

3）腸管

小腸には多数のひだがある上に絨毛構造が発達しており，さらに絨毛の細胞には 1 μm 以下の微細な突起（微絨毛）が多数存在している．そのため小腸の表面積は単純な筒であると仮定した場合の数百倍にも達する．また絶えず蠕動運動を行っておりこれらのことから小腸は吸収にきわめて有利な構造をしているといえる．腸内の pH は十二指腸で 5～8，空・回腸で 7.5～8，直腸では 7～7.5 程度である．塩基性で解離する化合物であっても，一般に総吸収量では胃よりも多いと考えられる．腸管下部の直腸には絨毛がないので吸収面積は小腸に比べてはるかに少ないが，水や無機イオンが吸収される．腸管から吸収された物質も門脈によって肝臓へ運ばれる．

4）皮膚

皮膚の表面に近い部分は上皮細胞が何層にも重なり合って上皮が形成されている．この様な構造は水分を留めておくとともに，外界からの化学物質の侵入を防ぐのに役立っている．したがって皮膚は他の吸収部位に比べると透過性が悪いといえる．しかし脂溶性の高いクロロホルムなどの有機溶剤，有機リン系殺虫剤や有機塩素系化合物などは，比較的容易に拡散し真皮に分布している毛細血管に移行する．

5）呼吸器

鼻粘膜，気管および肺などの粘膜表面から脂溶性物質は速やかに吸収され，このうち特に肺胞は吸収面積が大きく周囲の血流量も豊富である．気体の場合，水に溶けやすい物質は気管などの粘膜表面の水に溶けるため捕らえられて吸収あるいは排出される．一方，水に溶けにくい気体や溶剤の蒸気などは肺胞など呼吸器の深部にまで到達し，吸収される．水溶性のイオウ酸化物（SO_x）による障害は気管支炎であるが，水に溶けにくいチッ素酸化物（NO_x）では肺気腫を引き起こす．また溶液の微粒子や固体の場合はその大きさによっても到達部位が異なる． 10μm 以上の大きな粒子は鼻腔で，また 1 μm 以上のものは気管や気管支などの粘膜でとらえられ，線毛運動によって排出される．しかし 1 μm 以下のものは呼吸器の深部にまで到達でき，肺胞にまで達する．また肺胞には微粒子を取り込む作用があり塵肺症（けい肺，アスベスト肺）の原因となる．

16.1.2 分布

接触部位から生体膜を通過して細胞内に吸収された化学物質は，漿膜側の細胞膜を通過して体循環系に入るが，この過程も多くは単純拡散による．また吸収部位により化学物質が移行する血管系が異なり，消化管から吸収された化合物は門脈へ入り肝臓を経て全身に運ばれる．皮膚あるいは呼吸器から吸収されたものはそれぞれ末梢血あるいは肺動脈へ入る．また吸収された化学物質の組織への移行は，組織の**血流量**や構造の違いにも左右されるので各組織中へは異なった濃度で**分布**するが，組織細胞への移行もほとんどが受動拡散によるので，化学物質の脂溶性によっても左右される．

16.1.2.1　血液内分布と組織への移行

血液中における化合物の分布は一様ではない．化学物質は血漿中に存在しているだけではなく，赤血球や白血球などの膜を透過して血球内に移行し貯留するものもある．また多くの化学物質は血漿中で全てが遊離型では存在せず血漿タンパク質と結合するものも多いが，組織の細胞膜を通過できるのは遊離型に限られる．したがって血液中でアルブミンと結合しているものと遊離しているものの比率やアルブミンとの結合強度などによって組織への分布は変化する．

血漿中タンパク質のうち，約 50〜60％を占めるアルブミンは多くの化学物質と結合することが知られている．一方グロブリンはコレステロール，ステロイドホルモン，ビタミン A, D,など限られた種類の化合物と特異的に結合する．また DDT のような化合物はリポプロテインと結合しやすい．

血漿アルブミンと化学物質との結合は不可逆的な結合でなく，水素結合，ファンデルワールス力，あるいはイオン結合などによる可逆的な弱い結合である．結合している化学物質は遊離型のものと平衡状態にあり，遊離型だけが単純拡散により生体膜を通過することができ，したがって標的部位に到達して薬理作用や有害作用を現す．

化学物質が血漿タンパク質と結合する割合は化合物の物理化学的性質により異なり，アンチピリンやイソニアジドのように全く結合しないものや，ワルファリンやジアゼパムのような結合しやすいものとがある．アルブミンの化学物質に対する結合数は限られているので，2 種類の化学物質が同一の結合部位で競合する場合には有害作用発現の一因となる場合がある．例えば，トルブタミドなどの経口糖尿病薬を服用中の患者にサルファ剤を投与すると，糖尿病薬が結合部位から遊離して，低血糖による昏睡を起こすことがある．

16.1.2.2 組織への蓄積

化学物質が組織の細胞へ分布しても，血液中の濃度の方が低くなると逆の濃度勾配が生じて血液中へ出て行く．しかし化合物が化学的に安定で組織との親和性が強い場合は血中濃度が低下しても長く組織内に留まることになり，これを**蓄積** accumulation という．組織に蓄積する要因としては脂溶性物質の細胞内脂質への溶解や，タンパク質など細胞内の高分子成分との結合があげられる．

脂溶性の高い化学物質は脂肪組織の細胞内の油滴に溶解して蓄積しやすい．したがって，脂肪含量の多い組織に長時間分布する．クロルデン，DDT，HCH，PCB などの有機塩素系化合物は脂肪組織に蓄積しやすく，しかも分解されにくいので長期間体内に貯留する．脂肪組織以外にも脂肪含量の高い組織として肝臓や脳などがあり，肝臓への分布も多い．

麻酔薬であるチオペンタールは非常に脂溶性が高く，脂肪組織への親和性が特に強い．この薬物は静脈投与後，短時間で作用点に到達した後，急速に脂肪組織に再分布され薬理作用時間が短縮されるので，超短時間作用型バルビタールといわれる．またこの薬理作用は，肥満体のヒトではさらに短時間になることが知られている．

細胞内に異物と結合する特異的なタンパク質があると，これに結合して長く貯留することがある．カドミウムは肝臓や腎臓で分子量約 1 万のシステインに富むタンパク質であるメタロチオネイン（図 16-45 参照）の合成を誘導し，亜鉛などとともに特異的な結合をして長く体内に留まることが知られている．

16.1.2.3　分布容積

化学物質の体内分布の指標として**分布容積**（V_D）volume of distribution が用いられる．これは“投与量（mg）／血漿中濃度（mg/L）”で求められる数値であり化学物質が分布している見かけ上の体液の容積を表す．チオペンタールのように特定の組織に局在している場合は V_D＞全体液量，エバンスブルーのように血漿タンパク質と強く結合して血漿中にしか分布しない場合は V_D≒血漿容積となる．またアンチピリンのように細胞膜を通過しやすく全体液中に分布するような場合は V_D≒全体液量となり，分布容積は体内分布のおおよその目安となる．

16.1.2.4　血液–脳関門と胎盤関門

実験動物にトリパンブルーを投与するとほとんどの組織へ分布して青く染色されるのに脳だけは染まらないことから，脳など中枢神経系の細胞には化学物質の透過に選択性があると考えられ**血液–脳関門** blood—brain barrier（BBB）と呼ばれている．脳神経系では，毛細血管壁の周囲は細胞が密着し細胞間隙がほとんどみられない構造を有している．このため，異物が脳へ移行するには他の組織に比べ数多くの膜透過をしなければならず結果的に透過性が低いことになり，特異的な輸送機構を介するもの（アミノ酸，グルコースなど）を除き，水溶性の化合物は移行しにくい．しかし，膜透過の基本的性質には差がなく非解離型分子で脂溶性の高い化学物質は容易に通過する．チオペンタールなどの全身麻酔薬や有機リン系殺虫剤などは透過性が高いことが知られている．また脳には化学物質を能動的に排出するポンプがあり，化学物質を組織から血液へ移行させる機能をもっている．

胎盤は母体血液より胎児血液へ各種栄養物質を輸送する器官であり，この栄養物質の大部分は能動輸送系により胎児に輸送される．一方，母体血漿中の化学物質の多くは単純拡散により胎盤を通過する．胎盤における母体血漿から胎児血漿への異物の透過は，他の部位の生体膜と同様であり非解離型分子で脂質/水分配係数の高いものほど容易に移行する．母体の PCB やメチル水銀が胎児側へ容易に移行し障害を起こしたことからもわかるように特別な選択性があるわけではないが，この関門の透過は化学物質の催奇形性など胎児に対する発生毒性を考える上で重要であり，これを**血液–胎盤関門** blood-placenta barrier（BPB）と呼んでいる．

16.1.3 代謝

生体内に取り込まれた異物（化学物質）は，生体の機能に多かれ少なかれ，何らかの影響を及ぼすとともに，それ自身，化学構造に変化を受けて，生体外へ排泄される．このような異物の化学構造の生体内変化を**異物代謝** metabolism of xenobiotics という．一般に異物代謝は 2 段階の反応からなり**第Ⅰ相反応**および**第Ⅱ相反応**と呼ばれる．第Ⅰ相反応で重要な役割を果たしているのは主として肝臓の小胞体膜に存在する酸化酵素群である．一般にこの代謝反応により化合物は，より極性が大きい代謝産物に変換される．第Ⅰ相反応の代謝産物はさらに第Ⅱ相反応を受け抱合体と呼ばれる極性がより増大した化合物に変換される．

これらの代謝によって元の化合物がもっていた生物活性（薬効や毒性）が低下あるいは消失して，排泄されやすくなる場合は**解毒**である．しかし代謝によって必ずしも生物活性が少なくなる方向に進むとは限らず，ときとして中間代謝物や最終生成物のほうが元の化合物より毒性が高くなることもあり，この現象は**代謝的活性化** metabolic activation と呼ばれる．例えば，有機リン系殺虫剤であるパラチオンによる中毒は生体内で代謝されて生ずるパラオクソンが強いコリンエステラーゼ阻害作用を現すもので,その結果,殺虫作用やヒトに対する有害作用を示すようになる．一方，多環芳香族炭化水素，ニトロソ化合物，芳香族アミンの一部は生体内における代謝により非常に反応性に富む活性代謝物を生成し，これが核酸やタンパク質などの生体高分子と共有結合を形成し，それによって発がんなど種々の有害作用を示すことが知られている．

このように化学物質の代謝は毒性発現にとってきわめて重要であり，次項(16.2)で詳しく述べる．

16.1.4 排泄

生体内に取り込まれた化学物質は，そのままの型か，あるいは代謝されて水溶性が増した化学構造に変換され生体外へ**排泄** excretion される．このような化学物質の排泄経路のうち主なものは，腎臓を経て尿中へ排泄される経路と，肝臓から胆のうを経て胆汁とともに十二指腸に排泄される経路である．一般に尿や胆汁中に排泄される化学物質の多くは，体液中で解離型になっているか，あるいはグルクロン酸，硫酸，グリシン，グルタチオンなどとの抱合体を形成している．

16.1.4.1 尿中排泄

化学物質の**尿中排泄** urinary excretion では水溶性の高いものほどよく排泄されやすいので，吸収の場合とは反対に，解離型/非解離型の比が高いものほど尿中へよく排泄される．

また化学物質およびその代謝産物は血漿中で遊離した型かタンパク質と結合した型で循環している．これが腎臓に到達すると，低分子である遊離型だけが腎臓のろ過機構により糸球体から尿細管にろ過される．正常な状態で糸球体から尿細管にろ過される水分量は 1 日約 180L であるが，このうち尿中へ排泄されるのは約 1 %の 1 日 1ー1.5L であり，残りは再吸収される．グルコース，アミノ酸，Na^+，K^+，Ca^{2+}，PO_4^{3-}などは近位尿細管で能動的に再吸収されるが，化学物質の場合にはこのような能動的な機構はなく，そのまま排泄されるか，あるいは尿細管で受動的に尿細管細胞膜から再吸収される．この時，脂溶性の高いものほど再吸収されやすく，極性の高い化合物やイオンは再吸収されずに尿中へ排泄される．一般に塩基性物質は酸性尿のとき，また酸性物質はアルカリ性尿のときに解離型をとる割合が大きいので，排泄されやすい．

また近位尿細管の周辺には毛細血管が豊富にあり，血液中の弱酸や弱塩基の有機化合物あるいはグルクロン酸抱合体などを濃度勾配に逆らって尿細管腔へ排泄する機能があり，能動的分泌と呼ばれている.

16.1.4.2　胆汁排泄

消化管からの吸収あるいは全身循環により肝臓に取り込まれた化学物質はそのままの型かあるいは代謝物として血流によって肝臓から他の組織へ分布するが，その一部は胆汁酸塩などとともに肝細胞から**胆汁排泄** biliary excretion され，胆管を通って十二指腸内へ分泌される．さらにこの腸内化学物質はそのまま糞便中に排泄されるか，再吸収されて最終的に尿中に排泄される．胆汁中に分泌される化学物質の多くはグルクロン酸，硫酸，グルタチオンなどとの抱合体で，主として肝臓において形成される．これら抱合体の胆汁への分泌は，肝細胞から毛細胆管への能動輸送である．

異物が胆汁中に排泄されるか，尿中に排泄されるかを決める因子は，分子量と極性である．表16-2 に示すように，ラットでは分子量 300 以上の化合物で分子内に強い極性基をもつものは，主として胆汁中に排泄される．分子量は動物種により異なり，ヒトでは約 500 が境界で，これより小さいものは尿中に排泄されやすい．分子量の小さな化学物質もグルクロン酸などと抱合体になると分子量が増加して胆汁排泄されやすくなる．

胆汁中に排泄され十二指腸内に分泌された化学物質のグルクロン酸抱合体や硫酸抱合体は，腸内滞留中に腸内嫌気性細菌の β-グルクロニダーゼあるいはスルファターゼにより加水分解され，再び元の脂溶性化合物に変化し，腸管壁から再吸収され肝臓に戻る場合がある．このように肝臓→胆汁→小腸→門脈→肝臓と，胆汁排泄と再吸収を繰り返す現象を**腸肝循環** Entero−hepatic circulation という．ジギトキシン，モルヒネ，クロラムフェニコールなどの薬物は腸肝循環をすることが知られている．腸肝循環を繰り返すものは排泄が遅くなるので貯留時間が長くなったり，あるいは肝細胞との接触の機会が多くなって肝毒性発現の要因ともなる．

表 16-2　ラットにおけるビフェニル関連化合物の分子量と排泄経路

化学物質	分子量	排泄（%）	
		尿	糞
Biphenyl	154	80	20
4-Monochlorobiphenyl	188	50	50
4,4’-Dichlorobiphenyl	223	34	66
2,4,5,2’5’-Pentachlorobiphenyl	326	11	89
2,3,6,2’,3’,6’-Hexachlorobiphenyl	361	1	99

(Matthews,H.B.(1980)In“Introduction to Biochemical Toxicology”ed.by E.Hodgson and F.E.Guthrie,New York:Elsevier-North Holland)

16.1.4.3 その他の排泄経路

一酸化炭素や二酸化窒素などの気体やベンゼン，四塩化炭素などの揮発性化合物は気道より吸収された後，肺を経由して排泄される．血中にある揮発性化合物の肺呼気への移行は，血中への溶解度などに依存し，ハロタン，エタノールなどのように血液に溶けやすいものは呼気中への排泄は遅く，ジエチルエーテル，エチレンのように血液への溶解度の低いものは速い．

唾液（pH 約 8.0，1ー1.5L/day）および乳汁（pH 約 6.5，0.1ー1L/day）へも，脂溶性の高いもの，すなわち，血漿中で非解離型/解離型の比の高いものほど排泄されやすい．唾液中に排泄される化学物質は量的には極めて少ない．また，PCB や有機塩素系農薬（DDT，BHC など）のような脂溶性化合物は乳汁中へ排泄されやすく，母乳はこれらの化合物による人体汚染の指標として用いられる．

血液中の化学物質は汗の中へも排泄されるが，その量は非常に少ない．また毛根部に取り込まれた化学物質は毛髪中に残存する．ヒ素や水銀などの重金属あるいはアンフェタミン，ヘロイン，コカインなど乱用薬物は毛髪中に移行することが知られており，これらによる曝露歴あるいは使用歴などの指標となる．

16.1.5 生物学的半減期

吸収された化学物質は生体内で代謝を受け，さらに排泄されるため体内の化学物質の量は必ず減少していく．化学物質が代謝あるいは排泄などにより，生体から単位時間あたり一定の割合で消失し，これが一次反応に従っているとき，生体中の化学物質の濃度が最初の濃度の半分になるのに要する時間を**生物学的半減期** biological half life（$t_{1/2}$）という．この値は化学物質の体内からの消失速度を表すもので，分解・排泄速度などの指標として有用である．作用部位における濃度を直接測定することはほとんどの場合困難であるので，一般には血漿中濃度の半減期で表す場合が多い．医薬品の生物学的半減期はほとんどのものが時間単位であるが，一方蓄積性の汚染物質ではメチル水銀（70 日）やカドミウム（100 日以上）のようにはるかに長い．

蓄積性の化学物質を連続摂取したとき，体内蓄積量は当初急激に増加するがやがて緩やかになり，一定期間以後はいくら摂取し続けてもほとんど一定レベルを保つようになる．これを**蓄積限界量**というが，この値が中毒レベルに達しない量であれば，いくら長期間摂取しても中毒を発症しない．蓄積限界量は理論的には 1 日摂取量×吸収率×半減期（日）×1.44 で表され，有害性化学物質について摂取量の基準を設定する場合にも生物学的半減期は有用な情報となる．

16.2 化学物質の代謝・代謝的活性化

化学物質は体内に取り込まれると，異物として，生体内酵素によって化学構造が変化する．これを**異物代謝** xenobiotic metabolism といい，一般に水溶性が高まり，体外への排泄が容易な化合物へ変換される．このような異物代謝によって生成した代謝物の毒性が，弱いあるいはない場合を**解毒** detoxication といい，反対に，増強された場合を**代謝的活性化** metabolic activation という．

化学物質は生体に取り込まれると，多種多様な酵素によって，主に二つの異物代謝反応を受ける．**第Ⅰ相反応** phase I reaction では，酸化，還元，加水分解によって，化学物質にヒドロキシ基，カルボキシル基，アミノ基などの官能基が導入あるいは生成する．さらに，**第Ⅱ相反応** phase Ⅱ reaction では，化学物質のもつ極性基，または第Ⅰ相反応で露出あるいは付加された極性基に，抱合反応により，グルクロン酸，硫酸，グルタチオン，アミノ酸などを結合させる．

16.2.1　第Ⅰ相反応がかかわる代謝，代謝的活性化

16.2.1.1　第Ⅰ相反応による代謝

1) 酸化（oxidation）

異物代謝の第Ⅰ相反応において，最も重要で，多様である酸化反応は，**シトクロム P450**（cytochrome P450, CYP）を中心とする薬物代謝酵素系で行われる．ヒトのシトクロム P450 は精子や赤血球以外のほとんどの臓器に存在するが，大きな処理能力を有し，かつ多様な反応形式をもつ肝臓が主要な臓器である．また，シトクロム P450 は小胞体に局在しているが，一部ミトコンドリア，核膜，リボソーム，ゴルジ体にも存在する．細胞をホモジナイズして破壊すると小胞体は分断されて小胞となる．これを**ミクロソーム**といい，薬物代謝酵素系は，肝ホモジネートからミクロソーム画分中に分離される．シトクロム P450 以外の酸化反応は，細胞質ゾルあるいはミトコンドリアに存在する脱水素酵素やオキシダーゼによって行われる．

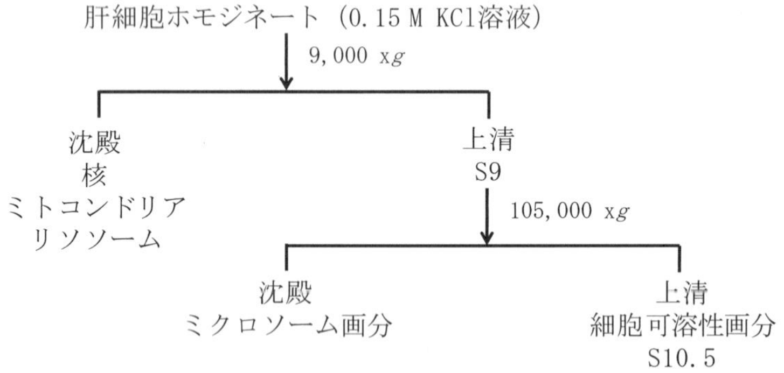

図 16-4　肝細胞ホモジネートからのミクロソーム画分分離法

表 16-3　代謝酵素の細胞局在

細胞画分	局在酵素	代謝反応
ミクロソーム	シトクロムP450	第Ⅰ相反応
	フラビン含有モノオキシゲナーゼ	
	NAD(P)H-シトクロムP450還元酵素	
	UDP-グルクロン酸転移酵素	第Ⅱ相反応
可溶性画分	アルコールデヒドロゲナーゼ	第Ⅰ相反応
	NAD(P)H-キノン酸化還元酵素	
	アルデヒド還元酵素	
	ケトン還元酵素	
	硫酸転移酵素	第Ⅱ相反応
	グルタチオン-*S*-転移酵素	
	アセチル転移酵素	
	メチル転移酵素	
ミトコンドリア	*N*-アシル転移酵素	
	ロダネーゼ	
ミトコンドリア	アルデヒドデヒドロゲナーゼ	第Ⅰ相反応
ミクロソーム		
可溶性画分		
ミトコンドリア	モノアミンオキシダーゼ	
可溶性画分		
血清	エステラーゼ	
ミクロソーム		
可溶性画分		
ミクロソーム	エポキシドヒドロラーゼ	
可溶性画分		

a. ミクロソーム酵素による異物酸化

ミクロソーム酵素では，分子状酸素を用いて，基質（異物）に酸素原子を 1 つ加えて酸化する，一原子酸素付加反応が行われる．それには，ヘム鉄系のシトクロム P450 と非ヘム鉄系の**フラビン含有一原子酸素付加酵素** flavin-containing monooxygenase, FMO が存在している．シトクロム P450 は各種化合物の酸化反応を行うが，FMO は求核性の高い N や S などの原子の酸化を行う．

シトクロム P450 は含有するヘム鉄を還元後，一酸化炭素と結合させると，450 nm 付近に吸収極大を持つことから命名され，高等動植物から微生物にも存在する．シトクロム P450 はそのタンパク質の構造による系統的命名法が用いられ，「CYP 数字　英字　数字」（例：CYP1A2）で表される．初めの数字はアミノ酸配列の相同性が 40%を超えている分子種を群（family）とし，次の英字はさらに 55%を超えている分子種を亜群（subfamily）として小分類し，最後の数字は個々の分子種を示している．ヒトにおけるシトクロム P450 は 50 種類以上が知られていて，主要なものには CYP1A2，CYP2C9，CYP2C19，CYP2D6，CYP2E1，CYP3A4 などがあり，代表的基質となる薬物については表 16-4 に示す．

表 16-4　主なヒト P450 分子種による化学物質の代謝

分子種	基質となる化学物質	代謝反応
CYP1A2	Trp-P-1	*N*-ヒドロキシ化
	2-アセチルアミノフルオレン	
	アセトアニリド	
	カフェイン	脱メチル
	テオフィリン	
	フェナセチン	
CYP2C9	トルブタミド	ヒドロキシ化
	フェニトイン	
	ワルファリン	
CYP2C19	ジアゼパム	脱メチル
	イミプラミン	
	オメプラゾール	ヒドロキシ化
	メフェニトイン	
	ヘキソバルビタール	
CYP2D6	コデイン	*O*-脱メチル
	イミプラミン	ヒドロキシ化
	ハロペリドール	
	プロプラノロール	
	デブリソキン	

分子種	基質となる化学物質	代謝反応
CYP2E1	アニリン	*N*-ヒドロキシ化
	ジメチルニトロソアミン	脱メチル
	エタノール	酸化
	ハロタン	脱ハロゲン
CYP3A4	アフラトキシン B_1	エポキシ化
	カルバマゼピン	
	ニフェジピン	酸化
	コカイン	脱メチル
	エリスロマイシン	
	リドカイン	脱エチル
	シクロスポリン	ヒドロキシ化
	トリアゾラム	
	テストステロン	6β-ヒドロキシ化

シトクロム P450 は**一原子酸素付加酵素**（モノオキシゲナーゼ）に分類され，基質の電子密度が高い部位に反応しやすい．また，多くの分子種が存在し，基質特異性は非常に低く，それゆえ生体に取り込まれた様々な異物の酸化反応に関与する．さらに，**ヘムタンパク質**であるので，含有する鉄が還元型（2 価）であれば，O_2 や CO に親和性が高い．そのため，CO が結合すると，シトクロム P450 活性は阻害される．

シトクロム P450 による異物の酸化には，分子状酸素（O_2）と補酵素（電子供与体）として NADPH を必要とする．肝ミクロソーム画分には，NADH-シトクロム b_5 レダクターゼ（fp1），NADPH-シトクロム P450 レダクターゼ（fp2）という 2 種類のフラビン酵素とシトクロム b_5 というヘムタンパク質が存在し，二つの電子伝達系がある（図 16-5）．シトクロム P450 による異物酸化はこの電子伝達系を利用して行われ，その過程を図 16-6 に示す．①異物が酸化型シトクロム P450（Fe^{3+}）に結合する．②NADPH から 1 個目の電子をフラビンタンパク質の NADPH-シトクロム P450 レダクターゼ（fp2）を介して受け取り，還元型シトクロム P450（Fe^{2+}）・SH となる．③還元型シトクロム P450（Fe^{2+}）に分子状酸素（O_2）が配位する．④異物と分子状酸素が配位した還元型シトク

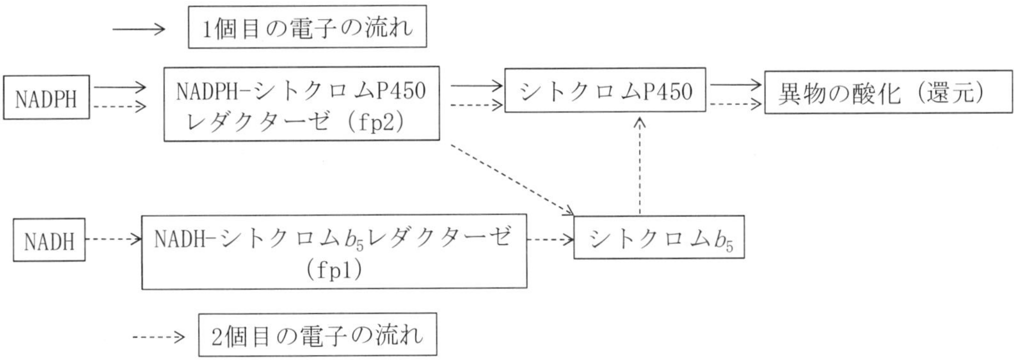

図 16-5　肝ミクロソームの電子伝達系

ロム P450（Fe^{2+}）は NADPH-シトクロム P450 レダクターゼ（fp2）あるいは NADH-シトクロム b_5 レダクターゼ（fp1）およびシトクロム b_5 を経由して 2 個目の電子が導入され，分子状酸素が活性化される．⑤分子状酸素の O-O 結合が開裂し，1 個の酸素原子は異物に導入，もう 1 個は還元され H_2O となり，酸化型シトクロム P450（Fe^{3+}）からそれぞれ遊離する．したがって，1 分子の異物は NADPH（および NADH）から供給される電子 2 個を利用して，酸化される．

$$SH + O_2 + 2NADPH \rightarrow SOH + H_2O + 2NADP^+$$

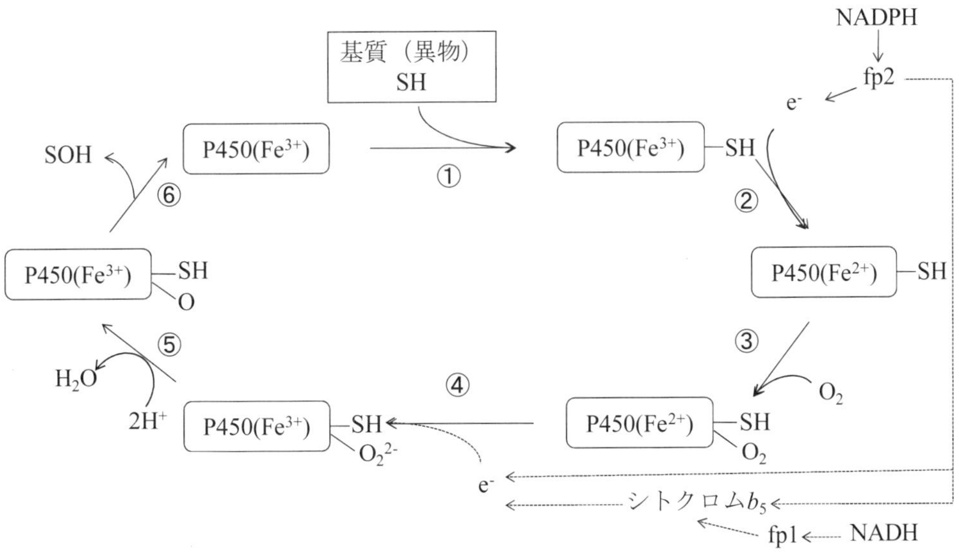

図 16-6　シトクロム P450 の酸化反応

① **アルキル炭素鎖の水酸化**

シトクロム P450 はアルキル炭素鎖をもつ異物では，シトクロム P450 で末端メチル基（ω**位**）とその隣のメチレン基（ω–1位）が酸化されやすく，第一級アルコールや第二級アルコールを生成する．また，短鎖のアルキル基が芳香環や二重結合に結合している場合は，α位あるいはアリル位が水酸化されやすい．

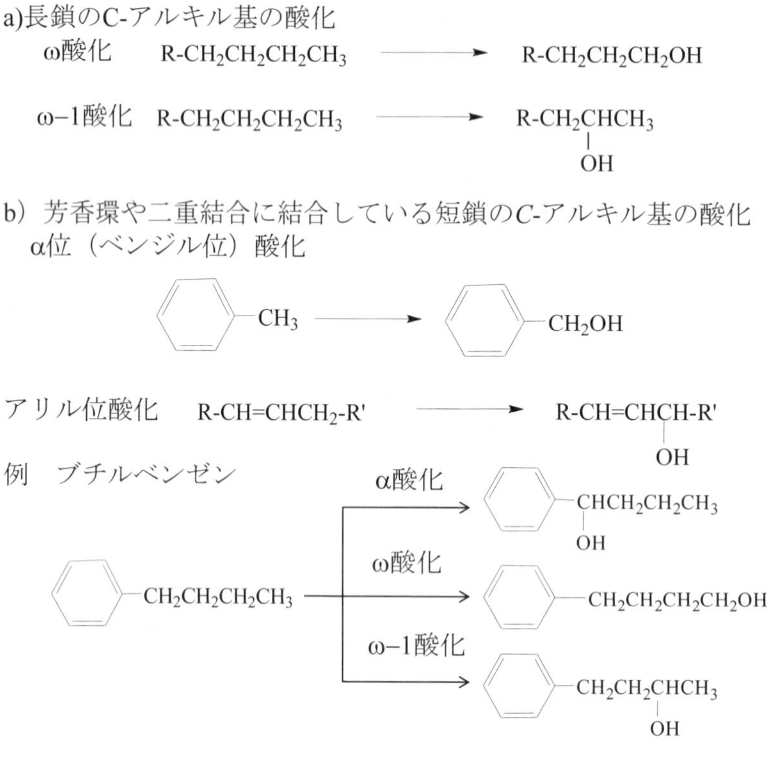

図 16-7 アルキル炭素鎖の水酸化

② ***O*-，*N*-，*S*-アルキル基の酸化による脱アルキル化**

O，N，S などのヘテロ原子に結合するアルキル基（メチル基やエチル基）は，シトクロム P450 によって，隣接する炭素原子（α位）が酸化されやすい．生成したα水酸化体は不安定であり，非酵素的に脱アルキル化され，フェノール，芳香族アミン，チオフェノールを生成する．一方，脱離したアルキル基はアルデヒドとなる．

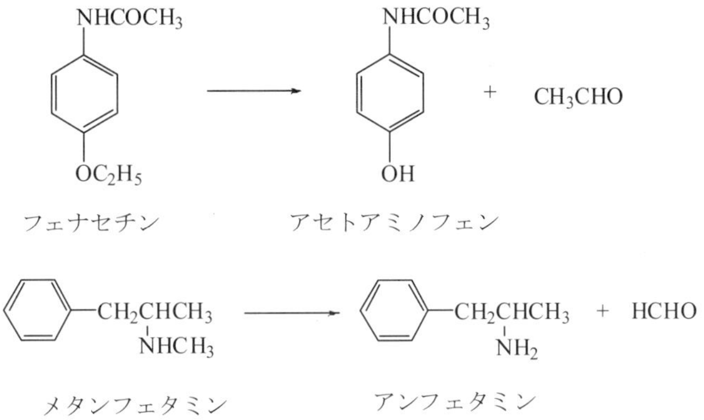

図 16-8　*O*-，*N*-アルキル基の酸化

③ オレフィンと芳香環のエポキシ化

オレフィン（炭素-炭素二重結合）をもつ異物は，シトクロム P450 で酸化されて，含酸素三員環エポキシドを生成する．芳香環のエポキシドはアレーンオキシドともよばれ，オレフィンのエポキシドよりも不安定である．そのため，速やかに非酵素的に転位してフェノールになる．エポキシドは通常反応性に富んでいて不安定であるため，生体高分子であるタンパク質や DNA と共有結合を形成しやすく，毒性や発がん性を示すものが多い．さらにエポキシドはエポキシドヒドロラーゼによって，トランスグリコールに代謝される．

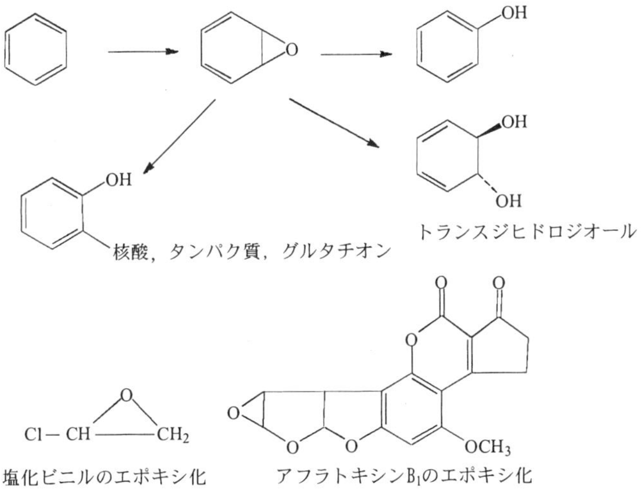

図 16-9　オレフィンと芳香環のエポキシ化

④ N，S 原子の酸化

アミン類は窒素原子に隣接した炭素-水素結合に対する酸化反応がおこりやすい（②参照）が，

窒素原子自体も酸化される．第一級，第二級アミンはヒドロキシルアミン体に，第三級アミンは *N*-オキシド体になる．第一級アミンはシトクロム P450 が，第二級，第三級アミンのように塩基性の強い窒素原子の酸化は FAD 含有モノオキシゲナーゼが，主に触媒する．例えば，アニリンなどの芳香族第一級アミンは，シトクロム P450 によってメトヘモグロビン血症を引き起こすヒドロキシルアミンを生じる．

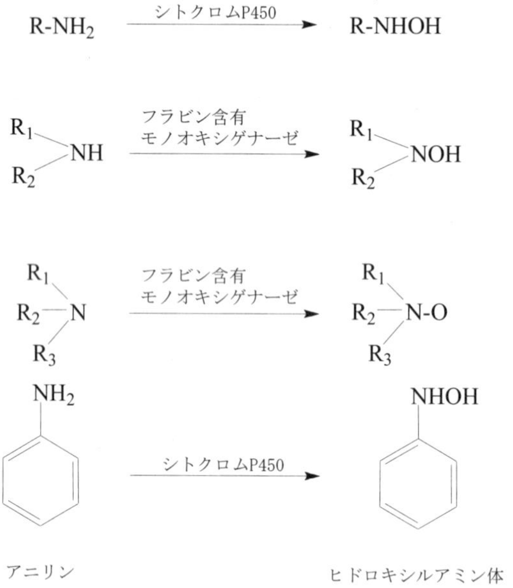

図 16-10　N 原子の酸化

硫黄を含むジアルキルスルフィド，チオリン酸類，チオカルボニル化合物などの化合物は，シトクロム P450 あるいは FAD 含有モノオキシゲナーゼで酸化される．スルフィドはスルホキシド，さらにスルホンへと酸化される．一方，チオリン酸類やチオカルボニル化合物はシトクロム P450 で酸化されると，S-O 交換反応（脱硫反応）がおこる．脱硫反応は有機リン系殺虫剤やチオバルビツール酸などでみられ，例えば，パラチオンはシトクロム P450 によって，毒性の強い**パラオクソン**を生成する．

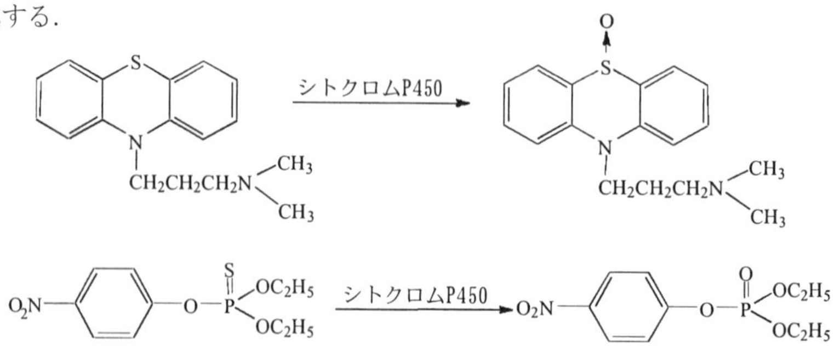

図 16-11　S 原子の酸化

⑤ 酸化的脱アミノ化

神経アミンの脱アミノ反応はミトコンドリア酵素であるモノアミンオキシダーゼによって行われるが，アンフェタミンやメタンフェタミンなどの第一級アミン基や第二級アミン基はシトクロム P450 によって，脱アミノ化される．

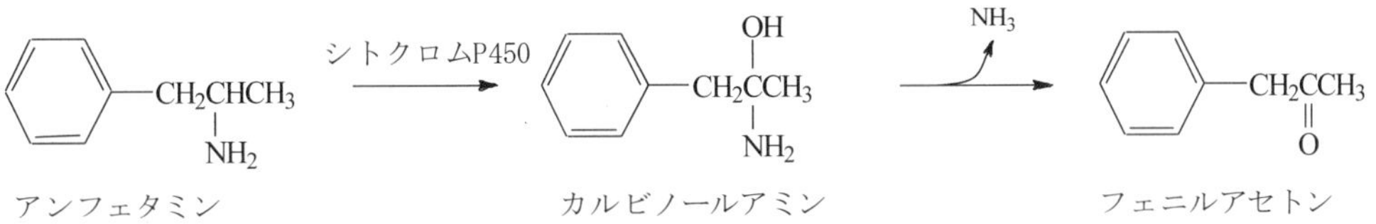

図 16-12　酸化的脱アミノ化

⑥ 酸化的脱ハロゲン化

脂肪族および芳香族ハロゲン化合物は，シトクロム P450 によって酸化的に脱ハロゲン化される．塩素系農薬である DDT や HCH，吸入麻酔薬であるハロタンやメトキシフルランは，酸化的に脱ハロゲンされる．

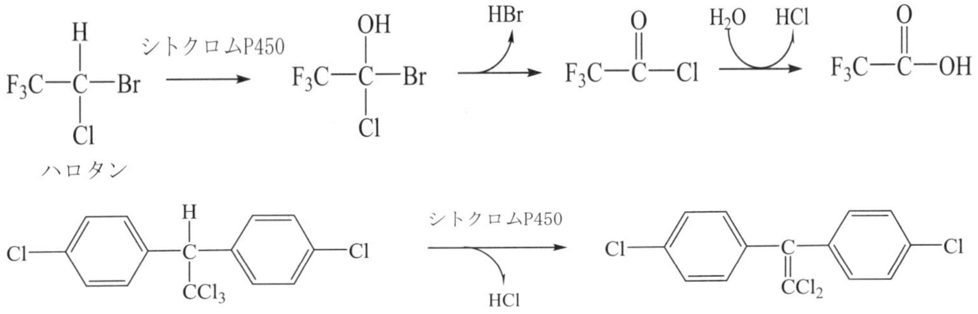

DDT　　図 16-13　酸化的脱ハロゲン化　　DDE

b. ミクロソーム以外の酵素による異物酸化

① アミンの酸化

ノルエピネフリン，ドーパミン，セロトニンなどの生理活性アミンのほか，ベンジルアミンやβ-フェニルエチルアミンなどの第一級アミンは，ミトコンドリア外膜に存在するモノアミンオキシダーゼ（MAO）により，アルデヒドに酸化される．アニリンやアンフェタミンを除く，異物のアミン類の多くもこの酵素で酸化される．1-メチル-4-フェニル-1,2,3,6-テトラヒドロピリジン（MPTP）は脳内で MAO により酸化されて，1-メチル-4-フェニルピリジニウムイオン（MPP^+）を生成し，神経毒性を発現するため，パーキンソン病誘発化学物質として知られている．

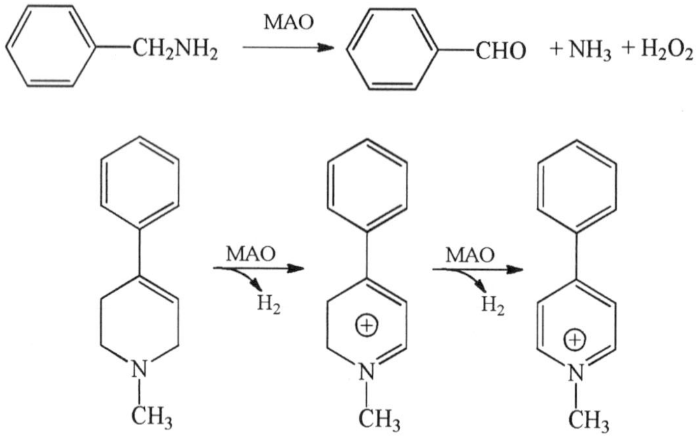

MPTP MPDP MPP^+

図 16-14　アミンの酸化

② アルコールおよびアルデヒドの酸化

アルコールやアルデヒドの酸化は，**アルコールデヒドロゲナーゼ**（ADH）や**アルデヒドデヒドロゲナーゼ**（ALDH）によりそれぞれ触媒される．ADH は主に細胞質に，ALDH は主にミトコンドリアに存在し，補酵素として NAD^+を必要とする．また，シトクロム P450 の一部の分子種（CYP2E）でも，NADPH を補酵素としてアルコールやアルデヒドを酸化するものもある．エタノールは主に肝臓の ADH でアセトアルデヒドに酸化され，つぎに ALDH で酢酸に酸化される．ALDH にはいくつかの分子種が存在し，日本人では ALDH2 を欠損しているものが多く，そのため血漿アルデヒド濃度の上昇に伴う，顔面紅潮や悪心などを引き起こす．

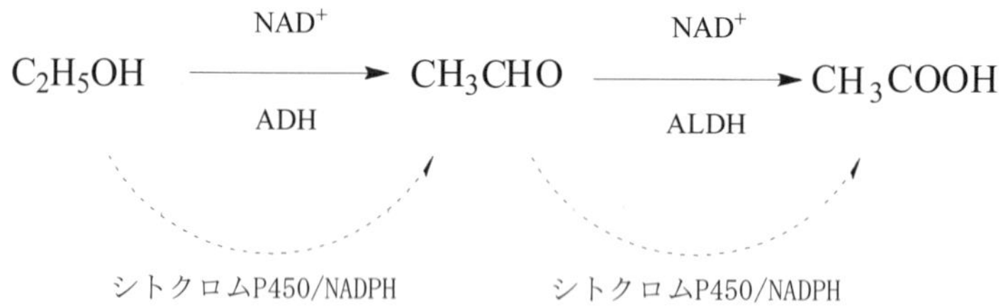

図 16-15　アルコールおよびアルデヒドの酸化

2）還元

生体内での異物代謝はほとんどが酸化反応であり，それに比べ還元反応は少ない．主として，ニトロ基，アゾ基，カルボニル基をもつ異物は還元反応により代謝される．還元反応を触媒する酵素には，シトクロム P450，NADPH-シトクロム P450 レダクターゼ，アルデヒドオキシダーゼ，NAD(P)H-キノンレダクターゼ，キサンチンオキシダーゼ，アルド-ケトレダクターゼなどがある．また腸内細菌にも還元酵素が存在し，異物の還元反応に大きく関与している．

① ニトロ基の還元

芳香族ニトロ化合物は，ニトロソ，ヒドロキシルアミンを経てアミンに還元される．中間代謝物であるヒドロキシルアミンは反応性が高いため，毒性学的に重要である．

$$RNO_2 \longrightarrow RN{=}O \longrightarrow RNHOH \longrightarrow RNH_2$$

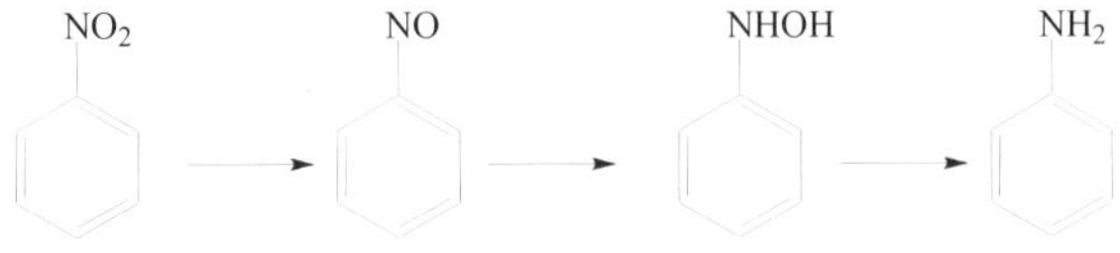

ニトロベンゼン　ニトロソベンゼン　フェニルヒドロキシルアミン　アニリン

図 16-16　ニトロ基の還元

② アゾ基の還元

アゾ化合物はヒドラゾ体を経て，第一級アミンへ還元的に開裂される．アゾ色素であるプロントジルは生体内で還元され，スルファニルアミドとトリアミノベンゼンを生成する．スルファニルアミドが抗菌作用を示し，トリアミノベンゼンは副作用としてメトヘモグロビン血症を引き起こす．

$$R\text{-}N{=}N\text{-}R' \longrightarrow R\text{-}NHNH\text{-}R' \longrightarrow RNH_2 + R'NH_2$$

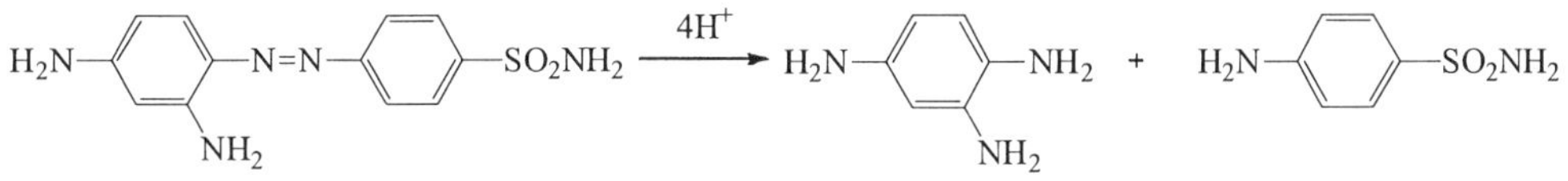

プロントジル　1, 2, 4-トリアミノベンゼン　スルファニルアミド

図 16-17　アゾ基の還元

③ カルボニル化合物の還元

カルボニル化合物は NADPH 存在下，細胞質に存在するアルデヒドレダクターゼとケトンリダクターゼによってそれぞれ還元される．アルデヒドは通常酸化されてカルボン酸となるが，ケトンは還元されて二級アルコールとなることが多い．

$$R_1R_2C{=}O \longrightarrow R_1R_2CH\text{-}OH$$

図 16-18　カルボニル化合物の還元

④ 還元的脱ハロゲン化

ハロゲン化合物は，酸化的だけでなく還元的にも，脱ハロゲン化される．四塩化炭素や吸入麻酔薬であるハロタンは，シトクロム P450 によって還元的脱ハロゲン反応によりラジカルを生成する．生成したラジカルは脂質過酸化や生体のタンパク質との相互作用によって毒性を示す．

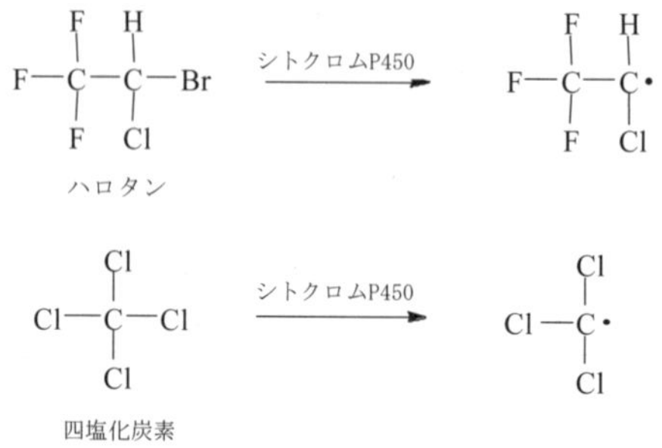

図 16-19　還元的脱ハロゲン化

3) 加水分解

加水分解を受ける異物は，本来の化学構造をもつものと生体で変換されたものに分類され，その構造はエステル，アミド，エポキシド，β-ラクタム化合物などさまざまである．このような加水分解反応は化合物の極性を高める反応の一つで，異物の体外排泄機構の一部を担っている．

① エステルとアミドの加水分解

肝臓や血液，その他の臓器にはカルボキシエステラーゼや非特異的コリンエステラーゼなど多くの加水分解酵素が含まれていて，有機酸チオエステル，リン酸エステル，酸アミドの加水分解を行う．酸アミドは肝臓のエステラーゼで加水分解されるが，速度は遅く，血漿のエステラーゼではほとんど分解されない．これらの酵素は，パルミチン酸レチナールのようなプロドラッグの代謝的活性化にも関与する．

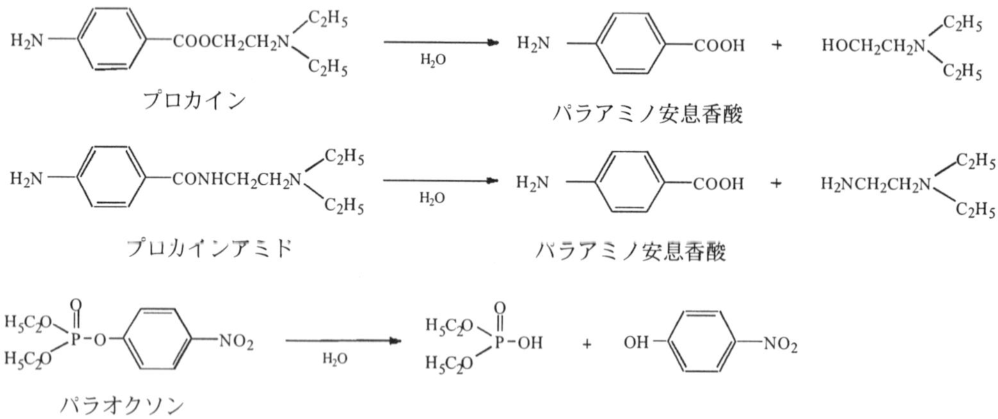

図 16-20　エステルとアミドの加水分解

② エポキシドの加水分解

オレフィンの酸化によって生成するエポキシドは小胞体や細胞質に存在するエポキシドヒドロラーゼによって加水分解を受け，トランスジオール体を生成し，無毒化される．例外として，ベンゾ[α]ピレンは，生成したジヒドロジオール体がさらにシトクロム P450 でジオールエポキシドとなって，発癌性示す．

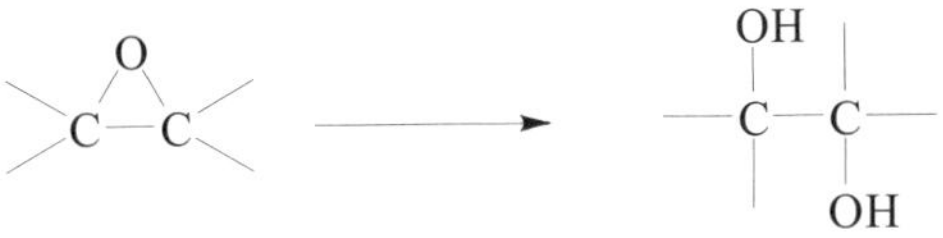

図 16-21　エポキシドの加水分解

③ グルクロン酸および硫酸抱合体の加水分解

第Ⅱ相反応により生成するグルクロン酸抱合体および硫酸抱合体は，β-**グルクロニダーゼ**および**スルファターゼ**によりそれぞれ加水分解される．特に腸管内に排泄された両抱合体は，腸内細菌の酵素により加水分解されることによって，脂溶性が高まり再吸収される．このような**腸肝循環**は，薬効や毒性発現にも関係する．

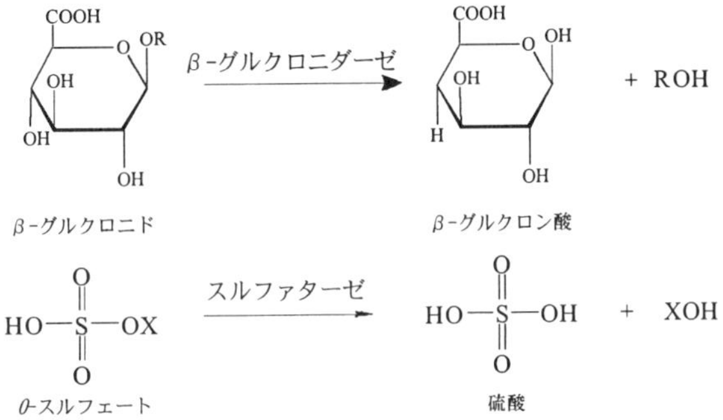

図 16-22　グルクロン酸および硫酸抱合体の加水分解

④ 配糖体の加水分解

各種配糖体は腸内細菌のβ-**グルコシダーゼ**によって加水分解される．この酵素によって，**アミグダリン**（シアン配糖体）や**サイカシン**（ソテツの有毒成分）は代謝的活性化される．

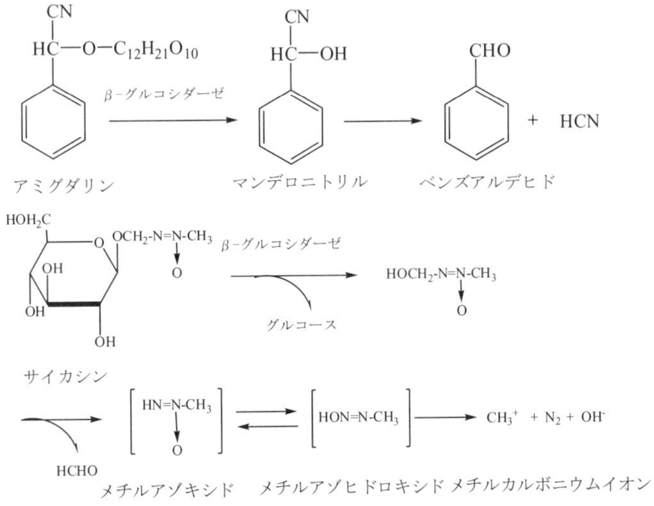

図 16-23　配糖体の加水分解

16.2.1.2　第Ⅰ相反応による代謝的活性化

第Ⅰ相反応のうち，シトクロム P450 による酸化反応で代謝的活性化が多くみられ，特にエポキシ化や *N*-ヒドロキシ化が主である．

a.　**酸化反応による代謝的活性化**

① **エポキシ化**

アフラトキシン B_1，塩化ビニル，ベンゾ[*a*]ピレンなどは，シトクロム P450 によって生成する**エポキシド**がカルボニウムイオンに変換され，さらにタンパク質や DNA などの生体高分子と共有結合することによって，発ガン性を示す．こちらはいずれも**二次発ガン物質**である．（図 16-9 参照）

② ***N*-ヒドロキシ化**

アニリンやアセトアミノフェンはシトクロム P450 による ***N*-ヒドロキシ化反応**によって代謝的活性化される．アニリンから生成するフェニルヒドロキシルアミンはメトヘモグロビン血症を引き起こし，アセトアミノフェンから生成する *N*-アセチル-*p*-キノンイミンはグルタチオン抱合で解毒されるが，肝臓のグルタチオンが枯渇すると，タンパク質と結合し肝障害を引き起こす．

また，2-ナフチルアミン，*o*-トルイジン，ベンジジン，2-アセチルフルオレンなどの芳香族アミンや食品加熱分解物である**複素環アミン類**（Trp-1，Glu-P-1，MeIQ，IQ など）もシトクロム P450 によって *N*-ヒドロキシ化された後，さらに第Ⅱ相反応によって 2 段階で代謝的活性化される．

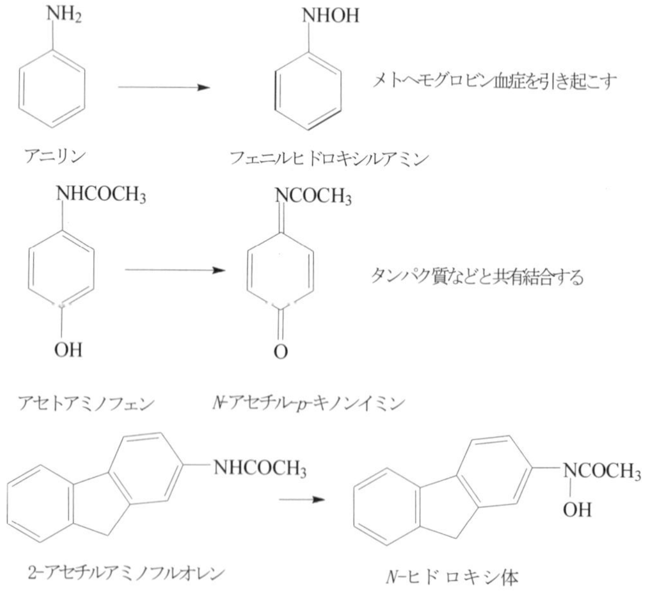

図 16-24　*N*-ヒドロキシ化による代謝的活性化

③ *N* -脱アルキル化

ニトロソアミン類はシトクロム P450 で *N*-脱アルキル化を受け，アルデヒドを遊離し，不安定な代謝中間体を経由してカルボニウムイオンを生成する．さらに，カルボニウムイオンは DNA に共有結合することで発ガン性を示す．

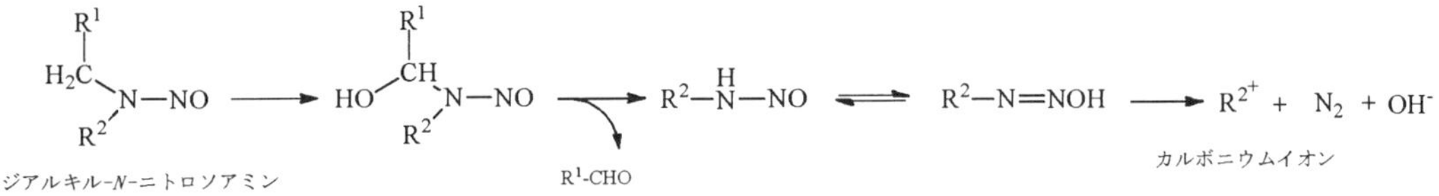

図 16-25　*N*-脱アルキル化による代謝的活性化

b.　還元反応による代謝的活性化

① ニトロ基およびアゾ基の還元

不許可殺菌料の AF-2 はキサンチンオキシダーゼや NADPH-シトクロム P450 レダクターゼで，4-ニトロキノリン *N*-オキシドは NAD(P)H-キノンオキシドレダクターゼで，それぞれニトロ基が還元され，ヒドロキシルアミン体を生成する．AF-2 のヒドロキシルアミン体は変異原性や発ガン性を示し，4-ヒドロキシアミノキノリン *N*-オキシドはさらに第 II 相反応によって活性化される．

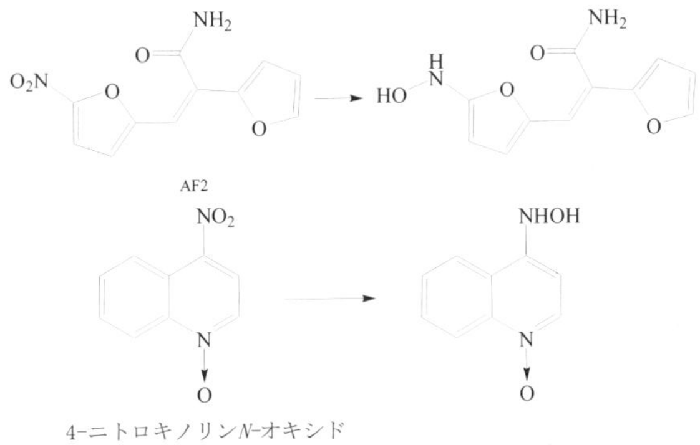

図 16-26 ニトロ基の還元による代謝的活性化

② 還元的脱ハロゲン

四塩化炭素やハロタンはシトクロム P450 により還元的に脱ハロゲン化され，ラジカルを生成し，肝障害を引き起こす．(図 16-19 参照)

③ その他

キノン化合物であるアドリアマイシン（アントラキノン系抗生物質）などは，NADPH-シトクロム P450 レダクターゼにより 1 電子還元されてセミキノンラジカルとなり，さらに**スーパーオキシドアニオン**（$O_2^{\bullet -}$）を生成して心筋障害を引き起こす．

パラコートも NADPH-シトクロム P450 レダクターゼにより 1 電子還元されて**パラコートラジカ**

ルとなり，さらに**スーパーオキシドアニオン**（$O_2^{\bullet -}$）を生成して肺毒性を示す．

16.2.2　第Ⅱ相反応がかかわる代謝，代謝的活性化

16.2.2.1　第Ⅱ相反応による代謝

脂溶性異物は体内に取り込まれると，第Ⅰ相反応により官能基が導入されることによって，より水溶性の高い化学物質が形成される．さらに，生体内では異物あるいは第Ⅰ相反応で生じた代謝物に対して，糖，アミノ酸，硫酸などの生体成分を結合させる反応を**抱合反応**という．このような反応は**抱合酵素**により触媒され，**第Ⅱ相反応**とよばれる．抱合反応により，多くの異物は水溶性代謝物となり，尿中あるいは胆汁中に排泄されるが，酸化反応の基質になる場合もある．そのほとんどが**解毒過程**であるが，不安定なエステルが形成されるとタンパク質や核酸のような生体高分子を損傷する，いわゆる**代謝的活性化**がおこる場合がある．

①　グルクロン酸抱合

グルクロン酸抱合は，水酸基，アミノ基，カルボキシル基あるいはチオール基をもつ異物や生体内代謝物でおこり，易溶性の極性代謝物に変換する．生体成分であるステロイドホルモン，ビリルビン，チロキシンなどの内因性物質もグルクロン酸抱合を受ける．グルクロン酸抱合は，**ウリジンニリン酸-α-グルクロン酸**（UDPGA）を補酵素として，小胞体膜（ミクロソーム画分）に局在する**ウリジンニリン酸-グルクロン酸転移酵素**（UDP-glucurosyltransferase，UGT）によって触媒される．グルコース-1-リン酸から生合成される補酵素 UDPGA はグルクロン酸が**α結合**しているが，生成する抱合体はすべて**β-グルクロニド**である．また低分子化合物のグルクロニドは主に尿中に排泄されるが，分子量の大きな配糖体等は胆汁排泄される．胆汁中に排泄された抱合体は腸内細菌のβ-グルコシダーゼで加水分解され，再吸収されるという**腸肝循環**が行われることがある．

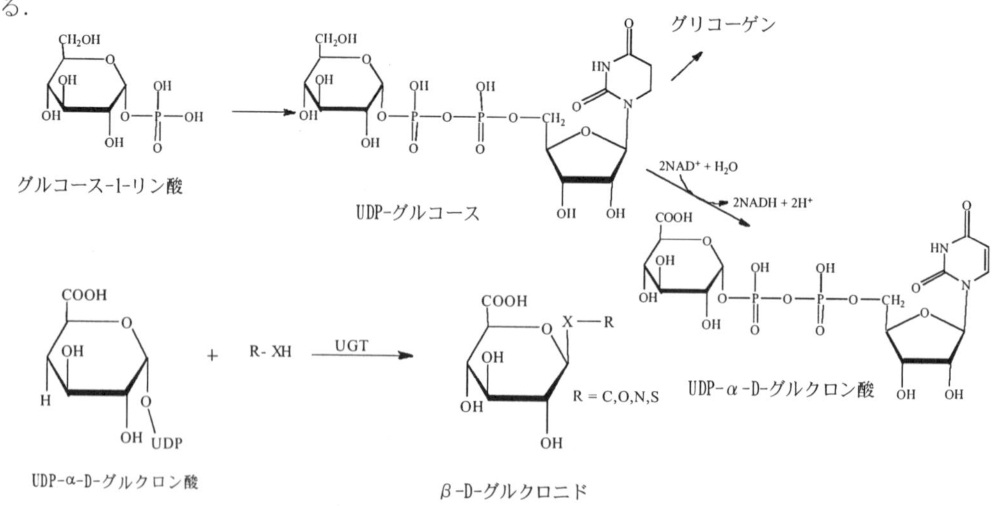

図 16-27　グルクロン酸抱合

生成した*O*-グルクロニドには，フェノールやアルコール性水酸基由来のエーテルグルクロニドとカルボン酸由来のアシルグルクロニドがあり，エーテル性結合体は安定であるが，アシル結合体はアルカリ性条件下で容易にエステル結合が分解する．*S*-グルクロニドも*O*-グルクロニドと同様の安定性を持つが，*N*-グルクロニドや*C*-グルクロニドはβ-グルクロニダーゼによる加水分解に抵抗性を示す場合が多い．

表 16-5　化学物質から生成するグルクロン酸抱合体

グルクロン酸抱合体	抱合を受ける化学物質	
O-グルクロニド	アルコール	ROH
	フェノール	ArOH
	カルボン酸	RCOOH
	ヒドロキシルアミン	RNHOH
N-グルクロニド	芳香族アミン	$ArNH_2$
	カルバメート	$RCOONH_2$
	スルホンアミド	RSO_2NH_2
S-グルクロニド	アリルメルカプタン	ArSH
	ジチオカルバメート	RCSSH

② 硫酸抱合

硫酸抱合はヒドロキシ基，アミノ基，そして一部のチオール基をもつ脂溶性異物や生体代謝物，さらには内因性物質のステロイド，甲状腺ホルモン，カテコールアミン等でおこる．硫酸抱合は**活性硫酸**ともよばれる 3'-**ホスホアデノシン**-5'-**ホスホ硫酸**（PAPS）が補酵素として，細胞質に局在する**硫酸転移酵素**（sulfotransferase, SULT）によって触媒される．PAPS は，無機硫酸（H_2SO_4）と 2 分子の ATP から酵素的な反応で合成される．硫酸抱合はグルクロン酸抱合と競合する反応で，ヒトでは硫酸抱合体がグルクロン酸抱合体よりも高い比率で排泄されることが多い．しかし，細胞内の PAPS の供給がこの反応の律速になっていて，異物の濃度が高まれば，その抱合体比率は低下する．

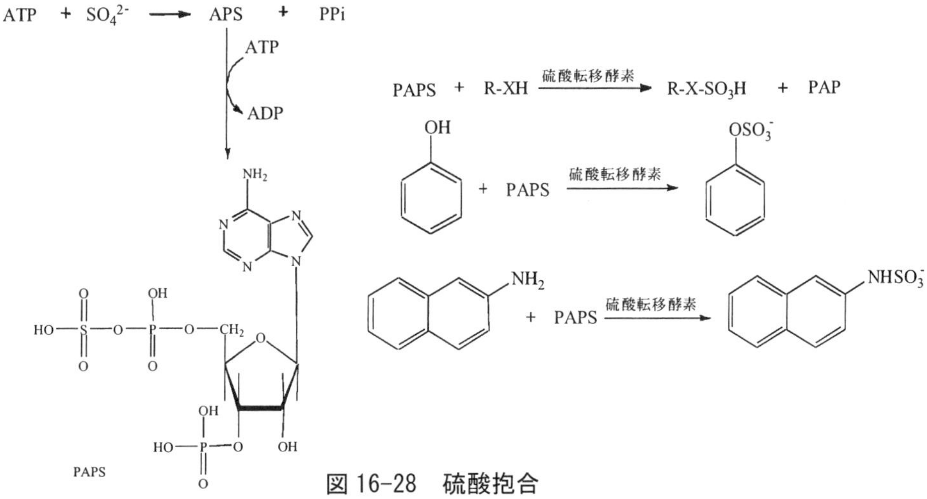

図 16-28　硫酸抱合

③ アセチル化（アセチル抱合）

アセチル抱合は芳香族アミン，ヒドラジン，そしてスルホンアミド誘導体などの異物や生体内代謝物でおこる．アセチル抱合は**アセチル** CoA を補酵素として，**アセチル転移酵素**によって触媒される．アセチル転移酵素は *N*-アセチル転移酵素である NAT1 および *N, O*-アセチル転移酵素である NAT2 の 2 種類がある．NAT2 には遺伝的多型が存在し，日本人にはこのアセチル化能が高い人が多いのに対し，欧米人は低い人が多いため，イソニアジドの薬効に影響を与える．

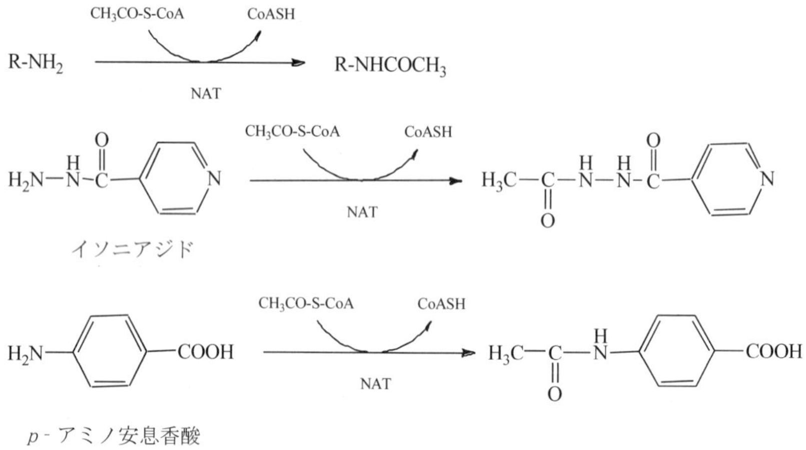

図 16-29　アセチル抱合

④ アミノ酸抱合

芳香環を持つカルボン酸や胆汁酸は酸:CoA リガーゼでアシル CoA 合成により活性化され，さらに**アシル** CoA : **アミノ酸** *N*-**アシル転移酵素**でグリシン，グルタミンあるいはタウリンなどのアミノ酸とアミド結合した抱合体として排泄される．つまり，基質が活性化されてアミノ酸（類）と結合する．これらの酵素は主にミトコンドリアに局在し，共役的に機能している．アミノ酸抱合に用いられているアミノ酸（類）は動物種によって異なり，ヒトでは大部分が**グリシン**で，まれにグルタミンが利用される．たとえば，トルエンの酸化的代謝物である安息香酸は，ヒトではグリシン抱合体である**馬尿酸**として尿中に排泄される．

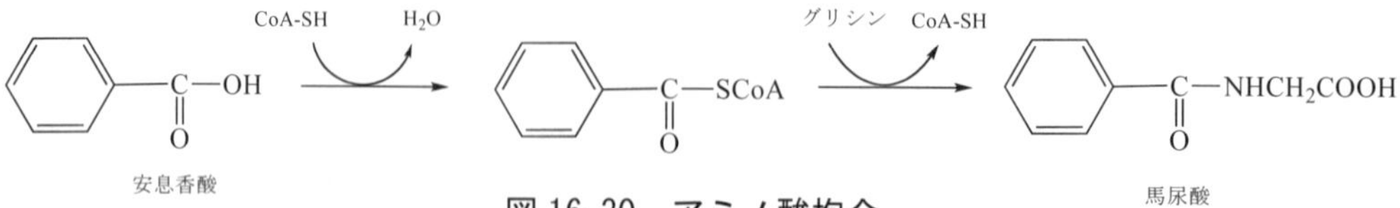

図 16-30　アミノ酸抱合

⑤ グルタチオン抱合

グルタチオンはグルタミン酸，システイン，グリシンからなるトリペプチドで，化学物質の還元系として細胞内防御で重要な役割を果たすと共に，種々の化合物と抱合体を形成する．グルタチオンの SH 基は求核性をもつため，ハロゲン化アルキル，ハロゲン芳香族化合物，エポキシド化合物，脂溶性ニトロ化合物，α，β-不飽和カルボニル化合物などの電子吸引性基を持つ物質と結合し，水溶性の抱合体を形成して無毒化する．グルタチオン抱合反応は主に肝可溶性画分に分布する**グルタチオン *S*-転移酵素**（GST）によって触媒され，生成した抱合体はそのまま胆汁に排泄されるか，さらに肝臓や腎臓でγ-グルタミルトランスペプチダーゼ（γ-GTP），システニルグリシナーゼ，および *N*-アセチルトランスフェラーゼによる連続的な代謝で，***N*-アセチルシステイン抱合体（メルカプツール酸）**として尿中へ排泄される．

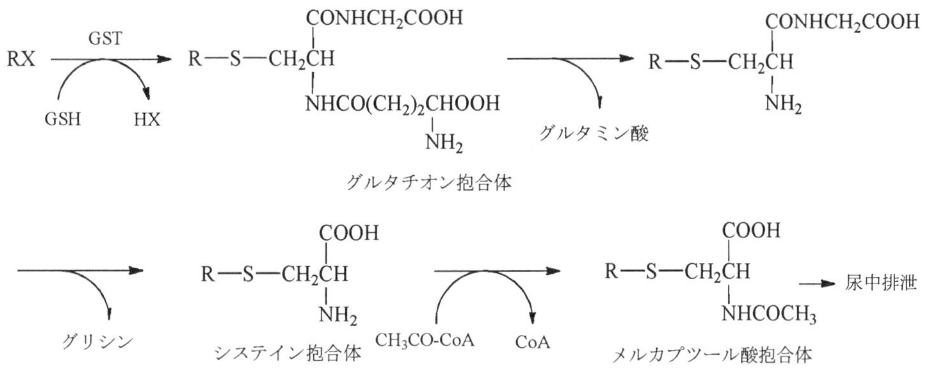

図 16-31　グルタチオン抱合

⑥ メチル抱合

メチル化は生体内物質およびその類似構造物質の代謝経路で，カテコールアミンなどの *O*-メチル化，ヒスタミンなどの *N*-メチル化，6-メルカプトプリンなどの *S*-メチル化に分けられる．これらの反応はいずれも ***S*-アデノシル-L-メチオニンを補酵素**とし，カテコール *O*-メチル転移酵素，ヒスタミン *N*-メチル転移酵素やインドールエチルアミン *N*-メチル転移酵素，チオプリンメチル転移酵素などでそれぞれ触媒される．

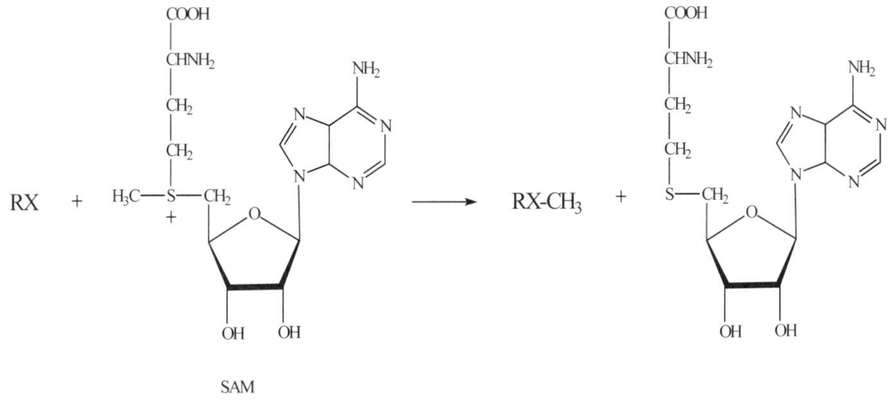

図 16-32　メチル抱合

⑦ **チオシアン（ロダン）合成**

シアン化合物は肝臓などのミトコンドリアにある**ロダネーゼ**により，チオ硫酸塩と反応して弱毒性のチオシアン酸塩に代謝される（解毒）．

$$CN^{-} + S_2O_3^{2-} \longrightarrow SCN^{-} + SO_3^{2-}$$

図 16-33　チオシアン合成

16.2.2.2　第Ⅱ相反応による代謝的活性化

① ***N*-ヒドロキシ化後の硫酸抱合，アセチル抱合，グルクロン酸抱合による代謝的活性化**

2-ナフチルアミン，2-アミノフルオレンとそのアセチル化体（2-アセチルアミノフルオレン），*o*-トルイジン，ベンジジンなどの芳香族アミン類は，シトクロム P450 によって *N*-ヒドロキシ化され，さらに第Ⅱ相反応である硫酸抱合，アセチル抱合，グルクロン酸抱合によって代謝的活性化される．さらに生成した代謝物の抱合残基は非酵素的に脱離して，**ニトレニウムイオン**や**カルボニウムイオン**を生じ，タンパク質や DNA などの生体成分の求核性官能基と共有結合することによって発癌性を示す．また加熱調理によって生成する Trp-P-2，MeIQ などの**発癌性複素環アミン類**も同様に代謝的活性化され，ニトレニウムイオンやカルボニウムイオンを生じる．

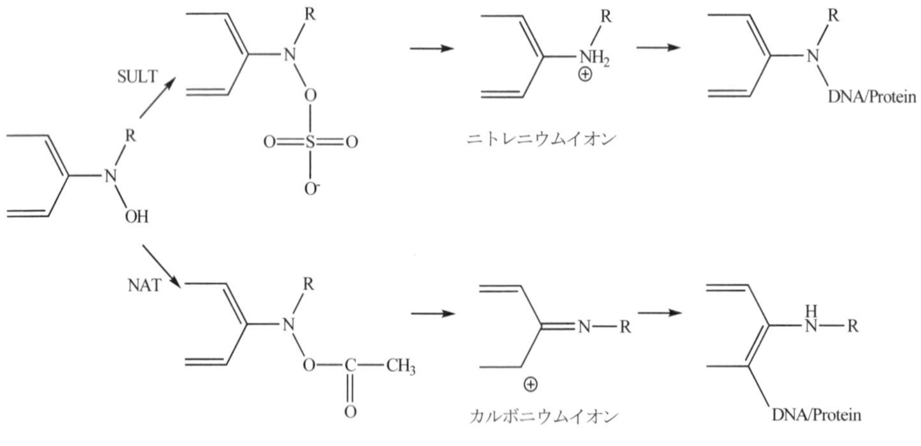

図 16-34　*N*-ヒドロキシ化後の硫酸抱合，アセチル抱合による代謝的活性化

② **グルタチオン抱合による代謝的活性化**

1,2-ジブロモエタンやジクロロエタンのような 1,2-ジハロアルカンはグルタチオン *S*-転移酵素により代謝的活性化され，発癌性を示す．

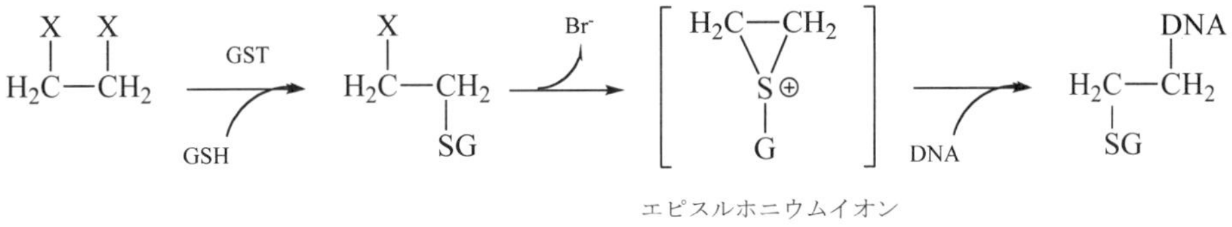

図 16-35　グルタチオン抱合による代謝的活性化

③ 硫酸抱合による代謝的活性化

7,12-ジメチルベンゾ[*a*]アントラセン，5-メチルクリセン，9,10-ジメチルアントラセンはシトクロム P450 でメチル基が酸化され，生成したアリールメタノールがスルホトランスフェラーゼで硫酸抱合され，さらに生成した反応性に富む硫酸エステルは DNA 付加体を形成して発癌性を示すといわれている．

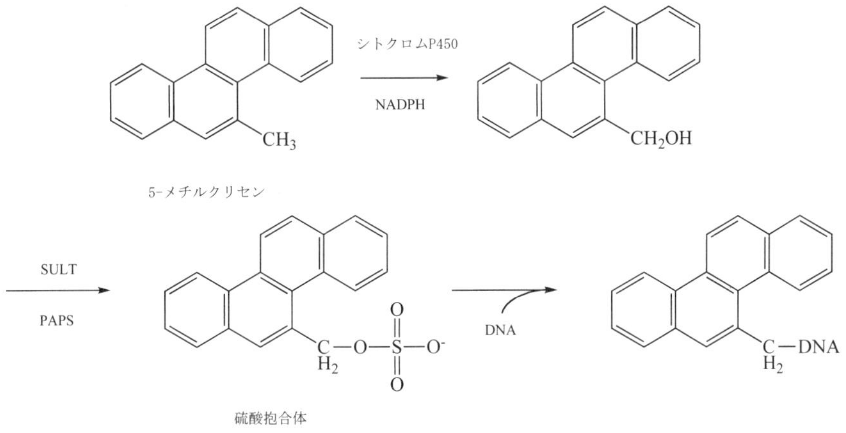

図 16-36　硫酸抱合による代謝的活性化

16.2.3 化学物質の代謝に影響をおよぼす因子

化学物質の代謝はそれを担う酵素の発現量や活性の変化によって大きく影響を受ける．それに伴って，化学物質の代謝速度や主な代謝生成物量が変化し，化学物質による生体への毒性が発現する場合が多い．

a. 内的因子

化学物質の代謝能に影響を及ぼす内的因子としては，遺伝的要因，年齢，性，ホルモン状態，病態などがあげられる．このうち，遺伝的要因が決定的に影響し，多くの代謝酵素では遺伝的多型（genetic polymorphism）が存在することが明らかにされている．そのため，表現型として，正常な代謝活性をもつヒト（extensive metabolizer ; EM）と代謝活性が著しく低いあるいは欠損しているヒト（poor metabolizer ; PM）がいる．日本人ではアルデヒドデヒドロゲナーゼ（ALDH2）の欠損頻度が40%であるのに対して，白人種ではまれで，そのため日本人ではお酒に弱いヒトが多い．反対に，*N*-アセチル転移酵素（NAT2）の欠損頻度では日本人に比べ白人種で多いため，白人種ではイソニアジドの副作用が発現されやすい．

また，化学物質の代謝能は年齢によって変化し，肝臓の代謝能は新生児期で低く，幼児・小児期では成人より高く，老年期では成人の約2/3に低下する．たとえば，新生児ではUDP-グルクロン酸転移酵素の活性が成人の1/100程度であり，新生児黄疸の原因となっている．

一方，ホルモン状態が代謝能に深く関係していることが動物実験で示されているが，ヒトでは明らかではない．また，性差はラットでみられるが，ヒトでは顕著な差は認められていない．さらに，栄養状態や食品成分によっても代謝酵素が変動する．

表16-6　栄養状態や食品成分による代謝酵素への影響

栄養状態および食品成分	影響を受ける代謝酵素
低タンパク質	肝臓CYP1A2活性の低下
ビタミンCの大量服用	小腸上皮硫酸抱合の阻害
グレープフルーツジュース	小腸上皮CYP3A4の阻害
セントジョーンズワート	小腸上皮CYP3A4の誘導
インドール化合物高含有植物 （芽キャベツ，ブロッコリーなどのアブラナ科植物）	肝臓CYP1A2の誘導
クレソン	肝臓CYP2E1の阻害
多環芳香族炭化水素を含む炭焼き焼肉，くん製品	肝臓CYP1A2の誘導

b. 外的因子

ヒトをとりまく環境には種々の化学物質が氾濫している．これら化学物質が直接毒性を示さなくても，生体内代謝酵素に変化を与えることによって，生体に取り込まれた他の化学物質の代謝に大きく影響して，それによる毒性発現につながる場合も多々ある．

① 代謝酵素を誘導する化学物質

一部のシトクロムP450の分子種は種々の化学物質によって誘導される．ダイオキシンなどの**多環芳香族炭化水素**は細胞に取り込まれると，細胞質内の**芳香族炭化水素受容体**（AhR）-複合体と結合し，核へ移行する．核移内で，HSP90がArnt（芳香族炭化水素受容体核転送因子）と置換された後，さらにリン酸化され，異物応答エレメントに結合してCYP1A1を誘導する（図16-44参照）．フェノバルビタールのような難代謝性バルビツール酸系催眠薬でCYP2B1が，エタノールやイソニアジドではCYP2E1が，リファンピシンではCYP2C19が，それぞれ誘導される．芳香族炭化水素受容体はシトクロムP450だけでなく，グルクロン酸抱合酵素などの第II相酵素誘導にも関与している．近年，酸化ストレスや親電子性物質は，Keap1-Nrf2 システムを介して，グルタチオン合成酵素などの第Ⅱ相代謝酵素やヘムオキシゲナーゼ-1 を誘導することが明らかとなった．（16.3.5　活性酸素に対する防御系を参照）

② 代謝酵素を阻害する化学物質

代謝酵素は基質特異性が低いので，１つの酵素が複数の化学物質を代謝する．したがって，化学物質による競合阻害がおこる．また，イミダゾール基などをもつ化学物質はシトクロム P450 のヘム部位に配位することによって阻害する．たとえばケトコナゾールなどのアゾール系抗真菌薬は CYP3A4 を強く阻害する．さらに，エリスロマイシンなどのマクロライド系抗生物質は CYP3A4 で生成した代謝生成物が CYP3A4 を阻害する．死亡事故を引き起こしたソリブジンと 5-フルオロウラシル誘導体との相互作用では，ソリブジンにより生成した代謝物が 5-フルオロウラシルを代謝して解毒するジヒドロピリミジンデヒドロゲナーゼに不可逆的に結合することによってその活性を阻害し，毒性が発現した．

16.3　化学物質の毒性

16.3.1　化学物質による毒性発現機序

化学物質の毒性は，化学物質の物理化学的な性質や暴露量，生体内への取り込み経路だけでなく，生体における臓器特性による体内分布，臓器や細胞における異物代謝能や損傷に対する修復能，さらには排泄機能などの生体因子も関与する．したがって，体内に取り込まれた化学物質による毒性は，本体あるいはその代謝物が生体内成分と直接作用する場合と，免疫反応や活性酸素種生成など細胞環境変化により間接的な作用によって引き起こされる場合，さらに複合的な場合もあり，複雑である．主な発現機序として，①特定酵素の阻害や特定レセプターの遮断，②生体分子との共有結合の形成，③活性酸素による酸化ストレス，④抗体産生によるアレルギー反応などが挙げられる．

① 特定酵素の阻害や特定レセプターの遮断

化学物質はその物理的および化学的性質などから，生体内で特定の酵素あるいはホルモンや神経伝達物質などのレセプターを特異的に遮断して，その正常な機能を低下，あるいは亢進させることによって毒性を発現する．

② 生体分子との共有結合の形成

化学物質あるいはその代謝物が強い親電子性物質である場合，タンパク質，脂質，グリコーゲン，DNA や RNA，および種々の低分子成分などの生体成分の求核性官能基と反応して共有結合を形成する．アフラトキシンはシトクロム P450 で親電子性物質であるエポキシドを生成し，DNA と共有結合を形成することによって，肝癌を誘発する．ブロモベンゼンもシトクロム P450 でエポキシドを生成するが，すぐにグルタチオン抱合を受けてメルカプツール酸に代謝して解毒化される．したがって，グルタチオンが枯渇するほど大量のエポキシ体が生成すれば，そのタンパク質との共有結合体が増加して，肝細胞障害を引き起こす．

③ 活性酸素による酸化ストレス

ある種の化学物質の代謝過程では，**一重項酸素**（$^1O_2$），**過酸化水素**（H_2O_2），**スーパーオキシドアニオン**（$O_2^{\bullet -}$），**ヒドロキシラジカル**（•OH）などの活性酸素種が多量に産生される場合がある．通常，活性酸素種は生体内の活性酸素消去系で消去されるが，異物代謝に伴って過剰に産生された活性酸素は，反応性に富むため，脂質過酸化を引き起こしたり，DNAやタンパク質と反応したりする．たとえば，パラコートはNADPH-シトクロムP450レダクターゼで還元され，パラコートラジカルを生じる．さらにパラコートラジカルは酸素と反応して，スーパーオキシドアニオンやヒドロキシラジカルを生成する．これらの活性酸素種が過剰に生成すると，タンパク質やDNAに酸化的損傷や細胞膜の脂質過酸化を引き起こし，肺障害が生じる．

④ 抗体産生によるアレルギー反応

化学物質において抗原性を示すには低分子であっても，それ自体やその代謝物がタンパク質と結合することによって抗原性を示すようになるものがある（**ハプテン**）．エポキシドやヒドロキシルアミンのエステル類などの親電子性代謝物やアルデヒド残基を持つものはタンパク質と結合することによって，抗原性を獲得して，免疫応答を引き起こす．たとえば，アミノピリンはアルデヒド体に代謝され，タンパク質のアミノ基とシッフ塩基を形成することで抗原となって抗体が産生され，薬疹などのアレルギー反応を引き起こす．アレルギー性障害の場合は他の毒性発現機序とは異なり，個人差が大きく，また暴露量との相関性がない場合が多い．

化学物質による細胞損傷が軽度であれば，生体の防御や修復機構によって正常な状態へ回復する．しかし，不可逆的な損傷であれば，**細胞死**につながっていく．細胞死には，能動的なあるいは自発的な死である**アポトーシス**と，受動的な死である**ネクローシス**（壊死）がある．アポトーシスでは，クロマチンの凝縮，DNAの断片化，アポトーシス小体の形成を引き起こすが，これらは周囲の食細胞で貪食されるため，炎症反応を伴わない．一方，ネクローシスはミトコンドリアや核の膨潤，リソソーム酵素逸脱による自己消化，細胞内容物の流出に伴う炎症反応などを引き起こす．

16.3.2 化学物質による器官毒性

化学物質は特有の吸収，分布，代謝，排泄の過程によって，一般に特定の臓器や組織に毒性を発現し（臓器特異性），その臓器を標的臓器という．しかし，化学物質の暴露量や生体内への取り込み経路などによって，臓器特異性も変化する場合がある．臓器特異的に障害を与える代表的な化学物質について，表16-7に示す．

表 16-7　主な化学物質と標的臓器

標的臓器	肝臓	腎臓	呼吸器系
代表的な化学物質	アセトアミノフェン	*p*-ペニシラミン	アスベスト
	アフラトキシン	アミノグリコシド系抗生物質	アンモニア
	アルコール	カドミウム	塩素
	イソニアジド	クロム	オゾン
	エチオニン	シスプラチン	シリカ
	ガラクトサミン	水銀	二酸化硫黄
	クロロホルム	セファロスポリン系抗生物質	二酸化窒素
	四塩化炭素	ヘキサクロロブタジエン	ニッケルカルボニル
	ハロタン		パラコート
	ブロモベンゼン		ブレオマイシン
	メチルテストステロン		ホスゲン
			六価クロム

標的臓器	神経系		血液・造血器系	
代表的な化学物質	MPTP	ジニトロフェノール	鉛	シクロフォスファミド
	TOCP	ストレプトマイシン	亜硝酸塩	スルファニルアミド
	硫化水素	テトロドトキシン	ペニシリン	5-フルオロウラシル
	一酸化炭素	ペンタクロロフェノール	アニリン	ニトロベンゼン
	マンガン	アクリルアミド	アミノピリン	フェナセチン
	クロロキン	メチル水銀	イソニアジド	アセトアニリド
	サキシトキシン	有機リン系殺虫剤と神経ガス	塩素酸塩	クロラムフェニコール
	シアン化合物	カルバメート系殺虫剤	ベンゼン	メトトレキサート
	四エチル鉛		クロルプロマジン	

1) 肝臓に毒性を示す化学物質

消化管から吸収された化学物質はほとんどが**門脈**を経て肝臓に入るため，肝臓は常に高濃度の化学物質にさらされている．肝臓には**薬物代謝酵素**が豊富に存在し，肝細胞に取り込まれた化学物質は薬物代謝酵素によって代謝されやすい．代謝された化学物質は無毒化あるいは体外に排泄されやすくなる場合（**解毒**）と活性化されて臓器損傷や発癌を引き起こす場合がある（**代謝的活性化**）．したがって，肝臓は化学物質による損傷を受けやすい反面，再生能も高い臓器である．

化学物質による肝障害は組織病理学的所見から細胞障害型，胆汁うっ滞型，代謝障害型などに分類され，さらに毒性発現機序から，中毒性とアレルギー性にも分類される（表 16-8）．**アセトアミノフェン**は肝臓でシトクロム P450（CYP2E1）によって代謝的活性化され，*N*-アセチル-*p*-ベンゾキノンイミン（代謝中間体）を生成し，さらにグルタチオン（GSH）抱合された後に**メルカプツール酸**として尿中に排泄される．多量の暴露により GSH が枯渇し，代謝中間体は生体高分子と結合して毒性を示す（図 16-7）．また，**四塩化炭素**はシトクロム P450 によって代謝的活性化されて**トリクロロメチルラジカル**となり，さらに生体成分との結合あるいは脂質過酸化によって肝障害を生じる．**ハロタン**や**イソニアジド**も代謝的活性化を受け，肝細胞壊死とともにアレルギー反応を引き起こす．

表 16-8　化学物質による肝障害の組織病理学的分類

分類		起因物質
細胞傷害性	中毒性	アフラトキシン
		ブロモベンゼン
		四塩化炭素
		アセトアミノフェン
	アレルギー性	ハロタン
		イソニアジド
胆汁うっ滞型	中毒性	メチルテストステロン
		α-ナフチルイソシアネート
	アレルギー性	クロルプロマジン
代謝障害型		ガラクトサミン
		エチオニン

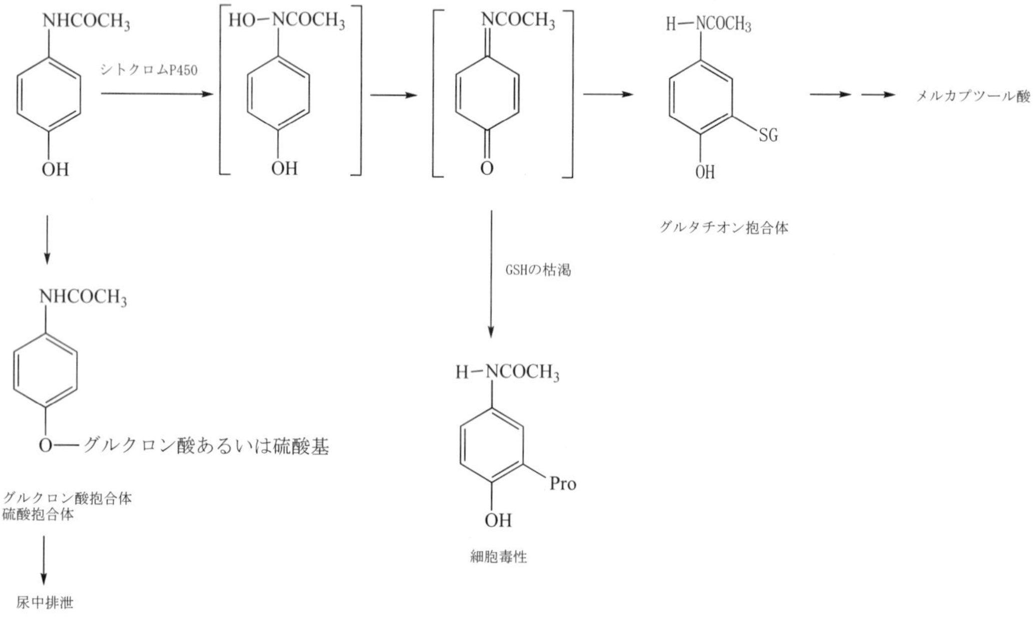

図 16-37　アセトアミノフェンの代謝的活性化

2) 腎臓に毒性を示す化学物質

体内に取り込まれた化学物質あるいはその代謝物は尿細管内で濃縮されるため，腎臓も障害を受けやすい臓器である．腎臓の機能単位であるネフロンの各部位が化学物質により選択的に障害を受けるが，特に**近位尿細管**が障害を受けやすい．

腎臓に障害を与える化学物質として，**アドリアマイシン**は糸球体上皮細胞内で代謝され，活性酸素を生じることによって糸球体障害を引き起こす．また，ゲンタマイシンなどの**アミノグリコ**

シド抗生物質は糸球体でろ過され，さらに近位尿細管上皮細胞にエンドサイトーシスによって取り込まれ，リソソームに蓄積された後，リソソーム酵素を細胞内へ放出することによって壊死を引き起こす．**ヘキサクロロ-1, 3-ブタジエン**は肝臓で GSH 抱合された後，腎臓でメルカプツール酸となって排泄されるが，一部がβ-リアーゼで活性チオール化合物を生成し，近位尿細管を特異的に障害する．カドミウム，水銀，鉛などの重金属イオンはタンパク質の SH 基と結合しやすいため，近位尿細管障害を引き起こし，アミノ酸，β_2-ミクログロブリン，糖が再吸収されずに尿中に排泄される．**エチレングリコール**はアルコール脱水素酵素あるいはアルデヒド脱水素酵素によってシュウ酸に酸化され，さらに遠位尿細管で尿中カルシウムと結合してシュウ酸カルシウム結晶を生成し，尿路障害を引き起こす．

3) 神経系に毒性を示す化学物質

神経系組織は主に神経細胞とグリア細胞からなり，神経細胞は細胞体，軸索，樹上突起およびシナプスからなるニューロンを基本単位として構成されている．神経細胞は代謝活性が高いがエネルギー貯蔵系がないため，常に酸素やグルコースの供給が不可欠である．また，血中から脳への異物の侵入を防ぐ装置として血液脳関門が存在するが，脂溶性異物は通過する．さらに，新生児や乳幼児では血液脳関門が未熟であるため，化学物質が侵入しやすい．したがって，酸素やエネルギー供給の低下をもたらす，あるいは血液脳関門を通過してしまうような化学物質は神経細胞に障害を与える．さらに，障害をうけた神経細胞は再生されないので，その障害は持続する．

神経細胞の呼吸障害を起こす化学物質には，**一酸化炭素**（ヘモグロビンへの酸素結合を抑制），**シアン化合物**，**硫化水素**および**アジド化合物**（シトクロム *c* オキシダーゼの阻害），ペンタクロロフェノールやジニトロフェノール（ミトコンドリアの酸化的リン酸化に脱共役剤として作用して ATP 産生阻害）がある．**メチル水銀**や四メチル鉛などの有機金属化合物は無機金属イオンとは異なり，血液脳関門を容易に通過するため，中枢神経系に障害を与える．メチル水銀は**ハンター・ラッセル症候群**（肢体末端の知覚異常，運動失調，中心性視野狭窄など）を発現し，水俣病の原因物質となる．幼児では血液脳関門が未発達であるため，無機鉛化合物でさえ大脳皮質障害を引き起こすことがある．また，マンガン中毒ではパーキンソン病様症状が現れ，合成麻薬の不純物である **1-メチル-4-フェニル-1,2,3,6-テトラヒドロピリジン**（MPTP）はポリアミントランスポーターを介して取り込まれ，黒質と線条体部位を特異的に損傷して，パーキンソン病と類似した神経障害を引き起こす．

アクリルアミド，有機スズ，二硫化炭素，難燃剤や可塑剤として使用された**トリ-*o*-クレジルリン酸**（TOCP）などは軸索の変性を引き起こし，神経伝導に障害を与える．このうち，TOCP は遅発性神経毒性をもつことが知られている．また，**キノホルム**は整腸剤として大量に使用されると，軸索の変性による**亜急性脊髄視神経炎**（SMON）を引き起こした．

有機リン系殺虫剤，**有機リン系神経ガス**，**カルバメート系殺虫剤**は，シナプスのコリンエステラーゼを阻害してアセチルコリンの蓄積によるコリン作動性受容体の過剰刺激を引き起こす．ボツリヌス毒素は軸索終末に非可逆的に結合し，テトロドトキシンやサキシトキシンは終末部のナトリウムチャネルと結合して脱分極を阻害することで，アセチルコリンの遊離を抑制して神経伝達を遮断し，筋弛緩さらには呼吸停止を引き起こすことが知られている．

4）呼吸器系に毒性を示す化学物質

呼吸器系組織である肺や気管などは，常に大気中に含まれる種々の化学物質によって暴露を受けている．また，気管支に存在する**クララ細胞**には**シトクロム** P450 などが豊富に存在するため，化学物質は解毒されるものもあれば，反対に代謝的活性化されて毒性を発現する場合もある．**アンモニア**，**二酸化硫黄**，**塩素**など比較的水溶性が高い気体は上部気道を刺激するとともに，気管支収縮や浮腫により呼吸困難を引き起こす．**オゾン**や**二酸化窒素**などの水溶性が低い気体は肺の深部にまで到達し，脂質過酸化を誘起し，肺胞を傷害する．

粒子状物質はその大きさや形などにより吸収様式や部位が異なり，**10 μm 以上**では鼻咽頭に沈着して気道には入らないが，それ以下では気道に沈着し，1 μm **以下**では肺胞にまで到達する．**シリカ**（二酸化ケイ素），**アスベスト**（石綿），鉄化合物などの微細粉じんを吸入すると，肺胞壁に付着する．さらにマクロファージに捕捉されるが分解されず，細気管支や肺胞に炎症を惹起し間質細胞の増殖を促進して肺組織の線維化が進行し，**じん肺症**（硅肺，アスベスト肺など）を発症する．アスベストは曝露後 20〜30 年後に**悪性中皮腫**や肺がんが多発している．ヒ素，クロム，ニッケル，ウラニウムなどの金属微粒子は肺がんを，**六価クロム**の長期間の吸入は**鼻中隔穿孔**を誘発する．また，ニッケルカルボニルやベリリウム化合物は急性肺炎や肺慢性肉芽腫を引き起こす．

呼吸器系に毒性を示す化学物質のうち，呼吸器系以外の部位で吸収されて血行性に移行して肺の線維化を引き起こすものとして，**パラコート**や**ブレオマイシン**等がある．除草剤であるジクワットではパラコートのような遅発性肺障害を引き起こさない．

5）血液・造血器系に毒性を示す化学物質

化学物質には末梢血の血球あるいは骨髄の造血幹細胞を直接あるいは免疫機構を介して傷害するものがある．

① 再生不良性貧血

骨髄の造血機能が低下し，赤血球，白血球，血小板が減少する．**ベンゼン**，**シクロホスファミド**，**5-フルオロウラシル**などは造血幹細胞を中毒性に傷害する．一方，**クロラムフェニコール**は中毒性あるいはアレルギー性に再生不良性貧血を引き起こす．

② メトヘモグロビン血症

アニリン，**ニトロベンゼン**，**ニトログリセリン**，**フェナセチン**，リドカイン，亜硝酸塩や塩素酸塩などはヘモグロビンのヘム鉄２価を３価に酸化し，**メトヘモグロビン**を生成する．メトヘモグロビンは赤血球中に存在するメトヘモグロビン還元酵素により還元されるが，この還元酵素が欠損しているヒトではメトヘモグロビン血症を生じる．メトヘモグロビンは酸素との可逆的結合ができないため，貧血性低酸素症を引き起こす．

③ 溶血性貧血

アセトアニリド，**フェナセチン**，**アセトアミノフェン**，**スルファニルアミド**などは，代謝中間体が赤血球内の還元型グルタチオンを減少させ，中毒性に溶血性貧血を引き起こす．特にグルコース-6-リン酸デヒドロゲナーゼを欠損している場合はNADPHの供給が不十分であるため溶血を起こしやすい．また，メトヘモグロビン血症を引き起こす化学物質では３価のヘム鉄と同時に生じる過酸化水素からヒドロキシラジカルを生成して溶血を引き起こす．一方，**ペニシリン**，**イソニアジド**，**クロルプロマジン**，**α-メチルドパ**などは赤血球膜の抗原性を修飾して，自己免疫機能により溶血を引き起こす．

④ 鉄芽球性貧血

鉄が欠乏しなくても，ヘモグロビン産生が低下すると貧血となる．**イソニアジド**は**δ-アミノレブリン酸合成酵素**の補酵素である**ピリドキサールの排泄**を促進し，ヘム合成が阻害されて貧血となる．また，**鉛**は**ヘム合成**と**鉄代謝**を阻害して，鉄芽球性貧血を引き起こす．

16.3.3　代表的な化学物質の毒性

すべての化学物質は有害作用をもっているので，代表的な有害物質として中毒事故発生が多い物質である一酸化炭素や農薬などと，環境汚染物質による毒性について解説する．

1） 一酸化炭素

一酸化炭素COは酸素に比べてヘモグロビンと極めて結合性が高く，酸素の約200〜300倍といわれている．ヘモグロビンがCOと結合すると，組織への酸素運搬が障害される．環境中のCO濃度は通常0.01%以下であるので，急性毒性が現れることはない．しかし，空気中のCO濃度が0.1%ぐらいになると，血中ヘモグロビンの約50%にCOが結合するため，数時間の吸入時間で失神，けいれん，昏睡などの急性中毒症状が現れる．さらに0.5〜1%の高濃度では数分で死に至る．近年，火災あるいは暖房や給湯機器の不完全燃焼でのCO中毒による死亡例が多発している．また，製鉄や化学製造工場では，疲労感，手指感覚異常や聴覚低下などの慢性毒性が見られる．

2） シアン化物（青酸），硫化水素，アジ化物

メッキ，金属加工，写真などの工業でシアン塩が広く使用されているため，中毒事故も多い．シアン塩は胃液（酸性）によって**シアン化水素**が遊離し，急速に胃粘膜から吸収される．吸収されたシアン化水素は細胞に取り込まれ，ミトコンドリア電子伝達系の**シトクロム *c* オキシダーゼ**（a/a_3複合体）の3価鉄と結合して，酵素との結合を阻害する．このように，シアン化水素はミトコンドリアのATP産生を阻害することから，エネルギー要求量の高い中枢神経での障害が著しい．頭痛，動悸，虚脱から意識障害，さらには呼吸麻痺によって速やかに死に至る．シアン化カリウムやシアン化ナトリウムは強アルカリ性であるので，口腔や消化管粘膜を直接損傷する．ま

た，**アミグダリン**などの青酸配糖体を含有する豆類を大量摂取した場合でも，体内で生成したシアン化水素で中毒を起こすことがある．

研究用あるいは木材の防腐剤などに用いられる**アジ化ナトリウム**（NaN_3）や，汚水処理場，化学工場，地下工事などでの発生だけでなく，自殺にも用いられる**硫化水素**（H_2S）もシアンと同様にミトコンドリア電子伝達系の**シトクロム *c* オキシダーゼ**の 3 価鉄と結合して，酵素との結合を阻害する．頻脈，代謝性アシドーシス，低血圧，呼吸不全，けいれん，さらには死に至る．**硫化水素**は呼吸器や目の粘膜も障害し，慢性中毒では，不眠や意識障害，さらには統合失調症やうつ病のような神経症状を示す．

3）農薬

農薬は殺虫剤，殺鼠剤，除草剤，殺菌剤などに分類され，標的生物だけでなくヒトあるいはその他の生物にも毒性を示すことがあるため，**選択毒性**が高い農薬の開発が行われている．農薬には有機塩素系，有機リン系，カルバメート剤などがある．農薬による中毒は，農薬の製造，製剤，運搬や散布などの取扱い作業中に吸入や接触，誤飲や故意による摂取，農薬あるいはその変化体が直接あるいは食物連鎖によって残留した食品の摂取，農薬による環境汚染などから引き起こされる．最近では冷凍餃子に有機リン系農薬が混入され，急性中毒者が発生する事件も起こっている．

a. 除草剤

① ビピリジニウム系除草剤である**パラコート**や**ジクワット**は経口，経皮，経気道的に吸収されて，ヒトに対して毒性を示す．故意によるものも含め，農薬による急性中毒では最も多い．特にパラコートでは．経口摂取すると激しい嘔吐や下痢を引き起こし，口腔や消化管粘膜の傷害，副腎障害によるショック状態，さらには多臓器不全に陥る．数日後には肺水腫や肺出血から間質性肺炎が引き起こされ，進行性の呼吸不全をもたらして死に至る．パラコートでは初期症状が軽くても，**遅発性の肺障害**によって重篤な状態に陥る場合が多い．ジクワットの毒性はパラコートに比べ弱い．

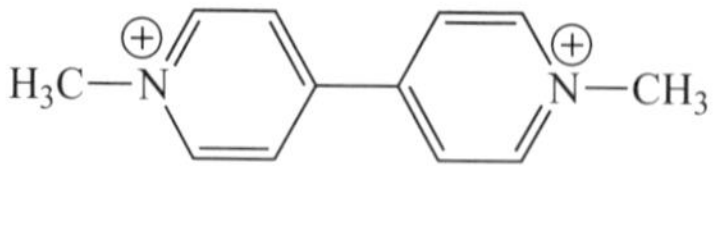
パラコート

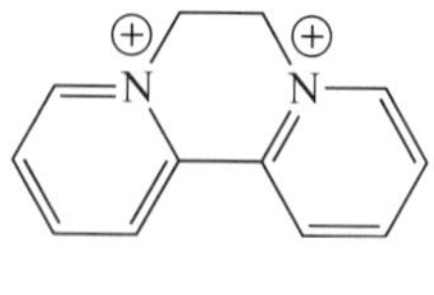
ジクワット

図 16-38　ビピリジニウム系農薬

パラコートの毒性発現機序は，まず生体内で一電子還元されて**パラコートラジカル**となり，さらに酸素に電子を供与して**スーパーオキシドアニオン**（$O_2^{\cdot -}$）を生成する．$O_2^{\cdot -}$ はスーパーオキシドジスムターゼによって過酸化水素，さらにはヒドロキシルラジカル（•OH）や過酸化脂質を生じて，細胞に損傷を与える．

② **ペンタクロロフェノール**は経口，経皮，経気道的に吸収される．異常な発汗，発熱，頻脈，さらには痙攣，虚脱，昏睡を経て，死亡する．**ミトコンドリアの脱共役剤**として作用し，ATP 産生を阻害する．

b. 殺虫剤

① 有機リン系農薬

有機リン系殺虫剤による中毒はパラコートの次に多い．パラチオンやピロリン酸テトラエチル（TEPP）のような選択毒性の低い有機リン剤での中毒が多発していたが，**低毒性のフェニトロチオンや選択毒性の高いマラチオン**（昆虫では毒性が高いが，ヒトではカルボキシエステラーゼにより分解されるため毒性が低い）などが開発され，急性中毒による事故は減少している．しかし，有機リン系の化学兵器として知られるサリンによる事件や近年冷凍餃子に混入された国内使用禁止の有機リン系農薬である**メタミドホス**で中毒事件が発生し，有機リン系化学物質による急性毒性が注目された．

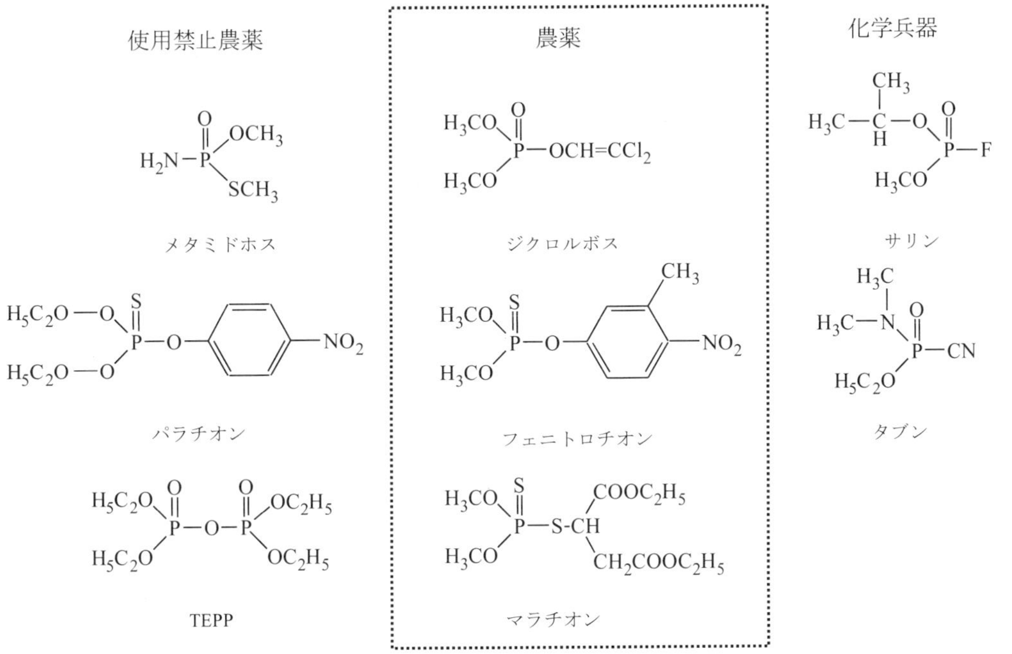

図 16-39　有機リン系農薬と有機リン系化学兵器

有機リン剤による中毒は，経口，経気道，経皮のいずれの経路でも吸収され，**コリンエステラーゼの阻害**により，内因性アセチルコリンが蓄積することによって引き起こされる．アセチルコリンは副交感神経節後線維や運動神経などの末端における神経刺激伝達物質であるので，アセチルコリンが蓄積すると神経が過剰興奮し，**縮瞳**，発汗，流涙，**筋肉の痙攣**などの急性毒性が現れる．重篤な場合には呼吸麻痺から死に至る場合がある．一般に有機リン剤の中毒症状は数分から数時間以内で発現する．通常，生体内で急速に代謝排泄され蓄積しにくいので，亜急性や慢性毒性の危険性は低い．しかし，急性中毒経過後や慢性曝露後では，下肢の知覚異常，運動麻痺などの遅延性の神経障害が発現する場合がある．

有機リン系農薬のうち，チオノ型（>P=S）の構造をもつものは**オクソン型**（>P=O）に代謝されて初めてコリンエステラーゼの阻害作用を示す．オクソン体はコリンエステラーゼの活性部分の**セリン残基**をリン酸化し，このリン酸基が容易に解離しないために酵素機能が阻害される．リン酸基に結合するアルキル基がエチル（例：パラチオン）やプロピルである場合は，メチルの場合（例：フェニトロチオン，マラチオン，ジクロロボス）よりもリン酸基が離脱しにくく，そのため阻害作用が持続し，毒性が強まる．したがって，**ヨウ化プラリドキシム**（2-PAM）はコリンエステラーゼに結合したリン酸を引き離すことから，有機リン系農薬による中毒を解毒することができる．また，アトロピンも解毒剤として有効である．

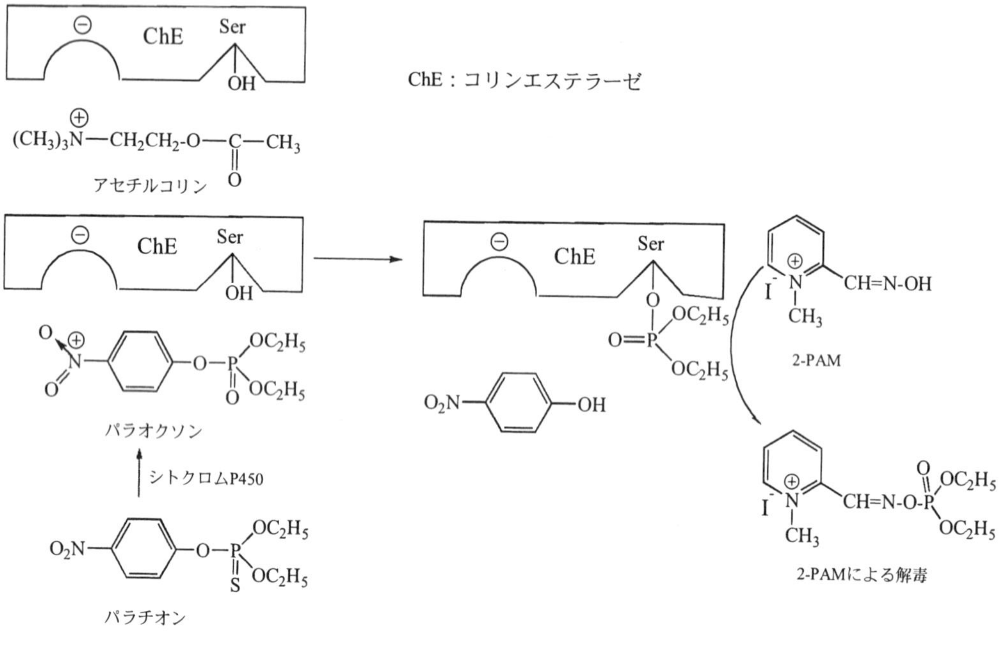

図 16-40　パラチオンによるアセチルコリンエステラーゼの阻害と 2-PAM による解毒

② カルバメート系農薬

カルバメート系農薬は有機リン系農薬と同じように，コリンエステラーゼを阻害することによって，毒性を発現する．カルバメート系農薬は**コリンエステラーゼ**の活性中心の**セリン残基**を**カルバモイル化**することで阻害作用を示す．このカルバモイル化は有機リン酸化よりも弱く，加水分解されやすい．したがって，カルバメート系農薬の中毒症状は有機リン系農薬の場合よりも弱く，回復は早い．中毒症状は**縮瞳**や分泌亢進であるが，脳-血液関門を通過しにくいといわれていて，呼吸麻痺などの中枢神経症状は軽い．解毒剤として，**アトロピン**は有効であるが，有機リン系農薬とは異なり 2-PAM は無効である．

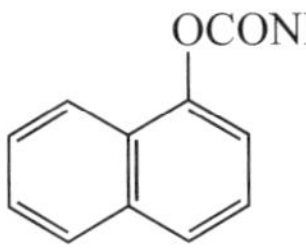
カルバリル

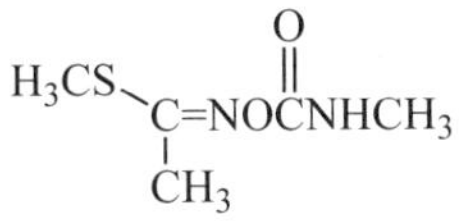
メソミル

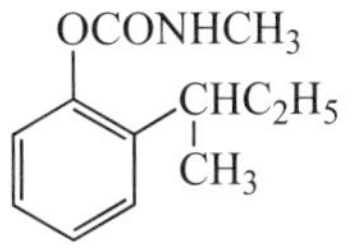
BPMC

図 16-41　カルバメート系農薬

③ 有機塩素系農薬

有機塩素系農薬には *p,p'*-ジクロロジフェニルトリクロロエタン（DDT），ベンゼンヘキサクロリド（HCH あるいは BHC）およびシクロジエン誘導体（クロルデン，アルドリン，ディルドリン，エンドリン，ヘプタクロール）などがある．アルドリンやヘプタクロールは生体内でエポキシ化を受けるが，エポキシ体も安定で体内に蓄積し，毒性は同じかむしろ強い．HCH には 7 種類の異性体があり，**急性毒性**は**γ体**が最も強く，生体や環境中への**残留性**は**β体**が高い．有機塩素系農薬による急性中毒症状として，頭痛，めまい，嘔吐，さらには全身痙攣と意識消失を生じる．亜急性あるいは慢性中毒症状は，頭痛，めまい，平衡失調，ふるえであり，ドリン剤ではさらにてんかん様の痙攣を起こすことがある．有機塩素系農薬の作用機序として，神経細胞への K^+流入や細胞からの Na^+流出を抑制して，刺激の反復をもたらす神経毒であると考えられている．

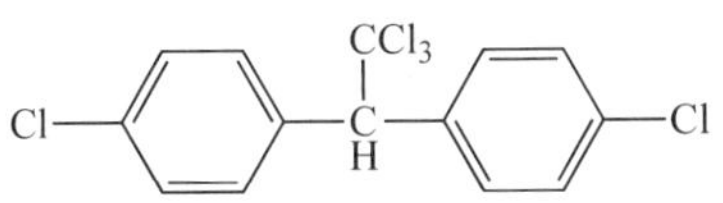
DDT

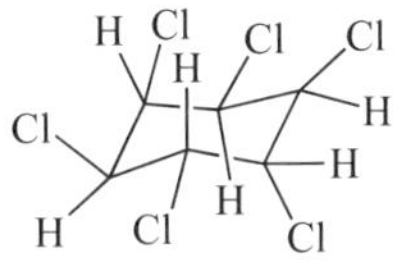
γ-HCH

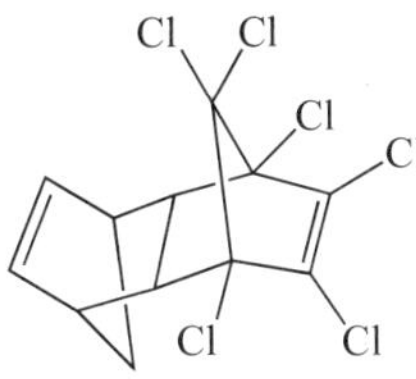
アルドリン

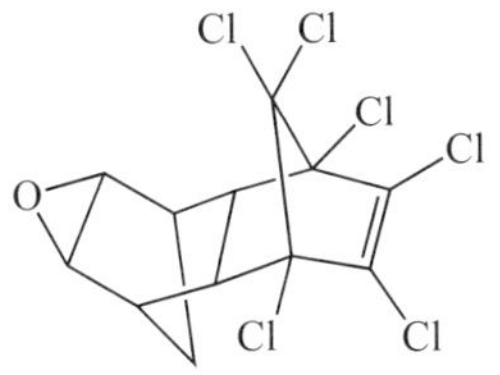
ディルドリン

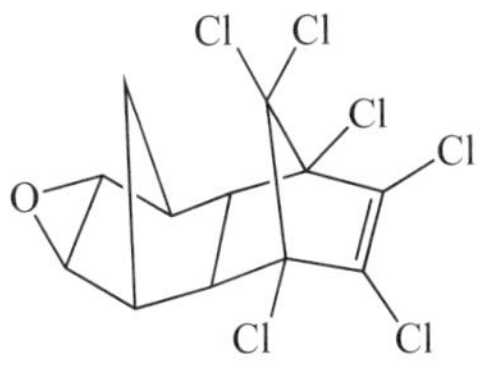
エンドリン

図 16-42　有機塩素系農薬

④ 有機フッ素剤

モノフルオロ酢酸アミドは**殺虫剤**として，**モノフルオロ酢酸ナトリウム**は**殺鼠剤**として用いられる．モノフルオロ酢酸は生体内に取り込まれると，補酵素 A と結合して TCA 回路に組み込まれ，さらにオキサロ酢酸と反応して，モノフルオロクエン酸になる．モノフルオロクエン酸は TCA 回路の**アコニターゼを阻害**してエネルギー産生を阻害する．したがってその中毒症状は**心臓障害**と**中枢神経症状**が主で，経口摂取により，胃痛や嘔吐，さらには意識混濁，全身性の強直性および間代性のてんかん様痙攣がみられる．重篤な場合は，チアノーゼから昏睡状態，血圧降下，不整脈がおこり，死亡する．

4）PCB およびダイオキシン

ポリ塩化ビフェニル（PCB），**ポリ塩素化ジベンゾフラン**（PCDF），および**ポリ塩素化ダイオキシン**（PCDD）は，塩素置換数や位置によって，その毒性が大きく異なる．塩素原子がベンゼン環に結合している位置により扁平構造をとることが可能な異性体（ビフェニル結合のオルト位；2,2’,6,6’位に塩素置換がないもの）は**コプラナー**PCB とよばれ，毒性が強い．PCDD および PCDF では，2,3,7,8 位に塩素置換をもつものの毒性が強い．これら高毒性を示す PCDD，および PCDF とコプラナーPCB を**ダイオキシン類**といい，2,3,7,8-**テトラクロロジベンゾ**-*p*-**ジオキシン**（2,3,7,8-TCDD）が最も毒性が強い．

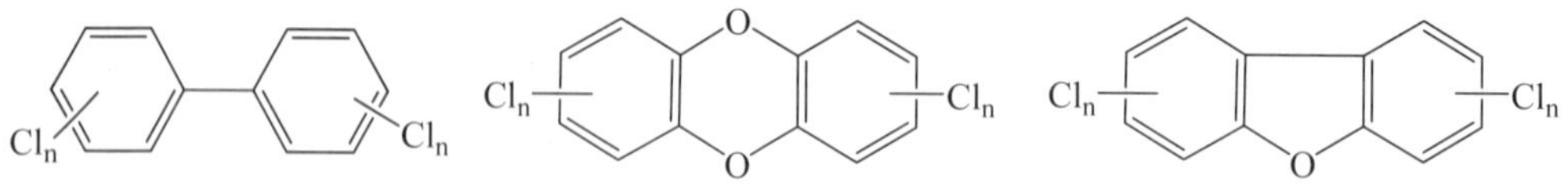

PCB　　PCDD　　PCDF

図 16-43　PCB およびダイオキシン

PCB（ポリ塩化ビフェニル）はトランスやコンデンサーの絶縁油や熱媒体などに広く利用されたが，環境汚染やカネミ油症事件によって，わが国では 1972 年に製造中止となり，さらに翌年には特定化学物質に指定され，その使用が制限されている．**カネミ油症**は亜急性中毒で，**塩素ニキビ**や，歯茎や爪の褐変にみられる**色素沈着**などの皮膚症状および倦怠感などが現れる．PCDF は高温下での PCB の副生成物で PCB より毒性が数百倍も強く，カネミ油症の毒性は PCDF に起因すると考えられている．一般に，ダイオキシンは猛毒と認知されているが，動物によって種差があり，ヒトではその急性あるいは亜急性中毒で死に至った例は報告されていない．慢性毒性としては，発ガン性や免疫機能低下に加え，内分泌攪乱作用があると報告されている．また，ダイオキシン類は細胞内に取り込まれると，細胞質内で熱ショックタンパク質 HSP90 と複合体を形成していた不活性型芳香族炭化水素受容体（AhR）と結合し，核に移行する．核内で HSP90 が解離し，Arnt（AhR Nuclear Translocator）とヘテロ二量体を形成し，さらに DNA 上の異物応答エレメント

（XRE）に結合することにより，転写活性化が引き起こされる．一方，AhR リプレッサー（AhRR）はAhR-Arnt 結合やさらにはXRE との結合と競合して，AhR の転写活性化を抑制する．ダイオキシン類はこのような機構によって，遺伝子転写の制御に関与すると考えられている．CYP1A，グルタチオン-*S*-トランスフェラーゼ-Ya サブユニット，UDP-グルクロン酸転移酵素などの薬物代謝酵素や種々の遺伝子の転写を変動させることから，毒性発現にかかわると考えられている．

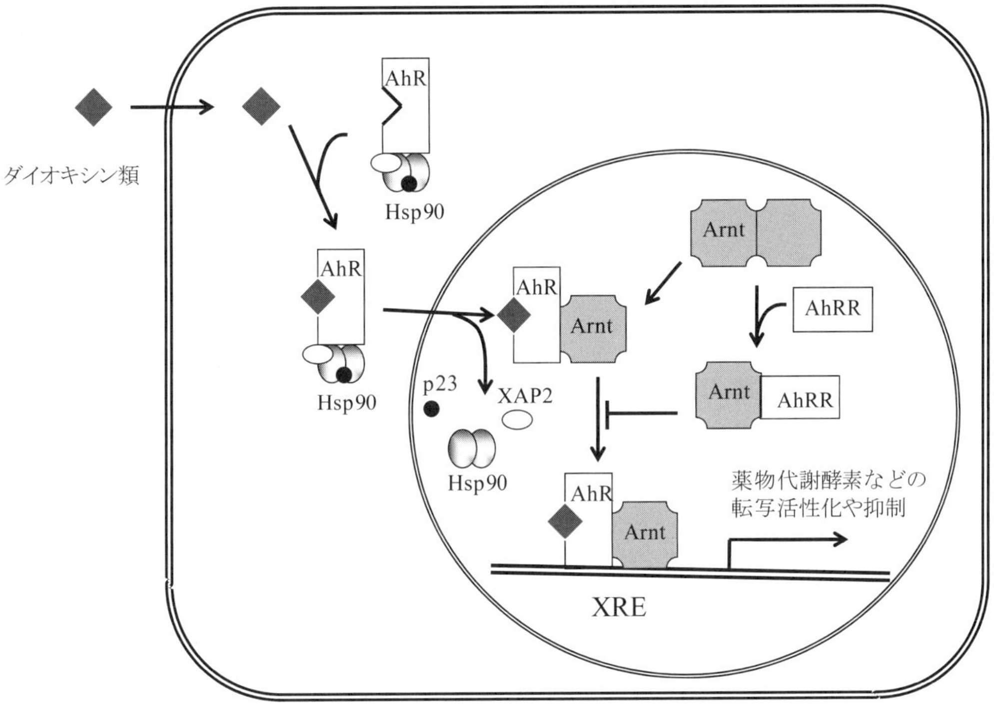

図 16-44　ダイオキシン類による遺伝子転写制御

5）重金属類

重金属のうち，亜鉛，鉄，銅，セレン，コバルトなどはヒトにとって必須金属であるが，過剰量を摂取した場合には毒性が現れる．一方，水銀，鉛，カドミウム，ヒ素などは非必須金属であり，環境汚染物質として生体に種々の毒性を発現する．重金属類は体内に蓄積し，標的臓器で毒性を発現するが，重金属の価数や有機態あるいは無機態であるかなどの化学型によって，体内動態，蓄積量，標的臓器，さらに毒性などが大きく異なる．

① 水銀

環境中の水銀化合物は主に単体の金属水銀（Hg^0），無機イオン型水銀（Hg^{2+}），有機水銀（アルキル水銀など）として存在する．そのうち，蒸気状の金属水銀は肺からの吸収率が 70%以上，有機水銀である**メチル水銀**はシステインと結合してメチオニン類似構造となり，中性アミノ酸輸送系を介して消化管から吸収され，その 95%以上が体内に取り込まれる．それに対して，無機金属である金属水銀や水銀塩は消化管からの吸収率が 1−5%以下と低いので，急性毒性はほとんど発現しない．体内に吸収されたメチル水銀は血液–脳関門を容易に通過し，知覚異常，視力・聴力障害および言語障害などの**中枢神経障害（ハンター・ラッセル症候群）**を引き起こす．また，メチル水銀は胎盤も通過するため，胎児に対して成人よりも広い範囲の神経細胞障害をもたらす（**胎児性水俣病**）．有機水銀のうち，エチルおよびプロピル水銀でも同様の中枢神経障害を生じるが，ブチル基以上では見られない．また，**フェニル水銀**は体内に吸収された後に無機水銀に変換されて，無機水銀としての毒性を示す．

金属水銀の蒸気吸引による急性中毒では，咳，呼吸困難，脱力感，嘔吐，下痢および痙攣などがみられ，慢性中毒では，ふるえ，興奮および歯肉炎などを引き起こす．水銀塩の慢性中毒では，**腎障害（尿細管壊死）**などを生じる．水銀塩の急性毒性は1価よりも2価のほうが強い．水銀による毒性には，タンパク質のSH基への結合による生理機能の阻害が関与していると考えられている．

② カドミウム

カドミウムの消化管吸収は約 5%と低く，大量摂取による急性中毒では嘔吐，腹痛，下痢などの消化管障害，肝臓や精巣障害がみられ，吸入曝露では間接性肺炎，肺水腫を引き起こす．慢性中毒では，**近位尿細管障害（腎障害）**がみられる．**イタイイタイ病**はカドミウムによる河川汚染に起因する慢性中毒症状で，近位尿細管障害に伴いβ_2–**ミクログロブリン**などの低分子タンパク質が尿中に出現する．その骨障害については腎障害に起因するビタミンD代謝異常がかかわると考えられている．

カドミウムが体内に取り込まれると，**メタロチオネイン**という結合タンパク質が誘導され，カドミウムは，細胞内で生合成されたメタロチオネインと結合することによって**解毒**される．したがって，細胞内でメタロチオネインに結合できないカドミウムは，タンパク質のSH基に結合し，その生理機能を阻害することで，毒性を発現すると考えられる．

③ 鉛

鉛の消化管からの吸収率は10%以下であるが，吸入曝露では約40%である．体内に取り込まれた鉛は，骨，肝臓，腎臓などに分布し，急性中毒では**貧血**，末梢神経障害，**中枢神経障害（鉛脳症）**，**胃腸障害（鉛疝痛）**などの症状が現れる．また，慢性中毒でも貧血と，頭痛，下痢，腎障害などの様々な障害を生じる．**無機鉛**は**δ–アミノレブリン酸デヒドラターゼの阻害**や**鉄利用阻害**など，ヘムの生合成を阻害して貧血を引き起こす．鉛中毒では，コプロポルフィリンやδ -アミノレブリン酸が尿中に現われる．

有機鉛である四エチル鉛はかつてガソリンのアンチノック剤として添加されていた．**四エチル鉛**は無機鉛とは異なり，脳に移行しやすく，頭痛，興奮，幻覚などの**中枢神経障害**を生じる．

④ ヒ素

ヒ素は経口，経気道，経皮的に吸収され，吸収されたヒ素の大部分は尿中に排出される．ヒ素も水銀と同様に，価数や無機態あるいは有機態であるかによって毒性に違いがある．無機塩のうち，**亜ヒ酸**（As_2O_3）が最も毒性が強く，3価のヒ素は5価のものより毒性が強い．一方，海産物に含まれる**アルセノベタイン**などの有機態のヒ素（5 価）は無機塩よりも毒性がはるかに弱い．また，吸収されたヒ素化合物は体内でメチル化され，毒性は弱まるが，ヒトではトリメチル体であるアルセノベタインは生成できない．ヒ素の急性中毒では，嘔吐や下痢などの**消化管障害**（**コレラ様症状**），筋肉障害および神経・中枢障害がみられ，慢性中毒では，**色素沈着**，下痢・便秘，肝障害，発癌などが現れる．

⑤ クロム

クロム化合物は消化管から 1%程度吸収され，経気道的にも吸収される．クロムの毒性は 3 価より 6 価の方が強い．**クロム**の急性中毒では嘔吐，下痢，腹痛などの**消化管障害**や組織の傷害がみられる．慢性中毒では，酸化力の強い 6 価のクロムは接触により，皮膚炎，穿孔性潰瘍，アレルギー性湿疹，肺がん，鼻炎を引き起こす．作業環境におけるクロムの長期曝露は，クロムの末梢神経麻痺作用のため，無痛性の**鼻中隔穿孔**を生じる．

⑥ スズ

無機スズは食品容器に用いられ，食品溶液の NO_3 イオン濃度が高いと，錯体を形成して溶出しやすくなるが，他の重金属に比べて毒性は弱い．一方，貝や海藻の付着を防ぐ目的で船底や魚網の塗料として用いられた**有機スズ**（トリブチルスズやトリフェニルスズなど）はエストロゲン合成酵素アロマターゼを阻害し，巻貝などの雄性化をおこすような内分泌撹乱作用の疑いがある．

16.3.4　内分泌撹乱化学物質

フロリダ・アポプカ湖のワニにおけるペニスの矮小化や孵化率の低下，五大湖におけるセグロカモメでの性比の変化，あるいは日本の沿岸におけるイボニシの**インポセックス**（雄性化）など内分泌系の異常によると思われる野生動物の異変が生態系で観察された．ヒトにおいても医薬品(流産防止剤）である**ジエチルスティルベストロール**（diethylstilbestrol, DES）が女児に膣がんを起こすことなどが明らかになり，身体の恒常性維持に重要な役割を果たす内分泌系に作用するという点でこれまでとは異なったタイプの有害性化学物質として社会的にも大きな問題となった．

体内に取り込まれて，ヒトや野生生物の内分泌作用に影響を与え，何らかの有害作用を引き起こす外因性化学物質を**内分泌撹乱化学物質**という．同じ意味で使われている“環境ホルモン”という用語はわが国特有の呼称であり学術用語ではない．

内分泌撹乱作用にはホルモンの生合成，分泌，輸送，代謝，排泄，作用発現など多くの作用点が考えられるが，現在まで実験的にわかっている作用様式としてはホルモンの受容体に作用するものと，そうではないものがある（表 16-9）．前者には**エストロゲン受容体**に結合してエストロゲン作用を発現するものや，アンドロゲン作用は発現しないが**アンドロゲン受容体**に結合して内因性のアンドロゲンの結合と拮抗し，結果的にはアンドロゲンの作用発現を阻害するものなどがある．また直接ホルモンのレセプターに結合しない例としては**芳香族炭化水素受容体**（図 16-44 参照）に結合して間接的に性ステロイドの生合成に影響を与えたり，あるいは直接ステロイド合成酵素を阻害するものもある．

動物実験や *in vitro* で作用が認められている内分泌撹乱物質の例を表に示したが，ほとんどの場合，作用発現する濃度は飲食物や環境中で検出されている濃度に比べるとはるかに高い．

わが国の内分泌撹乱化学物質対策としては，1998 年に“SPEED’98”計画が策定されて化学物質 67 物質（後に 65 に修正）がリストアップされ，これらについて集中的に大気・水質・底質・土壌などの環境調査，および水生生物や野生動物の調査がおこなわれた．またこれに引き続き 2005 年からは“ExTEND2005”計画により基礎的な生態系や生物学的研究とともに試験法の開発や環境実態調査が実施されている．

なお内分泌撹乱化学物質のヒトに与える影響については精子数の減少，子宮内膜症の増加を初めとして，内分泌系と相互に関連している神経系や免疫系への影響など広範な作用が提唱されているが，今までの所 DES 以外の化学物質については明白な結論が得られるに至っていない．

表 16-9　内分泌撹乱作用が指摘されている化学物質

ホルモンレセプターを介するもの	
・エストロゲンレセプターに結合	DES(合成エストロゲン)
	アルキルフェノール類（界面活性剤原料）
	ビスフェノールA，ノニルフェノール(プラスチック樹脂原料)
	DDT（有機塩素系殺虫剤）
	ゲニステイン（大豆イソフラボノイド類）
・アンドロゲンレセプターに結合	DDE(DDTの分解産物)
・甲状腺ホルモンレセプターに結合	DEHP(フタル酸ジエチルヘキシル、プラスチック樹脂可塑剤)
ホルモンレセプターを介さないもの	
・芳香族炭化水素(Ah)レセプターに結合	ダイオキシン類
・アロマターゼ阻害	トリブチルスズ化合物（船底・漁網の甲殻類・藻類付着防止剤）

16.3.5　重金属や活性酸素に対する生体防御因子

a.　重金属に対する生体防御因子

カドミウムが慢性的に体内に蓄積し，ある臨界濃度に達すると毒性を発現する．細胞内に蓄積したカドミウムは**メタロチオネイン**という低分子タンパク質を誘導し，さらに生合成されたメタロチオネインと結合した形で蓄積していることから，この金属結合タンパク質がカドミウムの毒性を防御していることが提唱された．その後，マウスやラットに少量のカドミウムを投与してメタロチオネインを前もって誘導しておくと，その後に致死量のカドミウムに対して耐性を示したことや，メタロチオネイン遺伝子欠失マウス（メタロチオネインを生合成できないマウス）ではカドミウムの毒性が増強されたことから，メタロチオネインはカドミウムと結合することによって，その毒性を軽減することが明らかになった．このような重金属に対する解毒作用は**カドミウム**だけでなく，**水銀**や**亜鉛**などでも認められ，メタロチオネインは重金属の毒性に対する重要な生体防御因子であると考えられている．

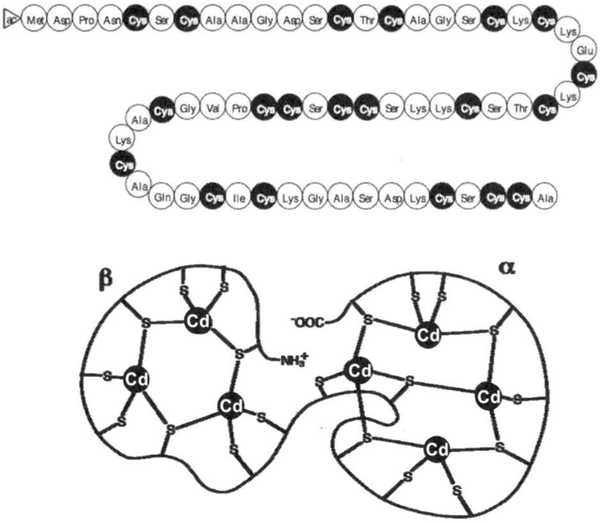

図 16-45　メタロチオネインの構造

メタロチオネインは分子量約 6,000 ～ 7,000 で，芳香族アミノ酸を含まず，構成アミノ酸の 1/3 がシステインからなる SH 基に富む金属結合タンパク質である．メタロチオネインの SH 基は通常亜鉛や銅が結合していることから，生理学的な役割として，これらの**必須金属の恒常性維持**に関与していることが考えられている．環境汚染物質であるカドミウムは，メタロチオネインに対する親和性が亜鉛よりも高いため，細胞内に取り込まれると容易に置換し，メタロチオネイン 1 分子に対して **7 原子**のカドミウムが結合する．重金属のうち，カドミウム，水銀，亜鉛，銅，金，銀などはメタロチオネインを**誘導**するとともに**結合能**も有するが，鉄，ニッケル，コバルト，マンガンは誘導能があっても，ほとんど結合しない．

メタロチオネイン遺伝子の 5'-上流非転写領域には，金属応答エレメント，グルココルチコイド応答エレメント，インターロイキン-6 応答エレメント，抗酸化応答エレメントなどが存在しているため，金属だけでなく，種々の薬剤，ホルモン，炎症，酸化ストレスなどによっても転写レベルで誘導される．さらに，メタロチオネインは分子内の SH 基に起因するラジカル消去作用もあることから，重金属に対する防御因子だけでなく，**活性酸素に対する防御因子**にもなりうると考えられている．

b.　活性酸素に対する防御系

好気性生物では，酸化・還元酵素など酸素がかかわる反応の副産物である活性酸素に常にさらされている．**活性酸素**として，**一重項酸素**（$^1O_2$），**過酸化水素**（H_2O_2），**スーパーオキシドアニオン**（$O_2^{\bullet -}$），**ヒドロキシルラジカル**（•OH）がある．図 16-46 に示すように，これらの活性酸素に対してそれぞれ一連の防御系を備えている．生体内の酸化還元反応によって生成した電子と O_2 から $O_2^{\cdot -}$ が生成すると，**スーパーオキシドジスムターゼ**（SOD）は $O_2^{\cdot -}$ を H_2O_2 に変換する．さらに，生成した H_2O_2 を H_2O に変換する酵素には，**カタラーゼ**と**グルタチオンペルオキシダーゼ**の２つがある．しかし，これらの酵素で消去できなかった H_2O_2 は生体内の鉄や銅などの遷移金属イオン存在下で，•OH に変換される．活性酸素のうち，•OH は DNA やタンパク質などの生体成分と最も高い反応性を示し，その機能を障害して毒性を示すとともに，**生体膜の高度不飽和脂肪酸の過酸化**を引き起こす．一方，生体内にはアスコルビン酸やα-トコフェロールなどの**抗酸化物質**も存在し，これらも活性酸素の消去に働く．

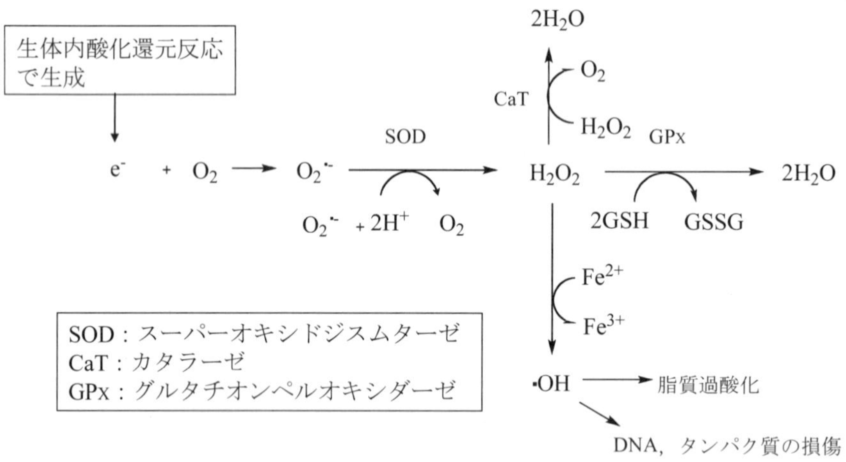

図 16-46　生体における活性酸素に対する防御系

近年，Keap1-Nrf2 システムによる酸化ストレス防御機構が存在することが明らかになった．非酸化ストレス時には Nrf2 は細胞内酸化ストレス感知センサーである Keap1 と結合して細胞質中に存在するが，酸化ストレス時には Nrf2 が Keap1 から解離し，核に移行した Nrf2 は遺伝子上流に存在する抗酸化剤応答エレメント（ARE）または親電子性物質応答エレメント（EpRE）に結合し，酸化ストレス防御遺伝子の発現を誘導する．たとえば，酸化ストレスや親電子性物質の曝露を受けると，グルタチオン合成酵素などの第Ⅱ相代謝酵素やヘムオキシゲナーゼ-1 などの酸化ストレス防御遺伝子の発現が誘導される．したがって，生体は異物である化学物質による酸化ストレスに対しても致命的な傷害を受けないための防御系を備えていると考えられる．

16.4 化学物質による発がん

疫学調査によると，ヒトの発がん因子の中では，食事，喫煙がそれぞれ30%前後を占め，その他の要因を加えると約80%が化学物質であると推定されている．化学物質の発がん作用については18世紀後半にイギリスのPottが，煙突掃除人と陰のうがんの相関関係を指摘したことに始まり，20世紀前半には，コールタールの発がん作用が，わが国の山極，市川によって，ウサギの耳への連続塗布により実験的に証明された．化学物質による発がん機構については現在，以下のような説明がなされている．

16.4.1 発がん機序

一定量以上のジメチルベンズアントラセン（DMB）を実験動物の皮膚に塗布すると皮膚がんが生じる．しかし単独では皮膚がんを生じない量のDMBを塗布した場合でも，その後にクロトン油（有効成分：TPA，**12-*O*-テトラデカノイルホルボール13-アセテート**）を投与するとやはり皮膚がんを生じる．一方DMBとクロトン油の投与の順を逆にしたり，クロトン油だけを投与した場合には発がんしない．

この実験から**化学発がん**の過程は二段階に分けて説明される（図16-47）．その第一段階は細胞中のDNAが化学物質により修飾されるイニシエーション initiationであり，このような作用を有する化学物質は**イニシエーター**initiatorと呼ばれる．**イニシエーション**によって遺伝子中に損傷を受けた細胞の大部分は細胞の持っている**修復機能**により正常なDNAに修復されるか，障害の程度が大きいと細胞自身が死滅してしまうが，まれにそのまま変異細胞として生き残るものもある．第二段階では，このような変異細胞がさらに化学物質の作用を受けて変異遺伝子を発現するようになる過程であり，この段階は**プロモーション** promotionと呼ばれ，プロモーション作用を有する化学物質は**プロモーター**promoterと名付けられている．ただし，プロモーターにはDNAに対する直接作用はない．このような発がんの考え方を**二段階説**という．また変異細胞から形成された前がん細胞はさらに悪性化（増殖・浸潤・転移）してがんへと進展するが，この段階を**プログレッション** progressionと呼んでいる．

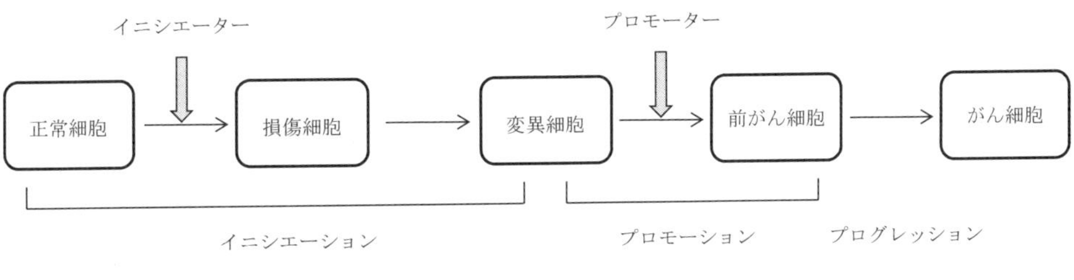

図16-47 化学発がんの過程（二段階説）

化学物質の中にはイニシエーター作用を有するものやプロモーター作用を有するもの，あるいは，両方の作用を併せ持つものがあり，いずれも**発がん物質**と呼ばれている．多くの発がん物質は両方の作用を兼ね備えているが，ベンゾ［*a*］ピレンのようにイニシエーター作用のみを有するものもある．またプロモーター作用のみを有するものには食塩(胃)，フェノバルビタール(肝臓)，サッカリン（膀胱）などがあり，臓器特異性のあることが知られている．

がんは細胞の分化の異常によって起こる疾病であると考えられるが，このとき突然変異や発現の抑制などいくつかの遺伝子の変化が起きている．このような異常により細胞の増殖や分化が正常に行われなくなることががん発生につながるが，がんの発生に関与する遺伝子として**がん遺伝子**と**がん抑制遺伝子**がある．

表 16-10　がん原遺伝子とその産物の機能

がん原遺伝子	遺伝子産物の機能
sis	細胞増殖因子
H-ras, K-ras, N-ras	GTP結合タンパク質
jun, fos, myc	核内転写調節因子
erB-1, erB-2	受容体型チロシンキナーゼ
src, abl,	非受容体型チロシンキナーゼ
raf	セリン／トレオニンキナーゼ

がん遺伝子とは，突然変異などによってその遺伝子産物が常に活性化されるようになり，その結果として，細胞をがん化させるような働きをする遺伝子のことで，約100種類が知られている．突然変異を起こす前の正常な遺伝子を**がん原遺伝子**という．がん原遺伝子の産物（タンパク質）は，増殖因子，受容体型および非受容体型のチロシンキナーゼ，セリン/スレオニンキナーゼ，GTP結合タンパク質，転写因子などがある（表16-10）．これらのタンパク質の多くは生理的には細胞の増殖の促進や分化に関与する分子である．したがってがん遺伝子が活性化されると，増殖の調節が異常になり，細胞は無制限な増殖を始め，がん化する．

表 16-11　がん抑制遺伝子とその産物の機能

がん抑制遺伝子	遺伝子産物の機能
RB, P53	細胞周期の制御
DCC	細胞接着
hMSH2, hMLH1, hpMS1, hpMS2	ミスマッチ修復
APC	β-カテニン結合タンパク質
BRCA1, BRCA2	DNA修復
NF1	Rasの機能制御

一方，がん抑制遺伝子は，本来は，ゲノムの安定性を維持する機能や，細胞増殖，細胞周期，細胞の分化，アポトーシスなどの機能を制御している遺伝子であり，やはり約 100 種類が見いだされている（表 16-11）．がん細胞では，これらの遺伝子に機能が失われるような突然変異が生じているので，細胞のがん化を抑制する働きがあるものと考えられる．

通常，がん細胞の発生には，がん遺伝子とがん抑制遺伝子の両方を含む数種類のがん関連遺伝子の突然変異，あるいはがん抑制遺伝子発現の抑制などが必要であると考えられている．このような発がんの多段階機構は，家族性大腸がん家系におけるヒト大腸がんの発生過程などで明らかにされている（図 16-48）．

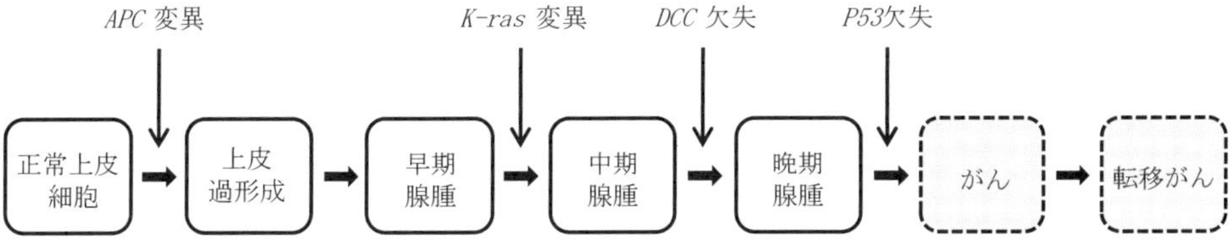

図 16-48　大腸がんにおけるがん遺伝子およびがん抑制遺伝子の変化とがん化の進行

16.4.2　化学物質による発がん

発がん物質は DNA 分子との反応性により，**直接型発がん物質（一次発がん物質）**と**間接型発がん物質（二次発がん物質）**に分けることができる．前者は，発がん性を発現するのに生体内での代謝を必要としない化合物であり，後者は生体内での代謝的活性化を必要とする化合物である．食品や環境中の発がん物質の大部分は後者に属している．直接型発がん物質としてはナイトロジェンマスタードやイペリットが知られており，非酵素的に直接 DNA やタンパク質分子を修飾することにより変異を引き起こす．間接型発がん物質については多くの化学物質が知られており，その代謝的活性化反応による発がん活性発現にはエポキシドを活性本体とするもの，アルキルジアゾヒドロキシドを活性本体とするもの，あるいはヒドロキシルアミンのエステルを活性本体とするものなどがある．

a.　エポキシドを発がん活性本体とするもの

アフラトキシンは穀類などに寄生する真菌の *Aspergillus flavus* が産生する毒素（カビ毒）mycotoxin で，肝臓がんの原因物質である．シトクロム P450 によってエポキシ化されたものが DNA と結合して発がん性を現す．

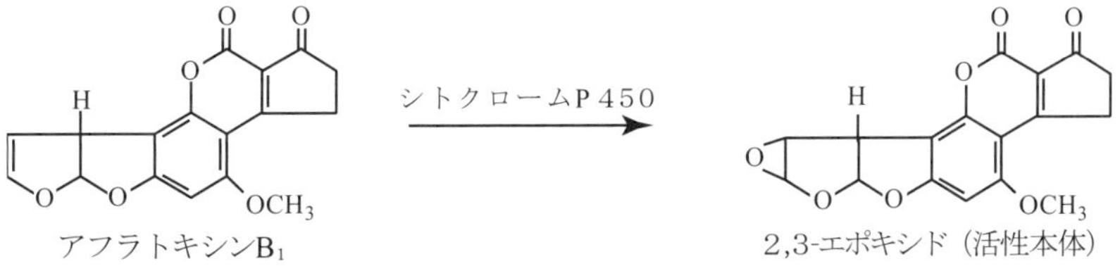

またベンゾ〔*a*〕ピレンはタールや汚染大気の中に含まれている多環芳香族炭化水素で，肺がんや皮膚がんの原因物質である．アフラトキシンと同様 P450 によってエポキシ化されて発がん性を示す．

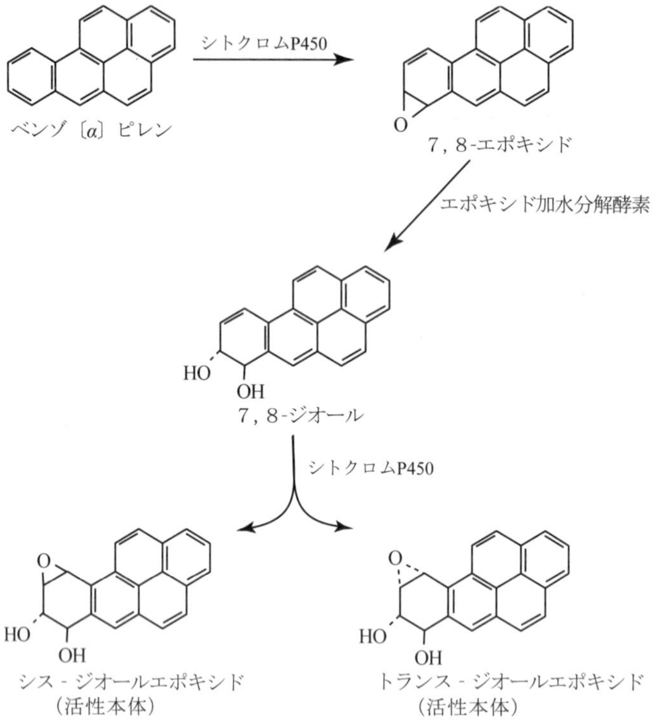

また下記のような多環芳香族炭化水素類もエポキシ化されて発がん性が誘導される．

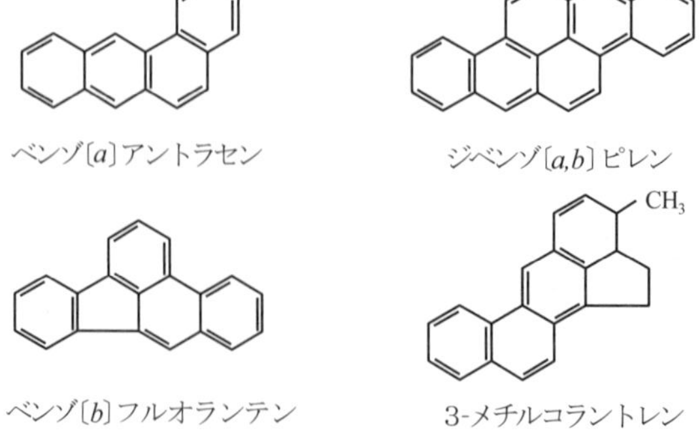

b. アルキルジアゾヒドロキシドを活性本体とするもの

アルキルニトロソアミンは食品中に存在する二級アミンと亜硝酸が酸性条件下で非酵素的に反応して生成される．

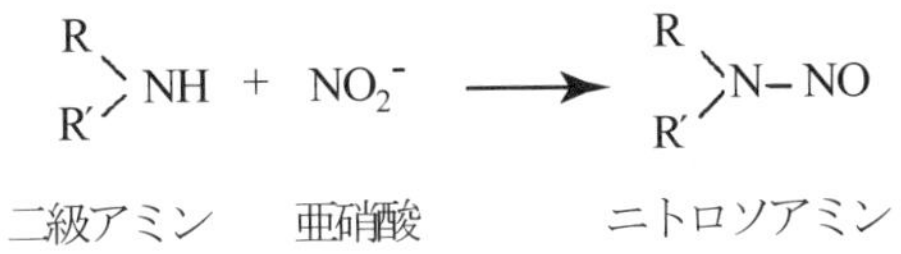

ジメチルニトロソアミンの場合は代謝されてメチルジアゾヒドロキシドとなり，さらにメチルカルボニウムイオン（CH_3^+）が生成し，これが染色体の DNA をメチル化して細胞をがん化する．

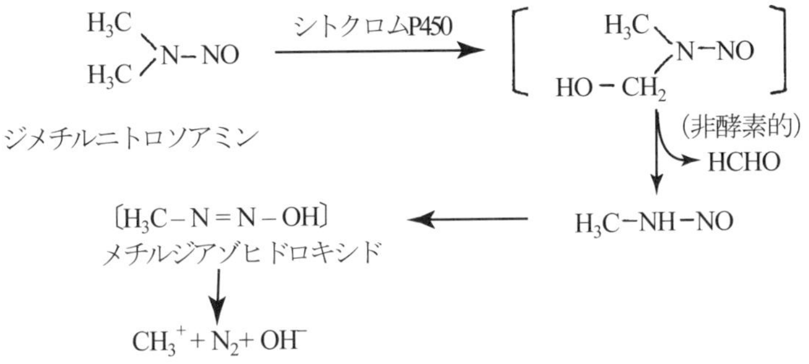

また，メチル基の代わりに種々のアルキル基がついた場合（*N*‐アルキル‐*N*‐ニトロソアミン）も，同様に代謝されて発がん性を示す．アルキル基の種類によって特定の臓器にがんを発生させることが知られている．

サイカシンはソテツの実の中に含まれる発がん性物質である．発がん作用の機構はジメチルニトロソアミンの場合と同様で，メチルジアゾヒドロキシドを経てメチルカルボニウムイオンを生成させ，DNA をメチル化する．

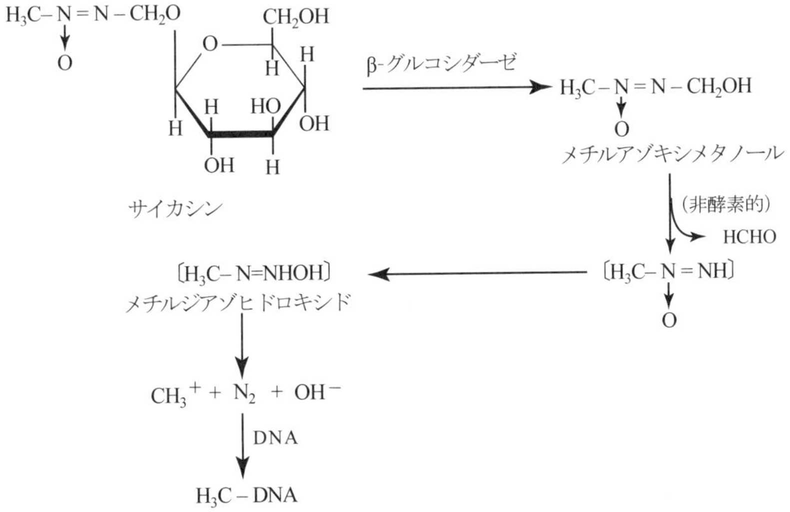

c. 芳香族アミンのヒドロキシル化

Trp-P-1, Trp-P-2 は，アミノ酸であるトリプトファンの熱分解によって生成する強力な発がん性物質で，タンパク質を多く含む肉類，魚類を加熱した焼肉，焼魚などに含まれている．

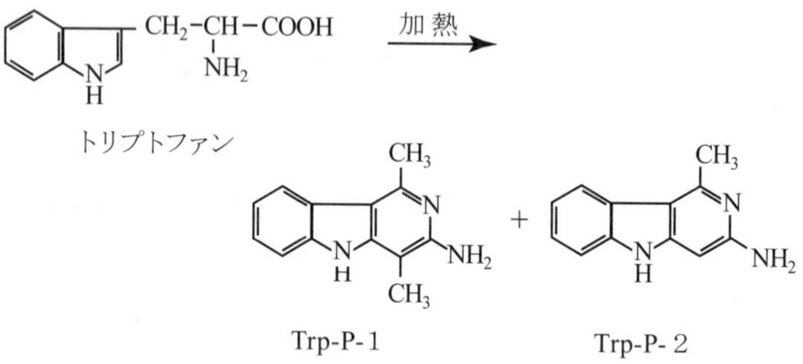

Trp-P-1 は芳香族一級アミンで，まずアミノ基がヒドロキシル化される．これがアセチル抱合や硫酸抱合などで *O*-エステル化されて酢酸エステルあるいは硫酸エステルとなり，これらから生ずるカルボニウムイオンあるいはニトレニウムイオン（図 16-34 参照）が活性本体となる．

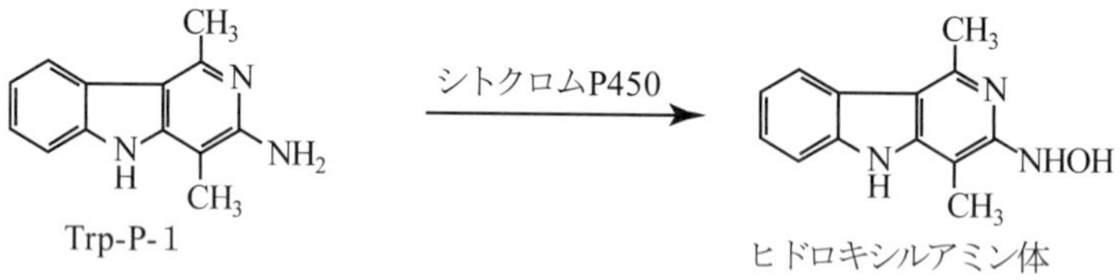

グルタミン酸もトリプトファンと同様，熱分解により Glu-P-1, Glu-P-2 を形成する． Glu-P-1, Glu-P-2 も芳香族アミンであり，Trp-P-1 と同様の機序で代謝的活性化され発がん性を発現する．

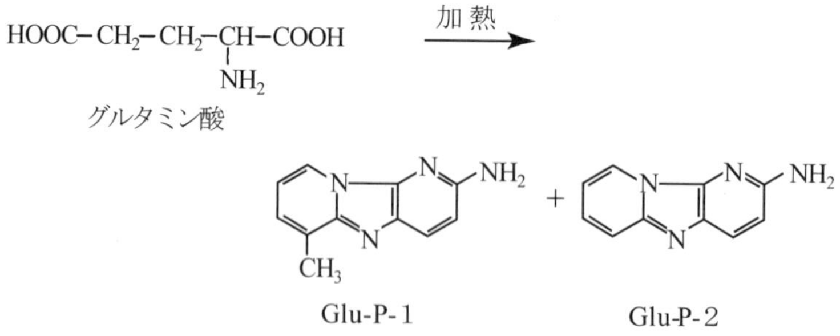

2 - ナフチルアミンも芳香族一級アミンであるので同じように代謝的活性化を受けて発がん性を発現する．また 2 - ナフチルアミンは，シトクロム P450 により芳香環が直接ヒドロキシル化されて 2 - アミノ - 1 - ナフトールとなり，これは強いメトヘモグロビン血症を発症させる．

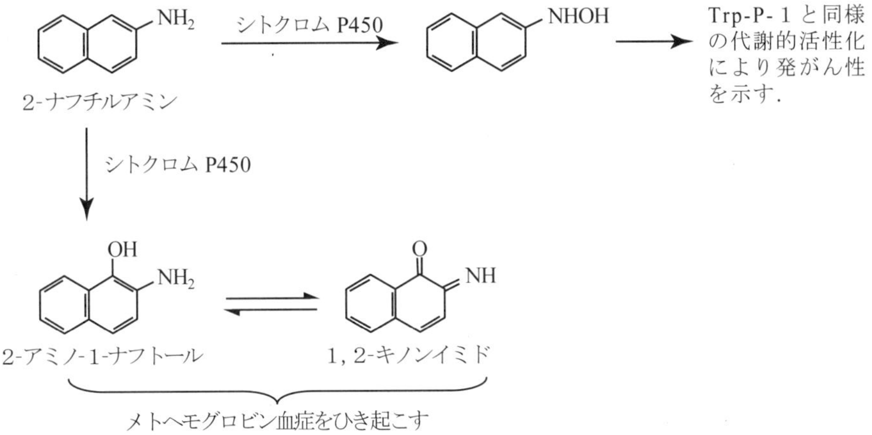

16.4.3　変異原性試験法

遺伝子に突然変異を誘発する性質を変異原性という．化学物質の変異原性を調べる**変異原性試験**は発がん性試験のスクリーニング試験として有用である．微生物を用いた復帰突然変異試験，哺乳動物の培養細胞を用いた染色体異常試験，*in vivo* 試験である小核試験などの他にも数多くの試験法がある．

突然変異における遺伝子の変化の様式には**塩基対置換型**と**フレームシフト型**がある．遺伝子の塩基が他の塩基に変化する変異を塩基対置換型といい，これにはあるピリミジン塩基が他のピリミジン塩基に（T→C，C→T），あるいはあるプリン塩基が他のプリン塩基（A→G，G→A）に変化する場合（トランジション）と，ピリミジン塩基がプリン塩基（T または C→A または G）に，プリン塩基がピリミジン塩基（A または G→T または C）に変化する場合（トランスバージョン）とがある．一方，遺伝子の塩基の**欠失**や**挿入**が起こり遺伝子コドンの読みとり枠にずれが生じる変異をフレームシフト型という．塩基対置換型では 1 塩基が変化するとその遺伝子産物であるタンパク質のアミノ酸が 1 個変化することになるが，このアミノ酸が機能発現に重要な役割をしていない場合は影響が少なくてすむ．しかしフレームシフト型では 1 個の塩基の欠失あるいは挿入でも変異の起こった部位より下流のコドンが連続して変わってしまうのでその遺伝子産物であるタンパク質のアミノ酸配列が大きく変わってしまい，機能が著しく変化する可能性が高くなる．

発がん性物質には染色体異常を誘発するものも多く，また遺伝子自体に変異が起こらなくても染色体の構造変化や数的変化などの異常によって突然変異が生ずる場合もある．このため染色体異常を調べることも重要な試験の一つとして実施されている．

a.　エイムス試験による変異原性試験

エイムス試験 Ames test に用いる *Salmonella typhimurium*（ネズミチフス菌）の変異株 TA100（塩

基対置換型変異）または TA98（フレームシフト型変異）はヒスチジン要求性（His^-と略称）で，培地にヒスチジンが存在しないと増殖できない性質をもった菌である．したがって，ヒスチジンを含まない培地*に，被験化合物と TA100 または TA98 の菌を加えて 37℃で 2 日間培養するとき，被験化合物に変異原性がないときには菌は増殖しない．これに対し，被験化合物に変異原性があると，TA100 は塩基交換型の，また TA98 はフレームシフト型の突然変異を受け，ヒスチジン非要求性（His^+と略称）となって菌は増殖する．つまり，本来は培地にヒスチジンが存在しないと増殖できなかったのに（His^-），被験化合物またはその代謝物の作用により突然変異を受け，培地にヒスチジンがなくても増殖できるように（His^+）変化したのである．培地中のコロニー数の増加が一定以上認められたとき，被験化合物に変異原活性があると判定する．

この試験において，化学物質にラット肝臓ホモジネートを 9,000×g で遠心分離した上清（S9mix）に NADPH 産生系を加えた系についても検討するが，これは被験化合物が代謝的活性化された場合の変異原性を検出するものである．

サルモネラ菌の変異株を用いたエイムス試験の他にトリプトファン要求性の大腸菌変異株（WP2 系，塩基対置換型変異）を用いた復帰突然変異試験もよく用いられている．

*実際はごく微量のヒスチジンを入れて，陰性の場合でも少しだけコロニーが認められるようにする．これは菌が死滅してしまっているのに気がつかず陰性の判定をしてしまうことを防ぐためである．したがって，コロニー数が一定数以上認められるとき陽性と判定する．

b. 染色体異常試験

発がん物質には染色体異常を誘発するものが多く重要な遺伝毒性試験の一つである．一般には染色体が大きく，染色体の数が 22～26 と少なくて観察に適しているチャイニーズハムスターの卵巣由来の CHO 株や肺由来の CHL 株が用いられる．細胞株を被検物質，あるいはエームス試験と同様に被検物質を S9mix の系で処理したものと一定時間培養したあと染色体を鏡検する．切断，ギャップ，染色体交換などの染色体の構造的な異常を調べるとともに，染色体数を計測して異常（数的異常）がないかを検査する．

c. 小核試験

マウスに被検物質を投与し一定時間後に大腿骨より骨髄細胞を採取し，脱核直後の赤血球を鏡見する．被検物質によって赤芽球に染色体異常が生じると，脱核後も赤血球中に染色体断片が小核として残存するので，その有無を調べる．

16.5　化学物質の安全性評価と規制

16.5.1　毒性試験法

実験動物を使用する化学物質の**毒性試験**には急性毒性試験や慢性毒性試験などの一般毒性試験と，発がん性試験や催奇形性試験などの特殊毒性試験とがある．化学物質の毒性試験はそれぞれの用途によって検討すべき内容が異なる．医薬品，食品添加物および農薬を申請する際に求められている毒性試験を表 16-12 に示した．これらの試験を行うに当たってはデータの信頼性確保のために Good Laboratory Practice（GLP）に基づいて実施することが要求される．一般毒性試験と特殊毒性試験の主なものの概略は次の通りである．

表 16-12　化学物質の種類と主な毒性試験

<table>
<tr><th colspan="2">試験の種類</th><th>医薬品</th><th>食品添加物</th><th>農薬</th></tr>
<tr><td rowspan="3">一般毒性試験</td><td>単回（急性）</td><td>○</td><td></td><td>○</td></tr>
<tr><td>反復（亜急性）</td><td rowspan="2">○</td><td>○</td><td>○</td></tr>
<tr><td>反復（慢性）</td><td>○</td><td>○</td></tr>
<tr><td rowspan="5">特殊毒性試験</td><td>生殖・発生</td><td>○</td><td>○</td><td>○</td></tr>
<tr><td>発がん性</td><td>△</td><td>○</td><td>○</td></tr>
<tr><td>変異原性</td><td>△</td><td>○</td><td>○</td></tr>
<tr><td>アレルギー</td><td>△</td><td>○</td><td>○</td></tr>
<tr><td>局所刺激</td><td>△</td><td></td><td>○</td></tr>
</table>

○：申請に必要な項目
△：必ずしも必要ではない項目

16.5.1.1　一般毒性試験

1）単回投与毒性試験

急性毒性試験のことであり，被験化合物を 2 種以上のほ乳動物（通常は成熟した雌雄動物群）に単回投与したときに現れる毒性を投与後 14 日まで観察するもので，おおよその **50%致死量**（LD_{50}）を求めるのに利用される．

2）反復投与毒性試験

被験化合物を成熟した雌雄の 2 種以上の動物に一定期間投与して試験する方法であり，投与期間が数週間から半年程度の場合（28 日や 90 日が多い）を**亜急性毒性試験**，半年以上で試験動物の一生にわたる場合を**慢性毒性試験**と呼ぶ．これらの反復投与毒性試験により，最大無影響量や最小中毒量などが求められる．動物は通常，1 種はマウス，ラットなどの齧歯類，もう 1 種はウサギ以外の非齧歯類が試験に用いられる．

16.5.1.2　特殊毒性試験

1）生殖・発生試験

化学物質を投与した雄性あるいは雌性動物を交配させて生殖能力や妊娠・分娩・哺育および次世代に対する影響などを調べる．

2）催奇形性試験

被験化合物を妊娠動物に器官形成期など感受期を含めた期間に連続投与し，出産直前の胎仔を摘出して骨形成などの異常を観察する．動物としてはマウス，ラットなどの齧歯類とウサギなどの非齧歯類を用いる．

3）発がん性試験

動物に被験化合物を長期（通常は一生涯）にわたって連続投与し全組織について腫瘍の発生の有無を観察する．動物としてはマウスやラットが用いられる．

4）遺伝毒性試験

一般に変異原性と発がん性には相関性があるので，発がん性試験のスクリーニングを目的としたものであり，被験化合物の染色体や遺伝子に対する作用を観察する試験法である． Ames 法による変異原性試験， 染色体異常試験および小核試験については 16.4.3 を参照すること．

5）アレルギー試験（抗原性）試験

化学物質の抗原性を試験して，アレルギー反応を起こす可能性を調べる．

6）局所刺激性試験

皮膚や粘膜に対する刺激性を調べる．注射剤については局所に対する障害性についても試験する．

16.5.2　毒性試験の結果による安全性評価

16.5.2.1　用量-反応関係

化学物質の毒性評価はその物質がもっている毒物としての固有の性質だけでは決定されず，もう一つの要因として曝露量あるいは用量が関わっている．したがって化学物質の量と反応の関係は毒性学の基本となる考え方だと言える．用量とこれによって生じる生物反応の関係について，反応を反応率でみる場合を**用量－反応関係** dose-response relationship と呼び，ある集団において特定の反応（例えば死亡）を示す個体の割合（例えば死亡率）と量の関係を示したものである．一般に化学物質の安全性の評価には動物実験で求められた用量－反応関係が基本になる．一方，反応をその強さで見た場合を用量－影響（効果）関係と呼び，個体における生物学的変化の程度と量の関係を示したものである.

一般に生体反応の反応率（%）は用量の対数に対して正規分布する（図 16- 49 ）. また縦軸を累積反応率（%）で表すとシグモイド曲線を示し，これを用量－反応曲線 dose-response curve と呼ぶ. 50%致死量 LD_{50}（50% Lethal Dose）は累積死亡率が 50%になる用量である. 同様に 50%薬効量 ED_{50}（50% Effective Dose），50%中毒量 TD_{50}（50% Toxic Dose）はそれぞれ反応を化学物質の薬理作用および毒作用としたときに得られる値である. LD_{50}を求める場合のように用量－反応曲線の中央付近では直線状となり支障はないが，シグモイド曲線の両端ではゆるやかなカーブになるため大きな誤差が生じる. そこで値を読みやすくするためにこの関係を直線化する. すなわち平均値を 0 としてその標準偏差を 1 単位として表した値（偏差単位:…2, 1, 0, －1, －2…）で累積反応率を表すと，広い用量範囲にわたって用量－反応関係が直線となり扱いやすくなる. 実際には偏差単位に 5 を加えて負の値にならないようにしたもの（…7, 6, 5, 4, 3…）を**プロビット** probit **単位**という. プロビット単位に変換することにより LD_{10}や LD_{90}などの値も求めやすくなる.

図16-49　用量と反応の関係

(A) 反応率は用量（対数）に対して正規分布する。
(B) 累積反応率は用量（対数）に対してシグモイド曲線を描く。
(C) プロビット変換によりシグモイド曲線を直線化できる。

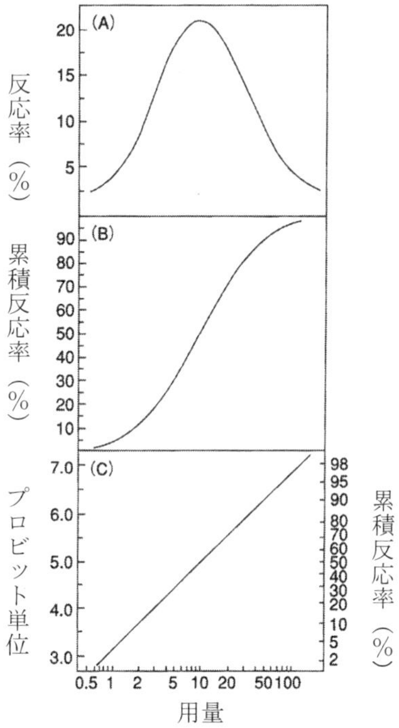

16.5.2.2　無影響量・無毒性量

化学物質の人体への影響について考える場合に，動物実験の結果から類推する場合が多い. 動物実験から得られた用量-反応曲線は一般に図 16-50 のようになる. 生体には解毒機構や障害に対する修復機構があるので，化学物質が生体影響を発現するためには一定の量が必要であることがわかる. つまり，被験化合物が生体に何らかの作用を発現する最小量をその化合物の**閾値**と呼ぶ.

同時に，この量は生体に対して作用を発現しない最大量であるので，**最大無影響量** NOEL（No Observed Effect Level）という．また作用があっても毒性学的に重要でない反応を除き，有害作用が生じない最大量を**最大無毒性量** NOAEL（No Observed Adverse Effect Level）と呼ぶ．食品添加物の使用基準や残留農薬の基準値の設定など化学物質のヒトへの影響評価は動物の実験より求められた NOAEL や NOEL をもとにして行われる．

必須微量元素などは生体異物である化学物質の場合とは異なった用量–反応曲線を示す．生体異物の場合はある用量（閾値）以下では毒性はあらわれないが，生体に必須の化合物では用量が正常より少なくなると欠乏状態による障害（欠乏症）が出る．したがってこのような場合は２相性の用量反応曲線（U字型）となる．

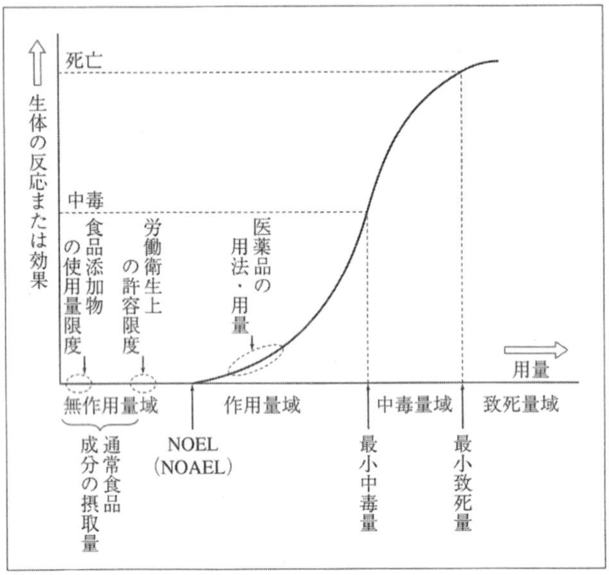

図 16-50　用量–反応曲線

（澤村・他編．食品衛生学 p33，南江堂 1992 より一部改変引用）

16. 5. 3　化学物質の安全摂取量

16. 5. 3. 1　1 日許容摂取量

ある化合物を，ヒトが一生涯を通じて摂取してもなんら有害作用を発現しないと考えられる 1 日当たりの量を **1 日許容摂取量**（ADI, Acceptable Daily Intake）という．食品添加物や農薬に適用される ADI は動物を用いた毒性試験から求められた NOAEL（あるいは NOEL）に対して安全率として，個体差に関して 10 倍，種差に関して 10 倍，あわせて 100 倍を採用している．したがって ADI（mg/kg 体重/日）は，一般に NOAEL（NOEL）を 100 の**安全係数**で除して算出されている．安全係数は経験から設定される値であり，化学物質の毒性の強さによっては 500 から 1000 の値が採用される場合もある．食品添加物や農薬の ADI は WHO と FAO の合同調査機関で決定されている．また環境汚染物質などについても ADI と同様にして NOAEL（NOEL）から**耐容 1 日摂取量**（TDI, Tolerable Daily Intake）を求めるが，この場合は ADI 算出の安全係数に相当するものを**不確実係数**という．TDI の決定は WHO および環境省，厚労省などで行われる．

16.5.3.2　実質安全量

化学物質の中には発がん性物質のように，その摂取量がたとえ微量であっても発がんの可能性が零であると言い切れないものもある．このような化合物については閾値の設定が不可能となり，実際上全く使用できないことになる．そこでこのような化学物質については ADI の代わりに**実質安全量** VSD（Virtually Safe Dose）が用いられる．VSD は化学物質を生涯にわたって摂取し続けても発がんの危険性がある限られた率以下であると考えられる量で，数式モデルを用いて推定される．リスクの確率（生涯危険率）は化学物質の有害性に応じて 10^{-5}～10^{-8} の値が採用される．生涯危険率が 10^{-6} というのは，ある化学物質を一生涯摂取し続けた場合日本全体で有害作用を被る人が 1.7 人（人口 1.2 億人，平均寿命 70 才と仮定）になるレベルのことである．リスクの確率の決定に当たっては国民のコンセンサスが必要である．

16.5.3.3　許容濃度

食品添加物の使用基準や農薬の残留基準あるいは食品における汚染物質の規制値などのことで，摂取し続けても安全であると考えられる食品などにおける化学物質の濃度である．食品中の許容濃度は ADI あるいは TDI と，栄養調査などによる各食品の平均的な 1 日摂取量から求められる．食品添加物について，得られた値より低い値でも添加物として十分な効果が認められたり，あるいは農薬については残留農薬の実態値が得られた値より低く，しかも農薬の効果が十分認められているような場合には算出して得られた数値よりさらに低く設定される．

産業衛生上では，作業環境中における各種化学物質濃度の安全基準として許容濃度が設定されている．また，環境汚染防止などのためには化学物質の大気，水，土壌などの環境中濃度について環境基準値が設けられている．

16.5.4　化学物質に対する法的規制

化学物質は種々の法律によりその使用が規制されている．化学物質の使用規制にかかわる法律のうち人に直接曝露される化学物質を対象としたものに薬事法，毒物及び劇物取締法，麻薬及び向精神薬取締法，覚せい剤取締法，大麻取締法，あへん法，農薬取締法，有害物質を含有する家庭用品の規制に関する法律などがあげられる．また環境を介して曝露される化学物質で人への健康とともに環境への影響がある化学物質を対象としたものに化審法，化管法，農薬取締法，大気汚染防止法，水質汚濁防止法，土壌汚染対策法，廃棄物処理法などがある．

改正後の化学物質審査規制法の概要

平成21年('09)5月20日公布

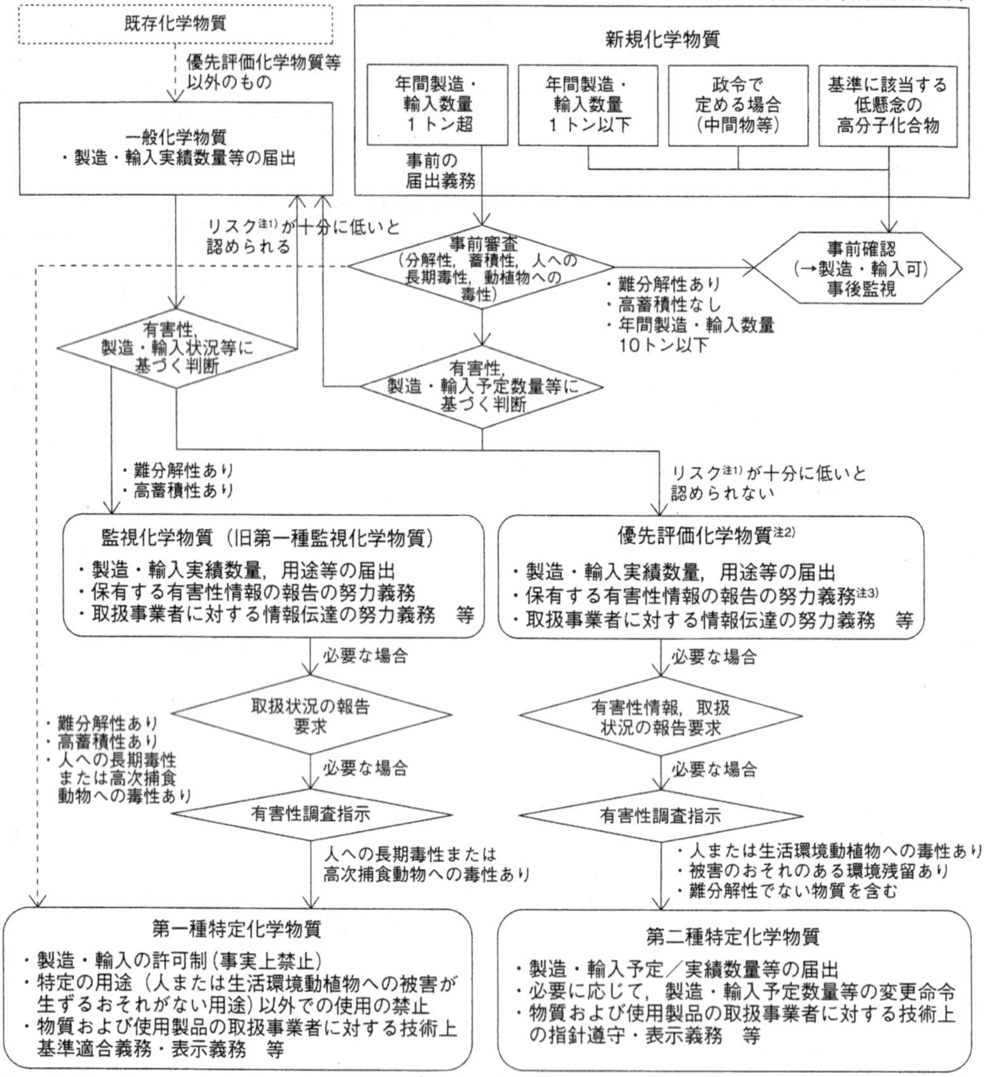

注　1）本図において，リスクとは，第二種特定化学物質の要件である，「人への長期毒性または生活環境動植物への生態毒性」および「被害のおそれが認められる環境残留」に該当するおそれのことを指す。
2）第二種および第三種監視化学物質は廃止される。これらに指定されていた物質について，製造・輸入数量，用途等を勘案して，必要に応じて優先評価化学物質に指定される。
3）第二種特定化学物質にも適用される。
4）有害性情報を新たに得た場合の報告義務あり。（第一種特定化学物質を除く）
5）必要に応じ，取扱方法に関する指導・助言あり。（第二種特定化学物質，監視化学物質，優先評価化学物質）

図 16-51　化審法の概要

資料　2010/2011 年「国民衛生の動向」，p304，厚生統計協会

16.5.4.1 化学物質の審査および製造等の規制に関する法律

PCBなどによる環境汚染問題が契機となり化学物質の中で，環境中で分解されにくく（難分解性），ヒトの健康を損なう恐れのある物質に対し，“**化学物質の審査および製造等の規制に関する法律**”（**化審法**）が1973年に制定された．これは政令で定める数量以上の化学物質については，市場に出る前に審査（事前審査制度）し，その製造，輸入，使用などに対して厳しい規制を行なって化学物質による被害を未然に防ぐことを目的とするものである．

化審法は制定以来3回改訂され，現行法（2011年4月施行）では既存化学物質を含むすべての化学物質について，1トン以上の製造・輸入を行った事業者に対して，毎年度その数量を届け出る義務を課している．審査の概要を図16-51に示したが，現行法では分解性，蓄積性およびヒトへの長期毒性（慢性毒性）又は生態毒性の有無などにもとづいて規制化学物質の区分を表16-13のように規定している．

表16-13　化審法の規制対象となる化学物質の区分とその性状および規制措置

区分	性状	規制措置
第一種特定化学物質	難分解性かつ高蓄積性で，人または高次捕食動物への長期毒性を有する化学物質	製造・輸入・使用の事実上の禁止
監視化学物質	難分解性かつ高蓄積性で，毒性が明らかではない化学物質	前年度の製造・輸入数量，用途などの届出
第二種特定化学物質	高蓄積性ではないが，人への長期毒性または生活環境動植物への生態毒性，被害のおそれがある環境残留がある化学物質（分解性は問わない）	製造・輸入予定数量の届出
優先評価化学物質	高蓄積性ではないが，人または生活環境動植物への長期毒性の疑いがある化学物質（分解性は問わない）	前年度の製造・輸入数量，用途などの届出

第一種特定化学物質に指定されているものは難分解性・高蓄積性で人への長期毒性または高次捕食動物への毒性を有する化学物質でポリ塩化ビフェニル，ビス（トリブチルスズ）オキシド，ポリ塩化ナフタレン，ヘキサクロロベンゼン，DDT，HCB，アルドリン，ディルドリン，エンドリン，クロルデンなど28種である．これら第一種特定化学物質は，特定用途以外の製造，輸入や使用が禁止されている．また毒性が明らかでなくても難分解性・高蓄積性の既存化学物質については毒性が明らかになるまでは**監視化学物質**として製造，輸入数量や用途などの届出が課せられている．

第二種特定化学物質に指定されているものは，高蓄積性ではない化合物で，ヒトへの長期毒性または生活環境動植物への生態毒性，および被害のおそれが認められる環境残留があるものなどである．トリクロロエチレン，テトラクロロエチレンなどハイテク産業において各種パーツ洗浄剤やドライクリーニングの洗剤として使用されるもののほか，四塩化炭素や前述のビストリブチルスズモノオキシド以外のトリブチルスズ化合物，トリフェニルスズ化合物などの合計23種類が指定されている．第二種特定化学物質については，製造，輸入の予定数量の届け出義務がある．また第二種特定化学物質指定の要件となっているようなリスクが十分に低いと認められないものについては，優先的に安全性評価を行う必要がある**優先評価化学物質**に指定するとともに必要に応じて有害性情報や使用用途の報告を求める．

化審法での試験法として，分解性については活性汚泥による分解試験，蓄積性についてはn-オクタノール-水分配係数（$P_{o/w}$）の測定および魚類（ヒメダカ又はコイ）による濃縮度試験，生態毒性には藻類生長阻害試験やミジンコ急性遊泳阻害試験などが実施されている．またヒトへの長期毒性試験としては反復投与による毒性試験，変異原性試験（エイムス試験および染色体異常試験），がん原性試験，催奇形性試験などが用いられている．

16.5.4.2　特定化学物質の環境への排出量の把握及び管理の改善の促進に関する法律

環境中へ排出された化学物質による環境リスクを低減するために事業者による自主的な化学物質の管理の改善を促進するために“**特定化学物質の環境への排出量の把握及び管理の改善の促進に関する法律**”（**化学物質排出把握管理促進法，化管法，PRTR 法**）が 1999 年に制定された．この中で人の健康や生態系に有害な影響を及ぼす可能性がある**指定化学物質**を定め，これらの環境中への排出量や廃棄量などの報告を義務づけた．また事業者が指定化学物質やこれを含む製品を他の事業者に出荷する時は，“**化学物質等安全データシート**”（Material Safety Data Sheet; MSDS）を提供しなければならない．

16.5.4.3　その他の化学物質に関する規制

1）薬事法

医薬品の定義については①日本薬局方に収められているもの，②人または動物の疾病の診断，治療または予防に使用されることが目的とされているもの，③人または動物の身体の構造または機能に影響を及ぼすことが目的とされているものと規定されている．医薬品の中でも特に，毒性が強いものを**毒薬**，劇性の強いものを**劇薬**として区別している．毒薬，劇薬の基準を表 16-14 に示す．日本薬局方には，毒薬として，三酸化ヒ素，エピネフリン，スキサメトニウムなど約 50 種の医薬品が記載されている．また劇薬として，アジマリン，亜硝酸アミル，アセトアミノフェンなど約 200 種が記載されている．

表 16-14　毒薬・劇薬の基準

	毒 薬	劇 薬
経口投与	LD_{50} ＜ 30mg/kg	30mg/kg ＜ LD_{50} ＜300mg/kg
皮下投与	LD_{50} ＜ 20mg/kg	20mg/kg ＜ LD_{50} ＜ 200mg/kg
静脈投与	LD_{50} ＜ 10mg/kg	10mg/kg ＜ LC_{50} ＜ 100mg/kg

2) 毒物及び劇物取締法

医薬品および医薬部外品以外の**毒物**および**劇物**について，保健衛生上の見地から規制されており，これらを区分する基準は表 16-15 に示したとおりである．また，毒物の中で特に毒性の激しいものは，**特定毒物**として規制されている．

この法律の中で毒物にはエチルパラニトロフェニルチオノベンゼンホスホネイト（EPN），黄リン，四アルキル鉛，シアン化水素，ニコチンなど 80 種以上の化学物質が指定されている．また劇物にはアクリルニトリル，アクロレイン，アニリン，アンモニア，過酸化水素，塩化水素，水酸化ナトリウム，硝酸，硫酸など 300 種以上ある．特定毒物には四アルキル鉛，モノフルオール酢酸など 19 種が指定されている．

表 16-15　毒物・劇物の基準

	毒 物	劇 物
経口曝露	LD_{50} < 50mg/kg	50mg/kg < LD_{50} <300mg/kg
経皮曝露	LD_{50} < 200mg/kg	200mg/kg < LD_{50} < 1000mg/kg
吸入曝露（ガス）	LC_{50} < 500ppm	500ppm < LC_{50} < 2500ppm
（蒸気）	LC_{50} < 2.0mg/L	2.0mg/L < LC_{50} < 10mg/L
（ダスト，ミスト）	LC_{50} < 0.5mg/L	0.5mg/L < LC_{50} < 1.0mg/L

（吸入曝露の場合は 4 時間値）

3) 麻薬及び向精神薬取締法

麻薬，麻薬原料植物，向精神薬，麻薬向精神薬原料などの輸入・輸出，製造，製剤，譲り渡しなどを規制している法律である．麻薬にはモルヒネ，コデイン，コカインなど 74 種の化合物とその塩類が，向精神薬としてはセコバルビタール，メチルフェニデート，アモバルビタール，エスタゾラム，ジアゼパム，トリアゾラムなど 78 種の化合物とその塩類が指定されている．

4) 覚せい剤取締法

覚せい剤および覚せい剤原料の輸入・輸出，所持，製造，譲渡，譲り受けおよび使用に関して規制している．覚せい剤の対象となるのはフェニルアミノプロパン（アンフェタミン），フェニルメチルアミノプロパン（メタンフェタミン）およびその塩類である．また覚せい剤原料には 1 - フェニル - 2 - メチルアミノプロパノール - 1（エフェドリン）とその塩類，1 - フェニル - 1 - クロロ - 2 - メチルアミノプロパンとその塩類，1 - フェニル - 2 - ジメチルアミノプロパノール - 1（メチルエフェドリン）とその塩類，1 - フェニル - 1 - クロロ - 2 - メチルアミノプロパンとその塩類，1 - フェニル - 2 - ジメチルアミノプロパンとその塩類，フェニル酢酸とその塩類，フェニルアセトアセトニトリル，フェニルアセトンなどがある．

5）大麻取締法

大麻草（カンナビス・サティバ・エル）およびその製品の所持，譲り受け，譲渡を規制している．

6）あへん法

けしの栽培並びにあへんおよびけしがらの譲渡，譲り受け，所持などを規制している．

7）農薬取締法

農薬の品質の適正化と安全で適正な使用を目的としている．そのために農薬の製造，輸入について登録を義務づけ，その販売および使用を規制している．したがって無登録農薬はこれらの行為が禁止されている．

8）有害物質を含有する家庭用品の規制に関する法律

一般消費者の生活に供される製品であって，薬事法に規定する医薬品および食品衛生法に規定する器具，容器，洗浄剤，おもちゃなどを除いた家庭用品について，有害物質の含有量などについてその基準を定め，基準に適合しないものの販売が禁止されている．現在，塩化水素，塩化ビニル，ホルムアルデヒドなど20化学物質についての基準が定められている．

16.6　化学物質による中毒と処置

16.6.1　化学物質による中毒の診断と解毒処置法

ヒトは医薬品，農薬，食品添加物，工業薬品，天然化合物など，多くの化学物質に囲まれて生活している．これらの化学物質が体内に取り込まれると，しばしば中毒を引き起こす．種々の化学物質による中毒事故数で最も多い原因物質は**一酸化炭素**で，**農薬**，**医薬品**がそれにつづく．農薬では，**パラコート**が多く，有機リン系農薬は選択毒性の高いものの開発に伴って減少し，最近では**グリホサート**のようなアミノリン酸系除草剤による中毒が増加している．さらに，化学物質による中毒事件として，地下鉄サリン事件，和歌山ヒ素カレー事件や冷凍餃子の有機リン系農薬混入事件などが発生している．一方，依存性薬毒物の乱用が社会問題となっている．

わが国における薬物乱用事犯は覚せい剤によるものが大半であるが，大麻や合成麻薬によるものも増加している．（図16-52）．

あへん関連物質，大麻，幻覚剤，覚せい剤について，表16-16，16-17に示した．これらの薬毒物は中枢神経に作用し，快感，幻覚，陶酔感などをもたらし，急性中毒で死に至る場合もある．さらに連用によって**精神的**または**肉体的依存性**や**耐性**を形成し，さらにこれらの薬毒物を多量に服用することで重篤な肉体的および精神的障害をもたらす．また，薬毒物の服用を断つことができても，過去の服用時の異常体験から突然パニック状態に陥る**フラッシュバック現象**が発生することもある．依存性を形成する薬毒物については表16-18に示す．

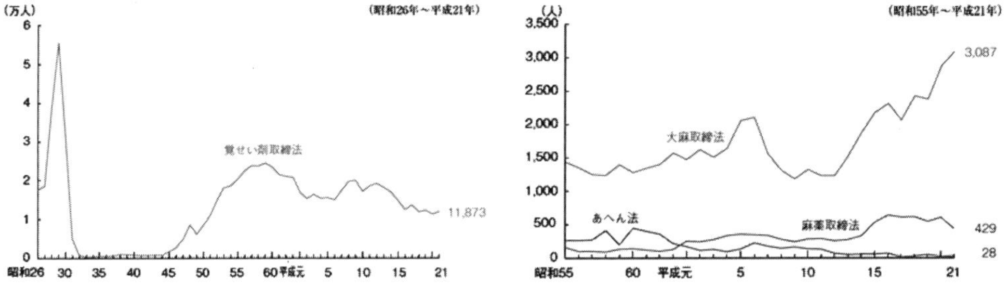

法務省：平成21年版　犯罪白書より引用

図 16-52　覚せい剤取締法および大麻取締法違反等　検挙人員の推移

表 16-16　依存性薬毒物(1)

分類		化学名	構造式	定性・定量試験法	代謝・中毒
麻薬	アヘンアルカロイド系	モルヒネ	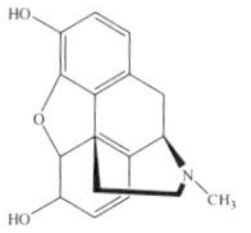	① アルカロイド試薬（＋） ② ヨウ化白金酸カリウム（青紫色） ③ $FeCl_3$反応（青色）	◆主に，モルヒネ-3-グルクロニドとして尿中排泄．一部はモルヒネ-6-グルクロニドや未変化体でも排泄． ◆中毒では，呼吸停止
		コデイン	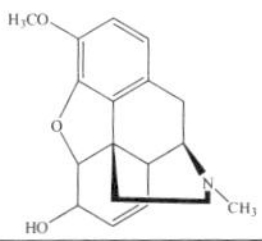	① アルカロイド試薬（＋）	◆主に，コデイングルクロニドとして尿中排泄．一部はモルヒネグルクロニドでも排泄． ◆毒性は弱い．
		ジアセチルモルヒネ（ヘロイン）	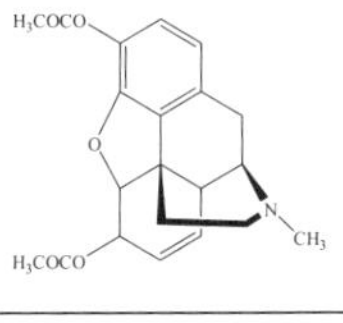	① アルカロイド試薬（＋）：マルキス反応 ② チオシアン酸コバルト試薬（青色沈殿）	◆カルボキシエステラーゼによる脱アセチル化によってモルヒネとなり，モルヒネグルクロニドとして尿中排泄． ◆麻薬鎮痛，鎮咳作用はモルヒネよりも強い． ◆人工的にモルヒネより合成（アルカロイドではない．）
	コカアルカロイド系	コカイン	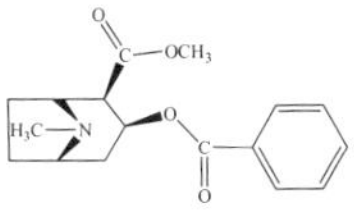	① アルカロイド試薬（＋） ② ヨウ化白金酸カリウム（青紫色）	◆コカ葉から抽出 ◆代謝されやすいので，尿中から未変化体は，ほとんどない．
大麻 マリファナ（大麻の葉） ハシッシュ（大麻樹脂を固めたもの）		テトラヒドロカンナビノール	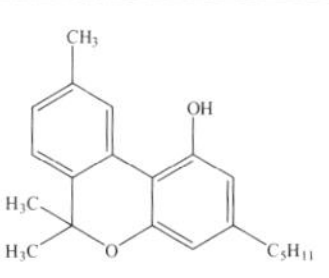	① ジアゾ化スルファニル酸試薬（黄色） ② ガムロイ試薬（赤褐色～暗紫紅色→青色）	◆幻覚剤，麻薬 ◆代謝されやすいので，尿中には未変化体が検出されない． ◆バッカクアルカロイドであるリゼルギン酸から合成．

表 16-17　依存性薬毒物(2)

分類	化学名	構造式	定性・定量試験法	代謝・中毒
幻覚剤	リゼルギン酸ジエチルアミド(LSD)	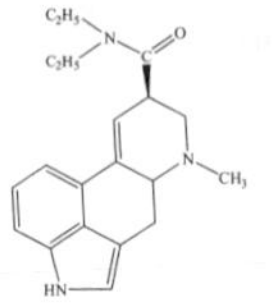	① ドラーゲンドルフ試薬（＋） ② ヨウ化白金酸カリウム試薬（＋） ③ エーリッヒ反応（＋）	◆バッカクアルカロイドであるリゼルギン酸から合成. ◆トリプタミン構造を含む. ◆代謝されやすいので，尿中には未変化体が検出されない.
	3,4-メチレンジオキシメタンフェタミン(MDMA)	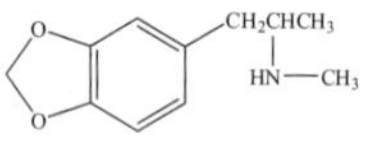	① シモン反応（＋）	◆サボテン成分メスカリンの類縁化合物. ◆尿中には未変化体が検出さる. ◆一部はCYPにより脱メチレン化を受ける.
	サイロシン（シロシン）	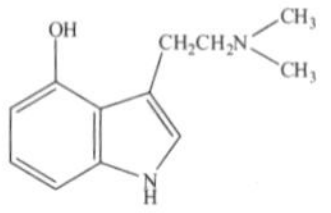	① HPLC ② GC/質量分析	◆シビレタケ属キノコの成分. ◆トリプタミン構造を含む.
覚せい剤	アンフェタミン（フェニルアミノプロパン）	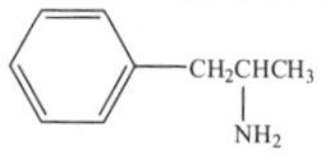	① フルオレスカミン試薬（黄色蛍光）：第1級アミンの反応	◆大部分が未変化体として尿中排泄. ◆一部は代謝されて馬尿酸となる.
	メタンフェタミン（フェニルメチルアミノプロパン）	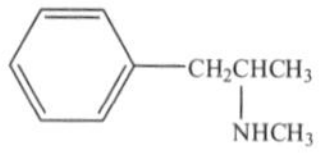	① シモン反応（青色）	◆大部分が未変化体として尿中排泄. ◆一部はCYPで代謝されてアンフェタミンとなる.

表 16-18　依存性薬毒物の中毒

分類	中枢作用	精神依存	身体依存	耐性
アンフェタミン，メタンフェタミン	興奮	＋	−	＋＋
コカイン	興奮	＋＋	−	−
LSD，MDMA，メスカリン，シロシビン	興奮	＋＋＋	−	＋
マリファナ，大麻樹脂，ハシッシュ	抑制	＋＋	−	−
エタノール	抑制	＋＋	＋＋＋	＋
バルビツール酸誘導体，ベンゾジアゼピン誘導体	抑制	＋＋	＋＋	＋＋
アヘン，モルヒネ，ヘロイン， コデイン，ペチジン，フェンタニル	抑制	＋＋＋	＋＋＋	＋＋＋
シンナー，トルエン，アセトン， エーテル，クロロホルム	抑制	＋		

1）中毒の診断と救急処置法

化学物質による中毒が発生した場合には，医療従事者として，次のような診断により患者の状況や原因物質についての情報を迅速かつ的確に把握する必要がある．

① 気道確保や酸素吸入，血圧や体温などの救急治療を開始するとともに，臨床検査によって中毒症状ならびに障害臓器の重症度判定など，患者の病状を把握する．

② **中毒情報センター**からの情報収集などを行い，原因物質を推定する．

③ 採取した試料中の起因物質を同定し，さらに定量する.

④ **催吐**や**胃洗浄**などによる毒物除去，**解毒剤**の投与，対症療法・維持療法を施す.

中毒原因物質の情報を得るには,臭気は揮発性毒物であるかの判断材料となり,瞳孔の大きさ，昏睡，痙攣や頭痛など中枢神経症状，循環器系症状，呼吸器症状，消化器症状，皮膚の色などについて注意する．さらに，事故発生状況，使用した容器の確保，服用したと思われる薬剤の確保，患者の病歴や薬歴，関係者からの情報も早期の診断や治療において重要である.

表 16-19　主な薬毒物中毒の指標

主な薬毒物	中毒指標および代謝物
トルエン	尿中馬尿酸
ベンゼン	尿中フェノール，呼気中のベンゼン
バルビツール酸系催眠剤	尿中の未変化体
メプロバメート	尿中グルクロン酸抱合体
クロルプロマジン塩酸塩	尿中スルホキシドおよび*N*-オキシド
有機リン剤，カルバメート剤	血中コリンエステラーゼ活性の低下
コカイン	代謝されやすいので，尿中には未変化体は検出されない.
モルヒネ，ヘロイン	尿中排泄の大部分はモルヒネグルクロニド
コデイン	尿中排泄の大部分はコデイングルクロニド，一部モルヒネグルクロニド
大麻（テトラヒドロカンナビノール）	代謝されやすいので，尿中には未変化体は検出されない.
メタンフェタミン	尿中排泄は大部分が未変化体，一部アンフェタミンに代謝される.
アンフェタミン	尿中排泄は大部分が未変化体，一部馬尿酸に代謝される.

2) 原因物質排除の基本的対応

① 未吸収毒物の排除法

a. 水洗

身体の外部に付着した毒物を排除するのに有効で，皮膚や粘膜の場合は流水や石けんで，眼や口腔，鼻腔の場合は水か生理食塩水で洗浄する.

b. 催吐

胃に達した毒物を排除するのに有効で，水をコップ 1～2 杯飲ませ，指で咽頭を物理的に刺激して吐かせるか，吐根シロップなどの催吐剤を用いる．ただし，以下の患者には禁忌である．ア）昏睡，意識障害，ショック状態の患者（誤嚥を起こす）イ）痙攣（痙攣が強まる）ウ）酸やアルカリなどの腐食性物質を誤飲した場合（胃や食道の穿孔をおこす.）エ）揮発性物質の誤飲（肺からの吸収が増加する.）

c. 胃洗浄

毒物服用後 3～4 時間以内であれば有効である．漏斗付きゴムチューブを胃内に挿入し，ぬるま湯あるいは牛乳など原因毒物に適した胃洗浄液を注入し，サイホンの原理で排泄し，再び胃洗浄液を注入し，排泄した洗浄液がきれいになるまで繰り返す．ただし，禁忌は催吐と同じである.

d. 下剤・吸着剤の投与

未吸収毒物を吸着するためには，活性炭を用い，さらに腸内に移行した原因毒物および投与した活性炭を排泄させるためには，ソルビトール，硫酸マグネシウム，クエン酸マグネシウムなどの下剤を用いる．ただし，活性炭には催吐作用があるため，起因毒物が腐食性や揮発性物質の場合は禁忌である．

e. 腸洗浄

生理食塩水を小腸に持続注入する．パラコートや有機リン剤中毒の場合には有効である．

② 吸収毒物の排泄法

時間の経過とともに，すでに血中や組織に移行した毒物を排泄する．

a. 強制利尿

強制利尿は，原因毒物が代謝されずに未変化体で排泄される場合，タンパク質への結合率が低い場合，尿細管から再吸収されにくい場合に有効である．輸液を付加し，利尿剤を適時併用して，輸液量と尿量とのバランスをとりながら行う．また，毒物の物理化学的な性質から尿を酸性化あるいはアルカリ性化することによって，尿中排泄を促進する．たとえば，酸性毒物の除去には炭酸水素ナトリウム投与で尿を弱アルカリ性にし，塩基性毒物の除去ではアスコルビン酸や塩化アンモニウム投与により尿を弱酸性にして，毒物の解離度をあげて，尿細管からの再吸収を低下させる．

b. 血液浄化法

毒物が分子量 1,000 以下で血中濃度が高い場合は血液透析，分子量 10,000 以下で血液吸着，分子量 15,000 前後で血液ろ過や血液灌流，分子量 10,000 以上の場合やタンパク質に結合しやすい場合は血漿交換，さらには交換輸液によって除去する．

3）中毒に対する解毒・拮抗剤

急性中毒において，特異な解毒剤や拮抗剤を使用するにあたり，適切な対症的生命維持療法や薬毒物の排除が行われなければほとんど無意味である．化学物質による急性中毒に対する解毒・拮抗剤については表 16-20 に示す．

16.6.2　化学物質による中毒情報の検索

薬毒物による中毒発生時には，事故発生状況，患者から得られた中毒症状ならびに関係者からの情報に基づき，早期に原因物質の同定することが不可欠である．そのため，中毒の原因となる化学物質の毒性や物理化学的性質に関する情報を入手することは，原因物質による中毒症状や病態を確認および理解し，その後の患者の病態変化を予測するとともに，治療方針を決定する上で重要である．

わが国では，**日本中毒情報センター**（ホームページ　http://www.j-poison-ic.or.jp）が中心となって，医療機関のみならず一般家庭からの問い合わせに対しても情報提供を行っている．それ以外にも，UMIN（ホームページ　http://www.umin.ac.jp/chudoku/chudokuinfo）では各種化学物質による中毒の症状や治療法が解説されている．また，**国際化学物質安全性カード**

表 16-20　化学物質による急性中毒に対する解毒・拮抗薬

	中毒原因物質	解毒薬・拮抗薬	機序の概要
医薬品	モルヒネなど	ナロキソン	オピオイド受容体で競合拮抗作用
	ベンゾジアゼピン系薬物	フルマゼニル	ベンゾジアゼピン受容体に特異的拮抗作用
	三環系抗うつ薬	フィゾスチグミン	抗コリン作用に拮抗
	タリウム	プルシアンブルー	タリウムと結合して排泄を促進する
	アセトアミノフェン	*N*-アセチルシステイン	GSH前駆体で，毒性代謝物をGSH抱合する
農薬	有機塩素系化合物	コレスチラミン	吸着して排泄を促進
	有機リン系殺虫剤	硫酸アトロピン	副交感神経ムスカリン受容体に拮抗
	カルバメート系殺虫剤		
	有機リン系殺虫剤	ヨウ化プラリドキシム（2-PAM）	コリンエステラーゼに結合している有機リン酸基の解離による再賦活化
	神経ガス		
工業薬品	シアン(青酸)	亜硝酸アミルや亜硝酸ナトリウム	亜硝酸化合物によりメトヘモグロビン血症を形成させシアンを結合させる
		チオ硫酸ナトリウム	シアンを毒性の弱いチオシアンに変換する
	メタノール，エチレングリコール	エタノール	代謝酵素への親和性が高い　エタノールよって毒性代謝物の生成を阻害
	ニトロベンゼン，塩素酸カリウム，尿素系除草剤など（メトヘモグロビン血症誘発剤）	メチレンブルー	3価のヘム鉄を還元する
金属類	水銀，ヒ素，鉛，銅	ジメルカプロール(BAL)	金属との水溶性キレートを形成
	鉛，鉄，亜鉛などの金属	エデト酸カルシウム二ナトリウム	
	銅，鉛，水銀，亜鉛	D-ペニシラミン	

（http://www.nihs.go.jp/ICSC/）と国立環境研究所の WebKis-Plus（http://w-chemdb.nies.go.jp/）では化学物質に関する情報を検索することができる．また，電話相談として，**つくば中毒 110 番**（0990-52-9899，029-851-9999）では，有料で医療機関向けに情報を提供してくれる．書籍では**「薬毒物試験法と注解」**（日本薬学会編，南山堂）がよく活用されている．

16.6.3 代表的な中毒原因物質の分析法

1)　薬毒物の予試験

検体そのままで，迅速に薬毒物の存在を予測することができる．主な予試験法を表 16-21 に示す．

表 16-21　薬毒物の予試験法

検出化合物	反応名	原理
シアン化合物	シェーンバイン法	シアンが化学反応を起こし，オゾンが生成する．発生したオゾンがグアヤク脂を酸化（青変）する．
水銀，ヒ素，アンチモン，ビスマス	ラインシュ法	試料中の無機金属を銅表面に付着させ，金属種を判別する方法である（灰～黒色）．
ハロゲン化合物	バイルシュタイン反応	表面に酸化銅の被膜を作り，検体とでできたハロゲン銅を炎色反応で検出する（緑～青緑色）．

2)　薬毒物の分離法と定性・定量試験法

中毒原因物質の同定には，まず得られた試料から分離抽出する必要がある．分離法は図 16-53

に，薬毒物の定性・定量は表 16-22（依存性薬物については表 16-16，16-17）に示す.

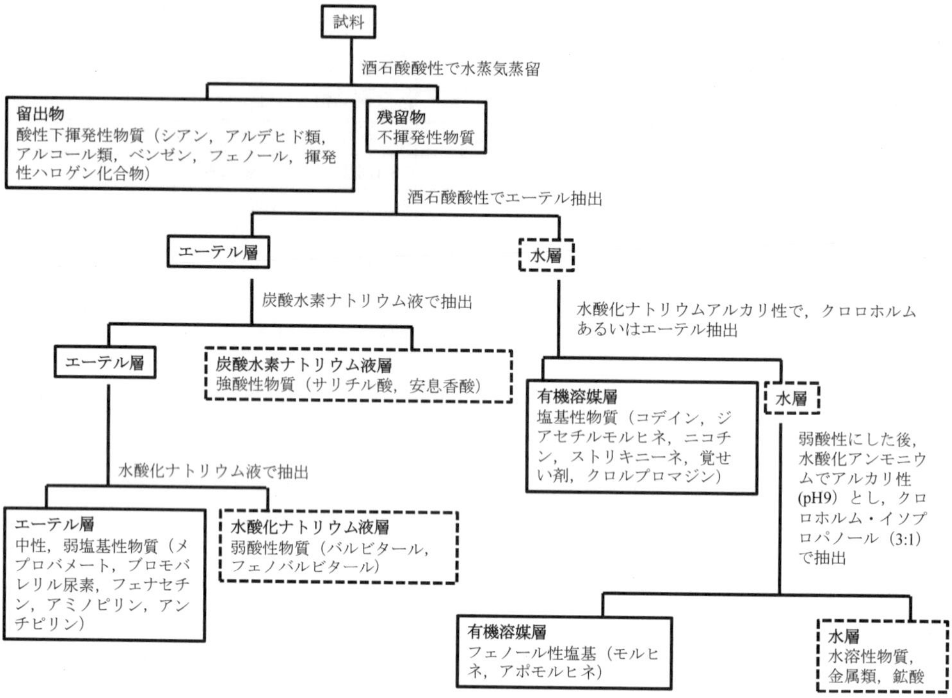

図 16-53　薬毒物の分離法

表 16-22　薬毒物の定性・定量試験法

分類	化学名	定量・定性試験法
揮発性毒物	シアン	①　ヘッドスペース・ガスクロマトグラフィー：NPD ②　ピリジン・ピラゾロン法（青色）
	クロロホルム	①　ヘッドスペース・ガスクロマトグラフィー：ECD
	エタノール	①　ガスクロマトグラフィー/質量分析 ②　検知管法 ③　酵素法（NADHの吸収増大）
	トルエン	①　ガスクロマトグラフィー/質量分析 ②　検知管法
	ベンゼン	①　ガスクロマトグラフィー/質量分析
酸性あるいは中性毒薬物	バルビツール酸系催眠剤	①　銅・ピリジン試薬（+） ②　トリクロロベンゾキノンイミン試薬（青紫色）
	ブロモバレリル尿素	①　バイルシュタイン反応（緑色） ②　吉草酸臭 ③　ウラニン試薬（桃色）
	メプロバメート	①　エーリッヒ試薬（黄色）
	クロルプロマジン塩酸塩	①　ヨウ化白金酸カリウム試薬（青紫色） ②　ドラーゲンドルフ試薬（橙色） ③　バイルシュタイン反応（+） ④　エーリッヒ試薬（赤色） ⑤　濃硫酸（淡赤色）
	有機リン系農薬	①　ガスクロマトグラフィー：FTD，FPD，NPD ②　コリンエステラーゼ活性試験（pH法，DTNB法）
	有機塩素系農薬	①　バイルシュタイン反応（+） ②　ガスクロマトグラフィー：ECD
	カルバメート系農薬	①　*p*-ニトロベンゼンジアゾニウムフルオボレート試薬（ジアゾカップリング反応）
	ビピリジウム系農薬	① NaOHアルカリ性でハイドロサルファイトナトリウム（パラコート：青色，ジクワット：黄緑色）

第 17 章 放射線の生体への影響

17. 1 電離放射線の生体への影響

17. 1. 1 電離放射線の種類

広義での放射線とは，空間を伝わっていくエネルギーの流れである．その内，原子の核外電子を電離するのに必要なエネルギーを持ったものを**電離放射線**と言う．放射線の発生は，放射性同位元素（ラジオアイソトープ：RI）の壊変に伴って原子核内から放出されるものと，放射線発生装置によって放出されるものがある．どちらもその生体への影響は同じである．電離放射線を分類すると図 17-1 のようになる．

- 電離放射線
  - 電磁波（光子）
    - X 線：特性 X 線，制動 X 線
    - γ 線：コンプトン散乱線，消滅 γ 線を含む
  - 荷電粒子線
    - α 線：ヘリウム（He）の原子核
    - β 線：β^- 線（陰電子），β^+ 線（陽電子）
    - 加速電子線，δ 線（二次電子線）
    - 加速粒子線：陽子（p），重陽子（d），重イオン（Ar,C）
    - 宇宙線（自然放射線）
  - 電荷を持たない粒子線 ―――――― 中性子線

図 17-1　電離放射線の種類

放射線は，宇宙や地球の誕生時にすでに存在しており，その中で生物は生まれ進化してきた．今も，地球上の生物は**自然放射線**である宇宙線や地殻に含まれている天然放射性核種からの放射線（ラドンなど）に曝されて生活している．さらに，人類の技術の発展とともに開発され，利用されてきた**人工放射線**（医療被ばく）による被ばくが少なくない．

17.1.2　放射線防護に用いられる放射線の単位

電離放射線の生体への影響を評価するための基本的な放射線の計測量は**吸収線量**である．これは，放射線のエネルギーが物質にどれだけ吸収されたかを表す量である．その単位は J kg^{-1}（キログラム当たりのジュール）で，単位名称は，**グレイ**（Gy）を用いる．例えば，一定量の放射性ヨウ素を摂取したとき，小児と成人とでは甲状腺の重量が異なるので，小児の方が吸収線量は高くなる．

1）等価線量　(H_T)

放射線の人体に与える影響は，吸収線量（Gy）が同じであっても放射線の種類やエネルギーすなわち線質によって異なる．線質に関係付けられた係数で荷重された吸収線量を組織・臓器の**等価線量**といい，その補正係数を**放射線荷重係数** w_R という．放射線荷重係数を表 17-1 に示す．

表 17-1　放射線荷重係数 w_R（ICRP 2007 年勧告）

放射線の種類とエネルギー範囲	放射線荷重係数　w_R
光子（X線，γ線）	1
電子および μ 粒子	1
中性子	2.5～20 （エネルギーに対応した連続関数）
陽子および荷電パイ粒子	2
α 粒子，核分裂片，重粒子	20

組織・臓器Tの等価線量 H_T は，次式で与えられる．単位の名称は**シーベルト**（Sv）である．

$$H_T = w_R D_T$$

ここで，D_T は組織・臓器Tについて平均された吸収線量（Gy）である．

2）実効線量　(H_E)

人体の組織・臓器に同じ等価線量を被ばくしても，組織・臓器によって発がんの放射線感受性は異なる．不均一被ばくした場合でも同じ尺度で評価できるようにした量が**実効線量**である．この目的のために組織・臓器の等価線量を荷重する係数が**組織荷重係数** w_T である．組織荷重係数を表 17-2 に示す．

表 17-2　組織荷重係数 w_T （ICRP 2007 年勧告）

組織・臓器	組織荷重係数 w_T
赤色骨髄	0.12
乳房	0.12
結腸	0.12
肺	0.12
胃	0.12
生殖線	0.08
膀胱	0.04
肝臓	0.04
食道	0.04
甲状腺	0.04
骨表面	0.01
脳	0.01
唾液腺	0.01
皮膚	0.01
残りの臓器・組織*	0.12

*：副腎，胸郭外部位，胆のう，心臓，腎臓，リンパ節，筋肉，口腔粘膜，膵臓，前立腺（男），小腸，脾臓，胸腺及び子宮/子宮頸部（女）

この組織荷重係数で荷重された等価線量を実効線量といい，単位の名称はシーベルト（Sv）を用いる．実効線量 H_E は，身体のすべての組織・臓器における荷重された等価線量の総和であり，次式で与えられる．

$$H_E = \sum_T w_T H_T$$

ここで，H_T は組織・臓器Tの等価線量（Sv）である．

17.1.3　電離放射線の生体損傷

自然放射線であっても人工放射線であっても生物に与える影響に変わりはない．放射線の生物学的作用は次のような特徴がある．

1）非常に小さいエネルギーの吸収であっても，生物学的な効果は大きい．

　人の致死線量である10Gyの被ばくでも，人体の温度上昇は理論上わずかに0.002℃である．

2）障害の初期過程（電離，励起）が極めて短時間（10^{-16}秒）に起こる．

　電離放射線によるDNA損傷の特徴は，２重鎖切断である．

3）被ばく後，数年から数十年の長い潜伏期間を経て臨床的症状を呈することがある．
4）確率的影響は小線量でも有害であり，「しきい値」はない．
5）人為的に放射線を無毒化することはできない．

放射線の最大の標的は細胞核の DNA である．放射線のエネルギーにより最初に DNA の構成成分に傷がついたり，その一部分が失われたりして，生命を維持するための大切な情報が失われ，生物に影響を与える．放射線の生物学的影響をまとめると図 17-2 のようになる．

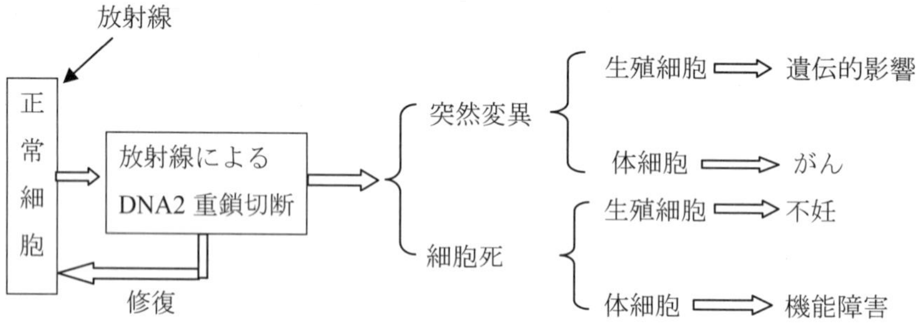

図 17-2　放射線の生物学的影響

放射線によって DNA に傷がついても，その大部分は修復され正常細胞に回復する．傷ついた DNA が間違って修復されたとき突然変異となる．その突然変異が生殖細胞で起これば遺伝的影響が現れ，体細胞で起こればがんが発生すると考えられている．一方，DNA の傷が修復されなかった細胞は死に至る．一度に多くの細胞が死滅すれば不妊や組織・臓器の機能障害を引き起こす．

〈体外被ばくと体内被ばく〉

体外にある放射線源からの放射線被ばくを**体外被ばく**（外部被ばく）といい，透過力の大きな X 線や γ 線が問題となる．また，体内に取り込まれた放射性同位元素（RI）からの放射線被ばくを**体内被ばく**（内部被ばく）といい，α 線や β 線が問題となる．

〈直接作用と間接作用〉

放射線のエネルギーが標的分子に吸収されて障害を生ずることを放射線の**直接作用**という．α 線，中性子線，重粒子線などは直接作用が主である．一方，放射線が水の分子を電離，励起し，その結果生成する OH ラジカルなどのフリーラジカルが標的分子に作用して損傷を引き起こすことを**間接作用**という．X 線，γ 線，β 線などは間接作用の割合の方が直接作用よりも大きい．

17.1.3.1　細胞に対する影響

細胞は，DNA 合成期（S 期）と分裂期（M 期）を繰り返しながら増殖している．放射線感受性は細胞周期の時期によって異なる．感受性が高いのはM期であり，ついで DNA 合成の準備がされる G1 期の終わりと DNA 合成が開始される S 期の初めにかけて感受性が高い．S 期の終わりと

G2 期が最も感受性が低い．

放射線による DNA の切断の頻度が多くなると，細胞による修復が追い付かなくなり染色体の切断や隣り合う DNA との間に架橋ができて染色体による通常の遺伝情報の伝達に食い違いが生ずる．DNA の損傷は細胞死や突然変異の原因となる．

細胞死は，病理学的にはネクローシスとアポトーシスに分類される．**ネクローシス**は，細胞質内の微小器官（ミトコンドリアやリソソームなど）が損傷し，ついで細胞質の膨化や融解が起こる核の変化が少ない細胞死の過程である．一方，**アポトーシス**は，細胞膜と核内の染色体 DNA の断片化などの形態学的，生化学的変化を伴う細胞と核の縮小が目立つ細胞死である．リンパ球の放射線細胞死はアポトーシスの代表である．

17.1.3.2　組織に対する影響

組織・臓器の放射線感受性は，それを構成している細胞の感受性を反映している．細胞集団には，再生系と非再生系さらにその中間的な潜在的再生系がある．**放射線感受性**は，再生系＞潜在的再生系＞非再生系の順である．組織・臓器の放射線感受性を表 17-3 に示す．

表 17-3　組織・臓器の放射線感受性

感受性	組織・臓器
細胞再生系　（大）	・リンパ組織，骨髄 ・精巣，卵巣 ・腸 ・皮膚，毛のう，水晶体
潜在的再生系（中）	・肺，肝臓，腎臓，膵臓，甲状腺
非再生系　　（小）	・骨，血管，結合組織，脂肪組織，筋肉 ・神経

〈ベルゴニー・トリボンドーの法則〉

細胞や組織の放射線感受性について，1906 年にベルゴニーとトリボンドーは次のような説を発表した．

細胞の放射線感受性は，①分裂能力の大きな細胞（分裂頻度が高い）ほど，②分裂を何度も続ける細胞（将来分裂数が多い）ほど，③形態的，機能的に未分化な細胞（未分化）ほど高い．また，組織の放射線感受性は，①組織中の細胞の分裂活性に比例し，②組織の分化の度合いに逆比例する．

なお，癌の放射線照射療法は，癌細胞が周囲の正常細胞より細胞分裂が盛んで感受性が高いという性質を利用したものである．

17.1.3.3　放射線影響の分類

放射線被ばくの影響についての分類には，①影響の出現する個体に着目して身体的影響と**遺伝的影響**に分ける．②影響の発症時期に着目して急性障害と晩発生障害に分ける．③発生頻度に着目して確定的影響と確率的影響に分ける分類法がある．

〈身体的影響と遺伝的影響〉

被ばくした本人のみに現れるのが**身体的影響**であり，被ばくした人の子孫に現れる影響が**遺伝的影響**である．ただし，不妊は生殖細胞の損傷によって発生する影響であるが，被ばくした本人のみに現れる生殖能力への影響なので身体的影響に分類される．

〈急性影響と晩発影響〉

放射線の影響は，被ばくと影響が発生するまでの間に一定の時間がかかる．この時間を潜伏期といい，潜伏期が数週以内の影響を**急性影響**，潜伏期が数ヶ月以上の影響を**晩発影響**に分類する．

〈確定的影響と確率的影響〉

確定的影響は「しきい線量」が存在し，その値を超えて被ばくした場合には線量の増加に伴って影響の発生率と重篤度が増加する．組織・臓器を構成している細胞の多数が一度に死亡することによって臨床的な症状が発生するので「**しきい線量**」が存在すると考えられている．これに対して，**確率的影響**では1つの細胞のDNAに変化が生じれば，それが原因となって影響が発生すると考えられるのでしきい線量が存在しないとされている．確率的影響では，線量の増加に伴って影響の頻度が増加する．放射線の人体への影響で発がんと遺伝的影響以外のすべての影響は確定的影響に分類される．図17-3に放射線の人体への影響をまとめた．

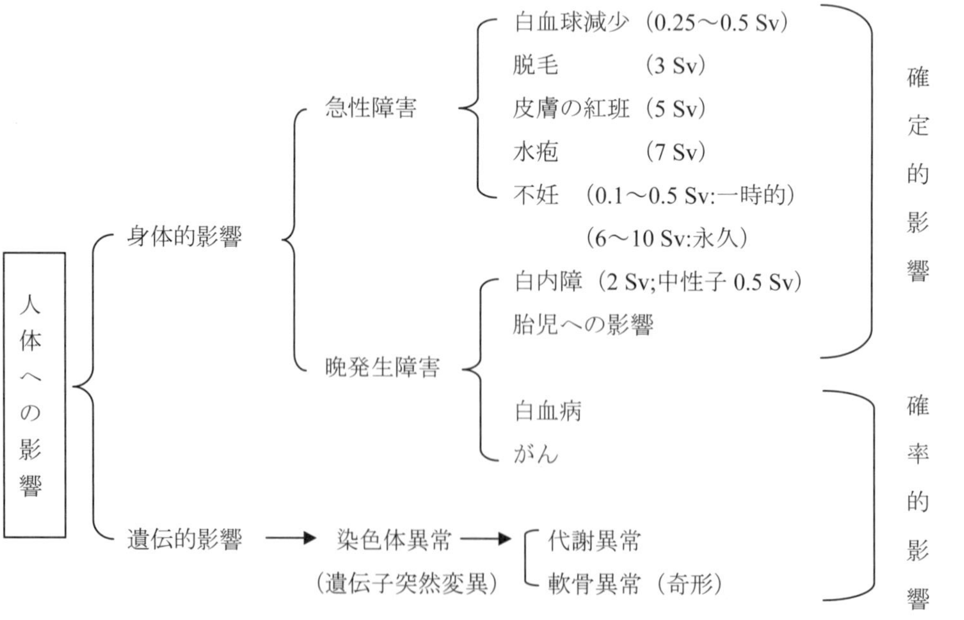

図 17-3　放射線の人体への影響（（　）内の数値は「しきい線量」）

17.1.3.4　放射線感受性の修飾要因

〈放射線の線質〉

放射線の線質（種類とエネルギー）によって，その飛跡に沿って生じる**電離密度**に差がある．電離密度の大きなものほど生物効果が大きい．X線，γ線，β線（電子線）＜α線，中性子線，重粒子線である．X線，γ線，β線（電子線）等を低 **LET（線エネルギー付与）**放射線といい，α線，中性子線，重粒子線などを高 LET 放射線という．

〈線量率効果〉

同じ線量を被ばくするにしても，**線量率**（μSv/h）を低くして長時間かけて照射すると生物効果は一般に小さくなる．これは低線量率での照射中に回復が起こるためである．同様の理由で，一定線量を1回で照射するのに比べて，分割照射すれば生物効果は小さくなる．

〈増感効果：酸素効果と温度効果〉

酸素分圧の高い条件で照射すると，低酸素状態での照射に比べて大きな生物効果が得られる．これを酸素効果と呼ぶ．つまり，酸素中の方が無酸素中よりも放射線感受性は2.5～3倍高い．しかし，正常細胞では酸素分圧はすでに高いため，それ以上の酸素を与えてもほとんど増感しない．一方，がん細胞の中には低酸素細胞があり，酸素を与えることで放射線効果を増感できる．

また，放射線感受性は一般に低温で低く，温度の上昇とともに高くなる傾向がある．試料を低温にしたり凍結することで，放射線の間接作用で生じたラジカルの拡散を防ぐことができ，放射線の作用が減少する．細胞を40℃以上に加温すると放射線感受性は特に高くなるので，がん治療における温熱処理は放射線と併用する形で用いられている．

〈化学的防護作用〉

放射線の効果を減ずる物質は，間接作用で生じた拡散性の OH ラジカルなどを取り除くものである．防護作用をもつものとしては，①SH 基や S－S 結合をもつ化合物，システイン，システアミン，シスタミン，グルタチオン，メルカプトグアニジン，AET，ジメチルスルホキシド（DMSO）などがある．しかし，いずれも副作用が強いので人には応用されていない．

②血管の収縮などを起こし組織の酸素分圧を低下させることによって，放射線感受性を下げるものもある．アセチルコリン，エピネフィリン（アドレナリン），ヒスタミン，セロトニンなどがある．

17.1.4　電離放射線の防護

放射線防護とは，放射線被ばくによる放射線障害の発生を防止することである．具体的には確定的影響の発生（しきい線量を超える被ばくをしない）を防止し，確率的影響の発生（被ばく線量を低くする）をできるだけ低くすることである．すなわち，被ばく線量を低くする方法が放射線防護といえる．なお，一度に250mSv 以下の被ばく程度では急性障害は現れないとされている．また，100mSv 以下の被ばくによる発がんは報告されていない．

〈体外被ばくの防護〉

外部放射線の防護は主に透過力の大きいγ（X）線，β線，中性子線であり，α線は皮膚を透過できないので対象としなくてもよい．外部放射線被ばくの防護については，「**距離**」，「**遮へい**」，「**時間**」の３原則が大事である．

①距離による減衰効果は，線源からの距離の２乗に反比例（**逆２乗の法則**）する．したがって，遠隔操作用具などを使って距離をとることが効果的である．

②放射線の遮へいは，放射線の種類によって効果的な物質を選ばなければならない．γ線には，鉛，鉄，コンクリートなどの密度の大きな遮へい材が有効である．β線には，逆にアクリル板のような低原子番号の物質が効果的である．すなわち，制動X線の発生を低減できるからである．中性子の遮へいには，水素原子（速中性子を熱中性子に変える）を多く含む材料（水やパラフィン）に，^{10}B（熱中性子を捕獲してα線を放出する）を含むホウ素やカドミウムのような熱中性子吸収材料を用いると有効である．

③時間による被ばくの低減は，作業時間に比例している．

以上の外部放射線防護の３原則の適用にあたっては，取扱う放射線の線質や強度及び作業環境を考慮して計画をたてて実施すべきである．

〈体内被ばくの防護〉

体内被ばくの防護は，放射性物質を体内に取り込まないことである．放射性物質が摂取される経路は，経口摂取，吸入摂取，経皮吸収の３経路がある．これらを防止するような対策が必要である．特に，非密封 RI の汚染から体内摂取をもたらす場合が多いので RI 汚染に注意しなければならない．

17.2　非電離放射線の生体への影響

17.2.1　非電離放射線の種類

非電離放射線とは電離作用を持たない放射線のことで，粒子線を含まない電磁波（光子）のみである．そのエネルギーによって，紫外線，可視光線，赤外線さらにエネルギーの弱い電波などに分類される．光子のエネルギーは，$E = h\nu = \dfrac{hc}{\lambda}$ で表わされる．（hはプランク定数，νは振動数，cは光速度，λは波長である．）すなわち，エネルギーと波長は反比例するので，波長が短い電磁波ほどエネルギーは大きい．そこで，非電離放射線をエネルギー順に並べると，紫外線（波長:約 10nm～400nm）＞可視光線（波長:約 400nm～750nm）＞赤外線（波長:約 750nm～1 ㎜）の順となる．これら 3 種類の放射線は太陽から放射されている太陽光線に含まれている．さらに，エネルギーの弱い電波の領域に属する電子レンジ（波長 12cm）や携帯電話（波長 37.5cm）などの生活用品に使用されている電磁波も非電離放射線の範疇に入れることもある．

17.2.2　非電離放射線の生体に及ぼす影響

17.2.2.1　紫外線の生体に及ぼす影響

紫外線は，波長によってさらに，UVA（320～400nm），UVB（280～320nm），UVC（190～280nm）の３種類に分類される．これらは太陽から放射されているが，UVC 及び UVB の一部は地球を取り巻くオゾン層（地表 20～25km）によって吸収され地表に到達しない．したがって，生物に影響を与える紫外線は UVA と UVB の一部であり，日焼け，角膜炎，皮膚がんなどを引き起こすことがある．

〈UVA〉

UVA の地表への到達量は UVB の約 10 倍多い．波長が長いためエネルギーは弱く，被ばくすれば皮膚の真皮の底部（0.2mm）まで到達するので基底層の細胞に影響を与え皮膚がんを誘発する可能性がある．また，紫外線照射後に皮膚が黒化することを**サンタン**といい，多量の UVA の照射直後にはメラニン色素の酸化に基づく即時型黒化のサンタンを引き起こす．

〈UVB〉

UVA より大きな損傷を生物に与える．直接 DNA に作用してピリミジン塩基の二量体を形成するが，修復機能（除去修復や光回復）によって修復される．UVB は皮膚に**サンバーン**（紅斑，水疱形成など）を引き起こしたのち，遅発型黒化のサンタンを起こす．また，繰り返し照射することによって皮膚の**光老化**を引き起こす．さらに，UVB は角膜に吸収されやすく，角膜炎の原因ともなる．一方，UVB は**ドルノ線**と呼ばれ，皮膚内のプロビタミンＤをビタミンＤへ変換する反応に関与しているので日光浴が推奨されているが，必要以上の紫外線に曝されることは望ましくない．

〈UVC〉

太陽からの UVC は地表には到達しないので自然界の被ばくはないと考えられる．しかし，エネルギーが一番大きいので生物に与える影響は最も大きく，人工的に水銀放電によって発生させた波長 254nm の紫外線は殺菌灯として利用されている．

17.2.2.2　可視光線の生体に及ぼす影響

太陽からの光線をプリズムで分光したとき，赤～紫に見える波長領域の電磁波が**可視光線**である．地表に到達する太陽光エネルギーの主体である．我々が見ている色は，物質が反射した可視光線の波長を感知しているのである．通常可視光線は人体に直接有害ではないが，可視光領域に吸収を持つ物質によってフリーラジカルが発生し，細胞に障害を引き起こして**光線過敏症**と呼ばれる症状を呈することがある．

17.2.2.3　赤外線の生体に及ぼす影響

赤外線も太陽から放射され地表に到達する放射線で，**温熱効果**をもつことから熱線とも呼ばれる．また，赤外線は地球上のあらゆる物体から放射されており，地球自身からも約 10 μm の波長の赤外線を放出している．この赤外線は，地球を覆っている温室効果ガスによって吸収されて地球を暖めている．

赤外線は波長によって，**近赤外線**（800nm～4 μm）と**遠赤外線**（4 μm～1mm）に分類される．赤外線は，水のような極性分子にエネルギーを与え，分子同士を衝突させて発熱させる．また，紫外線に比べて皮膚の透過力（2～4mm）は大きいが紫外線のような日焼けは起こさない．赤外線の熱線としての温熱作用は**熱中症**の原因となる．さらに，赤外線は目の角膜を透過して水晶体に吸収されるため長期にわたる被ばくは**熱性白内障**の原因ともなる．

第Ⅱ部
生活環境と健康

第18章
地球環境と生態系

18.1 地球環境の成り立ち

我々の生活する地球の誕生は約46億年前であり，当時の環境は，生命の存在する余地は皆無であったと言われている．原始的な生命の誕生は今から約19億年前で，我々の祖先が登場するのはほんの３万年前である．

地球の断面図（図18-1）を示したが，表面から順に，地殻（厚さ約30ｋｍ），マントル（約3000ｋｍ），中心核の層構造となっている。さらに地殻を水と大気が取り巻いている。

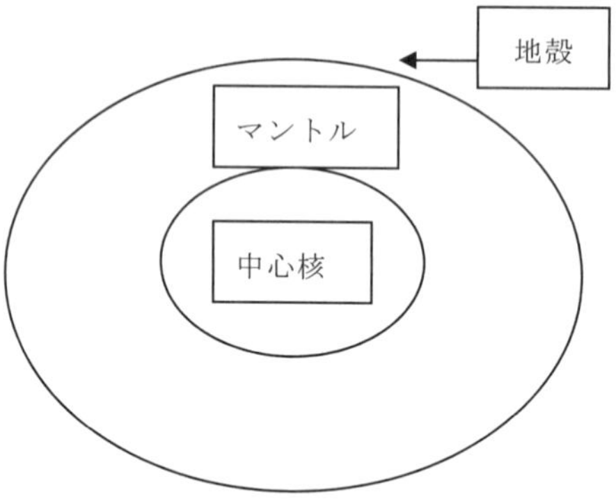

図18-1 地球の断面図

18.2 生態系の構造と特徴

我々の生活する地球環境は，大きく生物界と非生物界とに分けることができ，それぞれはさらに細かくその構成要素に分かれている．これらの構成要素はいずれも密接に関連しており，どれも地球環境にとって必要不可欠なものである．このような，生物界およびそれを取り巻く非生物的地球環境構成要素をまとめて**生態系** ecosystem と呼ぶ．

18.2.1　生態系の構成要素

生態系は生物界および非生物界から成り立っており，前者を生物圏と呼び，後者は気圏，地圏（岩石圏），水圏がその要素となっている．図 18-2 にその概念を示した．

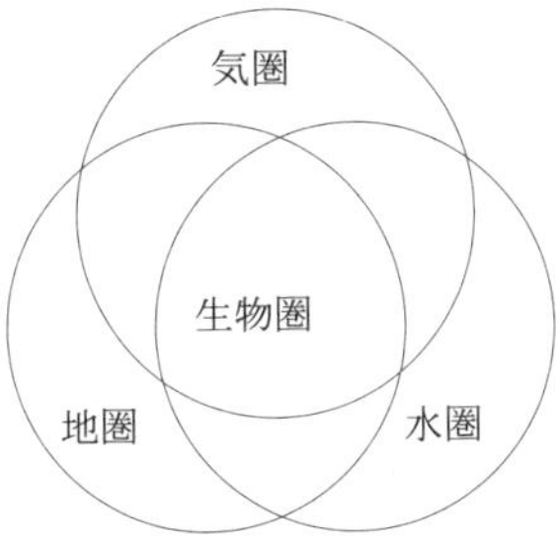

図 18-2　生態系

1）生態系の構成元素

生物圏，気圏，地圏，水圏の主要な構成元素とその占める割合を重量比で示すと，人体では酸素が重量比で最も多く（64.9%），次いで炭素（18.1%），水素（10%），窒素（3.2%），カルシウム（1.9%），リン（1.1%），塩素（0.5%），カリウム（0.3%）の順であり，金属元素のなかではカルシウムが最も多くを占める．また，地圏，水圏においても重量比では酸素が最も多いが，気圏においては窒素が約 78%と最も多く，次いで酸素の約 21%となっている．

2）生態系における生物

生態系における生物は，生産者，消費者および分解者から成り立っている．生産者には，植物プランクトンや植物など独立栄養生物が挙げられ，消費者には動物プランクトンや草食・肉食動物といった従属栄養生物が，分解者としては細菌類や原生動物が挙げられる。

生態系における栄養物質の流れは，一般に，生産者→消費者→分解者の順に進行する．これらの関係を図 18-3 に示した．この関係は，後述する食物連鎖や生物濃縮とも深いつながりがある．また，生態系のエネルギーは，その大部分を太陽エネルギーに依存している．

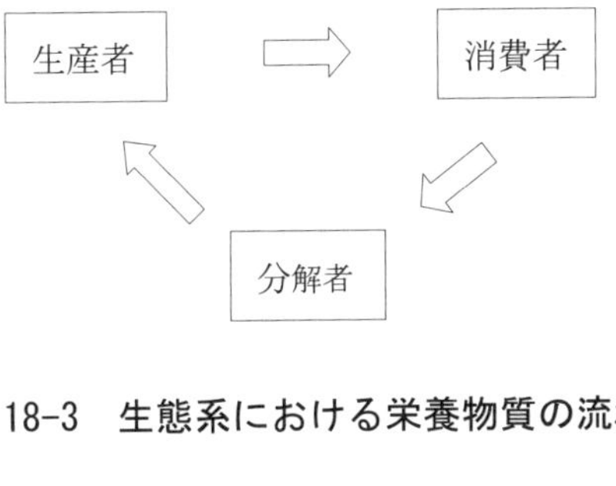

図 18-3　生態系における栄養物質の流れ

3）炭素の循環

大気中の二酸化炭素（CO_2）は植物（生産者）による光合成によってデンプン（有機化合物）に合成される．これを草食動物（第一次消費者）が食してエネルギーにしたり，体成分に転換したりする．肉食動物（第二次消費者）は草食動物を食して自分のエネルギーにしたり，体成分に転換したりする．これら消費者の排泄物や死体を微生物（分解者）は分解して無機成分に変換し，循環していく．地球規模における炭素の循環を図 18-4 に示した。

地球上における炭素の分布と循環

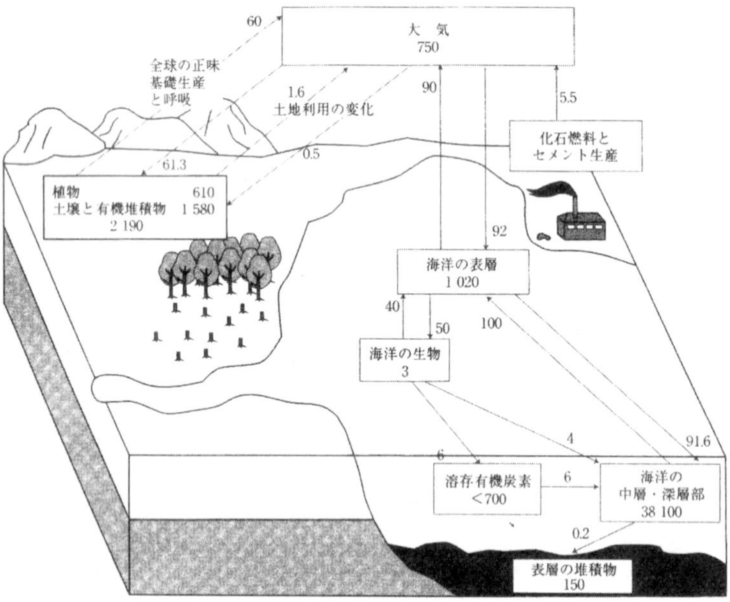

人間活動の影響を反映した貯蔵庫内の炭素の存在量（10億tC）と貯蔵庫間のフラックス（10億tC/年）を1980～89年の期間の年平均値で表した地球上の炭素循環（Eswaran et al.,1993;Potter et al., 1993;Siegenthaler and Sarmieto. 1993）.循環の構成は単純化されているため，かなりの不確実性を有する．さらに，この図では平均値で示してある．河川からのフラックスは，特に人為的な部分については現在のところほとんど定量化されていないのでここでは示していない．主要なフラックスの多くは，年々の変動が非常に大きいことが明らかになりつつある.（陸上の吸収源と発生源は，INPE. 1992;Ciasis et al., 1995a を参照．海洋生物相（biota）からの輸送は Wong et al.. 1993 を参照）．この図から伝わるような静的な印象とは対照的に，炭素系は明らかに動的であり，季節，年々，十年程度の時間スケールの気候系と連結している（例えば，Schimel and Sulzman. 1995）.
IPCC（1995）；気象庁訳より

＜出　典＞　環境白書（総説）（平成 10 年版），p.166, 大蔵省印刷局（1998）.

図 18-4　地球における炭素の循環

4）窒素の循環

大気中の窒素は植物の根などに存在するバクテリアによって固定されるが，この固定化酵素や動植物の死骸から生成した無機態窒素は植物に取り込まれる．植物はこれを利用してタンパク質などの有機態窒素を作り出す．動物は植物の作ったタンパク質を取り入れたり，他の動物のタンパク質を取り入れたりする．動植物が死亡すると，この有機態窒素は無機態窒素に転換し，また循環していく．図 18-5 には、陸棲生物における窒素循環を模式的に示した。

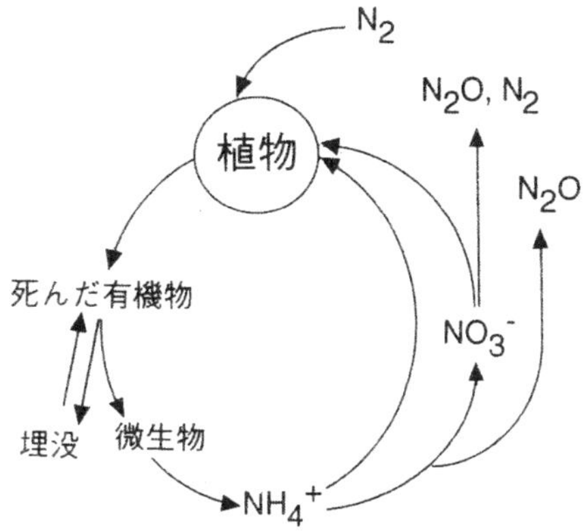

図 18-5　生態系(陸棲生物)における窒素循環

18. 2. 2　食物連鎖 food chain

生物学的環境とは，動植物や微生物が作り出す環境をいい，物理的および化学的環境に依存し，生物同士がお互いに関連しながら作り出す環境や，植物プランクトン→動物プランクトン→小型魚→大型魚といった**食物連鎖**などがこれにあたる．また，微生物による動植物の分解や，動物の排泄物の分解なども生物環境に含まれる．

図 18-6 は Elton が作った生態系ピラミッドの概念図である．水中の植物プランクトンは，水中に入射する太陽光線を利用して体内で光合成を行い有機物を合成する．植物プランクトンが増殖してくると，これを食する動物プランクトンが増えてくる．そうすると，これを食する小型魚が増え，さらに小型魚を食する大型魚が増えてくる．この一連の関係を食物連鎖という．食物連鎖は間接濃縮の一種ともいえる．この食物連鎖の過程で**生物濃縮**が起こることが多く，環境衛生学では問題となる．

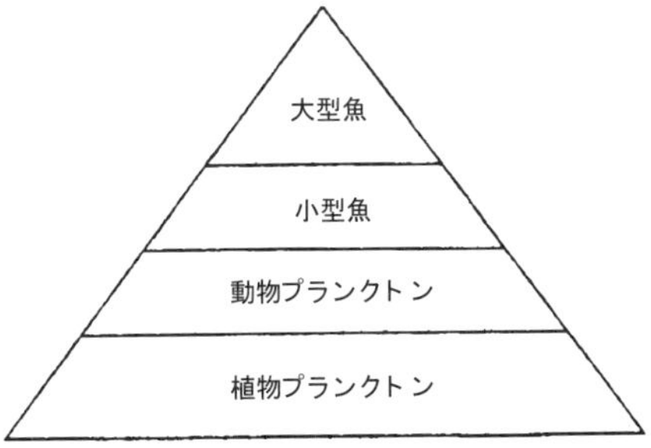

図 18-6　生態系ピラミッド(Elton)

18. 2. 3　生物濃縮 bioconcentration

ある化合物を，生物が棲息する生活環境の媒体中の濃度よりも，生物体内の濃度が高くなるように濃縮することを**生物濃縮**という．一連の生物濃縮により，思わぬ高濃度汚染された生物が出現するのはこのためであり，環境衛生学ではこの点を重視している．

ある化合物の環境媒体中の濃度（CA）と，生物の体内濃度（CB）の比，つまりCB/CAを**濃縮係数** concentration factorといい，これが1を超えるとき生物濃縮が起こっているという．濃縮度試験はコイのような魚類を使用して実施されることが多い（第16章，16.5.4.1を参照）．

濃縮係数は，一般に脂溶性の化合物ほど高く，この脂溶性の程度を知るためにn−オクタノール/水分配試験が行われる．ある化合物の n−オクタノールと水への分配係数（Po/w）は化合物の脂溶性の度合いを測定するのに用いられ，PCBなどの脂溶性物質の脂溶性はn−オクタノールへの分配の高いものほど高い．また，Po/wの値は化学物質の濃縮係数とよく正の相関を示すので，生物濃縮の程度を推定するのに広く用いられる．生物濃縮の経路には，体表面を通しての直接濃縮と，前述の食物連鎖などを通しての間接濃縮がある．

18.3　物質の環境内動態

物質の環境内動態に関与する因子には，生物が関与する生分解（生物分解），生物学的変換並びに太陽光線などの非生物的な因子がある．また化学物質の性質により，その環境内動態が大きく左右される．ここでは生分解，生物学的変換および化学物質固有の性質とその環境内動態について述べる．

18.3.1　生分解

生分解 biodegradationとは生物分解ともいわれ，主として微生物の働きによって有機化合物が無機化合物に分解することをいう．微生物は，食物連鎖において生産者が合成した有機化合物からなる動植物の排泄物や死体を無機化合物へと分解し，自らのエネルギーとして利用している．これは自然界における炭素や窒素の循環にも寄与しているといえる．我々の日常生活で排出されるプラスチックなども，環境問題との絡みで，この生分解を受けやすい原料でできているものに転換されつつある．

18.3.2　重金属の環境内動態

水銀，カドミウムなどの重金属やその他の金属は地殻の構成元素として天然に存在しており，環境中で種々の形態をとりながら循環している．また，水銀やカドミウムのように，食物連鎖や工場排水などの環境汚染を原因とする生物濃縮により生体内に蓄積し悪影響を及ぼす場合もある．ここでは代表的な重金属の環境内循環について述べる．生体影響については食品汚染物質の項で解説してあるので，そちらを参照されたい．

1）水銀化合物の環境内動態

金属水銀は環境中の微生物の作用により無機水銀に転換され，これはさらに微生物の作用によりメチル水銀へと転換されていく．この反応は可逆的であり，環境中の微生物により相互変換される．また，マグロなど大型魚は小型魚に比べて水銀を高濃度に蓄積しており，しかも肝臓でメチル水銀へと転換している．しかし，この反応は酵素反応ではなく化学反応であり，ビタミン B_{12}（メチルコバラミン）が関与していることが知られている．つまり，水銀は環境中で金属水銀，無機水銀およびアルキル水銀の間を絶えず循環していることになる．

$$\text{金属水銀} \underset{}{\overset{\text{微生物}}{\rightleftharpoons}} \text{無機水銀} \underset{}{\overset{\text{微生物}}{\rightleftharpoons}} \text{メチル水銀}$$

2）ヒ　素

環境中で，ヒ素は微生物の作用により亜ヒ酸に変わるが，亜ヒ酸はさらにメチル化されてメチルアルソン酸を経てジメチルアルシン酸に転換される．

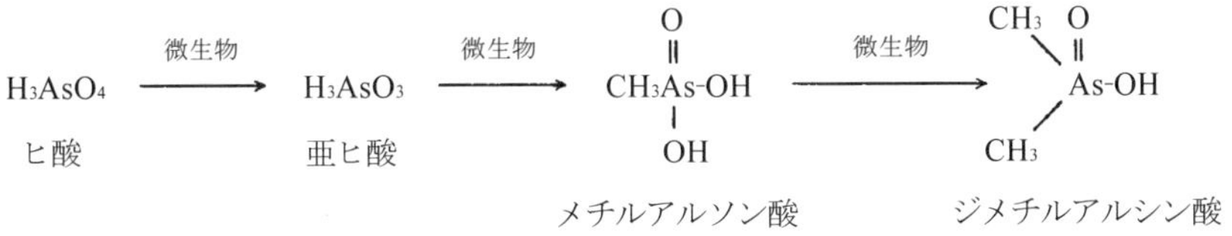

18.3.3　有機化合物の環境内動態

1）有機塩素化合物の環境内動態

a）PCB

PCB（polychlorinated biphenyl）は，絶縁性，難燃性，安定性などの性質を有するため大量生産されて，コンデンサー，感圧紙，熱媒体などに広く使用されてきた．しかし，1968 年のカネミ油症事件を機にその生体影響が注目されるようになった．PCB は環境中でほとんど分解されることなく，未変化体として存在する．広範囲にわたる環境汚染が次々に報告されるようになり，現在ではその製造や使用が禁止されている．PCB や有機塩素化合物（DDT，BHC など）は環境中で微生物分解されにくく，難分解性化合物として，化学物質の審査及び製造等の規制に関する法律（**化審法**，第 16 章 5.4.1）で**第一種特定化学物質**（難分解性，慢性毒性，高蓄積性を有する化合物）に指定されている．また、**残留性有機汚染物質** persistent organic pollutants（POPs）にも指定されている．

b）有機塩素系農薬

第二次大戦前後に発見され世界中で大量使用された DDT や BHC をはじめとする有機塩素系農薬は一般に難分解性であるため，環境中に長期にわたり残留することが明らかにされている．したがって現在では先進国の多くでその使用が制限，禁止された．しかしながら発展途上国においてはいまだに使用されていることもあり，これら有機塩素系農薬の環境中における残留問題は今後も続くものと予想される．

2）陰イオン界面活性剤

合成洗剤のビルダーとして添加されている陰イオン界面活性剤の 1 種であるアルキルベンゼンスルホン酸ナトリウム（ABS）には，側鎖のアルキル基が分岐しているものと直鎖状のものがある．前者は環境中の微生物による分解を受けにくく（難分解性）ハード型といわれ，環境汚染の一因となっている．

一方，後者はソフト型といわれ，微生物による分解を受けやすい．このソフト型の微生物分解は側鎖の末端よりβ酸化により進行する．現在の合成洗剤はほとんどソフト型のABSを使用している．

18.3.4　難分解性

生物学的変換の項で述べたように，難分解性の化合物は環境中で長期にわたり残留し，生物濃縮を受ける場合も多いため，化審法やPOPsなどの審査対象項目となっている．

18.3.5　非意図的生成物

非意図的生成物とは化学物質製造時にその副反応物として生成する物質をいい，この中には生体にとってきわめて有害な作用を持つものがある．非意図的生成物の代表的なものとしてはポリ塩化ジベンゾダイオキシン（PCDD）やポリ塩化ジベンゾフラン（PCDF）があげられ，一般にダイオキシン類といわれている．これらは，クロロフェノキシ酢酸系農薬である 2,4–D や 2,4,5–T の製造時に生成し不純物として含有されていることが知られており，ベトナム戦争でもこの農薬が大量使用された結果,その地域の住民に多大な健康被害を与えたのは周知の事実である.また,PCB中に異性体として含まれるコプラナーPCBもダイオキシンと同様の毒性を有することが指摘されており,現在では上記のPCDD, PCDFとあわせてダイオキシン類として取り扱われている.
ダイオキシン類の生体影響としては発がん性，催奇形性などが注目されている．中でもダイオキシンは，ゴミ焼却や製紙の塩素漂白工程などでも生成することが明らかとなり，さらに地球規模の環境汚染実態が報告されるに至って，近年特に注目を浴びるようになった．ダイオキシン類は下記の基本骨格を有しており，置換塩素数の異なる異性体の混合物（PCDDは75種類，PCDFは135種類）として存在している．また，毒性は異性体により大きく異なり，2,3,7,8–TCDDが最も強いとされており,ダイオキシンの毒性評価はすべての異性体をこの2,3,7,8–TCDDに換算した数値で行われている．現在ダイオキシンの安全性の指標としては **1 日耐用摂取量** Tolerable Daily Intake（TDI）が用いられ，わが国のTDIはWHOの勧告と同じ4pg/kg体重/日とされている．

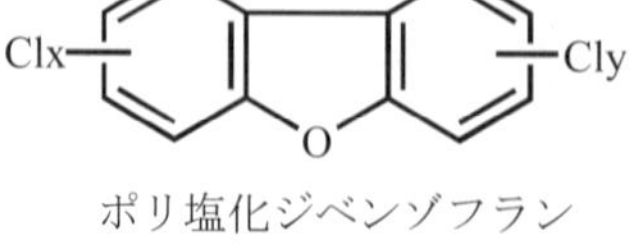

ポリ塩化ジベンゾフラン
(PCDF)

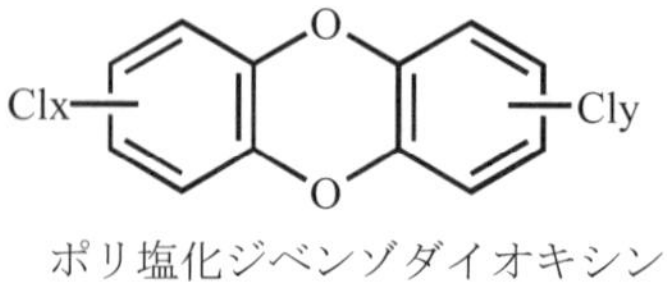

ポリ塩化ジベンゾダイオキシン
(PCDD)

図 18－7　PCB 関連物質

第19章 水環境

19.1 水の衛生

すべての生物にとって，水は必要欠くことのできないものである．人体の 60〜70％（重量％）は水から構成されている．人体内水分の約 10％を失うと脱水症状を呈し，約 20％失うと死に至る．生命維持に必要な水の量は大人 1 日当たり 2〜3 L である．生活のために消費する水の量は，炊事，洗濯，風呂，掃除などの水を合わせて 1 人，1 日当たり 250〜300L である． わが国の水道普及率は 97.5％（平成 21 年）である．

19.1.1 水の自浄作用

自然界において，河川や湖沼などの水系は，絶えず自然に，あるいは人為的に汚染されている．しかし，これらの自然の水系は，本来，沈殿，希釈，微生物による有機物の分解などによって汚染を排除する，いわゆる**自浄作用** self purification を有しており，汚染が少ない時にはこれらの自浄作用 によって水系は正常に保たれている．

1）物理的作用：川の汚れが希釈されたり，川底に沈んだり，吸着されたりして除かれる．

2）化学的作用：酸化，還元，加水分解などの作用により浄化される．

3）生物学的作用：水中の有機物が微生物により分解される．

19.1.2 水の浄水法

a. 上水および上水道

上水は，池や川などから引いて飲料に供する水である．**上水道** waterworks とは，公共の飲料水を供給する施設のことをいう．一般構造として取水，浄水および配水の 3 つの施設から構成されている．上水の汚染は伝染病や中毒の原因となるから，汚染をできるだけ防ぐように努力し，十分な監視が必要である．特に水系伝染病が問題となる．水道水に混入したクリプトスポリジウム原虫が原因とされる 1996 年の埼玉県集団下痢事件では，感染者は 8,705 人となっている．

b. 原　水

原水には次のようなものがある．

① 天水：雨，雪などの降水

② **地表水**：河川，湖沼，ダム等によって得られる水．地下水に比べ水質汚濁が起こりやすく，溶存酸素の変動が大きい．原水の約 70%は地表水である．

③ **地下水**：地表から浸透した水が地下の不透層の上にたまったものである．遊離炭酸，溶存塩類が多く，地質の影響を受けやすい．微生物の影響は受けにくい．

④ 伏流水：河底の砂礫層に含まれる一種の地下水で，自然ろ過によってある程度浄化されている．

c．水道水の製造（浄水法）

水道水の製造は通常，**沈殿** sedimentation，**ろ過** filtration および**消毒** disinfection の 3 行程で行われる．典型的な浄水工程を図 19–1 に示す．

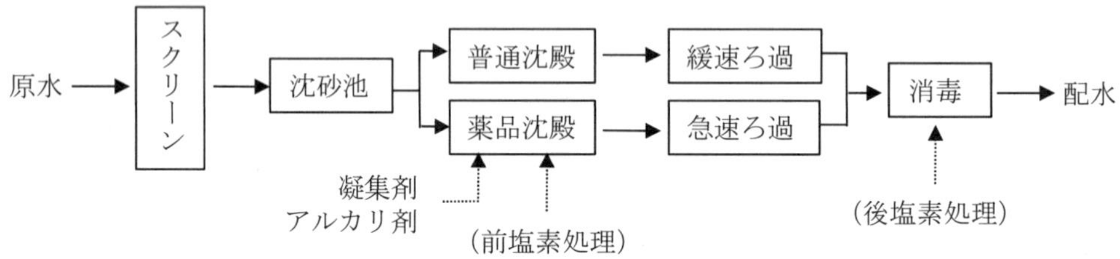

図 19–1　水道水の製造法

① 沈　殿

沈殿は原水の浮遊物質を除去する工程である．取水した原水を一定時間沈殿池におき，浮遊物質を重力により自然沈降（普通沈殿法）させるか，ゆるやかな速度で沈殿池内に水を流して沈殿させるかのいずれかの方法がとられる．このとき薬品を加えて粒子を凝集させ沈殿を促進させる方法（薬品沈殿法）もよくとられる．添加する薬品として硫酸アルミニウム，硫酸第一鉄などが使用される．これらの凝集剤とアルカリ剤の存在下で $Al(OH)_3$ や $Fe(OH)_3$ などのフロックを形成させ，これが水中の微粒子を吸着して沈殿除去する．

② ろ　過

沈殿により原水の濁りはかなり除かれるが，完全にはならないので，引き続いてろ過を行う．ろ過には，**緩速ろ過法** slow filtration と**急速ろ過法** rapid filtration がある．

(1) 緩速ろ過法

砕石，砂利，砂の順に重ねた厚い層をゆっくりろ過させる．ろ過を続けるうちに砂の表面に**生物ろ過膜**が形成され，好気性微生物により有機物の酸化分解，吸着が行われ，浮遊物，細菌などが除去される．

(2) 急速ろ過法

通常，凝集剤を用いた薬品沈殿法と組み合わせて行われる．砂利，砂の層の厚さは薄く，面積も小さい．この方法は多量の水が得られ，ろ過地の面積が小さくてすむことから，大都市の浄水場で採用されている．砂の表面に生物ろ過膜は形成されないので，水質の面で緩速ろ過法に劣っている．

③ 消　毒

沈殿，ろ過の処理を経て，最終的に消毒を行って浄水は終わる．沈殿，ろ過によって原水中の細菌の大部分は除かれるが，完全ではないので消毒して無害とする．わが国では，塩素による消毒が定められている．

(1) 遊離残留塩素

消毒は通常，塩素ガスによって行われる．塩素ガスを水中に通じると**次亜塩素酸**（HClO）が生成するが，HClO は pH が高いときには更に次のようにイオンに解離する．

$$Cl_2 + H_2O \rightleftarrows HClO + HCl$$
$$HClO \rightleftarrows H^+ + ClO^-$$

この場合，殺菌力を有するのは HClO と ClO^-であるが，前者のほうが後者より殺菌力は強い．この両者を**遊離残留塩素** free residual chlorine と呼ぶ．HClO がイオンに解離するかどうかは pH によって左右され，pH 4 以下ではほとんど解離しないが，pH10 以上ではすべて解離して ClO^-の形で存在する．したがって pH が低いほど殺菌力は増大する．実際は pH を 7 付近に調整するので，HClO と ClO^-とが混在している．

(2) 結合残留塩素

HClO は水中のアンモニア，アミン類と結合して**クロラミン**を形成する．アンモニアの場合は，次のように NH_2Cl，$NHCl_2$，NCl_3 の 3 種類のクロラミンを形成する．

$$HClO + NH_3 \longrightarrow NH_2Cl + H_2O$$
$$HClO + NH_2Cl \longrightarrow NHCl_2 + H_2O$$
$$HClO + NHCl_2 \longrightarrow NCl_3 + H_2O$$

クロラミンは**結合残留塩素** combined residual chlorine と呼ばれ，殺菌力を有している．クロラミンの殺菌作用は，HClO と比べると作用速度が遅く，しかも殺菌力も弱い．しかし，水中の残留性がよく，長期にわたって殺菌力を持続できるという長所を持っている．

(3) 消毒基準

塩素消毒された水は配水管によって給水されるが，配水途中で汚染されるおそれもあるので，末端の給水栓で，遊離残留塩素の場合は 0.1mg/L，結合残留塩素の場合は 0.4mg/L 以上残留することが厚生労働省令の**消毒基準** disinfection standard で定めている（どちらか一方を満たしていればよい）．なお感染症が流行しているようなときは，遊離残留塩素が 0.2mg/L 以上（結合残留塩素の場合は 1.5mg/L 以上）残留するように消毒することが規定されている．

(4) 塩素注入量と残留塩素の関係

塩素注入量と残留塩素との関係を図示すると図 19–2 のようになる．すなわち，水の種類により 3 つのパターンに分類される．Ⅰ型は純水の場合であり，Ⅱ型は被酸化物（有機物，第一鉄塩，亜硫酸塩，亜硝酸塩，硫化物など）を含む水の場合であり，Ⅲ型は被酸化物＋アンモニア，アミン類を含む水の場合である．

Ⅰ型の場合，塩素注入量に比例して遊離残留塩素を生成し，直線的に遊離残留塩素濃度は上昇する．Ⅱ型の場合，O より A まで被酸化物が残留塩素（HClO および ClO^- は酸化剤である）によって酸化され，全部酸化されたのち，Ⅰ型と同様に遊離残留塩素が直線的に上昇する．Ⅲ型の場合，A′までⅡ型と同様に被酸化物を酸化するために残留塩素は消費され，A′より B の間はアンモニア，アミン類と反応して結合残留塩素が増加し、やがて分解が起きて結合残留塩素が減少していく． B を過ぎると，Ⅰ型と同様に直線的に遊離残留塩素を生成する．O より A または A′までに要した塩素の量を**塩素消費量** chlorine consumption といい，O より B までに要した塩素の量を**塩素要求量** chlorine demand という．また B を**不連続点** break point という．

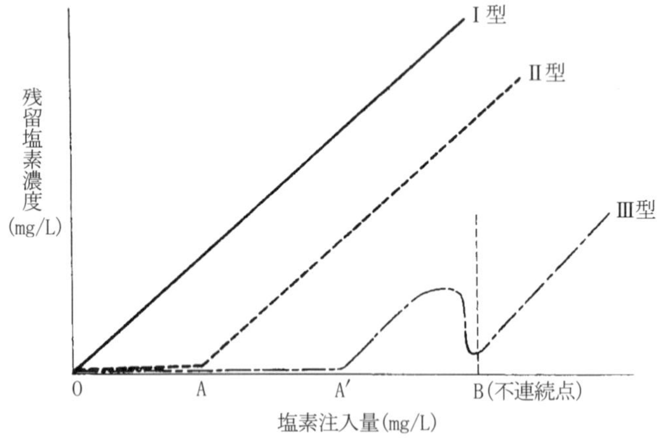

図 19–2　塩素注入量と残留塩素濃度との関係図

d. 高度浄水処理

従来の沈殿→ろ過の浄水工程の間に，オゾン酸化+活性炭処理を入れた処理法を**高度浄水処理**という．オゾンは塩素より酸化力が強い．カビ臭物質はオゾンで分解され，分解物は活性炭により除去される．トリハロメタンの除去も期待される．

e. 塩素処理の問題点

① トリハロメタンの生成

トリハロメタンは，水中に有機物，特に**フミン質**といわれる有機物が多く存在しているときに塩素消毒した際に生成する．フミン質とは，主として枯れ葉など植物体由来の有機物が微生物分解を受けて生成した有機物の混合物で，難分解性高分子化合物が多い．このフミン質に塩素が反応するとき，$CHCl_3$（クロロホルム），$CHBrCl_2$（ブロモジクロロメタン），$CHBr_2Cl$（ジブロモクロロメタン），$CHBr_3$（ブロモホルム）などが生成する．$CHCl_3$，$CHBr_3$ については，動物実験で発がん性を認めたと報告されている．

② クロロフェノールの生成

水中にフェノール化合物があると，消毒で使用する塩素と反応して**クロロフェノール**のような強い臭気を発する化合物が生成する．

③ クリプトスポリジウム原虫に対する抵抗性

クリプトスポリジウム原虫はほ乳動物の消化器に寄生する． 感染すると， 腹痛を伴う下痢が 3 日から 1 週間続く．通常は硬い殻で覆われた状態（**オーシスト**）でいる．オーシストは糞便に伴って外界に排出され， 水や食品に混じって新たな経口感染を起こす． 塩素消毒では死滅しない．加熱には弱い．

f. 異　臭

水の異臭の原因としては，クロロフェノールのほかに，植物性プランクトンの一種である藍藻類が異常に増殖し，**ジェオスミン**や **2-メチルイソボルネオール**と呼ばれる化学物質が産生され，カビ臭の原因となる．カビ臭物質を除去するために，粉末活性炭処理が有効である．

g. トリクロロエチレンなど

トリクロロエチレン（$ClCH{=}CCl_2$）はハイテク産業での精密金属部品の脱脂洗浄剤として，広く使用されている．**テトラクロロエチレン**（$CCl_2{=}CCl_2$）はドライクリーニング用の洗浄剤として大量に使用されており，トリクロロエチレンと共に地下水汚染の代表的な化合物である．これらの化合物は発がん性のある難分解性物質なので，化審法の第 2 種特定化学物質に指定され，その使用は厳しく制限されている．

h. 合成洗剤

合成洗剤 synthetic detergent は界面活性剤 surfactant とビルダーを主成分としている．

界面活性剤：合成洗剤に用いられる界面活性剤は陰イオン界面活性剤および非イオン界面活性剤が主なものである．陰イオン界面活性剤としては，現在**直鎖状アルキルベンゼンスルホン酸塩**

(LAS, ソフトタイプ) が使用されている．かつて分岐鎖状アルキルベンゼンスルホン酸塩 (ABS, ハードタイプ) が使用されていたが，微生物による分解を受けにくく，また，下水処理場で処理されないことから環境水に残留し発泡の原因となった．このために微生物による分解を受けやすい LAS に改良された．

ビルダー：合成洗剤には，洗浄力をあげる目的でビルダー（洗浄補助剤）が添加されている．以前，リン化合物が使用されていたが，環境水の富栄養化の原因となるために，これに代わるものとして現在はゼオライト（アルミノ珪酸塩）が使用されている．

19. 1. 3　水道水の水質基準

水道水の**水質基準** water quality standard に関する厚生省令（平成 15. 5. 30）に基づき水道水の基準値が大幅に改正された．その後，塩素酸が追加され（平成 20. 4. 1），1,1-ジクロロエチレンの削除（平成 21. 4. 1），カドミウムおよびその化合物が 0.003mg/L 以下に改正（平成 22. 4. 1）された（巻末表 19–1）．水質基準項目のほかに水質管理目標設定項目がある．農薬類は水質管理目標設定項目に入れられている．

19. 1. 4　水道水の試験法

水道水の試験を行うに当たり，試験の順序，試料の採取並びにその保存法が重要である．

a. 試験の順序

① 試料採取の現場で行うもの：水温，外観，臭気，**残留塩素**

② 採取現場で着手することが望ましいもの：pH，大腸菌，一般細菌など

③ 試料採水後 12 時間以内に行うもの：シアン，遊離炭酸など

b. 試料の採取

① 傷のない清浄な硬質ガラス製またはポリエチレン製採水びんを用いる．

② 細菌試験用の採水びんは，あらかじめ乾熱滅菌あるいは高圧蒸気滅菌をしておく．残留塩素を含む水の細菌試験では，あらかじめチオ硫酸ナトリウムまたは亜硫酸ナトリウムなどの還元剤を添加後，滅菌した採水びんを用いる．

③ 給水栓から採水する場合，給水管内の水を放流後採水する．

c. 試料の保存

① 直ちに試験できない場合は，試料を冷暗所に保存，また運搬の際も満水・氷冷する（大腸菌，一般細菌試験など）．

② シアン測定用試料は，アルカリを加えて pH を 12 にして保存する．酸性になると HCN は揮発する．

③ 重金属測定用試料は，一般に酸を加えて pH を約 1 にして保存する．pH を 1 にすれば金属

は沈殿しない.

d. 各試験項目

① 一般細菌

標準寒天培地法で測定する. 標準寒天培地を用いて 36±1℃, 24±2 時間培養後, 発生集落数から算出する.

② 大腸菌

特定酵素基質培地法で測定する. 培地に 4-メチルウンベリフェリル-β-D-グルクロニド (MUG) が含まれており, 大腸菌が存在すれば増殖して大腸菌に特有のβ-グルクロニダーゼによって加水分解され, 蛍光物質 (4-メチルウンベリフェロン) が遊離してくる. 蛍光の有無を測定する方法である.

③ 有機物 (全有機炭素の量 total organic carbon : TOC)

水中の有機物を燃焼酸化法などの方法により二酸化炭素に変え, 生成した二酸化炭素を非分散型赤外線吸収装置などで測定する.

④ 硝酸態窒素および亜硝酸態窒素

イオンクロマトグラフィー法で測定する.

⑤ アンモニア性窒素

吸光光度法 (インドフェノール法) で測定する. アンモニアを次亜塩素酸ナトリウムによりクロラミンとした後, ニトロプルシッドナトリウム (触媒) の存在下, フェノールと反応させると, インドフェノール青が生成するので 640 nm の吸光度を測定する.

⑥ 塩化物イオン

イオンクロマトグラフィー法で測定する.

⑦ シアン化物イオンおよび塩化シアン

イオンクロマトグラフ-ポストカラム吸光光度法で測定する. イオンクロマトグラフィーを行い, 分離された塩化シアンのピークはそのまま, シアンイオンのピークはクロラミン T により塩化シアンとした後, 4-ピリジンカルボン酸およびピラゾロンと反応させると, 638nm 付近に吸収極大をもつ青色化合物が生成されるので吸光度を測定する.

⑧ カルシウム, マグネシウム等 (硬度)

硬度とは，水中のカルシウムイオン（Ca^{2+}）およびマグネシウムイオン（Mg^{2+}）量をこれに対応する**炭酸カルシウム**（$CaCO_3$）の mg/L に換算して表すものをいう．硬度には**総硬度**，**永久硬度**，**一時硬度**の 3 つがあり，この他にカルシウムとマグネシウムとを分けて表すカルシウム硬度，マグネシウム硬度がある．総硬度とは，水中のカルシウムおよびマグネシウムイオンの総量によって示される硬度をいい，単に硬度といったときにはこれを指す．水質基準で規定されている硬度もこれを指す．一時硬度とは，炭酸水素塩のような煮沸によって析出するカルシウムおよびマグネシウム塩による硬度をいう．永久硬度とは，硫酸塩，硝酸塩，塩化物のように煮沸によって析出しないカルシウムおよびマグネシウム塩による硬度をいう．検水を煮沸せずにそのまま測定した値が総硬度であり，煮沸した後測定した値が永久硬度である．一時硬度は総硬度と永久硬度の差で示される．煮沸したときに沈殿する形は，カルシウムでは $CaCO_3$，マグネシウムでは $Mg(OH)_2$ である．

（原理）検水の一定量に 0.01mol/L$MgCl_2$溶液 1.0mL を加え，EBT 試液を指示薬として 0.01mol/L EDTA 溶液で滴定する．EBT（エリオクロムブラック T）試液は pH 8ー10 で青色であるが，Mg^{2+}があると同じ pH 領域でも赤色を示す性質がある．本試験法において，あらかじめ 0.01mol/L$MgCl_2$溶液 1.0mL を加え，さらにアンモニア緩衝液を加えて pH を 10±0.1 とし，EBT 試液を加えると赤色となる．次に EDTA 溶液で滴定し，溶液中のすべての Ca^{2+}および Mg^{2+}と結合させると青色に変色する．これが終末点となる．pH は 10 が最適で，アンモニア緩衝液を加えるのはそのためである．また 10%KCN 溶液を加えて Fe，Cu，Al などのイオンをマスクし，終末点を明確にする．

〔計　算〕

$$\text{硬度}（CaCO_3\text{mg/L}）=1\times(bF-1)\times\frac{1,000}{\text{試料水（mL）}}$$

ただし，b：0.01mol/L EDTA 溶液の滴定値（mL）

F：0.01mol/L EDTA 溶液の力価

1：0.01mol/L EDTA 溶液 1 mL＝100×0.01＝ 1 mg$CaCO_3$

100 は $CaCO_3$ の分子量，0.01 は EDTA 溶液の mol/L 数である．

⑨ 残留塩素

飲料水中の残留塩素の定量は，古くからオルトトリジン法が用いられてきたが，オルトトリジンには発がん性があることから，これに代わり *N,N*－diethyl－*p*－phenylenediamine（DPD と略称）が開発された．DPD は残留塩素により酸化されて，セミキノン中間体となる．この桃赤色の吸光度を測定する．

リン酸塩緩衝液に DPD 液を加え，一方には検水のみを加えて直ちに 510nm で吸光度を測定する（遊離残留塩素）．別の一方には検水を加えた後，KIを加えて2分後に510nmで吸光度を測定する（遊離残留塩素＋結合残留塩素）．

19.2 水質汚濁

自然界において，河川，湖沼，海域などの水系は，たえず自然に，あるいは人為的に汚染されている．しかし，これら自然の水系は，本来，沈殿，吸着，微生物による有機物の分解などによって汚染を排除するいわゆる自浄作用を有しており，汚染が少ない時には自浄作用によって水系は常に清浄に保たれている．自浄作用の限界を超えて汚染が起こる場合，汚濁が表面化してくる．これを**水質汚濁** water pollution という．近年，トリクロロエチレンなどの有機塩素化合物，有機スズ化合物，農薬などによる**汚染** contamination が問題となっている．

19.2.1 下水・排水の処理

a. 下水の処理

下水は，し尿，家庭用雑排水，産業排水，雨水などをいう．下水道普及率は73.7%（平成22年度末）となっている．下水道の代替排水処理システムの一つとして家庭用浄化槽があり，し尿だけ処理する**単独処理浄化槽**（浄化槽法の改正で平成13年より新設は禁止）と，し尿と生活排水を一緒に処理する**合併処理浄化槽**がある．

排水の処理行程には一次処理（SSの除去），二次処理（BODの除去），三次処理（N, Pの除去）がある．

① 一次処理

スクリーン：公共下水道の汚水管より集められた下水は，まずスクリーンにより大きな浮遊物が除かれる．

沈砂池：砂粒やスクリーンで除去できない浮遊物を除去する．

最初沈殿池（第一沈殿池）：沈砂池で粗大浮遊物や砂粒を沈殿除去した後も，下水中には有機性粒子が相当量懸濁しているので，最初沈殿池でできるだけこれを除去する．

② 二次処理

排水処理の主な行程はBODの除去である．

(1) 活性汚泥法

わが国の下水処理場では主に**標準活性汚泥法** standard activated sludge process により行われている．下水の処理工程のフローシートを図19-3に示した．

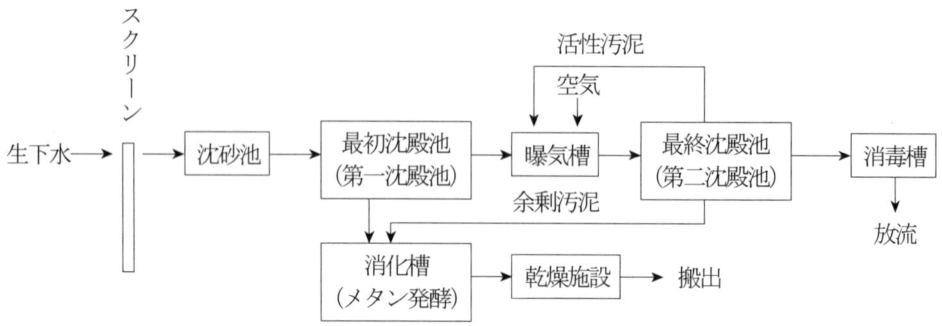

図 19-3　活性汚泥法による下水処理工程のフローシート

曝気槽において**好気性微生物**が豊富な汚泥，すなわち**活性汚泥** activated sludge の存在下，十分に空気を供給して撹拌すると好気性微生物により有機物は分解を受ける．続いて最終沈殿池（第二沈殿池）に生物学的処理を終えた下水を導き，汚泥と処理された下水を沈降分離する．分離された下水は，消毒槽で塩素処理をした後，公共用水域に放流される．通常，次亜塩素酸ナトリウムが消毒剤として使用されている．沈殿汚泥は一部返送されて活性汚泥として使われ（返送汚泥），残りは余剰汚泥として消化槽で処理される．消化槽では，嫌気的条件下で腐敗を起こさせ（メタン発酵），嫌気性微生物の作用により有機物を分解する．その際メタン，メルカプタン，硫化水素，アンモニアなどのガスが発生するが，その一部は燃料として利用されている．残った固形物は乾燥させた後，陸上または海洋投棄，肥料などとして利用されている．活性汚泥法では微生物が有機物をエネルギー源として分解して増殖するので，大量の汚泥が生成される曝気槽での滞留時間を標準活性汚泥法より長くすることにより，活性汚泥の自己分解が起こり余剰汚泥量を減少させることができる．これが**オキシデーションディッチ法**で活性汚泥法の一つである．本法は汚泥の維持管理が容易であるため，小規模の下水処理場で最も多く用いられている．

(2) 生物膜法

i 散水ろ床法

砂利，砕石を積み重ね，これに下水を散水すると，ろ材の表面に**生物膜** biofilm（好気性微生物の膜）が形成され水中の有機物を酸化分解する．これを**散水ろ床法** tricking filtration process という．

ii 回転円板法 rotating biological contactor method

汚水槽に設置した円板を半分汚水につけた状態で回転させると円板上に生物膜が形成される．付着した好気性微生物により有機物が酸化分解する．

(3) 酸化池法（ラグーン法　lagoon method）

池の水深は 0.6−1.5m で，下水を長時間滞留させると水底部分では嫌気的条件が支配的で嫌気性微生物により，水面近くは好気性微生物により，有機物が分解される．広い面積が必要である．

(4) 嫌気性微生物処理法（汚泥消化法）

嫌気性微生物により有機物を分解する方法である．主として，沈殿池での余剰汚泥などの処理や有機物が濃厚な汚水の処理に適している．

③ 三次処理（高度処理）

一次，二次処理を経た放流水質では水質基準を達成できない場合があり，このようなときに，三次処理が必要となる．有機物，窒素化合物並びにリン化合物などの除去を目的とする．除去物質により処理方法が異なる．

(1) 有機物の除去法

急速ろ過，凝集沈殿，活性炭吸着法が利用される．

(2) 脱窒（窒素除去）

アンモニアストリッピング法：pHを11以上のアルカリ性にして，通気しアンモニアを揮散させ，これを酸に吸収させて回収除去する．

生物的硝化・脱窒素法：アンモニア性窒素を好気性下，硝化菌を用いて酸化し，亜硝酸性窒素を経て硝酸性窒素にする．硝酸性窒素は嫌気性下，脱窒素菌（嫌気性菌）により還元されて窒素ガスに分解する．

(3) 脱リン（リン除去）

凝集沈殿法：凝集剤として硫酸アルミニウムやポリ塩化アルミニウムなどを用いて，リン酸イオンを難溶性のリン酸カルシウムなどのリン酸塩として沈殿させる．

生物的脱リン法：特異的に多量のリン酸を蓄積できる細菌を増殖させてリンを除去する方法で，一般に活性汚泥法と組み合わせて用いられる．

b. 産業排水の処理

① 重金属類（水酸化物沈殿法）

重金属類は，通常アルカリ性（pH10付近）にすると金属水酸化物を生成して沈殿してくるので除去できる．

② 6価クロム（還元中和法）

6価クロムはアルカリ性にしても水酸化物を作らないので，硫酸酸性下，硫酸第一鉄で3価のクロムに還元する．3価のクロムはアルカリ性にすると水酸化クロム $Cr(OH)_3$ として沈殿分離される．

$$2H_2CrO_4 + 6FeSO_4 + 6H_2SO_4 \rightarrow Cr_2(SO_4)_3 + 3Fe_2(SO_4)_3 + 8H_2O$$

$$Cr_2(SO_4)_3 + 3Ca(OH)_2 \rightarrow 2Cr(OH)_3 \downarrow + 3CaSO_4$$

$$Fe_2(SO_4)_3 + 3Ca(OH)_2 \rightarrow 2Fe(OH)_3 \downarrow + 3CaSO_4$$

③ ヒ素（水酸化物共沈法）

3価のヒ素は塩素などにより酸化して，5価のヒ素にした後，アルカリ性塩化第二鉄で生成した $Fe(OH)_3$ と共に共沈させて除去する（水酸化物共沈法）．ヒ素自身は水酸化物を生成しない．

④ フッ素

カルシウム塩を加えて難溶性のフッ化カルシウムとして沈殿除去する．

⑤ シアン類（アルカリ塩素法）

シアンはアルカリ性下で次亜塩素酸ナトリウムのような塩素剤を注入すると，次式のように反応して CO_2 と N_2 となって無害化される．この処理は pH10 以上のアルカリ性で行わないとシアン化水素（HCN）ガスが発生して危険である．ドラフト内で行う．

$$NaCN + NaClO \rightarrow NaCNO + NaCl$$

$$2NaCNO + 3NaClO + H_2O \rightarrow 2CO_2 + N_2 + 2NaOH + 3NaCl$$

⑥ PCB

一般に高濃度のものは 1,500℃以上の高温燃焼処理や高温高圧アルカリ分解処理が行われる．低濃度のものは凝集沈殿または活性汚泥処理後，汚泥はセメント固形化される．

⑦ 低沸点有機塩素化合物（ストリッピング法）

トリクロロエチレンやテトラクロロエチレンは揮発性が高いことを利用して曝気などの方法により大気へ放出させる．大気中に気化させることは大気汚染の観点から問題となるので，活性炭により吸着するなど回収除去することが望ましい．

19.2.2　水質汚濁指標

a. pH

魚類の生息や農作物の生育に影響を与える．

b. 浮遊物質量

有機性，無機性を問わず，水中に浮遊している直径 2mm 以下の粒子状物質を**浮遊物質量** suspended solid（SS）といい，多いと透明度などが悪くなるほか，光の透過が妨げられて水中の植物の光合成に影響することがある．

c. 溶存酸素

水中に混入した有機性成分は，好気性微生物の作用により酸化されて無機安定化して，水は浄化されていく．このとき好気性微生物は水中の**溶存酸素** dissolved oxygen（DO）を消費するが，有機性汚濁物質の量が多いと溶存酸素の補給が不十分となり，微生物による自浄作用が減少して水は濁り始める．溶存酸素が 5mg/L 以下になると，魚類が生存できなくなってくる．更に溶存酸素が減少してくると，嫌気的な状態となり，好気的分解による自浄作用は皆無となり，代わって嫌気性微生物による有機物の分解が起こる．その際**メタン**，硫化水素，メルカプタン，アンモニア，低級アミンなどが発生し，悪臭の原因となったり，水中生物，人体などへの毒作用が現れる．これらのことから水中の DO は，水質汚濁の 1 つの指標となる．

DO は，水中の有機性成分の濃度，無機性被酸化物の濃度，気温，気圧などによって変化するが，通常清浄といわれる河川水と湖沼水で大体 8ー10mg/L を示す．5mg/L 以上で魚類は生息するが，それ以下となるとコイ，フナといった，比較的汚濁した水中で生息する魚でも生息しなくなる．図 19-4 は河川水に有機性汚濁物質が流入した場合の DO の変化を示したものである．汚水の流入の初期では，水の DO は変化せず，しばらく経って減少し，再び上昇する．DO が減少している時期は，汚濁物質を酸化分解するために好気性微生物が DO を消費している時期であり，大気中から水中への酸素の補給よりも消費される DO の方が大きいためである．しかし，ある時間経過すると，汚濁物質の分解はほとんど終わり，水中での DO の消費は少なくなり，代わって大気中からの酸素の補給のほうが大きくなるので DO は上昇してくる．これが自然浄化の 1 つのパターンである．なお，後述する BOD は，自然浄化の過程に従って単純に減少する．

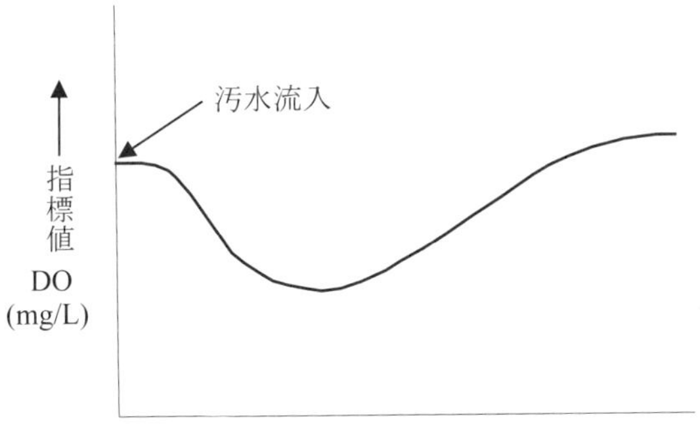

図 19-4　河川水へ汚水が流入したときの DO の変化

d. 生物化学的酸素要求量

水中の有機物の含量を示す単位として，いいかえると水の有機性汚濁の状態を示す単位として，**生物化学的酸素要求量** biochemical oxygen demand（BOD）並びに**化学的酸素要求量** chemical oxygen demand（COD）がある．

BOD とは，「水中の汚染源となりうる物質が生物化学的に酸化されるために消費する酸素量を

mg/L で表したものであり，**20℃で 5 日間**に消費される酸素量を**標準** BOD とする」と定められている．

水中の BOD 曲線は通常，図 19-5 のようなカーブを描く，すなわち，水中の有機物の生物化学的な酸化には，主として炭素化合物（糖質，脂質）が酸化される**第 1 段階の BOD** と，主として含窒素化合物（タンパク質）が酸化される**第 2 段階の BOD** とがある．第 1 段階の BOD の終了には 20℃で 7～10 日，第 2 段階の BOD の終了には，第 1 段階終了後 20℃で約 100 日かかる．BOD の測定に第 2 段階終了までの時間をかけると約 110 日と長すぎるので，通常は 20℃，5 日間すなわち，第 1 段階の BOD がかなり進行している時期の BOD を測定し，標準 BOD としている．5 日間 BOD により全体の汚濁を類推しようとするものである．BOD が大きいということは有機性物質による汚濁が大きいということであり，当然ながら DO は小さくなる．

e. 化学的酸素要求量

COD とは，「水中の汚染源となりうる被酸化物（特に有機物）が過マンガン酸カリウムや，重クロム酸カリウムなどの酸化剤によって分解処理される際に消費する酸素量を mg/L で表したものである」と定められている．COD と BOD がいつでも，同一の値を示すとするなら，COD は，試験が簡単に行えるので有利である．しかし，実際は必ずしも両者は一致しないし，一定の関係を得ることも少なく，BOD と COD はそれぞれ独立した汚濁指標と考えるのが妥当と思われる．水質汚濁に関する環境基準において，河川水に対しては BOD が適用されるが，湖沼水や海域の水に対しては BOD の代わりに COD を適用している．その理由は次の通りである．湖沼，海域のような溜り水の場合では，自然浄化が進行している場合があり，図 19-6 に示すように，第 1 段階の BOD は小さくなっており，第 2 段階は大きいままに残っている場合がある．このような水の場合に 5 日間 BOD をとると，汚染があるにもかかわらず，見かけ上小さな BOD をとってしまう．このために，湖沼，海域では BOD の代わりに COD を測定するよう規定しているのである．自然浄化の進んだ水の場合，BOD に対して COD の値は大きく，BOD/COD の値は小さい．

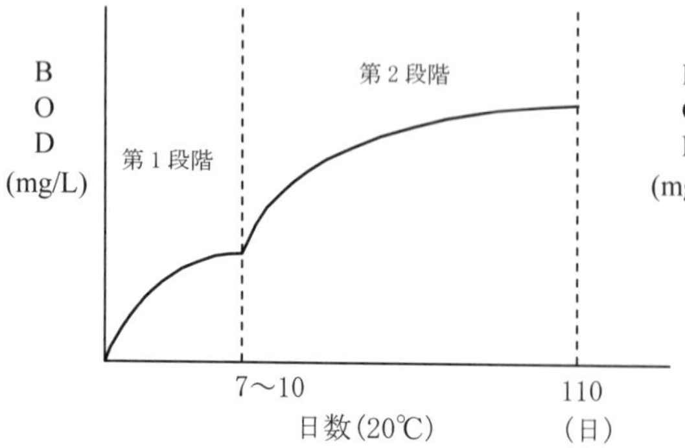

図 19-5 通常の排水（下水など）の場合の BOD 曲線

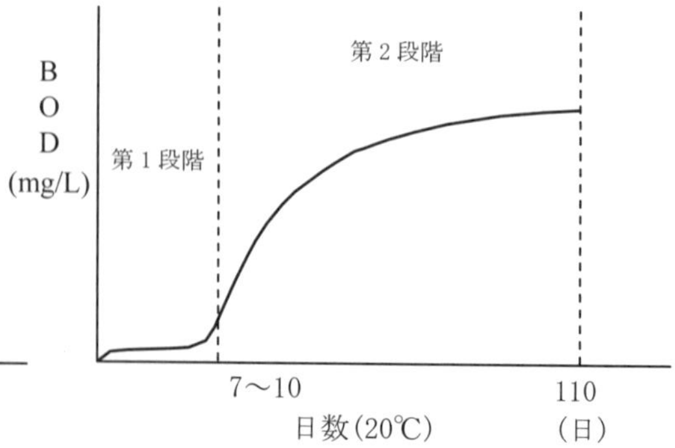

図 19-6 自然浄化の進んだ水の場合の BOD 曲線

f. *n*‐ ヘキサン抽出物質

タンカーなどからの油の流出あるいは不法投棄された重油や廃油などによる海域における汚染の指標となる.

g. 大腸菌群数

分布が常に汚染源である糞便と共存し，検出法が簡単なので，し尿汚染の指標として最も重要なものの一つである.

h. 全リン，全窒素

湖沼，海域などの閉鎖性水域における富栄養化による汚染の指標となる.

i. 全亜鉛

亜鉛は生物にとって必須微量元素の一つであるが，高濃度の暴露は有害な影響を引き起こす可能性がある. 亜鉛は生物の成長，発育，代謝に重要な役割を果たす.

19.2.3 水質汚濁物質の試験法

a. 試験項目

① 溶存酸素

ウインクラー・アジ化ナトリウム変法により測定する.

（原理）密栓したときに栓の口までの容量が正確にわかった共栓付き容器（ふ卵びん，100ー300mL）に試料水を充満させる. これに硫酸マンガン溶液，アルカリ性ヨウ化カリウム・アジ化ナトリウム（NaN_3）溶液各 1mL を加え，栓をしてよく混合すると，まず硫酸マンガンとアルカリとが反応して水酸化マンガンの沈殿が生じ，これに試料水中の DO が急速にかつ定量的に反応して亜マンガン酸が生成する. これに硫酸を加えて酸性にすると，亜マンガン酸とヨウ化カリウムが反応して定量的にヨウ素を析出するので，反応後の一部を正確にとり，0.025mol/L$Na_2S_2O_3$ 溶液で滴定する. NaN_3 を添加するのは水中の亜硝酸による妨害を防ぐためである. また，試料水が第二鉄イオン（Fe^{3+}）を多量に含むときは，あらかじめフッ化カリウム（KF）溶液を加えておけばその妨害は防げる.

〔操作法〕 図 19–7 のように操作する.

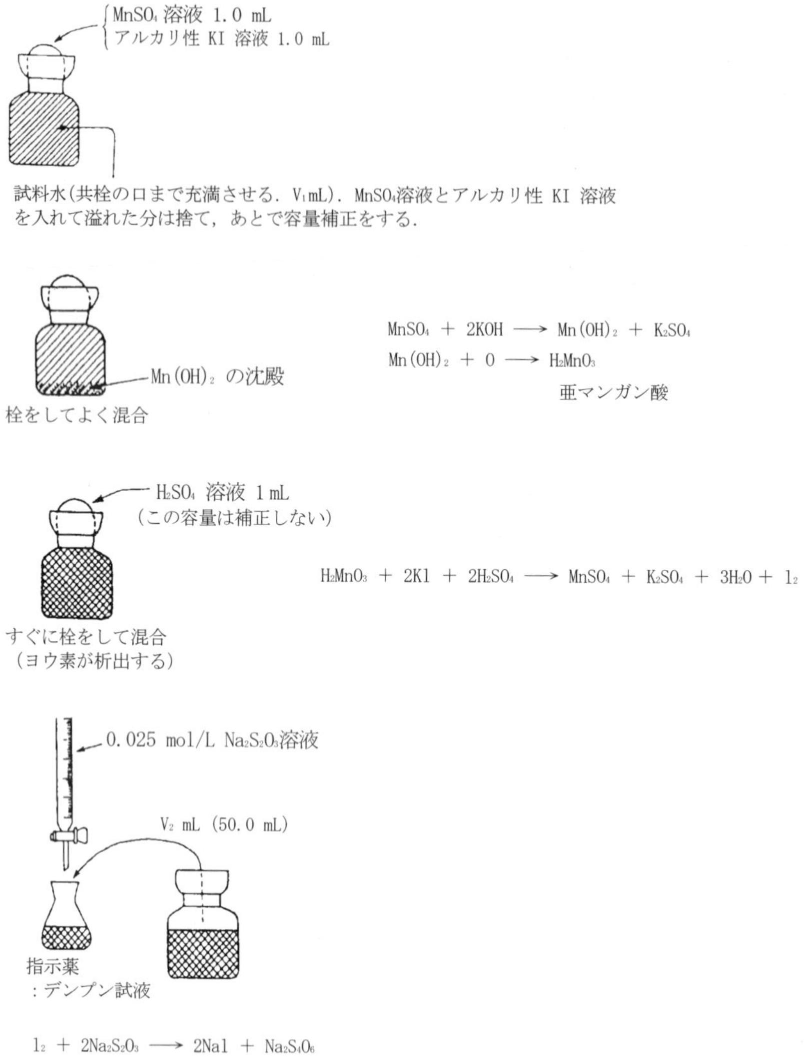

図 19-7　ウィンクラー・アジ化ナトリウム変法による DO の測定操作図

〔計　算〕　$$\mathrm{DO\ (O\,mg/L)} = 0.2 \times aF \times \frac{1{,}000}{V_2} \times \frac{V_1}{V_1 - 2}$$

ただし，a：0.025mol/L $Na_2S_2O_3$ 溶液の滴定値（mL）

F：0.025mol/L $Na_2S_2O_3$ 溶液の力価

0.2：0.025mol/L $Na_2S_2O_3$ 溶液 1mL＝$16 \times \frac{1}{2} \times 0.025$＝0.2mg O

16 は O の原子量，$\frac{1}{2}$ は O：$Na_2S_2O_3$ が 1：2 だから，0.025 は $Na_2S_2O_3$ 溶液の mol/L 数である．

② 生物化学的酸素要求量

産業排水を含む下水などでは，硫化物，亜硫酸塩，第一鉄塩などの還元性無機物を含むことがあり，瞬時（15分間）の酸素消費量が非常に高い場合があるので，特に瞬時（15分間）の酸素要求量（IDOD）を求めてBODと区別する．

（原理） 試料水の一定量に希釈水を加えて一定量にうすめ，溶存酸素を7〜9mg/Lにした後，直ちにDOを測定し，20℃のふ卵器に5日間保存し，再びDOを測定し，両者の差をこの間の酸素消費量とする．この値と希釈率よりBOD値を算出する．

〔操作法〕 試料水の一定量に希釈水の一定量（通常10〜100倍希釈する）をできるだけ空気との接触を防ぎながら混合する． 次に図19–7のようなふ卵びん2個を用意し，前記希釈した試料水を充満させ，1個は15分後のDOを測定し（D_1），もう1個は20℃で5日間静置後，DOを測定する（D_2）．DOの測定はウインクラー・アジ化ナトリウム変法による．

〔計　算〕 次式よりBOD（mg/L）を求める．

$$\mathrm{BOD\ (mg/L)} = (D_1 - D_2) \times \text{希釈倍数}$$

D_1：希釈試料水の15分後のDO

D_2：希釈試料水の20℃，5日後のDO

〔前処理を必要とする場合〕 次のような状態の試料水は正確なBODを与えないので，以下に述べるような前処理を行う．

(1) 溶存酸素が過飽和である試料：水温が20℃以下のため，あるいは緑藻類による同化作用のため，溶存酸素が20℃飽和量（9.17mg/L）以上にあるような試料の場合は，水温を23〜25℃に上げ15分間くらい通気して溶存酸素を飽和量以下に下げたのち20℃まで冷却する．

(2) 残留塩素を含有する試料：存在する残留塩素量に対応する0.125mol/L $Na_2S_2O_3$溶液を滴加しておく．

(3) 酸またはアルカリを含む試料：1mol/L NaOH液または0.5mol/L H_2SO_4を加えてpH7.0付近に中和しておく．

(4) 毒物を含有している試料：石炭酸，クレゾールのような毒物は，ベンゼンで抽出するか，活性炭で吸着するかして除去する．

BODの除去率は次のように計算できる．排水の平均水量がVm^3/日で平均BODがW_1mg/L，処理後の平均BODがW_2mg/Lとすると，BOD除去率（%）は，

$$\text{BOD除去率（\%）} = \frac{V \times (W_1 - W_2)}{V \times W_1} \times 100$$

となる．

③ 化学的酸素要求量

CODは生物化学的に安定な物質と不安定な物質とを区別できないから，処理下水または放流下水の生物化学的な酸素要求量を判定するには十分な情報は得られない．しかし，有機物などの被酸化物を簡単に測定することができる．酸化剤の種類，濃度，反応温度，時間などにより影響を受けるので，数値には試験法を明示しなければならない．CODの測定法としては，**酸性高温過マンガン酸法**，**アルカリ性過マンガン酸法**，**二クロム酸法**がある．

(1) 酸性高温過マンガン酸法

（原理）本法では塩素イオンの影響を受けやすいので（$KMnO_4$を消費する），20%$AgNO_3$溶液を加える．次にH_2SO_4（1＋2）を加えて過剰のAg^+をAg_2SO_4として完全に沈殿するまで撹拌する．一定量の0.005mol/L $KMnO_4$溶液を加えて水浴上30分間加熱し，0.0125mol/Lシュウ酸ナトリウム溶液の一定量を加えた後，0.005mol/L $KMnO_4$溶液で逆滴定する．

〔計　算〕

$$\mathrm{COD\ (O\ mg/L)} = 0.2 \times (a-b) \times F \times \frac{1{,}000}{\text{試料水 (mL)}}$$

ただし，　a：本試験での初めに加えた0.005mol/L $KMnO_4$溶液と逆滴定に要した滴定値の合計値

b：空試験での初めに加えた0.005mol/L $KMnO_4$溶液と逆滴定に要した滴定値の合計値

F：0.005mol/L$KMnO_4$溶液の力価（その都度定める）

$$0.2 : 16 \times \frac{5}{2} \times 0.005$$

16は酸素の原子量，$\frac{5}{2}$は1mol/L $KMnO_4$溶液1mLがO $16 \times \frac{5}{2}$ mgと当量であることを意味する数字で，0.005は$KMnO_4$溶液のmol/L数である．

(2) アルカリ性過マンガン酸法

（原理）試料水の一定量をアルカリ性とし，0.002mol/L $KMnO_4$溶液の一定量を加え，水浴中で60分間加熱し，10% KI溶液を加えたのち硫酸酸性とし，遊離したヨウ素を0.01mol/Lチオ硫酸ナトリウム溶液で滴定する．

本法は塩素イオンの影響を受けにくく，また無機還元物質による影響も比較的少ない利点を有している．

この方法での各反応は次のように表される．

$$2KMnO_4 + 3H_2O \rightarrow 2KOH + 2MnO_2 \cdot H_2O + 3O$$

$$5O + 10KI + 5H_2SO_4 \rightarrow 5K_2SO_4 + 5H_2O + 5I_2$$

$$5I_2 + 10Na_2S_2O_3 \rightarrow 5Na_2S_4O_6 + 10NaI$$

〔計　算〕

$$\mathrm{COD\ (O\ mg/L)} = 0.08 \times (b - a) \times F \times \frac{1{,}000}{\text{試料水 (mL)}}$$

ただし，a：試料水についての $Na_2S_2O_3$ 溶液の滴定値（mL）

b：空試験についての $Na_2S_2O_3$ 溶液の滴定値（mL）

F：0.01mol/L $Na_2S_2O_3$ 溶液の力価

0.08：$16 \times \frac{1}{2} \times 0.01$

(3) ニクロム酸（$K_2Cr_2O_7$）法

（原理）試料水の一定量をとり，Ag_2SO_4 末を加えて振り混ぜたのち，$\frac{1}{24}$ mol/L $K_2Cr_2O_7$ 溶液の一定過剰量とかなり多量の H_2SO_4 を加え，2 時間加熱して試料水中の有機物を完全に酸化する．残った $K_2Cr_2O_7$ を 0.1mol/L 硫酸第一鉄アンモニウム〔$FeSO_4 \cdot (NH_4)_2SO_4$〕溶液で滴定する（指示薬：オルトフェナントロリン第一鉄試液）. 別に空試験を行い，それと本試験との滴定値の差より COD を算出する．最初に加える Ag_2SO_4 末は Cl^- の影響を除くとともに，$K_2Cr_2O_7$ で有機物を分解するときの触媒として働く．本法では，ベンゼン，トルエン，ピリジン，ピリミジンなどを除くほとんどすべての有機化合物を完全に分解するので*，産業排水の COD 測定に適している．

* 酸性 $KMnO_4$ 法およびアルカリ性 $KMnO_4$ 法による有機物の酸化は完全酸化ではなく，不完全酸化の数値である．特に酢酸，プロピオン酸，アセトンなどの酸化は不十分である．これに対し，$K_2Cr_2O_7$ 法ではこれらの酸化もほぼ完全に行われる．

④ 全窒素

水中の全窒素は，紫外線吸光度法，硫酸ヒドラジン還元法，銅・カドミウムカラム還元法のいずれかにより定量する（環境庁告示第 140 号）.

(1) 紫外線吸光度法

試料水の一定量（50.0mL）を分解びんにとり，NaOH・ペルオキソ二硫酸カリウム溶液を加え，オートクレーブ中，120℃で 30 分間加熱して酸化分解を行う．この前処理により，窒素化合物は硝酸イオンになる．前処理した試料水の上澄液一定量をとり，pH 調整液を加えて pH2〜3 に調整したのち，220nm の吸光度（空試験で補正）を検量線と比較して全窒素を定量する．

(2) 硝酸ヒドラジン還元法

上記で得た前処理した試料水の上澄液の一定量を共栓試験管にとり，銅・亜鉛溶液および硫酸ヒドラジン溶液を加えて振り混ぜ，35±1℃で 2 時間放置して硝酸塩を亜硝酸塩に還元後，常法通りスルファニルアミド溶液（HCl 酸性）および N−（1−ナフチル）エチレンジアミン溶液を加えてジアゾ化した後カップリングさせ，生成した赤色を 540nm で吸光度を測定する．

(3) 銅・カドミウムカラム還元法

前項と同様，水中の硝酸塩を銅・カドミウムカラムを通過させて亜硝酸塩に還元後，ジアゾ化した後カップリングさせて吸光度を測定する．

⑤ 全リン

モリブデンブルー法により測定する．

全窒素と同様に前処理した試料水の上澄液の一定量に，発色試薬（モリブデン酸アンモニウムと L-アスコルビン酸とを含む溶液）の一定量を加え，生成する青色（モリブデン青）を 880nm で比色定量する．このモリブデン青をジイソブチルケトン（DIBK）で抽出し，640nm で吸光度を測定してもよい．また，試料水の前処理は，硝酸・過塩素酸分解法または硝酸・硝酸分解法によってもよい．前処理の操作により，リン化合物はオルトリン酸になる．

⑥ *n*－ヘキサン抽出物質

水中に含まれる動・植物油，鉱物油，グリースなどで *n*－ヘキサンに抽出された量を mg/L で表したものである．重量法により測定する．

試料水の一定量を分液漏斗にとり，*n*－ヘキサンを加え振とうする．*n*－ヘキサンを分取し，重量既知の容器に移す．*n*－ヘキサンを 80～85℃で揮散させ，乾燥した後，秤量し，試料の揮散前後の容器の重量差で *n*－ヘキサン量を求める．

19.2.4 水質汚濁にかかわる環境基準と排水基準

a. 環境基本法

環境基本法は平成 5 年に制定された公害対策の基本になる法律である．環境基本法の制定に伴い，昭和 42 年に制定された公害対策基本法は廃止された．

① 環境基本法の目的（第 1 条）

この法律は，環境の保全について，基本理念を定め，並びに国，地方公共団体，事業者および国民の責務を明らかにするとともに，環境の保全に関する施策の基本となる事項を定めることにより，環境の保全に関する施策を総合的かつ計画的に推進し，もって現在および将来の国民の健康で文化的な生活の確保に寄与するとともに人類の福祉に貢献することを目的としている．

② 公害の定義（第 2 条）

“公害”とは，環境の保全上の支障のうち，事業活動その他の活動に伴って，以下に示す 7 項目に関して相当範囲にわたる人の健康または生活環境にかかわる被害が生じることをいう．

（1）**大気汚染**，（2）**水質汚濁**（水質以外の水の状態または水底の底質悪化することを含む），（3）**土壌汚染**，（4）**騒音**，（5）**振動**，（6）**地盤沈下**（鉱物の採掘のために土地を掘さくして起こる場合は除く），（7）**悪臭**

③ 環境基準（第 16 条）

政府は，大気の汚染，水質の汚濁，土壌の汚染および騒音にかかわる環境上の条件について，人の健康を保護し，生活環境を保全するうえで維持されることが望ましい基準を設定するものとしているが，これを**環境基準** environmental standard という．これらは，人の健康保護と生活環境保全のために守られるべき最低基準である．

b. 水質汚濁に関する環境基準

環境基本法第 16 条に基づいて，公共用水域の水質汚濁に関する環境基準は，以下に述べるように定められている．これは人の健康にかかわる環境基準と，生活環境にかかわる環境基準とに分けて定められており，前者は人の健康保護のために，また後者は生活環境保全のために維持されるべき基準を示したものであり，いずれも公害防止の具体的な目標となるものである．

① 人の健康にかかわる環境基準

人の健康にかかわる環境基準は，巻末表 19–2 に示すような 27 項目についてそれぞれ基準が定められている．これはすべての公共用水域（河川，湖沼，港湾，沿岸海域，かんがい用水など公共の用に供されるもので，公共下水道のようなものは除く）に適用される．

② 生活環境にかかわる環境基準

生活環境にかかわる環境基準は，生活環境の保全として設けられたもので，巻末表 19–3 に示すように河川，湖沼，海域ごとに水利目的に応じた水域類型を設け，それぞれの水域類型ごとに pH，BOD（または COD）などの項目について基準値が設定されている．

c. 水質汚濁の法的規制，監視体制

水質汚濁を防止するために制定されている法令としては，水質汚濁防止法，海洋汚染防止法，下水道法などがあり，また条例としては，各地方公共団体で制定されている公害防止条例などがある．

これらの法令，条例では，水質汚濁を防止するために，排水基準（一律基準並びに上乗せ基準），下水道基準などの規制基準が定められ，これに伴い常時監視と緊急時の措置などが定められている．

① 水質汚濁防止法

この法律は，工場，事業場より公共用水域に排出される排出水に規制（排出水準）を加えることにより水質汚濁を防止し，これにより国民の健康を保護し，生活環境を保全することを目的とする．

② 特定施設（水質汚濁防止法第 2 条第 2 項）

水質汚濁防止法では，人の健康被害をもたらすおそれのある物質や，生活環境被害をもたらす

おそれのある物質を含むような廃液または汚水を公共用水域に直接排出する施設のうち，政令で定める業種のものを**特定施設**と規定している．そして特定施設を設置している工場または事業場（これらを特定事業場という）に対して，特定施設設置あるいは構造などの変更に関する届出を義務づけ，次項に述べるような**排水基準** effluent standard に適合するよう排出水の水質保全に務めることを義務づけるなどの規制を行っている．

③ 排水基準（一律基準並びに上乗せ基準，水質汚濁防止法第3条）

特定事業場（特定施設を設置している工場または事業場）より公共用水域に排出される排出水に対し，次に述べるように，有害物質とそれ以外の物質（生活環境に被害を与えるような物質）とに分けて**排水基準**が設定されている．

排水基準には，国が定める**一律基準**と，都道府県が定める**上乗せ基準**とがある．上乗せ基準とは，国が定める一律基準よりもきびしい基準であって，当該都道府県において，人口の集中，工場などの密集などの理由から一律基準では地域の人の健康保護や，生活保全が行われにくいと判断された場合に，都道府県知事の権限によって定められる基準をいう．

④ 海洋汚染および海上災害の防止に関する法律

この法律は，船舶や海洋施設からの海洋への油および廃棄物の排出に規制を加えたり，廃油の適正な処理を確保するなどの措置を講じて海洋汚染を防止し，これにより海洋環境を保全することを目的としている．

⑤ 常時監視

水質汚濁の状態を知るためにも，環境基準を達成するためにも，まず常時監視が必要である．水質の測定は主に都道府県を中心に行われている．

⑥ 緊急時の措置

異常な渇水またはこれに準じる理由により公共用水域の水質の汚濁が著しくなり，人の健康または生活環境に関して被害が生じるおそれが生じた場合，当該都道府県の知事は，これを一般に周知させるとともに，この水域へ排出水を排水しているものに対して，期間を定めて排出水を制限するなど種々の措置をとるよう命じることができる．

19.2.5 水質汚濁の動向とその対策

平成21年度全国公共水域水質測定結果（環境省）によると，人の健康の保護に関する環境基準（健康項目）については，全国的にほぼ環境基準を達成している．生活環境項目（BOD または COD）の環境基準達成率は，全体で 87.6%（平成20年度 87.4%），河川で 92.3%（同 92.3%），湖沼で 50.0%（同 53.0%），海域で 79.2%（同 76.4%）であった．湖沼の環境基準の達成率が依然として低いままである．

19.2.6　富栄養化

湖沼やダムのような閉鎖性水域においてリン，窒素（栄養塩類）が多量に水中に溶存し，植物性プランクトンが異常に増殖した状態を**富栄養化** eutrophication という．放線菌や藍藻類などが産生する**ジェオスミン**や**2−メチルイソボルネオール**がカビ臭の原因物質である．最近，富栄養化が進んだ湖沼に大量に発生するアオコによる被害が広がっている．アオコを形成する藍藻類は多くは毒素を持っているが，その中で特に問題となっているのが**ミクロシスチン**である．7 個のアミノ酸からなる環状ペプチドで，肝臓に特異的に取り込まれて肝機能不全を引き起こす．海域でも富栄養化により，プランクトンの異常増殖が起こり赤潮が発生する．プランクトンの異常増殖により水中の溶存酸素が消費されて減少することにより，またえらにプランクトンがつまって魚介類の大量の窒息死が起こる．

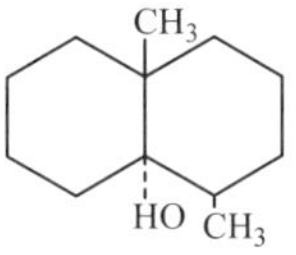

ジオスミン（ジェオスミン）

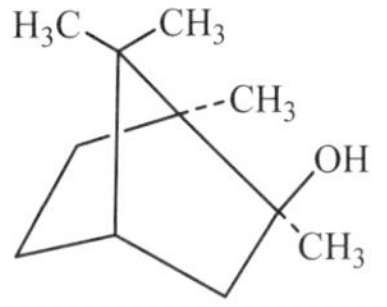

2-メチルイソボルネオール

19.2.7　土壌汚染

土壌は，大気並びに水と共に，生態系における構成要素の一つである．ヒトをはじめとする生物の生存の基盤として，また，物質の循環や生態系の維持の要として重要な役割をになっている．近年の大量の農薬の使用，鉱工業生産活動に伴う重金属汚染，産業廃棄物の不適切な処分や不法投棄などにより**土壌汚染** soil pollution は多様化している．環境基本法第 16 条第 1 項に基づいて土壌の汚染にかかわる環境基準（巻末表 19-4）が定められている．

土壌の汚染にかかわる環境基準として，巻末表 19-4 の 4 種が検出されないこととなっている．これらの項目以外にカドミウム，銅，ヒ素，鉛，6 価クロム，総水銀，ジクロロメタン，四塩化炭素，1,2−ジクロロエタン，1,1−ジクロロエチレン，シス−1,2−ジクロロエチレン，1,1,1−トリクロロエタン，1,1,2−トリクロロエタン，トリクロロエチレン，テトラクロロエチレン，1,3−ジクロロプロペン，チウラム，シマジン，チオベンカルブ，ベンゼン，セレン，ふっ素，ほう素は，各々上限値が決められており，それ以下であることとなっている．全項目数は 27 である．

19.2.8　公害事例

わが国の公害の第一号として有名なものは足尾銅山鉱毒事件である．また，戦後の 4 大公害事件と呼ばれているものには**熊本水俣病**，**新潟水俣病**，**イタイイタイ病**，**四日市ぜんそく**があげられる．

a. 足尾銅山鉱毒事件

明治中期, 足尾銅山（栃木県上津賀郡足尾町）の坑内排水が渡良瀬川に流入した結果，水質汚濁が生じ，下流沿岸地域に鉱毒が広く浸透し，農作や漁業その他住民の生活に深刻な被害を及ぼした事件である.

b. 熊本水俣病

水俣湾沿岸で発生した水俣病で，昭和 31 年脳症状を主とする患者の発生が新日本窒素（現チッソ）水俣工場附属病院から水俣保健所に報告されたのが発端となった．熊本大学医学部研究班がその原因究明にあたった．その結果，水俣湾周辺のメチル水銀化合物を多量に含有する魚介類を長期かつ大量に摂取したことによって起こったことが明らかとなった．メチル水銀化合物は当時アセチレン水和法により合成されていたアセトアルデヒドの製造工程において，触媒として用いた硫酸第二水銀から副生したものである．新日本窒素水俣工場では昭和 7 年からアセトアルデヒドの製造を開始し，昭和 10 年の生産高は全国の 50%を占めた．排水は処理しないでそのまま放流していた．昭和 43 年，政府は公害病として認定した.

c. 新潟水俣病

新潟県阿賀野川流域で発生した第二の水俣病である．発生源は昭和電工鹿瀬工場で当時，水和法によりアセトアルデヒドが製造されていた．昭和 11 年から製造を開始しており，新日本窒素水俣工場の場合と同様に，メチル水銀化合物を含んだ排水を無処理で阿賀野川に放流していた．昭和 34 年頃から公害が顕在化し始めた.

d. イタイイタイ病

富山県神通川流域で発生した公害事件である．昭和 20 年婦中町を中心として，中年以上の婦人に激しい痛みを訴える奇病が発生した．医学的な調査，研究が開始され，昭和 43 年厚生省は国の見解を発表した．見解の内容は，カドミウムの慢性中毒により，まず腎臓障害を生じ，次いで骨軟化症をきたし，これに妊娠，授乳，内分泌の変調，老化および栄養としてのカルシウムなどの不足が誘因となってイタイイタイ病という疾患を形成したものである．また，カドミウムは神通川上流の三井金属鉱業神岡鉱業所から排出されたものであり，神通川本流水系を汚染し，用水を介して，水田土壌を汚染，蓄積し，その土壌に成育する水稲，農作物を汚染，これを長年にわたり食したことによりイタイイタイ病が発生したとされている.

第20章
大気環境

20.1　大気汚染

20.1.1　大気汚染物質

1）大気汚染物質

大気汚染防止法の中において大気汚染物質として規定されているのは次のようなものである.

a. ばい煙（大気汚染防止法第2条第1項）

ばい煙として定義されているのは，次のような物質である.

① 燃料その他の物の燃焼に伴い発生する硫黄酸化物.

② 燃料その他の物の燃焼または熱源としての電気の使用に伴い発生するばいじん.

③ 物の燃焼，合成，分解その他の処理（機械的処理を除く）に伴い発生する次のような物質. これは有害物質と呼ばれる.

① カドミウムおよびその化合物　② 塩素および塩化水素

③ フッ素，フッ化水素およびフッ化ケイ素　④ 鉛およびその化合物

⑤ 窒素酸化物

b. 粉じん（大気汚染防止法第2条第4項）

粉じんとは，物の破砕，選別その他の機械的処理またはたい積に伴い発生したり，飛散したりする物質をいう. 例えば，採石場，鉱山などでよく起こる. 人の健康に被害を生じるおそれのある「特定粉じん」（石綿を指定）およびそれ以外の「一般粉じん」が定められている.

c. 自動車排出ガス（大気汚染防止法第2条第6項）

自動車の運行に伴って発生する次のような人体の健康または生活環境に被害を与える物質を自動車排出ガスという.

① 一酸化炭素　② 炭化水素　③ 鉛化合物

④ 窒素酸化物　⑤ 粒子状物質

d. 特定物質（大気汚染防止法第17条第1項）

大気汚染防止法によれば，物の合成，分解その他の化学的処理に伴って発生する次のような人の健康または生活環境に被害を与える物質を特定物質という．またこれらを発生する施設（ばい煙発生施設を除く）を特定施設という．

① アンモニア	② フッ化水素	③ シアン化水素
④ 一酸化炭素	⑤ ホルムアルデヒド	⑥ メタノール
⑦ 硫化水素	⑧ リン化水素	⑨ 塩化水素
⑩ 二酸化窒素	⑪ アクロレイン	⑫ 二酸化硫黄
⑬ 塩素	⑭ 二硫化炭素	⑮ ベンゼン
⑯ ピリジン	⑰ フェノール	⑱ 硫酸(三酸化硫黄を含む)
⑲ フッ化ケイ素	⑳ ホスゲン	㉑ 二酸化セレン
㉒ クロルスルホン酸	㉓ 黄リン	㉔ 三塩化リン
㉕ 臭素	㉖ ニッケルカルボニル	㉗ 五塩化リン
㉘ メルカプタン		

2）主な大気汚染物質の発生源とその影響

a. 粒子状物質

粒子状物質のうち比較的重くてすぐ沈降するものを降下ばいじんといい，粒子が微細で長く空気中に浮遊しているものを浮遊粉じん（浮遊粒子状物質）という．浮遊粒子状物質にはヒューム，ミスト，煙等があり，ヒュームは直径が 0.1～1.0 μm の固体コロイド，ミストは直径が 0.5～30 μm の液滴コロイドである．粒子状物質は，燃焼，粉砕処理，食品製造，自然現象などによって発生するものである．その中で大気汚染で問題となるのは炭素系燃料，特に化石燃料の不完全燃焼によるものである．発がん性が高い多環芳香族炭化水素は大気中では浮遊粒子状物質に吸着して存在する．

b. 硫黄酸化物

石炭，石油等の化石燃料中にはもともと硫黄が含有されている．石炭中には 0.3－1%，石油中には 0.5－3.5%となっている．硫黄の燃焼によって亜硫酸ガス（SO_2）が発生する．SO_2 は炉内で一部酸化されて無水硫酸（SO_3）となり，SO_2 とともに大気中に排出される．硫黄酸化物による害には次のようなものがある．

① 呼吸器粘膜を刺激し，ぜん息，気管支炎などの呼吸器病をひき起こす．特にばいじんなど共存すると相乗作用が起こり，有害作用が増強される．SO_2 が 100ppm 以上になると，直ちに呼吸器系統に痙攣をひき起こし，ひどいときには窒息状態となる．このような状態になると後遺症が残り，気管支炎，赤血球異常などが起こる．

② 植物は硫黄酸化物に対し敏感で，SO_2 が 1ppm 程度で葉の表面組織が変色し，ひどくなると枯死にいたる．

③　金属類を腐食し，皮，繊維，紙類も被害を受ける．

④　大気中でSO_3はばいじんを核として水蒸気とともに硫酸ミストを形成する場合がある．ある程度凝集してくると硫酸の雨となって降ってくる．この場合，植物，金属への被害はもちろん，大理石，モルタルなど建造物にも被害をもたらす．四日市石油化学コンビナートはわが国の石油化学コンビナートの第一号であるが，同時に最も激甚な大気汚染公害を発生させた．昭和30年石油化学コンビナート建設計画が閣議で決定され，翌年から製油所の建設が始まり，さらに4年後には第一コンビナートが完成し稼動し始めた．コンビナートの煙突から出るばい煙被害が表面化したのはすでに昭和35年からである．大気中に高濃度の亜硫酸ガス（SO_2）が観測され，コンビナート付近の住民は，ぜん息発作や呼吸器系疾患に悩まされた．

c．窒素酸化物

燃焼温度が1,500℃を超えると，空気中の酸素と窒素とが反応して酸化窒素（NO），二酸化窒素（NO_2）などの窒素酸化物が生成する．主な汚染源は自動車の排出ガスである．窒素酸化物の害には次のようなものがある．

①　呼吸器粘膜を刺激し，気管支炎，肺気腫などの呼吸器病をひき起こす．

②　血液中のヘモグロビンと結合し，貧血をひき起こす．一酸化炭素と相乗効果がある．

③　NOは葉の内部に褐色または黒褐色の斑点を生じさせる．

④　NO_2は大気中で水と反応してHNO_3となるので，金属，建造物の被害をもたらす．

⑤　いわゆる光化学スモッグの原因となる．

d．一酸化炭素

一酸化炭素（CO）は燃料の不完全燃焼で発生するが，大気中での最大の発生源は自動車の排出ガスである．CO はヘモグロビンと結合して，細胞内での酸素の運搬を阻害して，細胞内窒息を起こす．

e．オキシダント

工場からの排出ガスや自動車の排出ガス中に含まれる窒素酸化物および炭化水素は，太陽光線の作用によってオゾン，パーオキシアシルナイトレート（PAN），ケトン，アルデヒド類などを生成する場合がある．このような生成物を総称して光化学オキシダントという．光化学オキシダントの生成は，窒素酸化物および炭化水素との間に起こる光化学的酸化反応による．光化学オキシダントが発生している状態を光化学スモッグという．オキシダントは人体に対しては目を刺激するのが最も端的に現れる害であるが，ひどくなると咽喉を刺激するほか失神させることもある．またゴムを老化させ，植物や農作物にも著しい被害をもたらす．

f. アスベスト（石綿）

石綿は蛇紋岩や角閃石に含まれる繊維状の鉱物の総称である．ケイ酸，マグネシウム，水素，ナトリウムからなるケイ酸化合物で，酸やアルカリに侵されず，電気，熱に対する絶縁性も高い．耐火性や防音性に優れていることから，1955 年以降，校舎などの公共の建築物に盛んに吹き付け工事が行われてきた．1975 年に原則的に禁止されたが，その間に石綿を使用した建築物は多く，その撤去が問題となっている．製品としての屋根のスレート，防火壁，上下水道管，電気のコード，石油ストーブの芯，自動車のブレーキ，防火カーテン，耐火服などに使用されてきた．

石綿の引き起こす代表的な病気には，石綿肺，肺がん，中皮腫の 3 つがある．石綿肺は，塵肺症の一種で，肺の細胞が，入り込んだ石綿によって繊維化を起こして肺の機能がどんどん低下していき，そのまま衰弱するか肺がんを併発して死に至る．職場で石綿に長期間さらされた人の間で，肺がんが異常に多い事実は疫学や動物実験で確認されている．しかし，現実にどのようなメカニズムで肺がんになるのかはよくわかっていない．中皮腫は，腹膜や胸膜にできるたちの悪いがんで，症状が現れて 1 年以内に死ぬ．石綿を浴びてから発病するまでに石綿肺で平均 10 年，肺がんで 20 年，中皮腫で 30 年という長い年月がかかる．石綿が“静かな時限爆弾”と呼ばれるのもこのためである．現実には，これだけ長い時間がかかると石綿との因果関係を追及することも困難になる場合が少なくない．これが石綿の有害性がなかなか突き止められなかった大きな原因でもある．阪神大震災でのビル解体に際して，アスベストの飛散が問題視された．さらに，2005 年にはアスベスト製造工場の従業員や周辺住民において中皮腫死亡者数が多いことが明らかになり，社会問題となった．

g. ダイオキシン

ダイオキシンは塩素化されたベンゼン環が 2 個の酸素原子で結び付いた構造を有するポリ塩化ジベンゾダイオキシンの略称である．ベンゼン環に付いている塩素原子の数と位置によって 75 種の異性体がある．これらのダイオキシン類はいずれも猛毒であるが，特に 2 つのベンゼン環に対称に 4 個の塩素が付いた 2,3,7,8 - 四塩化ジベンゾダイオキシンは発がん性や胎児に対する催奇性が強いうえに，分解されにくく，半永久的に毒性がなくならない．ベトナム戦争でアメリカ軍が枯れ葉作戦と称して大量に散布した除草剤の中にダイオキシンが含まれていたために，国際的な環境汚染として問題となった．ダイオキシンは水に溶けにくく，土壌に吸着しやすい性質を持つ．わが国においては，ごみ焼却施設の焼却灰や集塵灰からダイオキシンが発見され，厚生労働省が安全指針を設定した．現在ダイオキシン類対策特別措置法により，大気，水，土壌における環境基準が設定されている．

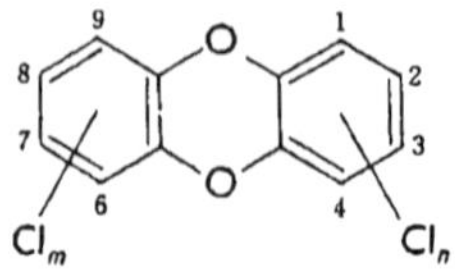

$(m + n = 1 \sim 8)$

ポリ塩化ジベンゾ-*p*-ダイオキシン

h. 芳香族炭化水素類

多環芳香族炭化水素（PAH）は石油，石炭等の化石燃料や木材，燃料ガス，ガソリン，重油，紙類等炭素と水素を含む化合物の不完全燃焼，または還元雰囲気での熱分解によって発生する．エンジン排ガス，タバコの煙，媒煙，燻製の食品，タールなどから数多くのPAHが検出されているが，その中で約15種類について動物での発がん性が確認されている．これらの発がん性化合物の中でベンゾ〔*a*〕ピレンは量も多く分布も広い．

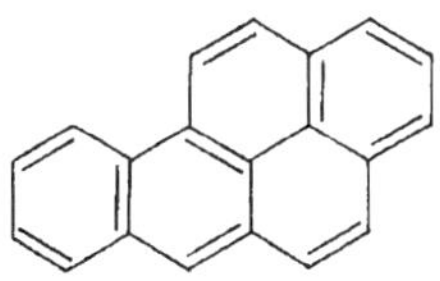

ベンゾ〔*a*〕ピレン

ディーゼル車の排出ガスに含まれる変異原物質の中でニトロピレンは主要なものの1つである．現在，7種の誘導体が確認されている．この化合物はPAHのニトロ化反応によって生成されたものである．

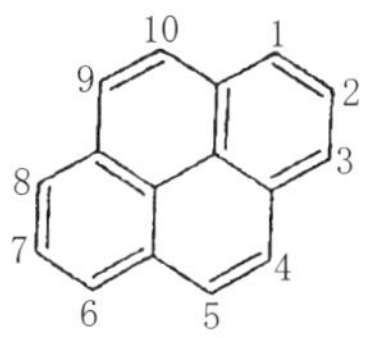

1-nitropyrene
2-nitropyrene
1, 3-dinitropyrene
1, 6-dinitropyrene
1, 8-dinitropyrene
1, 3, 6-trinitropyrene
1, 3, 6, 8-tetranitropyrene

ニトロピレン誘導体とその構造式

20.1.2　気象条件の影響

1）逆転層

大気は地上から上空へ行くに従って気温が下がる(乾燥空気で-0.98℃／100m)のが普通である．しかし，地表面が急に冷やされると地表に近い空気が低温となり，上層部が高温のままに留まることがある（大気の安定化）．これが気温の逆転層であり，汚染物質の拡散が不十分となってスモッグ等が発生しやすくなる．逆転層は種々の原因で発生する．

a. 放射性逆転

冬の晴れた夜や風速が 3m／秒以下のときに地表面の温度が徐々に冷えてくると，それにつれて地表面近くの大気の温度が下がり，上空の温度よりも低くなってくる．これを放射性逆転あるいは接地逆転という．

b. 沈降性逆転

高気圧内では上空に空気の沈降が起こる．沈降空気は乾燥断熱率（1℃/100m）で昇温するため，気温の逆転が起こる．

c. 前線性逆転

前線には寒冷前線と温暖前線があり，いずれの場合も寒気流と暖気流の接触面である不連続面を境に気温が逆転する．

d.　地形性逆転

盆地などで発生しやすく，冷えた空気が周囲の山から斜面に沿って流入することにより起こる．

2）スモッグ

スモッグの発生は，多量の汚染物質の排出，気温の逆転層の出現，弱い風速の三条件がそろった時に起こる．スモッグが発生すると視界が悪くなって交通が混乱するほか，多量の汚染物が停滞するために，これによる健康被害が続発する．

20.1.3　大気汚染に関する環境基準

1）環境基本法

水質汚濁の項でも述べたように、現在，わが国での環境対策に関する基本法としては，平成 5 年に制定された**環境基本法**が挙げられる．また，環境基本法の制定に伴い，昭和 42 年に制定された公害対策基本法は廃止された．

環境基本法は，目的（第 1 条），公害の定義と典型 7 公害（第 2 条），環境基準（第 16 条）などから成っている（詳細については水質汚濁の項を参照のこと）．

環境基本法第 16 条に基づいて政府が定める環境基準のうち，大気汚染に関する環境基準は表 20-1 に示すとおりである．これは，それぞれの項目について，人の健康を保護し，生活環境を保全する上で維持されることが望ましい基準を示しており，同時に公害防止の具体的な目標となるものである．また，有害大気汚染物質としてベンゼン，トリクロロエチレン，テトラクロロエチレンおよびジクロロメタンが環境基準に新たに追加された．これらの基準に加えて，ダイオキシン類の大気中環境基準がダイオキシン類対策特別措置法により設定されている．

表 20-1　大気汚染に係る環境基準

物質	環境上の条件（設定年月日等）	測定方法
二酸化いおう (SO_2)	1時間値の1日平均値が0.04ppm以下であり，かつ，1時間値が0.1ppm以下であること．(48.5.16告示)	溶液導電率法又は紫外線蛍光法
一酸化炭素 (CO)	1時間値の1日平均値が10ppm 以下であり，かつ，1時間値の8時間平均値が20ppm 以下であること．(48.5.8告示)	非分散型赤外分析計を用いる方法
浮遊粒子状物質 (SPM)	1時間値の1日平均値が0.10mg/m^{3}以下であり，かつ，1時間値が0.20mg/m^{3}以下であること．(48.5.8告示)	濾過捕集による重量濃度測定方法又はこの方法によって測定された重量濃度と直線的な関係を有する量が得られる光散乱法，圧電天びん法若しくはベータ線吸収法
二酸化窒素 (NO_2)	1時間値の1日平均値が0.04ppmから0.06ppmまでのゾーン内又はそれ以下であること．(53.7.11告示)	ザルツマン試薬を用いる吸光光度法又はオゾンを用いる化学発光法
光化学オキシダント (Ox)	1時間値が0.06ppm以下であること．(48.5.8告示)	中性ヨウ化カリウム溶液を用いる吸光光度法若しくは電量法，紫外線吸収法又はエチレンを用いる化学発光法

備考
1. 環境基準は，工業専用地域，車道その他一般公衆が通常生活していない地域または場所については，適用しない．
2. 浮遊粒子状物質とは大気中に浮遊する粒子状物質であってその粒径が10μm以下のものをいう．
3. 二酸化窒素について，1時間値の1日平均値が0.04ppmから0.06ppmまでのゾーン内にある地域にあっては，原則としてこのゾーン内において現状程度の水準を維持し，又はこれを大きく上回ることとならないよう努めるものとする．
4. 光化学オキシダントとは，オゾン，パーオキシアセチルナイトレートその他の光化学反応により生成される酸化性物質（中性ヨウ化カリウム溶液からヨウ素を遊離するものに限り，二酸化窒素を除く．）をいう．

有害大気汚染物質（ベンゼン等）に係る環境基準

物質	環境上の条件	測定方法
ベンゼン	1年平均値が0.003mg/m^{3}以下であること．(H9.2.4告示)	キャニスター又は捕集管により採取した試料をガスクロマトグラフ質量分析計により測定する方法を標準法とする．また，当該物質に関し，標準法と同等以上の性能を有すると認められる方法も使用可能とする．
トリクロロエチレン	1年平均値が0.2mg/m^{3}以下であること．(H9.2.4告示)	
テトラクロロエチレン	1年平均値が0.2mg/m^{3}以下であること．(H9.2.4告示)	
ジクロロメタン	1年平均値が0.15mg/m^{3}以下であること．(H13.4.20告示)	

備考
1. 環境基準は，工業専用地域，車道その他一般公衆が通常生活していない地域または場所については，適用しない．
2. ベンゼン等による大気の汚染に係る環境基準は，継続的に摂取される場合には人の健康を損なうおそれがある物質に係るものであることにかんがみ，将来にわたって人の健康に係る被害が未然に防止されるようにすることを旨として，その維持又は早期達成に努めるものとする．

ダイオキシン類に係る環境基準

物質	環境上の条件	測定方法
ダイオキシン類	1年平均値が0.6pg-TEQ/m^{3}以下であること．(H11.12.27告示)	ポリウレタンフォームを装着した採取筒をろ紙後段に取り付けたエアサンプラーにより採取した試料を高分解能ガスクロマトグラフ質量分析計により測定する方法．

備考
1. 環境基準は，工業専用地域，車道その他一般公衆が通常生活していない地域または場所については，適用しない．
2. 基準値は，2,3,7,8-四塩化ジベンゾ-パラ-ジオキシンの毒性に換算した値とする．

微小粒子状物質に係る環境基準

物質	環境基準
微小粒子状物質	1年平均値が15μg/m^{3}以下であり，かつ，1日平均値が35μg/m^{3}以下であること。

備考
1. 環境基準は，工業専用地域，車道その他一般公衆が通常生活していない地域または場所については，適用しない．
2. 微小粒子状物質とは，大気中に浮遊する粒子状物質であって，粒径が2.5μmの粒子を50%の割合で分離できる分粒装置を用いて，より粒径の大きい粒子を除去した後に採取される粒子をいう。

上記以外の，環境基準が設定されていない有害大気汚染物質についても，表 20-2 に示すように健康リスク低減を図るための指針となる数値（指針値）の設定が進められている．

表 20-2　有害大気汚染物質に係る指針値

アクリロニトリル	1年平均値が2μg/m^{3}以下であること。
塩化ビニルモノマー	1年平均値が10μg/m^{3}以下であること。
水銀	1年平均値が0.04μg Hg/m^{3}以下であること。
ニッケル化合物	1年平均値が0.025μg Ni/m^3 以下であること。
クロロホルム	1年平均値が18μg/m^{3}以下であること。
1,2-ジクロロエタン	1年平均値が1.6μg/m^{3}以下であること。
1,3-ブタジエン	1年平均値が2.5μg/m^{3}以下であること。
ヒ素及び無機ヒ素化合物	1年平均値が0.006μg As/m^{3}以下であること。

平成23年3月現在

大気汚染を防止するために定められている法律としては**大気汚染防止法**，条例としては各地方自治体で制定されている公害防止条例（例えば，東京都，大阪府などの公害防止条例）がある．

大気汚染防止法は，昭和 43 年 6 月に制定され，その後数回改正されている．この法律は，工場および事業場における事業活動に伴って発生するばい煙の排出などの規制，自動車の排出ガスに関する許容濃度を定めることなどの措置により，大気汚染に関して国民の健康保護と，生活環境の保全を目的としている．さらに近年，自動車等の移動発生源による局地汚染対策として，**自動車 NOx・PM 法**が制定されている．また公害防止条例は，大気汚染防止をはじめ，各種公害の防止のために，都道府県で設けられているものである．

これらの法律，条例では，ばい煙の排出規制，常時監視と緊急時の措置，自動車排出ガス対策などについて記してある．

a. 排出基準（大気汚染防止法第 3 条）

ばい煙，揮発性有機化合物（VOC）や粉じん等の発生施設より発生する排出ガス規制等のため，表 20-3 に示した排出基準が定められている．

これらの排出基準に適合しない場合は，ばい煙等の排出を禁じられており，都道府県知事はばい煙発生施設などに期限を定めて改善を命ずることができ，また使用の一時停止を命ずることができる．これらに違反する場合は，処罰される（詳細は大気汚染防止法施行規則を参照）．

さらに，近年，ばい煙量等の測定結果の改ざんが見られることから，これらの測定記録改ざん等に対する罰則が設けられた．

表 20-3　工場, 事業所から排出される大気汚染物質に対する規則

平成18年('06) 2月改正

区分	物質名	発生の形態	規制対象施設	規制方式と規制概要
ばい煙	硫黄酸化物 (SOx)	ボイラー, 焙焼炉などにおける重油, 鉱石などの燃焼	ボイラー等	①一般排出基準K×10^{-3}×(有効煙突高さ)^2　K＝3.0～17.5 ②特別排出基準　K＝1.17～2.34 (Kは, 地域ごとに設定) ③季節による燃料使用基準 S分0.5～1.2%の範囲内で地域ごとに設定 ④総量規制基準 (工場等ごとに設定)
ばい煙	ばいじん	同　上 及び電気の使用	ボイラー, 電気炉等	①一般排出基準　0.04～0.50g/Nm^3 ②特別排出基準　0.03～0.20g/Nm^3 (施設の種類と規模によって異なる)
ばい煙・有害物質	カドミウム (Cd) カドミウム化合物	物の燃焼, 合成, 分解等の化学的処理	銅, 亜鉛, 鉛の精錬用の焙焼炉, 転炉, 溶解炉等	1.0mg/Nm^3
ばい煙・有害物質	塩素 (Cl_2) 塩化水素 (HCl)	同　上	塩素化エチレン製造用の塩素急速冷却施設, 化学製品製造用反応施設等	塩素30mg/Nm^3 塩化水素80mg/Nm^3 〔廃棄物焼却炉700mg/Nm^3〕
ばい煙・有害物質	フッ素 (F) フッ化水素 (HF) 等	同　上	アルミニウム製錬用電解炉, ガラス製造用焼成炉等	1.0～20mg/Nm^3 (施設の種類によって異なる)
ばい煙・有害物質	鉛 (Pb) 鉛化合物	同　上	銅, 亜鉛, 鉛の精錬用の焙焼炉, 転炉, 溶解炉等	10～30mg/Nm^3 (施設の種類によって異なる)
ばい煙・有害物質	窒素酸化物 (NOx)	同　上	ボイラー, 金属加熱炉, 石油加熱炉等	①排出基準60～950ppm (施設の種類と規模によって異なる) ②総量規制基準 (工場等ごとに設定)
揮発性有機化合物 (VOC) (平成18年4月施行)		大気中に排出され, 又は飛散した時に気体である有機化合物	塗装施設, 乾燥施設, 洗浄施設等	400～60,000ppmC (施設の種類によって異なる。一定規模以上)
粉じん	一般粉じん (特定粉じんを除く粉じん)	鉱物, 土石等の破粋, 選別, その他の機械的処理, 堆積	コークス炉, 堆積場, ふるい, ベルトコンベア等	構造, 使用, 管理の基準による規制 (集じん機, カバー, フードの設置, 散水など)
粉じん	特定粉じん (石綿)	石綿の破粋, 混合, その他の機械的処理	解綿機, 混合機, 切断機, 研磨機等	事業場の敷地境界における濃度が10本／ℓ
粉じん	特定粉じん (石綿)	建築物の解体等における石綿排出等作業	特定建築材料 (吹付け石綿並びに石綿を含有する断熱材, 保温材及び耐火被覆材) 使用建築物等の解体・改造, 補修作業	作業方法の基準による規制 (集じん機の使用, 作業場の隔離, 湿潤化など)

注　特別排出基準は, 汚染の著しい地域の新増設施設について適用する。

資料：国民衛生の動向 2010/2011　p.340

b. 総量規制基準 (大気汚染防止法第5条の2)

工場や事業場が集合している地域では, 前項の排出基準のみでは環境基準の確保が困難と認められることがある. このような場合, 都道府県知事は, その地域 (指定地域) のある一定以上の規模の工場または事業所に対して特定のばい煙 (指定ばい煙) の総量規制基準を定めなければならない.

c. 自動車排出ガスに関する許容限度（大気汚染防止法第19条）

自動車排出ガスによる大気汚染を防止するために，環境大臣は自動車排出ガス中に含まれる有毒物質について，許容限度を定めている．経済産業大臣はこの許容限度が確保できるよう努力しなければならないとしている．

10モード（g / km），11モード（g / test），6モードについてテストするが，これは自動車の運行の状態を色々と変えて（アイドリング，加速，定速，減速などの状態）自動車排出ガスの量を測定する方法である．詳細は“自動車排出ガスの量の許容限度（環境省告示）”を参照．

d. 常時監視

大気汚染の状態を知るためにも，環境基準を達成するためにも，まず常時監視が必要である．また汚染物質による高濃度汚染が起こった場合，緊急時の措置が必要であり，このためにも常時監視が必要である．大気汚染の常時監視は，大気汚染防止法によって都道府県及び政令市に義務付けられ，この目的のためにわが国全土にわたる大気汚染測定網が設置されている．

e. 緊急時の措置

環境基準を超えて汚染が進み，人の健康または生活環境に対し重大な影響があると考えられるときは,都道府県知事は緊急時の措置をとらなければならないことが大気汚染防止法第23条に定められている．この基準を緊急時の基準といい，広範囲にわたって基準を超えたときは，気象条件などを考慮して都道府県知事は緊急時の措置をとらなければならない．この措置はスモッグ注意報または警報として発令され,その具体的な発令のしくみは各都道府県条例で定められている．緊急時の措置が発令された場合，一般に周知させるとともに主要工場に通報して硫黄酸化物排出量の減少を指示することになっている．

20. 1. 4　排煙処理（脱硫，脱硝）

1）排煙脱硫法

排煙脱硫法はその原理によって吸収法，吸着法，接触酸化法に分類される．

吸収法：亜硫酸ガスと化学的に反応しやすい化合物を吸収剤として排ガスに接触させ，亜硫酸ガスを分離する方法である.湿式法と乾式法とがある.湿式法には石灰の懸濁液を使用する方法，アンモニア水溶液を使用する方法がある．乾式法には活性酸化マンガン法や石灰粉末による方法等がある．

吸着法：活性炭吸着法がある．

接触酸化法：シリカなどの担体に保持させた五酸化バナジウム・硫酸カリウムの触媒層を用いて亜硫酸ガスを接触酸化し，無水硫酸として除去する方法である．

2）排煙脱硝法

排ガス中に混在する窒素酸化物を接触還元法やアルカリ吸収法などにより除去する．

20.1.5　大気汚染の動向とその対策

1）二酸化窒素

a．大気中濃度の動向

二酸化窒素の年平均値の年次推移を巻末図 20-1 に示したが，これによると近年の年平均値は一般局（一般環境大気測定局）0.015ppm 前後，自排局（自動車排出ガス測定局）0.027ppm 前後であり，一般局では横ばい，自排局では緩やかな改善傾向であることがわかる．また，環境基準達成率は一般局で 100%，自排局では 95.5%となっている．特に大都市地域およびその周辺での環境基準達成率は，「自動車から排出される窒素酸化物及び粒子状物質の特定地域における総量の削減に関する特別措置法」（自動車 NOx・PM 法）の施行により基準達成率が 90%以上と大幅に上昇している．

b．対　策

（1）移動発生源対策

二酸化窒素をはじめとする窒素酸化物による大気汚染の改善が進まない原因の 1 つとして，自動車を中心とする移動発生源からの排出量の抑制が進展しないことが挙げられる．これは自動車の排ガス対策規制の効果が，車両台数の増加により相殺されているためである．したがって，移動発生源からの窒素酸化物排出総量抑制のための法的規制の強化が打ち出され，自動車交通が集中している大都市およびその周辺地域については「自動車 NOx・PM 法」に基づき種々の削減対策が講じられている．

（2）固定発生源対策

大気汚染防止法による「ばい煙発生施設」については，施設ごとに対する排出規制が行われている．また，工場の集中地域については，工場単位で規制される総量規制も 1982 年以来実施されている．これらの規制と相まって，排煙脱硝装置の設置，窒素酸化物排出抑制技術（二段階燃焼法，排ガス再循環，低 NOx バーナーなど）が開発されている．現在，脱硝方式としては大部分が乾式選択接触還元法である．

2）二酸化硫黄

a．大気中濃度の動向

二酸化硫黄の年平均値の年次推移を巻末図 20-2 に示したが，排出抑制対策による低減効果が顕著であり，一般局および自排局の年平均値はいずれもそれぞれ 0.003ppm 前後と極めて低値で推移している．また，基準達成率は一般局 99.8%，自排局 100%と近年ほぼ 100%で推移している．

b. 対　策

二酸化硫黄をはじめとする硫黄酸化物の排出規制は，施設単位並びに工場単位の総量規制が実施されている．前者の規制は，**K 値規制**と呼ばれ，地域ごとに 16 段階に分かれており，K の値が小さいほど厳しい規則となる．また，後者は国が指定する総量規制地域（平成 18 年度現在 24 地域）において実施されている．

発生源対策としては，発生源の大部分を占める固定発生源における低硫黄重油の使用，排煙脱硫装置の設置が年々増加しており，これらの対策の効果が明白である．

3）一酸化炭素

a. 大気中濃度の動向

一酸化炭素の年平均値の年次推移を巻末図 20-3 に示したが，一般局および自排局の年平均値はそれぞれ 0.3ppm 並びに 0.5ppm 前後であり，近年は一般局でほぼ横ばい，自排局では漸減傾向となっている．基準達成率は両局ともに 100％である．

b. 対　策

移動発生源としての自動車排ガス対策の効果が，自排局における濃度の減少傾向に現れている．

4）光化学オキシダント

a. 大気中濃度の動向

光化学オキシダントの環境基準の達成状況はきわめて低くここ数年 0.2％で推移しているが，平成 20 年度は 0.1％であった．平成 20 年度の光化学オキシダント濃度が昼間（5ー20 時）の 1 時間の最高値が 0.06ppm 以下（環境基準）であった局は 1 局に過ぎず，依然として厳しい状況にある．

b. 対　策

光化学オキシダント濃度は，ほとんど全国で環境基準を超えており，また，気象条件によっては注意報が発令される事態が生じていることから，今後さらなる対策が必要である．対策としては，現在，光化学大気汚染緊急時対策並びに，発生原因物質の 1 つである炭化水素類の排出抑制対策が実施され非メタン炭化水素濃度のモニタリングが行われている．巻末図 20-4 に非メタン炭化水素濃度の年次推移を示した．

5）浮遊粒子状物質

a. 大気中濃度の動向

浮遊粉じんのうち，粒子径が 10 μm 以下の浮遊粒子状物質についての年平均値の推移を巻末図 20-5 に示した．これによると一般局 0.026mg/m^3 前後，自排局 0.030mg/m^3 前後と近年緩やかな減少傾向がみられる．浮遊粒子状物質についての環境基準達成率は一般局 99.6％，自排局では 99.3％

年ほぼ横ばいである．

b. 対　策

浮遊粒子状物質の発生源は，工場をはじめとする産業活動や，自動車排ガス，タイヤの巻き上げなど自動車の運行に伴うものなど多岐にわたっている．このうち工場より発生するものについては大気汚染防止法により規制されている．また，自動車排出ガス対策としては，浮遊粒子状物質を多く含むディーゼル排ガスについて規制強化が図られ，自動車交通が集中している大都市およびその周辺地域については「自動車 NOx・PM 法」に基づき種々の削減対策が講じられている．

近年，浮遊粒子状物質のなかでも粒子径が 2.5 μm 以下の粒子（PM2.5）と健康影響との関連が懸念され，その健康影響評価が進められている．

20.1.6　大気汚染物質試験法

1）浮遊粒子状物質

a. 光散乱法

屋内空気試験で使用する光散乱法によるデジタル粉じん計により測定する．

b. ハイボリュームエアサンプラーによる方法

試料空気の一定量を図 20-1 の装置のホルダーにセットされたガラス繊維フィルターに通し，このときフィルターに捕集されたじんあいの量を秤量する．したがって，本法では，浮遊じんあいは重量濃度（mg/m^3）として表される．本法ではフィルターに捕集されたじんあいの成分分析も可能である．本法の原理に基づいて設計された装置をハイボリュームエアサンプラー（ろ過式捕集装置ともいう）という．

また，必要に応じ，じんあいを採取したガラス繊維フィルターを適宜に切断分割して各種のじんあい，成分の分析に供することができる．

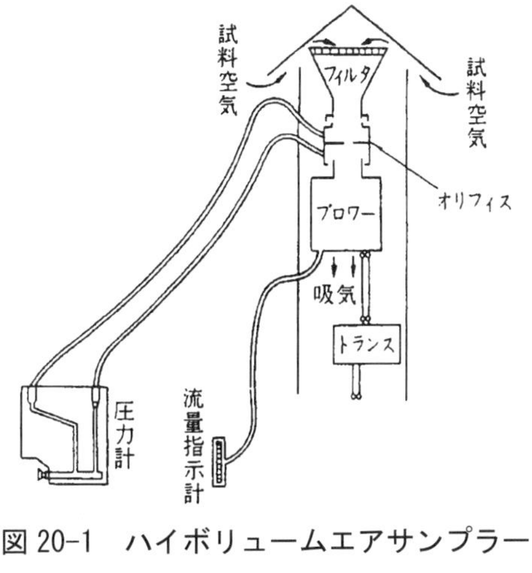

図 20-1　ハイボリュームエアサンプラー

2）硫黄酸化物

a. 溶液導電率法

本法は試料空気を一定の流速で一定時間吸収液（過酸化水素水）の一定量に吸収反応させ，この吸収液の導電率の変化を測定し，試料空気中に含まれる硫黄酸化物の濃度を連続測定する方法である．空気中の硫黄酸化物（SO_2，SO_3）は，吸収液と反応してH_2SO_4の形となり，吸収液の導電率を増大させる．この原理を利用して種々の自動測定装置が考案されている．

$$SO_3 + H_2O \rightarrow H_2SO_4$$

$$SO_2 + H_2O_2 \rightarrow H_2SO_4$$

b. トリエタノールアミン・パラロザニリン法（SO_2測定法）

吸収液としてトリエタノールアミンとアジ化ナトリウムとを水に溶かしたものを用いる．この一定量を図 20-2 の吸収管（インピンジャー）に入れ，一定量の試料空気を通気する．通気後，パラロザニリン・ホルムアルデヒド溶液を加えるとSO_2ガスの量に応じて赤紫色のパラロザニリンメチルスルホン酸を生じるので，これを比色定量する（波長 560nm 付近）．本法では，SO_2のみが測定され，SO_3は測定されない．かつては，吸収液として塩化第二水銀と塩化ナトリウム混合液が用いられていたが，水銀塩を用いるために，使用後は処理してからでないと廃棄できない欠点があった．トリエタノールアミンはこれに代わるものとして見いだされたものである．

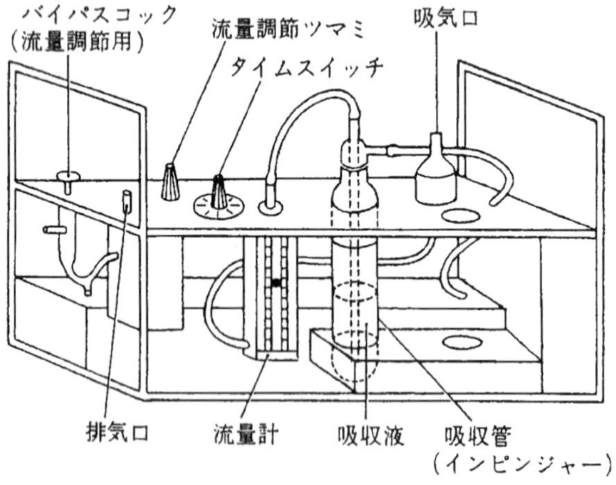

図 20-2　ハンディサンプラー

3）窒素酸化物

a. ザルツマン比色法

試料空気を一定流速で一定時間，ザルツマン試液の一定量に通過させるとき，NO_2に比例して赤色が生じるので 550nm で定量する．ザルツマン試液は吸収発色液として用い，スルファニル酸，酢酸および N−(1−ナフチル)エチレンジアミンの混合溶液である．ザルツマン試液に空気中の NO_2 が反応するとき，次式のようにスルファニル酸がジアゾ化され，これが N−(1−ナフチル)エチレンジアミンにカップリングして赤色色素が形成するのでこれを比色する．図 20-2 のハンディサンプラーを用いて測定すればよい．

試料空気をあらかじめ硫酸酸性 $KMnO_4$ 溶液を通過させて $NO \rightarrow NO_2$ に酸化したのち，ザルツマン試液に通過させると，NO と NO_2 の総量，すなわち総窒素酸化物量が測定できる．

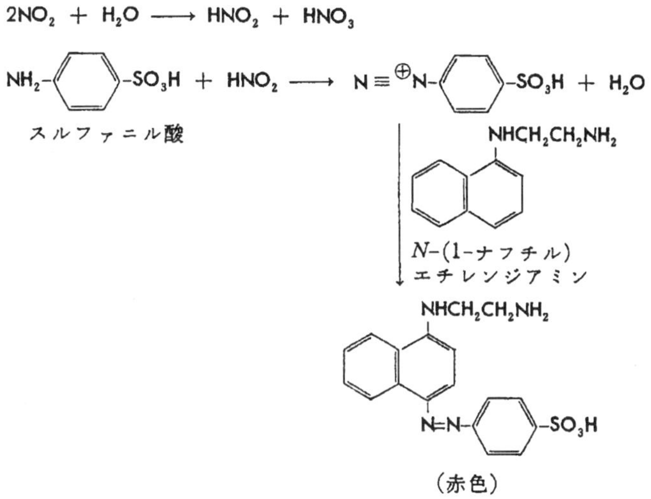

4）オキシダント

a. 中性ヨウ化カリウム法

中性ヨウ化カリウム溶液を吸収液とし，これに試料空気の一定量を通過させる時，次式のような反応でヨウ素を生成する．生成した I_2 は過剰の KI と反応し KI_3 となり，生じた I_3^- の吸光度（352nm）を測定する．

$$2KI + H_2O + O_3 \rightarrow I_2 + 2KOH + O_2$$

$$KI + I_2 \rightarrow KI_3$$

5）一酸化炭素（CO）

a. 検知管法

室内空気試験と同様に行う（536 ページ参照）．

b. 非分散型赤外分析法

CO は赤外部に独特の吸収を有しているので，非分散型赤外線ガス分析計を用いて測定する．

第21章 室内環境

21.1 空気環境の衛生

21.1.1 空気の物理的・化学的性状

空気の定常成分は 0℃，1 気圧，乾燥状態で表 21-1 に示すとおりである．これらの成分がこれ以上の比率で存在するか，またはこれ以外の成分が混在するときは汚染物質となる可能性がある．

表 21-1 空気の定常成分（乾燥状態 0℃，1 気圧）

成 分	容 積（ppm）
窒素	780,900
酸素	209,500
アルゴン	9,300
炭酸ガス	300
ネオン	18
ヘリウム	5.2
メタン	2.5
クリプトン	1
亜酸化窒素	1
水素	0.5
キセノン	0.08

21.1.2 室内空気環境

空気環境は，その状態により室内空気環境と室外（大気）空気環境に大別される．室内空気環境は気象条件と汚染条件により左右される．住宅，学校，集会所，商店，事務所などが対象であり，人間が生活し作業する上で，健康や作業能率に影響を与えている．以下，室内空気環境をこの 2 つの条件に分類して，それぞれの因子について述べるとともに，それらの試験法について述べる．

1）気象条件

a. 気 温

人の温度感覚は，主に気温，気湿，気動の 3 つの因子で決まるが，その中でも特に気温は生理的影響が大きい．気温の表示には摂氏（℃）と華氏（°F）とがある．わが国では通常前者が使用されている．華氏を摂氏に換算するのには次式を用いる．

$$°C = 5/9\ (°F - 32)$$

［気温の測定法］

（1）棒状温度計を用いる方法

本測定法は壁や柱などの伝導熱のほか，熱輻射の影響を受けやすく，正確な測定値を得ることが困難である．

（2）アスマン通風乾湿計を用いる方法

アスマン通風乾湿計は熱輻射や周囲の気動の影響を受けにくく，また，気温と気湿が同時に測定できる利点がある．気温は乾球温度計の示度 t℃が相当する．アスマン通風乾湿計は図 21-1 に示した．なお，測定法は気湿の項でまとめて述べた

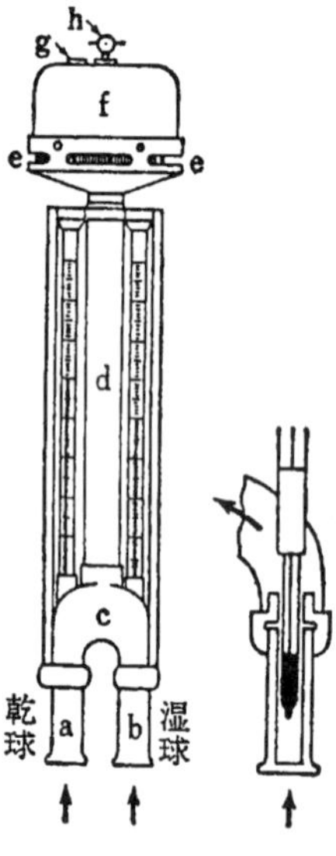

図 21-1　アスマン通風乾湿計

（日本薬学会編：衛生試験法・注解，金原出版）

b. 気　湿（湿　度）

気湿とは，空気中に存在する水蒸気の量を示すものである．人体は常に多量の熱を体外に放出しており，これにより体温の調節を行っている．熱の放出が外気の温度によって大きく左右されるのは当然であり，したがって，気湿の人体に与える影響は大きい．

気湿には絶対湿度と相対湿度の 2 つがある．前者は空気 $1m^3$ 中に含まれる水蒸気の量（g）で示されるものであるが，水蒸気張力（mmHg）でも示される．相対湿度は，ある温度で空気が水蒸気で飽和されたときの絶対湿度を 100％とし，これに対する同一温度での水蒸気の量を％で表し

たものである．一般には気湿は相対温度で示される．

適当な気湿は 40〜70％といわれているが，これは気温によって左右され，気温が 15℃の時は 70％，24℃以上の時は 40％が最適とされている．

気湿の測定：アスマン通風乾湿計を用いて測定する．

湿球部の被布を水で十分潤したアスマン通風乾湿計（図 21-1）を試験室内の適当な場所につるし，乾球および湿球両温度計の示度がそれぞれ一定するまで（3〜5 分）ねじ h を回して a および b から急速に通風させる．このときの両温度計の示度 t℃および t'℃を測定し，アスマン通風乾湿計に付属している換算表を用いれば，ただちに湿度は算出できる．

c. 気　動

気動とは空気の流動速度のことをいい，m/sec で表す．気動が大きいと体表面からの熱発散を促進するので，人間の温感には重要な因子となる．気動は次式によって計算する．

（1）気動 1m/sec 以下の場合：

$$V=\left(\frac{H/\theta-0.20}{0.40}\right)^2$$

（2）気動 1m/sec 以上の場合：

$$V=\left(\frac{H/\theta-0.13}{0.47}\right)^2$$

ただし，V は気動（m/sec），H は乾カタ冷却力，θ は 36.5℃−t℃（t℃は試験のときの摂氏気温）．$H/\theta<0.60$ のときは，気動が 1m/sec 以下，$H/\theta>0.60$ のときは，気動が 1m/sec 以上である．

d. カタ冷却力

カタ冷却力とは，人体の平温（36.5℃）に等しい**カタ温度計**の示度において，その周囲の空気による冷却力をいい，同温度計球部表面の単位面積から単位時間に放出する熱量（mcal/cm^2/sec）で表示する．

既に述べてきたように，人体の温感は気温，気湿，気動の 3 つの因子によって決まるものであり，これらの三者が適当な関係にあるとき快適であると感じる．人体は，体温保持に必要な熱量以外の過剰の熱量を常に放出している．カタ冷却力は，人体表面の単位面積より単位時間に放出する熱量を測定するものであり，これを測定することにより周囲の空気による人体の放熱状態を知ることができる．

カタ冷却力には，乾カタ冷却力と湿カタ冷却力とがあり，いずれもカタ温度計を用いて測定する．前者は，カタ温度計の球部を乾いた状態として測定し，後者は湿った状態として測定する．

乾カタ冷却力は通常の状態，湿カタ冷却力は汗をかいた状態での人体表面からの放熱度を知ろうとするものであり，前者では 6（坐業時）〜8（強労働），後者では 18（軽労働）〜26（中労働）

が快適カタ冷却力とされている．高温，多湿の状態ではカタ冷却力は著しく低い値となり，非常にむし暑さを感じさせ不快感を与える．

カタ冷却力測定法

①**乾カタ冷却力**：図 21-2 のような乾カタ温度計を用いて測定する．乾カタ温度計の球部を 65〜70℃の温湯中に浸し，アルコール柱を上端の安全球 c まで上昇させる．アルコール柱内に気泡を認めないようになったら，温度計を温湯中から取り出し，ただちに球部に付着した水分をぬぐい去って，試験場所の適当な位置にこれをつるし，アルコール柱が 38℃（100°F）から 35℃（95°F）まで降下するのに要する時間（秒）を測定する．この操作を 3〜5 回繰り返したのち，その平均値 T を求め，次式より乾カタ冷却力を求める．

$$H = \frac{f}{T}$$

ただし，f は各温度計について検定した係数（アルコール柱の 38℃から 35℃まで降下する間に球部表面の単位面積から放出する熱量で，各温度計に記してある）．

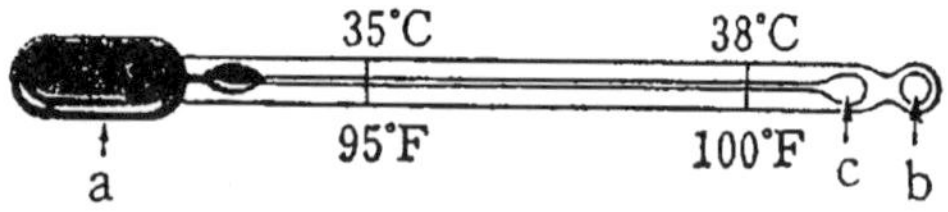

図 21-2　乾カタ温度計

（日本薬学会編：衛生試験法・注解，金原出版）

② **湿カタ冷却力**：図 20-2 の乾カタ温度計の球部を絹製袋で覆ってひもでしばり，水でこの袋をぬらした状態で，乾カタ冷却の場合は同様の操作と計算を行い，湿カタ冷却力を求める．

e. 感覚温度

感覚温度とは試料空気と同一の温度感を与える静止した飽湿の空気温度をいい，試料空気の乾球温度，湿球温度および気動の実測値から**感覚温度図表**を利用して求められる．感覚温度は気温，気湿，気動の 3 つの因子の総合的な尺度である．前記の 3 つの因子を総合して 1 つの尺度で表そうとしたのが感覚温度である．在室者の大半が快適であると感じる感覚温度の範囲は，夏季で 19〜22℃，冬季で 16〜20℃である．

感覚温度の測定：乾球，湿球温度および気動から感覚温度図表（図 21-3）を用いて測定する．

感覚温度図表は，気動 0〜3.5m/sec の場合，気温および気湿の異なった各状態における空気の感覚温度を表示する図表である．まず測定した乾球温度および湿球温度に該当する点 A および点 B を結ぶ直線を引き，その直線と測定した気動に該当する気動線との交点をとり，これより感覚温度を読みとる．

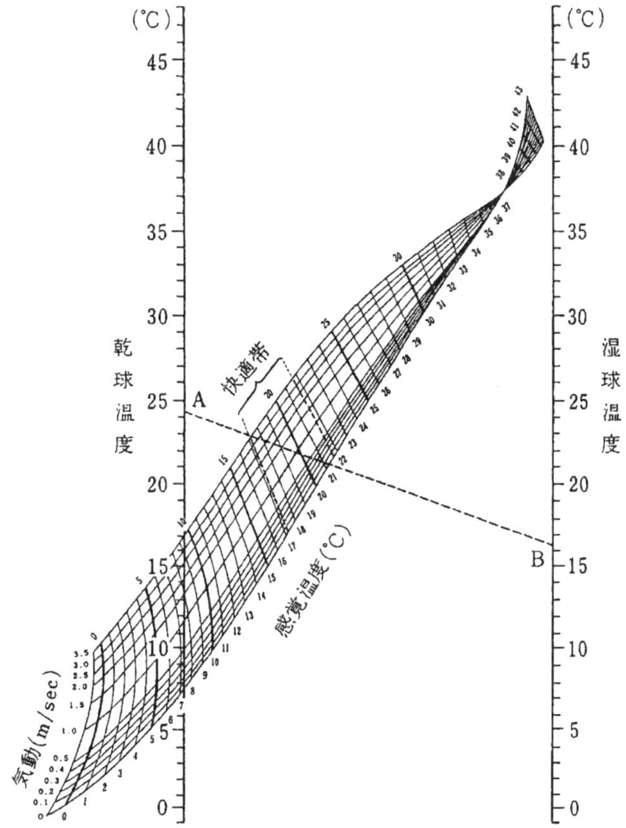

図 21-3　感覚温度図表(℃)(上衣をつけた場合，軽労作)

(日本薬学会編：衛生試験法・注解，金原出版)

f. 熱輻射

熱が伝わるのには伝導，対流，輻射の 3 つの方法がある．このうち熱輻射とは，高温の物体が電磁波を放出し，周囲の物質に熱エネルギーを与える現象をいう．このような発熱体が存在するとき，気温の測定だけでは不十分であり，熱輻射を測定することが必要である．熱輻射を測定するためには，熱輻射を受けてこれをよく吸収する物体を用いる．

熱輻射の測定：つや消し黒塗りの銅薄板を用いた**黒球温度計**で測定する．

g. 気　圧

気圧とは空気の圧力，すなわち空気張力のことをいい，温度 0℃，高さ 1mm の水銀柱が緯度 45°の海面における重力の作用する場合に，その底面に加える圧力を 1mmHg の圧力として表す．

1気圧とは760mmHgの圧力のことをいう．

従来，使用されてきたミリバール（mb）に代わりパスカル（Pa）の単位が用いられるようになった．これらの関係は以下のようである．

1mb＝1000ダイン/cm^2＝0.750062mmHg

1Pa＝10ダイン/cm^2

1気圧＝760mmHg＝1013.25mb＝101.3kPa

通常の屋内環境では気圧が大きく変動することはまれであり，多少の変動は人体にはほとんど影響はない．気圧は，**水銀気圧計**または**アネロイド気圧計**で測定する．

h. 照　度

照度とは，ある光源により照らされた場所の明るさである．照度の単位にはルックスが用いられる．照度基準（JIS Z9110）によれば，通常の事務所，図書閲覧室等の照度は300～700ルックスを適当としており，500ルックスを標準照度としている．

照度の測定：セレン光電池を使った照度計を用いて測定する．

2）汚染条件

a. じんあい

じんあいとは，空気中に浮遊する主として固体の微粒子をさす．じんあいの害は，じんあいの種類によって異なるが，特に問題となるのはじん肺（ケイ肺），喘息などである．ケイ肺は，遊離ケイ酸を含むじんあいで特に起こるのでこの名前がある．肺胞にまで達したじんあいが多量に沈着すると肺胞の細胞は繊維増殖を起こし，次第に小結節となり，血管がふさがれていく症状をいう．これは工場などの特殊室内で問題となり，特に重要視しなければならない職業病である．

じんあいの測定：デジタル粉じん計を用いて測定する．

b. 一酸化炭素（CO）

COは無色，無臭の気体で，人体に対して強い有害作用がある．天然ガス，火山ガス，地中ガスなどに含まれるが，一般に有機物を燃焼するとき，CO_2に伴って発生する．

COの中毒作用は，血色素と結合して，CO–ヘモグロビンとなり，O_2–ヘモグロビンの形での酸素運搬力を奪うことから起こる．COの中毒限度は0.02～0.03％とされるが，これは時間と関係があり，時間×ppmが600を限度とすることが推められている．これによると0.02％では3時間，0.03％では2時間が衛生学的な限度となる．

（1）一酸化炭素試験法

①検知管法

シリカゲル粒の表面に硫酸パラジウム($PdSO_4$)およびモリブデン酸アンモニウム[$(NH_4)_2MoO_4$]を吸着させたものを検知管とし，これに一定量の試料空気を通過させると，試料空気中のCOは上記の試薬と反応し，CO の量に応じて黄緑色より青色に変色するので，その変色の程度を標準比色管の色と比較して定量する方法である．この反応は，次式のように説明されている．

$$PdSO_4 + CO = PdSO_4 \cdot CO$$

$$3(NH_4)_2MoO_4 + 2PdSO_4 \cdot CO + 2H_2SO_4$$
$$= Mo_3O_8 + Pd + 2CO_2 + PdSO_4 + 3(NH_4)_2SO_4 + 2H_2O$$

ここに生じた酸化モリブデン（Mo_3O_8）は鮮明な青色を呈し，この呈色は CO の量に比例する．

初めの検知管内の試薬の色は黄色なので，CO 濃度が低いときに生じる緑色は，黄色と青色の混合色である．本試験には次のような器具が使用される．

ⅰガス採取器（ポンプ）：送入法用ポンプまたは真空法用ポンプを使用する．送入法用ポンプは，図 21-4 に示すような 50mL 金属製（三方コック付）ピストン型手動式ポンプである．一方，真空法用ポンプは，図 21-5 に示すような 100mL 金属製ポンプで，ステンレス製吸引速度調節板がついている．

ⅱCO 検知管（図 21-6）：検知管 A 型は内径約 4mm，長さ約 150mm のガラス管に，長さ約 30mm のシリカゲル層 a（白色），約 15mm の検知剤層 b（黄色）および 25mm のシリカゲル層 a′（白色）を順次充てんし，充てん層の両側を綿栓 d，d′ で固定し，ガラスの両端 e，e′ を熔封したものである．

検知管 B 型は 2 個の検知剤層 b，b′ を有するもので，これは CO が特にエチレンなどが共存する場合に用いる．検知管 C 型は 2 個の検知剤層 b，b′ および窒素酸化物の除去層（橙色）C を有するもので，これは CO が特に窒素酸化物と共存する場合に用いる．

検知管は直射日光を避けて保存し，使用の直前にその両端を切りとる．

検知剤はシリカゲル粒（40～60 メッシュ）に硫酸パラジウム溶液およびモリブデン酸アンモニウム溶液の混液を吸着させ，真空乾燥して製したもので，CO に触れると，その濃度に応じて，黄→黄緑→緑→青緑→青に変色する．

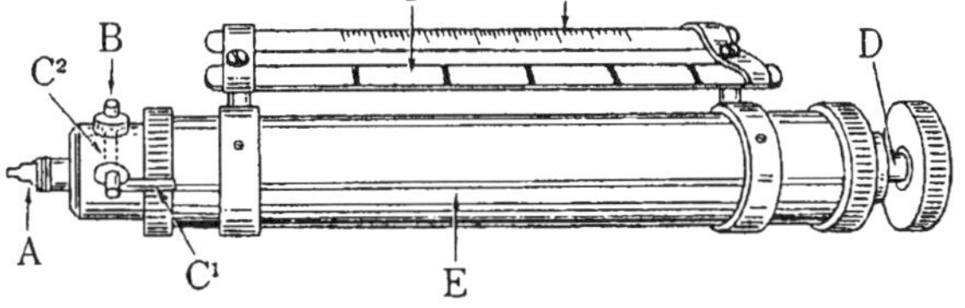

図 21-4　ガス採取器（送入法用）

A：ガス入口　B：検知管取付口　C：三方コック
D：ピストン柄　E：気筒　F：比色管
G：温度計

（光明理化学工業資料）

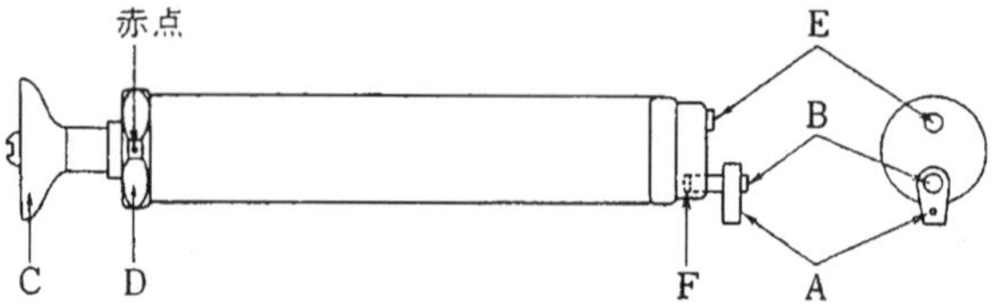

図 21-5　ガス採取器（真空法用）

A：カッター（ガラス管切断用）　　B：検知管取付口　　C：ピストン柄
D：ピストン柄止金　　E：ガス出口　　F：吸引速度調節板（ステンレス製）
（光明理化学工業資料）

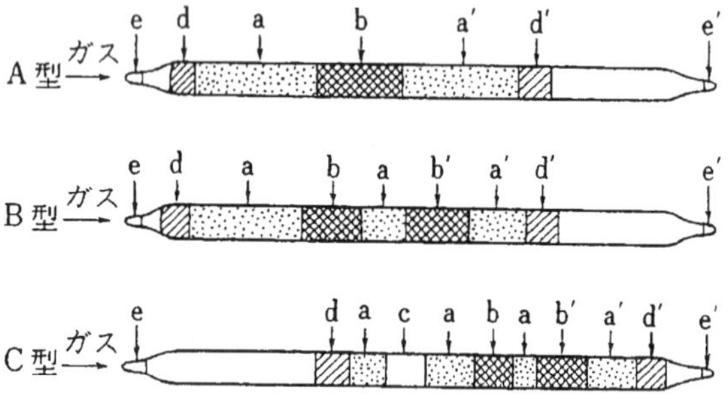

図 21-6　ＣＯ検知管

②赤外線吸収法による方法

大気汚染物質試験法の項参照.

c. 二酸化炭素（CO_2）

通常大気中には，CO_2 は 0.03−0.04%含まれている．人の呼気中には約 4%の CO_2 が含まれているため，閉めきった部屋で多数の人が長時間存在すると，CO_2 濃度は上昇してくる．通常空気中の CO_2 濃度が 0.15%以上となると衛生的に好ましくない状態としている．そしてできるかぎり 0.1%以下となるように換気するのが望ましいとされている．

CO_2 のみの人体に与える影響は表 21-2 に示すとおりである．ただし，これはあくまでも CO_2 のみによる影響であって，通常人間の呼気によって屋内空気が汚染される場合，CO_2 のみではなく複雑な形（人間の体臭，じんあい，その他）で汚染され影響を受ける．したがって，CO_2 濃度が 2.5%よりももっと低い濃度で影響を受ける．先に述べた 0.15%という限度は，こういった多数の人間が集合したときの複合汚染において人体が影響を受けないための限度を示したものであり，CO_2 の濃度は室内空気の汚染度を科学的に測定するための 1 つの目安となるものである．

表 21-2　CO_2の人体に与える影響

CO_2濃度	人に与える影響
2.5%以下	1時間呼吸して影響なし
3%	呼気深度高まる
4%	頭痛,めまい，血圧上昇，失神
6%	呼気の激しい増加
8 ～ 10%	すみやかに意識不明，チアノーゼより致死
	数秒で中枢機能不随,致死
	直ちに死ぬ

（1）二酸化炭素測定法

①検知管法

活性アルミナの粒子にチモールフタレインを加えたNaOH溶液を吸着させたものを検知管とし（青紫色，図 21-7），これに一定量の空気を通過させると，試料空気中の CO_2 の量に応じてうす桃色に変色する長さが異なる．変色した検知層の長さを図 21-8 で測定し，CO_2 量を定量する．

A 型：0.1ー2.6%（試料 100mL）

B 型：0.03ー0.7%（試料 100mL）

0.01ー0.15%（試料 300mL）

また濃度図表は 20℃を基準にとってあるから，試験場所の温度が 20℃以外のときは，濃度図表の読みに対して温度補正を行う．

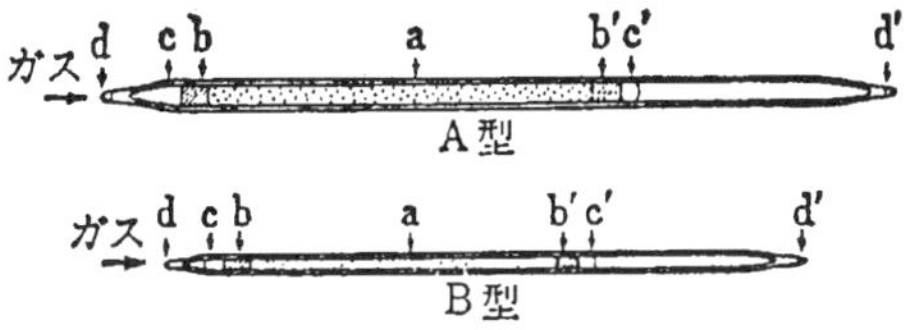

図 21-7　CO_2検知管

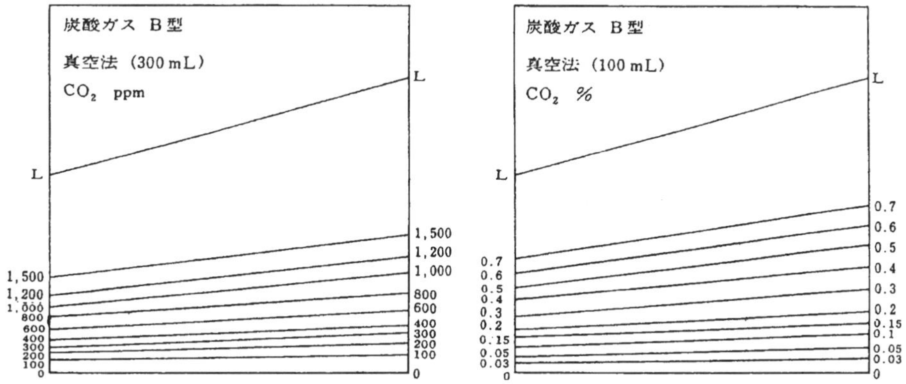

図 21-8　B 型 CO_2濃度図表（低濃度用）真空法

（光明理化学工業資料）

d. 細　菌

室内空気の細菌は，比較的大きい粒子のじんあいに伴って存在する場合が多く，したがって空気中の細菌数は粗粒子のじんあいの数を示唆する．

空気中の細菌数を知ることは，空気の汚染度を知る1つの指標となり，細菌試験は重要な環境衛生試験項目となる．屋内空気の細菌汚染は，在室者および出入の人員数の多少に関係しており，主としてこれらの人の衣服より汚染されるので，人的汚染の指標となる．しかし，空気中の細菌よりも病原菌を検出することは困難であり，したがって，これは疫学的な意義は少なく，あくまでも衛生学的な意義においてのみ評価される．

細菌試験法（落下法）

寒天平板培地を入れたペトリ皿（内径約9cm）2一3個を試験場所に置き，静かに同時に蓋をとり，5分間水平に静置したのち，再び静かに蓋で覆い，これを37℃のふ卵器中に倒置して48時間培養し，ここに発生する細菌集落数を数え，その平均値を求めてペトリ皿1枚当たりの5分間の落下細菌数（Bac C/5min）として表す．

3）普通室内空気判定基準

日本薬学会協定衛生試験法に規定されている普通室内空気判定基準は表21-3に示すとおりであり，また，判定の方法についても以下に示した．

a．表21-3による室内空気の判定の方法

（1）室内空気の判定は，温度条件，汚染条件の両面から行う必要な各種試験の成績による．以下判定に用いられる試験項目を判定項目と呼ぶこととする．

（2）①判定項目は，温度条件においては，原則として感覚温度（熱輻射を考慮する必要がある場合は，Yalgouらの熱輻射補正の感覚温度を用いる）を判定項目とし，気温，湿度，気流およびカタ冷却力（乾，湿）の5項目は，参考項目ないしそれ自身単独の場合の判定基準として判定を付して記載する．参考項目は準不適の判定に使用して感覚温度による判定を補正する．感覚温度の試験を行わなかった場合には，上記参考項目中の測定を行った項目すべて温度条件の判定項目とする．

②汚染条件判定項目は原則としてCO_2，じんあいおよび細菌とし，そのほか必要に応じて試験した項目を参考とする．

（3）試験成績の表示

①評価：各種試験各個の成績は，それぞれ測定値を，該当する項目の判定基準表に照らしてそれがA，B，C，DおよびEのいずれの階級に属するかにより，評価し表示する．A，B，C，DおよびE階級の成績の評価は5：4：3：2：1の割合の採点で行う．

②総合得点：各種試験成績の総合得点状況を示すには，総合得点率による．

	A	B	C	D	E
10点満点の場合	10	8	6	4	2
20　〃	20	16	12	8	4
60　〃	60	48	36	24	12

表 21-3　普通室内空気試験成績判定基準表

試験項目		季　節	成績表示区分				
			A	B	C	D	E
温度条件	気　温（℃）	夏 （冷房の場合）	24～25 (25～26)	26 23	27 22～21	28 20	＞29 ＜19
		春　秋	22～24	25 21	26 20	27 19	＞28 ＜18
		冬	22～23	24 21～20	25 19	26 18	＞27 ＜17
	気　湿（%）		50～60	61～65 49～45	66～70 44～40	71～80 39～30	＞81 ＜29
	気動（m/sec）	夏	0.40～0.50	0.51～0.74 0.39～0.25	0.75～1.09 0.24～0.10	1.10～1.49 0.09～0.04	＞1.56 ＜0.03
		春　秋	0.30～0.40	0.41～0.57 0.29～0.17	0.58～0.82 0.16～0.08	0.83～1.15 0.07～0.03	＞1.16 ＜0.02
		冬	0.20～0.30	0.31～0.45 0.19～0.12	0.46～0.65 0.11～0.06	0.66～0.99 0.05～0.02	＞1.00 ＜0.01
	カタ冷却力	乾	6.0～7.0	7.1～9.0 5.9～5.0	9.1～11.0 4.9～3.5	11.1～12.9 3.4～2.1	＞13.0 ＜2.0
		湿	18.0～19.0	19.1～20.9 17.9～15.1	21.0～24.9 15.0～12.1	25.0～29.9 12.0～9.1	＞30.0 ＜9.0
	感覚温度（℃）	夏	22	23 21～20	24 19	25 18	＞26 ＜17
		春　秋	20～21	22 19	23 18	24 17	＞25 ＜11
		冬	19	20 18	21 17	22 16	＞23 ＜15
汚染条件	二酸化炭素（%）	普通の場合	＜0.069	0.070～0.099	0.100～0.139	0.140～0.199	＞0.200
		再循環式機械換気実施の場合	＜0.099	0.100～0.139	0.140～0.199	0.200～0.249	＞0.250
		無煙突暖房の場合 （主としてガス，石油ストーブ）	＜0.099	0.100～0.199	0.200～0.349	0.350～0.449	＞0.450
	浮遊粒子状物質（mg / m^3）		＜0.09	0.1～0.29	0.3～0.9	1.0～1.9	＞2.0
	細菌数（落下法5分間露出）		＜29	30～74	75～149	150～299	＞300

温度（気温，感覚温度）の実測値が小数点以下の端数の場合は，4捨5入した値で判定する．

（日本薬学会編：衛生試験法・注解，金原出版）

いま T_1，T_2……Tn の n 個の各種試験項目があり，それぞれの満点および得点が，それぞれ t_1，t_2……tn および t_1'，t_2'……tn′ とすれば

$$総合得点率 = \frac{t_1' + t_2' + \cdots\cdots\cdots\cdots t}{t_1' + t_2' + \cdots\cdots\cdots\cdots t} \times 100$$

③採点：温度条件と汚染条件の評点（満点）はそれぞれ 60 とし，各条件内の判定項目数が n 個あるときは，1 判定項目の満点（A）は 60/n とする．以下 B，C，D，および E の得点はそれぞれ 48/n，36/n，24/n および 12/n となる．

④温度条件において，感覚温度を求めなかった場合，ほかの多種温度条件項目を判定項目とする場合は，各判定項目の得点合計が 60（A），48（B），36（C），24（D），12（E）のいずれに最も近似するかを検し，近似するものをその温度条件としての評価階級とする（たとえば得点合計 52 のときは B とする）．ただし，得点合計がちょうど 2 階級の平均値に等しいときは，下位の階級に格付けする．

⑤適否の判定：試験成績の表示および評価の結果に基づいて，衛生上適ないし不適の判定を行う．

（ｉ）衛生上適の場合は総合得点率 65 以上，かつ各種試験成績内容が不適規定に該当しない場合であって，総合得点率の高低により，さらに優，良，可に分ける．

（ⅱ）判定不適の場合は，総合得点率 64 以下，あるいは各種試験成績内容が不適規定に該当する場合である．

⑥温度条件の判定には，測定実施月日の該当する季節の判定基準を用いる．

⑦ 基準適用期間：夏（6－8 月），冬（12－2 月），春（3－5 月）および秋（9－11 月）である．

これは一般の場合であって，寒地や亜熱帯地などでは，各季節に対する月日の区分を実情に応じ適宜変更して用いてよい．

⑧総合得点率による適および不適判定区分

適	優	総合得点率	85 以上
	良	〃	84－75
	可	〃	74－65
不適			64 以下

⑨感覚温度を測定した場合の判定法

（ｉ）各個の判定項目の成績表示並びに採点法

		A	B	C	D	E
温度条件（感覚温度）		60	48	36	24	12
汚染条件	CO_2	20	16	12	8	4
	じんあい	〃	〃	〃	〃	〃
	細菌	〃	〃	〃	〃	〃

（ⅱ）総合得点率のいかんにかかわらず，つぎの場合には不適とする．

ｉ）感覚温度ないし汚染条件判定項目中に，1 項目以上 E がある場合

ⅱ）感覚温度が C 以下，かつ汚染条件判定項目中に 1 項目以上 C 以下がある場合

iii）汚染条件判定項目中に2項目以上Dがある場合

（iii）総合得点率のいかんにかかわらず，つぎの場合には準不適を考慮する．

i）感覚温度はB以上でも，汚染条件判定項目中にC以下が1項目以上あり，かつ温度条件参考項目中にEが1項目以上ある場合

ii）感覚温度がC以下で，かつ汚染条件判定項目中に1項目以上準Cがある場合

4）換　気

換気は汚染空気を除去して新鮮な空気を取り入れ，室内空気の物理的，化学的，衛生的な条件を在室者の保護と，作業能率の向上に役立つように調節することを目的とするものである．有害ガス濃度を許容量以下にするのに必要な換気量 V（m^3/時）は単位時間に置換される空気の量として次式により求められる．

$$V = \frac{M \times 100}{C_S - C_0}$$

C_S：室内空気中のガスの許容濃度（%）
C_0：換気に用いる外気中のガス濃度（%）
M：室内で発生するガス量（m^3/時）

5）空気浄化

浮遊粉じん，有害ガスおよび悪臭などを除去して清浄な空気を送り込むことは，温度調節，湿度調節等と並行して病院，ホテル，ビルディングなどで行われている．空気浄化装置を使用する場合，装置の清掃管理が悪いと，逆に粉じんや細菌を室内外に飛散させ，**レジオネラ症**（在郷軍人病）のような感染症を生じることがある．レジオネラ感染症は1976年米国において在郷軍人会員の年次大会開催の折り，原因不明の集団肺炎が発生したことから注目されるようになった．本来は土壌細菌であるが，クーリングタワー水の中でも増殖するので本症の集団発生との関連も重要視されている．

表21-4には，ビル衛生管理法による空気環境調整基準を示した．

表21-4　ビル衛生管理法による空気環境調整基準

項目	基準値
浮遊粉じん（粒径10μm以下）	0.15mg／m^3以下
一酸化炭素	10ppm以下
二酸化炭素	1000ppm以下
温度（居室）	17℃以上28℃以下
相対湿度	40%以上70%以下
気流	0.5m/秒以下

6）シックハウス症候群と室内空気汚染

室内空気中には，建物の建築材あるいは各部屋の内装材や壁材由来の化学物質が微量かつ多種

類含まれている．近年，建物の密閉性能向上に伴い，オフィスや居室での在室が原因と見られる頭痛，吐き気，めまいなどの諸症状や体調不良を訴える人々が増加している．これら室内空気暴露による生体影響は「**シックハウス症候群**（シックビル症候群）」と呼ばれ，その原因物質として**揮発性有機炭素化合物** volatile organic compounds (VOC)が挙げられている．シックハウス症候群は，特に，新築のビル，建物で起こりやすく，新築小学校では多数の児童生徒が上記の症状を訴えたとの報告もなされており，「シックスクール症候群」とよばれている．

室内空気中の VOC 濃度は，換気により急激に低下することが示されており，シックハウス症候群の発生を防ぐには，こまめな換気がきわめて有効であるといえる．表 21-5 に厚生労働省による，室内空気中化学物質濃度の指針値を掲げた．

表 21-5　室内空気中化学物質濃度の指針値（厚生労働省）

化合物名	指針値 μg／m³	ppm（25℃）
ホルムアルデヒド	100	0.08
トルエン	260	0.07
キシレン	870	0.20
パラジクロロベンゼン	240	0.04
エチルベンゼン	3800	0.88
スチレン	220	0.55
クロルピリホス	1 小児 0.1	0.07ppb 0.007ppb
フタル酸ジ-n-ブチル	220	0.02
テトラデカン	330	0.04
フタル酸ジ-2-エチルヘキシル	120	7.6ppb
ダイアジノン	0.29	0.02ppb
アセトアルデヒド	48	0.03
フェノカルブ	33	3.8

シックハウス症候群とよく似た症状を示す疾患に「化学物質過敏症」が挙げられるが，両者の明確な区別はなされていない．表 21-6 に，両者についての医学的知見をまとめた．

表21-6　　シックハウス症候群と化学物質過敏症等に関する医学的知見

シックハウス症候群	化学物質過敏症
1．医学的に確立した単一の疾患ではなく，居住に由来する様々な健康障害の総称を意味する用語．	1．微量化学物質に反応し，非アレルギー性の過敏状態の発現により，精神，身体症状を示すとされるもの．
2．主な症状 皮膚・粘膜刺激症状 全身倦怠感，頭痛，頭重などの 不定愁訴	2．病態や発症機序について未解明な部分が多い．
3．発生関連因子 ホルムアルデヒド等化学物質， カビ，ダニなど．	3．中毒やアレルギーといった既存の疾病による患者が含まれる．
4．室内濃度指針値は，必ずしもシックハウス症候群を直ちに引き起こす閾値ではないため，診断に際しては総合的な検討が必要．	4．病態解明を進めるとともに，感度や特異性に優れた臨床検査方法及び診断基準の開発が必要．

21.1.3 騒　音

騒音とは不快な音，好ましくない音，大きな音など人の生活活動をみだし，公衆に迷惑を及ぼす音の一切をいう．騒音の大きさはホンまたはデシベル（dB）を単位とする騒音レベルで表す．しかし，騒音は単に音の大きさで決まるものではなく，音の種類，その時の環境に左右される．同じ大きさの音でも昼なら騒音にならないのに，夜間では騒音となる．会議室では 40dB 以下，事務室では 50dB 以下が望ましいとされている．騒音は我々の生活の身近な所でも常に発生する可能性があるので，公害の苦情の中では常々多数を占めている．

1）音の性質と単位

音波は空気中の密度変化の波であって，空気分子は，その平均位置の前後に，波の進む方向に前後運動する．その疎と密の波の進む速さが音の速度と呼ばれるもので，普通記号 c で表す．正弦波形の波として，その周波数を f，その音波の波長を λ とすると

$$c = \lambda f$$

の関係がある．周波数 f の単位はヘルツ（Hz）で，これは 1 秒のサイクル数である．常温では 340m/秒として実用上支障ない．音波は空気に濃淡の波ができるのであるから，濃のところでは大気圧より少し圧力が上昇し，淡のところでは，大気圧より少し圧力が下がっている．こうした圧力の大小の波である．大気圧に比べて上下しているこの変化分は，いわば交流の波である．音圧というのは，この圧力変化のことをいう．音の強弱は音圧の大小により決まり，この単位を音圧レベルといい，デシベル（dB）で表す．一方，音の高低は 1 秒間に何回音波が振動するかによって決まり，その単位はヘルツ（Hz）で表される．

2）等感度曲線

人間の聴覚が感じる音の大きさは音圧レベルのみによって決まるものではなく，周波数などの影響も受ける．デシベル（dB）数が同じであっても周波数が異なれば人間は違った大きさの音として感じるわけである．そこで作成されたのが図 21-9 に示すような等感度曲線である．聴覚を基にした音のレベルの単位としてホンが出された．ホンは 1kHz における dB 値と定義されている．

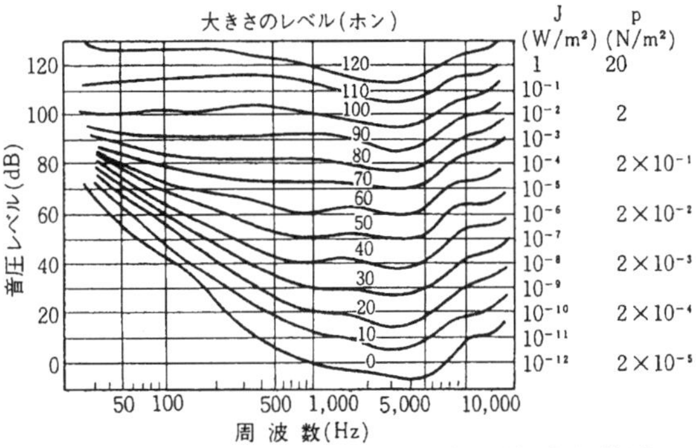

図 21-9　Fletcher と Munson の音の等感度曲線

3）騒音レベルの測定

騒音計は聴覚補正回路が組み込まれており，騒音計で音の大きさを測定し，これを音の大きさの実用レベルとしている．このように規格化された騒音計で測定したレベルを騒音レベルといっている．騒音計に組み込まれた聴覚補正回路にはA，B，Cの特性を有する3種類があるが，それぞれは，40ホン，70ホン，85ホンの等感度曲線に合わせたものである．3種類の回路のうちどれを使用したかによって測定値はホン（A），ホン（B），ホン（C）のように表し，音の大きさのレベルであるホンと区別している．

騒音レベルの測定：精密騒音計，指示騒音計，簡易騒音計を用いて測定する．また，測定対象の音がないときの騒音を**暗騒音**という．

4）騒音に関する環境基準

環境基本法第16条に基づき，政府は騒音にかかわる環境上の条件について生活環境を保全し，人の健康を保護するために維持されることが望ましい基準を，環境基準として次のように定めている．

まず地域の類型および時間の区分ごとに表21-7のように定められている．ただし，道路に面する地域は，表21-7によらず表21-8による．

表 21-7　騒音の環境基準

地域の類型	昼　間	夜　間
AA	50デシベル以下	40デシベル以下
AおよびB	55デシベル以下	45デシベル以下
C	60デシベル以下	55デシベル以下

(注) 1. AAをあてはめる地域は，療養施設が集合して設置される地域など特に静穏を要する地域.
2. Aをあてはめる地域は,主として住居地域.
3. Bをあてはめる地域は,相当数の住居と併せて商業，工業用等に供される地域.
4. AA,A,Bなどの地域の指定は,政令に基づき都道府県が行う.

表 21-8　道路に面する地域の騒音の環境基準

地域の区分	昼　間	夜　間
A地域のうち2車線以上の道路に面する地域	60デシベル以下	55デシベル以下
B地域のうち2車線以上の道路に面する地域およびC地域のうち車線を有する道路に面する地域	65デシベル以下	60デシベル以下

航空機騒音に関する環境基準

航空機騒音に関する環境基準は，表21-9のように昭和48年12月27日に決定された．なお1日当たりの離陸回数が10回以下の飛行場および離島にある飛行場周辺については，本基準は適用しない．基準値（単位 WECPNL）の測定，評価は次の方法によって行う．

① 測定は，原則として連続 7 日間行い，暗騒音より 10dB（A）以上大きい航空機騒音のピークレベル（dB（A））および航空機の機数を記録する．

表 21-9　航空機騒音にかかわる環境基準

地域の類型	基準値（単位　WECPNL）
I	70以下
II	75以下

（昭48. 12. 27環告154）

（注）　I をあてはめる地域は，専ら住居用に供される地域とし，II をあてはめる地域は，I 以外の地域であって通常の生活を保全する必要のある地域とする．I，II の決定は都道府県知事が行う．

② 測定は屋外で行い，測定点はその航空機騒音を代表すると認められる地点とする．

③ 測定時期は，航空機の飛行状況および風向等の気象条件を考慮して，その航空機騒音を代表すると認められる時期を選ぶ．

④ 航空機騒音の評価は，① のピークレベルおよび機数を次式に代入して，1 日ごとの値（WECPNL）を算出し，そのすべての値をパワー平均して行うものとする．

$$WECPNL = dB（A）+ 10\log_{10}N - 27$$

ただし，dB（A）は 1 日のすべてのピークレベルをパワー平均したもの，N は午前 0 時より 7 時までの間，午前 7 時より午後 7 時までの間，午後 7 時より午後 10 時までの間，午後 10 時より午後 12 時までの間の航空機の機数をそれぞれ N1，N2，N3，N4 とし，N＝N2＋3N3＋10（N1＋N4）の式より算出したものとする．

なおこの騒音基準は，第一種および第二種に属する大きな空港で 5〜10 年以内に達成するよう目標が定められている．

5）騒音の現状

騒音に関する苦情件数は，図 21-10　に示したように平成 10 年まで減少傾向であったがそれ以降増加している．主要発生源としては，工場・事業場や建設作業関連が挙げられる．また，近年問題視されている低周波騒音に関わる苦情も見受けられる．基準達成率は全国平均で約 90%となっており，航空機騒音に関わる環境基準達成率は，約 75%で推移している．

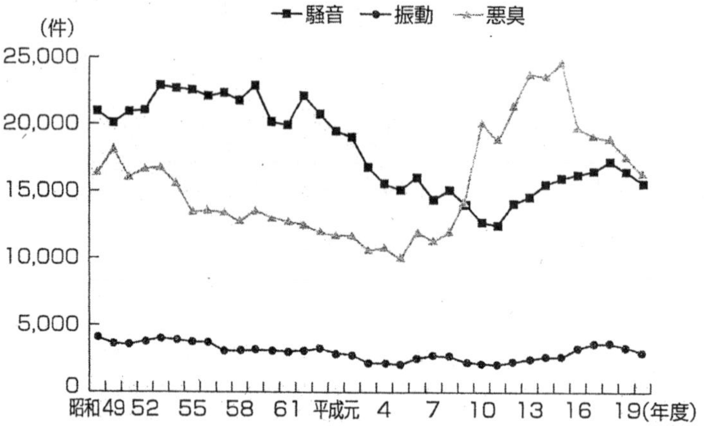

資料：環境省『騒音規制法施行状況調査』、『振動規制法施行状況調査』、『悪臭防止法施行状況調査』より作成

図 21-10　騒音・振動・悪臭に係る苦情件数の推移(昭和 49 年度～平成 20 年度)

6) 振動

振動は，振動数（Hz）や振動加速度レベル（dB）で表されるが，騒音と同様に人の感覚による差が大きく，不快感を与えるレベルが異なるため，感覚補正後の振動レベルとして dB で表す．振動には，交通に伴う全身振動の他，道路掘削従事者等が受ける局所振動があり，後者は職業病として知られている．

振動に関わる苦情は毎年約 4000 件で推移しており，その大部分は建設作業関連が占めている（図 21-10）．

7) 悪臭

においは，ヒトによりその感じ方が異なるものの，大きく「いいにおい」と「いやなにおい」に分かれる．悪臭とは後者を指し，その程度により日常生活にまで影響することから，我が国においては悪臭防止法により規制されている．悪臭防止法による規制対象物質としては，表 21-10 に示した 22 物質があり，事業所等の敷地境界線上の大気中濃度がその規制値とされている．従って事業所敷地内での濃度規制ではない点に注意が必要である．さらに，ヒトのにおいに対する感じ方の違いや複数のにおい物質による複合臭気なども考慮して，測定機器による濃度測定に加えて，人の臭覚による悪臭評価（臭気指数による評価）も取り入れられている．

悪臭苦情の件数は，平成 5 年度より平成 15 年度のピークまで年を追って増加し，平成 9 年度以降には騒音の苦情件数を上回って現在に至っている（図 21-10）．主な発生源は野外焼却関連である．

表 21-10　悪臭防止法における特定悪臭物質と敷地境界線規則基準値

特定悪臭物質名	敷地境界線基準値の範囲(ppm)
アンモニア	1　～ 5
メチルメルカプタン	0.002 ～ 0.01
硫化水素	0.02 ～ 0.2
硫化メチル	0.01 ～ 0.2
二硫化メチル	0.009 ～ 0.1
トリメチルアミン	0.005 ～ 0.07
アセトアルデヒド	0.05 ～ 0.5
プロピオンアルデヒド	0.05 ～ 0.5
ノルマルブチルアルデヒド	0.009 ～ 0.08
イソブチルアルデヒド	0.02 ～ 0.2
ノルマルバレルアルデヒド	0.009 ～ 0.05
イソバレルアルデヒド	0.003 ～ 0.01
イソブタノール	0.9 ～20
酢酸エチル	3 ～20
メチルイソブチルケトン	1 ～ 6
トルエン	10 ～60
スチレン	0.4 ～ 2
キシレン	1 ～ 5
プロピオン酸	0.03 ～ 0.2
ノルマル酪酸	0.001 ～ 0.006
ノルマル吉草酸	0.0009～ 0.004
イソ吉草酸	0.001 ～ 0.01

8) 近年問題になりつつある事項

a. ヒートアイランド現象

都市部の気温が郊外と比較して高くなる現象で，大都市を中心に生じている．原因として，都市部の地表面のアスファルト化，冷房の排熱の停留が挙げられている．

b. 光害（ひかりがい）

都市部における過剰な夜間照明により，ヒトの生活リズムや動植物の生育などに悪影響を及ぼす可能性が指摘されている．また，星が見えにくくなるなど天体観測に及ぼす障害も指摘されている．

第22章 廃棄物

22.1 廃棄物処理

人間活動に伴い発生するゴミすなわち廃棄物は生活が便利になるのと比例して増加してきた．これらの処分方法としては埋め立て，焼却があるが，近年のゴミの急激な増加のために前者は処分地の確保が困難になり，後者においてはダイオキシン問題により焼却炉の廃炉や休止が相次ぎ，また，新設炉についても厳しい規制のため処分量が制限されている．これらのことから，廃棄物についてはその排出量削減および分別処理ならびにリサイクルについて，我が国全体としての取り組みがなされている．

1）廃棄物の種類

一口でゴミといっても多種多様であり，これらを廃棄物という．廃棄物は図22-1に示すように分類され，我々にとって身近な廃棄物については法律（廃棄物の処理および清掃に関する法律「廃棄物処理法」）により**一般廃棄物**と**産業廃棄物**に大別されている．

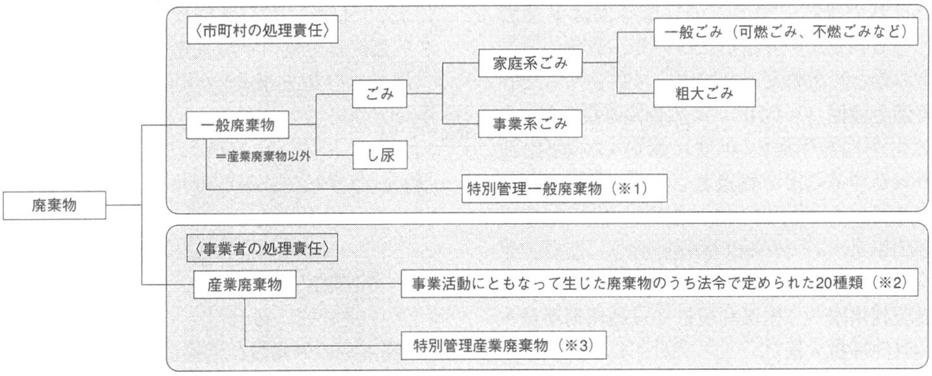

※1：爆発性、毒性、感染性その他の人の健康又は生活環境に係る被害を生ずるおそれのあるもの
※2：燃えがら、汚泥、廃油、廃アルカリ、廃プラスチック類、紙くず、木くず、繊維くず、動植物性残さ、動物系固形不要物、ゴムくず、金属くず、ガラスくず、コンクリートくず及び陶磁器くず、鉱さい、がれき類、動物のふん尿、動物の死体、ばいじん、上記19種類の産業廃棄物を処分するために処理したもの、他に輸入された廃棄物
※3：爆発性、毒性、感染性その他の人の健康又は生活環境に係る被害を生ずるおそれがあるもの
資料：環境省

平成20年度環境・循環型社会白書、p180、ぎょうせい

図22-1　廃棄物の分類

2）廃棄物の処理および問題点

a. 一般廃棄物の処理

一般廃棄物にはゴミとし尿があり，ゴミはさらに一般家庭系と事業系に分けられる．これら一般廃棄物については市町村が処理責任を有している．廃棄物の処理工程としては収集（分別を含む）→運搬→中間処理→最終処分が挙げられる．わが国では中間処理としては大半（総排出量の約 75%）が焼却され，埋め立てにより最終処分される廃棄物の量は 1/6～1/7 にまで減量化されている．しかし近年，焼却施設から発生するダイオキシンによる環境汚染とヒトに対する健康障害が問題となり，焼却施設について，ダイオキシン排出量についての厳しい法的規制が敷かれるようになった．このため，規制に適合しない焼却炉の廃炉や全国の小学校の焼却炉が使用停止されるなど，廃棄物の焼却による減量化が一時行き詰まった．しかしその後，基準適合焼却施設の新設や既設設備の基準適合施設への改修，分別収集の徹底ならびにリサイクルの積極的な導入と，人々の意識の高まりにより解消されつつある．巻末図 22-1 に一般廃棄物の排出量の年次推移を示した．この図より，年間総排出量（約 5000 万トン），1 人 1 日当たりのゴミ排出量（約 1100 グラム）ともに横ばいで推移していることがわかる．また，リサイクル率も年々上昇し，平成 17 年度は約 19%となっている．なお，一般廃棄物として分類されているし尿処理については，平成 20 年度における水洗化率が 90%超となっている．また，海洋投棄処分については平成 19 年度 2 月より廃止された．

b. 産業廃棄物の処理

産業廃棄物は事業者自らの責任において適正に処理しなければならない．なお，自前処理が困難な場合には知事の許可を得た産業廃棄物処理業者に処理を委託することも法的に認められている．近年，産業廃棄物の不法投棄など不適正処理防止のために**マニフェスト伝票方式**が取り入れられた．最近では電子マニフェストも導入されている．マニフェスト伝票方式の概略を図 22-2 に示した．また，産業廃棄物の排出量の年次推移を巻末図 22-2 に示した．

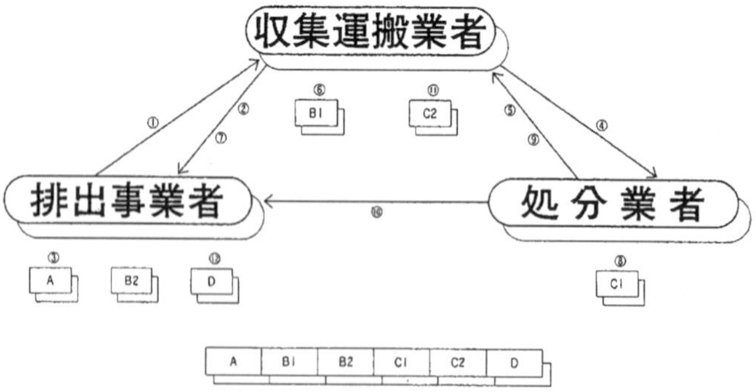

図 22-2　マニフェスト方式

A～Dは 6 枚一組の伝票（副表つき）
矢印は伝票の流れ
①・②…は伝票の流れの順序

c. 医療廃棄物の処理

病院など医療関係機関が事業活動により排出する廃棄物を**医療廃棄物**という．医療廃棄物も一般廃棄物と産業廃棄物に大別され，それぞれがさらに感染性廃棄物とその他の廃棄物に分類されている．また，一般廃棄物および産業廃棄物のなかに**特別管理廃棄物**が区分されており，感染性廃棄物はここに含まれる．感染性廃棄物とは，病院，診療所，試験研究機関，大学およびその付属研究機関などにおける感染性病原体が含まれ，もしくは付着している廃棄物やそのおそれがある廃棄物をいう．また，感染性廃棄物の運搬は，その旨の表示ラベルをつけた密閉容器により行わなければならない．

特別管理廃棄物については管理責任者の設置が義務づけられており，責任者は医師，歯科医師，薬剤師等の免許所持者あるいは厚生労働大臣が認定する講習修了者と規定されている．

3) 廃棄物の不法投棄とその防止

わが国の国内における廃棄物の不法投棄件数は，平成 10 年～13 年に 1000 件を超えていたが，産業廃棄物処理業の許可要件強化や罰則強化など法的規制整備によりそれ以降年を追って減少し，平成 18 年には約 500 件となっている．巻末図 22-3 に，最近の産業廃棄物不法投棄件数ならびに投棄量の推移を示した．

一方，有害物質を含む廃棄物が先進国から発展途上国に輸出され，環境汚染を引き起こす事例が過去に見られたことから，有害廃棄物の国際越境管理を目的とした「有害廃棄物の国境を越える移動及びその処分の規制に関するバーゼル条約」（**バーゼル条約**）が平成 4 年に制定された．

4) 廃棄物の発生抑制とリサイクル

我が国では，「資源の有効な利用の促進に関する法律」（資源有効利用促進法）に基づき廃棄物発生抑制に向けて，３Ｒ（リデュース Reduce，リユース Reuse，リサイクル Recycle）推進が実施されている．具体例としては「グリーン購入法」による「グリーン購入」が挙げられる．さらにリサイクル面では，平成 12 年に制定された「**循環型社会形成推進基本法**」に基づき，廃棄物については現在下記のリサイクル関連法が施行されている．

（１） 容器包装に関する分別収集及び商品化の促進に関する法律（容器包装リサイクル法）平成 7 年

（２）特定家庭用機器再商品化法（家電リサイクル法）平成 10 年

（３）建設工事に係る資材の再資源化等に関する法律（建設リサイクル法）平成 12 年

（４）食品循環資源の再利用率の促進に関する法律（食品リサイクル法）平成 12 年

（５）使用済自動車の再資源化等に関する法律（自動車リサイクル法）平成 14 年

さらに平成 13 年から，コンピュータ及び周辺機器についても資源有効利用促進法に基づきリサイクルが義務づけられている．我が国が掲げているゴミのフローと有効利用模式図を図 22-3 に示した．

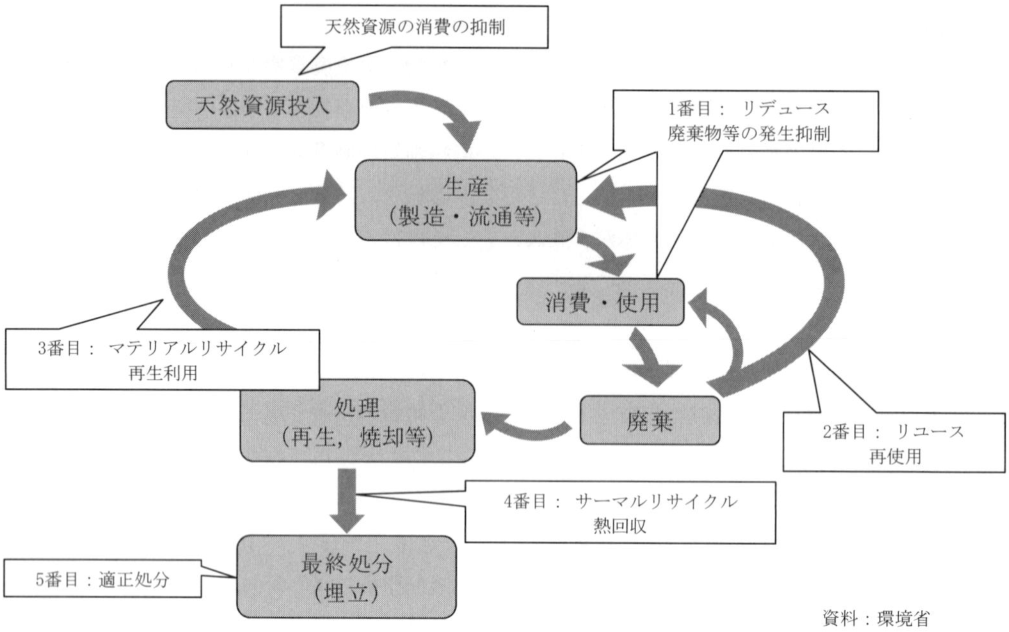

図 22-3　循環型社会の姿

また，事業者による化学物質の自主的管理の改善促進と，環境保全上の支障を未然に防止することを目的に，特定化学物質の環境への排出量の把握及び管理の改善の促進に関する法律（化学物質排出把握管理促進法 Pollutant Release and Transfer Register（PRTR 法））が平成 11 年に制定された.

この法律では，人の健康や生態系に有害な影響を及ぼすおそれがある等の性状を有し，環境中に広く存在すると認められる化学物質を第一種指定化学物質として指定し，事業者に，下記の PRTR 制度に基づく環境への排出量などの届出及び，化学物質の性状及び取扱いに関する情報 Material Safety Data Sheet（MSDS）提供を義務づけている.

a. PRTR 制度

PRTR 法に基づき，対象化学物質ごとに事業場から環境への排出量や廃棄物として処理さる量の正確な把握をするとともに，行政に報告する制度である.

我が国における第一種指定化学物質は，現在 354 種類であるが，欧米諸国では 500 種類以上が指定されている.

この制度の概要を図 22-4 に，制度に基づく移動・排出状況ならびに移動・排出量上位物質をそれぞれ巻末図 22-4 及び巻末表 21-1 に示した.

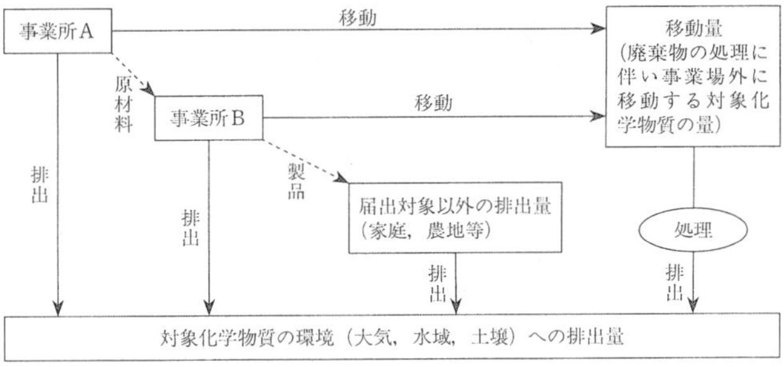

注　対象化学物質には非意図的な生成物も含まれる。

図 22-4　PRTR による排出量と移動量の把握

第23章 地球環境保全と法的規制

23.1 オゾン層破壊

1) フロンガスとは

低級炭化水素（メタンやエタン）の水素原子をフッ素や塩素などのハロゲン原子で置換した化合物で「クロロフルオロカーボン」が正式名である．フロンは「フロン 11」など通常番号をつけて呼ばれており，末尾の数字がフッ素原子の置換数を表している．常温で気体のフロン 11（$CFCl_3$），フロン 12（CF_2Cl_2），さらに液体で洗浄に使用されたフロン 113（$C_2F_3Cl_3$）をはじめ約 20 種類ある．なお，臭素が置換されているフロンは「ハロン」と呼ばれている．不燃性で，どんな割合で空気と混合しても引火爆発しない．熱に対しては安定で分解しにくく，化学的にもきわめて不活性である．通常の使用条件では，鉄，銅，スズ，アルミニウムなどに対し腐食性がない．電気抵抗が大きいため絶縁性に優れ，気化，液化が容易であり毒性も低いため，冷房用の冷媒，ヘアスプレーなどのエアゾル製品の噴射剤，精密機械の洗浄剤などに大量に使用されてきた．1986 年にはフロン 11，フロン 12 だけで世界で 80 万トン以上が生産され，その約 80%は欧米と日本で生産された．

2) フロンガスとオゾン層

地球を取り巻く大気の層は地表面に近い方から対流圏，成層圏と呼ばれている．その成層圏の下層部（高度約 25km 付近）にオゾン層と呼ばれるオゾンを多く含む層がある．このオゾン層は 290nm 以下の波長の紫外線を効率よく吸収するために，地球に到達する紫外線のうち波長が 290nm 以下の紫外線は地表面には到達しない．290nm 以下の紫外線（UVC）は生物にとって有害であり，微生物に対する殺菌作用のほか，DNA においてチミンダイマーを形成するなど遺伝子に作用して皮膚がんなどを引き起こすことが知られている．

米国環境保護局（EPA）は，オゾンが 2.5%減少すれば，皮膚がんの患者が年間で 15,000 人も増加すると予測している．また，紫外線の目に及ぼす影響も重大であり，白内障などが増える恐れもある．このことから，オゾン層は地球上の生命を守る防衛ゾーンともいえる．これらのことから，オゾン層を破壊するフロンガスの使用や製造の中止が世界的に決定された．

3）フロンガスによるオゾン層破壊のメカニズム

フロンガスはきわめて安定な物質で，大気中に放出されると徐々に成層圏にまで拡散する．大気中に放出されたフロンの寿命はフロン 11 で約 75 年，フロン 12 で約 110 年と長いうえに，地上から成層圏に達するまでに約 10 年かかるといわれている．成層圏に達したフロンガスはそこで紫外線の作用により分解され，塩素原子を放出する．この塩素原子がオゾンを酸素に分解するわけであるが，塩素原子 1 個で 1 万個以上のオゾン分子を分解するといわれている．次の化学反応式はフロン 11 によるオゾン分解の例を示している．

$$CFCl_3 \xrightarrow{UV} CFCl_2 + Cl$$
$$Cl + O_3 \longrightarrow ClO + O_2$$
$$ClO + O \longrightarrow Cl + O_2$$

4）オゾンの生成

地球上の生命にとってきわめて重要な役目を果たしている成層圏のオゾン層は，太陽光線により絶えず生成と分解を繰り返している．つまり，成層圏大気中の酸素分子が紫外線（波長 242nm 以下）を吸収して分解し，生じた酸素原子 O が O_2 と結合してオゾン分子を生成する．

$$O_2 \xrightarrow{UV} O + O$$
$$O + O_2 \longrightarrow O_3$$

オゾン分子は紫外線により酸素原子と酸素分子に分解し，この酸素原子が酸素分子と再び結合してオゾンに戻るが，その際に周囲の空気に熱を与えることになる．このプロセスが成層圏における熱源となっている．

23. 2　酸性雨

大気中に通常の状態で存在する約 350ppm の二酸化炭素（CO_2）が雨水に溶けて平衡状態になった場合，その pH は 5.6 になる．したがって，pH が 5.6 以下の雨水を酸性雨と定義している．しかし，実際に被害に結びつくのは pH が 4.0 以下の雨である．

1）酸性雨の生成

自然的および人為的な原因により汚染された大気内で形成される雲群内で生まれた雨水は，その中に硫酸，硝酸，ギ酸などの多くの化学物質を含んでいる．雨水の pH を低下させる主な化学物質は，硫酸と硝酸である．これらの原因物質の主なものとしては硫黄酸化物（SOx）と窒素酸化物（NOx）が挙げられる．これらの起源は，自然的なものとして火山からのガス噴出，人為的なものには化石燃料の燃焼がある．化石燃料には硫黄化合物が含まれており，石油中には硫黄分として0.5〜3.5%含まれている．この硫黄から燃焼により SOx が生成する．また，燃焼温度が1,500℃を超すと，空気中の酸素と窒素が反応して NO，NO_2 などの NOx が生成する．NOx は，自動車の高速走行時や家庭内での石油暖房機からも発生することが知られており，自動車（移動発生源）由来のものが大部分を占めている．大気中に放出された SOx や NOx などの一次物質は，大気中で気層反応や液層反応を通じて酸化され，硫酸や硝酸などの二次物質となる．

2）世界の酸性雨の状況

1950年代に，北および西ヨーロッパに展開された欧州大気化学観測網は，30年間にわたる測定値を供給した．その結果は，酸性雨が大幅で広範なものであり，年々拡大していくことを示した．北欧・北米諸国では，酸性雨の被害は森林の枯死や湖沼の酸性化による棲息魚類の死滅といった主に生態系への影響という形で現れている．旧西ドイツでは全国土の1/3を占める森林で，被害発現面積が1986年には55%と拡大した．このほかオランダ，スイス，フランスなどヨーロッパ各国で森林被害が報告されている．1960年代にスウェーデンの土壌学者 Oden は欧州における雨水成分のデータを基にし，スカンジナビア諸国の酸性雨の原因が，数百〜数千 km 離れた欧州各国から長距離輸送されて移流してくる大気汚染物質にあり，酸性雨は広域的な現象であることを示した．同様の汚染物質の長距離輸送による雨水の酸性化は，北米・カナダでも指摘されている．ヨーロッパ中部で排出された SO_2 は数百 km 離れたスウェーデンなどに被害をもたらしている．今，国際的に問題になっているのは，主に国境を越えた大気汚染物質の長距離輸送に基づく，酸性雨の長期的，慢性的暴露による被害である．

3）わが国における被害

わが国と北欧ではその被害状況が異なる．わが国での酸性雨の影響は降雨時に目や皮膚への刺激を訴える人体被害として現れた．日本における最初の被害は，1971年に東京で霧雨により10数人が目に刺さるような痛みを感じたといわれる事件から始まった．広域的には，1973年に静岡，山梨両県で霧雨が目にしみるとともに一部にのどの刺激や咳，さらにネギ，タバコ，キュウリ，ナスが茶褐色に枯れたと報告された．北欧，北米で指摘されている森林被害，水資源の被害は今のところわが国ではそれほど顕著ではない．この理由として，わが国の土壌は比較的酸性に強く，湖沼においても北欧や北米のそれらに比較して閉鎖系のものが少なく，湖沼水の交換が早いこと，さらには，脱硫装置や脱硝装置などの普及による，酸性雨の原因となる硫黄酸化物や窒素酸化物の大気中への放出が低減されていることなどがあげられる．また，わが国では酸性雨というよりは酸性霧による森林被害が目立っていることが特徴である．

4）酸性雨の防止対策

酸性雨の原因物質は硫黄酸化物と窒素酸化物である．これらの大気中への放出量を減らすことが唯一の防止対策となる．北欧・北米における防止対策は SO_2 の排出規制が当面の課題である．ヨーロッパ 9 か国とカナダの間で“30%クラブ”として有名になった協定が結ばれ，1993 年までに SO_2 の排出量を 80 年レベルの少なくとも 30%下げることが宣言された．一方，NOx の排出予測は SO_2 に比べて悲劇的である．その理由として NOx の主要な発生源である自動車走行台数の増加が挙げられる．日本は，SO_2 と NOx について世界でもっとも厳しい環境基準を持ち，それに対応して高度な排出対策が実施されてきた．発生源対策として経済的な排煙脱硫・脱硝装置の開発に加えて，省エネルギー，種々の物質のリサイクルや太陽エネルギーなどの利用による化石燃料消費削減が必要である．

23.3　地球温暖化

1860 年の産業革命以降，急激な経済成長とともに大気中の二酸化炭素やメタンなどの温室効果ガスが増加しており，地球の温暖化が進んでいる．この気温の上昇が，温室効果ガスの発生をいっそう加速している（表 23−1）．今や，地球の温暖化は世界における深刻な環境問題である．

表 23−1　人為的に排出される主要温室効果ガス

	CO_2	メタン	亜酸化窒素	CFC-11	CFC-22	CF_4
産業革命以前の濃度	280 ppmv	700 ppbv	275 ppbv	0	0	0
1994 年の濃度	358 ppmv	1,720 ppbv	312 ppbv	268 pptv	110 pptv	72 pptv
温暖化係数（100 年）（各温室効果ガスが 100 年間に及ぼす温暖化の効果（CO_2 を 1 とした場合））	1	21	310	3800	1500	6500

注：1992 ～ 93 年のデータからの 推計
ppmv は容積比で 100 万分の 1，ppbv は同 10 億分の 1，pptv は同 1 兆分の 1
資料：IPCC（1995）等より環境省作成

1）温室効果および温室効果ガス

温室効果とは，太陽の光で熱せられた地表から，赤外線の形で放出される熱を大気中の物質が効率よく吸収し，地表面へ再放射してもう一度暖めることを意味する．これに関わっているガスとしては，二酸化炭素，メタン，フロンや亜酸化窒素がある．これらのガスは，地表から放射される赤外線を吸収し，この作用が温室のガラスと同じように働くことから，**温室効果ガス**と呼ばれている．温室効果ガスの温暖化係数および温暖化に対する寄与率は図 23−1 に示す．

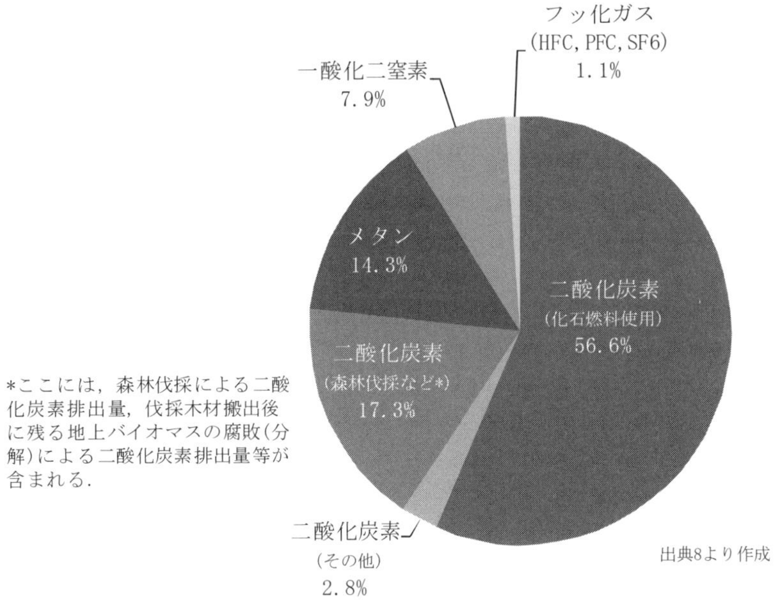

図 23-1　人為的起源温室効果ガス総排出量の内訳
(2004 年・二酸化炭素換算)

2) 地球の温暖化によりもたらされる問題

気温の上昇により両極の氷が溶け出すばかりでなく，海水そのものも膨張し海面が上昇する．この結果，海抜の低い陸地の多くが水没し，居住地の減少を引き起こす．また，現在の気候帯のシフトが起こり，穀倉地帯が減少するおそれもある．さらに，気温上昇によりウイルスやバクテリアの生息地域が拡大し，感染症の拡大も懸念される．

我が国でも，大雨の発生回数や真夏日の増加，梅や桜の開花時期が早まったり紅葉時期の遅延が予想されている．

3) 温暖化を防止するための対策

現在進行中の温暖化防止対策としては，大気中の温室効果ガスの増加をくい止めることである．とくに，温暖化に最も寄与率の高い二酸化炭素の排出抑制が必要である．つまり，二酸化炭素の最大排出源である化石燃料の燃焼を削減することが急務である．1997 年 12 月に京都で開催された第 3 回地球温暖化防止締約国会議（COP3）において，削減対象温室効果ガスとして 6 種類（二酸化炭素，メタン，パーフルオロカーボン，ハイドロフルオロカーボン，亜酸化窒素，六フッ化硫黄）が指定され，また，欧米，日本など先進諸国の削減目標が採択された（**京都議定書**）．ただし，温室効果ガスの主要な排出国であるアメリカやロシアなどが難色を示し，本議定書は2005年2月にロシアの批准によりようやく発効したもののアメリカは調印せず独自の温暖化防止対策をとっている．

一方，生態系の側からみると，陸生植物は光合成の過程で大気中の二酸化炭素を吸収する．したがって森林資源の保護も砂漠化の防止だけでなく温暖化防止の一助となる．その他，物理的，化学的，生物学的方法による二酸化炭素の固定化についての研究もさかんに行われている．

23.4 海洋汚染

我々の生活などにより環境中に排出された有害化学物質は，河川により海洋へと運搬されると同時に，一部は大気中に移行し世界中に運搬され最終的には海洋へと沈着する．このため，海洋はこれら有害物質や汚染物質の蓄積場所となり，そこに生息する生物群に少なからず影響を及ぼし，極端な場合には海洋における生態系を破壊する恐れがある．現在，有害物質による海洋汚染の進行が深刻化している．一例として PCB による海洋汚染についてみれば，海水中の PCB 濃度はそれほど高くないものの，アザラシやイルカといった生物ピラミッドの上位に位置する動物の体内には食物連鎖を通して高濃度の PCB が蓄積されている．PCB による汚染は海洋全体にわたるものである．

最近では，有機スズ化合物であるトリブチルスズオキシド（TBTO）による魚介類の汚染が問題となっている．これは，甲殻類や藻類の船底や漁網への付着防止の目的で塗料として使用されていたものである．本化合物はその毒性や蓄積性から化審法の第一種特定化学物質に平成 2 年から指定されている．また，近年油輸送タンカー事故による油流出事故がしばしば発生していることから，油による海洋汚染も注目されている．油汚染の除去には，これといった有効な方法が現在なく，また汚染が長時間にわたるため，海洋の生態系に及ぼす影響が懸念されている．また，海岸に漂着する油による砂浜の汚染も問題となっている．その他，プラスチックや有害廃棄物などによる汚染も無視できない．巻末表 23-1 および巻末表 23-2 は海上保安庁が確認した近年における海洋汚染の汚染物質別ならびに海域別発生確認件数である．海洋汚染の原因物質の約 1/3 は油であり，船舶からのものが大半を占めている．次いで廃棄物が約 1/4 を占めている。また，確認された漂流物の大部分は発泡スチロールやビニール類等の石油化学製品で占められている．

巻末表 1-1 エネルギー，たんぱく質，脂質，炭水化物，食物繊維の食事摂取基準[1]

栄養素 / 年齢	エネルギー（kcal/日） 推定エネルギー必要量 I	II	III	たんぱく質（g/日） 推定平均必要量	推奨量	目安量	炭水化物（%E）[2] 目標量（範囲）	食物繊維（g/日） 目標量
男性								
0～5（月）	－	550	－	－	－	10	－	－
6～8（月）	－	650	－	－	－	15	－	－
9～11（月）	－	700	－	－	－	25		
1～2（歳）	－	1,000	－	15	20	－	50以上70未満	－
3～5（歳）	－	1,300	－	20	25	－	50以上70未満	－
6～7（歳）	1,350	1,550	1,700	25	30	－	50以上70未満	－
8～9（歳）	1,600	1,800	2,050	30	40	－	50以上70未満	－
10～11（歳）	1,950	2,250	2,500	40	45	－	50以上70未満	－
12～14（歳）	2,200	2,500	2,750	45	60	－	50以上70未満	－
15～17（歳）	2,450	2,750	3,100	50	60	－	50以上70未満	－
18～29（歳）	2,250	2,650	3,000	50	60	－	50以上70未満	19以上
30～49（歳）	2,300	2,650	3,050	50	60	－	50以上70未満	19以上
50～69（歳）	2,100	2,450	2,800	50	60	－	50以上70未満	19以上
70以上（歳）[3]	1,850	2,200	2,500	50	60	－	50以上70未満	19以上
女性								
0～5（月）	－	500	－	－	－	10	－	－
6～8（月）	－	600	－	－	－	15	－	－
9～11（月）	－	650	－	－	－	25		
1～2（歳）	－	900	－	15	20	－	50以上70未満	－
3～5（歳）	－	1,250	－	20	25	－	50以上70未満	－
6～7（歳）	1,250	1,450	1,650	25	30	－	50以上70未満	－
8～9（歳）	1,500	1,700	1,900	30	40	－	50以上70未満	－
10～11（歳）	1,750	2,000	2,250	35	45	－	50以上70未満	－
12～14（歳）	2,000	2,250	2,550	45	55	－	50以上70未満	－
15～17（歳）	2,000	2,250	2,550	45	55	－	50以上70未満	－
18～29（歳）	1,700	1,950	2,250	40	50	－	50以上70未満	17以上
30～49（歳）	1,750	2,000	2,300	40	50	－	50以上70未満	17以上
50～69（歳）	1,650	1,950	2,200	40	50	－	50以上70未満	17以上
70以上（歳）[3]	1,450	1,700	2,000	40	50	－	50以上70未満	17以上
妊婦（付加量） 初期	+50	+50	+50	+0	+0	－	－	－
妊婦（付加量） 中期	+250	+250	+250	+5	+5	－		
妊婦（付加量） 末期	+450	+450	+450	+20	+25	－		
授乳婦（付加量）	+350	+350	+350	+15	+20	－	－	－

[1] 成人では，推定エネルギー必要量＝基礎代謝量（kcal/日）×身体活動レベルとして算定した．18～69歳では，身体活動レベル（メッツ値）はそれぞれⅠ＝1.50，Ⅱ＝1.75，Ⅲ＝2.00としたが，70歳以上では，それぞれⅠ＝1.45，Ⅱ＝1.70，Ⅲ＝1.95とした．

[2] 脂質または炭水化物の総エネルギーに占める割合．%エネルギーの略． アルコールに由来するエネルギーを含む．

[3] 主として，70～75歳ならびに自由な生活を営んでいる対象者に基づく報告から算定した．

巻末表1-2　脂質，脂肪酸，コレステロールの食事摂取基準

	脂質（%E）		飽和脂肪酸	n-6系脂肪酸		n-3系脂肪酸		コレステロール
年齢	目安量	目標量（範囲）	目標量（範囲）	目安量（g/日）	目標量（%E）	目安量	目標量[1]	目標量
男性								
0～5（月）	50	—	—	4	—	0.9	—	—
6～11（月）	40	—	—	5	—	0.9	—	—
1～2（歳）	—	20以上30未満	—	5	—	0.9	—	—
3～5（歳）	—	20以上30未満	—	7	—	1.2	—	—
6～7（歳）	—	20以上30未満	—	8	—	1.6	—	—
8～9（歳）	—	20以上30未満	—	9	—	1.7	—	—
10～11（歳）	—	20以上30未満	—	10	—	1.8	—	—
12～14（歳）	—	20以上30未満	—	11	—	2.1	—	—
15～17（歳）	—	20以上30未満	—	13	—	2.5	—	—
18～29（歳）	—	20以上30未満	4.5以上7.0未満	11	10未満	—	2.1以上	750未満
30～49（歳）	—	20以上25未満	4.5以上7.0未満	10	10未満	—	2.2以上	750未満
50～69（歳）	—	20以上25未満	4.5以上7.0未満	10	10未満	—	2.4以上	750未満
70以上（歳）	—	20以上25未満	4.5以上7.0未満	8	10未満	—	2.2以上	750未満
女性								
0～5（月）	50	—	—	4	—	0.9	—	—
6～11（月）	40	—	—	5	—	0.9	—	—
1～2（歳）	—	20以上30未満	—	5	—	0.9	—	—
3～5（歳）	—	20以上30未満	—	6	—	1.2	—	—
6～7（歳）	—	20以上30未満	—	7	—	1.3	—	—
8～9（歳）	—	20以上30未満	—	8	—	1.5	—	—
10～11（歳）	—	20以上30未満	—	9	—	1.7	—	—
12～14（歳）	—	20以上30未満	—	10	—	2.1	—	—
15～17（歳）	—	20以上30未満	—	11	—	2.1	—	—
18～29（歳）	—	20以上30未満	4.5以上7.0未満	9	10未満	—	1.8以上	600未満
30～49（歳）	—	20以上25未満	4.5以上7.0未満	9	10未満	—	1.8以上	600未満
50～69（歳）	—	20以上25未満	4.5以上7.0未満	8	10未満	—	2.1以上	600未満
70以上（歳）	—	20以上25未満	4.5以上7.0未満	7	10未満	—	1.8以上	600未満
妊婦（付加量）			—	+1	—	1.9		—
授乳婦（付加量）			—	+0	—	1.7		—

[1] 目標量では，EPA及びDHAを1g/日以上摂取することが望ましい．

巻末表 1-3　脂溶性ビタミンの食事摂取基準

栄養素／年齢	ビタミンA (μgRE/日)[1]				ビタミンD (μg/日)[4]		ビタミンE (mg/日)[5]		ビタミンK (mg/日)
	推定平均必要量[2]	推奨量[2]	目安量[3]	耐容上限量[3]	目安量	耐容上限量	目安量	耐容上限量	目安量
男性									
0～5 (月)	—	—	300	600	2.5 (5.0)	25	3.0	—	4
6～11 (月)	—	—	400	600	5.0 (5.0)	25	3.5	—	7
1～2 (歳)	300	400	—	600	2.5	25	3.5	150	25
3～5 (歳)	300	450	—	700	2.5	30	4.5	200	30
6～7 (歳)	300	450	—	900	2.5	30	5.0	300	40
8～9 (歳)	350	500	—	1,200	3.0	35	6.0	350	45
10～11 (歳)	450	600	—	1,500	3.5	35	6.5	450	55
12～14 (歳)	550	750	—	2,000	3.5	45	7.0	600	70
15～17 (歳)	650	900	—	2,500	4.5	50	8.0	750	80
18～29 (歳)	600	850	—	2,700	5.5	50	7.0	800	75
30～49 (歳)	600	850	—	2,700	5.5	50	7.0	900	75
50～69 (歳)	600	850	—	2,700	5.5	50	7.0	850	75
70以上 (歳)	550	800	—	2,700	5.5	50	7.0	750	75
女性									
0～5 (月)	—	—	300	600	2.5 (5.0)	25	3.0	—	4
6～11 (月)	—	—	400	600	5.0 (5.0)	25	3.5	—	7
1～2 (歳)	250	350	—	600	2.5	25	3.5	150	25
3～5 (歳)	300	450	—	700	2.5	30	4.5	200	30
6～7 (歳)	300	400	—	900	2.5	30	5.0	300	40
8～9 (歳)	350	500	—	1,200	3.0	35	5.5	350	45
10～11 (歳)	400	550	—	1,500	3.5	35	6.0	450	55
12～14 (歳)	500	700	—	2,000	3.5	45	7.0	600	65
15～17 (歳)	450	650	—	2,500	4.5	50	7.0	650	60
18～29 (歳)	450	650	—	2,700	5.5	50	6.5	650	60
30～49 (歳)	500	700	—	2,700	5.5	50	6.5	700	65
50～69 (歳)	500	700	—	2,700	5.5	50	6.5	700	65
70以上 (歳)	450	650	—	2,700	5.5	50	6.5	650	65
妊婦(付加量) 初期	+0	+0	—	—					
妊婦(付加量) 中期	+0	+0	—	—	+1.5	—	+0.0	—	+0
妊婦(付加量) 末期	+60	+80	—	—					
授乳婦 (付加量)	+300	+450	—	—	+2.5	—	+3.0	—	+0

[1] レチノール当量 (μgRe)＝レチノール(μg)＋β-カロテン(μg)/12＋α-カロテン(μg)/24＋β-クリプトキサンチン(μg)/24＋その他のプロビタミンAカロテノイド(μg)/24

[2] プロビタミンAカロテノイドを含む．　[3] プロビタミンAカロテノイドを含まない．

[4] 適度な日照を受ける環境にある乳児の目安量．(　)内は，日照を受ける機会が少ない乳児の目安量．

[5] α-トコフェロールについて算定した．α-トコフェロール以外は含んでいない．

巻末表 1-4　水溶性ビタミンの食事摂取基準（1）

栄養素 / 年齢	ビタミンB_1 (μgRE/日)[1]			ビタミンB_2 (μg/日)[1]			ナイアシン (mgNE/日)[1, 2]			
	推定平均必要量	推奨量	目安量	推定平均必要量	推奨量	目安量	推定平均必要量	推奨量	目安量	耐容上限量[3]
男性										
0～5（月）[4]	—	—	0.1	—	—	0.3	—	—	2	—
6～11（月）	—	—	0.3	—	—	0.4	—	—	3	—
1～2（歳）	0.5	0.5	—	0.5	0.6	—	5	6	—	60(15)
3～5（歳）	0.6	0.7	—	0.7	0.8	—	6	7	—	80(20)
6～7（歳）	0.7	0.8	—	0.8	0.9	—	7	9	—	100(30)
8～9（歳）	0.8	1.0	—	0.9	1.1	—	9	10	—	150(35)
10～11（歳）	1.0	1.2	—	1.1	1.4	—	11	13	—	200(45)
12～14（歳）	1.1	1.4	—	1.3	1.5	—	12	14	—	250(60)
15～17（歳）	1.2	1.5	—	1.4	1.7	—	13	16	—	300(70)
18～29（歳）	1.2	1.4	—	1.3	1.6	—	13	15	—	300(80)
30～49（歳）	1.2	1.4	—	1.3	1.6	—	13	15	—	350(85)
50～69（歳）	1.1	1.3	—	1.2	1.5	—	12	14	—	350(80)
70以上（歳）	1.0	1.2	—	1.1	1.3	—	11	13	—	300(75)
女性										
0～5（月）[4]	—	—	0.1	—	—	0.3	—	—	2	—
6～11（月）	—	—	0.3	—	—	0.4	—	—	3	—
1～2（歳）	0.4	0.5	—	0.5	0.5	—	4	5	—	60(15)
3～5（歳）	0.6	0.7	—	0.6	0.8	—	6	7	—	80(20)
6～7（歳）	0.7	0.8	—	0.7	0.9	—	7	8	—	100(30)
8～9（歳）	0.8	1.0	—	0.9	1.0	—	8	10	—	150(35)
10～11（歳）	0.9	1.1	—	1.0	1.2	—	10	12	—	150(45)
12～14（歳）	1.0	1.2	—	1.1	1.4	—	11	13	—	250(60)
15～17（歳）	1.0	1.2	—	1.1	1.4	—	11	13	—	250(65)
18～29（歳）	0.9	1.1	—	1.0	1.2	—	9	11	—	250(65)
30～49（歳）	0.9	1.1	—	1.0	1.2	—	10	12	—	250(65)
50～69（歳）	0.9	1.1	—	1.0	1.2	—	9	11	—	250(65)
70以上（歳）	0.8	0.9	—	0.9	1.0	—	8	10	—	250(60)
妊婦（付加量） 初期	+0.0	+0.0	—	+0.0	+0.0	—				
妊婦（付加量） 中期	+0.1	+0.1	—	+0.1	+0.2	—	+0	+0	—	—
妊婦（付加量） 末期	+0.2	+0.2	—	+0.2	+0.3	—				
授乳婦（付加量）	+0.2	+0.2	—	+0.3	+0.4	—	+3	+3	—	—

[1] 身体活動レベルIIの推定エネルギー必要量を用いて算定した.

[2] NE＝ナイアシン当量＝ナイアシン＋1/60 トリプトファン.

[3] 耐容上限量はニコチンアミドの mg 量,（　）内は, ニコチン酸の mg 当量.
基準体重を用いて算定した.

[4] mg/日

巻末表 1-5　水溶性ビタミンの食事摂取基準（2）

栄養素／年齢	ビタミンB_6 (mg/日)[1]				ビタミンB_{12} (μg/日)			葉　酸 (μg/日)[3]			
	推定平均必要量	推奨量	目安量	耐容上限量[2]	推定平均必要量	推奨量	目安量	推定平均必要量	推奨量	目安量	耐容上限量[4]
男性											
0～5（月）	—	—	0.2	—	—	—	0.4	—	—	40	—
6～11（月）	—	—	0.3	—	—	—	0.6	—	—	65	—
1～2（歳）	0.4	0.5	—	10	0.8	0.9	—	80	100	—	300
3～5（歳）	0.5	0.6	—	15	0.9	1.1	—	90	110	—	400
6～7（歳）	0.7	0.8	—	20	1.1	1.4	—	110	140	—	600
8～9（歳）	0.8	0.9	—	25	1.3	1.6	—	130	160	—	700
10～11（歳）	0.9	1.0	—	30	1.6	1.9	—	160	190	—	900
12～14（歳）	1.0	1.3	—	40	2.0	2.4	—	200	240	—	1,200
15～17（歳）	1.1	1.4	—	50	2.0	2.4	—	200	240	—	1,300
18～29（歳）	1.1	1.4	—	55	2.0	2.4	—	200	240	—	1,300
30～49（歳）	1.1	1.4	—	60	2.0	2.4	—	200	240	—	1,400
50～69（歳）	1.1	1.4	—	55	2.0	2.4	—	200	240	—	1,400
70以上（歳）	1.1	1.4	—	50	2.0	2.4	—	200	240	—	1,300
女性											
0～5（月）	—	—	0.2	—	—	—	0.4	—	—	40	—
6～11（月）	—	—	0.3	—	—	—	0.6	—	—	60	—
1～2（歳）	0.4	0.5	—	10	0.8	0.9	—	80	100	—	300
3～5（歳）	0.5	0.6	—	15	0.9	1.1	—	90	110	—	400
6～7（歳）	0.6	0.7	—	20	1.1	1.4	—	110	140	—	600
8～9（歳）	0.8	0.9	—	25	1.3	1.6	—	130	160	—	700
10～11（歳）	0.9	1.0	—	30	1.6	1.9	—	160	190	—	900
12～14（歳）	1.0	1.3	—	40	2.0	2.4	—	200	240	—	1,200
15～17（歳）	1.0	1.3	—	45	2.0	2.4	—	200	240	—	1,300
18～29（歳）	1.0	1.1	—	45	2.0	2.4	—	200	240	—	1,300
30～49（歳）	1.0	1.1	—	45	2.0	2.4	—	200	240	—	1,400
50～69（歳）	1.0	1.1	—	45	2.0	2.4	—	200	240	—	1,400
70以上（歳）	1.0	1.1	—	40	2.0	2.4	—	200	240	—	1,300
妊婦（付加量） 初期／中期／末期	+0.7	+0.8	—	—	+0.3	+0.4	—	+200	+240	—	—
授乳婦（付加量）	+0.3	+0.3	—	—	+0.7	+0.8	—	+80	+100	—	—

[1] たんぱく質食事摂取基準の推奨量を用いて算定した（妊婦・授乳婦の付加量は除く）.

[2] 食事性ビタミンB_6の量ではなく，ピリドキシンとしての量である.

[3] 妊娠を計画している女性，または，妊娠の可能性がある女性は，神経管閉鎖障害のリスクの低減のために，付加的に400μg/日のプテロイルモノグルタミン酸の摂取が望まれる.

[4] 耐容上限量は，プテロイルモノグルタミン酸の量として算定した.

巻末表 1-6　水溶性ビタミンの食事摂取基準（3）

栄養素／年齢		パントテン酸(mg/日)	ビオチン(μg/日)	ビタミンC (mg/日)		
		目安量	目安量	推定平均必要量	推奨量	目安量
男性						
0～5（月）		4	4	—	—	40
6～11（月）		5	10	—	—	40
1～2（歳）		3	20	35	40	—
3～5（歳）		4	25	40	45	—
6～7（歳）		5	30	45	55	—
8～9（歳）		6	35	55	65	—
10～11（歳）		7	40	65	80	—
12～14（歳）		7	50	85	100	—
15～17（歳）		7	50	85	100	—
18～29（歳）		5	50	85	100	—
30～49（歳）		5	50	85	100	—
50～69（歳）		6	50	85	100	—
70以上（歳）		6	50	85	100	—
女性						
0～5（月）		4	4	—	—	40
6～11（月）		5	10	—	—	60
1～2（歳）		3	20	35	40	—
3～5（歳）		4	25	40	45	—
6～7（歳）		5	30	45	55	—
8～9（歳）		5	35	55	65	—
10～11（歳）		6	40	65	80	—
12～14（歳）		6	50	85	100	—
15～17（歳）		5	50	85	100	—
18～29（歳）		5	50	85	100	—
30～49（歳）		5	50	85	100	—
50～69（歳）		5	50	85	100	—
70以上（歳）		5	50	85	100	—
妊婦（付加量）	初期	+1	+2	+10	+10	—
	中期					
	末期					
授乳婦（付加量）		+1	+5	+40	+50	—

巻末表 1-7　ミネラルの食事摂取基準（1）

栄養素／年齢	ナトリウム (mg/日)[1]			カリウム (mg/日)		カルシウム (mg/日)[3]			
	推定平均必要量	目安量	目標量[3]	目安量[2]	目標量[3]	推定平均必要量	推奨量	目安量	耐容上限量
男性									
0～5 (月)	―	100(0.3)	―	400	―	―	―	200	―
6～11 (月)	―	600(1.5)	―	700	―	―	―	250	―
1～2 (歳)	―	―	(4.0未満)	900	―	350	400	―	―
3～5 (歳)	―	―	(5.0未満)	1,000	―	500	600	―	―
6～7 (歳)	―	―	(6.0未満)	1,300	―	500	600	―	―
8～9 (歳)	―	―	(7.0未満)	1,500	―	550	650	―	―
10～11 (歳)	―	―	(8.0未満)	1,900	―	600	700	―	―
12～14 (歳)	―	―	(9.0未満)	2,300	―	800	1,000	―	―
15～17 (歳)	―	―	(9.0未満)	2,700	―	650	800	―	―
18～29 (歳)	600(1.5)	―	(9.0未満)	2,500	2,800	650	800	―	2,300
30～49 (歳)	600(1.5)	―	(9.0未満)	2,500	2,900	550	650	―	2,300
50～69 (歳)	600(1.5)	―	(9.0未満)	2,500	3,000	600	700	―	2,300
70以上 (歳)	600(1.5)	―	(9.0未満)	2,500	3,000	600	700	―	2,300
女性									
0～5 (月)	―	100(0.3)	―	400	―	―	―	200	―
6～11 (月)	―	600(1.5)	―	700	―	―	―	250	―
1～2 (歳)	―	―	(4.0未満)	800	―	350	400	―	―
3～5 (歳)	―	―	(5.0未満)	1,000	―	450	550	―	―
6～7 (歳)	―	―	(6.0未満)	1,200	―	450	550	―	―
8～9 (歳)	―	―	(7.0未満)	1,400	―	600	750	―	―
10～11 (歳)	―	―	(7.5未満)	1,700	―	600	700	―	―
12～14 (歳)	―	―	(7.5未満)	2,100	―	650	800	―	―
15～17 (歳)	―	―	(7.5未満)	2,000	―	550	650	―	―
18～29 (歳)	600(1.5)	―	(7.5未満)	2,000	2,700	550	650	―	2,300
30～49 (歳)	600(1.5)	―	(7.5未満)	2,000	2,800	550	650	―	2,300
50～69 (歳)	600(1.5)	―	(7.5未満)	2,000	3,000	550	650	―	2,300
70以上 (歳)	600(1.5)	―	(7.5未満)	2,000	2,900	500	600	―	2,300
妊婦(付加量) 初期・中期・末期	―	―	―	+0	―	+0	+0	―	―
授乳婦 (付加量)	―	―	―	+400	―	+0	+0	―	―

[1]（ ）は食塩相当量（g/日）

[2]体内のカリウム平衡を維持するために適正と考えられる値と現在の日本人の摂取量を考慮して目安量として設定した.

[3]高血圧の一時予防を積極的に進める観点から設定した.

巻末表 1-8　ミネラルの食事摂取基準（2）

栄養素 / 年齢	マグネシウム (mg/日)				リン (mg/日)		鉄 (mg/日)[2]			
	推定平均必要量	推奨量	目安量	耐容上限量[1]	目安量	耐容上限量	推定平均必要量[3]	推奨量[3]	目安量	耐容上限量
男性										
0～5（月）	—	—	20	—	120	—	—	—	0.5	—
6～11（月）	—	—	60	—	260	—	3.5	5.0	—	—
1～2（歳）	60	70	—	—	600	—	3.0	4.0	—	25
3～5（歳）	80	100	—	—	800	—	4.0	5.5	—	25
6～7（歳）	110	130	—	—	900	—	4.5	6.5	—	30
8～9（歳）	140	170	—	—	1,100	—	6.0	8.5	—	35
10～11（歳）	180	210	—	—	1,200	—	7.0	10.0	—	35
12～14（歳）	240	290	—	—	1,200	—	8.0	11.0	—	50
15～17（歳）	290	350	—	—	1,200	—	8.0	9.5	—	45
18～29（歳）	280	340	—	—	1,000	3,000	6.0	7.0	—	50
30～49（歳）	310	370	—	—	1,000	3,000	6.5	7.5	—	55
50～69（歳）	290	350	—	—	1,000	3,000	6.0	7.5	—	50
70以上（歳）	270	320	—	—	1,000	3,000	6.0	7.0	—	55
女性										
0～5（月）	—	—	20	—	120	—	—	—	0.5	—
6～11（月）	—	—	60	—	260	—	3.5	4.5	—	—
1～2（歳）	60	70	—	—	600	—	3.0	4.5	—	20
3～5（歳）	80	100	—	—	700	—	4.0	5.5	—	25
6～7（歳）	110	130	—	—	900	—	4.5	6.5	—	30
8～9（歳）	140	160	—	—	1,000	—	5.5	8.0	—	35
10～11（歳）	170	210	—	—	1,100	—	6.5(9.5)	9.5(13.5)	—	35
12～14（歳）	230	280	—	—	1,100	—	7.0(10.0)	10.0(14.0)	—	45
15～17（歳）	250	300	—	—	1,000	—	5.5(8.5)	7.0(10.5)	—	40
18～29（歳）	230	270	—	—	900	3,000	5.0(8.5)	6.0(10.5)	—	40
30～49（歳）	240	290	—	—	900	3,000	5.5(9.0)	6.5(11.0)	—	40
50～69（歳）	240	290	—	—	900	3,000	5.5(9.0)	6.5(11.0)	—	45
70以上（歳）	220	260	—	—	900	3,000	5.0	6.0	—	40
妊婦（付加量） 初期	+30	+40	—	—	+0	—	+2.0	+2.5	—	—
妊婦（付加量） 中期							+12.5	+15.0		
妊婦（付加量） 末期							+12.5	+15.0		
授乳婦（付加量）	+0	+0	—	—	+0	—	+2.0	+2.5	—	—

[1] 通常の食品からの摂取の場合，耐容上限量は設定しない．通常の食品以外からの摂取量の耐容上限量は，成人の場合350mg/日，小児では5mg/kg 体重/日とする．

[2] 過多月経（月経出血量が 80mL/回以上）の人を除外して策定した．

[3] ( )の数値は，月経のある場合．

巻末表 1-9　ミネラルの食事摂取基準（3）

栄養素 / 年齢	亜鉛 (mg/日) 推定平均必要量	亜鉛 推奨量	亜鉛 目安量	亜鉛 耐容上限量	銅 (mg/日) 推定平均必要量	銅 推奨量	銅 目安量	銅 耐容上限量	マンガン (mg/日) 目安量	マンガン 耐容上限量
男性										
0～5（月）	—	—	2	—	—	—	0.3	—	0.01	—
6～11（月）	—	—	3	—	—	—	0.3	—	0.5	—
1～2（歳）	4	5	—	—	0.2	0.3	—	—	1.5	—
3～5（歳）	5	6	—	—	0.3	0.3	—	—	1.5	—
6～7（歳）	6	7	—	—	0.3	0.4	—	—	2.0	—
8～9（歳）	7	8	—	—	0.4	0.5	—	—	2.5	—
10～11（歳）	8	10	—	—	0.5	0.6	—	—	3.0	—
12～14（歳）	9	11	—	—	0.6	0.8	—	—	4.0	—
15～17（歳）	11	13	—	—	0.7	0.9	—	—	4.5	—
18～29（歳）	10	12	—	40	0.7	0.9		10	4.0	11
30～49（歳）	10	12	—	45	0.7	0.9		10	4.0	11
50～69（歳）	10	12	—	45	0.7	0.9		10	4.0	11
70以上（歳）	9	11	—	40	0.6	0.8		10	4.0	11
女性										
0～5（月）	—	—	2	—	—	—	0.3	—	0.01	—
6～11（月）	—	—	3	—	—	—	0.3	—	0.5	—
1～2（歳）	4	5	—	—	0.2	0.3	—	—	1.5	—
3～5（歳）	5	6	—	—	0.3	0.3	—	—	1.5	—
6～7（歳）	6	7	—	—	0.3	0.4	—	—	2.0	—
8～9（歳）	7	8	—	—	0.4	0.5	—	—	2.5	—
10～11（歳）	8	10	—	—	0.5	0.6	—	—	3.0	—
12～14（歳）	8	9	—	—	0.6	0.8	—	—	3.5	—
15～17（歳）	7	9	—	—	0.6	0.7	—	—	3.5	—
18～29（歳）	7	9	—	35	0.6	0.7	—	10	3.5	11
30～49（歳）	8	9	—	35	0.6	0.7	—	10	3.5	11
50～69（歳）	8	9	—	35	0.6	0.7	—	10	3.5	11
70以上（歳）	7	9	—	30	0.5	0.7	—	10	3.5	11
妊婦（付加量） 初期 中期 末期	+1	+2	—	—	+0.1	+0.1	—	—	+0	—
授乳婦（付加量）	+3	+3	—	—	+0.5	+0.6	—		+0	—

巻末表 1-10　ミネラルの食事摂取基準（4）

栄養素 / 年齢	ヨウ素 (μg/日)				セレン (μg/日)				クロム (mg/日)[1]		
	推定平均必要量	推奨量	目安量	耐容上限量	推定平均必要量	推奨量	目安量	耐容上限量	推定平均必要量	推奨量	目安量
男性											
0～5（月）	−	−	100	250	−	−	15	−	−	−	0.8
6～11（月）	−	−	130	250	−	−	15	−	−	−	1.0
1～2（歳）	35	50	−	250	10	10	−	50	−	−	−
3～5（歳）	45	60	−	350	10	15	−	70	−	−	−
6～7（歳）	55	75	−	500	15	15	−	100	−	−	−
8～9（歳）	65	90	−	500	15	20	−	120	−	−	−
10～11（歳）	75	110	−	500	20	25	−	160	−	−	−
12～14（歳）	95	130	−	1,300	25	30	−	210	−	−	−
15～17（歳）	100	140	−	2,100	25	35	−	260	−	−	−
18～29（歳）	95	130	−	2,200	25	30		280	35	40	−
30～49（歳）	95	130	−	2,200	25	30		300	35	40	−
50～69（歳）	95	130	−	2,200	25	30		280	30	40	−
70以上（歳）	95	130	−	2,200	25	30		260	30	35	−
女性											
0～5（月）	−	−	100	250	−	−	15	−	−	−	0.8
6～11（月）	−	−	130	250	−	−	15	−	−	−	1.0
1～2（歳）	35	50	−	250	10	10	−	50	−	−	−
3～5（歳）	45	60	−	350	10	15	−	70	−	−	−
6～7（歳）	55	75	−	500	15	15	−	100	−	−	−
8～9（歳）	65	90	−	500	15	20	−	120	−	−	−
10～11（歳）	75	110	−	500	20	20	−	150	−	−	−
12～14（歳）	95	130	−	1,300	20	25	−	200	−	−	−
15～17（歳）	100	140	−	2,100	20	25	−	220	−	−	−
18～29（歳）	95	130	−	2,200	20	25	−	220	25	30	
30～49（歳）	95	130	−	2,200	20	25	−	230	25	30	
50～69（歳）	95	130	−	2,200	20	25	−	230	25	30	−
70以上（歳）	95	130	−	2,200	20	25	−	210	20	25	−
妊婦（付加量）初期／中期／末期	+75	+110	−	−	+5	+5	−	−	−	−	−
授乳婦（付加量）	+100	+140	−	−	+15	+20	−	−	−	−	−

1 身体活動レベルⅡの推定エネルギー必要量を用いて算定した．

巻末表 1-11　ミネラルの食事摂取基準（5）

栄養素 / 年齢		モリブデン (μg/日)			
		推定平均必要量	推奨量	目安量	耐容上限量
男性					
0～5（月）		—	—	2	—
6～11（月）		—	—	3	—
1～2（歳）		—	—	—	—
3～5（歳）		—	—	—	—
6～7（歳）		—	—	—	—
8～9（歳）		—	—	—	—
10～11（歳）		—	—	—	—
12～14（歳）		—	—	—	—
15～17（歳）		—	—	—	—
18～29（歳）		20	25	—	550
30～49（歳）		25	35	—	600
50～69（歳）		20	25	—	600
70以上（歳）		20	25	—	550
女性					
0～5（月）		—	—	2	—
6～11（月）		—	—	3	—
1～2（歳）		—	—	—	—
3～5（歳）		—	—	—	—
6～7（歳）		—	—	—	—
8～9（歳）		—	—	—	—
10～11（歳）		—	—	—	—
12～14（歳）		—	—	—	—
15～17（歳）		—	—	—	—
18～29（歳）		20	20	—	450
30～49（歳）		20	25	—	500
50～69（歳）		20	25	—	500
70以上（歳）		20	20	—	450
妊婦（付加量）	初期	—	—	—	—
	中期				
	末期				
授乳婦（付加量）		+3	+3	—	—

1 身体活動レベルⅡの推定エネルギー必要量を用いて算定した.

巻末表 1-12　3メッツ以上の生活活動と運動（健康づくりのための運動基準 2006 から引用）[1]

メッツ	身体活動量の基準値の計算に含まれる活動内容
3.0	普通歩行（平地，67m/分，幼い子供・犬を連れて，買い物など），釣り（2.5（船で座って）～6.0（渓流フィッシング）），屋内の掃除，家財道具の片付け，大工仕事，梱包，ギター:ロック（立位），車の荷物の積み下ろし，階段を下りる，子供の世話（立位）
3.3	歩行（平地，81m/分，通勤時など），カーペット掃き，フロア掃き
3.5	モップ，掃除機，箱詰め作業，軽い荷物運び，電気関係の仕事:配管工事
3.8	やや速歩（平地，やや速めに= 94m/分），床磨き，風呂掃除
4.0	速歩（平地，95～100m/分程度），自転車に乗る:16km/時未満，レジャー，通勤，子供と遊ぶ・動物の世話（徒歩/走る，中強度），屋根の雪下ろし，ドラム，車椅子を押す，子供と遊ぶ（歩く/走る，中強度）
4.5	苗木の植栽，庭の草むしり，耕作，農作業:家畜に餌を与える
5.0	子供と遊ぶ，動物の世話（歩く/走る，活発に），かなり速歩（平地，速く=107m/分）
5.5	芝刈り（電動芝刈り機を使って，歩きながら）
6.0	家具，家財道具の移動・運搬，スコップで雪かきをする
8.0	運搬（重い負荷），農作業:干し草をまとめる，納屋の掃除，養鶏，活発な活動，階段を上がる
9.0	荷物を運ぶ:上の階へ運ぶ
メッツ	運動量の基準値の計算に含まれる活動内容
3.0	自転車エルゴメーター:50ワット，とても軽い活動，ウェイトトレーニング（軽・中等度），ボーリング，フリスビー，バレーボール
3.5	体操（家で．軽・中等度），ゴルフ（カートを使って．待ち時間を除く．脚注参照）
3.8	やや速歩（平地，やや速めに=94m/分）
4.0	速歩（平地, 95～100m/分程度），水中運動，水中で柔軟体操，卓球，太極拳，アクアビクス，水中体操
4.5	バドミントン，ゴルフ（クラブを自分で運ぶ．待ち時間を除く．脚注参照）
4.8	バレエ，モダン，ツイスト，ジャズ，タップ
5.0	ソフトボールまたは野球，子供の遊び（石蹴り，ドッジボール，遊戯具，ビー玉遊びなど），かなり速歩（平地，速く＝107m/分）
5.5	自転車エルゴメーター:100ワット，軽い活動
6.0	ウェイトトレーニング（高強度，パワーリフティング，ボディビル），美容体操，ジャズダンス，ジョギングと歩行の組み合わせ（ジョギングは10分以下），バスケットボール，スイミング:ゆっくりしたストローク
6.5	エアロビクス
7.0	ジョギング，サッカー，テニス，水泳:背泳，スケート，スキー
7.5	山を登る:約1～2kgの荷物を背負って
8.0	サイクリング（約20km/時），ランニング:134m/分，水泳:クロール，ゆっくり（約45m/分），軽度～中強度
10.0	ランニング:161m/分，柔道，柔術，空手，キックボクシング，テコンドー，ラグビー，水泳:平泳ぎ
11.0	水泳:バタフライ，水泳:クロール，速い（約70m/分），活発な活動
15.0	ランニング：階段を上がる．

Ainsworth BE, Haskell WL, Whitt, MC, et al. Compendium of Physical Activities: An update of activity codes and MET intensities. Medicine and Science in Sports and Exercise, 2000;32 (Suppl) :S498-S516.

注1: 同一活動に複数の値が存在する場合は，競技より余暇活動時の値とするなど，頻度の多いと考えられる値を掲載してある．

注 2: それぞれの値は，当該活動中の値であり，休憩中などは含まない．例えば，カートを使ったゴルフの場合，4 時間のうち 2 時間が待ち時間とすると，3.5 メッツ×2 時間=7 メッツ・時となる．

巻末表 1-13　国民栄養調査による国民１人当たりの栄養素等摂取量[1]

年　度	1980	1990	1995	2000	2005	2006	2007	食事摂取基準[2]
エネルギー　kcal	2,119	2,026	2,042	1,948	1904	1,891	1,898	2,650
たんぱく質　g	78.7	78.7	81.5	77.7	71.1	69.8	69.8	60（推奨量）
うち動物性　g	39.2	41.4	44.4	41.7	38.3	37.5	38.0	総量の50%以下
脂質　g	55.6	56.9	59.9	57.4	53.9	54.1	55.1	
うち動物性　g	26.9	27.5	29.8	28.8	27.3	27.3	27.1	総量の50%以下
炭水化物　g	309	287	280	266	267.4	264.4	264.1	
食塩　g	12.9	12.5	13.2	12.3	11.0	10.8	10.6	9.0未満（目標量）
カリウム　mg					2,392	2,334	2,306	2,500（目安量）
カルシウム　mg	539	531	585	547	546	540	531	800（推奨量）
マグネシウム　mg					256	249	247	340（推奨量）
リン　mg					1,018	1,004	1,000	1,000（目安量）
鉄　mg	10.4	11.1	11.8	11.3	8.1	8.0	7.9	7.0（推奨量）
亜鉛　mg					8.3	8.3	8.2	12（推奨量）
銅　mg					1.20	1.18	1.16	0.9（推奨量）
ビタミンA　μgRE	1,986[3]	2,567[3]	2,840[3]	2,654[3]	604	596	615	850（推奨量）
ビタミンD　μg					7.9	7.9	7.6	5.5（目安量）
ビタミンE　μg-α-TE					8.8	8.9	8.6	7.0（目安量）
ビタミンK　μg					247	246	235	75（目安量）
ビタミンB_1　mg	1.37	1.23	1.22	1.17	1.44	1.49	1.43	1.4（推奨量）
ビタミンB_2　mg	1.21	1.33	1.47	1.40	1.42	1.46	1.46	1.6（推奨量）
ナイアシン　μgNE					15.4	14.8	15.0	15（推奨量）
ビタミンB_6　mg					1.80	1.73	1.67	1.4（推奨量）
ビタミンB_{12}　μg					7.2	6.9	7.1	2.4（推奨量）
葉酸　μg					309	306	299	240（推奨量）
パントテン酸　mg					5.55	5.49	5.46	5（目安量）
ビタミンC　mg	123	120	135	128	124	113	113	100（推奨量）
コレステロール　mg					318	323	323	750未満（目標量）
食物繊維総量　g					15.2	14.2	14.6	19以上（目標量）
たんぱく質　%E	14.9	15.5	16.0	16.0	14.9	14.9	14.9	13～15%
脂質　%E	23.6	25.3	26.4	26.3	25.3	25.5	25.8	20%以上30%未満
炭水化物　%E	61.6	59.2	57.6	57.7	59.7	59.6	59.3	50%以上70%未満

[1]1975～1995年度は第一出版，平成18，19年度は厚生労働省報告（website）から引用.
[2]参考値として年齢18～29の男性の食事摂取基準（エネルギーは身体活動レベルIIの値. 推奨量または目安量）を示した. ただし，脂質および炭水化物のエネルギー比率(%E）については目標量，たんぱく質については従来，目標としていたエネルギー比率(%E）を示す. [3]国際単位IU（1 IU＝0.3 μgRE）で表示.

巻末表1-14　ビタミン，ミネラル含量の多い食品[1]

成 分	含量の高い食品（具体例，食品可食部100 g当りの含量）
ビタミン：	
A, mgRE[2]	肝，野菜など：鶏肝(生) ,14；豚肝(生) ,13；あんこうの肝(生) ,8.3；しそ葉(生) ,1.8.
D, mg	魚類など：あんこうの肝(生) ,110；しらす干し(半乾燥) ,61；鰯丸干し,50；身欠きにしん,50.
E , mg	油，魚卵，種実類など：ひまわり油,39.2；綿実油,31.1；すじこ,10.6；アーモンド(乾) ,31.2.
K, mg	納豆，青菜など：納豆(挽きわり) ,1.3；パセリ(葉，生) ,0.85；しそ葉(生) ,0.69；キャビア(塩蔵) ,9.3；モロヘイヤ茎葉(生) ,0.64
B_1, mg	豚肉，海苔，鰻，玄米など：豚ヒレ肉(生) ,0.98；豚モモ肉(生) ,0.96；青海苔(素干し) ,0.89；鰻(蒲焼) ,0.75；玄米(水稲穀粒) ,0.41.
B_2, mg	肝，海苔，卵，納豆など：豚肝(生) ， 3.6；牛肝(生) ， 3.0；干し海苔，2.68；鶏肝(生) ,1.8；うずら卵(生) ,0.72；納豆(糸引き) ,0.56.
B_6, mg	唐がらし，にんにく，鮪，酒粕など：とうがらし(果実，乾) ,3.8；にんにく(粉) ,2.3；びんなが鮪(生) ,0.94；酒粕,0.94；牛肝(生) ,0.89；鰹(生) ,0.76.
B_{12}, mg	海苔，貝類，肝など：干し海苔，77.6；しじみ(生) ,62.4；赤貝(生) ,59.2；牛肝(生) ,52.
C, mg	果物，野菜など：赤ピーマン(果実，生) ,170；芽キャベツ(生) ,160；レモン(全果，生) ,100；甘柿(生) ,70；キウイフルーツ,69；苺(生) ,62.
ナイアシン mg	魚介類，肝など：たらこ(生) ,49.5；鰹節,45；鮪(びんなが，生) ,20.7；鰹(生) ,19.0；豚肝(生) ,14.0；牛肝(生) ,13.5.
葉酸，mg	海苔，肝，鰻，緑黄色野菜など：焼き海苔,1.9；鶏肝(生) ,1.3；牛肝(生) ,1.0；鰻(肝) ， 0.38；モロヘイヤ,0.25；パセリ(葉，生) ,0.22.
パントテン酸，mg	肝，しいたけ，納豆，鶏肉など：鶏肝(生) ， 10.1；乾ししいたけ,7.9；豚肝(生) ,7.2；鶏(心臓，生) ,4.4；鶏(ささ身，生) ,3.1；納豆(挽きわり) ,4.3.
ビオチン，mg	肝，大豆，卵，魚類など：牛肝(生) ,75.0；大豆(乾) ,60.0；卵(生) ,25.0；鮭(生) ,7.4；鰊(生) ,4.5；ヨーグルト,3.5.
ミネラル：	
Na, g	塩，醤油，味噌など：昆布茶,19；食塩,39；梅干し(塩漬) ,8.7；あみの塩辛,7.8；醤油(薄口) ,6.3；醤油(濃口) ,5.7；味噌(米味噌) ,5.1；昆布茶,19.
K, g	昆布，野菜，果物，豆類など：ま昆布(素干し) ,6.1；パセリ,1.0；よもぎ(生) ,0.89；豆味噌,0.93；アボガド,0.72；納豆(挽きわり) ,0.7.
Ca, g	海老，牛乳，乳製品，魚類など：干し海老(加工品) ,7.1；桜海老(素干し) ,2.0；パルメザンチーズ,1.3；脱脂粉乳,1.1；いかなご(生) ,0.5；加工乳(低脂肪) ,0.13.
Mg, g	海藻，大豆製品など：あおさ(素干し) ,3.2；青のり(素干し) ,1.3；わかめ(素干し) ,1.1；ひじき(干し) ,0.62；なまこ(生) ,0.16；油揚げ,0.13；納豆(糸引き) ,0.1.
P, g	魚介類，乳製品など：ベーキングパウダー,3.7；かたくち鰯(煮干し) ,1.5；桜海老(素干し) ,1.2；するめ(加工品) ,1.1；脱脂粉乳,1.0.
Fe, mg	海藻類，貝類，肝，ごまなど：干しひじき,55.0；あさり(水煮缶詰) ,37.8；豚肝(生) ,13.0；鶏レバー(生) ,9.0；ごま(いり) ,9.9.
Zn, mg	牡蠣，あわび，チーズ，牛肉など：牡蠣(養殖，生) ,13.2；あわび(水煮缶詰) ,10.4；パルメザンチーズ,7.3；牛かたロース(生) ,6.4.
Cu, mg	肝，いか，海老など：牛肝,5.3；しゃこ(茹で) ,3.5；ほたるいか(生) ,3.4；さくら海老(茹で) ,2.1.
Mn, mg	種実類，豆類，日本茶，生姜など：松の実(生) ,9.8；凍り豆腐,4.5；玉露(浸出液) ,4.6；生姜(おろし) ,3.6.
I, mg	海藻類，魚介類など：昆布,131；わかめ,7.8；鰯,0.27；鯖,0.25.
Se, mg	魚介類，動物の内臓，卵類など：うに,220；しらす干し,210；金目鯛,160；あんこうの肝(生) ， 150；鶏卵(全卵) ， 57.
Cr, mg	海藻類，魚介類，種実類など：干しひじき,270；あなご(生) ,48；あさり(生) ,45；落花生(乾) ,33.
Mo, mg	種実類，豆類，穀類など：落花生(乾) ,190；枝豆(生) ,140；納豆(糸引き) ,86；そば(生) ,69.

[1]含量値は「文部科学省：五訂食品成分表」ならびに「国立健康・栄養研究所ホームページ」より引用　[2]レチノール当量

巻末表 3-1

食中毒事件数 ・ 患者数等の推移

	事件数	患者数	罹患率（人口10万対）	1事件当たり患者数	死者数	死亡率（人口10万対）
昭和50年('75)	1 783	45 277	40.4	25.4	52	0.0
60 ('85)	1 177	44 102	36.4	37.5	12	0.0
7 ('95)	699	26 325	21.0	37.7	5	0.0
8 ('96)	1 217	46 327	36.8	38.1	15	0.0
9 ('97)	1 960	39 989	31.7	20.4	8	0.0
10 ('98)	3 010	46 179	36.5	15.3	9	0.0
11 ('99)	2 697	35 214	27.8	13.1	7	0.0
12 ('00)	2 247	43 307	34.1	19.3	4	0.0
13 ('01)	1 928	25 862	20.3	13.4	4	0.0
14 ('02)	1 850	27 629	21.7	14.9	18	0.0
15 ('03)	1 585	29 355	23.0	18.5	6	0.0
16 ('04)	1 666	28 175	22.1	16.9	5	0.0
17 ('05)	1 545	27 019	21.1	17.5	7	0.0
18 ('06)	1 491	39 026	30.5	26.2	6	0.0
19 ('07)	1 289	33 477	26.3	26.0	7	0.0
20 ('08)	1 369	24 303	19.2	17.8	4	0.0
21 ('09)	1 048	20 249	15.9	19.3	-	-

資料　厚生労働省「食中毒発生状況」
国民衛生の動向　2010/2011 年　p. 293

巻末表 3-2

病因物質別の食中毒事件・患者・死者数

平成21年('09)

	件数	%	患者数	%	死者数	%
総数	1 048	100.0	20 249	100.0	-	-
病因物質判明	948	90.5	18 514	91.4	-	-
病因物質不明	100	9.5	1 735	8.6	-	-
病因物質判明数	948	100.0	18 514	100.0	-	-
細菌	536	56.5	6 700	36.2	-	-
サルモネラ属菌	67	7.1	1 518	8.2	-	-
ぶどう球菌	41	4.3	690	3.7	-	-
ボツリヌス菌	-	-	-	-	-	-
腸炎ビブリオ	14	1.5	280	1.5	-	-
腸管出血性大腸菌(VT産生)	26	2.7	181	1.0	-	-
その他の病原大腸菌	10	1.1	160	0.9	-	-
ウェルシュ菌	20	2.1	1 566	8.5	-	-
セレウス菌	13	1.4	99	0.5	-	-
エルシニア・エンテロコリチカ	-	-	-	-	-	-
カンピロバクター・ジェジュニ/コリ	345	36.4	2 206	11.9	-	-
ナグビブリオ	-	-	-	-	-	-
コレラ菌	-	-	-	-	-	-
赤痢菌	-	-	-	-	-	-
チフス菌	-	-	-	-	-	-
パラチフスA菌	-	-	-	-	-	-
その他の細菌	-	-	-	-	-	-
ウイルス	290	30.6	10 953	59.2	-	-
ノロウイルス	288	30.4	10 874	58.7	-	-
その他のウイルス	2	0.2	79	0.4	-	-
化学物質	13	1.4	552	3.0	-	-
自然毒	92	9.7	290	1.6	-	-
植物性自然毒	53	5.6	195	1.1	-	-
動物性自然毒	39	4.1	95	0.5	-	-
その他	17	1.8	19	0.1	-	-

資料　厚生労働省「食中毒発生状況」
国民衛生の動向　2010/2011 年　p. 294

巻末表 3-3

原因食品別の食中毒事件・患者・死者数

平成21年('09)

	件数	%	患者数	%	死者数	%
総数	1 048	100.0	20 249	100.0	-	-
原因食品判明	805	76.8	17 833	88.1	-	-
原因食品不明	243	23.2	2 416	11.9	-	-
魚介類	94	9.0	723	3.6	-	-
貝類	41	3.9	430	2.1	-	-
ふぐ	24	2.3	50	0.2	-	-
その他	29	2.8	243	1.2	-	-
魚介類加工品	9	0.9	481	2.4	-	-
魚肉練り製品	1	0.1	65	0.3	-	-
その他	8	0.8	416	2.1	-	-
肉類及びその加工品	91	8.7	852	4.2	-	-
卵類及びその加工品	10	1.0	336	1.7	-	-
乳類及びその加工品	-	-	-	-	-	-
穀類及びその加工品	12	1.1	142	0.7	-	-
野菜及びその加工品	54	5.2	788	3.9	-	-
豆類	2	0.2	171	0.8	-	-
きのこ類	40	3.8	126	0.6	-	-
その他	12	1.1	491	2.4	-	-
菓子類	7	0.7	149	0.7	-	-
複合調理食品	59	5.6	1 318	6.5	-	-
その他	469	44.8	13 044	64.4	-	-
食品特定	16	1.5	673	3.3	-	-
食事特定	453	43.2	12 371	61.1	-	-

資料　厚生労働省「食中毒発生状況」
国民衛生の動向　2010/2011 年　p. 293

巻末表 4-1 わが国の年齢 3 区分別人口と諸指標の推移

各年 10 月 1 日現在

年		年齢3区分別人口 （千人）				年齢3区分別構成割合（%）				指　　数			
		総　数	年少人口（0～14歳）	生産年齢人口（15～64歳）	老年人口（65歳以上）	総　数	年少人口（0－14歳）	生産年齢人口（15－64歳）	老年人口（65歳以上）	年少人口指　数	老年人口指　数	従属人口指　数	老年化指　数
昭和25	('50)	83 200	29 428	49 658	4 109	100.0	35.4	59.7	4.9	59.3	8.3	67.5	14.0
35	('60)	93 419	28 067	60 002	5 350	100.0	30.0	64.2	5.7	46.8	8.9	55.7	19.1
45	('70)	103 720	24 823	71 566	7 331	100.0	23.9	69.0	7.1	34.7	10.2	44.9	29.5
55[1]	('80)	117 060	27 507	78 835	10 647	100.0	23.5	67.3	9.1	34.9	13.5	48.4	38.7
平　2[1]	('90)	123 611	22 486	85 904	14 895	100.0	18.2	69.5	12.0	26.2	17.3	43.5	66.2
7[1]	('95)	125 570	20 014	87 165	18 261	100.0	15.9	69.4	14.5	23.0	20.9	43.9	91.2
12[1]	('00)	126 926	18 472	86 220	22 005	100.0	14.6	67.9	17.3	21.4	25.5	46.9	119.1
17[1]	('05)	127 768	17 521	84 092	25 672	100.0	13.7	65.8	20.1	20.8	30.5	51.4	146.5
18	('06)	127 770	17 435	83 731	26 604	100.0	13.6	65.5	20.8	20.8	31.8	52.6	152.6
19	('07)	127 771	17 293	83 015	27 464	100.0	13.5	65.0	21.5	20.8	33.1	53.9	158.8
20	('08)	127 692	17 176	82 300	28 216	100.0	13.5	64.5	22.1	20.9	34.3	55.2	164.3
21	('09)	127 510	17 011	81 493	29 005	100.0	13.3	63.9	22.7	20.9	35.6	56.5	170.5

資料　総務省統計局「各年国勢調査報告」「平成21年10月1日現在推計人口」
注1)　総数には年齢不詳を含む．また，年齢3区分別人口は，年齢不詳を按分した人口は用いていない．　2)　昭和45年までは沖縄県を含まない．

巻末表 4-2 年齢 3 区分別人口の割合と主要指標の国際比較

国　　名	推計時点（調査時点）	総　数（千人）	総人口に対する割合（%）			年齢構造指数			
			年少人口（0～14歳）	生産年齢人口（15～64歳）	老年人口（65歳以上）	年少人口指　数	老年人口指　数	従属人口指　数	老年化指　数
日　　本	2009.10. 1	127 510	13.3	63.9	22.7	20.9	35.6	56.5	170.5
メキシコ[2]	2007. 7. 1	105 791	30.0	64.5	5.5	46.5	8.5	55.0	18.2
アメリカ合衆国[1]	2009.11. 1	307 831	20.0	67.0	13.0	29.9	19.4	49.3	64.8
ブラジル[2]	2007. 7. 1	187 642	26.9	66.7	6.4	40.3	9.6	49.8	23.8
中　　国[1]	2009.12.31	1 334 740	18.5	73.0	8.5	25.3	11.6	36.9	45.9
フィリピン[2]	2005. 7. 1	84 241	33.7	61.8	4.4	54.6	7.2	61.7	13.1
インドネシア[2]	2007. 7. 1	225 642	27.5	67.4	5.1	40.8	7.5	48.3	18.4
パキスタン[1]	2007. 7. 1	149 860	41.6	55.1	3.3	75.5	6.0	81.5	7.9
トルコ[1]	2009.12.31	72 561	26.0	67.0	7.0	38.8	10.5	49.2	27.0
フランス[1]	2010. 1. 1	62 793	18.3	64.8	16.8	28.3	26.0	54.2	91.8
ドイツ[1]	2008.12.31	82 002	13.6	66.0	20.4	20.6	30.9	51.5	150.2
イタリア[1]	2009. 1. 1	60 045	14.0	65.8	20.1	21.3	30.6	51.9	143.4
ロシア[1]	2008. 7. 1	142 009	14.7	71.5	13.8	20.5	19.3	39.8	94.1
イギリス[1]	2008. 7. 1	61 383	17.5	66.3	16.2	26.4	24.4	50.8	92.3

資料　総務省統計局　「平成21年10月1日現在推計人口」所収
注1)　各国統計機関のホームページによる．　2)　国連人口統計年鑑(2007年版)による．

巻末表 4-3 出生数・出生率・再生産率の推移

年		出　生　数	出　生　率[1]（人口千対）	合計特殊出生率[2]	総再生産　率	純再生産　率
昭和25 年	('50)	2 337 507	28.1	3.65	1.77	1.50
35	('60)	1 606 041	17.2	2.00	0.97	0.92
45	('70)	1 934 239	18.8	2.13	1.03	1.00
55	('80)	1 576 889	13.6	1.75	0.85	0.83
平成　2	('90)	1 221 585	10.0	1.54	0.75	0.74
7	('95)	1 187 064	9.6	1.42	0.69	0.69
8	('96)	1 206 555	9.7	1.43	0.69	0.69
9	('97)	1 191 665	9.5	1.39	0.68	0.67
10	('98)	1 203 147	9.6	1.38	0.67	0.67
11	('99)	1 177 669	9.4	1.34	0.65	0.65
12	('00)	1 190 547	9.5	1.36	0.66	0.65
13	('01)	1 170 662	9.3	1.33	0.65	0.64
14	('02)	1 153 855	9.2	1.32	0.64	0.64
15	('03)	1 123 610	8.9	1.29	0.63	0.62
16	('04)	1 110 721	8.8	1.29	0.63	0.62
17	('05)	1 062 530	8.4	1.26	0.61	0.61
18	('06)	1 092 674	8.7	1.32	0.64	0.64
19	('07)	1 089 818	8.6	1.34	0.65	0.64
20	('08)	1 091 156	8.7	1.37	0.67	0.66
*21	('09)	1 070 025	8.5	1.37	…	…

資料　厚生労働省「人口動態統計」，国立社会保障・人口問題研究所「人口統計資料集」

注1)　昭和25～41年は総人口を，昭和42年以降は日本人人口を分母に用いている．
注2)　15～49歳の各歳別日本人女性人口を分母に用いている．
* 概数である．

巻末表 4-4　粗死亡率・年齢調整死亡率(人口千対)の推移

年	粗死亡率[1] 総数	粗死亡率[1] 男	粗死亡率[1] 女	年齢調整死亡率[2] 男	年齢調整死亡率[2] 女
昭和25 年　('50)	10.9	11.4	10.3	18.6	14.6
35　('60)	7.6	8.2	6.9	14.8	10.4
45　('70)	6.9	7.7	6.2	12.3	8.2
55　('80)	6.2	6.8	5.6	9.2	5.8
平成 2　('90)	6.7	7.4	6.0	7.5	4.2
7　('95)	7.4	8.2	6.6	7.2	3.8
12　('00)	7.7	8.6	6.8	6.3	3.2
17　('05)	8.6	9.5	7.7	5.9	3.0
18　('06)	8.6	9.4	7.8	5.7	2.9
19　('07)	8.8	9.6	8.0	5.6	2.8
20　('08)	9.1	9.9	8.3	5.6	2.8
21　('09)	9.1	9.9	8.3	5.4	2.7

資料　厚生労働省「人口動態統計」
注1) 年齢調整死亡率と併記したので粗死亡率と表したが，単に死亡率といっているものである．
2) 年齢調整死亡率の基準人口は「昭和60年モデル人口」であり，年齢5歳階級別死亡率により算出した．

巻末表 4-5　死因順位第 10 位までの死因別乳児死亡の状況

平成20年（2008年）

死因順位	死因	乳児死亡数	乳児死亡率(出生10万対)	乳児死亡総数に対する割合(%)
	全死因	2 798	256.4	100.0
第1位	先天奇形，変形及び染色体異常	999	91.6	35.7
2	周産期に特異的な呼吸障害及び心血管障害	379	34.7	13.5
3	乳幼児突然死症候群	153	14.0	5.5
4	不慮の事故	144	13.2	5.1
5	胎児及び新生児の出血性障害及び血液障害	128	11.7	4.6
6	心疾患（高血圧症を除く）	72	6.6	2.6
6	妊娠期間及び胎児発育に関連する障害	69	2.6	2.5
8	周産期に特異的な感染症	66	6.0	2.4
9	肺炎	60	5.5	2.1
10	敗血症	56	5.1	2.0

資料　厚生労働省「人口動態統計」
注1)　乳児死因順位に用いる分類項目による。
2)　「肺血症」には“新生児の細菌性敗血症”を含まない．“新生児の細菌性敗血症”は「周産期に特異的な感染症」に含まれる．

巻末表 4-6　粗死亡率・年齢調整死亡率・乳児死亡率の国際比較

国名	粗死亡率[1]（人口10万対）	年齢調整死亡率[2]（人口10万対）	乳児死亡率（出生千対）
日本　('04)	792.8	361.8	2.8
カナダ　('04)	704.3	429.5	5.3
アメリカ合衆国　('04)	831.3	536.7	6.8
フランス　('04)	901.4	457.6	3.9
ドイツ　('04)	998.7	480.0	4.1
イタリア　('04)	946.4	417.8	3.9
オランダ　('04)	842.7	479.4	4.4
スウェーデン　('04)	978.2	426.0	3.1
イギリス　('04)	993.7	504.0	5.0
オーストラリア　('04)	668.5	407.6	4.6
ニュージーランド　('04)	684.1	450.8	5.6

資料 WHO 「MORTALITY AND HEALTH STATUS」
UN 「Demographic Yearbook 」
注1) 年齢調整死亡率と併記したので粗死亡率と表したが，単に死亡率といっているものである．
注2) 年齢調整死亡率の基準人口は世界人口による．日本も同様であるため数値は巻末表4-4と異なる．

巻末表 4-7　周産期死亡率（変更前の定義：出生千対）の国際比較

国名	1970	'80	'90	'95	2000	'08 周産期死亡率	'08 妊娠満28週以後死産比[3]	'08 早期新生児死亡率
日本[1]	21.7	11.7	5.7	4.7	3.8	2.9	2.0	0.9
カナダ	22.0	10.9	7.7	7.0	6.2	'05) 6.3	3.0	3.4
アメリカ合衆国	27.8	14.2	9.3	'96) 7.6	7.1	'03) 6.8	3.1	3.7
デンマーク	18.0	9.0	8.3	7.5	'01) 6.8	'05) 6.6	3.8	2.8
フランス	20.7	13.0	8.3	6.6	'99) 6.6	'06) 11.0	9.5	1.6
ドイツ[2]	26.7	11.6	6.0	6.9	'99) 6.2	'07) 5.5	3.5	2.1
ハンガリー	34.5	23.1	14.3	9.0	10.1	'07) 7.8	5.0	2.8
イタリア	31.7	17.4	10.4	8.9	'97) 6.8	'05) 5.1	3.2	1.9
オランダ	18.8	11.1	9.7	8.9	'98) 7.9	'06) 6.0	3.5	2.5
スペイン	'75) 21.1	14.6	7.6	6.0	'99) 5.2	'07) 4.5	3.1	1.4
スウェーデン	16.5	8.7	6.5	5.3	'02) 5.3	'07) 4.3	3.0	1.3
イギリス[3]	23.8	13.4	8.2	7.5	8.2	'03) 8.5	5.7	2.8
オーストラリア	21.5	13.5	8.5	6.9	6.0	'05) 5.9	2.9	2.9
ニュージーランド	19.8	11.8	7.2	'97) 5.7	5.8	'07) 5.7	3.5	2.2

資料　厚生労働省「人口動態統計」
WHO「World Health Statistics Annual」
UN 「Demographic Yearbook 2007」
注 1)　国際比較のため周産期死亡は変更前の定義（妊娠満28週以後死産数に早期新生児死亡数を加えたもの出生千対)を用いている.
2)　1990年までは，旧西ドイツの数値である.
3)　1980年までは，イングランド・ウェールズの数値である。
4)　妊娠満28週以後の死産比＝年間妊娠満28週以後の死産数÷年間出生数×1,000

巻末表 4-8　65 歳以上死亡数の死亡総数に対する割合の国際比較

国名		65歳以上死亡数の死亡総数に対する割合（%）
日本	('08)	84.1
カナダ	('04)	77.6
アメリカ合衆国	('05)	73.0
フランス	('05)	79.7
ドイツ	('06)	82.8
イタリア	('03)	85.0
オランダ	('06)	81.0
スウェーデン	('05)	85.7
イギリス	('06)	82.1
オーストラリア	('03)	79.3
ニュージーランド	('04)	77.6

資料　厚生労働省「人口動態統計」
WHO　"Health statistics and health information systems「Mortality Database」"

巻末表 4-9　死因順位第 10 位までの死因別死亡の状況

死因順位 平成21年 ('09) *	死因	死亡数 平成21年 ('09) *	死亡数 20 ('08)	死亡数 差引増減 (平21－平20)	死亡率（人口10万対） 平成21年 ('09) *	死亡率 20 ('08)	死亡率 前年比 (平20＝100)	死亡総数に対する割合（%） 平成21年 ('09) *	死亡総数に対する割合 20 ('08)
	全死因	1 141 920	1 142 407	△ 487	907.6	907.1	100.1	100.0	100.0
第1位	悪性新生物	343 954	342 963	991	273.4	272.3	100.4	30.1	30.0
2	心疾患	180 602	181 928	△ 1 326	143.5	144.4	99.4	15.8	15.9
3	脳血管疾患	122 274	127 023	△ 4 749	97.2	100.9	96.3	10.7	11.1
4	肺炎	111 922	115 317	△ 3 395	89.0	91.6	97.2	9.8	10.1
5	老衰	38 649	35 975	2 674	30.7	28.6	107.3	3.4	3.1
6	不慮の事故	37 583	38 153	△ 570	29.9	30.3	98.7	3.3	3.3
7	自殺	30 649	30 229	420	24.4	24.0	101.7	2.7	2.6
8	腎不全	22 724	22 517	207	18.1	17.9	101.1	2.0	2.0
9	肝疾患	15 937	16 268	△ 331	12.7	12.9	98.4	1.4	1.4
10	慢性閉塞性肺疾患	15 339	15 520	△ 181	12.2	12.3	99.2	1.3	1.4

資料　厚生労働省　「人口動態統計」
注　　＊ 概数である.

巻末表 4-10　3 大死因の死亡数・死亡率（人口 10 万対）の推移

年		全死因	3大死因	悪性新生物	心疾患	脳血管疾患
			死	亡	数	
昭和25年	('50)	904 876	223 533	64 428	53 377	105 728
35	('60)	706 599	312 282	93 773	68 400	150 109
45	('70)	712 962	390 703	119 977	89 411	181 315
55	('80)	722 801	447 586	161 764	123 505	162 317
平成2	('90)	820 305	504 835	217 413	165 478	121 944
7	('95)	922 139	548 780	263 022	139 206	146 552
12	('00)	961 653	574 754	295 484	146 741	132 529
17	('05)	1 083 796	631 913	325 941	173 125	132 847
*21	('09)	1 141 920	646 830	343 954	180 602	122 274
			死亡率（人口10万対）			
昭和25年	('50)	1 087.6	268.7	77.4	64.2	127.1
35	('60)	756.4	334.3	100.4	73.2	160.7
45	('70)	691.4	378.9	116.3	86.7	175.8
55	('80)	621.4	384.8	139.1	106.2	139.5
平成2	('90)	668.4	411.4	177.2	134.8	99.4
7	('95)	741.9	441.5	211.6	112.0	117.9
12	('00)	765.6	457.6	235.2	116.8	105.5
17	('05)	858.8	500.7	258.3	137.2	105.3
*21	('09)	907.6	514.1	273.4	143.5	97.2
			死亡総数に対する割合（%）			
昭和25年	('50)	100.0	24.7	7.1	5.9	11.7
35	('60)	100.0	44.2	13.3	9.7	21.2
45	('70)	100.0	54.8	16.8	12.5	25.4
55	('80)	100.0	61.9	22.4	17.1	22.5
平成2	('90)	100.0	61.5	26.5	20.2	14.9
7	('95)	100.0	59.5	28.5	15.1	15.9
12	('00)	100.0	59.8	30.7	15.3	13.8
17	('05)	100.0	58.3	30.1	16.0	12.3
*21	('09)	100.0	56.6	30.1	15.8	10.7

資料　厚生労働省「人口動態統計」
注　　*概数である.

巻末表 4-11　3 大死因の年齢階級別死亡率（人口 10 万対）

平成20年（2008年）

年齢階級	悪性新生物		心疾患		脳血管疾患	
	死亡率	順位	死亡率	順位	死亡率	順位
全年齢	272.3	1	144.4	2	100.9	3
0 歳	1.6	14	6.6	6	0.4	20
1 〜 4	2.2	3	1.2	5	0.2	8
5 〜 9	1.8	2	0.7	4	0.3	8
10 〜 14	1.8	2	0.4	4	0.2	7
15 〜 19	2.8	3	1.3	4	0.5	5
20 〜 24	3.2	3	1.9	4	0.7	5
25 〜 29	5.2	3	3.2	4	1.2	5
30 〜 34	9.4	2	5.0	4	2.3	5
35 〜 39	18.0	2	8.4	3	5.2	5
40 〜 44	33.1	1	15.0	3	10.6	4
45 〜 49	65.3	1	22.0	3	17.7	4
50 〜 54	124.0	1	36.6	2	28.5	4
55 〜 59	218.3	1	58.1	2	39.1	3
60 〜 64	328.7	1	85.0	2	57.0	3
65 〜 69	477.2	1	127.7	2	84.5	3
70 〜 74	728.9	1	222.2	2	159.4	3
75 〜 79	1 063.4	1	417.0	2	310.1	3
80 歳以上	1 633.6	1	1 492.6	2	1 033.4	4

資料　厚生労働省「人口動態統計」
注　　0歳の死亡率は出生10万対である.

巻末表 4-12　性・部位別にみた悪性新生物死亡数の推移

死　因	昭和45年('70)	55('80)	平成2('90)	12('00)	17('05)	20('08)
男						
悪性新生物	67 074	93 501	130 395	179 140	196 603	206 354
胃	29 653	30 845	29 909	32 798	32 643	32 973
肝 1)	5 868	9 741	17 786	23 602	23 203	22 332
膵	2 549	4 483	7 317	10 380	12 284	13 703
肺 2)	7 502	15 438	26 872	39 053	45 189	48 610
大　腸 3)	4 303	7 724	13 286	19 868	22 146	23 419
その他	17 199	25 270	35 225	53 439	61 138	65 317
女						
悪性新生物	52 903	68 263	87 018	116 344	129 338	136 609
胃	19 170	19 598	17 562	17 852	17 668	17 187
肝 1)	3 574	4 227	6 447	10 379	11 065	11 333
膵	1 850	3 352	6 001	8 714	10 643	12 273
肺 2)	2 987	5 856	9 614	14 671	16 874	18 239
大　腸 3)	4 196	7 015	11 346	16 080	18 684	19 592
乳　房	2 486	4 141	5 848	9 171	10 721	11 797
子　宮	6 373	5 465	4 600	5 202	5 381	5 709
その他	12 267	18 609	25 600	34 275	38 302	40 479

資料　厚生労働省「人口動態統計」
注 1)　肝及び肝内胆管を示す.
2)　気管，気管支及び肺を示す.
3)　結腸と直腸S状結腸移行部及び直腸を示す.

巻末表4-13　部位別にみた悪性新生物の年齢調整死亡率（人口１０万対）の国際比較

国名	悪性新生物	胃	肺 1)	乳房
日本 ('04)	120.3	19.1	21.4	5.2
カナダ ('04)	135.1	4.4	36.4	12.0
アメリカ合衆国 ('04)	132.9	3.1	38.8	11.3
フランス ('04)	154.4	5.7	31.1	14.0
ドイツ ('04)	134.7	7.8	26.7	13.0
イタリア ('04)	132.4	9.4	28.2	11.0
オランダ ('04)	154.7	6.6	38.1	15.0
スウェーデン ('04)	114.7	4.8	18.4	9.4
イギリス ('04)	147.2	6.1	32.2	14.5
オーストラリア ('04)	125.7	4.3	23.8	10.7
ニュージーランド ('04)	135.8	5.8	25.7	12.9

資料　WHO「Mortality and Health Status」
注 1) 気管，気管支と肺を示す.
2) 年齢調整死亡率の基準人口は世界人口である. 日本も同様である.

巻末表 4-14 心疾患の死亡率（人口 10 万対）の国際比較

死因	日本 ('08)	アメリカ合衆国 ('05)	フランス ('05)	イギリス ('06)
男				
心疾患	140.2	211.1	157.6	214.2
慢性リウマチ性心疾患	1.2	0.7	1.9	1.2
虚血性心疾患	68.6	159.0	77.6	177.8
肺性心疾患及び肺循環疾患，その他の型の心疾患[1)]	70.4	51.4	78.2	35.2
女				
心疾患	148.5	207.0	158.6	188.0
慢性リウマチ性心疾患	2.6	1.5	3.3	2.8
虚血性心疾患	53.4	142.0	56.2	135.5
肺性心疾患及び肺循環疾患，その他の型の心疾患[1)]	92.4	63.5	99.1	49.7

資料　厚生労働省「人口動態統計」
WHO "Health statistics and health information systems「Mortality Database」"
注 1)　日本は，「肺塞栓症」「その他の肺血管の疾患」を含まない．

巻末表4-15 脳血管疾患の年齢調整死亡率（人口10万対）指数（昭和26年＝100）の推移

年	脳血管疾患（男）	脳内出血	脳梗塞	くも膜下出血	脳血管疾患（女）	脳内出血	脳梗塞	くも膜下出血
昭 26 年 ('51)	100.0	100.0	100.0	100.0	100.0	100.0	100.0	100.0
35 ('60)	119.6	96.9	561.8	210.3	105.8	86.7	471.8	189.7
45 ('70)	117.0	57.0	1297.8	244.8	97.0	46.8	1085.9	210.3
55 ('80)	70.8	23.5	1088.8	255.2	61.4	19.3	939.4	265.5
平 2 ('90)	34.3	10.2	592.1	269.0	29.9	7.6	487.3	324.1
7 ('95)	34.8	9.4	686.5	272.4	27.9	6.7	504.2	331.0
12 ('00)	26.0	7.6	502.2	244.8	19.9	5.0	352.1	289.7
17 ('05)	21.7	7.1	387.6	231.0	15.7	4.3	262.0	248.3
20 ('08)	18.8	6.7	319.1	206.9	13.2	3.9	207.0	217.2

資料　厚生労働省「人口動態統計」
注 1)，2)　図4-16に同じ。
3)　年齢調整死亡率の基準人口は「昭和60年モデル人口」である．

巻末表 4-16 脳血管疾患の粗死亡率・年齢調整死亡率（人口 10 万対）の国際比較

国名	粗死亡率[1)]	年齢調整死亡率[2)]
日本 ('04)	103.3	42.2
カナダ ('04)	48.4	25.7
アメリカ合衆国 ('04)	53.9	30.4
フランス ('04)	65.1	27.9
ドイツ ('04)	88.9	37.5
イタリア ('04)	111.6	41.4
オランダ ('04)	71.2	36.6
スウェーデン ('04)	105.2	39.3
イギリス ('04)	105.7	45.6
オーストラリア ('04)	62.1	32.6
ニュージーランド ('04)	65.8	37.9

資料　WHO「MORTALITY AND HEALTH STATUS」
注 1)　年齢調整死亡率と併記したので粗死亡率と表したが，単に死亡率といっているものである．
2)　年齢調整死亡率の基準人口は世界人口である．日本も同様である．

巻末表 4-17　平均寿命の国際比較

（単位　年）

国名	男	女	作成期間
日本	79.59	86.44	2009*
アイスランド	79.7	83.3	2009*
スウェーデン	79.36	83.37	2009*
スイス	79.7	84.4	2008*
イギリス	77.4	81.6	2006-2008*
フランス	77.8	84.5	2009*
ドイツ	77.17	82.40	2006-2008*
アメリカ合衆国	75.4	80.4	2007*

資料　UN「Demographic Yearbook 2007」等
　*印は当該政府からの資料提供によるものである.

巻末表 4-18　傷病分類別にみた受療率（人口１０万対）

平成20年（2008年）10月

傷病分類	入院			外来		
	総数	男	女	総数	男	女
総数	1 090	1 028	1 150	5 376	4 688	6 031
Ⅰ 感染症及び寄生虫症	19	21	18	152	140	165
結核（再掲）	4	5	3	2	2	2
ウイルス肝炎（再掲）	3	3	2	43	43	43
Ⅱ 新生物	125	144	106	171	161	180
胃の悪性新生物（再掲）	13	18	9	17	23	11
大腸の悪性新生物（再掲）	15	18	13	18	22	15
肝及び肝内胆管の悪性新生物（再掲）	8	11	5	6	7	4
気管，気管支及び肺の悪性新生物（再掲）	16	22	10	11	15	8
Ⅲ 血液及び造血器の疾患並びに免疫機構の障害	5	4	5	18	10	25
Ⅳ 内分泌，栄養及び代謝疾患	29	26	31	282	243	320
糖尿病（再掲）	20	20	21	147	163	132
Ⅴ 精神及び行動の障害	236	240	232	182	163	200
血管性及び詳細不明の認知症（再掲）	35	24	45	10	5	15
統合失調症，統合失調症型障害及び妄想性障害(再掲)	147	158	136	52	56	48
Ⅵ 神経系の疾患	83	71	94	104	91	116
Ⅶ 眼及び付属器の疾患	8	7	9	211	156	263
Ⅷ 耳及び乳様突起の疾患	2	2	2	96	87	104
Ⅸ 循環器系の疾患	219	193	244	701	625	773
高血圧性疾患（再掲）	7	4	10	471	383	555
心疾患（高血圧性のものを除く）（再掲）	46	42	49	102	109	96
脳血管疾患（再掲）	156	136	175	94	95	93
Ⅹ 呼吸器系の疾患	66	73	59	508	493	523
喘息（再掲）	4	4	5	88	90	86
ⅩⅠ 消化器系の疾患	54	60	48	979	866	1 086
歯及び歯の支持組織の疾患（再掲）	1	1	1	757	666	844
食道，胃及び十二指腸の疾患（再掲）	8	8	7	109	91	127
肝疾患（再掲）	8	9	7	28	32	25
ⅩⅡ 皮膚及び皮下組織の疾患	10	9	10	198	179	216
ⅩⅢ 筋骨格系及び結合組織の疾患	54	36	70	740	560	912
ⅩⅣ 腎尿路性器系の疾患	37	37	37	226	216	235
ⅩⅤ 妊娠，分娩及び産じょく	15	·	30	13	·	26
ⅩⅥ 周産期に発生した病態	5	5	4	2	2	2
ⅩⅦ 先天奇形，変形及び染色体異常	5	5	4	10	10	10
ⅩⅧ 症状，徴候及び異常臨床所見・異常検査所見で他に分類されないもの	15	13	17	68	56	79
ⅩⅨ 損傷，中毒及びその他の外因の影響	98	78	118	250	258	243
ⅩⅩⅠ 健康状態に影響を及ぼす要因及び保健サービスの利用	8	4	11	465	373	552
歯の補てつ（再掲）	0	0	0	237	210	263

資料　厚生労働省「患者調査」

巻末表 9-1　内臓脂肪症候群（メタボリックシンドローム）に着目した階層化と保健指導

特定健康診査

特定健康診査は，メタボリックシンドローム（内臓脂肪症候群）に着目した健診で，以下の項目を実施する．

基本的な項目	○質問票（服薬歴，喫煙歴等）　○身体計測（身長，体重，BMI，腹囲）　○血圧測定　○理学的検査（身体診察）　○検尿（尿糖，尿蛋白） ○血液検査 ・脂質検査（中性脂肪，HDLコレステロール，LDLコレステロール） ・血糖検査（空腹時血糖またはHbA1c） ・肝機能検査（GOT，GPT，γ-GTP ）
詳細な健診の項目	※一定の基準の下，医師が必要と認めた場合に実施 ○心電図　○眼底検査　○貧血検査（赤血球，血色素量，ヘマトクリット値）

資料：図説　国民衛生の動向2010/2011　p.46

特定保健指導

特定健康診査の結果から，生活習慣病の発症リスクが高く，生活習慣の改善による生活習慣病の予防効果が多く期待できる者に対して，生活習慣を見直すサポートをする．

特定保健指導には，リスクの程度に応じて，動機付け支援と積極的支援がある．（よりリスクが高い者が積極的支援）

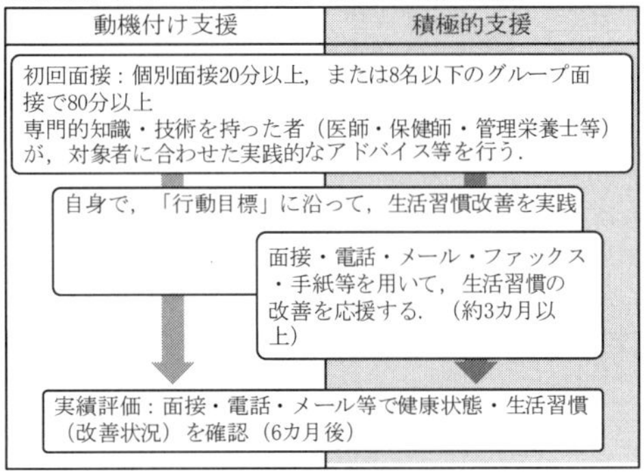
動機付け支援
積極的支援
初回面接：個別面接20分以上，または8名以下のグループ面接で80分以上
専門的知識・技術を持った者（医師・保健師・管理栄養士等）が，対象者に合わせた実践的なアドバイス等を行う．
自身で，「行動目標」に沿って，生活習慣改善を実践
面接・電話・メール・ファックス・手紙等を用いて，生活習慣の改善を応援する．（約3カ月以上）
実績評価：面接・電話・メール等で健康状態・生活習慣（改善状況）を確認（6カ月後）

巻末表 14−1　有害物質を含有する家庭用品の規制基準概要

（その 1）

有害物質	用途	対象家庭用品	基準	基準設定の考え方	毒性
塩化水素 硫　　酸	洗浄剤	住宅用の洗浄剤で液体状のもの（塩化水素又は硫酸を含有する製剤たる劇物を除く）	酸の量として10%以下及び所定の容器強度を有すること	容器の破損等により内容物がこぼれ，人体に被害を及ぼさないようにするもの	皮膚障害，粘膜の炎症，吸入によって肺障害
塩化ビニル	噴射剤	家庭用エアゾル製品	所定の試験法で検出せず（赤外吸収スペクトル法）	塩化ビニル（モノマー）が発がん性を有することから，家庭用品への使用は認めないもの	発がん性
4, 6−ジクロル-7-（2, 4, 5-トリクロルフェノキシ）-2-トリフルオルメチルベンズイミダゾール（略称：DTTB）	防虫加工剤	繊維製品のうち おしめカバー，下着，寝衣，手袋，くつした，中衣，外衣，帽子，寝具，床敷物，家庭用毛糸	30ppm以下（試料1g当たり30μg以下）（電子捕獲型検出器付きガスクロマトグラフ）	経皮，経口急性毒性が極めて強く，肝臓障害や生殖器障害等の毒性を有し，また抗原性も有していることから，家庭用品への使用を認めないもの	経皮・経口急性毒性 肝臓障害 生殖器障害
ジベンゾ〔a, h〕アントラセン	木材防腐剤	①クレオソート油を含有する家庭用の木材防腐剤及び木材防虫剤 ②クレオソート油及びその混合物で処理された家庭用の防腐木材及び防虫木材	①10ppm以下（試料1g当たり10μg以下）（ガスクロマトグラフ質量分析計） ②3ppm以下（試料1g当たり3μg以下）（ガスクロマトグラフ質量分析計）	発がん性を有することから，家庭用品への使用を規制するもの	発がん性
水酸化ナトリウム 水酸化カリウム	洗浄剤	家庭用の洗浄剤で液体状のもの（水酸化ナトリウム又は水酸化カリウムを含有する製剤たる劇物を除く）	アルカリの量として5%以下及び所定の容器強度を有すること	容器の破損等により内容物がこぼれ，人体に被害を及ぼさないようにするもの	皮膚障害， 粘膜の炎症
テトラクロロエチレン	溶剤	家庭用エアゾル製品 家庭用の洗浄剤	0.1%以下（電子捕獲型検出器付きガスクロマトグラフ）	継続的に人体に吸収された場合には体内蓄積し，肝障害，腎障害又は中枢神経障害を起こすおそれがあるので，家庭用品への使用を規制するもの	肝障害， 腎障害， 中枢神経障害
トリクロロエチレン	溶剤	家庭用エアゾル製品 家庭用の洗浄剤	0.1%以下（電子捕獲型検出器付きガスクロマトグラフ）	継続的に人体に吸収された場合には中枢神経障害，肝障害，腎障害又は皮膚障害を起こすおそれがあるので，家庭用品への使用を規制するもの	肝障害， 腎障害， 中枢神経障害， 皮膚障害
トリス（1-アジリジニル）ホスフィンオキシド（略称：APO）	防炎加工剤	繊維製品のうち 寝衣，寝具，カーテン，床敷物	所定の試験法で検出せず（炎光光度型検出器付きガスクロマトグラフ）	経皮，経口毒性が強く，また造血機能障害等の毒性もあることから，家庭用品への使用は認めないもの	経皮・経口急性毒性 造血機能障害 生殖機能障害
トリス（2, 3-ジクロムプロピル）ホスフェイト（略称：TDBPP）	防炎加工剤	繊維製品のうち 寝衣，寝具，カーテン，床敷物	所定の試験法で検出せず（炎光光度型検出器付きガスクロマトグラフ）	発がん性を有し，また，経皮的にも吸収されやすいことから，家庭用品への使用は認めないもの	発がん性
トリフェニル錫化合物	防菌・防かび剤	繊維製品のうち おしめ，おしめカバー，よだれ掛け，下着，衛生バンド，衛生パンツ，手袋，くつした 家庭用接着剤 家庭用塗料 家庭用ワックス くつ墨及びくつクリーム	所定の試験法で検出せず（フレームレス原子吸光法及び薄層クロマトグラフ）	劇物であり，皮膚刺激性を有し，また経皮的にも吸収されやすいことから，家庭用品への使用は認めないもの	皮膚刺激性 経皮・経口急性毒性

資料　国民衛生の動向　2010/2011年　p. 302, 303

巻末表 14−1　有害物質を含有する家庭用品の規制基準概要

（その 2）

トリブチル錫化合物	防菌・防かび剤	繊維製品のうち おしめ，おしめカバー，よだれ掛け，下着，衛生バンド，衛生パンツ，手袋，くつした 家庭用接着剤 家庭用塗料 家庭用ワックス くつ墨及びくつクリーム	所定の試験法で検出せず（フレームレス原子吸光法及び薄層クロマトグラフ）	劇物であり，皮膚刺激性を有し，また，経皮的にも吸収されやすいことから，家庭用品への使用は認めないもの	皮膚刺激性 経皮・経口急性毒性
ビス(2,3-ジブロムプロピル)ホスフェイト化合物	防炎加工剤	繊維製品のうち 寝衣，寝具，カーテン，床敷物	所定の試験法で検出せず（炎光光度型検出器付きガスクロマトグラフ）	発がん性を有し，経皮的にも吸収されることから，家庭用品への使用を認めないもの	発がん性
ヘキサクロルエポキシオクタヒドロエンドエキソジメタノナフタリン(別名デイルドリン)	防虫加工剤	繊維製品のうち おしめカバー，下着，寝衣，手袋，くつした，中衣，外衣，帽子，寝具，床敷物， 家庭用毛糸	30ppm以下（試料1ｇ当たり30μｇ以下） （電子捕獲型検出器付きガスクロマトグラフ）	経皮的にも吸収されて，体内蓄積する可能性があることから，家庭用品への使用は認めないもの	肝機能障害， 中枢神経障害
ベンゾ[*a*]アントラセン	木材防腐剤	①クレオソート油を含有する家庭用の木材防腐剤及び木材防虫剤 ②クレオソート油及びその混合物で処理された家庭用の防腐木材及び防虫木材	①10ppm以下（試料1g当たり10μg以下） （ガスクロマトグラフ質量分析計） ②3ppm以下（試料1g当たり3μg以下）（ガスクロマトグラフ質量分析計）	発がん性を有することから，家庭用品への使用を規制するもの	発がん性
ベンゾ[*a*]ピレン	木材防腐剤	①クレオソート油を含有する家庭用の木材防腐剤及び木材防虫剤 ②クレオソート油及びその混合物で処理された家庭用の防腐木材及び防虫木材	①10ppm以下（試料1g当たり10μg以下） （ガスクロマトグラフ質量分析計） ②3ppm以下（試料1g当たり3μg以下）（ガスクロマトグラフ質量分析計）	発がん性を有することから，家庭用品への使用を規制するもの	発がん性
ホルムアルデヒド	樹脂加工剤	①繊維製品のうち おしめ，おしめカバー，よだれ掛け，下着，寝衣，手袋，くつした，中衣，外衣，帽子，寝具であって生後24ヶ月以下の乳幼児用のもの ②繊維製品のうち 下着，寝衣，手袋，くつした，たび ③かつら，つけまつげ，つけひげ，くつしたどめに使用される接着剤	①所定の試験法で吸光度差が0.05以下，また16ppm以下(試料1gあたり16μg以下) ②③75ppm以下(試料1g当たり75μg)(アセチルアセトン法)	抗原性が強くアレルギー発作を起こしやすい．特に乳幼児は皮膚が敏感であることなどその特殊性を考慮して①について，ppm表示での基準を追加したが実質的な基準値の変更ではない． ②③については，各種毒性試験結果より最大無作用量を算出し，家庭用品の使用態様に応じ基準値を設定した	粘膜刺激皮膚アレルギー
メタノール(別名メチルアルコール)	溶剤	家庭用エアゾル製品	5w/w%以下(水素炎型検出器付きガスクロマトグラフ)	劇物であり，視神経障害等の毒性を有し，特にエアゾル製品として使用されるとき経気道吸収されやすいことから，家庭用品への使用を制限するもの	視神経障害
有機水銀化合物	防菌・防かび剤	繊維製品のうち おしめ，おしめカバー，よだれ掛け，下着，衛生バンド，衛生パンツ，手袋，くつした， 家庭用接着剤 家庭用塗料 家庭用ワックス くつ墨及びくつクリーム	検出せず(バックグラウンド値としての1ppmを超えてはいけない) (原子吸光法)	経皮的にも吸収されて体内蓄積する可能性があることから，家庭用品への使用は認めないもの	中枢神経障害 皮膚障害

資料　国民衛生の動向　2010/2011年　p. 302, 303

巻末表 15-1　厚生労働省の組織

平成 22 年（2010 年）4 月

厚生労働省

- 大臣官房 ―― 人事課，総務課，会計課，地方課，国際課，厚生科学課
  - 統計情報部 ―― 企画課，情報企画室，人口動態・保健統計課，保健統計室，社会統計課，国民生活基礎調査室，雇用統計課，賃金福祉統計課
- 医政局 ―― 総務課，政策医療課，国立病院機構管理室，国立ハンセン病療養所管理室，指導課，医事課，試験免許室，医師臨床研修推進室，歯科保健課，看護課，経済課，医療機器政策室，医療関連サービス室，研究開発振興課，治験推進室
- 健康局 ―― 総務課，指導調査室，生活習慣病対策室，保健指導室，地域保健室，がん対策推進室，疾病対策課，臓器移植対策室，肝炎対策室，結核感染症課，新型インフルエンザ対策推進室，生活衛生課，水道課，水道計画指導室
- 医薬食品局 ―― 総務課，医薬品副作用被害対策室，審査管理課，医療機器審査管理室，化学物質安全対策室，安全対策課，監視指導・麻薬対策課，血液対策課
  - 食品安全部 ―― 企画情報課，国際食品室，検疫所業務管理室，基準審査課，新開発食品保健対策室，監視安全課，輸入食品安全対策室，食中毒被害情報管理室
- 労働基準局 ―― 総務課，石綿対策室，監督課，労働条件確保改善対策室，労働保険徴収課
  - 安全衛生部 ―― 計画課，安全課，労働衛生課，環境改善室，化学物質対策課，化学物質評価室
  - 労災補償部 ―― 労災管理課，補償課
  - 勤労者生活部 ―― 企画課，勤労者生活課
- 職業安定局 ―― 総務課，雇用政策課，雇用開発課，雇用保険課，需給調整事業課，外国人雇用対策課
  - 高齢・障害者雇用対策部 ―― 企画課，高齢者雇用対策課，障害者雇用対策課
- 職業能力開発局 ―― 総務課，能力開発課，育成支援課，能力評価課，海外協力課
- 雇用均等・児童家庭局 ―― 総務課，少子化対策企画室，虐待防止対策室，雇用均等政策課，均等業務指導室，職業家庭両立課，育児・介護休業推進室，短時間・在宅労働課，家庭福祉課，母子家庭等自立支援室，育成環境課，子ども手当管理室，保育課，幼保連携推進室，母子保健課
- 社会・援護局 ―― 総務課，保護課，地域福祉課，福祉基盤課，援護企画課，中国孤児等対策室，外事室，援護課，審査室，業務課
  - 障害保健福祉部 ―― 企画課，自立支援振興室，監査指導室，障害福祉課，精神・障害保健課
- 老健局 ―― 総務課，介護保険指導室，介護保険計画課，高齢者支援課，認知症・虐待防止対策推進室，振興課，老人保健課
- 保険局 ―― 総務課，保険システム高度化推進室，医療費適正化対策推進室，社会保険審査会調整室，保険課，国民健康保険課，高齢者医療課，医療課，保険医療企画調査室，医療指導監査室，調査課
- 年金局 ―― 総務課，年金課，国際年金課，企業年金国民年金基金課，数理課，事業企画課，年金記録回復室，事業管理課
- 政策統括官 ―― 参事官，政策評価官
- （施設等機関）
  - 検疫所（13）
  - 国立医療施設　国立高度専門医療研究センター（6），国立ハンセン病療養所（13）
  - 研究所等　国立医薬品食品衛生研究所，国立保健医療科学院，国立社会保障・人口問題研究所，国立感染症研究所ほか
  - 社会福祉施設　国立障害者リハビリテーションセンターほか
- （審議会等）
  - 社会保障審議会，厚生科学審議会，労働政策審議会，医道審議会，薬事・食品衛生審議会，中央社会保険医療協議会，がん対策推進協議会，肝炎対策推進協議会，社会保険審査会，疾病・障害認定審査会，援護審査会ほか
- （地方支分部局）
  - 地方厚生(支)局，都道府県労働局
- 中央労働委員会 ―― 事務局 ―― 総務課，審査課，審査総括官，調整第一課，調整第二課，調整第三課，地方事務所

注）一部の室などについては掲載を省略している。

資料　国民衛生の動向　2010/2011 年　p.498

巻末表 19-1　水道水の水質基準

	項目	基準
1	一般細菌	集落数100以下/mL
2	大腸菌	不検出
3	カドミウムおよびその化合物	0.003mg/L以下
4	水銀およびその化合物	0.0005mg/L以下
5	セレンおよびその化合物	0.01mg/L以下
6	鉛及びその化合物	0.01mg/L以下
7	ヒ素およびその化合物	0.01mg/L以下
8	6価クロム化合物	0.05mg/L以下
9	シアン化物イオンおよび塩化シアン	0.01mg/L以下
10	硝酸態窒素および亜硝酸態窒素	10mg/L以下
11	フッ素およびその化合物	0.8mg/L以下
12	ホウ素およびその化合物	1.0mg/L以下
13	四塩化炭素	0.002mg/L以下
14	1,4-ジオキサン	0.05mg/L以下
15	シス-1,2-ジクロロエチレンおよび トランス-1,2-ジクロロエチレン	0.04mg/L以下
16	ジクロロメタン	0.02mg/L以下
17	テトラクロロエチレン	0.01mg/L以下
18	トリクロロエチレン	0.03mg/L以下
19	ベンゼン	0.01mg/L以下
20	塩素酸	0.6mg/L以下
21	クロロ酢酸	0.02mg/L以下
22	クロロホルム	0.06mg/L以下
23	ジクロロ酢酸	0.04mg/L以下
24	ジブロモクロロメタン	0.1mg/L以下
25	臭素酸	0.01mg/L以下
26	総トリハロメタン（クロロホルム，ジブロモクロロメタン，ブロモジクロロメタンおよびブロモホルムのそれぞれの濃濃の総和）	0.1mg/L以下
27	トリクロロ酢酸	0.2mg/L以下
28	ブロモジクロロメタン	0.03mg/L以下
29	ブロモホルム	0.09mg/L以下
30	ホルムアルデヒド	0.08mg/L以下
31	亜鉛およびその化合物	1.0mg/L以下
32	アルミニウムおよびその化合物	0.2mg/L以下
33	鉄およびその化合物	0.3mg/L以下
34	銅およびその化合物	1.0mg/L以下
35	ナトリウムおよびその化合物	200mg/L以下
36	マンガンおよびその化合物	0.05mg/L以下
37	塩化物イオン	200mg/L以下
38	カルシウム，マグネシウム等（硬度）	300mg/L以下
39	蒸発残留物	500mg/L以下
40	陰イオン界面活性剤	0.2mg/L以下
41	ジェオスミン	0.00001mg/L以下
42	2-メチルイソボルネオール	0.00001mg/L以下
43	非イオン界面活性剤	0.02mg/L以下
44	フェノール類	0.005mg/L以下
45	有機物(全有機炭素（TOC)の量)	3mg/L以下
46	pH値	5.8以上8.6以下
47	味	異常でないこと
48	臭気	異常でないこと
49	色度	5度以下
50	濁度	2度以下

巻末表 19-2　人の健康の保護に関する環境基準

項目	指針値	項目	指針値
全シアン	検出されないこと	1, 1, 1-トリクロロエタン	1mg/L 以下
アルキル水銀	検出されないこと	1, 1, 2-トリクロロエタン	0.006mg/L 以下
PCB	検出されないこと	トリクロロエチレン	0.03mg/L 以下
カドミウム	0.01mg/L 以下	テトラクロロエチレン	0.01mg/L 以下
鉛	0.01mg/L 以下	1, 3-ジクロロプロペン	0.002mg/L 以下
6 価クロム	0.05mg/L 以下	チウラム	0.006mg/L 以下
ヒ素	0.01mg/L 以下	シマジン	0.003mg/L 以下
総水銀	0.0005mg/L 以下	チオベンカルブ	0.02mg/L 以下
ジクロロメタン	0.02mg/L 以下	ベンゼン	0.01mg/L 以下
四塩化炭素	0.002mg/L 以下	セレン	0.01mg/L 以下
1, 2-ジクロロエタン	0.004mg/L 以下	硝酸性窒素および亜硝酸性窒素	10mg/L 以下
1, 1-ジクロロエチレン	0.02mg/L 以下	フッ素	0.8mg/L 以下
シス-1, 2-ジクロロエチレン	0.04mg/L 以下	ホウ素	1mg/L 以下
1, 4-ジオキサン	0.05mg/L 以下		

備考
1. 基準値は，年間平均値とする．ただし，全シアンに係る基準値については，最高値とする．
2. 「検出されないこと」とは定められた定量法での定量限界を下回ることをいう．
3. 海域については，フッ素およびホウ素の基準値は適用しない．

巻末表 19-4　土壌の汚染にかかわる環境基準

項　目	環境上の条件
全シアン	検液中に検出されないこと
有機リン	検液中に検出されないこと
アルキル水銀	検液中に検出されないこと
ＰＣＢ	検液中に検出されないこと

（土壌の汚染にかかわる環境基準について，平成 3 環告 46 より）

巻末表 19-3　生活環境にかかわる環境基準

（1）河　川

ア

項目 類型	利用目的の適応性	基準値				
		水素イオン濃度（pH）	生物化学的酸素要求量（BOD）	浮遊物質量（SS）	溶存酸素量（DO）	大腸菌群数
AA	水道1級 自然環境保全 及びA以下の欄に掲げるもの	6.5以上 8.5以下	1 mg/L 以下	25mg/L 以下	7.5mg/L 以上	50MPN/ 100mL以下
A	水道2級 水産1級 水浴 及びB以下の欄に掲げるもの	6.5以上 8.5以下	2 mg/L 以下	25mg/L 以下	7.5mg/L 以上	1,000MPN/ 100mL以下
B	水道3級 水産2級 及びC以下の欄に掲げるもの	6.5以上 8.5以下	3 mg/L 以下	25mg/L 以下	5 mg/L 以上	5,000MPN/ 100mL以下
C	水産3級 工業用水1級 及びD以下の欄に掲げるもの	6.5以上 8.5以下	5 mg/L 以下	50mg/L 以下	5 mg/L 以上	－
D	工業用水2級 農業用水 及びEの欄に掲げるもの	6.0以上 8.5以下	8 mg/L 以下	100mg/L 以下	2 mg/L 以上	－
E	工業用水3級 環境保全	6.0以上 8.5以下	10mg/L 以下	ごみ等の浮遊が認められないこと．	2 mg/L 以上	－

備考　1. 基準値は，日間平均値とする（湖沼，海域もこれに準ずる．）．
　　　2. 農業用利水点については，水素イオン濃度6.0以上7.5以下，溶存酸素量5 mg/L以上とする（湖沼もこれに準ずる．）．

イ

項目 類型	水生生物の生息状況の適応性	基準値
		全亜鉛
生物A	イワナ，サケマス等比較的低温域を好む水生生物及びこれらの餌生物が生息する水域	0.03mg/L　以下
生物特A	生物Aの水域のうち，生物Aの欄に掲げる水生生物の産卵場（繁殖場）又は幼稚仔の生育場として特に保全が必要な水域	0.03mg/L　以下
生物B	コイ，フナ等比較的高温域を好む水生生物及びこれらの餌生物が生息する水域	0.03mg/L　以下
生物特B	生物Bの水域のうち，生物Bの欄に掲げる水生生物の産卵場（繁殖場）又は幼稚仔の生育場として特に保全が必要な水域	0.03mg/L　以下

備考　1. 基準値は，年間平均値とする（湖沼，海域もこれに準ずる．）．

（2） **湖　沼**（天然湖沼及び貯水量が1,000万立方メートル以上であり，かつ，水の滞留時間が4日間以上である人工湖）

ア

項目類型	利用目的の適応性	基準値				
		水素イオン濃度（pH）	化学的酸素要求量（COD）	浮遊物質量（SS）	溶存酸素量（DO）	大腸菌群数
AA	水道1級 水産1級 自然環境保全 及びA以下の欄に掲げるもの	6.5以上 8.5以下	1mg/L 以下	1mg/L 以下	7.5mg/L 以上	50MPN/ 100mL以下
A	水道2，3級 水産2級 水浴 及びB以下の欄に掲げるもの	6.5以上 8.5以下	3mg/L 以下	5mg/L 以下	7.5mg/L 以上	1,000MPN/ 100mL以下
B	水産3級 工業用水1級 農業用水 及びCの欄に掲げるもの	6.5以上 8.5以下	5mg/L 以下	15mg/L 以下	5mg/L 以上	−
C	工業用水2級 環境保全	6.0以上 8.5以下	8mg/L 以下	ごみ等の浮遊が認められないこと．	2mg/L 以上	−

イ

項目類型	利用目的の適応性	基準値	
		全窒素	全燐
I	自然環境保全及びII以下の欄に掲げるもの	0.1mg/L以下	0.005mg/L以下
II	水道1，2，3級（特殊なものを除く．） 水産1種 水浴及びIII以下の欄に掲げるもの	0.2mg/L以下	0.01mg/L以下
III	水道3級（特殊なもの）及びIV以下の欄に掲げるもの	0.4mg/L以下	0.03mg/L以下
IV	水産2種及びVの欄に掲げるもの	0.6mg/L以下	0.05mg/L以下
V	水産3種 工業用水 農業用水 環境保全	1mg/L 以下	0.1mg/L 以下

備考1．基準値は年間平均値とする．
　　2．農業用水については，全燐の項目の基準値は適用しない．

ウ

項目 類型	水生生物の生息状況の適応性	基準値
		全亜鉛
生物A	イワナ，サケマス等比較的低温域を好む水生生物及びこれらの餌生物が生息する水域	0.03mg/L　以下
生物特A	生物Aの水域のうち，生物Aの欄に掲げる水生生物の産卵場（繁殖場）又は幼稚仔の生育場として特に保全が必要な水域	0.03mg/L　以下
生物B	コイ，フナ等比較的高温域を好む水生生物及びこれらの餌生物が生息する水域	0.03mg/L　以下
生物特B	生物Bの水域のうち，生物Bの欄に掲げる水生生物の産卵場（繁殖場）又は幼稚仔の生育場として特に保全が必要な水域	0.03mg/L　以下

（3）海　域

ア

項目 類型	利用目的の適応性	基準値				
		水素イオン濃度（pH）	化学的酸素要求量（COD）	溶存酸素量（DO）	大腸菌群数	n-ヘキサン抽出物質（油分等）
A	水産1級水浴 自然環境保全及びB以下の欄に掲げるもの	7.8以上 8.3以下	2mg/L 以下	7.5mg/L 以上	1,000MPN/ 100mL以下	検出されないこと.
B	水産2級 工業用水 及びCの欄に掲げるもの	7.8以上 8.3以下	3mg/L 以下	5mg/L 以上	—	検出されないこと.
C	環境保全	7.0以上 8.3以下	8mg/L 以下	2mg/L 以上	—	—

備考1.　水産1級のうち，生食用原料カキの養殖の利水点については，大腸菌群数 70MPN/100mL以下とする.

イ

項目 類型	利用目的の適応性	基 準 値	
		全窒素	全燐
I	自然環境保全及びII以下の欄に掲げるもの （水産2種及び3種を除く.）	0.2mg/L以下	0.02mg/L以下
II	水産1種 水浴及びIII以下の欄に掲げるもの （水産2種及び3種を除く.）	0.3mg/L以下	0.03mg/L以下
III	水産2種及びIVの欄に掲げるもの （水産3種を除く.）	0.6mg/L以下	0.05mg/L以下
IV	水産3種 工業用水 生物生息環境保全	1 mg/L以下	0.09mg/L以下

備考1. 基準値は，年間平均値とする.

2. 水域類型の指定は，海洋植物プランクトンの著しい増殖を生ずるおそれがある海域について行うものとする.

ウ

項目 類型	水生生物の生息状況の適応性	基準値
		全亜鉛
生物Ａ	水生生物の生息する水域	0.02mg/L　以下
生物特Ａ	生物Ａの水域のうち，水生生物の産卵場（繁殖場）又は幼稚仔の生育場として特に保全が必要な水域	0.01mg/L　以下

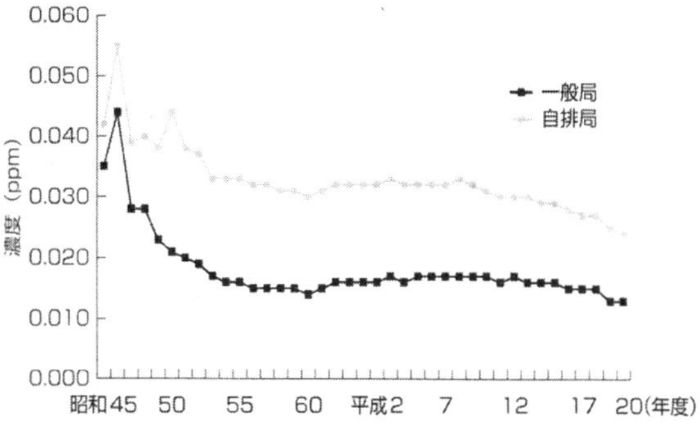

資料：環境省「平成20年度大気汚染状況報告書」

巻末図 20-1　二酸化窒素濃度の年平均値の推移

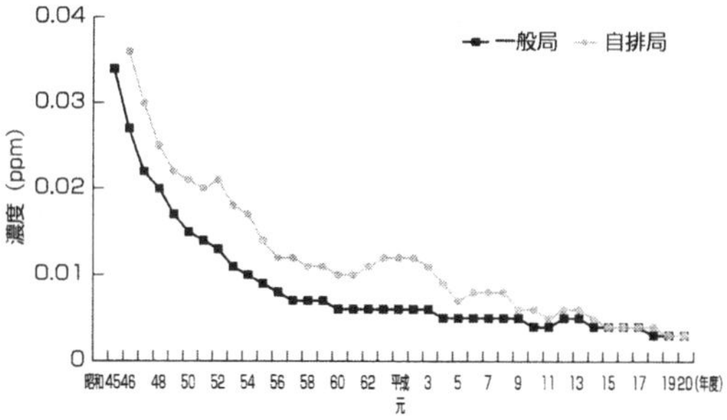

資料：環境省「平成20年度大気汚染状況報告書」

巻末図 20-2　二酸化硫黄濃度の年平均値の推移

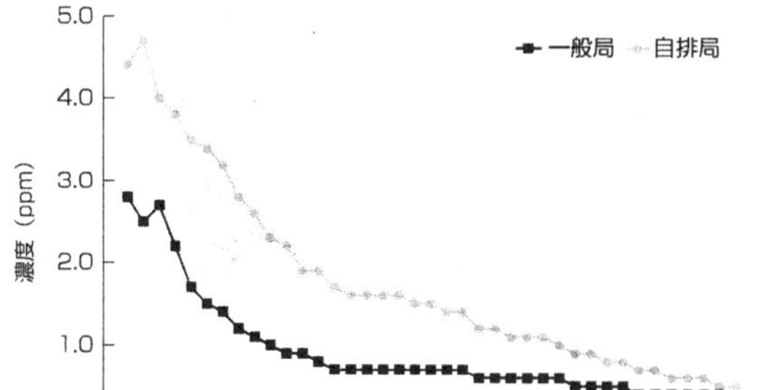

資料：環境省「平成20年度大気汚染状況報告書」

巻末図 20-3　一酸化炭素濃度の年平均値の推移

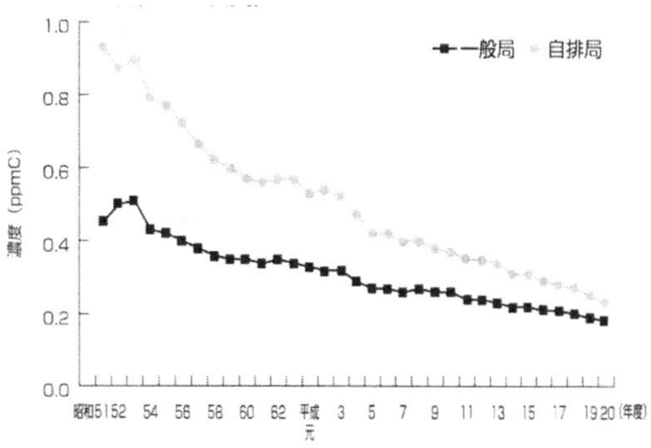

資料：環境省「平成20年度大気汚染状況報告書」

巻末図 20-4　非メタン系炭化水素の午前6～9時における 年平均値の経時変化

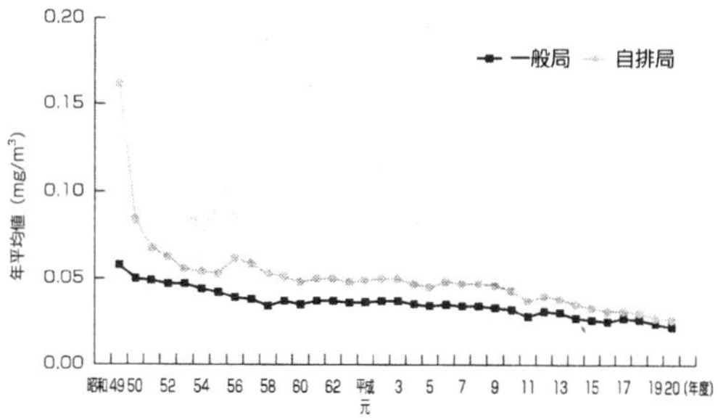

資料：環境省「平成20年度大気汚染状況報告書」

巻末図 20-5　浮遊粒子状物質濃度の年平均値の推移

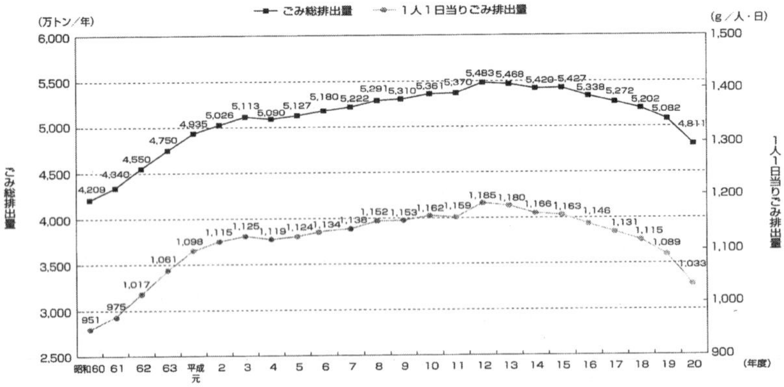

注：「ごみ総排出量」＝「計画収集量＋直接搬入量＋資源ごみの集団回収量」である。
資料：環境省

平成 22 年版　環境・循環型社会・生物多様性白書（環境省）p.250

巻末図 22-1　ごみ排出量と１人１日当たりごみ排出量の推移

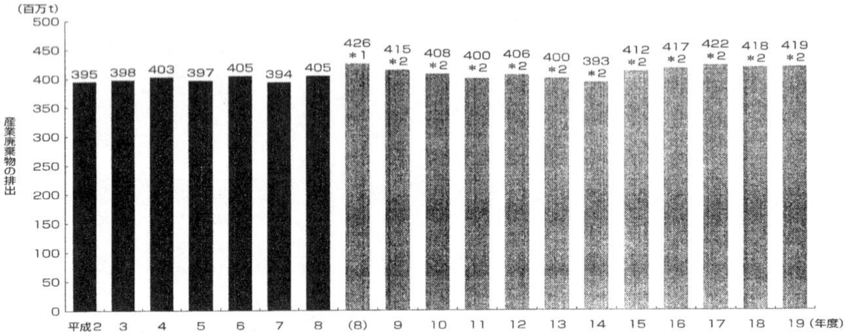

注：平成８年度から排出量の推計方法を一部変更している。
※１：ダイオキシン対策基本方針（ダイオキシン対策関係閣僚会議決定）に基づき、政府が平成22年度を目標年度として設定した「廃棄物の減量化の目標量」（平成１１年９月設定）における平成８年度の排出量を示す。
※２：平成９年度以降の排出量は※１において排出量を算出した際と同じ前提条件を用いて算出している。
※３：対象は廃棄物処理法に規定する産業廃棄物１９種類
資料：環境省

平成 22 年版　環境・循環型社会・生物多様性白書（環境省）p.251

巻末図 22-2　産業廃棄物の排出量の推移

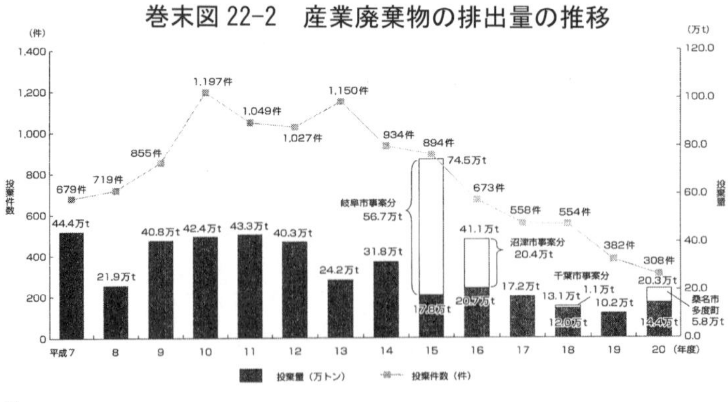

注）
1. 投棄件数及び投棄量は、都道府県及び政令市が把握した産業廃棄物の不法投棄のうち、１件当たりの投棄量が10t以上の事案（ただし特別管理産業廃棄物を含む事案はすべて）を集計対象とした。
2. 上記棒グラフ白抜き部分について、岐阜市事案は平成１５年度に、沼津市事案は平成１６年度に判明したが、不法投棄はそれ以前より数年にわたって行われた結果、当該年度に大規模な事案として判明した。
上記棒グラフ白抜き部分の平成１８年度千葉市事案については、平成１０年に判明していたが、当該年度に報告されたもの。
上記棒グラフ白抜き部分の平成２０年度桑名市多度町事案については、平成１８年に判明していたが、当該年度に報告されたもの。
3. 硫酸ピッチ事案及びフェロシルト事案については本調査の対象からは除外し、別途取りまとめている。
なお、フェロシルトは埋戻用資材として平成１３年８月から約７２万トンが販売・使用されたが、その後、これが不法投棄事案であったことが判明した。不法投棄は１府３県４５か所において確認され、そのうち４１か所で撤去が完了している（平成２１年９月時点）。
資料：環境省

平成 22 年版　環境・循環型社会・生物多様性白書（環境省）p.256

巻末図 22-3　産業廃棄物の不法投棄量ならびに不法投棄件数の推移

平成21年('09) 4月～6月に届け出

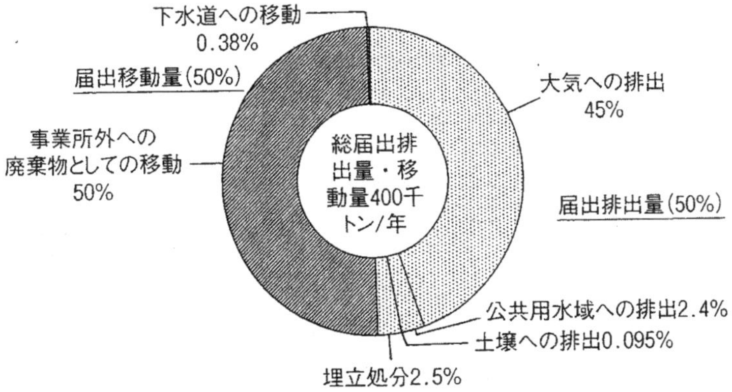

資料　環境省「平成20年度PRTRの概要」

巻末図 22-4　ＰＲＴＲによる届出・移動排出量（平成 20 年度）

巻末表 22-1　対象化学物質の届出排出量・移動量の上位 10 物質

え

平成21年('09) 4月～6月に届け出

	届出排出量・移動量合計（トン／年）	届出排出量・移動量割合（%）
総　数	400 008	100.0
上位10物質の合計	301 104	75.3
トルエン	128 238	32.1
キシレン	48 892	12.2
マンガン及びその化合物	29 164	7.3
塩化メチレン	25 362	6.3
エチルベンゼン	18 804	4.7
クロム及び三価クロム化合物	12 787	3.2
N, N-ジメチルホルムアミド	12 026	3.0
エチレングリコール	10 223	2.6
鉛及びその化合物	8 781	2.2
亜鉛の水溶性化合物	6 830	1.7

資料　環境省「平成20年度PRTRの概要」

巻末表 23-1　海洋汚染の物質別発生確認件数の推移（過去 10 年分）

		油	廃棄物	有害液体物質	赤潮	青潮	その他	合計	前年比
13年	件数	327	103	8	37	4	7	486	80%
	割合	67%	21%	2%	8%	1%	1%		
14年	件数	358	79	8	48	9	14	516	106%
	割合	69%	15%	2%	9%	2%	3%		
15年	件数	382	124	7	43	4	11	571	111%
	割合	67%	22%	1%	8%	1%	2%		
16年	件数	270	67	8	51	5	24	425	74%
	割合	64%	16%	2%	12%	1%	6%		
17年	件数	229	94	3	18	3	13	360	85%
	割合	64%	26%	1%	5%	1%	4%		
18年	件数	306	106	8	23	3	24	470	131%
	割合	65%	23%	2%	5%	1%	5%		
19年	件数	302	97	4	46	4	24	477	101%
	割合	63%	20%	1%	10%	1%	5%		
20年	件数	373	126	5	29	2	20	555	116%
	割合	67%	23%	1%	5%	0.4%	3.6%		
21年	件数	369	104	3	11	3	24	514	93%
	割合	72%	20%	1%	2%	0.6%	4.7%		
22年	件数	300	126	6	9	3	33	477	93%
	割合	63%	26%	1%	2%	0.6%	6.9%		

巻末表 23-2　海洋汚染の海域別発生確認件数の推移（過去 5 年分）

（単位：件）

年	種類		北海道沿岸	本州東岸	東京湾	伊勢湾	大阪湾	瀬戸内海（大阪湾を除く）	本州南岸	九州沿岸	日本海沿岸	南西海域	合計
18	油		34	32	66	11	17	41	30	35	28	12	306
	油以外	有害液体物質	0	0	1	1	2	3	0	0	0	1	8
		廃棄物	28	16	2	16	1	15	3	8	15	2	106
		その他	0	1	5	7	0	3	3	3	2	0	24
		小計	28	17	8	24	3	21	6	11	17	3	138
	赤潮		1	1	0	0	0	3	9	1	8	0	23
	青潮		0	0	3	0	0	0	0	0	0	0	3
	計		63	50	77	35	20	65	45	47	53	15	470
19	油		53	31	55	9	11	62	16	32	16	17	302
	油以外	有害液体物質	0	1	1	0	0	2	0	0	0	0	4
		廃棄物	13	13	3	32	3	4	2	23	3	1	97
		その他	4	4	5	2	1	4	1	1	2	0	24
		小計	17	18	9	34	4	10	3	24	5	1	125
	赤潮		0	5	3	8	1	0	8	1	20	0	46
	青潮		0	0	4	0	0	0	0	0	0	0	4
	計		70	54	71	51	16	72	27	57	41	18	477
20	油		55	48	48	24	19	63	30	32	27	27	373
	油以外	有害液体物質	0	0	0	1	0	3	1	0	0	0	5
		廃棄物	20	11	1	39	4	5	24	11	11	0	126
		その他	4	1	3	4	1	5	0	0	2	0	20
		小計	24	12	4	44	5	13	25	11	13	0	151
	赤潮		0	5	2	1	0	4	7	1	1	0	21
	青潮		0	0	10	0	0	0	0	0	0	0	10
	計		79	65	64	69	24	80	62	44	41	27	555
21	油		66	47	59	19	4	60	30	48	23	13	369
	油以外	有害液体物質	0	0	0	0	0	2	1	0	0	0	3
		廃棄物	26	16	2	23	3	2	9	7	15	1	104
		その他	8	1	2	0	0	4	0	9	0	0	24
		小計	34	17	4	23	3	8	10	16	15	1	131
	赤潮		0	0	3	4	0	1	0	1	2	0	11
	青潮		0	0	3	0	0	0	0	0	0	0	3
	計		100	64	69	46	7	69	40	65	40	14	514
22	油		39	46	32	10	10	66	23	24	30	20	300
	油以外	有害液体物質	0	0	0	1	0	4	0	0	1	0	6
		廃棄物	36	27	0	33	1	4	6	5	12	2	126
		その他	3	3	3	4	0	6	2	2	10	0	33
		小計	39	30	3	38	1	14	8	7	23	2	165
	赤潮		0	0	3	2	0	0	1	3	0	0	9
	青潮		0	0	3	0	0	0	0	0	0	0	3
	計		78	76	41	50	11	80	32	34	53	22	477

（注）油以外の欄の「その他」とは、工場排水等である。

日本語索引

ア

オ

カ

ク

ケ

シ

へ

ホ

マ

ミ

ム

メ

モ

外国語索引

A

B

C

Q

R

S

T

New
衛 生 薬 学

編者承認
検印省略

定価（本体 6,000 円＋税）

編　者　岡野（おかの） 登志夫（としお）
　　　　山﨑（やまざき） 裕康（ひろやす）
発行者　廣川 節男
東京都文京区本郷 3 丁目 27 番 14 号

平成 21 年 12 月 10 日　初版発行©
平成 22 年 9 月 20 日　2 刷発行
平成 23 年 9 月 20 日　3 刷発行
平成 26 年 3 月 1 日　4 刷発行

発 行 所　株式会社 **廣 川 書 店**
〒 113-0033　東京都文京区本郷 3 丁目 27 番 14 号
〔編集〕電　話 03（3815）3656　FAX 03（5684）7030
〔販売〕電　話 03（3815）3652　FAX 03（3815）3650

Hirokawa Publishing Co.
27-14, Hongō-3, Bunkyo-ku, Tokyo

U

V

X

Y

Z